Ulrich Venzlaff

Psychiatrische Begutachtung

Psychiatrische Begutachtung

Ein praktisches Handbuch
für Ärzte und Juristen

Herausgegeben von
Professor Dr. Ulrich Venzlaff

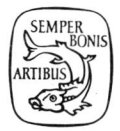
Gustav Fischer Verlag · Stuttgart · New York
1986

Anschrift des Herausgebers:

Professor Dr. med. Ulrich Venzlaff
Direktor des Niedersächsischen Krankenhauses
Rosdorfer Weg 70, D-3400 Göttingen

CIP-Kurztitelaufnahme der Deutschen Bibliothek

Psychiatrische Begutachtung : e. prakt. Handbuch für Ärzte u. Juristen / hrsg. von Ulrich Venzlaff. – Stuttgart ;
New York : Fischer, 1986.
  ISBN 3-437-10917-0
NE: Venzlaff, Ulrich [Hrsg.]

© Gustav Fischer Verlag · Stuttgart · New York · 1986
Wollgrasweg 49, 7000 Stuttgart 72 (Hohenheim)
Satz: J. W. Filmsatz, Passau
Druck und Einband: Graphischer Betrieb Fr. Pustet, Regensburg
Printed in Germany
ISBN 3-437-10917-0

Vorwort des Herausgebers

Die forensische Psychiatrie hat zuletzt vor eineinhalb Jahrzehnten im zweibändigen Handbuch von Göppinger und Witter (1972) eine umfassende Darstellung erfahren. Unverkennbar besteht ein Bedarf für eine aktuelle Gesamtdarstellung sowohl in der Hochschulausbildung als auch für die Fortbildung von Juristen, und die Ausbildung ärztlicher Mitarbeiter an psychiatrischen Landeskrankenhäusern und Kliniken und nicht zuletzt bei jedem sonst gutachtlich tätigen Psychiater. Das vorliegende kurze Handbuch hat die Zielsetzung, dem Mediziner *und* Juristen sowohl die wissenschaftlichen Grundlagen als auch praktische Anleitungen zur psychiatrischen Begutachtung zu vermitteln. Dies erforderte eine ganz andere Aufgliederung des Stoffes als in früheren Lehr- und Handbüchern. Die juristischen Abschnitte sollen nicht nur dem Mediziner Auskunft über die rechtlichen Grundlagen der Begutachtung vermitteln, sondern sind so angelegt, daß sie auch den derzeitigen wissenschaftlichen Stand für alle mit der Erstattung psychiatrischer Gutachten zusammenhängenden juristischen Fragen darstellen, um auch zugleich dem Juristen ein Nachschlagwerk für diese speziellen Fragen in die Hand zu geben.
Im *allgemeinen Teil* des strafrechtlichen Kapitels werden die methodischen Grundsatzprobleme der psychiatrischen Begutachtung, die Techniken der gerichtspsychiatrischen Untersuchung, die körperlichen Untersuchungsmethoden aber auch die Fehlerquellen und Irrtumsmöglichkeiten bis zum Gebührenrecht dargestellt. Aus Gründen der Übersichtlichkeit ist allen Rechtsfragen, die mit der Tätigkeit des Sachverständigen als solcher zusammenhängen, ein besonderes Kapitel gewidmet.
Im *speziellen Teil* werden die psychiatrischen Krankheitsgruppen einzeln dargestellt und nach Klinik, Kriminologie und Begutachtung unterteilt, um wiederum dem Informationsbedürfnis beider Disziplinen Rechnung zu tragen und zugleich, um die Verständigung unter Medizinern und Juristen zu verbessern. Die Differenzierung der Exkulpierungsmerkmale im zweiten Strafrechtsreformgesetz 1975 machte es erforderlich, Klinik, kriminologische Manifestationen und Begutachtung der Konfliktreaktionen, Neurosen und Persönlichkeitsstörungen gesondert und breit angelegt auf dem Boden des heutigen Standes der psychologischen Medizin darzustellen ebenso wie die sexuellen Deviationen bzw. die sexuell motivierten Straftaten und die affektiven Störungen.
Obwohl rein quantitativ in der forensischen Psychiatrie strafrechtliche Fragestellungen überwiegen, wurde Wert darauf gelegt, die z. T. sehr schwierigen Aufgaben der Beurteilung im Zivil- und Sozialrecht, von Selbstmordhandlungen und in der Verkehrspsychiatrie gesondert, wiederum unter Berücksichtigung auch der gesetzlichen Grundlagen darzustellen. Angesichts der nach wie vor nicht zuende kommenden Diskussionen um die Probleme des Schwangerschaftsabbruchs erschien es darüber hinaus notwendig, ein besonderes Kapitel den medizinischen Indikationen zu widmen. Bei dem hohen Standard, den die forensische Psychologie als eigenständige Disziplin in den letzten Jahrzehnten ent-

wickelt hat, und der immer häufiger erforderlichen interdisziplinären Zusammenarbeit durfte selbstverständlich ein Kapitel hierüber aus kompetenter Feder nicht fehlen.

Trotz unterschiedlicher gesetzlicher Grundlagen hat die interdisziplinäre Zusammenarbeit in den letzten Jahrzehnten gezeigt, wie viele Gemeinsamkeiten die forensische Psychiatrie in den vier deutschsprachigen Ländern hat, und daß in den engeren wissenschaftlichen Grundlagen und Beurteilungsgrundsätzen weitestgehende Übereinstimmung herrscht. Die Kapitel über die spezielle Situation der forensischen Psychiatrie in der DDR, in Österreich und in der Schweiz sollen dazu beitragen, es den Lesern in diesen Ländern zu ermöglichen, die in diesem Buch niedergelegten wissenschaftlichen Grundsätze und Erfahrungen auch unter Berücksichtigung des jeweils anderen Rechtssystems anzuwenden.

Aus der Zielsetzung von Praxisnähe und Übersichtlichkeit resultierte eine Begrenzung des Umfanges, so daß auf die Darstellung einiger Bereiche der psychiatrischen Begutachtung verzichtet werden mußte, mit denen der Psychiater nur noch sehr selten befaßt wird, oder in denen die Gesetzgebung noch nicht zum Abschluß gekommen ist.

Psychiatrische Gutachten nach dem Bundesentschädigungsgesetz (BEG) wurden ab Mitte der 50er bis Ende der 70er Jahre in großem Umfange erstattet. Die darin abzuhandelnde Problematik führte zu lebhaften wissenschaftlichen Diskussionen und wichtigen neuen Erkenntnissen auf dem Gebiet der Beurteilung psychischer Dauerschäden nach extremen Lebensbedingungen. Sie beeinflußten auch die Beurteilungsgrundlagen für weitere Bereiche wie langdauernde inhumane Kriegsgefangenschaft, politische Inhaftierung, Opfer sexueller Gewalt usw. Die Begutachtungen nach dem BEG sind inzwischen aber bis auf ganz wenige rechtlich noch nicht entschiedene Fälle abgeschlossen. Die überaus komplizierte Materie hätte einer sehr eingehenden Darstellung bedurft, die den Rahmen eines kurzen Handbuches eindeutig gesprengt hätte. Für die wenigen evtl. noch anstehenden Fälle steht aber dem Gutachter eine umfangreiche Fachliteratur zur Verfügung.

Ebenfalls wurde auf eine Darstellung der Gutachteraufgaben im Maßregelvollzug verzichtet. Bei Beginn der Arbeiten an diesem Buch waren Maßregelvollzugsgesetze auf Länderebene erst in Vorbereitung, bei Abschluß der Arbeiten waren solche erst in drei Bundesländern erlassen. Die weitere rechtliche Entwicklung ist noch nicht endgültig zu übersehen, so daß ein Kapitel zu diesem Fragenkreis schon bei seinem Erscheinen in wesentlichen Teilen überholt gewesen wäre. Über den derzeitigen Stand der Rechtslage unterrichtet das Buch von B. Volckart «Maßregelvollzug», Luchterhand-Verlag 1984. Bezüglich der klinischen, rechtlichen und gutachtlichen Fragen zum Personenkreis der psychisch kranken Rechtsbrecher wird außerdem auf das Buch von G. Blau und H. Kammeier «Straftäter in der Psychiatrie», Enke-Verlag, Stuttgart, 1984 verwiesen.

Bei allem Bemühen um eine größtmögliche Homogenität des Buches sind bei einer Zusammenarbeit von 19 Fachwissenschaftlern natürlich in Einzelbereichen Überschneidungen, möglicherweise aber auch gewisse Divergenzen unvermeidbar. Dies hat aber auch den Vorteil, daß der Leser darüber informiert wird, wo im Bereich der forensischen Psychiatrie im wesentlichen ein Konsensus, und wo andererseits auch ein gewisses Meinungsspektrum, jeweils abhängig vom speziellen Erfahrungshintergrund des Autors, besteht. Der Herausgeber glaubt aber im Namen aller Autoren sprechen zu dürfen, wenn er darauf hinweist, daß unterschiedliche Auffassungen in manchen Bereichen nicht dahingehend auszulegen sind, daß es etwa in der deutschen forensischen Psychiatrie noch Schulen völlig unterschiedlicher Ausgangspositionen gäbe, die darüber hinaus auch noch in ständiger Fehde liegen, sondern daß die Zeit künstlich hochgespielter Schulenstreite erfreulicher-

weise einem breiten wissenschaftlichen Konsensus, vor allem im Bereich klinischer Grundpositionen, Platz gemacht hat.

Neben dem Dank an alle Autoren gilt mein besonderer Dank dem Verlag für seine aufge-
schlossene und engagierte Bereitschaft, von dem ursprünglichen Plan, ein schmales Kompendium der psychiatrischen Begutachtung herauszugeben, abzuweichen, um dem Leser
ein weit umfänglicheres Buch in die Hand zu geben, das sowohl den derzeitigen wissenschaftlichen Stand aller Disziplinen darstellt als auch möglichst erschöpfend alle sich im
Rahmen der psychiatrischen Begutachtung ergebenden Fragen beantwortet. Es versteht
sich von selber, daß sich dieser Dank auch auf die hervorragende Gestaltung des Werkes
bezieht.

Der Arztberuf, auch der des Gerichtsarztes, ist ein sozialer Beruf. Jeder Arzt ist verantwortlich für einen großen Teil dessen, was an Fortschritten auf zwischenmenschlichem Gebiet erreicht werden kann. Er muß sich als Partner auch der Bedrängten, der Leidenden und der in Konflikt Geratenen sehen.

W. Hallermann (1901–1975)

Inhalt

1. Grundlagen der psychiatrischen Beurteilung im Strafverfahren

H.-L. Schreiber

A. Finzen
2.5. Die alkohol- und toxinbedingten Störungen 267

E. Schorsch
2.6. Die sexuellen Deviationen und sexuell motivierte Straftaten 279

3. Besonderheiten der psychiatrischen Begutachtung in den anderen deutschsprachigen Ländern

H. Szewczyk

5. Zivilrecht

U. Diederichsen

H. Pohlmeier

7. Psychiatrische Begutachtung von Selbstmordhandlungen

W. Mende

8. Schwangerschaftsabbruch aus psychiatrischer Indikation

I. Barbey

9. Verkehrspsychiatrie

E. Müller-Luckmann

10. Forensische Psychologie

Mitarbeiter

Priv. Doz. Dr. med. Ilse Barbey
Medizinaldirektorin
Steindlgasse 2, 8036 Herrsching a. A.

Professor Dr. jur. Uwe Diederichsen
Professor für Bürgerliches Recht und Zivilprozeßrecht; Richter am OLG Celle
Hainholzweg 66, 3400 Göttingen

Dr. jur. Walter Ecker
Vorsitzender Richter am Bundessozialgericht a. D
Plüchowstraße 25, 3500 Kassel

Professor Dr. med. Asmus Finzen
Direktor des Niedersächsischen Landeskrankenhauses
3050 Wunstorf/Hannover

Professor Dr. Gerhart Harrer
Vorstand des Institutes für forensische Psychiatrie der Universität Salzburg
Ignaz-Harrer-Str. 79, A-5020 Salzburg

Professor Dr. Gunter Heinz
Direktor der Klinik für gerichtliche Psychiatrie
3559 Haina/(Kloster)

Professor Dr. jur. Otto Ernst Krasney
Richter am Bundessozialgericht
Im Eichenhof 28, 3500 Kassel

Professor Dr. med. Werner Mende
Abteilung für forensische Psychiatrie der Nervenklinik der Universität
Beethovenplatz 4, 8000 München 2

Professor Dr. rer. nat. Elisabeth Müller-Luckmann
Professor für Psychologie an der Technischen Universität
Abt Jerusalem Straße 8, 3300 Braunschweig

Dr. Jean Pierre Pauchard
Psychiatrische Universitätsklinik
Bollingenstr. 11, CH-3072 Ostermundigen

Professor Dr. med. Hermann Pohlmeier
Lehrstuhl für Medizinische Psychologie
Humboldtallee 1 d, 3400 Göttingen

Professor Dr. med. Gerhard Ritter
Professor für Neurologie an der Universität
Robert-Koch-Str. 40, 3400 Göttingen

Professor Dr. med. Hans K. Rose
Professor für Psychiatrie an der Medizinischen Hochschule
Karl Wiechert Allee 9, 3000 Hannover 61

Dr. med. Gerhard Schleuss
Ltd. Arzt der Psychiatrischen und Sozialtherapeutischen Abteilung b. d. J. V. A. Kassel
Hühnerbergweg 3 H, 3500 Kassel-Harleshausen

Professor Dr. med. Eberhard Schorsch
Leiter der Abteilung für Sexualforschung der Psychiatrischen und Nervenklinik
der Universität
Martinistraße 52, 2000 Hamburg 20

Professor Dr. jur. Hans Ludwig Schreiber
Professor für Strafrecht und Strafprozeßrecht
Nikolausberger Weg 9 a, Juristisches Seminar der Universität, 3400 Göttingen

Professor Dr. med. Friedrich Specht
Leiter der Abteilung für Kinder- und Jugendpsychiatrie der Universität
Keplerstraße 3, 3400 Göttingen

Professor Dr. Dr. sc. med. Hans Szewczyk
Lehrstuhl Psychiatrie (forensische Psychiatrie) der Humboldt-Universität
Neue Schönholzer Str. 13, DDR-110 Berlin-Pankow

Professor Dr. med. Ulrich Venzlaff
Direktor des Niedersächsischen Landeskrankenhauses
Rosdorfer Weg 70, 3400 Göttingen

1. Grundlagen der psychiatrischen Beurteilung im Strafverfahren

1.1. Juristische Grundlagen

Hans-Ludwig Schreiber

1.1.1. Heranziehung und Stellung psychiatrischer Sachverständiger im Strafverfahren

Die strafgerichtliche Praxis zieht den Psychiater als Sachverständigen für vielfältige Fragen in ihren Verfahren heran. Im Vordergrund steht dabei die strafrechtliche Verantwortlichkeit, die Schuldfähigkeit des Täters, die über die Zulässigkeit einer Bestrafung entscheidet. Weiter geht es um prognostische Probleme der Täterbeurteilung, insbesondere die künftige Gefährlichkeit bei der Maßregelindikation nach §§ 63 ff. StGB sowie die Täterprognose, unter anderem bei der Aussetzung von Strafen nach §§ 57, 57 a, und Maßregeln nach § 67 b und § 67 d Abs. 2 StGB. Mit den Strafrechtsreformgesetzen der sechziger/siebziger Jahre ist eine deutliche Akzentverlagerung von einem mehr tatorientierten Vergeltungsstrafrecht zu einem Schuldstrafrecht mit stärker auch spezialpräventiven Zügen erfolgt. Das führt dazu, daß der Psychiater in zunehmendem Maße auch sonst an der Vorbereitung von Sanktionsentscheidungen beteiligt wird, u.a. bei Fragen der Strafempfänglichkeit, der Bestimmung der erforderlichen und möglichen Behandlung sowie bei prognostischen Problemen im weiteren Sinne. Ferner wird häufig auch die Beurteilung der Glaubwürdigkeit von Aussagen verlangt.

Der Psychiater als gerichtlicher Sachverständiger hat dabei nicht selbst über die im Verfahren anstehenden Fragen zu entscheiden. Er ist nicht Partei oder Strafverfolgungsorgan, sondern – wie der Zeuge – ein Mittel für den Beweis (Karlsruher Kommentar Vor §72 Rn. 1). Für die Entscheidung ist nach der Konzeption des geltenden Strafverfahrensrechts allein das Gericht verantwortlich. Die Rechtsprechung bezeichnet den Sachverständigen als «Gehilfen des Richters» (u.a. BGHSt 3, 28). Vielleicht spricht man besser von einem «selbständigen Helfer bei der Wahrheitsfindung» (Schreiber 1985, 1008). Das Gesetz sieht ihn jedenfalls der Entscheidungskompetenz des Gerichtes untergeordnet, das über seine Heranziehung verfügt und auch über schwierige psychiatrische Fachfragen bei seiner Entscheidung letztlich selbst zu befinden hat (BGHSt 7, 233; BGHSt 8, 113 (118)). Andererseits ist das Gericht dazu verpflichtet, einen Sachverständigen zu befragen, wenn Tatsachen festzustellen oder Fragen zu beurteilen sind, für deren Feststellung oder Beurteilung es nicht selbst die erforderliche Sachkenntnis besitzt (Jessnitzer 1980, 115).

In der Praxis ist es oft der psychiatrische Sachverständige, der den Prozeß mit seinem Gutachten in der Sache eigentlich entscheidet. Gerade zur Entscheidung über die Schuldfähigkeit zieht die Praxis, wenn Zweifel bestehen können, in zunehmendem Maße den psychiatrischen bzw. psychologischen Sachverständigen heran.

Über die Einzelheiten der Kompetenzverteilung zwischen Sachverständigem und Gericht wird später noch ausführlich zu sprechen sein.

1.1.2. Rechtliche Grundlagen der Schuldfähigkeitsbeurteilung

1.1.2.1. Der Streit um die Schuld

Vorwiegend geht es bei der Beteiligung psychiatrischer Sachverständiger im Strafprozeß um die *Schuldfähigkeit* bzw. ihren Ausschluß oder ihre Verminderung. Die Beurteilung der Schuldfähigkeit hängt – unabhängig davon, auf welche Fragen sich die Aussagen des Sachverständigen erstrecken sollen – vom Verständnis der strafrechtlichen Schuld ab. Denn die Fähigkeit zur Schuld kann nur im Hinblick auf den Charakter dieser Schuld bestimmt werden.

Das Prinzip der Schuld bildet die Basis unseres Strafrechts, des Systems der Straftat ebenso wie des der Strafen. Schuld und Schuldfähigkeit sind grundlegende Voraussetzung jeder Bestrafung. Das Bundesverfassungsgericht hat dem Schuldgrundsatz Verfassungsrang zugeschrieben und den Satz «Keine Strafe ohne Schuld» im Rechtsstaatsprinzip verankert gesehen (BVerfGE 20, 323). Was unter Schuld zu verstehen ist, sagt das Gesetz nicht ausdrücklich. Es verwendet den Begriff mehrfach, ohne ihn zu definieren. Nach § 46 Abs. 1 StGB ist die Schuld Grundlage für die Zumessung einer Strafe. Das Gesetz kennt Schuldausschließungsgründe wie den Verbotsirrtum (§ 17) und den entschuldigenden Notstand (§ 35). Ohne Schuld handelt nach § 20 StGB, wer bei Begehung der Tat aufgrund bestimmter Defektzustände unfähig ist, das Unrecht der Tat einzusehen oder nach dieser Einsicht zu handeln. Hier, wie bei den anderen genannten Schuldausschlußgründen geht das Strafgesetz negativ vor. Es nennt Situationen und Zustände, bei denen es an Schuld fehlen soll, sagt aber nicht positiv, was es unter Schuld und Schuldfähigkeit verstehen will.

Die Strafrechtsreform hat ausdrücklich am Schuldprinzip festgehalten und darin in Reaktion auf die Entartung des Strafrechts im Dritten Reich ein Bekenntnis zur Würde des Menschen als verantwortlicher Person gesehen. Man verstand das Schuldprinzip insbesondere auch als Reaktion auf das uferlose Zweckdenken des nationalsozialistischen Staates, der gerade das Strafrecht zum Instrument unmenschlicher Abschreckungs- und Ausmerzungsmaßnahmen gemacht hatte.

Ist so das Schuldprinzip in gewisser Weise eine «legislatorisch außer Streit gesetzte Figur» (Schöneborn 1976, 349), so ist es doch außerordentlich umstritten. Dieser Streit reicht von den Grundlagen bis ins Detail und ist von wesentlichem Einfluß auf die Zusammenarbeit der Gerichte mit den psychiatrischen Sachverständigen bei den Fragen der Schuldfähigkeit. Eine über viele Jahrzehnte gehende Diskussion hat bisher keine Einigkeit über Wesen und Inhalt der Schuld herzustellen vermocht. Zutreffend hat Roxin ausgeführt, über die Schuld gebe es im Recht nur einen Minimalkonsens dahin, daß sie eine vom Unrecht unterschiedene besondere Art der Wertung einer Handlung des Täters bedeute. Weiter gehe die Übereinstimmung aber weder in der Terminologie noch in der Sache (Roxin 1974, 171). Die Umschreibungen strafrechtlicher Schuld reichen von der Verfehlung der sittlichen Aufgabe des Menschen, der Entscheidung für das Unrecht trotz Andershandelnkönnens über die Vorwerfbarkeit einer Tat wegen der darin betätigten rechtlich mißbilligten Gesinnung, den Mangel an Verbundenheit mit einem rechtlich geschützten Wert, die vorwerfbare innere Beziehung des Täters zu seiner Tat, die Vorwerfbarkeit der Willensbildung und -betätigung bis zu einem rein funktionalen Schuldbegriff, der die Schuldkategorie in präventiven Gesichtspunkten aufgehen läßt (Nachweise im einzelnen bei Schreiber 1983, 74).

Vielfältige grundsätzliche Kritik richtet sich neuerdings gegen das Schuldprinzip überhaupt. So hat z.B. Sack behauptet, alle neueren Ansätze in der Kriminologie zielten auf eine Ebene der Erklärung des abweichenden Verhaltens, die es nicht mehr erlaube, dieses Verhalten dem einzelnen zuzurechnen (Sack 1975, 363). In Aufnahme und Weiterführung bereits früher formulierter Einwände (Ellscheid/Hassemer 1975, 275), das Schuldprinzip diene gesellschaftlichen Beruhigungsinteressen und Stabilisierungstendenzen, es behindere die Einsicht in die sozialen Entstehungsgründe des Verbrechens, ist jüngst erneut aus soziologischer Perspektive eine fundamentale Kritik vorgelegt worden (Kargl 1982, 198ff.). Der Schuldgedanke funktioniere wie ein Thematisierungsverbot. Er kette den Straftäter an das Faktum verfehlter Freiheit und blende die Bedingungen aus, unter denen Freiheit wirklich gesellschaftlich konkret werden könne. Das Schuldprinzip isoliere die Straftat vom sozialen Zusammenhang ihrer Entstehung, die Straftat vom Täter, das Gericht vom Angeklagten und die Öffentlichkeit vom Abweichler.

Das Strafrecht steht unter dem Vorwurf, durch die Zurechnung von Verhalten zu individueller Schuld die Einsicht in die wirklichen, sozialen Entstehungsgründe des Verbrechens zu verhindern.

Zur Unsicherheit über den Schuldbegriff hat insbesondere auch die Entwicklung des Strafrechts beigetragen. Ein reines Vergeltungsstrafrecht, das sich den konsequenten Schuldausgleich zum Prinzip machen würde, wird heute praktisch von niemandem mehr vertreten. Präventive Gesichtspunkte sind in den Vordergrund gerückt. Die Schuldstrafe wird nicht nur wegen Schuld verhängt, Schuld ist eine wesentliche, aber durchaus nicht mehr die einzige Voraussetzung für die Strafe (Stratenwerth 1977, 6f.; Schreiber 1980, 282).

Angesichts dieses Grundlagenstreits und der fehlenden Einigkeit über seinen Inhalt ist der Begriff der Schuld auch für die praktische Handhabung zweifelhaft geworden. Es erscheint daher notwendig, trotz aller damit verbundenen Schwierigkeiten zwischen Rechtswissenschaft, gerichtlicher Praxis und psychiatrischer Seite zu klären, was unter Schuld und Schuldfähigkeit verstanden werden soll. Nur so kann die Zusammenarbeit zwischen Juristen und psychologisch-psychiatrischem Sachverständigen die von Rasch (1981, 38) mit Recht bisher vermißte solide Basis gewinnen.

Bresser (1979, 1188) will die Schuldfähigkeitsbeurteilung streng von der Schuldbeurteilung trennen und damit offenbar für die Seite der Sachverständigen den Schwierigkeiten und normativen Implikationen des Schuldprinzips entgehen. Mit der Schuldbeurteilung habe der Sachverständige – so Bresser – nichts zu tun, sie sei eine rein richterliche Aufgabe und betreffe die Vorwerfbarkeit von Verhalten. Die Schuldfähigkeitsbeurteilung dagegen gehe von empirischen, diagnostischen Feststellungen des Sachverständigen aus, der sich dann höchstens aufgrund von Konventionen zwischen Psychiatrie und Recht in einer «tolerierbaren Kompetenzüberschreitung» auch zur Wertungsfrage der Schuldfähigkeit äußere.

Nun ist Bresser zuzugeben, daß sich die strafrechtliche Schuld nicht in der Schuldfähigkeit erschöpft, sondern mehr umfaßt und ein wertendes Zuordnen einer Tat durch richterliche Entscheidung enthält, nämlich den Vorwurf, einem Verbot zuwidergehandelt zu haben. Festzuhalten ist aber gegenüber Bresser, daß die Schuldfähigkeit untrennbar davon abhängt, was unter Schuld zu verstehen ist. Denn da sie die Fähigkeit zu etwas – nämlich zu Schuld – ist, kann sie nicht vom Sachgehalt dieser Schuld gelöst und einem pseudo-empirischen Verständnis des angeblich rein seinswissenschaftlich orientierten Sachverständigen überlassen bleiben. Es geht für den Sachverständigen nicht ohne eine Einigkeit über die vom Gericht als Auftraggeber bei Schuld und Schuldfähigkeit verwendeten Kategorien, nicht ohne Verständigung über das, was unter Schuld zu verstehen ist.

In der strafgerichtlichen Praxis sowie in der juristischen und psychiatrischen Literatur findet sich teilweise ein vom ethischen Indeterminismus geprägtes Verständnis der Schuld, das die Willensfreiheit des Menschen zur Voraussetzung hat. Um sie als Grundlage des Schuldstrafrechts hat sich ein jahrzehntelanger Streit entwickelt, der seinen Niederschlag in einer fast unübersehbar gewordenen Literatur gefunden hat (Zusammenstellung u. a. bei Lange 1978, LK § 21, B, C. Schrifttum).

In einem bis heute allenthalben zitierten Grundsatzurteil hat der Bundesgerichtshof diesen indeterministischen Schuldbegriff übernommen und wie folgt umschrieben: «Strafe setzt Schuld voraus. Schuld ist Vorwerfbarkeit. Mit dem Unwerturteil der Schuld wird dem Täter vorgeworfen, daß er sich nicht rechtmäßig verhalten, daß er sich für das Unrecht entschieden hat, obwohl er sich rechtmäßig verhalten, sich für das Recht hätte entscheiden können. Der innere Grund des Schuldvorwurfs liegt darin, daß der Mensch auf freie, verantwortliche, sittliche Selbstbestimmung angelegt und deshalb befähigt ist, sich für das Recht und gegen das Unrecht zu entscheiden, sobald er die sittliche Reife erlangt hat und solange die Anlage zur freien, sittlichen Selbstbestimmung nicht durch die in § 51 StGB (heute: §§ 20, 21 StGB) genannten krankhaften Vorgänge gelähmt oder auf die Dauer zerstört ist» (BGHSt 2, 194 (200)).

Danach hat das Wesen der Schuld und der Schuldfähigkeit seine Grundlagen darin, daß der Täter aufgrund eigener Entscheidung auch anders hätte handeln können, als er es getan hat (Witter 1983, 443). Nur von einem jedenfalls relativ indeterministischen Standpunkt aus könne sinnvoll ein Schuldvorwurf begründet werden (Mangakis 1963, 499). Wenn man überhaupt die Kategorien Schuld bzw. Verantwortlichkeit im Strafrecht verwenden wolle, so führe kein Weg an der Freiheitsfrage im metaphysischen Sinne vorbei (Lenckner 1972, 112 ff.). Wenn die Freiheit auch nicht wissenschaftlich beweisbar sei, so sei es doch dem Gesetzgeber nicht verwehrt, normativ von der persönlichen Verantwortlichkeit des Menschen auszugehen und Freiheit ethisch und rechtlich vorauszusetzen.

Besonders unbefangen hat es kürzlich noch Rudolphi im Hinblick auf die strafrechtliche Praxis formuliert: Bei der Frage nach der Schuldfähigkeit handele es sich um nichts anderes als die Frage nach der Willensfreiheit des konkreten Täters. Der Richter habe sich soweit als möglich mit Hilfe des Sachverständigen in die Täterpersönlichkeit einzufühlen, um dann wertend festzustellen, ob der konkrete Täter mit all seinen physischen und psychischen Abnormitäten fähig war, seinen Handlungsentschluß normgemäß zu motivieren (Rudolphi 1975, § 20 Rn. 4).

Ein derartiger, indeterministisch verstandener Schuldbegriff erscheint für das Recht theoretisch wie praktisch nicht möglich. Theoretisch ist eine Entscheidung im Streit zwischen Determinismus und Indeterminismus mit wissenschaftlichen Mitteln nicht zu treffen. Das Problem der Willensfreiheit des Menschen, das die Subjektivität des Subjektes zum Gegenstand hat, ist jedenfalls derzeit wissenschaftlich nicht zu lösen (Jescheck 1978, 330; Nowakowsky 1957, 55; Engisch 1965, 23; Hassemer 1981, 201, jeweils mit weiteren Nachweisen).

Praktisch ist es mit den Mitteln des Strafverfahrens nicht möglich, die schon theoretisch unlösbare Freiheitsfrage für einen einzelnen Täter in seiner von vielen Faktoren beeinflußten konkreten Handlungssituation rückblickend zu beantworten. Würde strafrechtliche Schuld die Feststellung der Willensfreiheit eines Täters für einen bestimmten Tatzeitpunkt voraussetzen, so könnte es Verurteilungen zu einer von Schuld abhängigen Strafe nicht geben.

Auch diejenigen, die prinzipiell für einen indeterministischen Schuldbegriff eintreten, müssen zugeben, daß für einen konkreten Täter mit wissenschaftlichen Mitteln Willensfreiheit, ihr Fehlen oder Vorliegen bzw. ihre Einschränkungen nicht festgestellt werden können (Witter 1983, 443). Auch ein so nachdrücklicher Vertreter des indeterministischen Schuldbegriffs wie Richard Lange räumt ein, «daß uns ein durchgreifendes Kriterium dafür fehlt, wie weit nun im einzelnen Fall dem Menschen solche Freiheit des Handelns zustand». (Lange 1978, LK § 21 Rn. 5). Die individuelle Schuld und ihr Maß sind einer zuverlässigen, rückblickenden wissenschaftlichen Ermittlung nicht zugänglich. Niemand vermag den Überstieg in eine fremde Individualität und eine fremde Situation derart zu vollziehen, daß er den für einen anderen etwa gegebenen Spielraum an Willensfreiheit verläßlich bestimmen kann (Stratenwerth 1981, Rn. 513). Zutreffend hat Bockelmann es als baren Unsinn bezeichnet, an den Psychiater die Zumutung zu richten, das Freiheitsproblem, das schon theoretisch unlösbar sei, mit Bezug auf einen konkreten Fall und einen bestimmten Menschen zu lösen (Bockelmann 1963, 372).

Dann aber ist die Auffassung der Strafrechtsschuld als sittliche Schuld, beruhend auf einem Fehlgebrauch der Freiheit, jedenfalls praktisch nicht haltbar (Schreiber 1977, 242). Es geht auch nicht an, mit einer verbreiteten Spielart der Rechtslehre zwar von der Freiheit des Menschen im indeterministischen Sinne auszugehen, hinsichtlich des einzelnen Täters aber wegen der Unentscheidbarkeit der Freiheitsfrage auf die Abweichung des einzelnen von einem generell vorausgesetzten Andershandelnkönnen als praktischen Maßstab hinzuweisen (Lenckner 1972, 115; Lange 1978, LK § 21 Rn. 6; Rudolphi 1981, § 20 Rn. 7). Ist eine Sanktion wie die Schuldstrafe an die Voraussetzung der Freiheit geknüpft, so kann sie im Anwendungsfall nur verhängt werden, wenn diese Voraussetzung dafür auch festgestellt werden kann. Denn sonst verliert entweder die Sanktion ihren angestrebten Charakter, oder dem Täter wird etwas angelastet, dessen Voraussetzungen niemand feststellen kann (Schreiber 1977, 244).

1.1.2.2. Der pragmatische, soziale Schuldbegriff

Strafrechtliche Schuld wird damit freilich nicht überhaupt eine im Recht illegitime Vorstellung. Auch gegenüber der Kritik aus einigen Richtungen der Kriminalsoziologie (Sack 1978, 384; Kargl 1982, 198) ist daran festzuhalten, daß individuelles Verhalten nicht allein einem sozialen System, sondern auch dem Einzelnen zugerechnet werden kann. Soll menschliches Verhalten wechselseitig voraussehbar sein und soll das Zusammenleben nicht zu einem Chaos werden oder lediglich der gewaltsamen Durchsetzung von einzelnen oder Gruppen überlassen bleiben, so bedarf es der Steuerung des Verhaltens mittels sozialer Normen. Zur Durchsetzung der Normgeltung bzw. des der Norm entsprechenden Verhaltens ist eine Sanktionierung des von der Norm abweichenden Verhaltens erforderlich (Popitz 1980, 28; Spittler 1967, 14; Stratenwerth 1981, Rn. 6, 50). Diese Sanktionierung kann nur im Wege subjektiver Zurechnung in Anknüpfung an das Verhalten des Einzelnen und seine Verantwortung dafür durchgeführt werden (Stratenwerth 1977, 39; Schreiber 1983, 76).

Schuld bedeutet danach das Prinzip subjektiver Zurechnung normabweichenden Verhaltens. Eine normverletzende Tat kann nicht ignoriert oder allein dem Ganzen angelastet werden (Hassemer 1981, 202). Der durch sie verursachte Konflikt kann auf solche Weise nicht gelöst werden. Eine bloße Erfolgszuschreibung kann andererseits nicht der Weg der Zurechnung an den einzelnen sein. Voraussetzung ist vielmehr – sollen Normen Verhalten beeinflussen – ein «Dafürkönnen» (Hassemer 1981, 202). Nicht wenn der Schaden ohne sein Zutun zufällig eingetreten ist, sondern wenn er auch anders hätte handeln können, wird der Täter verantwortlich gemacht (Schreiber 1983, 77). Dieses «Andershandelnkönnen» darf freilich nicht im Sinne des als unhaltbar erkannten indeterministischen Freiheitsbegriffes aufgefaßt werden. Es meint nur, daß ein durchschnittlicher anderer in einer solchen äußeren und inneren Situation generell anders, d.h. normgemäß hätte handeln können, daß ihm nach unserer Erfahrung Handlungsspielräume zur Verfügung standen.

Im Strafrecht ist nur ein pragmatisches, sozial-vergleichendes Schuldurteil möglich. Abstrahiert man vom nicht zugänglichen Urteil über die Freiheit im indeterministischen Sinne, so drückt der strafrechtliche Vorwurf aus, daß die Erwartung des Rechts gegenüber dem durchschnittlich normalen Bürger enttäuscht worden ist, daß er sich nach den Rechtsnormen richte (Bockelmann 1979, 112). Voraussetzung für einen solchen Vorwurf ist nicht die sittliche Wahlfreiheit, sondern nur die normale Motivierbarkeit durch soziale Normen. Das Recht geht von ihr generell aus und macht ein Zurückbleiben hinter seinen für den Durchschnittsfall aufgestellten Anforderungen zum Vorwurf. Das Schuldurteil des Rechts ist daher weitgehend – gerade auch im Strafrecht – generalisiert. Es umfaßt nur das Zurückbleiben hinter dem Verhalten, das vom Bürger unter normalen Bedingungen erwartet werden kann (so schon v. Liszt/Schmidt 1932, 225). Gegenstand eines so «unterhalb der unlösbaren Alternative Determinismus-Indeterminismus» (Venzlaff 1975, 883) nur in generalisierenden Kategorien zu erfassenden Schuldvorwurfs ist danach lediglich, daß der Täter in seiner Situation in dem Sinne anders hätte handeln können, als nach allgemeiner praktischer Erfahrung ein anderer an seiner Stelle unter den konkreten Umständen anders gehandelt hätte (Schreiber 1977, 244 m. w. N.).

Der Schuldvorwurf entfällt, wenn außergewöhnliche Umstände in der Person des Täters oder der Tatsituation vorliegen. Sie sind als Ausnahmen («ohne Schuld handelt») in den gesetzlichen Bestimmungen über die Schuldunfähigkeit bzw. die Schuldausschließungsgründe genannt. Dabei wird die persönliche Situation des Täters nicht etwa ausgeklammert. Sie wird aber nur in generalisierenden Kategorien wie z.B. der «krankhaften seelischen Störung», die die Einsichts- bzw. Steuerungsfähigkeit ausschließen kann, rechtlich erfaßt. Schuldfähigkeit wird also nicht positiv festgestellt, gefragt wird lediglich, ob entwicklungsbedingte oder sonst abnorme Ausnahmetatbestände vorliegen, die die allgemein vorausgesetzte Verantwortlichkeit ausschließen oder einschränken. Auf diesem Wege festgestellte strafrechtliche Schuld steht zu «wirklicher» Schuld im indeterministischen Sinne lediglich im Verhältnis der Analogie (Stratenwerth 1981, Rn. 193).

Schuld bleibt dabei auf eine in der Vergangenheit liegende Tat bezogen, sie kann nicht, wie es das Konzept von Haddenbrock vorsieht (Haddenbrock 1972, 68; 1978, 174; 1981, 38) als Strafempfänglichkeit bzw. Sühnefähigkeit und Verantwortungsfähigkeit verstanden werden. Kriterien der Schuldfähigkeit des Täters sind nicht, wie Haddenbrock meint, daß der Täter vor Gericht durch Darlegung seiner Handlungsmotive und seiner Lebenshaltung auf den Anklagevorwurf antworten kann, d.h. «verantwortungsfähig» ist, oder daß er sühnefähig, d.h. durch die Sanktion Strafe beeinflußbar ist. Schuld und Schuldfähigkeit beziehen sich auf eine vergangene Tat, für die jemand zur Verantwortung gezogen werden soll. Haddenbrock selbst spricht zutreffend von einer «Regnose» auf das Täterverhalten bei der Tat. Richtig ist allerdings, daß das Maß der Verantwortungsfähigkeit vor Gericht und die Prognose einer künftigen Möglichkeit der Einwirkung durch Strafe eine gewisse Indizfunktion für die Schuldfähigkeit bei der Tat haben können (zutreffend

Blau/Franke 1982, 396). Mit Recht sieht Haddenbrock in solcher in die Zukunft gerichteten Prognose eine wichtige Aufgabe des psychiatrischen Sachverständigen, die aber von der Schuldfähigkeitsbeurteilung unterschieden werden muß.

Schuld geht dabei nicht in den Zwecken der Prävention auf, sondern bedeutet einen von diesen zu unterscheidenden, selbständigen Aspekt.

Die Verschmelzung der Schuld mit der Prävention, wie sie in jüngster Zeit vor allem Roxin (1974, 171; 1979, 279) und Jakobs (1976, 6; 1982, 127; 1983, 18/3) verfochten haben, ist nicht möglich. Roxin unterscheidet zwar Schuld und Prävention prinzipiell, verknüpft beide dann aber eng miteinander. Die Deliktsstufe der Schuld meint nach Roxin über das Unrecht hinaus, ob unter kriminalpolitischen Gesichtspunkten gegen den jeweiligen Täter eine Sanktion erforderlich erscheint.

Für die Schuld wird damit entscheidend, ob ein strafrechtliches Präventionsbedürfnis besteht. Es fehlt und mit ihm die Schuld in spezialpräventiver Perspektive bei mangelnder Motivierbarkeit durch die Norm, in generalpräventiver Sicht, wenn kein Bedürfnis zum Einschreiten zur Sicherung der Ordnung besteht.

Noch strikter hat Jakobs in seinem funktionalistisch orientierten Strafrechtssystem die Schuld allein auf Generalprävention zurückgeführt: «Schuld wird durch Generalprävention ... begründet und nach dieser Prävention bemessen» (Jakobs 1976, 9). Die Feststellung von Schuld bei Anwendung des geltenden Strafrechts bestehe in der Begründung des Bedürfnisses zur Bestätigung der Verbindlichkeit dieses Rechts gegenüber dem rechtstreuen Bürger, den abweichenden in bestimmtem Maße zu bestrafen. Schuld und Schuldfähigkeit sind wie das rechtliche Subjekt kriminalpolitisch bestimmte Konstrukte zum Zwecke der Zuschreibung. Diese erfolgt unter normativen Aspekten. Was Schuld sei, hänge von den jeweiligen Zwecken der Gesellschaft ab, und zwar davon, wieviel soziale Zwänge dem von der Zuschreibung betroffenen Täter angelastet werden und wieviel davon dem Staat bzw. dem Opfer zugemutet würden (Jakobs 1983, 17/21). Tragender Strafzweck sei die positive Generalprävention, d. h. die Erhaltung allgemeiner Normanerkennung. Bei der Schuld gehe es daher nicht darum, ob der Täter real eine Verhaltensalternative besessen habe, sondern allein darum, ob es eine staatliche Organisationsalternative innerhalb der für notwendig gehaltenen Generalprävention gebe (Jakobs 1983, 17/23). Fehle diese, so werde dem Täter eine Verhaltensalternative zugeschrieben und ihm deren Nichtgebrauch angelastet. Darin bestehe «Schuld».

Nun kann nicht in Abrede gestellt werden, daß präventive Gesichtspunkte bei der Konzeption des gegenwärtig geltenden Schuldstrafrechts eine bedeutsame Rolle spielen. Denn die Schuld wird im Rahmen eines nach präventiven Zwecken ausgerichteten Strafrechts festgestellt. Die Zuweisung von Schuld wird dabei auch inhaltlich – wie Roxin zutreffend herausstellt – durch präventive Gesichtspunkte mitbestimmt. Aber Schuld meint in der Sache gerade anderes als die Prävention, sie knüpft an eine in der Vergangenheit liegende Tat an und fragt nach Fähigkeiten bei dieser Tat (Stratenwerth 1977, 45; Rasch 1967, 63; Schreiber 1980, 288). Auch Jakobs kann offenbar nicht umhin, die Zuschreibung, als die er die «Fähigkeit» verstehen will, u. a. von der Art und der Stärke des Befundes beim Täter abhängig zu machen. Auch will er den Psychiater fragen, «in welcher Streubreite erfahrungsgemäß bei dem betreffenden Befund Verhaltensalternativen beobachtet werden» (Jakobs 1983, 440). Damit sind zutreffende Gesichtspunkte genannt; die rein generalpräventive Basis, von welcher aus nur danach gefragt werden müßte, wie eine Art der Zuschreibung auf die Erhaltung der Normtreue der Gesellschaft wirkt, wird freilich verlassen.

So sehr anerkannt werden muß, daß gerade bei einem generalisierend gefaßten Schuldbegriff Schuld nicht allein von individual-psychologischen Zuständen, sondern auch von
sozial-normativer Bewertung abhängt, so nachdrücklich muß doch auf den antinomischen
Charakter von Schuld und Prävention hingewiesen werden. Bei einer rein funktionalisti-
schen Bestimmung des Schuldbegriffs geht dessen eigentliche soziale Leistung verloren,
die Beschränkung der Zuschreibung strafrechtlicher Verantwortlichkeit auf den Bereich
dessen, was für den Täter aufgrund von Handlungsalternativen vermeidbar war. Die
völlige Normativierung der Schuld und ihre weitgehende Lösung von psycho-physischen
Fähigkeiten eröffnet prinzipiell beliebige Zuschreibungen und Zugriffe auf den einzelnen
zu nicht begrenzten Zwecken staatlicher Normbekräftigung. Sie erscheint daher verfehlt.
Fassen wir danach das Ergebnis dieses Abschnittes noch einmal zusammen: Strafrechtliche
Schuld bedeutet das Prinzip subjektiver Zurechnung rechtswidrigen Verhaltens. Sie kann
nicht als Fehlgebrauch der Wahlfreiheit im indeterministischen Sinne verstanden werden,
sondern auf der Basis der Erfahrung pragmatisch als das Zurückbleiben hinter dem Maß
an Verhalten, das vom Bürger unter normalen Bedingungen erwartet wird, als Fehlgebrauch eines Könnens, das wir uns wechselseitig für die Praxis unseres individuellen und
sozialen Lebens zuschreiben. Ein solcher Schuldbegriff bleibt unterhalb der unlösbaren
Alternative von Determinismus und Indeterminismus (Venzlaff 1975, 905), er setzt nicht
die jedenfalls der Feststellung im Strafverfahren unzugängliche Willensfreiheit voraus,
sondern lediglich eine normale Bestimmbarkeit des Verhaltens durch soziale Normen.

1.1.3. System und Inhalt der Bestimmungen über die Schuldfähigkeit im Strafrecht

Auf der Grundlage dieses Schuldbegriffes lassen sich die gesetzlichen Bestimmungen über
die Schuldfähigkeit bzw. die verminderte Schuldfähigkeit in einer Weise interpretieren, die
eine Verständigung und Zusammenarbeit zwischen Gericht und psychiatrischem Sachverständigen ermöglicht.
Diese Bestimmungen lauten in ihrer seit 1. Januar 1975 geltenden Fassung:
§20 Schuldunfähigkeit wegen seelischer Störungen
Ohne Schuld handelt, wer bei Begehung der Tat wegen einer krankhaften seelischen Störung, wegen
einer tiefgreifenden Bewußtseinsstörung oder wegen Schwachsinns oder einer schweren anderen
seelischen Abartigkeit unfähig ist, das Unrecht der Tat einzusehen oder nach dieser Einsicht zu handeln.
§21 Verminderte Schuldfähigkeit
Ist die Fähigkeit des Täters, das Unrecht der Tat einzusehen oder nach dieser Einsicht zu handeln, aus
einem der in §20 bezeichneten Gründen bei Begehung der Tat erheblich vermindert, so kann die Strafe
nach §49 Abs. 1 gemildert werden.

1.1.3.1. Der Aufbau der Bestimmungen über die Schuldfähigkeit

In diesen Bestimmungen wird die Schuldfähigkeit nicht positiv durch bestimmte Merkmale
definiert, vielmehr werden negativ Umstände genannt, bei deren Vorliegen sie ausnahmsweise nicht gegeben ist («ohne Schuld handelt ...»). Das Recht geht dabei davon aus, daß

der normale Erwachsene schuldfähig ist; Normalität und damit Verantwortlichkeit sind der Regelfall, der nicht näher begründet wird. Käme es auf die individuelle Willensfreiheit im indeterministischen Sinne an, wäre ein solches Verfahren kaum möglich. Es entspricht dem hier vertretenen pragmatischen Schuldbegriff, der auf die normale, vorausgesetzte Bestimmbarkeit durch soziale Normen abstellt.

Verfahrensrechtlich bedeutet das, daß die Gerichte zunächst, sofern kein Anlaß zu Zweifeln besteht, von der Verantwortlichkeit eines Täters als Normalfall ausgehen können. Gibt der Sachverhalt dagegen Anlaß zu solchen Zweifeln, so muß die Schuldfähigkeit eingehend überprüft werden, in aller Regel mit Hilfe eines Sachverständigen. Während das bei der schweren Kriminalität, insbesondere den Tötungsdelikten im allgemeinen geschieht, geht die Praxis häufig noch bei der leichten und mittleren, insbesondere der Vermögenskriminalität häufig an psychischen Auffälligkeiten vorbei, die Anlaß zur näheren Prüfung der Schuldfähigkeitsfrage geben müßten.

Der Ausnahmecharakter der Vorschriften über die Schuldunfähigkeit führt indes nicht dazu, daß eine prozessuale Vermutung der Schuldfähigkeit oder eine Beweisregel bestünde, die dem Angeklagten etwa den Beweis seiner Schuldunfähigkeit auferlegen würde (so schon RGSt 21, 131; Maurach-Zipf 1983, 460). Kann die Frage der Schuldfähigkeit nicht geklärt werden und bleiben Zweifel, so ist wegen Schuldunfähigkeit freizusprechen (BGHSt 8, 124). Auch insoweit gilt der Satz «in dubio pro reo». Andererseits muß für die Frage einer Unterbringung nach § 63 positiv Schuldunfähigkeit oder eine erhebliche Verminderung der Schuldfähigkeit festgestellt werden (BGHSt 18, 167); eine Unterbringung ist nicht möglich, wenn zweifelhaft bleibt, ob nicht zumindest verminderte Schuldfähigkeit vorliegt.

Die §§ 20, 21 verwenden eine gemischte, sog. *zweistufige* bzw. *«zweistöckige» Methode*. In einer ersten Stufe werden bestimmte psychische Befunde genannt, in einer zweiten wird auf die Auswirkungen dieser Befunde auf die Fähigkeit, das Unrecht der Tat einzusehen oder nach dieser Einsicht zu handeln, abgestellt. Dieser «zweistöckige» Aufbau der §§ 20, 21 wird vielfach als «biologisch-psychologische» Methode bezeichnet (statt vieler: Lackner 1983, § 20 Anm. 1). Dabei handelt es sich weder im ersten Stockwerk um biologische noch im zweiten um psychologische Merkmale. Richtig spricht man von einer «psychisch-normativen» Methode (so Jescheck 1978, 354, Anm. 19; Rasch 1984, 265), weil es um die Auswirkungen der psychischen Befunde auf die normativ verstandene Fähigkeit des Täters zur Einsicht und Steuerung geht (Rasch 1984, 265; Schreiber 1981, 46; Schönke-Schröder-Lenckner 1982, § 20, Rn. 1).

Auch die erste Stufe beschränkt sich freilich nicht auf die bloße Beschreibung psychischer Zustände, sie enthält bereits deutlich selbst normative, wertende Elemente, wie sich z. B. an den Worten «krankhaft», «tiefgreifend» und «schwer» zeigt. Auch bei den Merkmalen der ersten Stufe handelt es sich um Rechtsbegriffe, deren Feststellung und Anwendung letztlich in der Kompetenz des Gerichts liegt. Sie sind nicht einfach mit einem psychologischen bzw. psychiatrischen System zu erklären, etwa mit einem bestimmten psychiatrischen Krankheitsbegriff, oder in ein solches Denksystem zu übertragen (Rasch 1984, 264). Als Rechtsbegriffe sind sie allerdings in enger Zusammenarbeit mit Psychiatern und Psychologen im Hinblick auf psychische Daten vom Gesetzgeber entwickelt worden. Sie nehmen Bezug auf psychiatrisch/psychologische Diagnosen und können daher nicht beliebig rein normativ interpretiert werden (weit überzogen daher Jakobs 1983, 428).

Umstritten ist, ob die Aufzählung der psychischen Ausnahmezustände in § 20 abschließend ist (so die wohl herrschende Meinung, vgl. Schönke-Schröder-Lenckner 1982, § 20 Rn. 5;

Maurach-Zipf 1983, 461; Blau/Franke 1982, 397) oder ob diese im Wege der Analogie auf andere Persönlichkeitsstörungen ausgedehnt werden können (so u. a. Lange 1978, LK § 21 Rn. 13 m. w. N.). Der Streit dürfte durch die Neufassung der §§ 20, 21 gegenstandslos geworden sein. Eine Analogie dürfte nämlich praktisch nicht in Betracht kommen, da die Begriffe der Bewußtseinsstörung und der Abartigkeit weit genug sind, in Frage kommende Phänomene aufzufangen (so zutreffend Jakobs 1983, 429). Diese müßten auch für eine etwaige Analogie den in § 20 genannten Zuständen jedenfalls gleichwertig sein.

Das Gesetz führt auf der ersten Stufe vier Merkmale an: 1. *Krankhafte seelische Störung*, 2. *tiefgreifende Bewußtseinsstörung*, 3. *Schwachsinn* und 4. *andere schwere seelische Abartigkeit*.

Diese Merkmale bezeichnen den Kreis derjenigen psychischen Zustände, bei denen ein Ausschluß der Schuldfähigkeit in Betracht kommt. Entschieden wird darüber dann auf der zweiten, normativen Ebene, auf der es um die Auswirkungen der genannten Zustände auf Einsichts- und Handlungsfähigkeit geht.

Nicht erforderlich ist, daß jeweils einer der psychischen Zustände für sich allein zur Schuldunfähigkeit führt. Möglich ist vielmehr auch ein kumulatives Zusammenwirken mehrerer psychischer Störungen, z. B. eines Affektes (Bewußtseinsstörung) auf der Basis einer Neurose (Abartigkeit) und einer Alkoholisierung (krankhafte seelische Störung), die jede nicht für sich allein, sondern erst in ihrer Gesamtheit das Fehlen der Steuerungsfähigkeit bewirken (Schaffstein 1979, 268; Rasch 1984, 266).

1.1.3.2. Die erste, «psychische» Stufe der Bestimmungen über die Schuldfähigkeit

Die vier sog. *psychischen* Merkmale der ersten Stufe sind nur richtig zu verstehen, wenn man sie zunächst in ihrer Zuordnung und ihrer Entwicklung in der Reformgesetzgebung betrachtet.

(a) An erster Stelle nennt das Gesetz heute die *krankhafte seelische Störung*, sie hat die frühere Formel «krankhafte Störung der Geistestätigkeit» abgelöst.

Unter *Störung* ist dabei nicht nur die Beeinträchtigung eines zuvor beim Täter vorhanden gewesenen, gesunden Zustandes zu verstehen. Das hätte zur Folge, daß angeborene Krankheiten und Defekte nicht mit erfaßt würden. Gemeint ist demgegenüber vielmehr nicht nur der nachträglich in die Gesundheit hereinbrechende Defekt, sondern jede Abweichung von einem Normalzustand, mag er auch im konkreten Fall gar nicht bestanden haben. «Störung» bezeichnet daher den Gegensatz zur Normalität; der Begriff umfaßt erworbene und angeborene, vorübergehende und dauernde Beeinträchtigungen (Lenckner 1972, 103; Lange 1978, LK § 20 Rn. 15; Jakobs 1983, 429).

Statt von einer Störung der Geistestätigkeit wie das frühere Recht spricht das Gesetz jetzt von einer *seelischen* Störung. Damit kommt zutreffend zum Ausdruck, daß es nicht nur um Beeinträchtigungen des «Geistes» im Sinne des intellektuellen Vermögens, sondern auch um solche des Willens-, Gefühls- und Trieblebens geht (Lenckner 1972, 103; Erhardt, Protokolle IV, 652); der gesamte Bereich des Intellektuellen und des Emotionellen soll damit abgedeckt sein (Lackner 1983, § 20 Anm. 2 a).

In die eigentlich schwierigen normativen Probleme der Schuldfähigkeit und weitreichende, auch die anderen Merkmale der ersten Stufe betreffende Auseinandersetzungen führt dann die Auslegung des Adjektivs «*krankhaft*», mit dem das Gesetz die seelische Störung näher qualifiziert. Ginge man allein objektiv vom Wortlaut und möglichen Wortsinn aus, so könnte man darunter alle pathologischen Veränderungen des psychischen Zustandes gleich welcher Genese fassen.

Der Gesetzgeber hat aber «krankhaft» anders und enger verstanden, wie sich im Wortlaut des § 20 StGB, insbesondere am zusätzlichen Merkmal der «anderen schweren seelischen Abartigkeit» zeigt, dessen es bei einem weiten Verständnis der Krankhaftigkeit gar nicht bedurft hätte.

Nach eindeutiger, aus den Gesetzesmaterialien zu entnehmender Absicht des Gesetzgebers sollten als «krankhafte seelische Störung» nur diejenigen psychischen Zustände erfaßt werden, bei denen der seelische Sinnzusammenhang durch einen sinnfremden *körperlichen Krankheitsvorgang* durchbrochen erscheint (Begründung Entwurf 1962, 138; Lange 1978, LK § 21 Rn. 14). Diese Definition geht zurück auf den vom Psychiater Kurt Schneider entwickelten sog. «*psychiatrischen Krankheitsbegriff*», der forensische Psychiatrie, Rechtswissenschaft und Praxis in der Nachkriegszeit zeitweise wesentlich bestimmt hat und noch heute fortwirkt.

Krankhaft sind danach nur diejenigen psychischen Störungen, die auf nachweisbaren oder zumindest postulierten organischen Prozessen beruhen (Schneider 1948, 3 ff.; ders. 1965, 11 f.). Sie sind als qualitativ abnorm zu unterscheiden von den anderen, bloß quantitativ abnormen, nicht körperlich begründbaren psychischen Zuständen, den «Spielarten seelischen Wesens» (Schneider 1959, 9), die noch im Rahmen sinnvoller, verstehbarer Erlebniszusammenhänge bleiben. Kurt Schneider ging dabei als «Agnostiker» davon aus, daß empirisch-wissenschaftlich begründbare Aussagen über das zweite Stockwerk, die Einsichts- und Steuerungsfähigkeit nicht möglich seien, da sie das aporetische, nicht zu entscheidende Problem der Willensfreiheit beträfen (Schneider 1956, 23 f.). Die Frage der Schuldunfähigkeit sollte daher bereits auf der ersten Stufe dadurch praktisch entschieden werden, daß die Exculpation auf bestimmte, medizinisch begrenzbare Krankheitszustände beschränkt wurde. Das waren im wesentlichen Geisteskrankheiten im engeren Sinn, die exogenen und endogenen Psychosen. Nicht als Krankheiten in diesem Sinne angesehen werden sollten dagegen alle anderen psychischen Beeinträchtigungen, insbesondere Psychopathien, Neurosen und Triebstörungen.

Auf tatsächliche bzw. vermutete organische Ursachen der Erkrankungen wurde dabei nicht unter rein medizinischen Aspekten abgestellt, sondern entscheidend unter juristisch-normativen. Der maßgebliche Wertgesichtspunkt war dabei die Vorstellung, daß ein körperlicher Prozeß der steuernden Beeinflussung durch den Menschen regelmäßig nicht zugänglich ist, der verantwortlichen Verfügung durch das Subjekt nicht unterliegt und daher schicksalhaft ist (Lange 1963, 15; H. Kaufmann 1967, 143) Mit der Feststellung einer Psychose sei in der Regel eine derart weitgehende Erschütterung des Persönlichkeitsgefüges indiziert, daß die normale Einsichts- und Motivationsfähigkeit ohne weiteres ausgeschlossen erscheinen müsse (vgl. Krümpelmann 1976, 17 m. w. N.). Der sog. psychiatrische Krankheitsbegriff ist also in der Sache alles andere als ein rein medizinisch-psychiatrischer, vielmehr ist er unter Verwendung medizinischer Kategorien für spezifisch rechtliche Zwecke gebildet. Zutreffend weist Krümpelmann darauf hin, daß der sog. psychiatrische Krankheitsbegriff seine beherrschende Stellung im System des § 20 StGB der weitgehenden Entlastung der zweiten, psychologisch-normativen Stufe verdankt (Krümpelmann 1976, 17).

Die Rechtsprechung war über diesen engen «psychiatrischen» Krankheitsbegriff hinausgegangen und hatte einen eigenen, sog. «*juristischen*» *Krankheitsbegriff* entwickelt. Er umfaßte «nicht nur Geisteskrankheiten im klinischen, psychiatrischen Sinne, sondern alle Arten von Störungen der Verstandestätigkeit sowie des Willens-, Gefühls- oder Trieblebens, welche die bei einem normalen und geistig reifen Menschen vorhandenen, zur Willensbildung befähigenden Vorstellungen und Gefühle beeinträchtigen» (BGHSt 14, 32; BGHSt 23, 176 (Fall Bartsch); in gleiche Richtung schon RGSt 73, 121).

Die Strafrechtsreform wollte demgegenüber wegen der angenommenen Gefahr eines «Dammbruches» bzw. eines «Erdrutsches» von Freisprüchen wegen Schuldunfähigkeit den engeren, psychiatrischen Krankheitsbegriff wiederherstellen und damit zur «an sich erwünschten Einschränkung des juristischen Krankheitsbegriffes» führen (Bundestagsdrucksache V/4095, 10; Horstkotte, Protokolle V, 244 ff.).

Als «*krankhafte seelische Störung*» sollte daher in Aufnahme der Definition Kurt Schneiders nur ein Zustand gelten, der von körperlichen Krankheitssymptomen begleitet ist. Die von der Rechtsprechung weiter genannten, nicht körperlich begründbaren Störungen sollten von dem neu in der ersten Stufe hinzutretenden Merkmal der «*schweren anderen seelischen Abartigkeit*» aufgenommen werden (Horstkotte, Protokolle V, 244; Schwalm, Protokolle IV, 636). Diese sollten aber grundsätzlich nicht zur Schuldunfähigkeit, sondern nur zu verminderter Schuldfähigkeit führen können. Das war das Ziel der vom Entwurf 1962 (§ 25) vorgesehenen sog. «differenzierenden Lösung», die die «Abartigkeit» als sog. biologisches Merkmal nicht für die Schuldunfähigkeit in § 20, sondern allein in § 21 für die als bloße Strafzumessungsregel verstandene verminderte Schuldfähigkeit erscheinen ließ. Dafür waren, wie die Gesetzesmaterialien zeigen, kriminalpolitische Überlegungen, insbesondere die Befürchtung einer Auflösung des Schuldstrafrechts durch die zu weitgehenden Exculpierungstendenzen in der Rechtsprechung maßgeblich (Schneider, Protokolle V, 248; zur Entwicklung näher Schreiber 1981, 47). Gefahren sah man insbesondere in einer etwaigen Einbeziehung von Psychopathien und Neurosen als Voraussetzung von Schuldunfähigkeit (Ehrhardt, Protokolle IV, 649).

Im Gesetzgebungsverfahren setzte sich dann gegenüber der differenzierenden die sog. «Einheitslösung» durch, die für die §§ 20 und 21 die gleichen psychischen Merkmale brachte, also auch die schwere seelische Abartigkeit als mögliche Voraussetzung der Schuldunfähigkeit in § 20 nannte. Maßgeblich war dafür, daß nach Meinung der angehörten Sachverständigen in einer geringen Zahl von Fällen hochgradiger, nicht körperlich bedingter psychischer Anomalien – man sprach von ca. 2 % – auch völlige Schuldunfähigkeit in Betracht käme (Nachweis bei Horstkotte, Protokolle V, 244). Die von psychiatrischer Seite speziell für diese Grenzfälle vorgeschlagene Überschreitung des Krankheitsbegriffes sah der Gesetzgeber als mit der gebotenen konsequenten Verwirklichung des Schuldstrafrechts, für dessen Glaubwürdigkeit die Regeln über die Schuldfähigkeit ein Gradmesser seien, nicht vereinbar an (Bundestagsdrucksache V/4095, 10).

Im Ergebnis ist danach wegen der Einheitslösung das mit der Einführung des sog. psychiatrischen Krankheitsbegriffes erstrebte kriminalpolitische Ziel nicht erreicht worden, die Gesetzesänderung hat im Grunde nur terminologische Bedeutung (Lenckner 1972, 115). Das Gesetz hat zwar die «krankhafte seelische Störung» auf somatisch bedingte Prozesse reduziert. Die angestrebte begrenzende Funktion des Krankheitsbegriffes ist aber durch die Aufnahme des Merkmals der schweren seelischen Abartigkeit unter die Indikatoren für eine Exculpierung wieder hinfällig geworden (Schreiber 1981, 48). Praktisch ist es nur zu einer Aufspaltung der früher im Gesetz genannten «krankhaften Störung der Geistestätigkeit» in die Merkmale der «krankhaften seelischen Störung», der «Abartigkeit» sowie der weiter genannten «tiefgreifenden Bewußtseinsstörung» und des «Schwachsinns» (zu diesen Merkmalen unten Seite 17 ff.) gekommen (Wolfslast 1981, 466). Versuche, mit Hilfe des Krankheitsbegriffes diese anderen Merkmale des psychischen Stockwerkes zu begrenzen, sind verfehlt. Das gilt insbesondere für das Kriterium des Krankheitswerts. Darauf wird später bei der Erörterung der genannten Merkmale noch näher einzugehen sein.

Das Gesetz hat nun aber mit der «*krankhaften seelischen Störung*» einen am Körperlichen orientierten, sog. psychiatrischen Krankheitsbegriff im Sinne Kurt Schneiders vorerst festgeschrieben.

Dieser Krankheitsbegriff ist sachlich unhaltbar und überholt, er erscheint für die normativen Zwecke des Strafrechts unbrauchbar.

Entgegen der Annahme auf juristischer Seite während des Gesetzgebungsverfahrens war er in der Psychiatrie durchaus nicht im wesentlichen unbestritten (so aber Horstkotte, Protokolle V, 244). Vielmehr ist er von der klinischen Psychiatrie überwiegend nicht akzeptiert worden, sondern war auf einen kleinen Kreis forensischer Psychiater beschränkt (Venzlaff 1976, 57). Mit der klinischen Realität ist er nicht in Einklang zu bringen (Mende 1979, 312). Es ist nicht möglich, als eigentlich krankhafte die körperlich begründbaren bzw. postulierten Störungen von den nicht körperlich begründbaren «Spielarten seelischen Wesens» anhand des Kriteriums der Zerstörung der «Sinngesetzlichkeit des Daseins» zu unterscheiden. «Sinngesetzlichkeit des Daseins» stellt, wie Venzlaff (1976, 58) zutreffend bemerkt, vielleicht eine ansprechende Formel dar, nicht aber eine wissenschaftlich handhabbare Größe, mit deren Hilfe die Zuordnung zur Gruppe der Krankheiten oder der bloßen «Spielarten» bestimmt werden könnte.

Die Schwere seelischen Krankseins kann nicht am Vorliegen es verursachender bzw. begleitender körperlicher Befunde gemessen, sondern allein unter psychopathologischen Gesichtspunkten bestimmt werden (Janzarik 1972, 647). Für die wichtigsten psychischen Erkrankungen ist bisher kein körperlicher Befund entdeckt, der sie erklären könnte. Die Diagnose wird bei diesen Erkrankungen nicht nach körperlichen Symptomen, sondern nach dem psychopathologischen Befund gestellt (Rasch 1984, 265). Auch außerhalb der körperlich begründeten und der sog. endogenen Psychosen gibt es in der Psychiatrie eine große Zahl krankhafter Zustände, die teilweise weit stärkere Auswirkungen auf die Persönlichkeit und das Verhalten haben als die genannten Psychosen (Venzlaff 1976, 58). Andererseits besitzen viele im Körperlichen begründete Symptome häufig nur geringes Gewicht in der Pathogenese (Janzarik 1972, 647). Es gibt keinen wissenschaftlichen Beweis dafür, daß etwa somatisch begründete Psychosen stärker das Verhalten eines Menschen beeinflussen als etwa eine Neurose oder ein Affekt (Eisen 1974, 284). Bresser (1983, 435) vermag sich demgegenüber für seine These, es komme nicht auf die Stärke der Determinations- oder Motivationskraft an, lediglich auf die «lange Rechtstradition» zu berufen, nach der dem Menschen das Determinationsgefüge einer somatisch begründeten Krankheit nicht zugerechnet werde.

Der normative Gesichtspunkt, der im Hinblick auf die Schuldfähigkeit zur Bildung des psychiatrischen Krankheitsbegriffes geführt hatte, nämlich die Schicksalhaftigkeit und Unbeeinflußbarkeit eines Krankheitsablaufs durch den Menschen, trägt die Beschränkung auf körperliche Krankheitsprozesse nicht. Für die Beurteilung der strafrechtlichen Verantwortlichkeit kann es auf eine nachgewiesene oder hypothetisch angenommene körperliche Verursachung einer psychischen Verhaltensstörung nicht ankommen. Maßgeblich kann vielmehr auf der Basis des oben entwickelten pragmatischen Schuldbegriffes nur sein, wie weit die als normal vorausgesetzte Bestimmbarkeit des Täters durch soziale Normen durch eine psychische Störung beeinträchtigt ist.

Der psychiatrisch-körperliche Krankheitsbegriff kann sich daher nur ausschnittsweise mit den im juristischen Sinne krankhaften Störungen decken (Janzarik 1972, 647). Für das

Recht ist er danach unbrauchbar, er vermag die angestrebte Entlastung der zweiten, normativen Stufe des § 20 nicht zu leisten (Krümpelmann 1976, 16 f). Entscheidend muß es auf die Auswirkungen der jeweiligen psychischen Störung auf Einsichts- und Steuerungsfähigkeit ankommen. Der Psychiater kann sich, wenn er dem Richter bei der Feststellung der Schuldfähigkeit helfen will, den Rückzug auf den somatischen Krankheitsbegriff nicht leisten.

Unhaltbar erscheint der psychiatrische Krankheitsbegriff auch in der Version, die ihm *Witter* gegeben hat. Witter unterscheidet im Anschluß an Kurt Schneider seelische Abnormität als Folge von Krankheiten von der Abnormität als Spielart menschlichen Wesens (Witter 1972, 1180). Er vermeidet die Inkonsequenz, die «offene Flanke» (Rasch 1967, 70), die der Schneider'sche Krankheitsbegriff mit der Einbeziehung der endogenen Psychosen geboten hatte, deren körperliche Grundlage nur postuliert, aber nicht nachgewiesen werden konnte. Die Einheit des Krankheitsbegriffes wird durch das Kriterium der Nichtverstehbarkeit gewahrt, das die qualitative Abnormität begründet (Witter 1976, 725 f.). Nicht der zugrundeliegende körperliche Krankheitsvorgang – der die Krankhaftigkeit zusätzlich dadurch belegt, daß die abnormen seelischen Erscheinungen sich medizinisch erklären lassen –, sondern die psychopathologische Störung bildet für Witter den Grund für die Feststellung einer Krankheit (Witter 1976, 726 f.). Sie liegt vor, wenn die Voraussetzungen zur «Teilhabe an der Sinnordnung unserer sozialen Welt» fehlen (Witter 1978, 667). Das ist der Fall bei den exogenen und endogenen Psychosen im klinisch-psychiatrischen Sinn, auch bei psychoseähnlichen Wahnbildungen. Bei akuter Geisteskrankheit und hochgradiger Geistesschwäche sei jedermann einsichtig, daß die Voraussetzungen der Willensfreiheit wegen mangelnder Realitätserkenntnis fehlten. Das sei wissenschaftlich nachweisbar. Witter spricht von der «generellen Schuldunfähigkeit», die für diesen Bereich der qualitativen Abnormität gelte (Witter 1983, 445). Davon zu unterscheiden sei die Verminderung oder Aufhebung der speziellen Schuldfähigkeit. Dabei gehe es um die rechtliche Bewertung eines psychologischen Sachverhaltes. Mit ihr sei die wissenschaftliche Aussagemöglichkeit des Sachverständigen zur Schuldfähigkeit überschritten, der Maßstab zur Beurteilung müsse im Recht und seinen Strafzwecken gefunden werden. Die «spezielle Schuldunfähigkeit» betreffe alle Störungen außerhalb des genannten Bereiches der Psychosen, für die allein der wissenschaftliche Ausschluß der Schuldfähigkeit in Betracht komme (Witter 1983, 448).

Als entscheidendes Kriterium verwendet Witter mit dem Schneider'schen Krankheitsbegriff die «Teilhabe an der sinngesetzlichen Ordnung». Damit aber ist, wie Venzlaff (1976, 58) zutreffend eingewandt hat, kein wissenschaftlich handhabbarer Maßstab bezeichnet. Witter beschränkt sich im Grunde auf einen bloßen Appell an die Evidenz, wenn er sich darauf beruft, es sei «jedermann einsichtig», wann wissenschaftlich gesicherte Schuldunfähigkeit vorliege. Die Behauptung, das sei nur bei Psychosen und ähnlichen Zuständen der Fall, stellt eine bloße petitio principii dar. Die formelhafte Berufung auf das «gesicherte allgemeingültige psychiatrische Wissen» (Witter 1976, 724) kann eine Begründung nicht ersetzen.

Die neuerdings vorgenommene Unterscheidung von genereller und spezieller Schuldunfähigkeit findet im Gesetz keine Stütze. Es ist ein Irrtum zu meinen, bei der sog. Schuldunfähigkeit sei nichts Normatives im Spiel, hier sei das Fehlen der Voraussetzungen der Willensfreiheit wissenschaftlich nachweisbar. Es handelt sich hinsichtlich der normativen Frage der Schuldfähigkeit gerade nicht um eine «relativ klare seinswissenschaftliche Feststellung» (so aber Witter 1976, 727). Dabei wird der zunächst eingenommene Standpunkt des Agnostizismus hinsichtlich der Freiheitsfrage inkonsequenterweise für den Kreis der Psychosen unter Berufung auf die angebliche Evidenz wieder verlassen.

Im übrigen richten sich alle oben dargelegten Einwände auch gegen die Witter'sche Fassung des psychiatrischen Krankheitsbegriffes. Deutlich werden seine normativen Ziele: Die Exculpation soll außerhalb des Bereichs der Psychosen möglichst beschränkt werden. Zusammenfassend ist danach festzuhalten, daß der tradierte sog. «psychiatrische» Krankheitsbegriff als Kriterium für die Frage der Schuldfähigkeit unbrauchbar und überholt erscheint. Das könnte dazu Anlaß geben, die Auslegung der §§ 20, 21 von ihm zu lösen. Der isolierte Wortlaut des Begriffs «krankhafte seelische Störung» böte dafür durchaus Raum. Psychische Krankheitszustände aller Art könnten darunter verstanden werden. Andererseits hat der psychiatrische Krankheitsbegriff Eingang in das Gesetz gefunden. Das ergibt sich nicht nur eindeutig aus den Gesetzesmaterialien, die den Willen des Gesetzgebers erkennen lassen, sondern auch aus dem Wortlaut des ersten «Stockwerks», in dem die anderen Anomalien gesondert aufgeführt und der krankhaften seelischen Störung gegenübergestellt werden (Lenckner 1972, 115). Der Wortlaut des Gesetzes zwingt danach weiter zur Verwendung des überholten Krankheitsbegriffs bei der Auslegung des Begriffs «krankhaft» und hindert eine sinnvolle Systematik. Durch die Aufnahme der «schweren anderen seelischen Abartigkeit», der «Bewußtseinsstörung» und des «Schwachsinns» können aber alle für die Schuldfähigkeit relevanten psychischen Anomalien erfaßt werden. Das ermöglicht sachgerechte Lösungen und eine Koordination psychiatrischer und juristischer Begriffsbildung.

Für die einzelnen Merkmale der ersten, psychischen Stufe der §§ 20, 21 gilt danach folgendes:

(a) Unter *krankhafter seelischer Störung* sind alle somatisch bedingten psychischen Erkrankungen sowie diejenigen zu verstehen, bei denen eine körperliche Ursache postuliert wird (so die herrschende Meinung; vgl. statt vieler: Schönke-Schröder-Lenckner 1982, § 20, Rn. 6 f.; Rudolphi 1981, § 20 Rn. 6; Lackner 1983, § 20 Anm. 2 a; Jescheck 1981, 354).

Dazu werden zunächst die *exogenen Psychosen* gerechnet, das heißt Störungen mit einer hirnorganischen Ursache wie Psychosen nach Hirnverletzungen, Intoxikations- und Infektionspsychosen, Epilepsie, Stoffwechseldefekte, Hirntumore, hirnorganisch bedingter Persönlichkeitsabbau, u. a. bei Arteriosklerose (vgl. die Zusammenstellung in den Kommentaren zum StGB, u. a. Dreher-Tröndle 1985, § 20, Rn. 8).

Weiter werden hier die *endogenen Psychosen* eingeordnet, bei denen körperliche Ursachen zwar angenommen werden, bisher aber nicht nachgewiesen sind. Dabei handelt es sich um Erkrankungen aus dem Formenkreis der Schizophrenie und der Zyklothymie, des Manisch-Depressiven (Dreher-Tröndle 1985, § 20, Rn. 8; Lange 1978, LK § 21, Rn. 19). Ihre Gleichstellung mit den exogenen Psychosen wird damit gerechtfertigt, daß sie in gleicher Weise den Kern der Persönlichkeit und die Fähigkeit zu sinnvollem Handeln beeinträchtigen (Begründung zum Entwurf 1962, Bundestagsdrucksache IV/650, 138).

Teilweise wird angenommen, daß auch psychoseähnliche Wahnentwicklungen, bei denen die Differentialdiagnose zwischen Psychose oder abnormer Persönlichkeitsreaktion zweifelhaft bleibt, als krankhafte seelische Störung anzusehen seien (Witter 1978, 667). Seit der Einführung des Merkmals der «schweren seelischen Abartigkeit» kommt es darauf nicht mehr entscheidend an, da diese Störungen jedenfalls darunter fallen würden.

Auch pathologische Rauschzustände, zum Beispiel aufgrund erheblichen Alkoholgenusses oder bei Drogenmißbrauch gehören, da sie medizinisch eine körperliche Vergiftung darstellen, zu den krankhaften seelischen Störungen (Dreher-Tröndle 1985, § 20, Rn. 8).

Umstritten ist, ob auch der sog. «normale» Alkoholrausch dazu gehört, der früher überwiegend als Bewußtseinsstörung eingeordnet wurde. Für die Behandlung als krankhafte
seelische Störung spricht, daß es sich um eine somatisch wirkende Intoxikation handelt
(Erhardt, Protokolle IV, 654; Dreher-Tröndle, a. a. O.; Rudolphi 1982, § 20, Rn. 7; für
eine Einordnung als Bewußtseinsstörung dagegen Lange 1978, LK § 21 Rn. 24; Krümpelmann 1976, 16). Es kommt bei alkoholischen Zuständen vielfach weniger zu Bewußtseinsveränderungen als vielmehr zu Einflüssen auf Stimmung und Kritikfähigkeit (Rasch 1984,
266). Praktische Relevanz hat die Streitfrage heute nicht. Wesentlich ist, daß Trunkenheit
die Schuldfähigkeit dann beeinträchtigt, wenn sie einen solchen Erheblichkeitsgrad erreicht,
daß die Fähigkeit zu normgemäßer Motivation betroffen ist (Rudolphi 1982, § 20, Rn. 7).
Bei welchen Blutalkoholwerten das der Fall ist, kann nicht generell gesagt werden. Es
kommt nach der Rechtsprechung, die eine umfängliche Kasuistik entwickelt hat, auch auf
die Art des Delikts und seiner Begehung, die individuelle Akoholverträglichkeit, die
Trinkgeschwindigkeit sowie die allgemeine körperliche und seelische Verfassung zur
Tatzeit an (Schönke-Schröder-Lenckner 1982, § 20, Rn. 16 mit Nachweisen aus der Rechtsprechung). Als grobe Faustregel, die nur einen ersten Anhaltspunkt liefern kann, gilt
dabei in der Rechtsprechung, daß bei Alkoholwerten ab 3⁰/₀₀ Schuldunfähigkeit und bei
solchen ab 2⁰/₀₀ verminderte Schuldfähigkeit in Betracht kommt. Bloße Blutalkoholwerte
reichen aber für die Entscheidung allein nicht aus (Rudolphi, a. a. O.; Witter 1972, 109 ff.).
(b) Als zweites Merkmal nennt das Gesetz die «tiefgreifende Bewußtseinsstörung». Darunter wird eine Trübung bzw. teilweise Ausschaltung des Selbst- bzw. Außenweltbewußt-
seins verstanden (Lange 1978, LK § 21 Rn. 22 mit Nachweisen), die Beeinträchtigung der
Fähigkeit zur Vergegenwärtigung des Intellektuellen und emotionellen Erlebens (Lenckner
1972, 16).
Fehlt das Bewußtsein völlig, so liegt bereits kein tatbestandsmäßiges, vorsätzliches oder
fahrlässiges Verhalten vor. «Störung» meint eine Desorientierung, die das Bewußtsein
nicht überhaupt aufhebt, sondern es eingeengt beläßt (Jakobs 1983, 434). Nach der
Systematik des Gesetzes gehören krankhafte, körperlich bedingte Störungen des Bewußtseins nicht hierher, sondern in den Bereich der krankhaften seelischen Störung. Das
Merkmal umfaßt vielmehr nur nicht krankhafte, das heißt sog. «normal-psychologische»
Störungen (Wolfslast 1981, 467). Sie werden vor allem als Verlust der Klarheit (Helligkeits-
dimension), als Einengung (räumliche Dimension) und als Veränderung der Verhaltens-
steuerung und Selbstbestimmung (Verhaltensdimension) umschrieben (Wegener 1981, 79).
Genannt werden in Literatur und Rechtsprechung u. a. Schlaftrunkenheit, Erschöpfung,
Übermüdung, nicht krankhafte Dämmerzustände, hypnotische Zustände und hochgradige
Affekte (Zusammenstellung u. a. bei Dreher-Tröndle 1985, § 20, Rn. 10 mit vielen Nach-
weisen). Dabei kommt es auf den psychischen Befund an, es bedarf nicht der zusätzlichen
Feststellung eines krankhaften oder abnormen körperlichen Zustandes. Vielmehr kann es
auch ohne derartige sog. «konstellative Faktoren» zum Verlust der Selbstbestimmung, des
Wissens um das eigene Sein und die Beziehungen zur Umwelt kommen und es kann die
Orientiertheit verlorengehen (BGHSt 11, 20; Wegener 1981, 81).
Das schließt andererseits nicht aus, daß körperliche oder psychische konstellative Faktoren
für die gutachterliche Diagnose wichtige Indizien darstellen können (Rasch 1980, 1314;
Wegener 1981, 86). In Betracht kommen dabei vor allem für sich allein noch nicht relevante
Faktoren wie Alkoholisierung, Übermüdung, neurotische Fehlhaltungen sowie erlebnis-
reaktive Entwicklungen (Mende 1979, 320).
Das Gesetz qualifiziert die Bewußtseinsstörung dahin, daß sie «tiefgreifend» sein müsse.

Dieses Wort ist erst während der Ausschußberatungen eingefügt worden, der Entwurf 1962 hatte hier das Adjektiv «gleichwertig» vorgesehen, bezogen auf die zuvor genannte krankhafte seelische Störung (zur Gesetzgebungsgeschichte eingehend Lenckner 1972, 109ff.). Bedenken ergaben sich dagegen deshalb, weil man auf Seiten der Psychologie befürchtete, daß damit auf einen «Krankheitswert» abgestellt werden und eine Parallelisierung hinsichtlich Genese und Erscheinungsformen zum engen Krankheitsbegriff der forensischen Psychiatrie erfolgen solle (Lenckner 1972, 112). Man einigte sich schließlich auf das einschränkende Adjektiv «tiefgreifend». Damit soll zum Ausdruck gebracht werden, daß die Störung über den Spielraum des Normalen hinausgehen und einen solchen Grad erreicht haben müsse, daß das seelische Gefüge des Betroffenen zerstört bzw. erheblich erschüttert ist (Bundestagsdrucksache V/4095, 11). Nur solche Störungen des Bewußtseins kommen in Betracht, die in ihrer Auswirkung – nicht in ihrer Erscheinungsform – von solcher Stärke sind, daß sie wie eine Psychose die Fähigkeit des Täters zu sinnvollem, normgemäßen Handeln in Frage stellen (Lenckner 1972, 117). Nicht sollte dagegen mit dem Terminus «tiefgreifend» – wie es eine Wortinterpretation nahelegen könnte – ein tiefenpsychologischer Bewußtseinsbegriff eingeführt werden. Es war vielmehr die in den Beratungen erklärte Absicht, Störungen aus dem Bereich des Unbewußten in diesem Zusammenhang nicht mit zu berücksichtigen (Protokolle IV, 686ff.; näher Schreiber 1981a, 47f.). Ob der Gesetzeswortlaut diese Absicht trägt, ist zu bezweifeln. Im übrigen dürfte mit dem Merkmal der «schweren seelischen Abartigkeit» das Bemühen, Vorgänge im Unbewußten überhaupt aus dem Anwendungsbereich der §§ 20, 21 auszuschließen, sowieso illusorisch geworden sein (Krümpelmann 1976, 30).
Gegen eine Überschätzung der damit angeblich verbundenen Gefahren wendet sich Rasch, der auf die geringe Relevanz unbewußter Motivation für die Schuldfähigkeit hinweist (Rasch 1982, 181).
(c) Den in foro bedeutsamsten, aber auch schwierigsten Anwendungsfall der Bewußtseinsstörung bildet die *Affekttat*. Strittig ist hier vieles: ob ein sog. normalpsychologischer Affekt ohne die Basis organischer oder psychotischer Prozesse überhaupt zur Exculpierung des Täters führen kann (verneinend Gruhle 1948, 14ff.; Schlüter 1971, 1071; siehe einschränkend auch Bresser 1978, 1190), wann ein solcher Affekt vorliegt, wie schwer er sein muß, um zur Schuldunfähigkeit bzw. ihrer Verminderung zu führen, anhand welcher Kriterien und mit welchen diagnostischen Mitteln er festzustellen ist (Wolfslast 1981, 468).
Weitgehende Einigkeit besteht heute im Anschluß an die Tradition der forensischen Psychiatrie in den ersten Jahrzehnten dieses Jahrhunderts (z.B. Hoche 1934, 313) und in Übereinstimmung mit der Rechtsprechung (BGHSt 11, 20ff.), daß es zur Relevanz eines Affektes nicht eines krankhaften oder abnormen organischen Zusatzbefundes bedarf. Übereinstimmung findet man auch dahin, daß andererseits alltägliche psychische Situationen affektiver Erregtheit nicht ausreichen, sondern daß es um seltene Zustände aufgehobener Einsichts- bzw. Steuerungsfähigkeit geht, die diametral der «Besonnenheit» als dem höchsten Grad des intakten Bewußtseins gegenüberstehen (Wegener 1981, 81; Rasch 1967, 84). Lange 1978, LK § 21 Rn. 28) will nur «schicksalhaft begründete Ausnahmezustände» berücksichtigt wissen. Das erscheint im Hinblick auf das Kriterium der Schicksalhaftigkeit zu eng. Die Kommentarliteratur spricht in Anlehnung an die Begründung zum Entwurf 1962 (S. 139) von ganz besonderen Ausnahmefällen, in denen wegen eines Zustandes höchster Erregung das seelische Gefüge des Täters zerstört sei (Schönke-Schröder-Lenckner, § 20, Rn. 15). Venzlaff will Schuldunfähigkeit nur bei einem sehr kleinen

Kreis von Tätern in Betracht ziehen, bei denen sich die Tat als Produkt einer unter Umständen jahrelangen krisenhaften Entwicklung bei einer besonders strukturierten Persönlichkeit ohne eigentliche kriminelle Tendenzen erweise. Er fordert für die Aufhebung oder Verminderung der Schuldfähigkeit eine die Handlungsdeterminanten weitestgehend oder völlig ausschaltende, kumulativ-krisenhafte abnorme Entwicklung in Richtung eines Durchbruchs archaisch-destruktiver Handlungsmuster (Venzlaff 1976, 62f.). Krümpelmann befürchtet, daß bei einer differenzierten Analyse von Affekttaten, die das Schuldprinzip ernst nehme, die Exculpation nicht auf pathologische Extremzustände beschränkt bleiben könne und dabei die kriminalpolitisch im Hinblick auf die Schwere der im Affekt begangenen Taten praktisch vertretbaren Grenzen überschritten würden (Krümpelmann 1976, 26f.).

Neuere Bemühungen der forensischen Psychiatrie und Psychologie gelten den diagnostischen Kriterien und Methoden für den Schweregrad eines Affektes und seine Auswirkungen auf das seelische Gefüge in der Tatsituation. Kritisch werden die vielfach verwendeten Kriterien der Sinnlosigkeit und Persönlichkeitsfremdheit einer Tat sowie der Erinnerungslücke beurteilt (Rasch 1980, 1039). Die für erforderlich gehaltene umfassende Befunderhebung soll der vortatlichen Entwicklung ebenso wie den Modalitäten des Tatablaufes gelten. Dafür sind die persönliche Entwicklung des Probanden, seine körperlichen und psychischen Ausgangsbedingungen sowie exogene Einflüsse wie Alkohol und Rauschmittel von Bedeutung. Die Aufmerksamkeit richtet sich auf den Aufbau der Affektsituation sowie die auf sie zulaufende Entwicklung, die vorhandenen Möglichkeiten der Distanzierung und kritischen Reflexion der Situation, eine umfassende Persönlichkeitsdiagnostik, das Verhalten unmittelbar vor, während und nach der Tat (Rasch 1980, 1309ff.; Wegener 1981, 85). Venzlaff hat für die Untersuchung der verschiedenen Erhebungsbereiche Subskalen herausgearbeitet, die für eine forensisch-relevante, schwere Beeinträchtigung des Täters sprechen können (Venzlaff 1985, S. 391). Er nennt dabei u.a. folgende Kriterien:

1. Die Verstellung bestimmter Strukturmerkmale in der Persönlichkeit des Täters, die für Hilflosigkeit gegenüber kritischen Lebenssituationen, Frustrierbarkeit, Unterlegenheitsgefühle sprechen, die starke Besetzung mit Trennungs- und Verlustängsten, geringe Flexibilität, ausgeprägtes Streben nach sozialer Angepaßtheit.
2. Eine sich oft über Jahre hinziehende seelische Zermürbung im Rahmen eines Partnerkonflikts, in dessen Rahmen der potentielle Täter durch die Überlegenheit des Partners immer wieder beschämende Niederlagen und Demütigungen erleidet.
3. Eine zunehmende Isolierung des Täters in der engeren und weiteren Familien- oder Bezugsgruppe mit Verstärkung seiner Rat- und Hilflosigkeit.
4. Eine psychopathologische Abwandlung im situativen Tatvorfeld in Richtung einer praesuizidalen bzw. depressiven Symptomatik u.a. in Verbindung mit psychosomatischen Störungen oder allgemeinen Erschöpfungszuständen.
5. Ein eruptiver Affektdurchbruch ohne Vorkonstituierung und Risikoabsicherung auf einen konfliktspezifischen Reiz hin.
6. Eine kurzdauernde, die Anlaßsituation nicht mit einschließende Erinnerungslücke oder gewisse Erinnerungsunschärfen.
7. Das Vorhandensein körperlicher oder psychischer konstellativer Faktoren.
8. Eine Phase planlosen oder impulsiven Verhaltens nach der Tat, wie längerdauernder Affektstupor, panikartiges Fortlaufen, Suizidversuch oder hilflose Verzweiflung.

Mit Hilfe solcher Kriterien soll ein „annäherungsweises Abschätzen" des Ausmaßes und der Intensität des psychopathologischen Syndroms möglich werden (Mende 1979, 321).

Mit Hilfe solcher komplexer Breitbanddiagnostik (Wegener 1981, 89) wird eine Grundlage geschaffen für die richterliche Entscheidung über die Selbstbestimmungsfähigkeit bzw. darüber, ob der Täter noch handlungsfähig war oder ob er durch den Affekt überrannt (Rasch 1980, 1309), zur «Durchgangsstation für einen Wirkungszusammenhang» (Bürger-Prinz 1950, 10) bzw. zum «passiven Objekt von Funktionsabläufen» (Wegener 1981, 80) wurde. Eingeräumt wird dabei, daß gerade die Beurteilung des Affekttäters große Probleme mit sich bringt und daß angesichts der Grenzen psychologischer Erkenntnismöglichkeiten eine schwer erträgliche Unsicherheit bleibt (Wegener 1981, 89).

Lebhaft umstritten ist, ob eine Exculpation auch beim Vorliegen einer affektbedingten Bewußtseinsstörung dann ausgeschlossen ist, wenn der Affekt verschuldet ist. In Rechtsprechung (u.a. BGHSt 3, 199; BGH NJW 1959, 2317) und Wissenschaft (Lange 1978, LK § 21 Rn. 28; Geilen 1972, 173f.; Rudolphi 1981, § 20 Rn. 11; Jakobs 1983, 435) wird das teilweise angenommen. Ausgangspunkt der Zurechnung ist dabei, daß der Täter «den im Tatzeitpunkt schuldausschließenden Affekt während der Entstehung, also noch vor der Tat, durch ihm mögliche Vorkehrungen nicht vermieden hat» (BGH bei Holtz, MDR 1977, 458; BGH NStZ 1984, 311). Vorgeworfen wird dem Täter, daß er den zu einer Tat hindrängenden Affekt nicht vor dem schuldausschließenden Stadium abgewendet und sich dadurch selbst der Möglichkeit beraubt hat, die Tat durch eine normgemäße Motivation seiner Entschlüsse zu vermeiden (Rudolphi 1978, § 20 Rn. 12).

Dem wird mit Recht entgegengehalten, daß es sich dabei um eine unzulässige Schuldvermutung handelt (Maurach-Zipf 1983, 465; Stratenwerth 1981, Rn. 542; Lenckner 1972, 117; Schönke-Schröder-Lenckner 1982, § 20 Rn. 15; Krümpelmann 1976, 36f.; vgl. auch BGHSt 7, 327f.; für das österreichische Recht Moos 1977, 808ff.). Das Gesetz stellt eindeutig auf den Zustand «bei Begehung der Tat» ab; das steht einem mittelbaren Schuldvorwurf entgegen. Eine strafrechtliche Haftung käme lediglich nach den Grundsätzen der sog. «actio libera in causa» in Betracht (Jescheck 1978, 356; Schönke-Schröder-Lenckner 1982, § 20 Rn. 333; Behrendt 1983, 23ff.). In aller Regel wird sich aber nicht feststellen lassen, daß der Täter den schuldausschließenden Affekt vorsätzlich herbeigeführt oder nicht abgewendet hat (Rudolphi 1981, § 20 Rn. 12, der freilich trotzdem zur Bestrafung wegen einer Vorsatztat kommen will). Praktisch käme allenfalls eine Haftung wegen fahrlässiger actio libera in causa in Betracht.

(d) Weiter führt das Gesetz als psychisches Merkmal den *Schwachsinn* an. Es versteht ihn, wie die Formulierung zeigt («wegen Schwachsinns oder einer schweren *anderen* seelischen Abartigkeit») als Unterart der Abartigkeit. Erfaßt werden sollen alle nicht auf nachweisbaren organischen Ursachen beruhenden Defekte der Intelligenz (Schönke-Schröder-Lenckner 1982, § 20 Rn. 18 m.w.N.). Mit den kognitiven Störungen sind in aller Regel solche der sprachlichen, sozialen, emotionalen und motorischen Entwicklung verbunden (Wegener 1981, 90). Nach der vom körperlichen Krankheitsbegriff ausgehenden Systematik des Gesetzes fallen alle Defekte im Sinne einer organisch begründeten Demenz wie z.B. Chromosomenanomalien, intrauterine, geburtstraumatische oder frühkindliche Hirnschädigungen und Infektionen während der ersten beiden Lebensjahre, sonstige hirnorganische Krankheitsprozesse sowie altersbedingte Hirnabbauvorgänge bereits unter die «krankhafte seelische Störung». Für den «Schwachsinn» bleiben alle organisch befundlosen, ohne somatische Grundlage auftretenden Oligophrenien.

Traditionell unterscheidet man folgende Grade des Schwachsinns: Die Idiotie, wenn die geistige Entwicklung die eines Kindes im 6. Lebensjahr nicht erreicht; die Imbezillität, wenn der Geisteszustand dem eines Kindes zu Beginn der Pubertät entspricht, sowie die

Debilität, wenn die Entwicklung über die Stufe beim Abschluß der Pubertät nicht hinauskommt (Lange 1978, LK § 21, Rn. 32). Besser werden nach der Terminologie der AAMD (1959) die Schweregrade nach der Entwicklungsfähigkeit bezeichnet: Schwerstgeschädigte Pflegefälle sollen von den «Trainierbaren» (d. h. lebenspraktisch Bildbaren) und den «Bildungsfähigen» (d. h. denen, die zum Erwerb der Kulturtechniken auf einfacher Stufe in der Lage sind) sowie den «Grenzfällen», die oft noch normal schulfähig sind, unterschieden werden (Wegener 1981, 91).

Die gesonderte Erwähnung des Schwachsinns in § 20 StGB erschien bei der geplanten differenzierenden Lösung erforderlich, weil er anders als die sonstigen Abartigkeiten bis zur Schuldunfähigkeit sollte führen können. Mit der Einheitslösung, die auch die anderen Abartigkeiten in § 20 aufnahm, ist seine Nennung eigentlich überflüssig geworden (vgl. Protokolle IV, 641; Protokolle V, 244 ff.; V, 449 ff.). Sachlich rechtfertigen läßt sich die besondere Erwähnung im Gesetz jedoch mit der deutlichen Abgrenzbarkeit des Schwachsinns gegenüber anderen Anomalien sowie seinem häufigen Vorkommen und der dadurch bedingten Bedeutung in der forensischen Praxis (Wolfslast 1981, 467). Die Feststellung eines Schwachsinns und seiner Schweregrade erfolgt durch die Erhebung der lebensgeschichtlichen Daten, durch das mit Verhaltensbeobachtung verbundene psychodiagnostische Gespräch sowie durch dafür entwickelte Testverfahren (Wegener 1981, 92 ff.). Dadurch wird eine weitgehende Übereinstimmung in der Beurteilung zwischen den verschiedenen Gutachtern erreicht.

(e) Als letztes Merkmal der ersten Stufe nennt das Gesetz schließlich die «*schwere andere seelische Abartigkeit*». Gemeint sind damit diejenigen Abweichungen des psychischen Zustandes von einer zugrundegelegten Normalität, die nicht auf nachweisbaren oder postulierten organischen Defekten oder Prozessen beruhen, also alle nach dem sog. psychiatrischen Krankheitsbegriff nicht-krankhaften psychischen Störungen (Schönke-Schröder-Lenckner, § 20, Rn. 19). Diese sind – wie oben bereits anhand der Gesetzgebungsgeschichte eingehend dargetan – von der «krankhaften seelischen Störung» getrennt und im Merkmal der «Abartigkeit» verselbständigt worden.

Es geht dabei um einen sehr verschiedenartigen Kreis von Störungen des Gefühlslebens, des Willens und des Antriebserlebens – weniger des Intellekts –, die den Täter nicht wie beim Schwachsinn als zurückgeblieben, sondern als andersartig erscheinen lassen (Jakobs 1983, 436). Genannt werden im Schrifttum vor allem Psychopathien, Neurosen sowie Triebstörungen (Dreher-Tröndle, § 20, Rn. 12 ff.; Rudolphi 1981 § 20 Rn. 14 ff.).

Der Terminus «Abartigkeit» erscheint verfehlt, er besitzt einen die Betroffenen abwertenden, diskriminierenden Charakter (Rasch 1982, 178). Im Diagnosekatalog der Psychiatrie kommt er nicht vor. Venzlaff spricht treffend von «diluvialen Schichten» der Psychiatrie, denen er entstamme (Venzlaff 1977, 257). Es ist herabsetzend und unnötig belastend, jemandem im Strafverfahren attestieren zu müssen, er sei «abartig» (Rasch 1982, 178). Sachverständige gehen daher zunehmend dazu über, den Ausdruck im Gerichtssaal möglichst zu vermeiden. Wesentlich besser geeignet erscheint die vom Alternativentwurf vorgeschlagene Formel «vergleichbar schwere seelische Störung» sowie der Begriff «Persönlichkeitsstörung».

Unter *Psychopathien* werden Persönlichkeitsabweichungen verstanden, die sich im Charakter, Willens- und Gefühlsleben zeigen, an deren Abnormität der Betroffene selbst und die Gesellschaft leiden (Kurt Schneider 1950, 3 f.; Lange 1978, LK § 21, Rn. 34 ff.). In Rechtspraxis und im Schrifttum bedient man sich verbreitet noch der von Kurt Schneider entwickelten Typologie, die u. a. nach hyperthymischen, depressiven, selbstunsicheren, fanatischen, geltungsbedürftigen, stimmungslabilen, explosiven und gemütsarmen Psychopathen unterscheidet (Schneider 1971, 16 ff.; Witter 1972, 990 ff.; Langelüddeke/Bresser 1976, 204 ff.). Diese ursprünglich psychologisch-deskriptiv und nicht wertend verstandene Typologie enthält die Tendenz zu qualitativ abwertender Etikettierung (vgl. dazu Witter 1978, 988). Besonders deutlich wird der abwertende Charakter des verbreiteten Psychopathiebegriffs zum Beispiel im Lehrbuch von Maurach-Zipf, wenn es über die Psychopathien dort heißt, es handele sich um angeborene Persönlichkeitsvarianten, «welche die soziale Anpassungsfähigkeit des Betroffenen herabsetzen mit einer – soweit für das Strafrecht allein interessant – eindeutigen Abweichung zum Minderwertigen und zwar im strengen Sinne dieses Wortes. Im Gegensatz zum Psychotiker ist der Psychopath weniger durch Intelligenzausfälle als durch Defekte auf dem Gebiet derjenigen seelisch-sittlichen Eigenschaften charakterisiert, die den Menschen als sittliche und soziale Persönlichkeit begreifen lassen» (Maurach-Zipf 1983, 466).

Neben der Tendenz zur Abwertung enthält die Schneider'sche Typologie auch die Gefahr einer Vereinfachung der Vielfalt möglicher Normabweichungen (Wegener 1981, 101). Differenzierte, empirisch fundierte Klassifikationssysteme für die Psychopathie fehlen in der gegenwärtigen Psychiatrie noch weitgehend ebenso wie spezielle Behandlungsmethoden (Wegener 1981, 102; Rasch 1982, 183).

Überholt erscheint die Beschränkung des Psychopathiebegriffs auf angeborene und anlagebedingte Anomalien (so aber Rudolphi 1981 § 20 Rn. 15; Maurach-Zipf 1983, 466; vorsichtiger bereits Lange 1978, LK § 21 Rn. 35). Denn die Ursachen von Psychopathien sind nicht allein statisch anlagemäßig, sie unterliegen vielmehr den ständigen Lern- und Veränderungsprozessen der menschlichen Persönlichkeit (Wegener 1981, 102). Die Abgrenzung zur neurotischen Störung ist oft schwierig, die Übergänge sind fließend (Hallermann 1961, 589).

Auch in der forensischen Praxis fehlen noch differenzierte Diagnosemodelle wie Test- und Verhaltensprofile. Zutreffend spricht Wegener von der allenfalls «heuristischen Bedeutung» der Diagnose «abnorme Persönlichkeit» (Wegener 1981, 102).

In welchem Umfang Psychopathien zur Schuldunfähigkeit bzw. zur Verminderung der Schuldfähigkeit führen können, ist lebhaft umstritten und bisher wenig geklärt. Nach einer verbreiteten, in der forensischen Psychiatrie und der Rechtswissenschaft vertretenen Ansicht, der auch die Rechtsprechung bisher weitgehend folgt, soll eine Exculpation nur unter ganz besonderen Voraussetzungen in seltenen Ausnahmefällen erfolgen (Schönke-Schröder-Lenckner, § 20, Rn. 23; Witter 1972, 993 ff.; Langelüddeke-Bresser 1976, 215; Lange 1978, LK § 21 Rn. 38; BGH bei Holtz, MDR 1979, 105; OLG Hamm, NJW 1977, 1498). Schon die Anwendung von § 21 müsse die Ausnahme bleiben (Begründung zum Entwurf 1962, 141). Als Grund dafür wird angeführt, daß nach der ursprünglich vorgesehenen differenzierenden Lösung die «Abartigkeit» nur in § 21 als Merkmal für eine Schuldminderung vorgesehen gewesen sei. Da die Aufnahme in § 20 nur erfolgt sei, um dem Gesetz auch für die seltenen Ausnahmefälle hochgradiger Abnormitäten eine korrekte Fassung zu geben, dürfe aus dieser Ergänzung nicht gefolgert werden, daß Psychopathien künftig großzügiger zu exculpieren seien. Auch eine Erweiterung des Anwendungsbereichs von § 21 sei nicht beabsichtigt gewesen (Lenckner 1972, 119; Schönke-Schröder-Lenckner, § 20, Rn. 23). Witter will eine volle Exculpation bei der Abartigkeit nur in Betracht ziehen, wenn es sich um psychoseähnliche Störungen handelt, das heißt solche, die im Grenz- oder Übergangsbereich zu den Psychosen oder psychotischen und hirnorganischen Persönlichkeitsveränderungen liegen (Witter 1976, 333; ebenso eng Langelüddeke-Bresser 1976, 215).

Offensichtlich ist, daß diese strikte Begrenzung der Exculpation nicht medizinisch, sondern kriminalpolitisch motiviert ist. Angesichts der Weite und diagnostischen Unschärfe des Psychopathiebegriffs besteht die Befürchtung, daß es zu weitgehende Ex- bzw. Deculpationen geben und zu dem «Dammbruch» kommen werde, der das Schuldstrafrecht zerstören könne (u. a. BT-Drucks. V/4095, 10; Schneider 1961, 29; Bresser 1978, 1191).

Deutlich wird die normative Basis der Beurteilung von Psychopathien zum Beispiel bei Kurt Schneider, wenn er schreibt: «Nur sehr zögernd gehe man an die Anwendung von § 51 Abs. 2 (heute § 21 StGB) auf abnorme (psychopathische) Persönlichkeiten heran. Würde das die Regel, entstünde eine jedenfalls kriminalpolitisch unheilvolle Lage» (Kurt Schneider 1961, 29).

Demgegenüber wird von psychiatrischer und psychologischer Seite die Annahme kritisiert, daß eine psychopathische Störung im Vergleich zur psychotischen prinzipiell von geringerer Intensität sei. Es wird darauf hingewiesen, daß Psychopathen und Neurotiker mindestens so schwere Abweichungen aufweisen können wie Patienten mit organisch bedingten oder endogenen Psychosen (J. E. Meyer 1976, 49; Wegener 1981, 103; Venzlaff 1976, 58 f.). Psychopathien und Neurosen können schwere Leidenszustände bedeuten; in ihren individuellen und sozialen Auswirkungen sind sie prinzipiell nicht weniger schwer als körperlich begründbare Störungen (J. E. Meyer 1976, 49 f.; Müller-Suur 1956, 368 ff.).

Die Beurteilung der Schuldfähigkeit verlagert sich für die Psychopathie praktisch ganz auf die zweite, normative Stufe, das heißt die Frage nach der Einsichts- und Steuerungsfähigkeit (Krümpelmann 1976, 19 f.; Schreiber 1981a, 48). Der Primat des sog. normativ-psychologischen Stockwerks ist angesichts der Weite und der fehlenden Konturen des Psychopathiebegriffs unvermeidbar (Venzlaff 1977, 255). Das Bemühen von Rasch (1982, 182), dem entgegenzuwirken und die Psychopathie durch Merkmale, die sich auf bekannte Krankheiten und Syndrome beziehen lassen, auf der ersten, psychischen Stufe zu konkretisieren, ist zu begrüßen. Was Rasch dann aber unter dem anspruchsvollen Titel eines «sozialstrukturellen Krankheitsbegriffs» entwickelt, ist freilich nicht mehr als die Zusammenstellung von generellen Zurechnungskriterien, die für die zweite, normative Stufe, die Beurteilung von Einsichts- und Steuerungsfähigkeit, von Bedeutung sind. Rasch spricht von strukturellen Elementen von Krankheit, er nennt in diesem Zusammenhang die Verminderung sozialer Handlungskompetenz, die Einengung der Lebensführung und Stereotypisierung des Verhaltens sowie die Häufung sozialer Konflikte auch außerhalb strafrechtlicher Belange (Rasch 1982, 182). Als Beispiel für Typen von «Abartigkeit» nennt er unter anderem die querulatorische Entwicklung, die sexuelle Perversion, die Medikamenten- bzw. Drogensucht, neurotische Depressionen sowie Persönlichkeitsabnormitäten. Damit sind sicher wesentliche in Betracht kommende Fallgruppen bezeichnet, aber noch keine für die Fragen der Schuldfähigkeit hinreichend präzisen Krankheitsdiagnosen gewonnen. Der Sache nach wird durch die von Rasch genannten Kriterien bestätigt, daß die Intensität der Störung, ihre Auswirkung auf die Handlungssituation und ihre Relevanz für die Tat entscheidendes Gewicht gewinnen, während die Bedeutung der Diagnose zurücktritt (J. E. Meyer 1976, 46; Krümpelmann 1976, 18).

Es trifft zu, daß das Merkmal der «Abartigkeit» außerordentlich weit gefaßt ist und grundsätzlich keinen Sachverhalt für die Entschuldigung ausschließen kann, der den psychischen Zustand des Täters im Sinne einer Abweichung von der Norm nachteilig verändert, also auch für Störungen aus dem Unbewußten prinzipiell offen ist (Krümpelmann 1976, 20).

Soll das Schuldprinzip gewahrt werden, darf es nicht aus vordergründigen kriminalpolitischen Rücksichten im Widerspruch zu seinen eigenen Voraussetzungen eingeschränkt werden. Wenn sich der Anwendungsbereich der Maßregel durch eine Ausdehnung der Exculpation erweitert, so bedeutet das noch kein Unglück. Andererseits hat die Entwicklung gezeigt, daß der befürchtete Dammbruch nicht eingetreten ist (Schreiber 1981a, 49 ff.).

Für die Praxis ist festzuhalten, daß angesichts der mit der sog. Einheitslösung erfolgten Öffnung des § 20 für die Abartigkeit sowie der Weite und der bisher fehlenden näheren Konturen des Psychopathiebegriffs als entscheidendes Kriterium für die Schuldfähigkeit die Schwere, der Grad der Störung und ihr Einfluß auf das Handlungsgefüge des Täters bleiben (Schreiber 1981a, 48).

Mißverständlich und daher zu vermeiden ist das Kriterium des «Krankheitswertes», das in der juristischen Kommentarliteratur zur Unterscheidung der exculpierungsrelevanten Fälle benutzt wird (Dreher-Tröndle, § 20, Rn. 19; Schönke-Schröder-Lenckner, § 20, Rn. 23). Als Instrument der quantitativen Bestimmung des Grades der Störung ist der Begriff nicht brauchbar. Denn «Krankheit» wird vom leichten bis zum schwersten Fall nach Gesichtspunkten graduiert, die mit dem Schweregrad von psychischen Anomalien nichts zu tun haben (Krümpelmann 1976, 29). Außerdem kann der Irrtum entstehen, als habe sich über den «Krankheitswert» die Beurteilung der Exculpation von Psychopathien hinsichtlich Entstehung und Symptomen am somatischen Begriff der Krankhaftigkeit in §§ 20/21 zu orientieren (kritisch dazu auch Wegener 1981, 102). Eine Gleichwertigkeit kann nur hinsichtlich der Schwere der Einwirkung der Störung auf das Handlungsgefüge und die Beeinträchtigung normgemäßen Handelns des Täters gefordert werden. Das bringt zutreffend die vom Alternativentwurf vorgeschlagene Formel «*vergleichbar schwere seelische Störung*» zum Ausdruck, die daher der Gesetzesanwendung statt des mißdeutbaren Begriffes «Krankheitswert» zugrundegelegt werden sollte.

Die Rechtsprechung hat den Versuch gemacht, zwischen psychopathischen, für eine Exculpation relevanten Charakterzügen und nicht entschuldigenden bloßen Charaktermängeln und Willensschwäche zu unterscheiden (BGHSt 14, 31 f.; BGHSt 23, 176 ff.; BGH NJW 1966, 1871). Das wird weitgehend einhellig von den Vertretern unterschiedlicher Standpunkte abgelehnt. Eine solche Unterscheidung ist nicht möglich. Eine hochgradige Willensschwäche kann eine exculpierungsrelevante Psychose darstellen (Lange 1978, LK § 21, Rn. 40; Haddenbrock 1963, 472; Schönke-Schröder-Lenckner, § 20, Rn. 21; Jakobs 1983, 436; ablehnend auch Burkhardt 1980, 86 ff.). Mit Recht weist Jakobs darauf hin, daß mit der Unterscheidung des BGH die Dynamik der Antriebsseite bei der Tat unberücksichtigt bleibe (Jakobs a. a. O.).

Zu den seelischen Abartigkeiten i. S. der §§ 20/21 rechnen weiter die *Neurosen*. Sie werden vom StGB-Entwurf 1962 als «abnorme Erlebnisreaktionen oder Störungen der Erlebnisverarbeitung» umschrieben (Entwurf 1962, Begründung 141). Definition und Aetiologie der Neurosen sind lebhaft umstritten (J. E. Meyer 1976, 49 f.; Bräutigam 1972, 788 ff.). Unter anderem psychoanalytische und verhaltenstheoretische Neurosenlehren geben unterschiedliche Erklärungen. Während für die Psychopathie vorwiegend dauerhafte Wesenszüge kennzeichnend sind, spricht man von Neurosen, wenn es um lebensgeschichtlich erklärbare, nachteilige Verhaltensdispositionen oder Gewohnheiten geht. Witter (1972, 996) bezeichnet Neurosen als Störungen bei geistesgesunden, weitgehend normalen Personen, die unter besonderen äußeren Bedingungen ausnahmsweise und vorübergehend zu einem abnormen Verhalten kommen.

Dabei sind die Übergänge zur Psychopathie fließend, die psychischen Anomaliezustände enthalten häufig Elemente beider Störungsformen (J. E. Meyer 1976, 52).

Die Behandlung der Neurosen in der strafrechtlichen Literatur ist meist dürftig. Überwiegend findet man neben der Definition und Hinweisen auf den Streit um den Begriff und auf die diagnostischen Schwierigkeiten der Neurose die These, daß Neurosen strafrechtlich keine besondere Rolle spielen (Dreher-Tröndle, § 20, Rn. 14), bzw. daß, verglichen mit der Psychopathie, neurotisch bedingte Delinquenz selten sei (Lange 1978, LK § 21 Rn. 45). Witter vertritt die Ansicht, bei begrenzter Begriffsbestimmung der Neurose könnten kaum jemals Zweifel an der Verantwortungs- und Sühnefähigkeit bestehen (Witter 1972, 1003). Zur Anwendung der §§ 20, 21 sollen Neurosen ebenso wie die Psychopathien nur in seltenen Ausnahmefällen führen (Rudolphi 1981 § 20 Rn. 16).

Dem steht – wie schon bei den Psychopathien – die Auffassung gegenüber, daß auch Neurosen in ihren individuellen und sozialen Auswirkungen grundsätzlich nicht weniger schwer als körperlich begründbare psychische Störungen oder endogene Psychosen sein können (J. E. Meyer 1976, 49; Venzlaff 1976, 58 f.). Weder theoretisch noch praktisch sei die Aussage berechtigt, daß eine psychotische Störung mit sehr großer Wahrscheinlichkeit, neurotische Entwicklungen dagegen nur in seltenen Fällen die Bedingungen der §§ 20/21 erfüllen könnten (Wegener 1981, 103).

Genannt wird eine Reihe neurotischer Störungen, die strafrechtlich von Belang sind, z. B. Reifungsstörungen (dazu Lempp 1975, 297), Zwangsneurosen, abnorme Persönlichkeitsentwicklungen der mittleren Lebensjahre, sensitive, paranoische und querulatorische Entwicklungen mit erheblicher kriminologischer Bedeutung (J. E. Meyer 1976, 49 f.; Müller-Suur 1956, 368 ff.), depressive Reaktionen mit erweiterten Suizidhandlungen, extreme seelische Verformungen durch frühkindliche Deprivationssituationen (Venzlaff 1976, 59) sowie neurotische Depressionen, die häufig von schweren psychosomatischen Allgemeinstörungen begleitet sind (Rasch 1982, 183).

Angesichts des Fehlens eindeutiger diagnostischer Kriterien kann es wie bei der Psychopathie nur auf die Schwere, den Grad der Störung und ihren Einfluß auf Einsichts- und Steuerungsfähigkeit des Täters ankommen (Schreiber 1981a, 48), auf die Einengung der Variationsmöglichkeiten des Handelns, die Einschränkung bzw. den Verlust sozialer Handlungskompetenz (Rasch 1984, 267). Zutreffend betont Jakobs, daß die medizinische Klassifikation strafrechtlich nichtssagend sei, entscheidend sei die Drastik des psychischen Befundes, also Ausprägung und Maß (Jakobs 1984, 437).

Für die schwierige Abschätzung des Schweregrades von Psychopathien und Neurosen wird empfohlen, das Ausmaß der Abweichung durch standardisierte psychologische Tests zu bestimmen, um nicht unbestimmten subjektiven Vorstellungen von der Beschaffenheit des Durchschnitts zu erliegen (Rasch 1982, 183).

Schließlich gehören zu den anderen schweren seelischen Abartigkeiten die *Triebstörungen*. Anhand derartiger Störungen hatte die Rechtsprechung den sog. juristischen Krankheitsbegriff entwickelt, der über den engen psychiatrischen hinaus nicht nur somatisch bedingte, sondern alle Arten von Störungen der Verstandestätigkeit sowie des Willens-, Gefühls- oder Trieblebens als mögliche «krankhafte Störung der Geistestätigkeit» umfaßte (BGHSt 14, 30 ff.; BGHSt 19, 201 ff.; BGHSt 23, 176 ff.). Als Krankheit wurde auch angesehen, daß ein «hochgradig abartiger Geschlechtstrieb schwere leib-seelische Folgen und Enthemmtheit zumindest i. S. v. § 51 Abs. 2 bewirkt, ohne daß sich als Ursache eine organische Erkrankung nachweisen ließe» (BGHSt 19, 201 (204)). Nach der Beschränkung der «krankhaften seelischen Störung» auf körperliche bzw. postulierte Prozesse und der Einführung des Merkmals der «Abartigkeit» sind Triebstörungen zu letzterem zu rechnen.

Eine Exculpation soll nur dann in Betracht kommen, wenn der Trieb derart gesteigert ist, daß der Täter ihm selbst bei Aufbietung aller ihm eigenen Willenskräfte nicht zu widerstehen vermag (Rudolphi 1981, § 20, Rn. 17). Der BGH unterscheidet dabei naturwidrige geschlechtliche Triebhaftigkeit und normale Sexualität. Während bei der naturwidrigen Triebhaftigkeit, zum Beispiel bei Homosexualität und Pädophilie, schon ein Trieb von durchschnittlicher Stärke exculpieren könne, müsse dafür bei normaler Sexualität dieser Trieb unüberwindbar stark ausgeprägt sein (BGHSt 14, 31 (32); BGHSt 23, 176 (190); BGH NJW 1982, 2009 = JR 1983, 69 mit Anm. Blau). Diese Differenzierung nach naturwidriger und normaler Triebrichtung erscheint verfehlt (Lange, LK § 20/21 Rn. 47; Schönke-Schröder-Lenckner, § 20, Rn. 23; Rudolphi 1981, § 20 Rn. 17; differenzierend Jakobs, 1983, 437). Auch hier kann es aus den bereits zur Neurose dargelegten Gründen nicht auf den sog. «Krankheitswert» der Störung ankommen (so aber Witter 1976, 733; Lange 1978, LK § 21 Rn. 48), sondern auf die Stärke, die Ausprägung des Triebs und das Maß der dadurch bedingten Beeinträchtigung des Verhaltensspielraums.

Im Anschluß an Krümpelmann (1976, 21) will ein Teil der juristischen Literatur die Verminderung bzw. den Ausschluß der Schuldfähigkeit dort beginnen lassen, wo die Triebstörung Suchtcharakter erreicht (Lange 1978, LK § 21, Rn. 48; Schönke-Schröder-Lenckner, § 20, Rn. 32; Rudolphi 1981, § 20 Rn. 17). Diese Ansicht kann sich auch auf Formulierungen des Bundesgerichtshofs im Bartsch-Urteil (BGHSt 23, 176 (193)) stützen, in denen der BGH sich auf den Suchtbegriff Hans Gieses beruft. Diesem Suchtbegriff, den Giese in Anlehnung an von Gebsattel entwickelt hat, liegt kein statischer Psychopathiebegriff, sondern ein triebdynamisches Modell zugrunde (Giese 1973, 155 ff.). Sucht ist danach ein Prozeß, seine typischen Kriterien sind die Steigerung der Häufigkeit der Sexualbetätigung bei gleichzeitiger Abnahme der Satisfaktion, die Hinwendung zu Promiscuität und Anonymität, Stereotypie und Zwangsstrukturen in den Praktiken sowie periodisch dranghafte Unruhe und körperlich vegetative Begleiterscheinungen (Giese 1973, 155 ff.; Krümpelmann 1976, 21).

Krümpelmann meint, dieses Modell gebe der ersten, sog. biologischen Stufe des Gesetzes ihr Gewicht zurück, da es inhaltlich Kriterien aus dem Typus der seelischen Störung entwickle (1976, 21 f.).

J.E. Meyer hat dem widersprochen und die Ansicht vertreten, die Giese'schen Kriterien des süchtigen Verfallenseins enthielten psychopathologisch nicht vielmehr als eine Metapher (Meyer 1976, 51; kritisch zur Förderlichkeit des Suchtbegriffs auch Wegener 1981, 105; ferner Langelüddeke-Bresser 1976, 225). Von einer wirklichen Konturierung des Merkmals der Abartigkeit kann in der Tat keine Rede sein; immerhin gibt der Suchtbegriff einige Anhaltspunkte für die erforderliche Einschätzung der verbliebenen Handlungsmöglichkeiten bzw. der Besetztheit des Täters von der Stärke des Triebes, die für die zweite, normative Stufe erforderlich ist.

1.1.3.3. Die zweite, sog. normative Stufe der Schuldfähigkeit

Mit der gemischt-normativen Methode verlangt § 20 in der zweiten Stufe für die Schuldfähigkeit, daß der Täter im Zeitpunkt der Tat wegen eines der in der ersten Stufe genannten psychischen Merkmale unfähig war, das Unrecht der Tat einzusehen oder nach dieser Einsicht zu handeln. Dabei geht es um die Auswirkungen der festgestellten psychopathologischen Zustände auf Einsichts- und Steuerungsfähigkeit. Beide werden im Gesetz alternativ genannt, es genügt daher für die Schuldunfähigkeit, wenn eine von ihnen fehlt.

Die Anwendung der §§ 20/21 kann daher nicht auf beide Alternativen zugleich gestützt werden (Schönke-Schröder-Lenckner, § 20, Rn. 25). Zu beachten ist freilich, daß Einsicht und Verhaltenssteuerung psychisch häufig derart miteinander verbunden sind, daß eine Trennung praktisch nicht möglich ist (Schwarz/Wille 1971, 1664; Rasch 1965, 62).

Zunächst ist die Frage der *Einsichtsfähigkeit* zu prüfen. Im Hinblick auf die Regelung des Verbotsirrtums in § 17, die den Schuldausschluß bzw. die Schuldminderung ohne Bindung an bestimmte psychische Voraussetzungen von der Unvermeidbarkeit des Irrtums abhängig macht, wird § 20 nach einer verbreiteten Ansicht lediglich als besonderer Anwendungsfall des umfassenderen Verbotsirrtums angesehen (Dreher 1957, 97; BGH MDR 68, 854; BGH bei Holtz, MDR 78, 984; Lenckner 1972, 108; Lange 1978, LK § 21 Rn. 58 m. w. N.). Für die Exculpation sei § 20 daher insoweit gegenstandslos, da beim Fehlen der Einsichtsfähigkeit aus den in § 20 genannten Gründen stets auch ein unvermeidbarer Verbotsirrtum vorliege.

Mit Recht weist Jakobs darauf hin, daß dieser Versuch einer Vereinheitlichung der gesetzlichen Regelungen wenig Gewinn bringt (Jakobs 1983, 438). Praktisch behält § 20 weiterhin Bedeutung, einmal durch die Nennung besonders naheliegender Ausschlußgründe für die Einsichtsfähigkeit (Jescheck 1978, 357; Dreher-Tröndle, § 20, Rn. 6), vor allem auch deswegen, weil nur unter den psychischen Voraussetzungen der §§ 20, 21 nicht aber bei bloßer Verbotsunkenntnis eine Maßregel nach §§ 63, 64, 65 Abs. 3 und 69 Abs. 1 in Betracht kommt.

Das Fehlen der Steuerungsfähigkeit ist erst dann zu prüfen, wenn die Einsichtsfähigkeit gegeben erscheint (Rudolphi 1981, § 20, Rn. 21).

Lebhaft umstritten ist, ob über die «*Fähigkeit*» des Täters zur Einsicht und Steuerung seines Verhaltens überhaupt wissenschaftlich begründete Aussagen möglich sind, sowie ob auch der psychiatrisch-psychologische Sachverständige oder allein der Richter dafür zuständig ist.

Die sog. «*agnostische*» *Richtung* verneint die Möglichkeit wissenschaftlicher Aussagen dazu. Sie geht auf Kurt Schneider zurück, der ausgeführt hatte, daß die beiden Fragen nach Einsichts- und Handlungsfähigkeit «tatsächlich unbeantwortbar» seien, vor allem die zweite (Schneider 1961, 23). Eine breite Strömung in der Literatur folgt dem bis heute und vertritt die Ansicht, daß die Frage, ob der Täter sich anders hätte verhalten können, von keinem Sachverständigen zu beantworten sei (u. a. Haddenbrock 1972, 63 ff., 886 ff.; Witter 1972, 998 ff.; Witter 1976, 729; Langelüddeke-Bresser 1976, 269 ff.; Leferenz 1976, 41; Göppinger 1981, 128; de Boor 1959, 184).

Dem steht die sog. «*gnostische*» *Position* gegenüber, die die Möglichkeit wissenschaftlicher Aussagen auf der Grundlage psychiatrisch-psychologischer Erfahrungen über die Voraussetzungen der Unfähigkeit zur Einsicht und Steuerung bejaht (Ehrhardt/Villinger 1961, 118; Ehrhardt 1964, 227 (254); v. Baeyer 1957, 337 ff.; Undeutsch 1957, 130 ff.; Venzlaff 1975, 902 ff.; Wegener 1981, 107).

Der Agnostizismus ist gegenüber einem auf die Willensfreiheit im indeterministischen Sinne gegründeten Verständnis von Schuld und Schuldfähigkeit berechtigt. Mit wissenschaftlichen Mitteln kann zu der Frage, wie weit im einzelnen Falle dem Menschen eine derartige Freiheit des Handelns zustand, nichts gesagt werden (vgl. oben S. 6).

Mit Recht hat es Bockelmann als «baren Unsinn» bezeichnet, an den Psychiater die Zumutung zu richten, das schon theoretisch unlösbare Freiheitsproblem im Hinblick auf einen bestimmten Menschen und ein konkretes Ereignis zu lösen (Bockelmann 1963, 372).

Die sog. «Gnostiker» behaupten aber auch nicht, zu Aussagen über den Grad der indeter-

ministisch verstandenen Freiheit des Menschen in der Lage zu sein. Sie nehmen gar nicht in Anspruch, wie Witter unzutreffend behauptet, «Einschränkungen der Willensfreiheit bis hin zu ihrem Ausschluß wissenschaftlich bestimmen zu können» (Witter 1983, 444).
Nach dem hier in Übereinstimmung mit der heute wohl überwiegenden Ansicht oben eingehend entwickelten Schuldbegriff geht es bei der strafrechtlichen Schuldfähigkeit nicht um die sittliche Wahlfreiheit, sondern lediglich um die normale Motivierbarkeit durch soziale Normen, um die Frage, ob angesichts des psychischen Zustandes des Täters die Rechtsnorm die Möglichkeit hatte, im Motivationsprozeß wirksam zu werden (Krümpelmann 1976, 12; Baumann 1975, 384). Strafrechtliche Schuld bedeutet auf der wissenschaftlich allein zugänglichen Basis der Erfahrung das Zurückbleiben hinter dem Maß an Verhalten, das vom Bürger unter normalen Bedingungen erwartet wird (vgl. oben S. 8 ff.).
Gegenüber einem derart gefaßten Begriff von Schuld und Schuldfähigkeit ist ein Agnostizismus weder erforderlich noch gerechtfertigt. Es geht nicht um die tatsächliche, aktuelle und konkrete Einsicht des jeweiligen Täters, sondern um die empirisch faßbaren Voraussetzungen der Fähigkeit zu Einsicht und einsichtsgemäßem Verhalten, die – wie Ehrhardt formuliert – Bedingungen der Möglichkeit des Ausschlusses oder der erheblichen Verminderung der für den Regelfall vorausgesetzten potentiell-dispositionellen Einsicht und Steuerung im Hinblick auf eine bestimmte Tat (Ehrhardt 1961, 181 ff.). Zu Aussagen über den Grad einer Einschränkung der so verstandenen Selbstverfügung sind Psychiatrie und Psychologie unterhalb der unlösbaren Alternative Determinismus–Indeterminismus durch eine Analyse der Täterpersönlichkeit, der Motivation und der Handlungsdeterminanten, der situativen Gegebenheiten und der biographischen Entwicklung durchaus in der Lage (Venzlaff 1975, 906). Durch Vergleich der psychischen Verfassung des Täters mit aus klinischer Erfahrung bekannten Krankheitsbildern können Einengung bzw. Verlust der sozialen Handlungskompetenz annäherungsweise abgeschätzt werden (Rasch 1984, 267; Mende 1979, 321; J. E. Meyer 1981, 226; Venzlaff 1983, 289 f.). Dabei bleibt eine «Unsicherheitszone», ein gewisser subjektiver Beurteilungsspielraum (Venzlaff 1976, 64; Mende 1979, 321), der auch sonst vielen ärztlichen und psychologischen Diagnosen eigen ist (Wegener 1981, 105).
Einsichts- und Steuerungsfähigkeit sind weder bloße, mit Hilfe von Psychiatrie und Psychologie beschreibbare, tatsächliche psychische Gegebenheiten, noch allein zur Disposition des Richters stehende, zu Zwecken der Zuschreibung gebildete normative Konstrukte. Der Maßstab, der angibt, von welchem Grade an eine erhebliche Verminderung oder ein Ausschluß der Fähigkeit zu Einsicht und Steuerung gegeben ist, ist freilich letztlich normativ, er wird durch die im Recht enthaltenen bzw. durch das Recht wirksam werdenden wechselnden Anschauungen über die sozialen Anforderungen bzw. die Nachsicht gegenüber Tätern in abnormen psychischen Zuständen festgelegt. In letzter Linie ist es ein rechtlich-normatives Problem, wo die Grenzen zwischen dem «Normalen» und dem «Abnormen» liegen, denn diese Grenzen bestimmen sich danach, welche Anforderungen zu normgemäßem Verhalten an den einzelnen legitimerweise gestellt werden dürfen (Schönke-Schröder-Lenckner, § 20, Rn. 26). Die im Gesetz nur ganz allgemein in vieldeutigen Formeln festgelegten Grenzen für diese Anforderungen an den «normalen anderen» als die für das Schuldurteil wesentliche Vergleichsperson müssen in gemeinsamer Arbeit von Richter und Sachverständigem für die jeweilige psychische Störung und den Einzelfall konkretisiert werden (Schreiber 1976, 246).
Das geschieht aber nicht in allein an kriminalpolitischen Zweckmäßigkeitsgesichtspunkten orientierter normativer Zuweisung, wie Jakobs offenbar meint, der ausführt, dem Täter

werde die «Fähigkeit» zugeschrieben, wenn der bloße Verweis auf den Befund – ggfs. in Verbindung mit einer schuldunabhängigen Maßregel – nicht ausreiche, um den Konflikt zu erledigen (Jakobs 1983, 439). Entscheidend kommt es auch auf den psychiatrisch-psychologisch festzustellenden psychischen Befund an, auf das psychische Bedingungs-gefüge, unter dem eine Person gehandelt hat (Rasch 1965, 62). Zugerechnet bzw. ent-schuldigt wird nach dem Maß der dem Täter verfügbaren Handlungsalternativen bzw. nach ihrem Fehlen oder ihrer Verminderung. Die rechtliche Beurteilung geht von psychi-schen Sachverhalten aus, die unter dem leitenden Wertgesichtspunkt der Schuldfähig-keit, d.h. der Motivationsfähigkeit bzw. der Handlungskompetenz weitgehend festliegen und die keinen Raum für beliebige kriminalpolitische Zuschreibungen lassen. Jakobs selbst kommt trotz seines radikal-normativen Ausgangspunktes, die Fähigkeit nicht als Eigenschaft, sondern als reine Zuschreibung von rechtlicher Zuständigkeit zu verstehen, selbst darauf zurück, wenn er allenthalben auf die Stärke des psychischen Befundes, auf seine Drastik, auf Ausprägung und Maß der Störung abstellt (Jakobs 1983, 439, 437).

Zu einseitig ist es auch, wenn Rudolphi ausführt, die Frage nach der Motivationsfähig-keit des konkreten Täters lasse sich nicht empirisch, sondern nur normativ beantworten (Rudolphi 1981, § 20 Rn. 23). Der Maßstab für die Beurteilung der Verminderung bzw. des Ausschlusses von Einsichts- und Steuerungsfähigkeit ist normativ, die Beurteilung kann aber nur auf der Grundlage der Erfahrung und des Vergleichs des konkreten psychi-schen Bedingungsgefüges, unter dem der Täter gehandelt hat, mit dem eines normalen anderen erfolgen. Empirie und Normativität sind dabei nicht voneinander zu trennen.

Die *agnostische Gegenposition* kann nicht konsequent durchgehalten werden, will sie nicht prinzipiell das Urteil über die zweite, entscheidende Stufe der Schuldfähigkeit dem rein nor-mativen Belieben überlassen. Kurt Schneider hatte seine These von der Unbeantwortbarkeit der Frage nach Einsichts- und Handlungsfähigkeit nicht auf den psychiatrischen Sach-verständigen beschränkt, sondern war davon ausgegangen, daß diese Frage von nieman-dem, auch nicht durch den Richter mit wissenschaftlichen Mitteln beantwortet werden könne. Dann aber führt von der ersten, psychischen Stufe des § 20 kein Weg zur zweiten; es kann auch nicht begründet werden, weshalb nach dem offenbar zu diesem Zweck gebildeten sog. psychiatrischen Krankheitsbegriff bei den sog. «echten Geisteskrankheiten», d.h. den körperlichen bzw. als körperlich postulierten Störungen die Schuldfähigkeit grundsätzlich ausgeschlossen sein soll, bei den anderen seelischen Abnormitäten dagegen nur in seltenen Ausnahmefällen. Das wäre nur möglich, wenn wissenschaftlich begründet dargetan werden könnte, daß es bei diesen Geisteskrankheiten stets an Einsichts- und Steuerungsfähigkeit fehlt. Das Gesetz schreibt ohne Ausnahme die besondere Prüfung der Einsichts- und Steuerungsfähigkeit vor, es verbietet, allein aus der Tatsache einer be-stimmten Krankheit oder Störung den Ausschluß der Schuldfähigkeit herzuleiten (Venzlaff 1983, 285).

Witter unternimmt es, praktisch unter Aufgabe der agnostischen Position, das Fehlen der Voraussetzungen der Willensfreiheit wissenschaftlich nachzuweisen und dadurch die von ihm so genannte «generelle Schuldfähigkeit» auszuschließen (1983, 444). Mit den «Mitteln der wissenschaftlichen Psychopathologie» sei es durchaus möglich, die «geistigen Fähigkei-ten zur Teilhabe an der sinngesetzlichen Ordnung unserer sozialen Welt» und damit die Voraussetzungen der Willensfreiheit auszuschließen. Das sei bei hochgradiger Geistes-schwäche und bei akuter Geisteskrankheit der Fall, da hier die notwendige Realitätserkennt-nis fehle. Ein derartiger, wissenschaftlicher Ausschluß der Schuldfähigkeit komme in der Strafrechtspraxis allerdings nur relativ selten zum Zuge (Witter 1983, 448). Wie ein solcher wissenschaftlicher Ausschluß der Schuldfähigkeit für den genannten Bereich im Widerspruch zur eigenen agnostischen Ausgangsposition möglich sein soll, wird ebensowenig begründet wie die Seltenheit des Vorkommens und die Zuweisungen der anderen psychischen Störungen zur sog. «speziellen Schuldunfähigkeit» bzw. verminderten Schuldfähigkeit, die allein in rechtlicher Wertung zuerkannt werden. Dafür soll offenbar die Frage der Willensfreiheit entscheidend sein, deren Beantwortung – so Witter – das Recht dem Juristen zur Aufgabe gemacht habe (Witter 1983, 449). Für die Annahme eines wissenschaftlich begründeten Ausschlusses der Schuldfähigkeit bei hochgradiger Geistesschwäche und akuter Geisteskrankheit beruft sich Witter statt einer Begründung darauf, es sei jedermann einsichtig und in allen Rechtskulturen seit jeher so gewesen, daß man Kinder, Geistesschwache und Geisteskranke von der Haftung für ihr Tun und Lassen freigestellt habe (a. a. O., 441, 444).

Venzlaff hält der agnostischen Auffassung mit Recht vor, zu Ende gedacht würde sie im Grunde nicht einmal eine Sachverständigenaussage bei psychischen Krankheiten im Sinne des Kurt Schneider'schen Krankheitsschemas erlauben (Venzlaff 1975, 905). Mit welchem Grund der Agnostizismus für die «krankhafte seelische Störung» nicht gilt, dagegen bei den anderen Anomaliezuständen wissenschaftliche Aussagen über den Grad der Beeinträchtigung von Einsichts- und Steuerungsfähigkeit verbieten soll, wird nirgends deutlich. Auch Bresser vermag sich dafür letztlich nur auf ein «verantwortungsbewußtes Menschenverständnis» (1976, 685) und die «lange Rechtstradition» zu berufen, nach der das Determinationsgefüge einer somatisch begründeten Krankheit nicht zugerechnet werde (1983, 435).

Geht man ihr auf den Grund, so beruht die agnostische Position auf dem unter kriminalpolitischen Gesichtspunkten empfundenen Bedürfnis, die Exculpation auf den Bereich der Geisteskrankheiten zu beschränken, weil sonst keine Grenze zu finden sei und ein «Dammbruch» drohe. Es handelt sich in Wahrheit um eine medizinisch-psychiatrisch verbrämte kriminalpolitische Theorie; dabei ist sie gar nicht wirklich «agnostisch», sondern «gnostisch» hinsichtlich des weitgehenden Ausschlusses der Anomalien von der Exculpation und ihrer Beschränkung auf die «krankhafte seelische Störung» mit einem bloßen Ausschnitt aus dem Bereich psychischer Störungen. Für die gerichtliche Praxis sind das agnostische Konzept und der mit ihm verbundene sog. psychiatrische Krankheitsbegriff nicht brauchbar. Sie würden eine Zusammenarbeit zwischen Gericht und Sachverständigen bei konsequenter Durchführung ausschließen. Zutreffend weist Janzarik darauf hin, daß mit der Einfügung des Merkmals der «Abartigkeit» aufgrund der Einheitslösung die Prüfung von Einsichts- und Steuerungsfähigkeit paradoxerweise im Hinblick auf die agnostische Zurückhaltung zur einzigen Sicherung gegen ein allzu großzügiges Exculpieren geworden sei (Janzarik 1972, 648). Die Frage des Ausschlusses bzw. der Verminderung der Schuldfähigkeit kann nicht durch einen im Widerspruch zum eigenen Ausgangspunkt stehenden Verweis auf bestimmte Krankheitsformen entschieden werden. Dafür kommt es vielmehr auf den Grad der Beeinträchtigung der normalen Motivationsfähigkeit bei abnormen psychischen Zuständen an.

Den Kreis der dabei in Betracht kommenden Zustände bezeichnet die erste, psychische Stufe des § 20 StGB. Normative Elemente finden sich bereits in dieser, nicht erst in der zweiten Stufe bei Einsichts- und Steuerungsfähigkeit. Das zeigt sich deutlich an der Verwendung von Begriffen wie «krankhaft», «tiefgreifend», «schwer» sowie «Abartigkeit», die sämtlich nicht rein deskriptiv sind, sondern auch normativen Charakter besitzen. Zutreffend hat Venzlaff im Hinblick darauf und auf die folgende Bewertung des Verhaltens auf der zweiten Stufe von einer «doppelten Quantifizierung» gesprochen, die bei der Schuldfähigkeitsprüfung erfolgen müsse (Venzlaff 1983, 291).

Diese Quantifizierung auf beiden Stufen wird sich nicht getrennt behandeln lassen. So können z. B. der «tiefgreifende» Charakter einer Bewußtseinsstörung und die «Schwere» einer Abartigkeit kaum vom Grad der Beeinträchtigung von Einsichts- und Steuerungsfähigkeit getrennt werden, da für sie die gleichen Gesichtspunkte maßgeblich sind. Daher sollte z. B. über die Schwere der Abartigkeit und das Maß der dadurch bewirkten Einschränkung der Steuerungsfähigkeit in einem Schritt entschieden werden. Dabei fällt dann zugleich die Entscheidung darüber, ob der Grad der Störung so schwer ist, daß die Schuldfähigkeit als ausgeschlossen oder als nur vermindert anzusehen ist. Diese drei Wertungsschritte sollten zwar unterschieden werden, aber im Zusammenhang miteinander erfolgen.

Die Rechtsprechung nennt Anhaltspunkte für das Vorgehen bei der Prüfung von Einsichts- und Steuerungsfähigkeit. Beide sind mit der Fähigkeit zu zweckrationalem bzw. vorsätzlichem Handeln nicht gleichzusetzen (BGHSt 1, 364; BGH bei Dallinger, MDR 1968, 200). Denn sie sind nicht identisch mit der Fähigkeit, äußere Geschehensabläufe nach Erfahrungsregeln zu steuern (Rudolphi 1981, § 20 Rn. 19).

Das Einsichtsvermögen ergibt sich hinreichend sicher weder aus der Erinnerungsfähigkeit des Täters noch aus der Vorsätzlichkeit seines Handelns (BGH GA 1955, 271; OLG Köln, DAR 1967, 139). Zielstrebigkeit und folgerichtiges Verhalten können dafür lediglich indizielle Bedeutung haben (RGSt 63, 48; BGH GA 71, 365).

Ein Schluß von der Einsichtsfähigkeit auf die Steuerungsfähigkeit ist nicht möglich (Schönke-Schröder-Lenckner, § 20, Rn. 29). Planmäßigkeit und Geschicklichkeit des Verhaltens bei oder nach der Tat sowie die spätere Erinnerungsfähigkeit sollen – jedenfalls bei Rauschdelikten – keine Rückschlüsse auf das Vorhandensein der Steuerungsfähigkeit zulassen (BGHSt 1, 384; BGH NJW 1969, 151; BGH NStZ 1981, 298; BGH NJW 1982, 2009).

Einsichts- und Steuerungsfähigkeit sind jeweils im Hinblick auf eine *konkrete Tat* zu prüfen; es gibt keine generelle Schuldunfähigkeit (Lenckner 1972, 107; Lange 1978, LK § 21 Rn. 50). Wie das Unrechtsbewußtsein beim Verbotsirrtum ist auch die Schuldfähigkeit «teilbar». Auch bei tateinheitlichem Zusammentreffen mehrerer Delikte kann der Täter lediglich im Hinblick auf eines schuldunfähig sein (BGHSt 14, 116; Rudolphi, SK § 20 Rn. 22). Möglich ist daher sowohl eine partielle Schuldunfähigkeit für bestimmte Delikte als auch eine partielle Schuldfähigkeit z. B. eines Geisteskranken für von der Krankheit nicht beeinflußte Taten (Schönke-Schröder-Lenckner, § 20, Rn. 31).

1.1.3.4. Die verminderte Schuldfähigkeit

a) Die verminderte Schuldfähigkeit ist erst durch das Gewohnheitsverbrechergesetz vom 24. 11. 1933 eingeführt worden. Bis heute ist nicht unbestritten, ob sie begrifflich überhaupt denkbar ist, da der Rechtsbegriff der Schuldfähigkeit eine scharfe Grenze ziehe und es nur entweder schuldfähige oder schuldunfähige Täter geben könne (Lange 1978, LK § 21, Rn. 76; Langelüddeke-Bresser 1976, 271 ff.). Unter anderem das Österreichische Recht kennt die verminderte Schuldfähigkeit nicht, hat dafür aber besondere Sanktionsformen für psychisch kranke Rechtsbrecher.

Anlaß zur Einführung der verminderten Schuldfähigkeit ins deutsche Recht gab insbesondere die Erfahrung, daß die in der ersten Stufe als Voraussetzung der Schuldunfähigkeit genannten psychischen Störungen auch in einer abgeschwächten Form auftreten können, sodaß das Einsichts- und Steuerungsvermögen zwar nicht ausgeschlossen erscheint, aber doch in dem Sinne «vermindert» ist, daß der Täter es erheblich schwerer hat, sich normgemäß zu verhalten (Lenckner 1972, 122).

Verminderte Schuldfähigkeit ist danach keine selbständige dritte Kategorie zwischen Schuldunfähigkeit und Schuldfähigkeit (sog. «Halbzurechnungsfähigkeit»), sondern eine Form der Schuldfähigkeit (Lenckner 1972, 121f.), die aber, wie es der Begriff sagt, unter den gleichen Gesichtspunkten, die sie nach § 20 ausschließen, nicht uneingeschränkt, sondern vermindert gegeben ist. Der vermindert schuldfähige Täter ist nicht – wie Lenckner meint (1972, 122; ebenso Lange 1978, LK § 21 Rn. 76) – «schuldfähig im vollen Sinne des Wortes», es gibt vielmehr «Stufen der Schuldfähigkeit» (Bruns 1973, 511). § 21 enthält zwar Schuldminderungsgründe, die sich bei der Strafzumessung auswirken. Es wäre aber verfehlt, ihn deshalb als qualitativ verschieden von § 20 als bloße Strafzumessungsregel anzusehen (so aber Krauß 1976, 95 ff.). Beide Vorschriften sind nach dem gleichen System aufgebaut, sie verwenden die gleichen psychischen und normativen Merkmale. Diese Merkmale werden auf beiden Stufen vom Gesetz quantitativ verstanden, in § 20 handelt es sich um die höchsten Steigerungsformen der schuldmindernden Merkmale (Schöch 1983, 339). Daß es sich um quantitative Abstufungen von «schuldfähig» über «vermindert schuldfähig» bis zu «schuldunfähig» handelt, zeigt auch die Verwendung der Adjektive «schwer», «tiefgreifend» und «erheblich vermindert».

Nach dem hier entwickelten, mit der heute wohl überwiegenden Ansicht übereinstimmenden Schuldbegriff geht es bei Einsichts- und Steuerungsfähigkeit um ein vergleichendes Schuldurteil, das heißt um das Zurückbleiben hinter dem Maß an Rechtsgesinnung und Willenskraft, das von einem durchschnittlichen Menschen erwartet wird (vgl. oben S. 8), um den Grad der Abweichung des Täters vom durchschnittlich Normalen (Schreiber 1977, 246). Die Schuldfähigkeitsbeurteilung darf sich daher nicht mit einem qualitativen Gesamturteil begnügen, sondern hat für die §§ 20 und 21 zu den Graden der Abweichung Stellung zu nehmen (Schöch 1983, 340). Die Quantifizierung psychischer Störungen und ihrer Auswirkungen auf Einsichts- und Steuerungsfähigkeit gehört zu den wesentlichsten Aufgaben des psychiatrischen Sachverständigen (Mende 1979, 321; Rasch 1980, 1309; Venzlaff 1976, 64f.; Schöch 1983, 338; für durchgehende Quantifizierung auf der Basis seiner an der Zumutbarkeit orientierten Konzeption auch Jakobs 1983, 441).

Die verminderte Schuldfähigkeit liegt danach auf einer gleitenden Skala zwischen Schuldunfähigkeit und voller Schuldfähigkeit noch im Bereich der Schuldfähigkeit. Sie muß nach beiden Seiten hin abgegrenzt werden (Lenckner 1972, 123). Zutreffend spricht Lenckner davon, für sie müsse nicht nur ein Anfangs- und ein Endwert («normal» und «schlechthin anormal»), sondern auf der dazwischenliegenden Skala verschiedener Störungsgrade außerdem noch eine dritte Größe ermittelt werden (Lenckner 1972, 125).

b) Das Gesetz verweist in § 21 für die psychischen Merkmale auf § 20, es sind also die gleichen abnormen psychischen Zustände, die den Ausgangspunkt bilden. Der Unterschied liegt im Grad der psychischen Störungen und ihrer Auswirkungen auf das Handlungsgefüge des Täters. Es muß sich auch bei § 21 um krankhafte seelische Störungen handeln; Bewußtseinsstörungen und Abartigkeiten kommen ebenfalls nur in Betracht, wenn sie «tiefgreifend» bzw. «schwer» sind, sie dürfen aber nicht den gleichen Schweregrad wie bei der Schuldunfähigkeit erreichen. Während für § 20 als Folge dieser Störungen eine völlige Beseitigung des Einsichts- und Steuerungsvermögens verlangt wird, genügt für § 21 dessen erhebliche Verringerung.

Anders als es der insoweit mißverständliche Gesetzeswortlaut nahelegen könnte, liegt verminderte Schuldfähigkeit nicht vor, wenn der Täter trotz an sich erheblich verminderter Urteilsfähigkeit im konkreten Fall die Unrechtseinsicht tatsächlich hatte (BGHSt 21, 27; Lackner, § 21 Anm. 1; Schönke-Schröder-Lenckner, § 21, Rn. 4) bzw. wenn sein Hemmungsvermögen trotz verminderter Steuerungsfähigkeit tatsächlich vorhanden war (Jescheck 1978, 359; OLG Hamm, NJW 77, 1498).

Nicht richtig ist, daß man bei der verminderten Schuldfähigkeit gezwungen sei, von einem agnostischen Standpunkt auszugehen (so aber Lenckner 1972, 124); dieser ist hier ebenso verfehlt wie bei der Schuldunfähigkeit.

Sicher kann der Schweregrad der Störungen und die durch sie bewirkte Beeinträchtigung von Einsichts- und Steuerungsfähigkeit, von der an verminderte Schuldfähigkeit vorliegt, ebenso wenig genau angegeben werden, wie die Grenze zur vollen Schuldunfähigkeit. Exakte Kriterien, die in jedem Einzelfall eine eindeutige Entscheidung ermöglichen würden, gibt es dafür nicht (Lenckner 1972, 125). Die Störung darf einerseits noch nicht den Erheblichkeitsgrad des § 20 erreichen, andererseits aber auch nicht mehr in den Spielraum fallen, der noch durch volle Schuldfähigkeit abgedeckt ist (Schönke-Schröder-Lenckner, § 21, Rn. 5).

Als Kriterium für die hier erforderliche quantifizierende Schätzung ist letztlich wie bei § 20 auf den Intensitätsgrad der psychischen Störung und ihre Auswirkungen auf die Handlungskompetenz des Täters abzustellen (Lenckner 1972, 124). Daß hier wie überhaupt bei der Übertragung von Erfahrungssätzen auf den Einzelfall im Bereich der Humanwissenschaften weitgehend nur Wahrscheinlichkeitsaussagen möglich sind und es der Festlegung von Grenzen durch Konventionen bedarf, hat Schöch deutlich gemacht (1983, 338). Dadurch werden mehr als bisher die Grenzen der möglichen Erkenntnis sowie die Strukturen der notwendigen Entscheidungen deutlich. Vermieden würde, dort mit künstlich begründeten Überzeugungen qualitative Sprünge zu konstruieren, wo es nur um vergleichende Gewichtung gehen kann (Schöch 1983, 338). Diese vergleichende Konkretisierung des Schweregrades kann mit Hilfe psychiatrisch-psychologischer Sachverständiger erfolgen. Beim dafür anzuwendenden Maßstab handelt es sich letztlich wie bei § 20 StGB um eine normative Frage.

Wenig hilfreich ist die häufig anzutreffende allgemeine Formel (vgl. z. B. Rudolphi 1978, § 21, Rn. 3), daß im Einzelfall das Werturteil des Gerichts zu entscheiden habe (kritisch dazu Lenckner 1972, 125). Nicht mehr als ein Hinweis auf das Bestehen quantitativer Unterschiede enthalten auch die Formeln, bei der verminderten Schuldfähigkeit sei das «Persönlichkeitsgefüge erschüttert» und nicht wie bei der Schuldunfähigkeit «weitgehend zerstört» (Schwalm, Protokolle IV, 638; kritisch Lenckner 1972, 126). Das gleiche gilt für die Formulierung von Jakobs, Erheblichkeit sei gegeben, wenn die Tätermotivation derjenigen eines voll schuldunfähigen Täters mindestens so ähnlich sei wie der eines voll schuldfähigen (Jakobs 1983, 441). Kein geeignetes Abgrenzungskriterium zwischen § 21 und der Schuldunfähigkeit bildet, wie zum Beispiel Witter (1976, 37 f.) und Krauß (1976, 97) meinen, die prognostisch festzustellende Strafempfänglichkeit. Diese kann allenfalls ein Indiz für die Stärke der Störung darstellen (Schönke-Schröder-Lenckner, § 21 Rn. 5; kritisch insoweit auch Lange 1978, LK § 21 Rn. 87).

c) Der Anwendungsbereich des § 21 erstreckt sich auf alle in § 20 genannten psychischen Störungen. Von Gesetzes wegen gibt es weder Befunde, die stets die Schuld voll ausschließen, noch solche, die sie stets nur vermindern (Jakobs 1983, 440). Nicht möglich ist es, die sog. «echten» Geisteskrankheiten deshalb, weil sie grundsätzlich zum Schuldausschluß führten, aus dem Anwendungsbereich des § 21 auszuschließen (Rudolphi 1978, § 21,

Rn. 4). Entscheidend kann nur die Schwere der Störung sein. So können zum Beispiel leichte paralytische oder schizophrene Defekte, beginnende arteriosklerotische Demenz (BGH NStZ 1983, 34) sowie leichtere Formen von Hirnverletzungen oder Epilepsien lediglich zur verminderten Schuldfähigkeit führen (Dreher-Tröndle, § 21 Rn. 4). Praktische Bedeutung hat § 21 weiter für alkoholische und sonstige Rauschzustände geringeren Grades. Nach der Rechtsprechung besteht bei einer Blutalkoholkonzentration von ca. 2,1 g⁰/oo an Anlaß, die Frage der verminderten Schuldfähigkeit zu prüfen (Dreher-Tröndle, § 20, Rn. 9).

In Betracht kommt § 21 weiter bei Drogenabhängigkeit, wenn diese zu schweren Persönlichkeitsveränderungen oder starken Entzugserscheinungen geführt hat (BGH NStZ 1982, 64; Lackner, § 21 Anm. 2), während Drogenabhängigkeit allein noch keine erhebliche Verminderung der Schuldfähigkeit begründen soll (BGH NJW 81, 1221).

Genannt werden als Anwendungsbereich des § 21 insbesondere die Psychopathien, Neurosen und Triebstörungen (Lange 1978, LK § 21 Rn. 90 ff.; Rudolphi 1981, § 21 Rn. 2), die nach dem sog. «psychiatrischen» Krankheitsbegriff nur in ganz seltenen Ausnahmefällen zur vollen Exculpation führen sollen (dazu näher eben Seite 23, 26).

Mit dem geltenden Gesetz nicht zu vereinbaren ist die Empfehlung Witters, in der Rechtspraxis die in den Entwürfen ursprünglich vorgesehene, aber nicht Gesetz gewordene sog. differenzierende Lösung für die «schwere andere seelische Abartigkeit» zum Zuge kommen zu lassen und sich bei ihr, das heißt praktisch bei Psychopathien, Neurosen und Triebstörungen weitgehend auf § 21 zu beschränken (Witter 1976, 735; ähnlich Langelüddeke-Bresser 1976, 272; zustimmend offenbar Lange 1978, LK § 21 Rn. 88).

Zu weitgehend wird versucht, auch gruppendynamische Einflüsse bei der Tatbeteiligung mehrerer als tiefgreifende Bewußtseinsstörung in den Anwendungsbereich des § 21 zu bringen (so Schumacher 1980, 1880; kritisch dazu Schönke-Schröder-Lenckner, § 21, Rn. 6).

Schwierigkeiten entstehen im Verhältnis von § 21 zur Regelung des Verbotsirrtums in § 17 insofern, als die auf den in § 21 genannten psychischen Merkmalen beruhende Verminderung dort nur dann zu berücksichtigen ist, wenn sie «erheblich» war, während es für den Verbotsirrtum nach § 17 auf diesen Grad nicht ankommt. Es erscheint nicht angängig, den auf einem seelischen Defekt im Sinne des § 21 beruhenden Einsichtsirrtum strenger zu behandeln als den «normalpsychologischen» Verbotsirrtum eines geistig Gesunden (Schönke-Schröder-Lenckner, § 21, Rn. 8). Eine Harmonisierung kann dadurch erreicht werden, daß man entweder die in § 21 enthaltene «Erheblichkeit» in § 17 Satz 2 StGB hineininterpretiert (so Jakobs 1983, 441; ähnlich Lange 1978, LK § 21 Rn. 79) oder dem «täterfreundlicheren» § 17 den Vorrang mit der Folge einräumt, daß jeder Grad verminderter Einsichtsfähigkeit bereits zur Strafmilderung nach §§ 17/49 führen kann. Letzteres wird zutreffend von der ganz überwiegenden Auffassung angenommen (Schönke-Schröder-Lenckner, § 21, Rn. 8; Maurach-Zipf 1983, 476; Dreher-Tröndle, § 21, Rn. 3; Jescheck 1978, 359; anders Rudolphi 1981, § 21 Rn. 4). Im Verhältnis zu § 17 behält § 21 aber ebenso wie § 20 insoweit eine eigenständige Bedeutung, als er anders als § 17 die Möglichkeit zur Verhängung von Maßregeln eröffnet.

d) Sind die Voraussetzungen des § 21 gegeben, so *kann* nach dem Wortlaut des Gesetzes die Strafe gemildert werden, sie muß es nicht. Ob diese bloße «Kannmilderung» mit dem Schuldprinzip vereinbar ist, ist lebhaft umstritten. Da das Gesetz eine erhebliche Verminderung der Schuldfähigkeit verlangt, muß davon ausgegangen werden, daß dann auch eine erheblich verringerte Schuld vorliegt; das spricht dafür, daß der Schuldgrundsatz in diesen Fällen auch eine erheblich geminderte Strafe gebietet, also ein Fall obligatorischer Strafmilderung vorliegt (vgl. Lenckner 1972, 129). Die «Kannmilderung» des Gesetzes wird daher auch unter Berufung auf den Schuldgrundsatz von einer verbreiteten Ansicht als eine «Mußmilderung» interpretiert (Baumann 1985, 388; Maurach-Zipf 1983, 471; Wolfslast 1981, 470; Stratenwerth 1981, Rn. 546; Rudolphi 1981, § 21 Rn. 5; Schönke-Schröder-Lenckner, § 21, Rn. 14f.). Im gleichen Sinne hatte auch § 22 des Alternativentwurfes eine «Mußmilderung» mit der Begründung vorgesehen, verminderte Zurechnungsfähigkeit bedeute notwendigerweise verminderte Schuld, was in einem dem Schuldprinzip verpflichteten Strafrecht auch in einem milderen Strafrahmen zum Ausdruck kommen müsse (Alternativentwurf 1966, Begründung zu § 22).

Demgegenüber versucht die in Rechtsprechung und Literatur wohl überwiegende Ansicht in restriktiver Interpretation die Kannmilderung mit dem Schuldprinzip in Einklang zu bringen (u. a. BGHSt 7, 29 ff.; BGH NJW 1981, 1221; Bruns 1974, 511 ff.; Dreher-Tröndle, § 21 Rn. 6; Lackner, § 21 Anm. 6; Lange 1978, LK § 21 Rn. 75 ff.).

Grundsätzlich wird eingeräumt, daß eine erheblich verminderte Schuldfähigkeit den Schuldgehalt der Tat und damit die Strafwürdigkeit reduziert. Aber der Schuldgehalt bestimme sich nicht allein nach der Schuldfähigkeit, «sondern nach den gesamten Umständen, die die Tat der Schuldseite nach als mehr oder minder leicht oder schwer erscheinen lassen» (BGHSt 7, 28 (31)). Die wegen einer verminderten Schuldfähigkeit sich ergebende Verringerung der Schuld könne durch andere, die Schuld erhöhende Umstände wieder ausgeglichen werden.

Eine Strafmilderung nach § 21 darf danach nicht aus schuldfremden, insbesondere spezialpräventiven Gründen versagt werden (Schönke-Schröder-Lenckner, § 21 Rn. 15). Solche Gründe waren offenbar für die bloße «Kannmilderung» bei Einführung des § 21 StGB maßgeblich. Man ging von einem neben dem schuldabhängigen Teil der Strafe stehenden, zusätzlichen spezialpräventiv orientierten Anteil einer «Sicherungsstrafe» aus (Mezger LK § 51 Anm. 13 a). Es bestand die Befürchtung, daß insbesondere bei den sog. Psychopathen eine der geringeren Schuld entsprechende mildere Behandlung im Hinblick auf die Gefährlichkeit dieser Täter angesichts des Fehlens geeigneter flankierender Maßregeln spezialpräventiv nicht ausreichend sein würde (Lenckner 1972, 130; Jakobs 1983, 442). Eine derartige spezialpräventiv begründete Überschreitung der schuldangemessenen Strafe erscheint heute nach ganz überwiegender Ansicht unzulässig (BGHSt 7, 30 ff.; BGHSt 20, 266; Bruns 1974, 516 ff.). Die präventiven Strafzwecke dürfen nur innerhalb des von der Rechtsprechung mit der sog. Spielraumtheorie bestimmten Rahmens der Schuldstrafe Berücksichtigung finden (BGHSt 7, 28 ff.; Rudolphi 1981, § 21 Rn. 6). Für etwa darüber hinausgehende Präventionsbedürfnisse stehen Maßregeln der Besserung und Sicherung nach §§ 63 ff. zur Verfügung. Auch eine angenommene geringere Strafempfindlichkeit (so noch der BGH bei Dallinger, MDR 1953, 147) darf nicht Anlaß zur Versagung einer Strafmilderung nach § 21 sein, da auch dies mit dem Schuldprinzip unvereinbar wäre (Bruns 1974, 520; Lenckner 1972, 131; Jakobs 1983, 442).

Danach kommen im Rahmen der vom Schuldgrundsatz gebotenen engen Interpretation der Kannmilderung nach überwiegender Meinung nur zwei Fallgruppen für die Versagung dieser Milderung in Betracht.

(a) Bei der ersten Gruppe handelt es sich um erschwerende, schulderhöhende Umstände, die die an sich gebotene Milderung wieder kompensieren. Genannt werden hier die besondere Verwerflichkeit der Tat bei ihrer Begehung wegen der gesteigerten verbrecherischen Energie und der besonderen Rücksichtslosigkeit (so die Grundsatzentscheidung

BGHSt 7, 28 ff.), sowie die in Art und Vielzahl der Taten hervortretende Intensität des verbrecherischen Willens und die Kaltblütigkeit der Tatausführung (BGH MDR 1972, 196). Dabei dürfen aber diejenigen Umstände nicht als straferhöhend bewertet werden, die ihrerseits durch den die verminderte Schuldfähigkeit begründenden psychischen Zustand des Täters bedingt sind (BGHSt 16, 360 (363); BGH Strafverteidiger 1982, 417). Das wird z.B. bei einer besonderen Rohheit der Tatausführung oder ähnlichem nicht selten der Fall sein.

Die herrschende Ansicht hält es im Hinblick auf erschwerende Umstände auch für möglich, gegenüber einem vermindert Schuldfähigen auf die absolut angedrohte lebenslange Freiheitsstrafe zu erkennen, da diese vom Gesetz für Taten unterschiedlicher Schwere gedacht und der Rahmen verschiedener Schuldgrade dabei so weit gespannt sei, daß er auch Fälle nach §21 geminderter Schuld umfasse, wenn erschwerende Umstände hinzuträten (BVerfGE 50, 5; BGHSt 7, 29; vgl. auch BGH NJW 1981, 1221; Dreher-Tröndle, §21 Rn. 6). Dem tritt die Kritik mit der zutreffenden Begründung entgegen, die schulderhöhenden Faktoren seien Strafzumessungsgründe, dürften aber nicht den nach §§21/49 Abs. 1 vorgeschriebenen Strafrahmen bestimmen. Sie seien daher als Zumessungsgründe nur innerhalb des gemilderten Strafrahmens zu berücksichtigen (Jakobs 1983, 443; ebenso Lenckner 1972, 133). Die Schuld eines vermindert Schuldfähigen ist auch bei besonderer Verwerflichkeit im Vergleich zu der eines uneingeschränkt Schuldfähiger erheblich geringer, so daß nur der mildere Strafrahmen des §49 Abs. 1 zugrundegelegt und die Höchststrafe des Regelstrafrahmens nicht verhängt werden darf (Schönke-Schröder-Lenckner, §21 Rn. 19).

(b) Bei der zweiten Gruppe geht es um Fälle, in denen der Täter den Zustand der verminderten Schuldfähigkeit selbst verschuldet hat. Hat er das getan, obwohl er wußte oder damit rechnen mußte, daß er in diesem Zustand eine bestimmte strafbare Handlung begehen wird, so scheiden Schuldunfähigkeit bzw. Strafmilderung nach §21 schon deshalb aus, weil eine strafrechtliche Haftung nach den Grundsätzen der actio libera in causa eintritt (Rudolphi 1981, §21 Rn. 4a). Handelte der Täter aber im Zeitpunkt des schuldhaften Sichversetzens in den Zustand verminderter Schuldfähigkeit noch nicht vorsätzlich bzw. fahrlässig im Hinblick auf die begangene Tat, so soll auch dieses Verschulden die Strafmilderung nach §21 hindern. Praktisch relevant wird das in Fällen des Affektes, der Sucht sowie bei Rauschzuständen (Jakobs 1983, 443). Die Rechtsprechung versagt die Kannmilderung vor allem dann, wenn der Täter von seiner allgemeinen Neigung zu Straftaten nach Alkoholgenuß wußte (BGH bei Dallinger, MDR 1972, 570; vgl. auch BVerfGE 50, 5 ff.). Zur Begründung wird auch auf die Regelung in §7 Wehrstrafgesetz verwiesen, der für militärische Straftaten die Milderung bei selbstverschuldetem Rausch versagt.

Ob die Übertragung dieses Prinzips auf alle verschuldeten psychischen Defekte mit dem Schuldgrundsatz vereinbar ist, erscheint zweifelhaft (kritisch Schönke-Schröder-Lenckner, §21 Rn. 21; ausführlich Lenckner 1972, 134 ff.; Rudolphi 1981, §21 Rn. 4a). Jakobs hält das Fakultative der Milderung allein hier für angebracht, da im Maße der eigenen Zuständigkeit des Täters für seinen Befund der Maßstab der strafrechtlichen Haftung verschärft werde (1983, 443).

Die verminderte Schuldfähigkeit eröffnet nach §21 den milderen Sonderstrafrahmen gem. §49 Abs. 1. Streitig ist, ob innerhalb dieses Rahmens die Tatsache der verminderten Schuldfähigkeit bei der Strafbemessung berücksichtigt werden darf. Teilweise wird das wegen des Verbots der Doppelverwertung abgelehnt, die verminderte Schuldfähigkeit dürfe nicht noch einmal in Ansatz gebracht werden, sie sei durch die Wahl des Sonderstrafrahmens «verbraucht» (Schönke-Schröder-Lenckner, §21 Rn. 23; Dreher-Tröndle, §21 Rn. 7).

Da die Schuldfähigkeit nach dem hier entwickelten Konzept sich nicht in einem Entweder-Oder erschöpft, sondern nach dem Grade der zugrundeliegenden Störung und deren Auswirkungen auf Einsichts- und Steuerungsfähigkeit quantifiziert werden muß, erscheint das nicht richtig. Die graduellen Steigerungen und Abschwächungen sind, um dem Maß der Einschränkung der Handlungskompetenz gerecht zu werden, bei der Strafzumessung innerhalb des milderen Strafrahmens erneut zu berücksichtigen (Schöch 1983, 337; Bruns 1980, 108 ff. m.w.N.). Diese Ansicht kann sich auch auf eine neuere Entscheidung des BGH stützen, die bei der verminderten Schuldfähigkeit verwerten will, ob die Minderung der Schuldfähigkeit mehr oder weniger verschuldet ist, und die das Ausmaß der Persönlichkeitsstörung für berücksichtigungsfähig hält (BGHSt 26, 311; vgl. auch BGHSt 16, 354 (für den Versuch); Rudolphi 1981, § 21 Rn. 7; Lange 1978, LK § 21 Rn. 98; Lackner, § 46 Anm. 4b, 6b). Noch weitergehend will Jakobs auf der Basis der als stufenlos quantifizierbar verstandenen Zumutbarkeit eine Strafmilderung entgegen dem Wortlaut des § 49 Abs. 1 Nr. 3 StGB auch unter die darin festgelegten erhöhten Mindeststrafen für Fälle an der Grenze zur vollen Unzumutbarkeit auf dem Weg über § 49 Abs. 2 zulassen (Jakobs 1983, 441). Das orientiert sich zwar konsequent am Schuldprinzip, ist aber mit der gegenwärtigen Form des Gesetzes wohl nicht zu vereinbaren. Dessen Festhalten an erhöhten Mindeststrafen bei einer Milderung nach §§ 21/49 Abs. 1 erscheint wegen der Unmöglichkeit einer präzisen Bestimmung des verbleibenden Schuldquantums unter Berücksichtigung auch der anderen Strafzwecke sachlich gerechtfertigt.

1.1.3.5. Jugendstrafrechtliche Verantwortlichkeit § 3 JGG) im Verhältnis zur allgemeinen Schuldfähigkeit (§§ 20, 21 StGB)

Für *Jugendliche* findet sich eine besondere Regelung der strafrechtlichen Verantwortlichkeit in § 3 des Jugendgerichtsgesetzes (JGG). Nach dieser Bestimmung ist ein Jugendlicher, d.h. ein Täter vom vollendeten 14. bis zum vollendeten 18. Lebensjahr (§ 1 Abs. 2 JGG) strafrechtlich verantwortlich, wenn er zur Zeit der Tat nach seiner sittlichen und geistigen Entwicklung reif genug ist, das Unrecht der Tat einzusehen und nach dieser Einsicht zu handeln (§ 3 Satz 1 JGG). Anders als die negativ gefaßten Vorschriften über die Schuldunfähigkeit Erwachsener («Ohne Schuld handelt…») umschreibt das Jugendstrafrecht damit die Voraussetzungen der Verantwortlichkeit Jugendlicher positiv. Diese Verantwortlichkeit ist auch nicht nur bei Anhaltspunkten für ihr Fehlen jeweils näher zu prüfen, sondern stets positiv festzustellen und im Urteil zu begründen (RGSt 58, 128).
Dagegen entspricht § 3 JGG den §§ 20/21 StGB insofern, als er wie diese nach der gemischten, sog. biologisch-psychologischen bzw. richtiger psychisch-normativen Methode aufgebaut ist: Das Gesetz verlangt als sog. «biologisches Merkmal» zunächst einen gewissen Stand der biologischen und geistigen Entwicklung als Grund sowie dann auf der zweiten Stufe als dessen Folge, daß der Täter fähig gewesen sein muß, das Unrecht der Tat einzusehen und entsprechend dieser Einsicht zu handeln (Schaffstein 1983, 42; Lenckner 1972, 249).
Die *Einsichtsfähigkeit* setzt zunächst eine entsprechende Verstandesreife, d.h. das intellektuelle Vermögen voraus, das Unrecht der Tat zu erkennen (Dallinger-Lackner, § 3 Rn. 4). Damit ist weder die Kenntnis der formalen Gesetzesnorm noch die Einsicht in das Unmoralische der Tat gemeint, sondern vielmehr die Fähigkeit des Jugendlichen zur

Erkenntnis – so die allenthalben zitierte Formel des Reichsgerichts (RG DR 1944, 659) –, daß sein Verhalten mit einem geordneten und friedlichen Zusammenleben der Menschen unvereinbar ist und deshalb von der Rechtsordnung nicht geduldet werden kann (Schaffstein 1983, 42). Weiter gehört zur Einsichtsfähigkeit die sog. «ethische Reife», das heißt die Möglichkeit, das Handeln als sozial wertwidrig empfinden zu können (Lenckner 1972, 250; Eisenberg §3 Rn. 18).

Die weiter erforderliche *Handlungsfähigkeit* verlangt, daß der Jugendliche nach dem Stande seiner charakterlichen Entwicklung in der Lage ist, sich in seinem Verhalten nach dieser möglichen Einsicht zu richten (Schaffstein 1965, 200f.). Hierfür gilt das gleiche wie bei der Steuerungsfähigkeit nach §§ 20/21 StGB. Die praktischen Schwierigkeiten sind dabei freilich noch wesentlich größer, da das Merkmal der «Reife», von dem hier in der ersten Stufe auszugehen ist, noch weit komplexer und unsicherer ist, als die sog. «psychischen» Merkmale der §§ 20, 21 StGB (Lenckner 1972, 252; Schaffstein 1965, 199f.).

Nach heute ganz allgemeiner Ansicht ist die Strafmündigkeit «teilbar», d.h. sie kann für einen von mehreren zusammentreffenden Tatbeständen gegeben sein, für andere dagegen nicht. Es kommt jeweils darauf an, ob Einsichts- und Handlungsfähigkeit für die in den einzelnen Tatbeständen umschriebenen Verhaltensweisen anzunehmen sind (BGHSt 15, 377 (383); Brunner §3 Rn. 6 m.w.N.).

In welchem Verhältnis die §§3 JGG und 20/21 StGB zueinander stehen, ist umstritten. Sie führen zu unterschiedlichen Rechtsfolgen. Beim Fehlen der jugendstrafrechtlichen Reife stellt §3 Satz 2 JGG dem Richter dieselben Maßnahmen zur Verfügung, die der Vormundschaftsrichter zur Erziehung des Jugendlichen hat. Das sind neben den im Bürgerlichen Recht vorgesehenen Anordnungen nach §§1631 Abs. 2, 1666 Abs. 1, 1838 BGB vor allem Erziehungsbeistandschaft und Fürsorgeerziehung (§§55, 64 JWG). Dabei haben Maßnahmen nach § 1666 BGB den Vorrang vor der Fürsorgeerziehung nach § 64 JWG, um den Betroffenen vor dem mit letzterer verbundenen Makel zu bewahren (BGH FamRZ 1979, 225).

Bei Anwendung der §§20/21 StGB kommt dagegen die Anstaltsunterbringung nach §§7 JGG, 63 StGB in Betracht.

In der Praxis treffen häufig Entwicklungsstörungen mit Intelligenzmängeln bis hin zum Schwachsinn mit frühkindlichen Hirnschäden sowie mit Psychopathien und Neurosen zusammen (Kaufmann-Pirsch 1969, 364).

Teils wurde die Ansicht vertreten, §3 JGG sei ein historisches Überbleibsel, durch die Schuldunfähigkeitsvorschrift des allgemeinen Strafrechts sei er überflüssig geworden (Bresser, ZStW 1962, 579; Hellmer 1964, 179). Dem steht die Auffassung gegenüber, § 3 JGG besitze grundsätzlichen Vorrang, sodaß bei mangelnder Verantwortungsreife kein Raum mehr für die Anwendung der §§ 20/21 und damit auch der Unterbringung nach § 63 StGB sei (Eisenberg, § 3 Rn. 36, 39 m.w.N.).

Nach richtiger, heute wohl auch überwiegender Ansicht stehen beide Regelungen nebeneinander (Lenckner 1972, 253; Brunner 1981, § 3 Rn. 10). Das JGG betrifft den Jugendlichen in seinem Entwicklungsgang, es geht vom Erziehungsgedanken aus (Peters 1967, 279f.). §3 JGG gilt daher für psychisches Zurückbleiben, das als Folge eines noch nicht abgeschlossenen Entwicklungsprozesses anzusehen ist und voraussichtlich mit fortschreitender Reife einen Ausgleich erwarten läßt (Schaffstein 1983, 45). Insoweit sollen die Faktoren Berücksichtigung finden, die eine Schuldfähigkeit des Jugendlichen *noch* ausschließen (Peters 1967, 280). Dagegen sollen die Schuldfähigkeitsbestimmungen des allgemeinen Strafrechts solche pathologischen Abweichungen von der normalen Entwicklung erfassen, die nicht entwicklungsbedingt und nicht oder nur mangelhaft ausgleichsfähig sind (Schaffstein 1983, 45; Lenckner 1972, 253).

Bestehen Anhaltspunkte für vom Entwicklungsprozeß unabhängige, pathologische Störungen, z.B. für Schwachsinn aufgrund einer frühkindlichen Hirnschädigung, so sind zunächst die §§ 20/21 StGB zu prüfen; sie gehen mit der Möglichkeit einer Anstaltsunterbringung nach §§ 7 JGG, 63 StGB vor (Schaffstein, ZStW 77 (1965), 193; Lenckner 1972, 253; Brunner 1981, § 3 Rn. 10 m. w. N.).

Bei lediglich auf mangelnde Altersreife zurückzuführendem Fehlen der Verantwortlichkeit kommen nur Maßnahmen nach § 3 Satz 2 JGG in Betracht, nicht dagegen eine Unterbringung nach § 63 StGB.

Handelt es sich um sowohl pathologisch als auch entwicklungsbedingte Zustände – was praktisch häufig der Fall sein wird – so sind beide Regelungen nebeneinander anzuwenden, mit der Folge, daß die Schuldfähigkeit sowohl nach § 3 JGG als auch nach § 20 ausgeschlossen ist (Dallinger-Lackner, § 3 Rn. 32; Schaffstein 1983, 45; Lenckner 1972, 254). Das kann insbesondere bei solchen Störungen der Fall sein, die – wie z.B. frühkindliche Hirnschädigungen – mit zunehmendem Alter einen Ausgleich erwarten lassen. Das Gericht kann dann je nach Einzelfall zwischen Maßnahmen nach § 3 Satz 2 JGG und der Unterbringung nach §§ 7 JGG, 63 StGB unter Zweckmäßigkeitsgesichtspunkten die Wahl treffen (Dallinger-Lackner, § 3 Rn. 34; Lenckner 1972, 254).

Nach der Rechtsprechung sollen auch fehlende Verantwortlichkeit nach § 3 JGG und verminderte Schuldfähigkeit nach § 21 StGB mit der Folge zusammentreffen können, daß neben Maßnahmen nach § 3 Satz 2 JGG eine Anstaltsunterbringung nach § 63 StGB möglich ist (BGHSt 26, 67f.). Obwohl demgegenüber mit Recht kritisch bemerkt wird, daß die fehlende Verantwortlichkeit nach § 3 JGG schon begrifflich die Annahme verminderter Schuldfähigkeit ausschließen müsse (Schaffstein 1983, 45; Lenckner 1972, 255), besteht doch ein praktisches Bedürfnis für die Anwendung der allgemeinen, auf den pathologischen Zustand abstellenden Vorschriften der §§ 21, 63 StGB. § 3 JGG sollte zur Klarstellung in diesem Sinne ergänzt werden (Brunner, § 3 Rn. 10).

Läßt sich nicht aufklären, ob die Schuldunfähigkeit des Jugendlichen entwicklungsbedingt ist oder auf vom Reifeprozeß unabhängigen, pathologischen Störungen beruht, so ist nach dem Grundsatz «in dubio pro reo» nur § 3 JGG anzuwenden, da dessen Rechtsfolgen eine geringere Belastung darstellen (Schaffstein, ZStW 77, 194ff.; Lenckner 1972, 254; Eisenberg, § 3 Rn. 40; Schönke-Schröder-Lenckner, § 20 Rn. 44; Brunner, § 3 Rn. 10).

Das Jugendstrafrecht kennt keine verminderte jugendrechtliche Verantwortlichkeit, die Reife nach § 3 JGG ist entweder gegeben oder sie fehlt ganz (Lenckner 1972, 255). Jedoch kann der Reifegrad bei Auswahl und Zumessung der Sanktionen eine Rolle spielen (Dallinger-Lackner, § 3 Rn. 33). Daneben kommt § 21 StGB als allgemeiner, fakultativer Strafmilderungsgrund in Betracht (BGHSt 5, 367; Peters 1967, 281; Brunner, § 3 Rn. 10), der freilich zugleich die Möglichkeit einer Unterbringung nach §§ 7 JGG, 63 StGB eröffnet.

1.1.4. Die Kompetenzverteilung zwischen Richter und Sachverständigem bei der Schuldfähigkeitsbeurteilung

a) Nach der Konzeption des geltenden Rechts ist die Entscheidung allein Sache des Gerichts. Der Sachverständige wird nur bei ihrer Vorbereitung hinsichtlich einer Beweisfrage insoweit unterstützend tätig, als dem Gericht auf einem Wissensgebiet die erforderliche Sach-

kunde fehlt (Karlsruher Kommentar, Vor § 72 Rn. 1). Der Bundesgerichtshof bezeichnet ihn als «Gehilfen» des Richters (u. a. BGHSt 3, 27 f.; 9, 292 f.). Zutreffend meint Arthur Kaufmann, das werde dem wahren Rollenverhältnis nicht gerecht (Arthur Kaufmann 1985, 4, m. w. N.). Vielleicht sollte man besser vom «selbständigen Helfer» bei der Urteilsfindung sprechen (Schreiber 1985, 1008). Das ändert aber nichts daran, daß sowohl in tatsächlicher als auch in rechtlicher Hinsicht der Richter nach der Idee seines Amtes allein für die Entscheidung verantwortlich ist (Lenckner 1972, 142). Der Bundesgerichtshof hat das in einer überall zitierten Grundsatzentscheidung (BGHSt 7, 239 ff.) wie folgt formuliert: «Der Sachverständige ist ein Gehilfe des Richters. Er hat dem Gericht den Tatsachenstoff zu unterbreiten, der nur auf Grund besonders sachkundiger Beobachtungen gewonnen werden kann, und das wissenschaftliche Rüstzeug zu vermitteln, das die Auswertung ermöglicht. Der Sachverständige ist jedoch weder berufen noch in der Lage, dem Richter die Verantwortung für die Feststellungen abzunehmen, die dem Urteil zugrundegelegt werden. Das gilt nicht nur von der Ermittlung des Sachverhalts, von dem der Sachverständige in seinem Gutachten auszugehen hat – den Anknüpfungstatsachen –, sondern auch von seinen ärztlichen Beobachtungen und Folgerungen. Selbst diese hat der Richter sogar in solchen Fällen, in denen es sich ... um besondere wissenschaftliche Fachfragen handelt, auf ihre Überzeugungskraft zu prüfen (§ 261 StPO)».
Trotz aller zutreffenden Betonung der Letztentscheidungsbefugnis des Richters darf nicht verkannt werden, daß der Sachverständige wesentlichen Einfluß auf die Entscheidung hat und als Spezialist mit der Differenzierung und Komplizierung der menschlichen Lebensbereiche eine praktisch vielfach beherrschende Stellung erlangt hat, die sich mit der Konzeption des Gesetzes kaum in Einklang bringen läßt (Roxin 1983, 117; Lenckner 1972, 147). Auch der BGH räumt das der Sache nach ein, wenn er ausführt, in welchem Maße sich der Richter ein eigenes stichhaltiges Urteil bilden könne und müsse, hänge von der Art des Gegenstandes ab. Zuweilen werde sich die richterliche Prüfung darauf beschränken dürfen, ob der Sachverständige ein erprobter und zuverlässiger Vertreter seines Faches sei und daher auch seiner Sachkunde in diesem Bereich vertraut werden könne (BGHSt 7, 239 f.). An anderer Stelle spricht der BGH davor, der Sachverständige könne als Gehilfe mit besonderer Fachkunde wesentlichen Einfluß auf die Entscheidung gewinnen (BGH JZ 1974, 548 (550)).
b) Für die *Beurteilung der Schuldfähigkeit* gilt grundsätzlich nichts anderes: Der Richter ist es, der allein darüber zu entscheiden hat. Er, nicht der Sachverständige, ist dafür zuständig, den Angeklagten zu exculpieren bzw. die Voraussetzungen der §§ 20/21 StGB als gegeben anzunehmen. Verfehlt ist es daher, wenn der Sachverständige am Schluß seines Gutachtens feststellt, der Angeklagte sei «vom medizinischen Standpunkt aus» bzw. «in nervenärztlicher Sicht» schuldunfähig oder nur beschränkt verantwortlich und wenn das Gericht diese Feststellung einfach übernimmt und es in Urteilen z.B. heißt, der Sachverständige habe dem Angeklagten den «Schutz des § 20 StGB zugebilligt» (Sarstedt, L-R Vor § 72, 8; Lenckner 1972, 142). Andererseits sind die Feststellungen des Sachverständigen für das richterliche Urteil von wesentlicher, häufig ausschlaggebender Bedeutung. Wegen der divergierenden Ansichten z.B. über die Relevanz von Psychopathien und Neurosen entscheidet in vielen Fällen bereits die Auswahl des psychiatrisch-psychologischen Sachverständigen praktisch den Prozeß hinsichtlich der Schuldfähigkeit (Schreiber 1985, 1007 (1012)).
Der Richter bedarf unbeschadet seiner Befugnis und seiner Pflicht zur abschließenden eigenen Entscheidung gerade bei der Schuldfähigkeit der Mitwirkung des Sachverständi-

gen. In dessen Kompetenz fallen Aussagen über beide «Stockwerke» der §§ 20/21 StGB. Für das erste entspricht das allgemeiner Ansicht, hinsichtlich des zweiten bestehen unterschiedliche Auffassungen.

Auf der ersten sog. «biologischen» bzw. «psychischen» Stufe geht es um abnorme psychische Zustände, die zunächst mit Hilfe empirisch-klinischer Methoden festzustellen sind. Das gehört unbestritten zu den Aufgaben des psychiatrisch-psychologischen Sachverständigen. Dabei handelt es sich freilich nicht nur um reine Tatsachenfeststellung, denn schon die erste Stufe der §§ 20/21 ist – wie oben eingehend dargetan – durch wertausfüllungsbedürftige Begriffe wie «krankhaft», «tiefgreifend», «Abartigkeit» sowie «schwer» bestimmt. Der Sachverständige kann sich also bereits hier nicht auf bloße wertfreie Beschreibung oder auf medizinisch klassifizierende Diagnosen beschränken, sollen seine Angaben für die richterlichen Entscheidungen verwertbar sein.

Andererseits geht es bei der zweiten, sog. psychischen bzw. normativen Stufe der Schuldfähigkeit nicht nur um rein normative Fragen, die allein den Richter etwas angingen (in dieser Richtung aber Rudolphi 1981, § 20 Rn. 23). Einsichts- und Steuerungsfähigkeit sind weder rein tatsächliche, mit empirischen Methoden erfaß- und beschreibbare Gegebenheiten noch bloß normative Konstrukte. Gewiß ist es eine vom Richter zu beantwortende Rechtsfrage, welche Anforderungen an einen durchschnittlich «Normalen» zu stellen sind und wann die Schwelle erreicht ist, von der an Einsichts- und Handlungsfähigkeit als erheblich vermindert anzusehen sind (Lenckner 1972, 145). Entscheidend dafür ist aber nach dem hier entwickelten Konzept strafrechtlicher Schuld und Schuldfähigkeit der Schweregrad der psychischen Beeinträchtigung des normalen Handlungsgefüges (siehe oben S. 27 ff.). Dieser Grad läßt sich zwar nicht in exakten Größen ausdrücken, aber im Vergleich mit psychischer Krankheit an seinen Auswirkungen auf die Person des Täters zeigen (Lenckner 1972, 145). Das gehört auf der Basis der klinischen Erfahrung (Meyer 1981, 224 f.) zu den wesentlichen Aufgaben des psychiatrischen Sachverständigen. Dieser kann zwar nichts über Grade der Willensfreiheit und ihrer Beeinträchtigung sagen, auch dem Richter ist das freilich nicht zugänglich. Zutreffend hat Kurt Schneider ausgeführt, kein Mensch sei dazu in der Lage (Schneider 1963, 48), also nicht nur kein Psychiater.

Dem Sachverständigen sind aber Aussagen möglich über die nach klinischer Erfahrung vorliegende Einschränkung bzw. den Verlust sozialer Handlungskompetenz bei abnormen psychischen Zuständen (Rasch 1984, 267). Dabei geht es um das Bedingungsgefüge, unter dem eine Person nach ihrer Entwicklung und in einer bestimmten Situation gehandelt hat (Rasch 1965, 62), um das Maß des Ausgeliefertseins an ein psychopathologisches Geschehen (Venzlaff 1983, 291). Das aber sind die wesentlichen Gesichtspunkte der zweiten, normativen Stufe der §§ 20, 21 StGB. Mit der im Ergebnis durch die Neufassung der ersten, psychischen «Stufe» und die Aufnahme der «tiefgreifenden Bewußtseinsstörung» sowie der «schweren Abartigkeit» erfolgten Verabschiedung des unhaltbaren sog. «psychiatrischen» Krankheitsbegriffes ist nicht mehr die Diagnose, sondern die Intensität einer Störung (Meyer 1981, 225), das Ausmaß und der Grad eines psychopathologischen Syndroms (Mende 1979, 321) für die Schuldunfähigkeit von entscheidender Bedeutung. Wesentlich ist das Ausmaß der krankheitsbedingten Andersartigkeit im Vergleich zur Mehrheit der Normalen (Bockelmann 1963, 372 ff.).

Eine Beschränkung des psychiatrischen Sachverständigen auf das erste «Stockwerk», die mit der sog. «agnostischen» Position verbunden ist, erscheint unhaltbar. Diese wäre, wenn man sie – was allerdings kaum geschieht – konsequent durchführt, forensisch nicht brauchbar. Denn der Richter kann für seine normative Entscheidung mit bloßen Beschreibungen psychischer Zustände und daran angeknüpften Diagnosen nichts anfangen, wenn er nicht etwas über die Auswirkungen dieser Zustände auf Einsichts- und Steuerungsfähigkeit erfährt. Die agnostische Position tut das – wie oben näher gezeigt worden ist – entgegen ihren eigenen Prämissen dadurch, daß sie ohne zureichende Begründung die verhaltensdeterminierende Kraft psychischer Krankheiten mit somatischen Symptomen und ihnen angeblich gleichwertiger endogener Psychosen im Vorgriff hat (siehe näher oben, Seite 30).

c) Zusammenfassend ist danach folgendes festzuhalten: Zur Kompetenz des psychiatrisch-psychologischen Sachverständigen gehören unbeschadet der Letztentscheidungsbefugnis des Richters beide «Stockwerke» der Schuldfähigkeit. Eine «normative Abstinenz» des Psychiaters in Beschränkung auf angeblich rein tatsächliche Feststellungen zum ersten, psychischen Stockwerk ist nicht möglich (Schreiber 1977, 246; Müller-Luckmann 1980, 130). Es trifft nicht zu, daß ärztliche und juristische Beurteilung an keiner Stelle ineinander übergehen und sich «säuberlich voneinander trennen» ließen (so aber Lenckner 1972, 145). Zwar bestimmt sich der Maßstab für Ausschluß und Verminderung der Einsichts- und Handlungsfähigkeit nach rechtlichen Kriterien. Er orientiert sich aber an Ausmaß und Intensität der psychischen Störung. Empirie und Normativität sind dabei untrennbar miteinander verbunden.

Aufgabe des Sachverständigen ist danach zunächst «Befund und Diagnose der Tatzeitpersönlichkeit» (Lenckner 1972, 144). Weiter hat der Sachverständige auf der Basis seiner Erfahrung zu den Auswirkungen des festgestellten psychischen Zustandes auf das Handlungsgefüge des Täters Stellung zu nehmen, d.h. sowohl zu den psychischen Merkmalen der ersten Stufe als auch zum Einfluß auf Einsichts- und Steuerungsfähigkeit. Entscheidendes Kriterium ist dabei der Erheblichkeitsgrad, die Schwere der pathologischen Abweichung (siehe oben, S. 32). Das ist eine recht allgemein gehaltene und bisher erfahrungswissenschaftlich wenig fundierte Formel. Es bedarf für die verschiedenen psychischen Abnormitäten der Erarbeitung den Schweregrad differenzierender Kriterien und Typen auf der Basis juristisch-psychiatrischer Konventionen, um die Exculpationspraxis besser handhabbar, vergleichbar und damit gerechter zu machen. Allerdings wird sich dabei ein Ermessensspielraum wegen der notwendigen Berücksichtigung der jeweiligen Tatsituation nicht vermeiden lassen (Göppinger 1980, 239).

Auch die höchstrichterliche Rechtsprechung gestattet Äußerungen des Sachverständigen zur zweiten Stufe der Schuldfähigkeit. Zwar hat der Bundesgerichtshof in einer frühen Entscheidung aus dem Jahre 1951 (BGHSt 2, 14 (16)) es genügen lassen, daß sich die Strafkammer zur Feststellung der für die Schuldfrage erheblichen *Tatsachen* eines Sachverständigen bedient hatte. Welche Folgerungen daraus für das geistige oder seelische Verhalten des Angeklagten zu ziehen waren, konnte und mußte die Strafkammer nach Ansicht des BGH selbst beantworten. Eine Mitwirkung des Sachverständigen bei dieser Entscheidung wäre nicht einmal zulässig gewesen. In einem späteren Urteil hat der BGH daran festgehalten, daß der Richter sich selbständig seine Auffassung darüber zu bilden habe, welche Bedeutung eine mit Hilfe des Sachverständigen festgestellte körperliche und psychische Verfassung des Angeklagten für die tatsächliche und rechtliche Beurteilung der Tat habe. Das schließe freilich nicht aus – insoweit revidiert der BGH offenbar die frühere Position –, daß der Sachverständige sich «auch darüber äußert, wie er die rechtliche Frage der Zurechnungsfähigkeit im Sinne des §51 StGB beurteilt» (BGHSt 7, 238 (240)). Dabei muß es sich aber, wie Lange zutreffend fordert (Lange 1978, LK §21 Rn. 116), um substantiierte Schlußfolgerungen handeln, die nachprüfbar aus dem empirischen Befund über den Täter abgeleitet werden.

Der Richter darf die Ergebnisse des Sachverständigengutachtens nicht einfach hinnehmen und sich ihnen anschließen. Er ist daran nicht nur in rechtlichen, sondern auch in tatsächlichen Fragen nicht gebunden. Vielmehr hat er – so der BGH – Anknüpfungstatsachen und Schlußfolgerungen des Gutachtens sowie die Entscheidung darüber selbst zu erarbeiten und ihre Begründung selbst zu durchdenken (BGHSt 8, 113 (118)). Andererseits muß er im Urteil näher begründen, wenn er von einem Sachverständigen abweichen will (Schönke-Schröder-Lenckner, § 20 Rn. 45 m. w. N.). Dabei darf er die vom Sachverständigen festgestellten Tatsachen nicht beiseiteschieben und darf in der Regel auch nicht ohne Hinzuziehung eines weiteren Sachverständigen von einem wissenschaftlich begründeten Gutachten abweichen (Dreher-Tröndle 1985, § 20 Rn. 18 mit Rechtsprechungsnachweisen). Das Gericht muß auch gem. § 244 Abs. 2 StPO von Amts wegen bei Anhaltspunkten für Zweifel an der Schuldfähigkeit und fehlender eigener Sachkunde einen Sachverständigen heranziehen (Schönke-Schröder-Lenckner, § 20 Rn. 45, m. w. N.) und sogar evtl. einen weiteren Sachverständigen beauftragen (BGHSt 23, 188 – Fall Bartsch).
Die Rechtsprechung läßt es allerdings auch zu, daß der Richter sich ohne Angabe eigener Erwägungen dem Ergebnis der Beurteilung eines Sachverständigen anschließt. Die wesentlichen Anknüpfungstatsachen und Darlegungen des Sachverständigen müssen dann aber insoweit im Urteil wiedergegeben werden, als dies zum Verständnis des Gutachtens und zur Beurteilung seiner gedanklichen Schlüssigkeit erforderlich ist (BGHSt 12, 311 (314f.); BGHSt 7, 238 (240)). Eine ungeprüfte Übernahme eines Gutachtens und seiner Ergebnisse soll aber in keinem Fall zulässig sein (Lenckner 1972, 146). Freilich dürfte der Richter häufig mit der von ihm geforderten selbständigen Überprüfung der wissenschaftlichen Überzeugungskraft eines Gutachtens überfordert sein; vielfach wird er nur eine laienhafte Plausibilitätskontrolle vornehmen können (Schreiber 1985, 1007ff.; vgl. auch Lenckner, 1972, 147).

1.1.5. Die Unterbringung im psychiatrischen Krankenhaus und in der Entziehungsanstalt nach §§ 63, 64 StGB

1.1.5.1. Allgemeine Voraussetzungen der Maßregeln der Besserung und Sicherung

Die Maßregeln der Besserung und Sicherung sind die sog. «zweite Spur» der strafrechtlichen Sanktionen. Während Strafe Schuld voraussetzt und nach heutiger Auffassung jedenfalls wesentlich auch dem Ausgleich des durch die schuldhafte Tat angemaßten Eingriffs in fremde Rechtsgüter sowie der Durchsetzung der Normgeltung dient (Lackner, § 46 Rn. 1), soll mit einer Maßregel die Allgemeinheit vor drohenden weiteren Straftaten geschützt werden. Zweck einer Maßregel ist also alleine Gefahrenabwehr, die Vorbeugung gegenüber künftigen Straftaten (LK-Hanack, Vor § 61 Rn. 20; Jescheck 1978, 651).
Maßregeln der Besserung und Sicherung sind damit zunächst eine Reaktion auf das Verhalten von gefährlichen Tätern, die im Zustand der Schuldunfähigkeit, also schuldlos gehandelt haben und deshalb für ihre Taten nicht bestraft werden können. Jakobs spricht daher für diese Fälle plastisch von «strafersetzenden Maßregeln» (Jakobs 1983, 25; vgl. auch Schüler-Springorum 1983, 127). Diese Bezeichnung ist dann zutreffend, wenn damit der präventive Aspekt der Strafe gemeint ist. Zum anderen sind sie aber auch «strafergänzende» Reaktionen (Jakobs a. a. O.), d. h., sie können auch gegenüber Schuldfähigen und vermindert Schuldfähigen angeordnet werden. Als Beispiele seien die Unterbringung in der

Sicherungsverwahrung, Führungsaufsicht, Entziehung der Fahrerlaubnis und Berufsverbot sowie gegenüber vermindert schuldfähigen Tätern die Unterbringung in einem psychiatrischen Krankenhaus genannt. Solche ergänzenden Maßregeln sind indiziert, wenn die schuldangemessene Strafe der Gefährlichkeit nicht ausreichend zu begegnen vermag.

Die Unabhängigkeit der Maßregel von Schuld führt nicht nur dazu, daß auch ein schuldloser Täter überhaupt strafrechtlich belangt werden kann. Sie hat auch zur Folge, daß die limitierende Funktion der Schuld hinsichtlich der Dauer einer Maßregel nicht wirksam werden kann. Der strafrechtlich verantwortliche Täter kann nur nach dem Maß seiner Schuld bestraft werden. Der Gefährlichkeits- bzw. Rückfallaspekt darf nicht in der Weise berücksichtigt werden, daß er zu einer Erhöhung der Strafe führt. Obergrenze der angemessenen Strafe ist also immer das Maß der Schuld. Die Dauer der Unterbringung eines Schuldunfähigen oder vermindert schuldfähigen Täters dagegen ist vom Maß seiner Schuld unabhängig; es kann schon begrifflich keine «schuldangemessene» Unterbringung geben. Anordnung und Dauer der Unterbringung bestimmen sich vielmehr alleine nach der Gefährlichkeit. Der Zweck einer Unterbringung entfällt erst dann, wenn die Gefährlichkeit nicht mehr besteht (vgl. § 67b Abs. 2 StGB).

Gerechtfertigt sind die Maßregeln als von der Schuld unabhängige bzw. über ihr Maß hinausgehende Eingriffe durch ihren Zweck, die Allgemeinheit vor Straftaten zu schützen (LK-Hanack, Vor § 61 Rn. 28; Schmidhäuser, AT 21/8 Fn. 4; Schönke-Schröder-Stree, Vor §§ 61 ff. Rn. 2). Das bedeutet aber auch, daß ihrer Anordnung enge Grenzen gesetzt sind: Sie sind nur zulässig, wenn das Gemeininteresse an der Verbrechensverhütung im konkreten Fall schwerer wiegt als die Einschränkung der Freiheit des Betroffenen (Dreher-Tröndle, § 62 Rn. 1; Stratenwerth 1981, Rn. 40). Die Notwendigkeit solcher Güterabwägung bringt § 62 StGB zum Ausdruck, der als Voraussetzung jeder Maßregel den Verhältnismäßigkeitsgrundsatz nennt:

«Eine Maßregel der Besserung und Sicherung darf nicht angeordnet werden, wenn sie zur Bedeutung der vom Täter begangenen und zu erwartenden Taten sowie zu dem Grad der von ihm ausgehenden Gefahr außer Verhältnis steht».

Damit soll grundsätzlich sichergestellt werden, daß «die letztlich an der Spezialprävention orientierte Zweckbestimmung der Maßregeln im Einzelfall auf das rechtsstaatlich erträgliche Maß» begrenzt wird (LK-Hanack, § 62 Rn. 1). Der Grundsatz der Verhältnismäßigkeit hat für die Maßregel wie das Schuldprinzip für die Strafe die Funktion eines limitierenden Korrektivs. Bei nur geringfügigen Taten darf auch dann, wenn ein Rückfall mit Wahrscheinlichkeit zu erwarten ist, keine Maßregel verhängt werden, da ein solcher Eingriff in die Rechte des Betroffenen unverhältnismäßig schwerwiegender wäre als die Gefahren, die der Allgemeinheit durch den Täter künftig drohen.

Erreicht werden soll der Zweck der Maßregel durch die Besserung und Sicherung des Täters. Auch die Besserung, d.h. Heilung, Behandlung oder Pflege des Täters, ist also nur Mittel zum Zweck, nicht aber selbst Rechtfertigung der Maßregel (vgl. aber BGH NStZ 1983, 429).

Mit dem zweiten Strafrechtsreformgesetz hat der Gesetzgeber auch durch die Titelüberschrift deutlich sichtbar der Besserung den Vorrang vor der Sicherung gegeben. Damit wird zum Ausdruck gebracht, daß die Sicherung eines Täters, also seine bloße Verwahrung erst und nur dann zulässig ist, wenn eine Besserung nicht mehr möglich erscheint. Der Vorrang der Besserung bedeutet auch, daß eine der mit dem Strafvollzug angestrebten Resozialisierung entsprechende Heilung oder Besserung des im Maßregelvollzug untergebrachten, gestörten Täters versucht werden muß (LK-Hanack, Vor § 61 Rn. 22).

Die erstrebte Besserung eines Täters darf nie nur Selbstzweck sein, d. h. im vermeintlichen Interesse allein des Täters angeordnet werden. Als freiheitsentziehende Maßnahme ist sie vielmehr ein Sonderopfer für den Betroffenen, das nur aufgrund einer Güterabwägung, als Reaktion auf eine nicht hinnehmbare Gefährlichkeit gerechtfertigt erscheint.

Dem Ziel «Besserung» immanent ist die Forderung, im Vollzug der Unterbringung diese Besserung und damit die Entlassung des Täters aus der Unterbringung so schnell wie möglich zu fördern. Denn ist der Zustand, der zur Anlaßtat und zur ungünstigen Prognose geführt hat, beseitigt oder so verbessert, daß eine Gefährlichkeit des Täters nicht mehr besteht, so ist der Untergebrachte zu entlassen.

Die freiheitsentziehenden Maßregeln der Besserung und Sicherung stehen unter dem Vorwurf des «Etikettenschwindels» (Kohlrausch, ZStW 44, 33). Das beruht zum einen darauf, daß die Anordnung und Vollstreckung von Maßregeln Eingriffe ermöglicht, die schwerer belasten und deshalb auch mehr gefürchtet sind als selbst lange Freiheitsstrafen (Jescheck 1978, 68), sodaß «das bißchen Wohltat, das mit der Schuldminderung verbunden ist, auf der Rechtsfolgenseite zur Plage» wird (Schüler-Springorum 1983, 128). Zum anderen unterscheiden sich Strafen und freiheitsentziehende Maßregeln im Vollzug häufig kaum voneinander; auch eine Unterbringung, die Besserung durch Behandlung zum Ziel haben soll, hat daher faktisch oft Strafcharakter, weil die für sie zur Verfügung stehenden Einrichtungen nach personeller und sachlicher Kapazität ihren Auftrag kaum erfüllen können (LK-Hanack, Vor § 61 Rn. 17). Belastend kommt hinzu, daß sich bis vor kurzem der Vollzug der Unterbringung noch weitgehend in einem gesetzesfreien Raum bewegte. Erst seit wenigen Jahren gibt es in einigen Ländern Maßregelvollzugsgesetze, u. a. in Schleswig-Holstein (Gesetz vom 26. 3. 1979), Hessen (Gesetz vom 3. 12. 1981), Bayern (Gesetz vom 20. 4. 1982) und Niedersachsen (Gesetz vom 1. 6. 1982). Sie regeln die für den Strafvollzug seit langem selbstverständlichen Vollzugsmodalitäten wie z. B. Ausgang, Freigang, Urlaub oder Ausführung. Bis zum Erlaß dieser Gesetze war es verfahrensmäßig vielfach schwierig, einem untergebrachten Patienten dieselben Vollzugslockerungen wie einem Strafgefangenen zu gewähren (dazu Venzlaff/Schreiber 1981, 195; zum Vollzug der Unterbringung nach dem neuen Maßregelvollzugsrecht Volckart 1984, 23 ff.). Wie groß die Diskrepanz zwischen gesetzlichem Auftrag und Realität ist, zeigt sich nicht zuletzt daran, daß in Einzelfällen Gerichte gem. § 67 Abs. 2 StGB von der Ausnahme des Vorwegvollzugs der Strafe vor der Maßregel Gebrauch gemacht haben, weil die Gegebenheiten im Strafvollzug bessere Voraussetzungen für eine Behandlung des Verurteilten böten als ein psychiatrisches Krankenhaus (OLG Karlsruhe, NJW 1975, 1571; BGH Strafverteidiger 1981, 66). Einzuräumen ist dabei freilich, daß ein solches Unvermögen des Maßregelvollzugs im psychiatrischen Krankenhaus wesentlich auch mit dem Fehlen der im Gesetz ursprünglich vorgesehenen sozialtherapeutischen Anstalt zusammenhängt.

Das geltende Strafrecht sieht, nachdem die sozialtherapeutische Anstalt mit Wirkung vom 1. 1. 1985 endgültig wieder gestrichen worden ist, sechs Maßregeln der Besserung und Sicherung vor: Die Unterbringung in einem psychiatrischen Krankenhaus (§ 63 StGB), in einer Entziehungsanstalt (§ 64 StGB) und in der Sicherungsverwahrung (§ 66 StGB), die Führungsaufsicht (§ 68 StGB), die Entziehung der Fahrerlaubnis (§ 69 StGB) und das Berufsverbot (§ 70 StGB).

Für den psychiatrischen Sachverständigen sind insbesondere zwei Maßregeln von Bedeutung, die Unterbringung in einem psychiatrischen Krankenhaus gem. § 63 StGB und in einer Entziehungsanstalt nach § 64 StGB. Kommen diese in Betracht, ist das Gericht gem. § 246a StPO zur Hinzuziehung eines Sachverständigen in der Hauptverhandlung verpflichtet. Dessen Aufgabe besteht insoweit darin, dem Gericht auf der Grundlage seiner Kenntnis der Person des Täters bei der Prognose der zukünftigen Gefährlichkeit und der Beurteilung der Behandlungsaussichten behilflich zu sein und damit die Basis für die Entscheidung über eine Maßregel nach §§ 63, 64 StGB zu schaffen.

1.1.5.2. Die Voraussetzungen der Unterbringung in einem psychiatrischen Krankenhaus gem. § 63 StGB

§ 63 StGB lautet:

«Hat jemand eine rechtswidrige Tat im Zustand der Schuldunfähigkeit (§ 20) oder der verminderten Schuldfähigkeit (§ 21) begangen, so ordnet das Gericht die Unterbringung in einem psychiatrischen Krankenhaus an, wenn die Gesamtwürdigung des Täters und seiner Tat ergibt, daß von ihm infolge seines Zustandes erhebliche rechtswidrige Taten zu erwarten sind und er deshalb für die Allgemeinheit gefährlich ist».

1. Für eine Unterbringung im psychiatrischen Krankenhaus kommen diejenigen Personen in Betracht, die von Strafgerichten als schuldunfähig oder vermindert schuldfähig beurteilt worden sind. Das sind also nicht nur solche, die im Sinne des engen sog. «psychiatrischen» Krankheitsbegriffes als krank zu bezeichnen sind, d. h. solche, bei denen eine «krankhafte seelische Störung» im Sinne der §§ 20/21 vorliegt. Auch Täter mit einer neurotischen oder psychopathischen Persönlichkeitsstörung, bei denen eine «schwere seelische Abartigkeit» im Sinne des Gesetzes vorliegt und die nicht zu den «klassischen» Patienten eines psychiatrischen Krankenhauses zählen, können und müssen dort untergebracht werden, wenn die gesetzlichen Voraussetzungen vorliegen (LK-Hanack, § 63 Rn. 6; anders OLG Karlsruhe, NJW 1975, 1571; Lackner, § 63 Anm. 1). Die sozialtherapeutische Anstalt war nicht als Sonderanstalt für Psychopathen konzipiert, die häufig in einem normalen psychiatrischen Krankenhaus als Störer empfunden werden, sondern in ihr sollten Straftäter behandelt werden, die über die Voraussetzungen des § 63 StGB hinausgehende Tat- und Persönlichkeitsmerkmale aufweisen (Protokolle VII/1781 ff.; LK-Hanack, § 65 Rn. 3 ff.). In diesen Fällen sind allerdings die Möglichkeiten eines psychiatrischen Krankenhauses zur angemessenen Behandlung gering oder fehlen vielfach bisher überhaupt, so daß es oft problematisch sein kann, eine Unterbringung überhaupt anzuordnen, auch wenn die Voraussetzungen des § 63 StGB gegeben sind.

Nur solche Täter können nach § 63 StGB untergebracht werden, deren Zustand von gewisser Dauer und nicht nur vorübergehend ist (BGH NStZ 1983, 429; Schönke-Schröder-Stree, § 63 Rn. 12; Dreher-Tröndle, § 62 Rn. 2). Das ist besonders im Hinblick auf Personen von Bedeutung, die unter dem Einfluß von Alkohol Straftaten begangen haben. Erst dann, wenn der Täter an einer krankhaften Alkoholsucht leidet oder alkoholüberempfindlich ist, soll in diesen Fällen eine Unterbringung nach § 63 StGB in Betracht kommen (BGHSt 7, 35 f.; BGH bei Dallinger, MDR 1975, 724), nicht dagegen, wenn der Alkoholmißbrauch, der rechtswidrige Taten auslöst, auf Gründen in der Persönlichkeit beruht, die ihrerseits keinen «Krankheitswert» haben (BGH NStZ 1983, 429). Zur Behandlung derartiger Zustände soll die Entziehungsanstalt nach § 64 StGB in Betracht kommen. Zweifelhaft ist dabei der Rückgriff auf einen unklaren Krankheitsbegriff, dem bloße Charaktermängel und «psychopathische Störungen» gegenübergestellt werden. Hier zeigen sich Auswirkungen des verfehlten engen sog. «psychiatrischen» Krankheitsbegriffes (dazu eingehend oben S. 26). Richtig erscheint es, ohne Abstellen auf den sog. «Krankheitswert» mit § 63 StGB alle länger andauernden Störungen zu erfassen, bei denen die Schuldfähigkeit nach §§ 20/21 StGB ausgeschlossen bzw. vermindert ist und die eine Gefährlichkeit des Täters für die Zukunft begründen (LK-Hanack, § 63 Rn. 65 f.).

2. Anlaß für eine Unterbringung nach § 63 kann nur eine *rechtswidrige Tat* sein. Das setzt jedenfalls die Verwirklichung des äußeren Tatbestandes, also z.B. die Tötung oder die körperliche Mißhandlung eines Menschen sowie die Rechtswidrigkeit der Tat voraus

(Lackner § 63, Anm. 2 a; Schönke-Schröder-Stree, § 63 Rn. 3). Auch der Versuch eines Deliktes genügt als Anlaßtat für eine Unterbringung.

Welche Anforderungen an den Vorsatz eines schuldunfähigen Täters als sog. «inneren Tatbestand» zu stellen sind, ist streitig. Nach herrschender Meinung in Literatur und Rechtsprechung (z.B. BGHSt 3, 287; LK-Hanack, § 63 Rn. 28; Dreher-Tröndle, § 63 Rn. 2) genügt ein sog. «natürlicher» Vorsatz, ein Wille zur Tat, auf den Vorsatz im technischen Sinne kommt es danach nicht an (Schönke-Schröder-Stree, § 63 Rn. 5). Hat der Täter Fehlvorstellungen, die auf seinem krankhaften Zustand beruhen, so dürfen diese ihm nicht dahin zugute gehalten werden, daß deswegen eine Unterbringung nicht möglich wäre. Glaubt z.B. ein Täter krankheitsbedingt, ihm gehöre alles, fehlt ihm also der Vorsatz im Sinne des § 242 StGB, fremde Sachen wegzunehmen, so kann er dennoch untergebracht werden, denn gerade der krankheitsbedingte Irrtum macht hier die Gefährlichkeit des Täters und die Wiederholungsgefahr aus. In derartigen Fällen den Vorsatz zu verneinen und deswegen eine Unterbringung auszuschließen, würde dem Schutzzweck des § 63 StGB zuwiderlaufen (BGHSt 3, 287; LK-Hanack, § 63 Rn. 25 ff.).

Der Rücktritt vom Versuch gem. § 24 StGB, der strafbefreiende Wirkung hat, steht nach überwiegender Auffassung der Anordnung der Unterbringung entgegen (Dreher-Tröndle, § 63 Rn. 2; SK-Horn, § 63 Rn. 8; Lackner, § 63, Anm. 2 a; Jescheck 1978, 653). Ebenso wie der Rücktritt eines schuldfähigen Täters Straffreiheit zur Folge hat, weil in ihm die mindere Gefährlichkeit zum Ausdruck kommt, die ein Prävention entbehrlich macht (BGHSt 9, 48 (52); BGHSt 14, 75 (80); Lackner, § 24 Anm. 1), fehlt es beim schuldunfähigen bzw. vermindert schuldfähigen Täter an einer Anlaßtat, die Indiz für seine Gefährlichkeit sein könnte. Der Wille, die Tat nicht zur Vollendung gelangen zu lassen bzw. den Erfolg zu verhindern, nimmt dem Verhalten des Täters in der Regel seine besondere Gefährlichkeit (BGHSt 31, 132 (135)). Hanack hat zutreffend darauf hingewiesen, daß eine Unterbringung trotz Rücktritts vom Versuch auch nicht damit begründet werden könne, daß der Schuldunfähige stets gefährlicher sei als der vermindert Schuldfähige, da ein solcher Satz nicht generell aufzustellen sei (LK-Hanack, § 63 Rn. 34).

Auch ein fehlender Strafantrag steht einer Unterbringung entgegen (BGHSt 31, 132; Lackner, § 63 Anm. 2 a; Schlegel, NJW 1968, 25 f.). Hat also ein vermindert Schuldfähiger oder Schuldunfähiger eine Tat begangen, die nur auf Antrag verfolgbar ist, und ist ein Strafantrag nicht gestellt, so kann der Täter aufgrund dieser Tat nicht untergebracht werden. Möglich bleibt aber eine außerstrafrechtliche Unterbringung nach den Unterbringungsgesetzen der Länder (dazu LK-Hanack, § 63 Rn. 106 ff.).

3. Weitere Voraussetzung für eine Unterbringung nach § 63 ist, daß der Täter die Anlaßtat im Zustand der Schuldunfähigkeit oder verminderten Schuldfähigkeit begangen hat. Nach der Formel der Rechtsprechung muß der «sichere Bereich des § 21» überschritten sein. Das bedeutet, daß jedenfalls die verminderte Schuldfähigkeit nach § 21 StGB sicher feststehen muß (BGH NJW 1983, 350; ebenso Schönke-Schröder-Stree, § 63 Rn. 10; Dreher-Tröndle, § 63 Rn. 2). Hat das Gericht bei einem Täter verminderte Schuldfähigkeit nicht ausgeschlossen und deswegen z.B. auch die Strafe nach § 49 gemildert, so ist eine Unterbringung dennoch nicht möglich, weil die verminderte Schuldfähigkeit nicht sicher, d. h. zweifelsfrei festgestellt ist (Mösl 1981, 426; 1982, 456). Dagegen kann ein Täter untergebracht werden, bei dem das Gericht die Voraussetzungen des § 21 für gegeben und die des § 20 für nicht auszuschließen hält und ihn deswegen freigesprochen hat. Denn hier ist der «sichere Bereich des § 21» überschritten (BGHSt 18, 167).

4. Die Gefährlichkeitsprognose. Nach § 63 StGB muß die «Gesamtwürdigung des Täters und seiner Tat (ergeben), daß von ihm in Folge seines Zustandes erhebliche rechtswidrige Taten zu erwarten sind und er deshalb für die Allgemeinheit gefährlich ist».

(a) Abstrakte Kriterien für das, was als «erhebliche Straftaten» anzusehen ist, gibt es kaum.

Einigkeit besteht dahin, daß jedenfalls nicht bloß «lästige» Taten von geringem Gewicht ausreichen, die der Kleinkriminalität zuzurechnen sind (BGHSt 27, 246 (248)). Andererseits sollen die Anforderungen niedriger liegen als bei der Sicherungsverwahrung, unter deren Voraussetzungen sich die Erheblichkeitsklausel ebenfalls in § 66 Abs. 1 Nr. 3 findet. Dort sind erforderlich «erhebliche Straftaten, namentlich solche, durch welche die Opfer seelisch oder körperlich schwer geschädigt werden oder schwerer wirtschaftlicher Schaden angerichtet wird».

Der Bundesgerichtshof vertritt in ständiger Rechtsprechung die Auffassung, § 63 lasse die Unterbringung nicht nur dann zu, wenn «schwere oder gar schwerste» Taten zu erwarten seien. Erhebliche rechtswidrige Taten i. S. des § 63 könnten vielmehr auch schon z. B. Eigentumsdelikte aus dem Bereich der mittleren Kriminalität sein, jedenfalls dann, wenn es sich um Serientaten handele (BGHSt 27, 246 ff.; BGH NJW 1976, 1949 = JR 1977, 170 mit Anm. Hanack). In Abgrenzung zu § 66 Abs. 1 Nr. 3 weist der BGH darauf hin, daß der Maßstab für die Erheblichkeit bei § 63 nicht so hoch anzusetzen sei wie bei der Sicherungsverwahrung, die gegenüber schuldfähigen, sog. Hangtätern neben einer Strafe angeordnet werden kann, wo der Begriff der «Erheblichkeit» durch die zugesetzten Beispiele eine gewichtigere Färbung erhält (Dreher-Tröndle, § 63 Rn. 8). Denn neben der Unterbringung eines schuldunfähigen Täters in einem psychiatrischen Krankenhaus stünde kein anderes strafrechtliches Mittel der Sicherung und Einwirkung zur Verfügung, ferner sei auch der Heilungs- und Pflegezweck zu berücksichtigen (BGH a. a. O.; Lackner, § 63 Anm. 2c aa).

In der Literatur ist diese Rechtsprechung auf Kritik gestoßen. Es wird eingewandt, daß auch bei der Sicherungsverwahrung zum Teil schon der Bereich der mittleren Kriminalität als erheblich angesehen werde, was dann zwangsläufig zu einer weiteren Absenkung des Maßstabes für die Erheblichkeit bei § 63 führen müsse (LK-Hanack, § 63 Rn. 49; vgl. auch Hanack, JR 1977, 170). Außerdem greife die Argumentation des BGH in den Fällen des § 21 StGB nicht, da hier, ebenso wie bei der Sicherungsverwahrung, neben der Maßregel auch noch Strafe verhängt werde bzw. verhängt werden könne.

Von der Rechtsprechung ist die Erheblichkeit u. a. verneint worden bei beleidigenden Flugblättern, deren Herkunft von einem Geisteskranken offensichtlich ist (BGH NJW 1968, 1483), bei ehrverletzenden schriftlichen Eingaben an Behörden, ohne daß die darin angegriffenen Personen dadurch ernsthaft in ihrem Rechtskreis bedroht werden (Schönke-Schröder-Stree, § 63 Rn. 15 mit Rechtsprechungsnachweisen), bei geringfügigen Zechprellereien (Wert 10,00 DM und 7,50 DM (1963), BGHSt 20, 232), bei kleinen Diebstählen (BGH NJW 1955, 857) und bei von vornherein durchschaubaren und damit aussichtslosen Betrugsversuchen (OLG Hamm, MDR 1971, 1026). Dagegen wurde z. B. die Erheblichkeit erneuter sechs kleinerer Betrügereien für die Sicherungsverwahrung eines 61 mal vorbestraften Täters bejaht. Auch ein «derart eingewurzelter Hang zu kleinen Betrügereien ... und die sich daraus ergebende Gefahr weiterer solcher strafbarer Handlungen» können die Anordnung der Sicherungsverwahrung erforderlich machen (RGSt 68, 98). Daran zeigt sich, daß die «Erheblichkeit» keine exakt meßbare Größe ist, sondern sich nach Schadenshöhe, Häufigkeit und zeitlicher Abfolge der Taten bestimmt (Dreher-Tröndle, § 63 Rn. 8).

(b) Daß erhebliche rechtswidrige Taten zu *erwarten* sein müssen, setzt eine «bestimmte Wahrscheinlichkeit» der Begehung weiterer Taten voraus (RGSt 68, 149 (156); BGH NJW 1951, 724; Schönke-Schröder-Stree, § 63 Rn. 14 m. w. N.). Die bloße Möglichkeit, eine nur «latente Gefahr» soll nicht genügen, andererseits braucht die Gefahr nicht akut zu sein (LK-Hanack § 63, Rn. 42).

Die für die Entscheidung darüber notwendige Prognose der künftigen Gefährlichkeit des Täters gehört zu den schwierigsten Fragen der Unterbringungspraxis. Gebräuchlich ist in der Strafrechtspflege, die auf eine «Gesamtwürdigung des Täters und seiner Tat» (Dreher-Tröndle, § 63 Rn. 5) abstellt, das Verfahren einer *intuitiven Prognose*. Maßgeblich sind dabei mehr oder weniger subjektiv bestimmte Menschenkenntnis, Berufserfahrung und individuelle Werthaltung des Beurteilers (Schöch 1982, 86; im einzelnen Göppinger 1980,

337). Die für die Entscheidung verwendeten Faktoren beruhen auf «geronnener Erfahrung», sie entsprechen weitgehend dem sog. «common sense» (Kaiser 1980, 272). Näher objektivierbare Beurteilungskriterien kann diese Methode nicht liefern. Verbreitet ist sie mangels besserer wissenschaftlicher Möglichkeiten (Kaiser, 1980, 273). Die Kommentare zum Strafgesetzbuch stehen weitgehend auf ihrem Boden, wenn sie die genannten Formeln wiedergeben (Schönke-Schröder-Stree, § 63, Rn. 13; Dreher-Tröndle, § 63 Rn. 5f.; SK-Horn, § 63 Rn. 11f.) und die Beurteilung «in starkem Maße (als) Tatfrage» ansehen (LK-Hanack, § 63 Rn. 42f.).

Mehr wissenschaftlich orientiert arbeiten die klinischen und statistischen Prognoseverfahren.

Die *klinische oder empirische Individualprognose* gründet auf einer allseitigen Erforschung der Persönlichkeit des Probanden durch Exploration und Beobachtung unter Anwendung auch psychodiagnostischer Testverfahren. Von Bedeutung sind dabei u.a. Lebenslauf, Familienverhältnisse sowie Arbeits- und Freizeitverhalten des Täters (Kaiser 1980, 273; Schöch 1982, 87). Körperliche sowie weitere klinische Untersuchungen treten hinzu (Göppinger 1980, 338). Die Gewichtung der erhobenen Befunde für die Prognose verlangt neben psychiatrisch/psychologischer Qualifikation kriminologisches Bezugswissen und Erfahrungen mit Straffälligen (Kaiser 1980, 273). Sie ist als Methode daher nur für solche Psychiater und Psychologen brauchbar, die über genügend kriminologische Erfahrung verfügen (Schöch 1982, 87).

Die Kritik hat auch ihr gegenüber auf die Gefahr einer zu großen Freiheit und Unkontrollierbarkeit der Entscheidungen hingewiesen (Göppinger 1980, 338f.). Weiter wird eingewandt, daß die Verfahren dieser Methode daran leiden, daß sie bisher empirisch durchweg an kriminologischen Extremgruppen gesichert wurden, und daß daher ihre Verläßlichkeit im Mittelfeld der Untersuchungsprobanden nachlasse (Kaiser 1980, 273).

Für den psychiatrisch/psychologischen Gutachter bilden die Methoden der klinischen Individualprognose bisher überwiegend die Grundlage seiner gutachterlichen Tätigkeit.

Die *statistische Prognose* gründet die Vorhersage künftiger Straftaten auf erfahrungsgemäß kriminogen wirkende Faktoren verschiedener Art beim Täter (Schöch 1982, 87). Die verwendeten prognostischen Faktoren sind im Wege empirischer Verallgemeinerung der Analyse von Lebensläufen einzelner Rechtsbrechergruppen entnommen (Kaiser 1980, 274). Sie werden in sog. Prognosetafeln zusammengestellt, die auf der Annahme beruhen, daß die Wahrscheinlichkeit eines Rückfalls umso größer ist, je mehr negative Indikatoren bei einem Probanden vorliegen (Göppinger 1980, 341). Auch gegen die statistischen Prognoseverfahren richtet sich vielfältige Kritik. Haupteinwand ist, daß mit der Feststellung der Zugehörigkeit zu einer statistischen Gruppe mit bestimmter Rückfallwahrscheinlichkeit wenig für die konkrete Beurteilung des Einzelfalles gewonnen ist (Göppinger, a.a.O. 343). Zuverlässigkeit, Treffsicherheit und empirische Absicherung der bisher verwendeten statistischen Verfahren (zu den verschiedenen Modellen eingehend Göppinger, a.a.O., 345ff.) werden begründet in Zweifel gezogen (Schöch 1982, 88). Der besondere Mangel der statistischen Prognose liegt darin, daß sie zu statisch auf Vergangenes, z.B. die bisherigen Taten und Dispositionen des Probanden fixiert ist und die Auswirkungen der Sanktionen bzw. der kriminalprognostischen Entscheidung selbst nicht hinreichend berücksichtigen kann (Kaiser 1980, 280; Schöch 1982, 90; eingehend Göppinger 1980, 342ff.).

Umstritten ist, ob die statistischen Prognoseverfahren dem intuitiven Vorgehen überlegen sind (Kaiser 1980, 280). Immerhin ermöglichen sie begrenzte Aussagen über Gefährdungen bzw. Rückfallrisiken bei bestimmten Tätergruppen und geben damit einige zusätzliche Anhaltspunkte für die Prognoseentscheidung.

Der *psychiatrische Sachverständige* wird, wenn eine Unterbringung in Betracht kommt, seine Untersuchungen und sein Gutachten auch auf die Prognose der künftigen Gefährlichkeit im Sinne von § 63 StGB erstrecken. Für diese ist die Erforschung der Täterpersönlichkeit in ihren verschiedenen Dimensionen und Bezügen ebenso wie für die Frage der Schuldfähigkeit von maßgeblicher Bedeutung. Mit der Einbeziehung der prognostischen Fragen verliert die Tätigkeit des Sachverständigen die nur rückwärts gewandte Ausrichtung auf die Feststellung vergangener psychischer Zustände bei der Tat und gewinnt eine mehr zukunftsorientierte Dimension. Für die Entscheidung über die Unterbringung bedarf das Gericht, soll es nicht allein auf die intuitive Prognose angewiesen bleiben, der Hilfe des psychiatrisch/psychologischen Sachverständigen, der mit den ihm zur Verfügung stehenden Untersuchungsmethoden wesentliche Daten für die gerichtliche Prognoseentscheidung beitragen kann.

(c) Voraussetzung der Unterbringung ist, daß der Täter für die *Allgemeinheit* gefährlich ist; bloße Selbstgefährdung reicht also nicht aus. Eine Gefährdung der Allgemeinheit ist aber nicht nur dann gegeben, wenn es sich um eine unbestimmte Vielzahl von Personen handelt (Schönke-Schröder-Stree, § 63 Rn. 16). Sie liegt vielmehr auch dann vor, wenn lediglich eine einzelne Person, sei sie unbestimmt als «Repräsentant» der Allgemeinheit (SK-Horn, § 63 Rn. 13) oder als bestimmte Einzelperson konkret bedroht ist (BGHSt 26, 321; LK-Hanack, § 63 Rn. 60; abweichend Dreher-Tröndle, § 63 Rn. 10).

(d) Die Gefährlichkeit des Täters, d.h. die Erwartung erheblicher rechtswidriger Taten muß *infolge* seines Zustandes der Schuldunfähigkeit bzw. seiner verminderten Schuldfähigkeit bestehen. Sie muß auf diesem Zustand, auf den auch die Anlaßtat zurückzuführen ist, beruhen (BGHSt 27, 246; Schönke-Schröder-Stree, § 63 Rn. 17). Anlaßtat wie zu erwartende Taten müssen also die gleiche «Defektquelle» (SK-Horn, § 63 Rn. 16) haben. Eine Unterbringung kann daher z.B. dann nicht angeordnet werden, wenn der Täter zwar schwachsinnig ist und aufgrund dieses Defekts in Zukunft weitere Straftaten zu erwarten sind, die Anlaßtat aber ein Trunkenheitsdelikt war, das mit dem Schwachsinn in keinem Zusammenhang stand.

Der vom Gesetz verlangte Kausalzusammenhang zwischen dem Zustand der Schuldunfähigkeit bzw. verminderten Schuldfähigkeit und der künftigen Straftaten bedeutet, daß praktisch nur länger andauernde Störungen i.S.d. §§ 20/21 StGB zu einer Unterbringung führen können. Bei einem sonst gesunden Täter, der die Anlaßtat z.B. im Affekt oder im Rausch begangen hat und deshalb nach §§ 20 bzw. 21 ex- bzw. deculpiert worden ist, dürften in der Regel keine Anhaltspunkte dafür vorliegen, daß er aus demselben Grund erneut Straftaten begehen wird. Eine Unterbringung kommt deshalb in solchen Fällen nur selten in Betracht (vgl. LK-Hanack, § 63 Rn. 62).

1.1.5.3. Die Voraussetzung der Unterbringung in einer Entziehungsanstalt nach § 64 StGB

§ 64 StGB lautet:

(1) Hat jemand den Hang, alkoholische Getränke oder andere berauschende Mittel im Übermaß zu sich zu nehmen, und wird er wegen einer rechtswidrigen Tat, die er im Rausch begangen hat oder die auf seinen Hang zurückgeht, verurteilt oder nur deshalb nicht verurteilt, weil seine Schuld-

unfähigkeit erwiesen oder nicht auszuschließen ist, so ordnet das Gericht die Unterbringung in einer Entziehungsanstalt an, wenn die Gefahr besteht, daß er infolge seines Hanges erhebliche rechtswidrige Taten begehen wird.

(2) Die Anordnung unterbleibt, wenn eine Entziehungskur von vornherein aussichtslos erscheint.

1. Nach einer verbreiteten Ansicht besteht der Zweck der Unterbringung allein in der Besserung, nicht der Sicherung (Volckart 1984, 109; Wendisch 1981, 319; weitere Nachweise bei LK-Hanack, §64 Rn. 1). Diese Auffassung kann sich auf die Gesetzesmaterialien stützen. So heißt es u. a. im zweiten schriftlichen Bericht des Sonderausschusses für die Strafrechtsreform (Bundestagsdrucksache V/4095, 26), mit der Unterbringung in der Entziehungsanstalt werde nur der Zweck der Resozialisierung, nicht auch der der Sicherung verfolgt.

Der Besserungszweck allein kann jedoch nicht die Anordnung einer strafrechtlichen Maßregel rechtfertigen, da diese stets auf den Zweck der Sicherung vor künftigen Straftaten bezogen sein muß (LK-Hanack, §64 Rn. 3; §61 Rn. 25). Eine Besserung kann nur insoweit Aufgabe des Strafrechts sein, als dadurch die Gefährlichkeit des Täters beseitigt wird.

Die Maßregel des §64 StGB hat danach nicht nur den Zweck, den Täter in seinem persönlichen Interesse einer Suchtbehandlung zuzuführen, da «Trinkerfürsorge als solche nicht Aufgabe des Strafrechts» ist (Jescheck 1972, 611). Die Verhängung der Maßregel des §64 hat sich vielmehr – wie inzwischen auch der Bundesgerichtshof bestätigt hat (BGHSt 28, 327 (332)) – primär an den Belangen der öffentlichen Sicherheit auszurichten und dient in erster Linie dem Schutz vor gefährlichen Tätern, auch wenn dieser Zweck sich durch Besserung erreichen läßt. Die Maßregel nach §64 StGB ist daher weder ein Mittel der bloßen Suchtfürsorge, noch darf diese Fürsorge unsachgemäß in den Vordergrund treten (BGH a. a. O.).

Damit steht nicht im Widerspruch, daß das Gesetz – wie sich insbesondere auch aus §64 Abs. 2 und der zeitlichen Begrenzung der Unterbringung auf zwei Jahre gemäß §67d Abs. 1 ergibt – die Maßregel nur zur Verfügung stellt, soweit der Sicherungszweck sich durch Besserung erreichen läßt (OLG Celle, NStZ 1981, 317). Zutreffend spricht Hanack von einer Beschränkung auf die Zweckerreichung durch Besserung (LK-Hanack, §64 Rn. 4, 7).

Zweck der Unterbringung in einer Entziehungsanstalt ist danach, zur Sicherung der Allgemeinheit den gefährlichen Süchtigen durch Behandlungsmaßnahmen zu bessern (Schönke-Schröder-Stree, §64 Rn. 1).

2. Zum Merkmal der *rechtswidrigen Tat* als Voraussetzung der Maßregel kann weitgehend auf die Ausführungen zu §63 verwiesen werden (siehe oben S. 47f.). Auch hier genügen ein mit Strafe bedrohter Versuch ebenso wie eine fahrlässig begangene Tat (LK-Hanack, §64 Rn. 28). Strafbefreiender Rücktritt und fehlender Strafantrag stehen der Unterbringungsanordnung entgegen. Dagegen wirken sich suchtbedingte Fehlvorstellungen im Hinblick auf den kriminalpolitischen Zweck der Maßregel nicht zugunsten des Täters aus (LK-Hanack, §64 Rn. 23).

Auch eine Rauschtat nach §323a sowie Taten, die dem schuldunfähigen Täter nach den Grundsätzen der actio libera in causa angelastet werden, sind taugliche Anlaßtaten im Sinne des §64 StGB (Schönke-Schröder-Stree, §64 Rn. 6). Anders als bei §63 stellen für eine Unterbringung in der Entziehungsanstalt nicht Schuldunfähigkeit oder zumindest erwiesene verminderte Schuldfähigkeit die Voraussetzung dar. Der Wortlaut des Gesetzes – «verurteilt oder nur deshalb nicht verurteilt, weil seine Schuldunfähigkeit erwiesen oder nicht auszuschließen ist» – zeigt eindeutig, daß diese Maßregel sowohl gegenüber als vollverantwortlich verurteilten Tätern angeordnet werden kann als auch gegenüber solchen, die freigesprochen werden, weil ihre Schuldunfähigkeit erwiesen oder nicht auszuschließen ist.

3. Voraussetzung der Unterbringung ist weiter ein «Hang, alkoholische Getränke oder andere berauschende Mittel im Übermaß zu sich zu nehmen».

Nach gebräuchlicher Formel bedeutet *Hang* eine eingewurzelte, aufgrund psychischer Disposition bestehende oder erworbene, den Täter treibende und beherrschende Neigung, immer wieder Alkohol oder andere Rauschmittel im Übermaß zu sich zu nehmen (Lackner, § 64 Anm. 2a; LK-Hanack, § 64 Rn. 40 m. w. N.). Bloß gelegentlicher Alkoholmißbrauch reicht nicht aus, es muß sich um ein suchtartiges Verhalten handeln, bei dem ständig oder von Zeit zu Zeit Rauschmittel in Mengen genossen werden, die das Maß des gesundheitlich Verträglichen überschreiten (BGHSt 3, 339f.). Eine starke Neigung zum Alkohol, die im Zusammenwirken mit charakterlichen Mängeln die Ursache von Straftaten bildet, genügt dafür noch nicht (BGH a. a. O.).

Der «Hang» muß sich auf ein *«Übermaß»* richten. Solches Übermaß bezieht sich auf die körperliche Verträglichkeit, nicht auf die wirtschaftliche Leistungsfähigkeit (Schönke-Schröder-Stree, § 64 Rn. 3). Übermaß heißt nicht: mehr trinken als man bezahlen, sondern mehr trinken als man vertragen kann (BGHSt 3, 339f.). Es soll vorliegen, wenn der Täter alkoholische Getränke oder andere Rauschmittel aufgrund seines Hanges immer wieder in solchen Mengen zu sich nimmt, daß er in einen Rauschzustand gerät oder doch infolge des häufigen Genusses sozial gefährdet oder gefährlich erscheint, und sei es auch nur dadurch, daß er seine Gesundheit schädigt oder seine Arbeits- und Leistungsfähigkeit wesentlich herabsetzt (BGHSt 3, 339f.; LK-Hanack, § 64 Rn. 44 m. w. Rechtsprechungs- und Literaturnachweisen). Ein «Hang zum Übermaß» liegt demnach nicht vor, wenn jemand nur einmal oder gelegentlich Rauschmittel mit der Folge einer Straftat zu sich nimmt, da es am Zusammenhang zwischen Übermaß und Hang fehlt.

Die Verständigung zwischen Gerichten und Sachverständigen wird insoweit dadurch erschwert, daß sich die gebräuchliche medizinische Terminologie mit dem erläuterten, im Gesetz verwendeten Begriff des «Hanges zum Übermaß» nicht deckt. Medizinisch wird in Anlehnung an die Definition der Weltgesundheitsorganisation (WHO) zwischen «Abhängigkeit» und «Mißbrauch» unterschieden (Feuerlein 1984, 12; LK-Hanack, § 64 Rn. 50f.).

Unter *Abhängigkeit* wird ein «Zustand krankhafter Beziehung zwischen einem Individuum und einer psychotropen Substanz» verstanden. Dieser «ist charakterisiert durch Verhaltensänderungen, durch ein unbezwingbares gieriges Verlangen nach Selbstverwandlung, durch Verlust der Konsumkontrolle bzw. durch das Vorrangigwerden der psychotropen Substanz im Leben des Betroffenen» (Bericht zur Lage der Psychiatrie, Bundestagsdrucksache 7/4200, 266). Die Abhängigkeit ist zunächst eine psychische. Je nach Art der Drogen kann eine körperliche hinzukommen. Von ihr spricht man, wenn nach dem Absetzen der Substanz Entzugserscheinungen auftreten, die in manchen Fällen schwere Krankheitserscheinungen darstellen und zum Tode führen können. «Körperliche Abhängigkeit stellt die wesentliche Ursache für das Phänomen des Nichtmehraufhören-könnens mit dem Konsum von bestimmten Suchtmitteln (z.B. Alkohol) dar im Sinne der Unfähigkeit zur Abstinenz» (Bericht a. a. O., Seite 266; vgl. auch Anhang zum Bericht über die Lage der Psychiatrie, Bundestagsdrucksache 7/4201, 44ff.).

Mißbrauch ist dagegen nach medizinischer Terminologie der einmalige, gelegentliche oder auch kontinuierliche überhöhte und gefährliche Gebrauch einer Substanz ohne medizinische Indikation bzw. in nicht üblicher Form (LK-Hanack, § 64 Rn. 52; Anhang zum Bericht, Bundestagsdrucksache 7/4201, 45). Mißbrauch ist noch keine Abhängigkeit, kann aber bei kontinuierlicher Fortsetzung seine Vorstufe zu dieser darstellen (LK-Hanack, a. a. O.). Die «Abhängigkeit» im medizinischen Sinne stellt regelmäßig einen «Hang zum Übermaß» im Sinne von § 64 StGB dar, der «Mißbrauch» kann es im einzelnen sein, wenn er die soziale Gefährdung hinsichtlich Gesundheit und Leistungsfähigkeit zur Folge hat, die den «Hang» charakterisiert (vgl. BGHSt 3, 339 f. und oben Seite 53). Meist dürfte in solchen Fällen freilich bereits eine Abhängigkeit im medizinischen Sinne vorliegen (anders wohl LK-Hanack, § 64 Rn. 53).

4. *Berauschende Mittel* im Sinne von § 64 StGB sind neben dem im Gesetz ausdrücklich genannten Alkohol alle anderen Substanzen, die in ähnlicher Weise berauschend oder betäubend wirken (Schönke-Schröder-Stree, § 64 Rn. 4; LK-Hanack, § 64 Rn. 56 m. w. N.). Danach zählen zu den «anderen berauschenden Mitteln» im Sinne des § 64 StGB zum Beispiel die im BTMG und den BTM-Gleichstellungsverordnungen genannten Stoffe und Produkte, das sind z. B. Marihuana, Heroin, LSD, Opium (Körner 1982, § 1 Rn. 2 ff.) ferner sog. Schnüffelstoffe, das heißt, Stoffe, die inhaliert werden.

Das sind vor allem Substanzen, die in Lösungs-, Klebe- oder Reinigungsmitteln, aber auch im Treibstoff oder in Spray-Treibgasen enthalten sind. Ferner zählen dazu Arznei- und Aufputschmittel, die bei Mißbrauch berauschende oder betäubende Zustände mit Suchtzuständen und gesundheitlichen Schäden nach sich ziehen (LK-Hanack, § 64 Rn. 61 ff. m. w. N.).

Mit Hanack (LK-Hanack, § 64 Rn. 67) wird man nach dem Zweck des § 64 grundsätzlich annehmen müssen, daß sich die Eigenschaft einer Substanz als «berauschendes Mittel» auch aus der Kombination verschiedener Drogen ergeben kann, wenn gerade diese Kombination berauschende Wirkung hat und die Folgen der Abhängigkeit herbeiführt.

5. Die *Anlaßtat* muß im Rausch begangen worden sein oder auf den Hang zurückgehen, das heißt zwischen der Tat und dem Rausch bzw. dem Hang muß ein ursächlicher Zusammenhang bestehen (Schönke-Schröder-Stree, § 64 Rn. 7). «Auf den Hang zurückgehen» ist der Oberbegriff, «im Rausch begangen» nur ein Unterfall, so daß eine scharfe begriffliche Trennung zwischen beiden Alternativen nicht unbedingt erforderlich ist, wenn nur feststeht, daß eine von beiden mit Sicherheit gegeben ist (LK-Hanack, § 64 Rn. 32).

Im Rausch begangen ist die Tat, wenn sie während des die geistig-psychischen Fähigkeiten beeinträchtigenden Rauschzustandes stattfindet (Lackner, § 64 Anm. 2b), wobei der Rausch auf die Begehung der Tat Einfluß gehabt haben muß. Zur verminderten Schuldfähigkeit oder zur Schuldunfähigkeit muß der Rausch aber nicht geführt haben (Dreher-Tröndle, § 64 Rn. 5).

Ein *ursächlicher Zusammenhang* mit dem Hang liegt vor, wenn die Tat in der Alkohol- oder Rauschmittelabhängigkeit «ihre Wurzel» hat (Dreher-Tröndle, § 64 Rn. 5; SK-Horn, § 64 Rn. 8).

Im akuten Rausch braucht die Tat also nicht begangen zu sein (Schönke-Schröder-Stree, § 64 Rn. 7). Eine ursächliche Verknüpfung mit dem Hang liegt z. B. bei sog. Beschaffungskriminalität vor, wenn der Täter Delikte begeht, z. B. Apothekeneinbrüche, Rezeptfälschungen, Diebstähle, um an Rauschmittel oder das für ihren Erwerb notwendige Geld zu kommen, aber auch bei Delikten, die auf einer suchtbedingten Depravierung der Persönlichkeit und der Zerstörung ihrer sozialen Beziehungen beruhen, wie z. B. der Verletzung der Unterhaltspflicht (Volckart 1984, 10; Dreher-Tröndle, § 64 Rn. 5; vgl. auch Marquardt 1972, S. 92 ff.; Kreuzer 1971, 111).

Die Tat muß *Symptomwert* für den Rausch bzw. den Hang des Täters haben, denn in ihr muß die auf den Hang zurückgehende Gefährlichkeit zum Ausdruck kommen (BGH bei Dallinger, MDR 1971, 895; Lackner, §64 Anm. 2b; SK-Horn, §64 Rn. 8). Daher kommen solche Taten nicht in Betracht, die auch ein nicht im Übermaß Rauschmittel nehmender Täter in der gleichen Situation verübt haben würde oder könnte (LK-Hanack, §64 Rn. 38).

6. Nach der Gesetzesfassung weist die *Gefährlichkeitsprognose* einige Unterschiede zu der in §63 geforderten auf: Weder wird eine Gesamtwürdigung von Täter und Tat verlangt, noch ist ausdrücklich auf die Gefährlichkeit für die Allgemeinheit abgestellt; anstelle der «Erwartung» weiterer rechtswidriger Taten in §63 muß hier eine entsprechende «Gefahr» festgestellt werden.

Anders als in §63 ist hier nicht von der «Erwartung» der Begehung weiterer Straftaten die Rede, sondern von «Gefahr». Darüber, welchen Grad von Wahrscheinlichkeit diese Gefahr verlangt, gehen die Auffassungen teilweise auseinander. So sieht Horn (SK-Horn. §64 Rn. 13) keinen sachlichen Unterschied zur «Erwartung» des §63, während Dreher (Dreher/Tröndle, §64 Rn. 6), Hanack (LK-Hanack, §64 Rn. 69) und Volckart (1984, 11) davon ausgehen, daß «Gefahr» weniger als «Erwartung» fordere, der verlangte Grad an Wahrscheinlichkeit in §64 also geringer sei.
Mit der überwiegenden Meinung ist davon auszugehen, daß eine «Gefahr» eher gegeben ist als die «Erwartung» im Sinne des §63. Das folgt nicht nur aus dem Wortlaut des Gesetzes, sondern ergibt sich auch aus dem Zweck des §64, der die Schwelle für eine Unterbringung generell niedriger ansetzt als §63. Sicher ist auch, daß die bloße Wiederholungsmöglichkeit nicht ausreicht, um eine Gefahr anzunehmen (Schönke-Schröder-Stree, §64 Rn. 9). Praktisch dürften im Einzelfall wenig Schwierigkeiten bestehen, die Wiederholungsgefahr zu bestimmen, da sie sich aus dem «Hang zum Übermaß» entweder geradezu aufdrängt, oder aber nicht sicher genug beurteilen läßt. Im letzteren Fall aber darf nach dem Grundsatz «in dubio pro reo» eine Unterbringung nicht angeordnet werden (LK-Hanack, §64 Rn. 69).

Die Gefahr muß sich auf die Begehung weiterer *erheblicher rechtswidriger Taten* beziehen. Ob für die Erheblichkeit derselbe Maßstab gilt wie bei §63 oder ein geringerer, wird im Schrifttum unterschiedlich beurteilt. Verbreitet findet sich die Ansicht, für §64 seien weniger strenge Anforderungen an die Erheblichkeit zu stellen, da hier für die Unterbringung der Besserungszweck im Vordergrund stehe und sie auf zwei Jahre befristet sei (Lackner, §64 Anm. 2d; Dreher-Tröndle, §64 Rn. 6; kritisch dazu LK-Hanack, §64 Rn. 72f.). Für diese Meinung spricht auch, daß nur ein geringerer Grad an Wahrscheinlichkeit künftiger Taten verlangt wird. Praktisch dürften sich freilich kaum Unterschiede ergeben. Maßgeblich muß wie bei §63 auch hier sein, ob die zu erwartenden Taten den Rechtsfrieden so erheblich stören, daß dem Täter wegen seiner Sucht das Sonderopfer einer bis zu zwei Jahre dauernden Unterbringung auferlegt werden darf. Bei gleichzeitiger Verurteilung zu Freiheitsstrafe und Vorwegvollstreckung der Maßregel unter Anrechnung auf die Strafe (§67) wird dieses Sonderopfer freilich erheblich geringer erscheinen (LK-Hanack, §64 Rn. 74).
Wie bei der Unterbringung in einem psychiatrischen Krankenhaus ist davon auszugehen, daß bloß «lästige» Taten sowie Bagatelldelikte für eine Unterbringung nach §64 nicht ausreichen, hingegen drohende Taten der mittleren Kriminalität zu einer Unterbringung in der Entziehungsanstalt führen können (LK-Hanack, §64 Rn. 75).
Die Gefahr weiterer Straftaten muß sich aus dem Hang des Täters ergeben, dieser Hang muß also auch für künftige Delikte kausal erscheinen. Obwohl in §64 die in §63 enthaltene Klausel fehlt, daß aufgrund einer «Gesamtwürdigung des Täters und seiner Tat» entschieden werden soll, kann hier im Hinblick auf den erheblich belastenden Charakter der

Unterbringung sachlich nicht anders verfahren werden. Die Prognose ist mit aller möglichen Sorgfalt zu erstellen. Dabei ist auch für § 64 eine Gesamtwürdigung vorzunehmen, die sich auf die Persönlichkeit des Täters, seine Lebensumstände und Entwicklung und dabei insbesondere auf die Entwicklung seines Hanges erstreckt (LK-Hanack, § 64 Rn. 79).

Für die erforderlichen Feststellungen muß in der Hauptverhandlung ein Sachverständiger hinzugezogen werden (§ 246 a StPO), im Vorverfahren soll das bereits geschehen, wenn sich die Möglichkeit einer Unterbringung abzeichnet (§ 80 a StPO).

7. Nach § 64 Abs. 2 unterbleibt die Anordnung, wenn eine Entziehungskur von vornherein aussichtslos erscheint. Das ist etwa dann der Fall, wenn der Täter bereits mehrere erfolglose Entziehungsversuche hinter sich hat und auch eine weitere Kur keine bessere Aussicht verspricht; nicht aber schon dann, wenn der Erfolg der Kur nur zweifelhaft oder auch nur unwahrscheinlich ist (LK-Hanack, § 64 Rn. 92). Besteht also eine, sei es auch nur geringe Chance einer Besserung, so muß die Unterbringung angeordnet werden (Schönke-Schröder-Stree, § 64 Rn. 11; OLG Neustadt, NJW 64, 2435; skeptisch, aber im Ergebnis zustimmend LK-Hanack, § 64 Rn. 104). Dabei ist «Besserung» nicht mit «Heilung», die eine Aufhebung der Abhängigkeit vom Rauschmittel bedeuten würde, zu verwechseln, die bei Suchtkranken selten möglich erscheint. Ziel einer Entziehungskur kann immer nur sein, dem Abhängigen zu helfen, der Versuchung des Alkoholtrinkens oder der Einnahme von Rauschmitteln zu widerstehen.

Die Anordnung der Unterbringung darf aber nicht von den zur Zeit vorhandenen Behandlungsmöglichkeiten abhängig gemacht werden, sie hat sich vielmehr allein am Täter auszurichten. Eine Unterbringung ist daher auch dann anzuordnen, wenn im zuständigen Bereich eine Anstalt fehlt, die eine erfolgversprechende Suchtbehandlung durchführen könnte (BGHSt 28, 327).

Auch die Frage der Aussichtslosigkeit ist in der Regel nur mit Hilfe eines Sachverständigen zu beantworten.

Die Unterbringung nach § 64 darf nicht davon abhängig gemacht werden, ob sich auch andere, weniger einschneidende Behandlungsmaßnahmen, wie etwa eine freiwillige Entziehungskur, anbieten. Auch in einem solchen Fall muß beim Vorliegen ihrer Voraussetzungen die Unterbringung nach § 64 angeordnet werden; allerdings kommt dann unter Umständen eine Aussetzung der Maßregel zur Bewährung gem. § 67 b in Betracht (Schönke-Schröder-Stree, § 64 Rn. 10; Dreher-Tröndle, § 64 Rn. 6; abweichend LK-Hanack, § 64 Rn. 82).

1.1.6. Die weiteren Entscheidungen über die Vollstreckung der Maßregeln nach §§ 63, 64 StGB

Nicht nur für die Anordnung der Maßregeln nach §§ 63, 64 StGB, sondern auch für die weiteren Entscheidungen über ihre Vollstreckung bzw. Beendigung ist die Mitwirkung von Psychiatern bzw. Psychologen erforderlich, sei es als Sachverständige, sei es als behandelnde Ärzte bzw. Psychologen.

Die weiteren Entscheidungen über die Maßregeln finden sich im Strafgesetzbuch in den §§ 67 a–67 g. Es handelt sich dabei um die Überweisung in den Vollzug einer anderen Maßregel (§ 67 a), die Aussetzung der Maßregel zugleich mit ihrer Anordnung (§ 67 b), den späteren Beginn der Unterbringung (§ 67 c), die Dauer und die Aussetzung der weiteren

Vollstreckung der Unterbringung zur Bewährung (§§ 67 d, 67 c) sowie den Widerruf der Aussetzung (§ 67 g).

Die größte praktische Bedeutung haben die Vorschriften über die Dauer der Unterbringung, ihre Aussetzung zur Bewährung sowie die Fristen zur Überprüfung. Sie sollen daher an erster Stelle behandelt werden.

1.1.6.1. Dauer und Aussetzung des Vollzugs der Unterbringung im psychiatrischen Krankenhaus und der Entziehungsanstalt

§ 67 d – Dauer der Unterbringung –

(1) Es dürfen nicht übersteigen:
die Unterbringung in einer Entziehungsanstalt 2 Jahre, die erste Unterbringung in der Sicherungsverwahrung 10 Jahre.
Die Fristen laufen vom Beginn der Unterbringung an. Wird vor einer Freiheitsstrafe eine daneben angeordnete freiheitsentziehende Maßregel vollzogen, so verlängert sich die Höchstfrist um die Dauer der Freiheitsstrafe, soweit die Zeit des Vollzuges der Maßregel auf die Strafe angerechnet wird.›
(2) Ist keine Höchstfrist vorgesehen oder ist die Frist noch nicht abgelaufen, so setzt das Gericht die weitere Vollstreckung der Unterbringung zur Bewährung aus, sobald verantwortet werden kann zu erproben, ob der Untergebrachte außerhalb des Maßregelvollzugs keine rechtswidrigen Taten mehr begehen wird. Mit der Aussetzung tritt Führungsaufsicht ein.
(3) Ist die Höchstfrist abgelaufen, so wird der Untergebrachte entlassen. Die Maßregel ist damit erledigt.
(4) Wird der Untergebrachte wegen Ablaufs der Höchstfrist für die erste Unterbringung in der Sicherungsverwahrung entlassen, so tritt Führungsaufsicht ein.

§ 67 e – Überprüfung –

(1) Das Gericht kann jederzeit prüfen, ob die weitere Vollstreckung der Unterbringung zur Bewährung auszusetzen ist. Es muß dies vor Ablauf bestimmter Fristen prüfen.
(2) Die Fristen betragen bei der Unterbringung in einer Entziehungsanstalt 6 Monate,
in einem psychiatrischen Krankenhaus 1 Jahr,
in der Sicherungsverwahrung 2 Jahre.
(3) Das Gericht kann die Fristen kürzen. Es kann im Rahmen der gesetzlichen Prüfungsfristen auch Fristen festsetzen, vor deren Ablauf ein Antrag auf Prüfung unzulässig ist.
(4) Die Fristen laufen von Beginn der Unterbringung an. Lehnt das Gericht die Aussetzung ab, so beginnen die Fristen mit der Entscheidung von neuem.

Die Aussetzung der Unterbringung im psychiatrischen Krankenhaus

1. Im Gesetz ist eine Höchstfrist für die Unterbringung im psychiatrischen Krankenhaus nach § 63 StGB nicht vorgesehen. Das entspricht der ursprünglichen Konzeption des Maßregelrechts, sieht sich aber wegen der teilweise sehr langen Unterbringungszeiten in der Praxis vor allem auch bei drohenden weiteren Taten lediglich der kleinen und mittleren Kriminalität der Kritik unter dem Gesichtspunkt der Verhältnismäßigkeit ausgesetzt (Ritzel 1978, 40 ff.; LK-Horstkotte, § 67 b Rn. 2, 64 f.; Volckart 1984, 136).
Eine Entlassung aus dem psychiatrischen Krankenhaus erfolgt in aller Regel im Wege der Aussetzung der Unterbringung gemäß § 67 d Abs. 2 (über Fälle der Erledigung vgl. unten S. 66, 69).
Danach ist die Vollstreckung zur Bewährung auszusetzen, sobald verantwortet werden kann zu erproben, ob der Untergebrachte in Freiheit keine weiteren Taten mehr begehen wird, die den Tatbestand eines Strafgesetzes erfüllen. Für die Wahl der Formel durch den

Gesetzgeber, daß «verantwortet werden kann zu erproben», war maßgeblich, daß eine Entscheidung über die Erreichung des Zwecks der Maßregel «kaum je mit der erforderlichen Bestimmtheit getroffen werden» kann, daß die Entlassung «stets mit einem gewissen Risiko verbunden» ist (BT-Drucksache V/4054, 22) und daß daher die entscheidende Frage die der Vertretbarkeit des Risikos sein muß, die nach der Art der begangenen und drohenden Straftaten unterschiedlich zu beantworten ist (Protokolle V, 2246 f.; LK-Horstkotte, § 67 d, Rn. 22).

2. Für die Entscheidung über die Entlassung sind danach maßgeblich: Die Prognose des künftigen Verhaltens des Verurteilten, das Gewicht der durch mögliche Wiederholungstaten bedrohten Rechtsgüter und der Grad ihrer Gefährdung sowie die Verhältnismäßigkeit eines fortdauernden Freiheitsentzuges (LK-Horstkotte, § 67 d, Rn. 24).

Entscheidend für die Frage der Aussetzung ist zunächst die *Entlassungsprognose*. Ihr Gegenstand ist nicht, ob der Untergebrachte in Freiheit ein normales, geordnetes Leben wird führen können, sondern nur, ob er keine rechtswidrigen Taten mehr begehen wird.

Für die verschiedenen *Methoden der Prognose* kann zunächst auf die Ausführungen zur Anordnung der Unterbringung verwiesen werden (vgl. oben S. 49 ff.). Angewandt werden auch hier statistische, klinische und intuitive Prognose. Die gebräuchlichen Verfahren neigen zu einer für die Entlassungsprognose besonders problematischen Überbetonung der statischen, in der Vergangenheit liegenden Merkmale wie z.B. der Vorstrafen und Rückfälle des Täters, ohne die Einflüsse des Maßregelvollzuges bzw. die künftigen Lebensumstände des Verurteilten hinreichend zu berücksichtigen. Das gilt insbesondere für die statistischen Methoden. Die klinische Prognose erscheint insofern überlegen, als sie eher die individuelle Persönlichkeit des Untergebrachten erfassen und auch ihre Veränderungen während des Vollzuges beurteilen kann. Andererseits ergeben sich für sie Belastungen und Verzerrungen, wenn der beurteilende Psychiater bzw. Psychologe an der Unterbringung und Behandlung des Verurteilten beteiligt ist. Strafvollstreckungskammern und Gutachter arbeiten meist mit der intuitiven Prognose, die vielfältige, in ihrem Gewicht häufig problematische Kriterien verwendet. Beim gegenwärtigen Stand der Prognoseforschung wird man über die Empfehlung Horstkottes kaum hinauskommen können, die Ergebnisse zur Verfügung stehender verschiedener Prognosemethoden heranzuziehen, zu vergleichen und die Gesamtergebnisse kritisch zu werten (LK-Horstkotte, § 67 b, Rn. 34; § 67 c, Rn. 56).

Unabhängig von den angewandten Methoden sind für die Entlassungsprognose unter anderem zu berücksichtigen (vgl. dazu insbesondere LK-Horstkotte, § 67 b, Rn. 39 ff.; Babatz u.a., Thesen 1985):

– Die sogenannte Anlaß- bzw. Auslösetat insbesondere im Hinblick auf die aktuelle Situation und die lebensmäßige Konstellation, in der sie begangen wurde,
– Die Art der Erkrankung des Untergebrachten. Zu beachten ist dabei, daß die Neigung psychisch Kranker zu Straftaten, insbesondere zu Gewalttaten weit überschätzt wird (Böker/Häfner 1973, 20 ff.).
  Allein mit einer bestimmten Krankheitsdiagnose kann noch kein Gefährlichkeitsurteil begründet werden. Es sind stets auch noch die konkreten Umstände in der Person des Täters und seine künftigen Lebensverhältnisse mit zu berücksichtigen.
– Die Ergebnisse der Behandlung im Vollzug (skeptisch insoweit Teile der Rechtsprechung; vgl. KG NJW 1972, 2228; 1973, 1420. Kritisch zu dieser Rechtsprechung u.a. Müller-Dietz, NJW 1973, 1065).
– Das Verhalten des Untergebrachten im Vollzug, insbesondere in Situationen, die dem normalen Leben ähnlich sind, u.a. bei Arbeit, Freigang und Urlaub. Dabei dürfen Disziplinarverstöße in ihrer prognostischen Bedeutung nicht überschätzt werden (LK-Horstkotte, § 67 c, Rn. 59, 60 f.). Die Prüfung

kann nicht auf die äußerlich feststellbare Anpassung an die Institution beschränkt werden, sondern hat zu untersuchen, welche indizielle Bedeutung ein Verhalten im Hinblick auf eine mögliche Delinquenz außerhalb der Anstalt besitzt (Babatz u. a., Thesen 1985)
- Die Hilfs- und Aufsichtsmaßnahmen sowie die persönlichen Beziehungen und Anknüpfungspunkte, auf die sich der Untergebrachte nach seiner Entlassung wird stützen können (Schönke-Schröder-Stree, §67b, Rn. 11 ff.).

Die genannten Umstände sind keineswegs vollständig; sie können jeweils nur Anhalts-punkte geben, erlauben aber keine sichere Vorhersage, wie sich der oft seit langen Jahren Untergebrachte in Freiheit verhalten wird.

Bei der Beurteilung des Verhaltens im Vollzug ist stets zu beachten, daß die Lebensverhält-nisse in der Anstalt meist von denen des gewöhnlichen Lebens erheblich abweichen, sodaß sowohl negative Auffälligkeiten wie Disziplinwidrigkeiten als auch positive Verhaltens-weisen wie Fleiß und reibungslose Einfügung in das Leben der Anstalt unter Umständen so sehr an die Bedingungen der Anstalt gebunden sind, daß sie für die Entlassungsprognose nicht von wesentlicher Bedeutung sein müssen (Venzlaff 1984, 106; LK-Horstkotte, §67d, Rn. 35).

Bei der Prognose ist zu beachten, daß gemäß §67c Abs. 2 Satz 2 mit der Aussetzung Füh-rungsaufsicht eintritt. Die voraussehbaren Wirkungen dieser Führungsaufsicht, die in der Leitung durch einen Bewährungshelfer sowie die Aufsichtsstelle besteht, sowie die Auswir-kungen eventueller Weisungen, sind in die Prognose einzubeziehen (Dreher-Tröndle, §67d, Rn. 6). Das gilt auch für die Umstände, die durch die Entlassungsvorbereitungen beeinflußt werden können, wie Arbeitsplatz, Unterkunft, persönliche Anknüpfungspunkte etc.

Schließlich hat nicht außer Betracht zu bleiben, daß nach §67g ein Widerruf der Aus-setzung möglich ist, wenn sich entgegen der prognostischen Einschätzung später die Ge-fahr erheblicher rechtswidriger Taten zeigt. Die Möglichkeit des die Prognosebeurteilung korrigierenden Widerrufs begrenzt das prognostische Risiko, das mit jeder Maßregelaus-setzung verbunden ist (LK-Horstkotte, §67g, Rn. 4).

3. Neben der Prognose des künftigen Verhaltens ist für die Frage der Aussetzung zu berück-sichtigen, *welche Straftaten* vom Untergebrachten drohen. Dabei ist die Strafvollstrek-kungskammer in ihrer Entscheidung an die Art der Taten gebunden, die für die Unter-bringung bestimmend gewesen sind. Sie kann nur überprüfen, ob die vom erkennenden Gericht der Anordnung der Unterbringung zugrunde gelegte Gefährlichkeitsprognose noch weiter zu gelten hat. Sie darf aber nicht mit einer Gefährlichkeitsprognose anderen Inhalts die Fortdauer der Maßregel begründen (Schönke-Schröder-Stree, §67d, Rn. 14 m. w. N.). War etwa der Unterbringung die Gefahr zugrundegelegt worden, daß der Ver-urteilte Taten gegen Leib und Leben begehen werde, so ist die Maßregel auch dann aus-zusetzen, wenn jetzt z. B. die Gefahr von Vermögensdelikten drohen sollte (LK-Hanack, §65, Rn. 66; Lenckner 1972, 212f.). Solchen vom Anordnungsgrund abweichenden dro-henden Delikten kann jedenfalls nicht mit dem Mittel der Unterbringung wegen früherer Taten begegnet werden.

Die Schwere der zu erwartenden Straftaten spielt bei der Entscheidung über die Entlassung eine wesentliche Rolle. Die entscheidende Frage geht dahin, ob die drohenden Taten hin-sichtlich der Schwere des durch sie möglicherweise entstehenden Schadens so schwer wiegen, daß sie eine Fortsetzung der Maßregelvollstreckung rechtfertigen (OLG Düssel-dorf, MDR 1980, 779; OLG München, Recht und Psychiatrie 1983, 37). Dabei gilt, daß je schwerer die drohende Tat, desto geringer die Wahrscheinlichkeit ihrer Begehung sein muß (Dreher-Tröndle, § 67d, Rn. 6). Bei einem Untergebrachten, der ein Tötungs-

delikt, Brandstiftungen oder schwere Sexualdelikte begangen hat, kann also auch ein geringer Grad an Wahrscheinlichkeit ausreichen, um die Aussetzung der Unterbringung abzulehnen (Schönke-Schröder-Stree, § 67 d, Rn. 9; BT-Drucksache V/4095, 22).
Dagegen müssen bei leichteren Delikten, z. B. bei kleinen und mittleren Vermögensstraftaten, unter Berücksichtigung des Verhältnismäßigkeitsgrundsatzes an den Wahrscheinlichkeitsgrad künftiger Taten höhere Anforderungen gestellt werden.
Auch die Zeit der bisherigen Unterbringung ist bei der Entscheidung über die Entlassung nicht außer Acht zu lassen. Denn die Belastung durch die Unterbringung wächst mit ihrer Dauer; zu ihrer weiteren Rechtfertigung bedarf es daher zunehmend gewichtiger Gründe. Die Schwere der möglichen Gefährdung der Allgemeinheit ist deshalb bei der Risikoabwägung in Beziehung zur erlittenen Zeitdauer des Freiheitsentzuges zu setzen. Die Gefahr schwerster Taten rechtfertigt dabei die weitere Unterbringung auch bei längerer Dauer und bei einem geringeren Wahrscheinlichkeitsgrad, der sonst nicht hinreichend wäre. Schwere und Wahrscheinlichkeit der möglichen Taten stehen insofern in einer Wechselbeziehung, als an die Wahrscheinlichkeit um so höhere Anforderungen zu stellen sind, je mehr die möglichen Taten hinter dem höchsten Schweregrad zurückbleiben (LK-Horstkotte, § 67 b, Rn. 59 m. w. N.).
4. Einige spektakuläre Rückfalltaten Untergebrachter sowie die strafrechtliche Verfolgung von Psychiatern, deren Gutachten zur Entlassung oder zu Vollzugslockerungen beigetragen haben, während deren es zu Straftaten kam, sind teilweise Anlaß für eine restriktive Entlassungspraxis gewesen. Es besteht die Gefahr, daß dabei mögliche Therapie zugunsten bloßen Sicherungsdenkens zurückgedrängt und die Unterbringung im psychiatrischen Krankenhaus allein zur langandauernden sichernden Verwahrung wird. Eine Entlassungspraxis, die sich lediglich an der Sicherung orientiert, wäre verfehlt und liefe den Intentionen des Gesetzes zuwider. Nach § 67 d Abs. 2 setzt die Aussetzung der Maßregel nicht die sichere Erwartung künftigen Wohlverhaltens voraus. Daß «verantwortet werden kann zu erproben», nimmt ein gewisses Risiko in Kauf (Schönke-Schröder-Stree, § 67 d, Rn. 9). Dieses Risiko wird nur sehr klein sein dürfen, wenn es um sehr schwerwiegende Taten geht (Volckart 1984, 138). Immer muß es sich um ein kalkuliertes Risiko handeln, das zuvor sorgfältig geprüft und für verantwortbar gehalten worden ist (Babatz u. a., Thesen 1985). Daran hat es offenbar bei manchen Fällen gefehlt, die in letzter Zeit Aufsehen erregt haben. Allein therapeutischer Optimismus und guter Wille reichen nicht aus, es muß vielmehr nach den genannten Kriterien eine differenzierte Prognose erstellt werden und eine alle Gesichtspunkte berücksichtigende Abwägung erfolgen.
Streitig ist, ob bei der Entscheidung über die Entlassung der Grundsatz «in dubio pro reo» nicht gilt, Zweifel also zu Lasten des Untergebrachten gehen. Von einer verbreiteten Auffassung wird das angenommen (LK-Hanack, Vor § 61, Rn. 51 m. w. N.). Horstkotte weist demgegenüber mit Recht darauf hin, daß die Erprobungsklausel des § 67 d Abs. 2 es dem Richter nicht gestattet, sich im Zweifelsfall lediglich auf eine Beweisregel zurückzuziehen (LK-Horstkotte, § 67 d, Rn. 75 mit vielen Nachweisen zum Streitstand). Das Gericht hat vielmehr seine Entscheidung auch in Fällen des non liquet anhand der genannten Kriterien, nämlich insbesondere der Schwere der drohenden Taten, des Grades der Rückfallwahrscheinlichkeit und der Dauer der bisherigen Unterbringung ohne Bindung an Beweisregeln zu treffen. Dabei hat es die bestehende Unsicherheit hinsichtlich weiterer Taten bei der Abwägung des Risikos in Betracht zu ziehen. Im Ergebnis wird das freilich häufig – jedenfalls bei der Gefahr schwerwiegender Taten – auf eine Entscheidung gegen die Entlassung hinauslaufen, wenn erhebliche Zweifel bleiben.

5. Nicht auf Aussetzung der Maßregel ist zu entscheiden, wenn sich nach Beginn der Unterbringung ergibt, daß der Verurteilte gar nicht an einem Zustand leidet, der die Anwendung der §§20, 21 StGB und die Unterbringung nach §63 StGB rechtfertigt. Das kann der Fall sein, wenn sich die im Strafverfahren gestellte Diagnose als falsch erweist oder wenn der krankhafte Zustand durch Heilung bzw. eine volle Remission entfallen ist.

Eine besondere gesetzliche Regelung dieser Fälle fehlt. In beiden ist die Maßregel von der Vollstreckungskammer für erledigt zu erklären, eine Aussetzung nach §67d Abs. 2, die mit Führungsaufsicht verbunden wäre, erfolgt nicht (OLG Frankfurt, NJW 1978, 2347; OLG Hamm, NStZ 1982, 300; Schönke-Schröder-Stree, §67b Rn. 14; Dreher-Tröndle, §67d Rn. 5).

Abweichend davon will Horstkotte im Falle der späteren Heilung keine Erledigung, sondern nur eine Aussetzung der Unterbringung (LK-Horstkotte, §67d Rn. 48; §67c Rn. 9). Er begründet das damit, zwischen einer Heilung des krankhaften Zustandes und einer Besserung könne nicht scharf unterschieden werden, auch habe die Besserung bisher nicht in Freiheit unter Beweis gestellt werden können. Vermieden werden müsse auch, daß etwa nach §63 StGB als psychisch krank Untergebrachte aus dem Maßregelvollzug abgeschoben würden.

Diese Argumente überzeugen nicht. Liegt wirklich eine volle Remission des krankhaften Zustandes vor, ist für die Fortdauer der Maßregel kein Raum mehr, sie ist für erledigt zu erklären (SK-Horn, §63 Rn. 18). Eine andere Frage ist allerdings, ob tatsächlich eine derartige volle Ausheilung gegeben ist. Im Zweifelsfalle ist das jedenfalls erst im Wege der Aussetzung der Maßregel zur Bewährung zu überprüfen.

6. Für das Verfahren der Aussetzung gilt folgendes:

Die Entscheidung erfolgt durch die Strafvollstreckungskammer auf Antrag des Verurteilten bzw. der Staatsanwaltschaft oder von Amts wegen. Eine Überprüfung von Amts wegen kann jederzeit stattfinden (§67e Abs. 1 Satz 1). Da §67d Abs. 2 die Aussetzung vorschreibt, «sobald» eine Erprobung verantwortet werden kann, ist das Gericht verpflichtet, beim Vorliegen von Anhaltspunkten stets in eine Prüfung der Möglichkeit einer Entlassung einzutreten. Vollstreckungsbehörde und Anstalt sind, da die Maßregel nicht länger als unbedingt erforderlich andauern darf, verpflichtet, das Gericht darüber zu informieren, wenn sich eine Aussetzungsmöglichkeit ergibt.

Das gilt unabhängig von den in §67e festgelegten gesetzlichen Prüfungsfristen. Diese betragen bei der Unterbringung im psychiatrischen Krankenhaus 1 Jahr. Sie beginnen jeweils mit einer die Aussetzung ablehnenden Entscheidung von neuem, nicht erst mit deren Rechtskraft, die eventuell erst nach einem längeren Beschwerdeverfahren eintritt (Schönke-Schröder-Stree, §67e, Rn. 2).

Eine intensivere gerichtliche Kontrolle bei möglicher schneller Veränderung der Verhältnisse eröffnet die Abkürzung der Prüfungsfristen nach §67e Abs. 3 Satz 1.

Die Sperrfrist nach §67e Abs. 3 Satz 2 ist angebracht, wenn sich innerhalb kurzer Fristen Anträge des Verurteilten ohne neue Gesichtspunkte häufen. Eine solche Sperrfrist hindert eine Sachentscheidung nicht, wenn sich doch neue relevante Aspekte ergeben.

Im Verfahren sind der Verurteilte, die Staatsanwaltschaft und die Anstalt zu hören (§463 Abs. 3 i.V. mit §454 StPO). Die Anhörung des Verurteilten erfolgt grundsätzlich mündlich (§454 Abs. 1 Satz 3 StPO).

Über den Umfang der Überprüfung entscheidet die Strafvollstreckungskammer nach pflichtgemäßem Ermessen, sie hat dabei die Persönlichkeit und die Lebensverhältnisse des

Untergebrachten, soweit für die Entscheidung erforderlich, durch eigene Erhebungen zu untersuchen. Dafür kann es erforderlich sein, Berichte der Gerichtshilfe, der Sozialbehörde und anderer Stellen einzuholen, die über den Verurteilten und seine Lebensverhältnisse Auskunft geben können.

In Zweifelsfällen sollte dabei das Gutachten eines anstaltsfremden Psychiaters oder Psychologen herangezogen werden (LK-Horstkotte, § 67 d Rn. 93). Einerseits dürfte zwar ein Gutachten des behandelnden Arztes oder Psychologen den Vorteil haben, daß dieser den Untergebrachten aus regelmäßigem Umgang näher kennt. Andererseits können aber aus der Behandlung resultierende Spannungen und Belastungen zwischen Proband und Gutachter die Beurteilung erschweren, auch kann die therapeutische Arbeit durch die Gutachtertätigkeit erheblich beeinträchtigt werden. Das läßt es angezeigt erscheinen, jedenfalls nach einer längeren Dauer der Unterbringung und auch sonst in problematischen Fällen dem externen Gutachten den Vorzug zu geben (vgl. dazu LK-Horstkotte, § 67 d Rn. 93, § 67 c Rn. 64).

Die Entlassung aus der Unterbringung in der Entziehungsanstalt

1. Die Höchstdauer der Unterbringung in einer Entziehungsanstalt beträgt nach § 67 d Abs. 1 Satz 1 zwei Jahre. In der Praxis sind bei Alkoholikern Unterbringungszeiten von weniger als einem Jahr üblich, bei Drogenabhängigen kommen teilweise längere Zeiten vor (LK-Horstkotte, § 67 d Rn. 4).

Nach dem Ablauf der Höchstfrist ist der Untergebrachte jedenfalls zu entlassen, auch wenn er noch gefährlich erscheint bzw. wenn die Fortsetzung der Therapie Erfolg verspricht. Gegebenenfalls sollte in derartigen Fällen versucht werden, die Unterbringung in einen freiwilligen Klinikaufenthalt umzuwandeln.

Nach § 67 d Abs. 1 Satz 3 kann sich die Höchstfrist dann bis zu 4 Jahren verlängern, wenn vor einer verhängten Freiheitsstrafe die daneben angeordnete Maßregel vollzogen und die Unterbringung auf die Strafe angerechnet wird (§ 67 Abs. 4). Ist z. B. neben der Unterbringung in der Entziehungsanstalt noch eine zweijährige Freiheitsstrafe ausgeworfen und wird die Maßregel vor der Strafe vollzogen, so kann die Unterbringung in der Entziehungsanstalt das doppelte der Höchstfrist, also 4 Jahre betragen. In der Praxis kommt eine solche Dauer der Unterbringung kaum vor (zum gesetzgeberischen Zweck des § 67 d Abs. 1 Satz 3 vgl. Dreher-Tröndle, § 67 d Rn. 2).

2. Eine Entlassung vor Ablauf der Höchstfrist ist gem. § 67 d Abs. 2 bei günstiger Prognose möglich. Auch hier muß geprüft werden, ob «verantwortet werden kann zu erproben, ob der Untergebrachte außerhalb des Maßregelvollzuges keine rechtswidrigen Taten mehr begehen wird».

Da gemäß § 64 Abs. 2 der Besserungszweck dem Sicherungszweck Grenzen setzt (vgl. oben, S. 52), stehen bei der Entlassung aus der Entziehungsanstalt therapeutische Gesichtspunkte im Vordergrund. Es kommt entscheidend darauf an, ob die Erprobung in Freiheit zu einem bestimmten Zeitpunkt durch den Therapieplan angezeigt ist oder nicht (LK-Horstkotte, § 67 d, Rn. 50).

Dementsprechend ist eine Entlassung aus therapeutischen Gründen nicht zu verantworten, wenn Rückfallgefahr besteht. Derjenige Entlassungszeitpunkt ist zu bestimmen, der die besten Bedingungen für die Fortsetzung der Therapie in Freiheit eröffnet.

3. Sehr streitig ist, ob in entsprechender Anwendung des in § 64 Abs. 2 enthaltenen Rechtsgedankens die Unterbringung in der Entziehungsanstalt abzubrechen und die Maßregel für erledigt zu erklären ist, wenn sich die Entziehungskur als aussichtslos erweist. Diese

Ansicht wird unter Berufung auf den Behandlungszweck der Maßregel von einer Reihe von Gerichten sowie in der Literatur vertreten (u. a. OLG Celle, NStZ 1981, 318; NStZ 1982, 303; OLG Hamm, MDR 1982, 1038; LK-Hanack, §64 Rn. 92; SK-Horn, §67d Rn. 4; Volckart 1984, 113). Die zur Zeit wohl überwiegende Meinung steht auf dem gegenteiligen Standpunkt, da §64 Abs. 2 nur für die Entscheidung des erkennenden Gerichts gelte (u. a. OLG Bremen, NStZ 1981, 317; OLG Frankfurt, NStZ 1983, 187; OLG Stuttgart, MDR 1980, 865; Schönke-Schröder-Stree, §64 Rn. 11; Dreher-Tröndle, §67d Rn. 5; Lackner, §64 Anm. 1).

Richtig dürfte im Ergebnis die erstgenannte Auffassung sein. Es widerspricht dem Zweck der Unterbringung in einer Entziehungsanstalt, dort Personen zu verwahren, die nicht sinnvoll behandelt werden können (Volckart 1984, 113). Dabei darf allerdings die Gefahr nicht übersehen werden, daß mit der entsprechenden Anwendung des §64 Abs. 2 die Intensität therapeutischer Bemühungen in der Maßregel geschwächt werden kann (LK-Horstkotte, §67d Rn. 52). Die bloße Weigerung des Verurteilten, an einer Therapie mitzuwirken, genügt allein sicher nicht, um die Maßregel für erledigt zu erklären. Das kommt vielmehr nur dann in Betracht, wenn der Zustand des Untergebrachten es auf lange Sicht als unwahrscheinlich erscheinen läßt, daß er mit Aussicht auf Erfolg behandelt werden kann (OLG Celle, NStZ 1982, 303).

4. Erfolgt eine Entlassung vor Ablauf der Höchstfrist, so tritt Führungsaufsicht ein (§67d Abs. 2 Satz 2). Der zur Bewährung Entlassene steht dann für eine vom Gericht festzusetzende Dauer von mindestens zwei und höchstens fünf Jahren (§68c Abs. 1) unter der Aufsicht einer besonderen Aufsichtsstelle und eines Bewährungshelfers. Wird der Untergebrachte erst mit Ablauf der Höchstfrist entlassen, so ist die Maßregel damit erledigt. Der Entlassene ist dann von jeglichen Aufsichtsmaßnahmen frei.

1.1.6.2. Die Aussetzung der Unterbringung im psychiatrischen Krankenhaus und der Entziehungsanstalt zugleich mit ihrer Anordnung

§67b – Aussetzung zugleich mit der Anordnung –

(1) Ordnet das Gericht die Unterbringung in einem psychiatrischen Krankenhaus oder in einer Entziehungsanstalt an, so setzt es zugleich deren Vollstreckung zur Bewährung aus, wenn besondere Umstände die Erwartung rechtfertigen, daß der Zweck der Maßregel auch dadurch erreicht werden kann. Die Aussetzung unterbleibt, wenn der Täter noch Freiheitsstrafe zu verbüßen hat, die gleichzeitig mit der Maßregel verhängt und nicht zur Bewährung ausgesetzt wird.

(2) Mit der Aussetzung tritt Führungsaufsicht ein.

1. Nach §67b kann die Vollstreckung der Unterbringung sowohl in einem psychiatrischen Krankenhaus als auch in einer Entziehungsanstalt bereits zugleich mit ihrer Anordnung ohne vorhergehenden Vollzug zur Bewährung ausgesetzt werden, wenn besondere Umstände die Erwartung rechtfertigen, daß der Zweck der Maßregel auch ohne ihre Vollstreckung erreicht werden kann. Dieser Zweck ist die Prävention künftigen, erheblich strafrechtswidrigen Verhaltens. §67b stellt eine Ausprägung des Verhältnismäßigkeitsgrundsatzes dar. Dieser gebietet es, eine Maßregel überhaupt nur dann anzuordnen, wenn es unvermeidbar ist, das heißt, wenn keine anderen, weniger belastenden Vorkehrungen zur Abwehr der Gefahr ausreichen (LK-Hanack, §63 Rn. 82ff.). Eine Aussetzung der angeordneten Maßregel kommt erst dann in Betracht, wenn das Gericht die künftige Gefährlichkeit des Täters annimmt und keine anderen Möglichkeiten sieht, ihn zu begegnen,

als durch die Maßregel. § 67 b will für diesen Fall dem Gedanken der Subsidiarität des Vollzuges der Maßregel Geltung verschaffen. Er geht von dem Grundgedanken aus, daß «dem Vollzug der strafrechtlichen Unterbringung jede Alternative vorzuziehen ist, die künftige rechtswidrige Handlungen ebenso wirksam verhütet» (LK-Horstkotte, § 67 b Rn. 16).

2. Ein Widerspruch scheint darin zu liegen, daß für § 67 b zunächst – nämlich für die Anordnung der Unterbringung – die Gefährlichkeit bejaht, dann aber praktisch gleichzeitig im Hinblick auf die Vollstreckung verneint werden muß. Ein solcher Widerspruch besteht aber nur scheinbar. Sowohl die vom Gesetz geforderten «besonderen Umstände» wie der für die Prognose ebenfalls wesentliche Umstand, daß mit der Aussetzung Führungsaufsicht eintritt, können den *Vollzug* entbehrlich machen. Andererseits kann aber die *Anordnung* der Maßregel erforderlich sein, um Einwirkungs- und Kontrollmöglichkeiten über den Verurteilten zu haben, die erforderlich erscheinen, um einen Rückfall zu verhindern. Die Anordnung der Unterbringung kann also notwendig sein, um Führungsaufsicht und andere Hilfsmaßnahmen eintreten zu lassen; diese können den Verzicht auf den Vollzug möglich machen.

3. Die Aussetzung nach § 67 b ist ebenso wie die nach § 67 d Abs. 2 von einer *günstigen Täterprognose* abhängig (Schönke-Schröder-Stree, § 67 b Rn. 4).
Das Gesetz stellt dabei anders als in § 67 d Abs. 2 auf «besondere Umstände» ab. Diese Klausel ist hier nicht im gleichen Sinne zu verstehen wie etwa in §§ 47 Abs. 1, 56 Abs. 2 und 57 Abs. 2 StGB. Sie meint in § 67 b nicht allein außergewöhnliche, vom Durchschnittsfall wesentlich unterschiedene Fälle. Die «besonderen Umstände» müssen auch nicht notwendig mit der Tat oder der Person des Täters zusammenhängen, von Bedeutung sind hier vielmehr insbesondere solche, die die künftigen Lebensverhältnisse des Täters betreffen, z.B. die Möglichkeit der Therapie in einer bestimmten Einrichtung (BGH NStZ 1983, 167). Mit Horstkotte ist davon auszugehen, daß die «Umständeklausel» den Richter zu konkreten Feststellungen über Alternativen zum Vollzug der Maßregel anhalten soll (LK-Horstkotte, § 67 b Rn. 19, Rn. 45; ähnlich Dreher-Tröndle, § 67 b Rn. 3). Die Umstände, die trotz bestehender Gefährlichkeit erwarten lassen, daß auch bei einer Aussetzung weitere Taten verhindert werden können, müssen überprüft werden.
Als derartige besondere Umstände kommen zunächst eine freiwillige ambulante oder stationäre Behandlung in Betracht, z.B. in einem Krankenhaus, einem Heim, in therapeutischen Wohngemeinschaften, Rehabilitations- und Trainingseinrichtungen, etwa in einer Therapiekette. Zu nennen sind weiter u.a. die Betreuung in der eigenen Familie oder einer Pflegefamilie sowie Veränderungen in den beruflichen oder sozialen Beziehungen.

4. Bei der Prognoseentscheidung ist auch hier der Verhältnismäßigkeitsgrundsatz zu beachten. Die Aussetzung ist um so vorsichtiger zu handhaben, je schwerer das bei einem Rückfall drohende Delikt wäre. Zwar kann auch insoweit nicht davon ausgegangen werden, daß der Satz «in dubio contra reum» gelte. Schwere und Art des bei einem etwaigen Rückfall drohenden Schadens sind aber bei der Risikoabwägung zu berücksichtigen. So ist bei der Gefahr sehr schwerer Delikte in Zweifelsfällen eine «Sicherheitsmarge» zugunsten des Rechtsgüterschutzes erforderlich (LK-Hanack, § 63 Rn. 83 ff.; LK-Horstkotte, § 67 b Rn. 22).

5. § 67 b Abs. 1 Satz 2 schränkt den Anwendungsbereich der anfänglichen Maßregelaussetzung erheblich ein: Eine Unterbringung kann nicht zugleich mit ihrer Anordnung ausgesetzt werden, wenn der Täter Freiheitsstrafe zu verbüßen hat, die gleichzeitig mit der Maßregel verhängt und nicht zur Bewährung ausgesetzt wird. In Betracht kommen kann

das insbesondere in Fällen verminderter Schuldfähigkeit nach § 21 StGB. Der Zweck des § 67 b, eine Freiheitsentziehung nach Möglichkeit zu vermeiden, kann nicht verwirklicht werden, wenn eine zu vollstreckende Freiheitsstrafe ansteht. Erfolgt in derartigen Fällen nicht eine Anordnung über den Vorwegvollzug der Strafe gem. § 67 Abs. 2, so ist zunächst die Maßregel zu vollstrecken, es sei denn, nach § 67 Abs. 3 würde der Vollzug der Strafe angeordnet.

Die Entscheidungen über die Maßregel- und die Strafaussetzung sollten in den in Betracht kommenden Fällen angesichts des notwendigen Zusammenhanges aller Erwägungen über die Rechtsfolgen der Tat für den Verurteilten nach Möglichkeit koordiniert werden. Ist eine Maßregelaussetzung indiziert, so dürften regelmäßig auch die prognostischen Voraussetzungen für eine Strafaussetzung nach § 56 StGB gegeben sein. Das gilt trotz der unterschiedlichen Bedeutung der «besonderen Umstände» in § 56 Abs. 2 und § 67 b StGB.

1.1.6.3. Die Überweisung in den Vollzug einer anderen Maßregel

§ 67 a   – Überweisung in den Vollzug einer anderen Maßregel –

(1) Ist die Unterbringung in einem psychiatrischen Krankenhaus, einer Entziehungsanstalt oder einer sozialtherapeutischen Anstalt angeordnet worden, so kann das Gericht nachträglich den Täter in den Vollzug einer der beiden anderen Maßregeln überweisen, wenn die Resozialisierung des Täters dadurch besser gefördert werden kann.

(2) Unter den Voraussetzungen des Absatzes 1 kann das Gericht nachträglich auch einen Täter, gegen den Sicherungsverwahrung angeordnet worden ist, in den Vollzug einer der in Abs. 1 genannten Maßregeln überweisen.

(3) Das Gericht kann eine Entscheidung nach den Absätzen 1 und 2 ändern oder aufheben, wenn sich nachträglich ergibt, daß die Resozialisierung des Täters dadurch besser gefördert werden kann. Eine Entscheidung nach Abs. 2 kann das Gericht ferner aufheben, wenn sich nachträglich ergibt, daß mit dem Vollzug der in Abs. 1 genannten Maßregeln kein Erfolg erzielt werden kann.

(4) Die Fristen für die Dauer der Unterbringung und der Überprüfung richten sich nach den Vorschriften, die für die im Urteil angeordnete Unterbringung gelten.

1. § 67 a soll die Reaktionsbeweglichkeit des durch die Strafrechtsreform erneuerten Maßregelsystems ermöglichen. Wird eine freiheitsentziehende Maßregel angeordnet, deren Legitimation in der Gefahr künftiger Straftaten des Verurteilten liegt (vgl. oben, S. 45), so soll damit zugleich mit den zur Verfügung stehenden Möglichkeiten die Resozialisierung des Untergebrachten gefördert werden.

§ 67 a läßt daher unter Wahrung der zeitlichen Grenzen der im Urteil ursprünglich angeordneten Maßregel (§ 67 a Abs. 4) einen nachträglichen Austausch der verschiedenen Maßregeln insoweit zu, als es der Resozialisierung des Täters dient.

«Resozialisierung» ist hier im weiten, untechnischen Sinne zu verstehen. Gemeint ist damit jede Einwirkung auf den Verurteilten, die unmittelbar oder mittelbar darauf abzielt, daß er künftig ein Leben ohne Straftaten führen kann (LK-Horstkotte, § 67 a Rn. 14).

2. Die Überweisung in den Vollzug einer anderen Maßregel darf nur im Interesse des Untergebrachten erfolgen. Sie ist z. B. nicht deshalb zulässig, weil er im Vollzug der im Urteil primär angeordneten Maßregel Sicherheitsprobleme in der Anstalt schafft. Die sichere Unterbringung, z. B. in einem besonderen, festen Gebäude einer psychiatrischen Krankenanstalt, geschieht als solche nicht im Interesse der Resozialisierung des Verurteilten. Auch darf die Überweisung nach § 67 a nicht dazu benutzt werden, lästige, bzw. schwierige Untergebrachte in andere Anstalten abzuschieben (Dreher-Tröndle, § 67 a Rn. 4). Außer

im Falle der Rücküberweisung nach Abs. 3 Satz 2 wegen Erfolglosigkeit ist eine Überweisung nur zulässig, wenn die Strafvollstreckungskammer davon überzeugt ist, daß sie damit dem Interesse der Resozialisierung des Untergebrachten dient.

Da es auf die tatsächlich bestehenden Möglichkeiten der besseren Behandlung ankommt, hat das Gericht diese evtl. unter Mithilfe eines Sachverständigen vor seiner Entscheidung zu klären. Der Grundsatz, daß sich das Gericht nicht selbst um die Auswahl der Maßregelvollzugsanstalt zu kümmern habe, gilt insoweit jedenfalls nicht (LK-Horstkotte, § 64a Rn. 18). Darauf, ob der Verurteilte auch die gesetzlichen Voraussetzungen für die Anordnungen der anderen Maßregel erfüllt, kommt es nicht an. So kann z. B. auch derjenige zur besseren Förderung in ein psychiatrisches Krankenhaus überwiesen werden, bei dem ein Zustand nach §§ 20, 21 nicht besteht und der daher die Voraussetzungen des § 63 nicht erfüllt.

Erweist sich eine Behandlung in der Entziehungsanstalt als aussichtslos, so ist vor einer Erklärung der Maßregel als erledigt in entsprechender Anwendung des § 64 Abs. 2 zu prüfen, ob eine Überweisung in das psychiatrische Krankenhaus in Betracht kommt. Aussichtslos ist die Unterbringung nach § 64 unter Berücksichtigung des § 67a erst, wenn sie im Maßregelvollzug insgesamt keine Aussicht auf Erfolg bietet (OLG Celle, NStZ 1982, 302; vgl. auch OLG Frankfurt, NStZ 1983, 187).

Als Alternative zu einer Überweisung nach § 67a kann auch eine Anordnung nach § 67 Abs. 2 und 3 über den Vorwegvollzug der Strafe in Betracht kommen.

3. Durch die Überweisung ändert sich an dem rechtlichen Charakter der im Urteil verfügten Unterbringung nichts. Sowohl die Höchstdauer der Unterbringung nach § 67d Abs. 1 als auch die Überprüfungsfristen richten sich gemäß § 67a Abs. 4 weiter nach den Vorschriften für die im Urteil ursprünglich angeordnete Maßregel. Theoretisch könnte danach ein vom psychiatrischen Krankenhaus in die Entziehungsanstalt überwiesener Patient unbefristet dort verbleiben. Praktisch wichtig ist die Höchstfrist der Unterbringung in der Entziehungsanstalt bei einer Überweisung in das psychiatrische Krankenhaus, sie bleibt auf höchstens zwei Jahre begrenzt.

1.1.6.4. Die Entscheidungen bei einem späteren Beginn der Unterbringung

§ 67c – Späterer Beginn der Unterbringung –

(1) Wird eine Freiheitsstrafe vor einer zugleich angeordneten Unterbringung vollzogen, so prüft das Gericht vor dem Ende des Vollzugs der Strafe, ob der Zweck der Maßregel die Unterbringung noch erfordert. Ist das nicht der Fall, so setzt es die Vollstreckung der Unterbringung zur Bewährung aus; mit der Aussetzung tritt Führungsaufsicht ein.

(2) Hat der Vollzug der Unterbringung drei Jahre nach Rechtskraft ihrer Anordnung noch nicht begonnen und liegt ein Fall des Absatzes 1 oder des § 67b nicht vor, so darf die Unterbringung nur noch vollzogen werden, wenn das Gericht es anordnet. In die Frist wird die Zeit nicht eingerechnet, in welcher der Täter auf behördliche Anordnung in einer Anstalt verwahrt worden ist. Das Gericht ordnet den Vollzug an, wenn der Zweck der Maßregel die Unterbringung noch erfordert. Ist der Zweck der Maßregel nicht erreicht, rechtfertigen aber besondere Umstände die Erwartung, daß er auch durch die Aussetzung erreicht werden kann, so setzt das Gericht die Vollstreckung der Unterbringung zur Bewährung aus; mit der Aussetzung tritt Führungsaufsicht ein. Ist der Zweck der Maßregel erreicht, so erklärt das Gericht sie für erledigt.

1. Während § 67d Abs. 2 die Aussetzung einer Maßregel nach ihrem begonnenen Vollzug betrifft und § 67b die Aussetzung vor dessen Beginn zugleich mit dem Urteil, regelt § 67c

diejenigen Fälle, in denen nach einem rechtskräftigen Urteil mit der Vollstreckung der darin angeordneten Maßregel noch nicht begonnen worden ist.

§ 67 c enthält zwei Fälle: Im ersten Absatz denjenigen, daß ausnahmsweise eine zugleich mit der Unterbringung verhängte Freiheitsstrafe aufgrund von Anordnungen nach § 67 Abs. 2 oder 3 vor der Maßregel vollzogen wird. Im zweiten Absatz geht es darum, daß aus anderen Gründen der Vollzug der Unterbringung drei Jahre nach Rechtskraft ihrer Anordnung noch nicht begonnen hat.

In beiden Fällen darf die Unterbringung nur noch vollzogen werden, nachdem erneut überprüft worden ist, ob der Zweck der Maßregel die Unterbringung noch erfordert. Seinen Grund hat das darin, daß nach Verbüßung der Freiheitsstrafe und nach dem Verstreichen eines längeren Zeitraumes die Prognose anders ausfallen kann und nicht mehr mit der zum Zeitpunkt des Urteils übereinstimmen muß.

2. Maßgebliches Kriterium für die Entscheidung nach § 67 c Abs. 1 und 2 ist, ob der *Zweck der Maßregel* die Unterbringung noch erfordert. Hierfür müssen die gleichen Gesichtspunkte gelten wie für die Frage, ob eine bereits begonnene Vollstreckung der Maßregel fortgesetzt werden soll (Dreher-Tröndle, § 67 c Rn. 3; Lackner, § 67 c Anm. 1 d). Es kann also insoweit auf die Ausführungen zu § 67 d Abs. 2 verwiesen werden. Auch hier gilt, daß die Erreichung des Zwecks der Maßregel, der Wegfall der Gefährlichkeit, kaum jemals zuverlässig festgestellt werden kann, so daß darauf abzustellen ist, ob die Erprobung in Freiheit verantwortet werden kann (vgl. oben Seite 57 ff.).

Grundlage für die danach erforderliche Entscheidung ist die auf den Zeitpunkt der Entlassung abzustellende Prognose, ob der Verurteilte außerhalb des Maßregelvollzuges rechtswidrige Taten begehen wird. In Betracht kommen dabei nur solche Taten, wie sie Anlaß für die Verhängung der Maßregel gewesen sind; eine ungünstige Prognose, die eine Vollstreckung der Maßregel fordert, muß also mit dem Unterbringungsgrund zusammenhängen (LK-Horstkotte, § 67 c, Rn. 90).

Zu den Methoden und zu den Kriterien der Entlassungsprognose kann zunächst auf die Darlegungen zu § 67 d zurückgegriffen werden (vgl. oben Seite 57 ff.). Für die Fälle des § 67 c Abs. 1 und 2 ist zusätzlich folgendes zu bemerken:

Die Rechtskraft des vorausgegangenen Urteils bindet die Strafvollstreckungskammer bei ihrer Prognoseentscheidung nur in sehr geringem Maße, nämlich insoweit, als sie nicht von Tatsachen ausgehen darf, die den Urteilsfeststellungen zur Schuld und zur Vorgeschichte der Tat widersprechen. Im übrigen ist sie an die Prognose des erkennenden Gerichts und im Fall des § 67 c Abs. 1 auch an die präventiven bzw. therapeutischen Vorstellungen des Gerichts über den Vorwegvollzug der Strafe nach § 67 Abs. 2 oder 3 nicht gebunden. Sie hat vielmehr in eigener Verantwortung und aufgrund eigener tatsächlicher Feststellungen zu entscheiden, ob die Unterbringung noch vollzogen werden soll. Auch die Beurteilung der Verhältnismäßigkeit im Hinblick auf die Schwere der zu erwartenden Taten und den Grund der Gefahr durch das erkennende Gericht hindert die Strafvollstreckungskammer nicht an anderen Ergebnissen.

Bei der Frage einer Unterbringung nach dem Vorwegvollzug der Strafe (Abs. 1) wird der Einfluß der Haftzeit auf den Täter eine Rolle spielen. Hier ergibt sich ähnlich wie bei § 67 d Abs. 2 die besondere Schwierigkeit, bei jemandem, der sich evtl. seit längerer Zeit in Unfreiheit befindet, zu prognostizieren, wie er sich in Freiheit verhalten wird. Neben einer feststellbaren Einwirkung der Haftzeit und einer in der Anstalt erfolgten Behandlung ist insbesondere ein Verhalten des Verurteilten in solchen Situationen zu berücksichtigen, die in Freiheit zu Straftaten Anlaß geben können, wie z. B. während des Freigangs und im Urlaub (LK-Horstkotte, § 67 c, Rn. 57 ff.).

In den Fällen des § 67c Abs. 2 kommt es dagegen nicht auf Erfahrungen aus dem Vollzug an, die Zeiten einer Verwahrung des Täters auf behördliche Anordnung werden in die Dreijahresfrist nach gesetzlicher Vorschrift nicht eingerechnet. Vielmehr hat das Gericht die Auswirkungen eines möglicherweise unbeaufsichtigten Aufenthalts in Freiheit bei seiner Prognoseentscheidung in erster Linie zu berücksichtigen. Entscheidend ist, ob der Verurteilte während dieser Zeit, gleichgültig ob er sich erlaubt oder unerlaubt in Freiheit befand, rechtswidrige Taten begangen hat, die eine Gefahr künftiger erheblicher Gesetzesverstöße begründen und eine erneute Anordnung der Maßregel rechtfertigen. Auch eine prognostisch bedeutsame Verschlechterung des psychischen Zustandes in der Zwischenzeit kann Anlaß für die Anordnung der Vollstreckung geben.

3. Bei der Bedeutung und den Folgen der Entscheidungen nach § 67c für den Verurteilten sollte das Gericht in der Regel die Möglichkeit der sachverständigen Beratung durch ein Prognosegutachten nutzen (LK-Horstkotte, § 67c, Rn. 56). Dafür sind in erster Linie Psychiater bzw. Psychologen zuständig, die Erfahrungen in der Behandlung und der Beurteilung krimineller Verläufe besitzen. Das Gericht ist zwar an derartige Gutachten nicht gebunden, ihre Befunde können aber Anlaß geben, die etwa mit den Mitteln der intuitiven Prognose gewonnenen Ergebnisse zu überprüfen und zu korrigieren.

Die nach §§ 463 Abs. 3, 454 Abs. 1 Satz 2 StPO einzuholende Äußerung der Vollzugsanstalt ist zwar von Bedeutung, sie kann aber meist wegen der beschränkten prognostischen Bedeutung des Verhaltens im Vollzug kein hinreichendes Bild geben. Daher erscheint auch im Hinblick auf die besondere Problematik von Gutachten durch die Vollzugsanstalt bzw. den behandelnden Arzt jedenfalls in den nicht einfach gelagerten Fällen des § 67c die Heranziehung eines externen psychiatrischen bzw. psychologischen Gutachters erforderlich (LK-Horstkotte, § 67c, Rn. 105).

4. Hält das Gericht nach dem Zweck der Maßregel die Unterbringung noch für erforderlich, so ordnet es ihren Vollzug an. Im Falle des Abs. 1 setzt es die Vollstreckung zur Bewährung aus, wenn das nicht erforderlich erscheint. Zugleich tritt von Gesetzes wegen damit Führungsaufsicht ein.

Nach Abs. 2 Satz 3 und 4, die sich an § 67b anlehnen, setzt das Gericht auch dann, wenn es den Maßregelzweck noch nicht für erreicht hält und den Vollzug der Maßregel anordnet, diesen Vollzug zugleich zur Bewährung aus, wenn besondere Umstände die Erwartung rechtfertigen, daß der Zweck auch bei einer Aussetzung erreicht werden kann. «Besondere Umstände» meinen hier wie in § 67b nicht nur Ausnahmefälle; die Klausel soll vielmehr das Gericht auf die zu prüfenden Alternativen hinweisen. Insoweit ist hier kein strengerer Maßstab anzulegen als in den Fällen, in denen bereits ein Straf- oder Maßregelvollzug vorangegangen ist (LK-Horstkotte, § 67c, Rn. 119; a. A. Lackner, § 67c, Anm. 2).

Weitergehend als in Abs. 1 hat das Gericht, wenn der Zweck der Maßregel erreicht scheint, die Vollstreckung nicht nur auszusetzen, sondern die Maßregel nach Abs. 2 Satz 5 für erledigt zu erklären.

1.1.6.5. Der Widerruf der Aussetzung zur Bewährung

§ 67g – Widerruf der Aussetzung –

(1) Das Gericht widerruft die Aussetzung einer Unterbringung, wenn der Verurteilte
  1. während der Dauer der Führungsaufsicht eine rechtswidrige Tat begeht,
  2. gegen Weisungen gröblich oder beharrlich verstößt oder

3. sich der Aufsicht und Leitung des Bewährungshelfers oder der Aufsichtsstelle beharrlich entzieht und sich daraus ergibt, daß der Zweck der Maßregel seine Unterbringung erfordert.

(2) Das Gericht widerruft die Aussetzung einer Unterbringung nach den §§ 63, 64 auch dann, wenn sich während der Dauer der Führungsaufsicht ergibt, daß von dem Verurteilten infolge seines Zustandes rechtswidrige Taten zu erwarten sind und deshalb der Zweck der Maßregel seine Unterbringung erfordert.

(3) Das Gericht widerruft die Aussetzung ferner, wenn Umstände, die ihm während der Dauer der Führungsaufsicht bekannt werden und zur Versagung der Aussetzung geführt hätten, zeigen, daß der Zweck der Maßregel die Unterbringung des Verurteilten erfordert.

(4) Die Dauer der Unterbringung vor und nach dem Widerruf darf insgesamt die gesetzliche Höchstfrist der Maßregel nicht übersteigen.

(5) Widerruft das Gericht die Aussetzung der Unterbringung nicht, so ist die Maßregel mit dem Ende der Führungsaufsicht erledigt.

(6) Leistungen, die der Verurteilte zur Erfüllung von Weisungen erbracht hat, werden nicht erstattet.

1. Die Entlassung aus der Unterbringung aufgrund einer Aussetzung der Maßregel zur Bewährung erfolgt nicht definitiv, sondern nur unter dem Vorbehalt des Widerrufs. Dieser ist während der Dauer der Führungsaufsicht, die mit der Entlassung zur Bewährung von Gesetzes wegen eintritt, für den Fall vorgesehen, daß der Zweck der Maßregel eine weitere Vollstreckung erfordert.

§ 67g nennt in seinen Absätzen 1 bis 3 als Widerrufsgründe bestimmte Ereignisse und Erkenntnisse während der Führungsaufsicht.

Endgültig erledigt ist die Maßregel erst mit dem Ende der Führungsaufsicht, wenn vorher kein Widerruf erfolgt (§ 67g Abs. 5). Die Führungsaufsicht endet – abgesehen vom Sonderfall des § 68g Abs. 3 – mit dem Ablauf der gesetzlichen Höchstdauer von 5 Jahren (§ 68c Abs. 1 Satz 1) bzw. dem Ablauf der gerichtlich abgekürzten Höchstfrist (§ 68c Abs. 1 Satz 2). Weiter kann die Führungsaufsicht aufgrund eines Beschlusses enden, mit dem das Gericht sie vorzeitig aufhebt (§ 68a, § 68c Abs. 1 Satz 2). In allen diesen Fällen ist mit dem Ende der Führungsaufsicht die Erledigung der Maßregel von selbst verbunden, ohne daß es dafür einer besonderen gerichtlichen Anordnung oder Feststellung bedürfte.

2. Wesentliche allgemeine *materiale* Voraussetzung des Widerrufs ist, daß der Zweck der Maßregel die weitere Unterbringung erfordert. Das Gesetz verlangt das jeweils in § 67g Abs. 1–3 in Anknüpfung an die dort genannten einzelnen Kriterien.

Den Zweck der Maßregel bildet die Verhütung neuer erheblicher Taten des Verurteilten. Für den Widerruf als der Sache nach erneute Unterbringung gelten daher die gleichen Maßstäbe wie für die ursprüngliche Anordnung der Unterbringung. Der Widerruf einer Aussetzung der Maßregel nach §§ 63 und 64 setzt daher voraus, daß vom Verurteilten aufgrund seines Zustandes Taten drohen, deretwegen im Hinblick auf ihre Schwere eine Unterbringung anzuordnen wäre (Lenckner 1972, 193; OLG Hamm, MDR 1982, 1038). Wie bei der Anordnung gilt auch für den Widerruf der Grundsatz der Verhältnismäßigkeit. Die erneute Vollstreckung erscheint um so eher gerechtfertigt, je schwerer die Schäden wiegen würden, die durch weitere Taten entstehen können (LK-Horstkotte, § 67d, Rn. 8). Dabei sind in die Gesamtwürdigung sowohl die Persönlichkeit des Verurteilten als auch der den Widerrufsgrund bildende Anlaß sowie die drohenden Taten einzubeziehen.

3. Hinsichtlich der einzelnen, in den Absätzen 1–3 genannten Widerrufsgründe gilt folgendes:

(a) Die rechtswidrige Tat während der Führungsaufsicht (§ 67g Satz 1 Nr. 1) muß für die bei der Anordnung der Maßregel zugrundegelegte Gefahr *symptomatisch* sein, d.h. eine ungünstige Prognose im Hinblick auf künftige Taten entsprechender Art begründen.

Bei Verstößen gegen Weisungen (Abs. 1 Nr. 2) gilt Ähnliches. Sie müssen ein Indiz für die vom Gesetz vorausgesetzte Gefährlichkeit sein und dürfen ihren Grund nicht wie häufig in Mängeln der Nachbetreuung und Schwierigkeiten der Anpassung des Verurteilten haben (LK-Horstkotte, § 67g Rn. 21).

Einen Grund für den Widerruf bildet ferner, wenn sich der Verurteilte der Aufsicht und Leitung des Bewährungshelfers oder der Aufsichtsstelle während der Führungsaufsicht beharrlich entzieht (Abs. 1 Nr. 3). Das liegt dann noch nicht vor, wenn sich der Verurteilte einzelnen Maßnahmen widersetzt, sondern erst, wenn er jede Kontrolle und jede Einflußnahme unmöglich macht (Schönke-Schröder-Stree, § 67g Rn. 7). Sein Verhalten muß den Schluß auf die Gefährdung der Zwecke der Maßregel zulassen.

(b) Der Widerrufsgrund des § 67g Abs. 2 ist auf psychisch Kranke zugeschnitten, deren Zustand sich nach der Entlassung derart nachteilig verändert, daß erhebliche Taten zu befürchten sind. Als Beispiel wird ein erneuter schizophrener Schub genannt, der die Gefahr von Gewalttaten begründet (vgl. Protokolle V, 791 ff.). Die praktische Bedeutung der Vorschrift dürfte darin liegen, daß sie einen Widerruf der Aussetzung im Vorfeld erheblicher Aggressionshandlungen ermöglicht, bevor es zu rechtswidrigen Taten im Sinne von § 67g Abs. 1 Nr. 1 kommt (LK-Horstkotte, § 67g Rn. 25; Böker/Häfner 1973, 171 ff.). Eine Veränderung des psychischen Zustandes kann auch ein durch Therapieabbruch bedingter Rückfall in den suchtbedingten Hang darstellen.

(c) § 67g Abs. 3 macht mit Umständen, die «zur Versagung der Aussetzung geführt hätten», in der Zeit vor der Aussetzung liegende Tatsachen für die Verwertung bei der Widerrufsentscheidung zugänglich. Dabei kann es sich nur um solche Tatsachen handeln, die dem Gericht erst während der Führungsaufsicht bekannt geworden sind; schon bei der Aussetzungsentscheidung bekannte, erst später anders bewertete Umstände müssen dabei ausscheiden (Schönke-Schröder-Stree, § 67g Rn. 9). In Betracht kommen dürften dabei praktisch vor allem frühere schwere Rechtsverletzungen psychisch Kranker sowie prognostisch bedeutsame Krankheitssymptome (Dreher-Tröndle, § 67g Rn. 29). Auch insoweit müssen die neu bekanntgewordenen Tatsachen zur Annahme des entscheidenden materiellen Widerrufsgrundes führen, daß der Zweck der Maßregel die erneute Vollstreckung erfordert.

4. Vor einem Widerruf erscheint in den Fällen der Unterbringung im psychiatrischen Krankenhaus nach § 63 StGB regelmäßig die Anhörung eines psychiatrischen bzw. psychologischen Sachverständigen geboten. Das gleiche gilt für den Widerruf der Aussetzung einer Maßregel nach § 64, vor dem ein Sachverständiger zu den möglichen Auswirkungen des Widerrufs und einer weiteren Therapie gehört werden sollte.

Literatur

ACHENBACH, HANS: Historische und dogmatische Grundlagen der strafrechtssystematischen Schuldlehre. Berlin 1974.

ADAMS, MANFRED; EBERTH, ALEXANDER: Die Therapievorschriften des Betäubungsmittelgesetzes in der Praxis. Neue Zeitschrift für Strafrecht 1983, S. 193.

ALBRECHT, PETER-ALEXIS: Aspekte des Maßregelvollzuges im Psychiatrischen Krankenhaus. Monatsschrift für Kriminologie und Strafrechtsreform 1978, S. 104 ff.

ASCHAFFENBURG, GUSTAV: Zur Frage verminderter Zurechnungsfähigkeit, RG-Festgabe Bd. V. Berlin und Leipzig 1929, S. 242 ff.

BAEYER, WALTER RITTER VON: Die Freiheitsfrage in der forensischen Psychiatrie unter besonderer Berücksichtigung der Entschädigungsneurosen. Nervenarzt 1957, S. 337 ff.

BAUMANN, JÜRGEN; WEBER, ULRICH: Strafrecht, Allgemeiner Teil. 9. Auflage. Bielefeld 1985.

BARTON, STEPHAN: Der psychowissenschaftliche Sachverständige im Strafverfahren. Heidelberg 1983.

BECKER-TOUSSAINT; DE BOOR; GOLDSCHMIDT; LÜDERSSEN; MUCK: Aspekte der psychoanalytischen Begutachtung im Strafverfahren. Baden-Baden 1981.

BERGENER, M. (Hrsg.): Psychiatrie und Rechtsstaat. Neuwied und Darmstadt 1981.

BERNSMANN, K; KISKER, K. P.: § 20 StGB und die Entschuldbarkeit von Delinquenz diesseits biologisch-psycho(patho)logischer Exculpationsmerkmale. Monatsschrift für Krimininologie und Strafrechtsreform 1975, S. 325 ff.

BERTEL, CHRISTIAN: Die Zurechnungsfähigkeit. Österreichische Juristenzeitung 1975, S. 622 ff.

BLAU, GÜNTER: Der Strafrechtler und der psychologische Sachverständige. Zeitschrift für die gesamte Strafrechtswissenschaft, Bd. 78 (1966), S. 153 ff.

BLAU, GÜNTER; FRANKE, EINHARD: Prolegomena zur strafrechtlichen Schuldfähigkeit. Juristische Ausbildung 1982, S. 393 ff.

BLAU, GÜNTER; KAMMEIER, HEINZ (Hrsg.): Straftäter in der Psychiatrie, Situation und Tendenzen des Maßregelvollzuges. Stuttgart 1984.

BOCKELMANN, PAUL: Strafrichter und psychologischer Sachverständiger. Goltdammers Archiv 1955, S. 321 ff.

BOCKELMANN, PAUL: Willensfreiheit und Zurechnungsfähigkeit. Zeitschrift für die gesamte Strafrechtswissenschaft Bd. 75 (1963), S. 372 ff.

BÖKER, WOLFGANG; HÄFNER, HEINZ: Gewalttaten Geistesgestörter. Berlin, Heidelberg 1973.

BRESSER, PAUL H.: Jugendzurechnungsfähigkeit oder Strafmündigkeit. Zeitschrift für die gesamte Strafrechtswissenschaft Bd. 74 (1962), S. 579 ff.

BRESSER, PAUL H.: Die Beurteilung der Jugendlichen und Heranwachsenden im Straf- und im Zivilrecht. In: Göppinger, Witter (Hrsg.): Handbuch der forensischen Psychiatrie, Bd. II, S. 1284 ff. Berlin–Heidelberg–New York 1972.

BRESSER, PAUL H.: Die Begutachtung und Sozialprognose «Lebenslänglicher» und Sicherungsverwahrter. Juristische Rundschau 1974, S. 265.

BRESSER, PAUL H.: Probleme bei der Schuldfähigkeits- und Schuldbeurteilung. Neue Juristische Wochenschrift 1978, S. 1188 ff.

BRESSER, PAUL H.: Schuldfähigkeit und Schuld – Die Ambivalenzen ihrer Beurteilung. In: Festschrift für Leferenz. Heidelberg 1983, S. 430 ff.

BRUNNER, RUDOLF: Anmerkung zu einer Entscheidung des BGH vom 29. 1. 1975 – 2 StR 579/74 –. Juristische Rundschau 1976, S. 116.

BRUNNER, RUDOLF: Jugendgerichtsgesetz. Kommentar. 6. Auflage Berlin 1981.

BRUNS, HANS-JÜRGEN: Strafzumessungsrecht. 2. Auflage. Köln 1974.

BRUNS, HANS-JÜRGEN: Leitfaden des Strafzumessungsrechts. Köln 1980.

BURKHARDT, BJÖRN: Überlegungen zu einer dispositionalen Deutung des Andershandelnkönnens. Analyse und Kritik 1981, S. 155 ff.

DALLINGER, WILHELM; LACKNER, KARL: Jugendgerichtsgesetz. 2. Auflage. München und Berlin 1965.

DEGKWITZ, R.; SIEDOW, H.: Standorte der Psychiatrie, Bd. 2: Zum umstrittenen psychiatrischen Krankheitsbegriff. München 1981.

DREHER, EDUARD; TRÖNDLE, HERBERT: Kommentar zum Strafgesetzbuch. 42. Auflage. München 1985.

EHRHARDT, HELMUT: Psychiatrie. In: Handwörterbuch der Kriminologie. 2. Auflage. Bd. II. Berlin 1977, S. 344 ff.

EHRHARDT, HELMUT; VILLINGER, WILHELM: Forensische und administrative Psychiatrie. In: Gruhle, H. W. (Hrsg.), Psychiatrie der Gegenwart, Bd. III. 1. Auflage. Berlin 1961.

EHRHARDT, HELMUT: Die Schuldfähigkeit in psychiatrisch-psychologischer Sicht. In: Frey, E. R. (Hrsg.), Schuld, Verantwortung, Strafe. Zürich 1964.

EISENBERG, ULRICH: Jugendgerichtsgesetz. München 1982.

ELLSCHEID, GÜNTHER; HASSEMER, WINFRIED: Strafe ohne Vorwurf. In: Lüderssen; Sack (Hrsg.), Seminar Abweichendes Verhalten II 1: Die gesellschaftliche Reaktion auf Kriminalität. Frankfurt/M. 1975, S. 266 ff.

ENGISCH, KARL: Die Lehre von der Willensfreiheit in der strafrechtsphilosophischen Doktrin der Gegenwart. 2. Auflage. Berlin 1965.

FEUERLEIN, WILHELM: Alkoholabhängigkeit. In: Battegay, Glatzel, Pöldinger, Rauchfleisch (Hrsg.), Handwörterbuch der Psychiatrie, Stuttgart 1984, S. 11 ff.

FINK, PETER: Was erwartet der Strafrichter vom Psychiater? Schweizer Zeitschrift für Strafrecht 98 (1979), S. 37 ff.

FRISCH, WOLFGANG: Prognoseentscheidungen im Strafrecht. Heidelberg–Hamburg 1983.

GEILEN, GERD: Zur Problematik des schuldausschließenden Affekts. In: Festschrift für Maurach. Karlsruhe 1971, S. 173 ff.

GLATZEL, JOHANN: Zur forensisch-psychiatrischen Problematik der tiefgreifenden Bewußtseinsstörung. Strafverteidiger 1982, S. 434 ff.

GÖPPINGER, HANS: Kriminologie. 4. Auflage. München 1981.

GÖPPINGER, HANS: Kriminologische Aspekte zur sogenannten verminderten Schuldfähigkeit. In: Festschrift für Heinz Leferenz. Heidelberg 1983, S. 411 ff.

GRUHLE, HERBERT: Der § 51 vom Standpunkt des Psychiaters. Kriminologisch-Biologische Gegenwartsfragen 1953, S. 84 ff.

GSCHWIND, MARTIN; PETERSOHN, FRANZ; RAUTENBERG, ERARDO-CHRISTOFORO: Die Beurteilung psychiatrischer Gutachten im Strafprozeß. Stuttgart, Berlin, Köln, Mainz 1982.

HADDENBROCK, SIEGFRIED: Die juristisch-psychiatrische Kompetenzgrenze bei Beurteilung der Zurechnungsfähigkeit im Lichte der neueren Rechtsprechung. Zeitschrift für die gesamte Strafrechtswissenschaft Bd. 75 (1963), S. 460 ff.

HADDENBROCK, SIEGFRIED: Personale oder soziale Schuldfähigkeit (Verantwortungsfähigkeit) als Grundbegriff der Zurechnungsnorm. Monatsschrift für Kriminologie und Strafrechtsreform 1968, S. 145 ff.

HADDENBROCK, SIEGFRIED: Unterbringung und Freiheitsentziehung aus psychiatrischer Sicht. In: Göppinger; Witter (Hrsg.), Handbuch der forensischen Psychiatrie. Bd. II, S. 1585 ff. Berlin–Heidelberg–New York 1972.

HADDENBROCK, SIEGFRIED: Die Beurteilung der Schuldfähigkeit in der Bundesrepublik Deutschland. Kriminologische Gegenwartsfragen, Heft 13, Stuttgart 1978, S. 161 ff.

HADDENBROCK, SIEGFRIED: Strafrechtliche Handlungsfähigkeit und «Schuldfähigkeit» (Verantwortlichkeit), auch Schuldformen. In: Göppinger; Witter (Hrsg.), Handbuch der forensischen Psychiatrie, Bd. II, S. 863 ff. Berlin–Heidelberg–New York 1972.

HADDENBROCK, SIEGFRIED: Psychiatrisches Krankheitsparadigma und strafrechtliche Schuldfähigkeit. In: Festschrift für Werner Sarstedt. Berlin–New York 1981, S. 35 ff.

HADDENBROCK, SIEGFRIED: Forensische Psychiatrie und die Zweispurigkeit unseres Kriminalrechts. Neue Juristische Wochenschrift 1979, S. 1235.

HANACK, ERNST-WALTER: Anmerkung zu einer Entscheidung des BGH vom 23. 6. 1976 – 3 StR 99/76. Juristische Rundschau 1977, S. 170.

HANACK, ERNST-WALTER: Leipziger Kommentar zum Strafgesetzbuch, 10. Auflage, 6. Lieferung, Kommentierung zu §§ 61–67 StGB. Berlin–New York 1978.

HASSEMER, WINFRIED: Einführung in die Grundlagen des Strafrechts. München 1981.

HEINMÜLLER, DORIS: Katamnestische Untersuchung an Patienten im psychiatrischen Maßregelvollzug. Med. Diss. Göttingen 1982.

HEINZ, GUNTER: Fehlerquellen forensisch-psychiatrischer Gutachten – Eine Untersuchung anhand von Wiederaufnahmeverfahren. Heidelberg 1982.

HEISS, ROBERT: Die Bedeutung der nicht-krankhaften Bewußtseinsstörungen und der seelischen Ausnahmezustände für die Zurechnungsfähigkeit aus der Sicht des Psychologen. In: Blau; Müller-Luckmann (Hrsg.), Gerichtliche Psychologie. Neuwied a. Rh. 1962, S. 223 ff.

HORN, ECKHARD: Systematischer Kommentar zum Strafgesetzbuch, 4. Auflage, Kommentierung zu §§ 61ff., Frankfurt/Main 1984.

HORSTKOTTE, HARTMUT: Leipziger Kommentar zum Strafgesetzbuch, 10. Auflage, 35. Lieferung, Kommentierung zu §§ 67a bis 67g StGB. Berlin–New York 1983.

JAKOBS, GÜNTER: Schuld und Praevention. Tübingen 1976.

JAKOBS, GÜNTER: Zum Verhältnis von psychischem Faktum und Norm bei der Schuld. In: Göppinger, H.; Bresser, P. H. (Hrsg.), Sozialtherapie-Grenzfragen bei der Beurteilung psychischer Auffälligkeiten im Strafrecht. Stuttgart 1982, S. 127ff.

JAKOBS, GÜNTER: Strafrecht, Allgemeiner Teil. Berlin–New York 1983.

JANZARIK, WERNER: Forschungsrichtungen und Lehrmeinungen in der Psychiatrie: Geschichte, Gegenwart, forensische Bedeutung. In: Göppinger; Witter (Hrsg.), Handbuch der forensischen Psychiatrie, Bd. I, S. 588ff. Berlin, Heidelberg, New York 1972.

JESCHECK, HANS-HEINRICH: Lehrbuch des Strafrechts, Allgemeiner Teil. 2. Auflage. Berlin 1972.

JESCHECK, HANS-HEINRICH: Lehrbuch des Strafrechts, Allgemeiner Teil. 3. Auflage. Berlin 1978.

KAISER, GÜNTHER: Kriminologie. Heidelberg–Karlsruhe 1980.

KARGL, WALTER: Kritik des Schuldprinzips. Frankfurt/M. 1982.

KAUFMANN, ARTHUR: Das Schuldprinzip. 2. Auflage. Heidelberg 1976.

KAUFMANN, ARTHUR: Das Problem der Abhängigkeit des Strafrichters vom medizinischen Sachverständigen. Juristenzeitung 1985, S. 1065ff.

KAUFMANN, ARTHUR: Schuld und Praevention, In: Festschrift für Rudolf Wassermann. Neuwied 1985, S. 893ff.

KAUFMANN, HILDE; PIRSCH, JÜRGEN: Das Verhältnis von § 3 JGG zu § 51 StGB. Juristenzeitung 1969, S. 358ff.

KOHLRAUSCH, EDUARD: Sicherungshaft. Zeitschrift für die gesamte Strafrechtswissenschaft, Bd. 44 (1924), S. 72ff.

KRAUSS, DETLEF: Richter und Sachverständiger im Strafverfahren. Zeitschrift für die gesamte Strafrechtswissenschaft, Bd. 85 (1973), S. 320ff.

KREUZER, ARTHUR: Apothekeneinbrüche und verwandte Delinquenz. Kriminalistik 1973, S. 500ff., S. 548ff.

KREUZER, ARTHUR: Aktuelle Fragen des Drogenwesens in der Jugendkriminalrechtspflege. Zeitschrift für Rechtspolitik 1971, S. 11ff.

KRÜMPELMANN, JUSTUS: Motivation und Handlung im Affekt. In: Festschrift für Hans Welzel, Berlin 1974, S. 327ff.

KRÜMPELMANN, JUSTUS: Die Neugestaltung der Vorschriften über die Schuldfähigkeit durch das zweite Strafrechtsreformgesetz vom 4. Juli 1969. Zeitschrift für die gesamte Strafrechtswissenschaft, Bd. 88 (1976), S. 6ff.

KRÜMPELMANN, JUSTUS: Dogmatische und empirische Probleme des sozialen Schuldbegriffs. Goltdammers Archiv 1983, S. 337ff.

LACKNER, KARL: Kommentar zum Strafgesetzbuch. 15. Auflage. München 1983.

LANGE, RICHARD: Der juristische Krankheitsbegriff. In Die Zurechnungsfähigkeit bei Sittlichkeitsstraftätern. Beiträge zur Sexualforschung, Heft 26, 1963.

LANGE, RICHARD: Leipziger Kommentar zum Strafgesetzbuch. 10. Auflage, Kommentierung zu §§ 20/21 StGB, Berlin–New York 1978.

LANGE, RICHARD: Ist Schuld möglich? In: Festschrift für Paul Bockelmann. München 1979, S. 261ff.

LANGELÜDDEKE, ALBRECHT; BRESSER, PAUL HEINRICH: Gerichtliche Psychiatrie. 4. Auflage, Berlin 1976.

LAUTER, HANS: Psychiatrische Überlegungen zum gegenwärtigen Maßregelvollzug. In: Lauter; Schreiber (Hrsg.), Rechtsprobleme in der Psychiatrie. Bonn 1978, S. 71.

LEFERENZ, HELMUT: Die Kriminalprognose. In: Göppinger; Witter (Hrsg.), Handbuch der forensischen Psychiatrie Bd. II, S. 1347ff., Berlin, Heidelberg, New York 1972.

LEFERENZ, HELMUT: Die rechtsphilosophischen Grundlagen des § 51 StGB. Nervenarzt 1948, S. 364ff.

LEFERENZ, HELMUT: Die Neugestaltung der Vorschriften über die Schuldfähigkeit durch das zweite

Strafrechtsreformgesetz vom 4. Juli 1969. Zeitschrift für die gesamte Strafrechtswissenschaft, Bd. 88 (1976), S. 40 ff.

LEIBUNDGUT, HANS-WERNER: Der Stellenwert des psychiatrischen Gutachtens im Strafverfahren und seine kriminalprognostischen Möglichkeiten. Schweizer Zeitschrift für Strafrecht, Bd. 99 (1982), S. 159.

LENCKNER, THEODOR: Strafe, Schuld und Schuldfähigkeit. In: Göppinger; Witter (Hrsg.), Handbuch der forensischen Psychiatrie. Bd. I, S. 3 ff. Berlin–Heidelberg–New York 1972.

LUTHE, REINHARD: Verantwortlichkeit, Persönlichkeit und Erleben. Heidelberg 1981.

MANGAKIS, GEORGIOS: Über das Verhältnis von Strafrechtsschuld und Willensfreiheit. Zeitschrift für die gesamte Strafrechtswissenschaft, Bd. 75 (1963), S. 499 ff.

MARQUARDT, HELMUT: Dogmatische und kriminologische Aspekte des Vikariierens von Strafe und Maßregel. Berlin 1972.

MAURACH, REINHART; ZIPF, HEINZ: Strafrecht, Allg. Teil Bd. 1. 6. Aufl. Heidelberg 1983.

MENDE, WERNER: Die «tiefgreifende Bewußtseinsstörung» in der forensisch-psychiatrischen Diagnostik. In: Festschrift für Paul Bockelmann. München 1979. S. 311 ff.

MEYER, JOACHIM ERNST: Psychiatrische Diagnosen und ihre Bedeutung für die Schuldfähigkeit im Sinne der §§ 20/21 StGB. Zeitschrift für die gesamte Strafrechtswissenschaft Bd. 88 (1976), S. 46 ff.

MEZGER, EDMUND: Probleme der strafrechtlichen Zurechnungsfähigkeit. München 1949.

MÖSL, ALBERT: Rechtsprechungsübersicht zum Strafzumessungsrecht, Neue Zeitschrift für Strafrecht 1981, S. 425 ff.

MOOS, REINHARD: Die Tötung im Affekt im neuen österreichischen Strafrecht. Zeitschrift für die gesamte Strafrechtswissenschaft, Bd. 89 (1977), S. 796 ff.

MOSER, TILMAN: Repressive Kriminalpsychiatrie, 2. Auflage. Frankfurt/M. 1971.

MÜLLER-DIETZ, HEINZ: Probleme der Sozialprognose. Neue Juristische Wochenschrift 1973, S. 1065.

MÜLLER-LUCKMANN, ELISABETH: Zur begrifflichen und diagnostischen Problematik von Gesinnung und Reue. In: Kriminologische Gegenwartsfragen Bd. 14 (1980), S. 130 ff.

NOWAKOWSKI, FRIEDRICH: Freiheit, Schuld, Vergeltung. In: Festschrift für Theodor Rittler. Aalen 1957, S. 55 ff.

NOWAKOWSKI, FRIEDRICH: Die Maßnahmenkomponente im Strafgesetzbuch. Festschrift für Broda. Wien 1977, S. 26 ff.

PETERS, KARL: Die Verantwortungsreife. In: Undeutsch (Hrsg.), Forensische Psychologie, Handbuch der Psychologie, Bd. 11. Göttingen 1967, S. 260 ff.

PFÄFFLIN, FRIEDEMANN: Vorurteilsstruktur und Ideologie psychiatrischer Gutachten über Sexualstraftäter. Stuttgart 1978.

POPITZ, HEINRICH: Die normative Konstruktion von Gesellschaft. Tübingen 1980.

RASCH, WILFRIED: Die Tötung des Intimpartners. Stuttgart 1964.

RASCH, WILFRIED: Gerichtliche Psychiatrie. In: Ponsold, H. (Hrsg.), Lehrbuch der Gerichtlichen Medizin, 3. Auflage, Stuttgart 1967.

RASCH, WILFRIED: Die psychologisch-psychiatrische Beurteilung von Affektdelikten. Neue Juristische Wochenschrift 1980, S. 1309 ff.

RASCH, WILFRIED: Schuldfähigkeit und Krankheitsdefinition. In: Lauter/Schreiber (Hrsg.), Rechtsprobleme in der Psychiatrie. 2. Auflage. Köln 1981, S. 38 ff.

RASCH, WILFRIED: Angst vor der Abartigkeit. Neue Zeitschrift für Strafrecht 1982, S. 177 ff.

RASCH, WILFRIED: Gutachten zur Situation und zu Entwicklungsmöglichkeiten in der Durchführung des Maßregelvollzugs nach den §§ 63 und 64 StGB im forensischen Bereich des Westfälischen Landeskrankenhauses Eickelborn. In: Pittrich, Wolfgang (Hrsg.), Krank und/oder Kriminell. Münster 1984, S. 6 ff.

RASCH, WILFRIED: Zur Praxis des Maßregelvollzuges; Verhalten in der Institution als Basis der Prognosebeurteilung. In: Eisenbach-Stangl, J. und Stangl, W. (Hrsg.), Grenzen der Behandlung. Opladen 1984, S. 128.

RASCH, WILFRIED: Die Zurechnung der psychiatrisch-psychologischen Diagnosen zu den vier psychischen Merkmalen der §§ 20/21 StGB. Psychiatrische Praxis 1983, S. 170 ff. und Strafverteidiger 1984, S. 264 ff.

RAUTENBERG, ERARDO-CRISTOFORO: Verminderte Schuldfähigkeit. Hamburg 1984.

REHBERG, J.: Probleme des gerichtspsychiatrischen und -psychologischen Gutachtens. 2. Auflage. Deissenhofen 1981.

RINK, ELMAR: Tötungsdelikte schizophrener Geisteskranker unter besonderer Berücksichtigung der Sozialkontrollen im Tatvorfeld, der Täterpersönlichkeit und der Rehabilitationschancen. Med. Diss. Göttingen 1981.

RITZEL, GÜNTHER: Unterbringung und Wiedereingliederung psychisch kranker Rechtsbrecher. Ungedr. Göttinger med. Habilitationsschrift 1978.

ROXIN, CLAUS: «Schuld» und «Verantwortlichkeit» als strafrechtliche Systemkategorien. In: Festschrift für Heinrich Henkel. Berlin 1974, S. 171 ff.

ROXIN, CLAUS: Zur jüngsten Diskussion über Schuld, Praevention und Verantwortlichkeit. In: Festschrift für Paul Bockelmann. München 1979, S. 279 ff.

RUDOLPHI, HANS-JOACHIM: Systematischer Kommentar zum Strafgesetzbuch, 4. Auflage, Kommentierung zu §§ 20/21, Frankfurt/Main 1984.

SACK, FRITZ: Die Chancen der Kooperation zwischen Strafrechtswissenschaft und Kriminologie-Probleme und offene Fragen –. In: Lüderssen; Sack, Seminar – Abweichendes Verhalten II 1: Die gesellschaftliche Reaktion auf Kriminalität. Frankfurt/M. 1975, S. 346 ff.

SACK, FRITZ: Probleme der Kriminalsoziologie. In: König (Hrsg.), Handbuch der empirischen Sozialforschung, Bd. 12. 2. Auflage 1978, S. 384 ff.

SARSTEDT, WERNER: Der Strafrechtler und der psychiatrische Sachverständige. Die Justiz 1962, S. 110 ff.

SARSTEDT, WERNER: Auswahl und Leitung des Sachverständigen im Strafprozeß. Neue Juristische Wochenschrift 1968, S. 177 ff.

SCHAFFSTEIN, FRIEDRICH: Die entschuldigte Vatertötung. Festschrift für Stutte. Köln, Berlin 1979, S. 253 ff.

SCHAFFSTEIN, FRIEDRICH: Jugendstrafrecht. 8. Auflage. Stuttgart, Berlin 1983.

SCHAFFSTEIN, FRIEDRICH: Die Jugendzurechnungsunfähigkeit in ihrem Verhältnis zur allgemeinen Zurechnungsfähigkeit. Zeitschrift für die gesamte Strafrechtswissenschaft, Bd. 77 (1965), S. 191 ff.

SCHEWE, GÜNTER: Forensische Psychopathologie. In: W. Schwerd (Hrsg.), Rechtsmedizin. 3. Auflage. Köln 1979, S. 223 ff.

SCHLEGEL, HUGO: Der Rücktritt vom Versuch eines zurechnungsunfähigen Täters und die Unterbringung nach § 42b StGB. Neue Juristische Wochenschrift 1968, S. 25 ff.

SCHMITT, RUDOLF: Die «schwere seelische Abartigkeit» in §§ 20 und 21 StGB, Zeitschrift für die gesamte Strafrechtswissenschaft, Bd. 92 (1980), S. 346 ff.

SCHNEIDER, HANS-JOACHIM: Artikel «Kriminalprognose». In: Sieverts/Schneider (Hrsg.), Handwörterbuch der Kriminologie, Bd IV – 1979, S. 273.

SCHNEIDER, KURT: Die Beurteilung der Zurechnungsfähigkeit. 1. Auflage. Stuttgart 1948. 4. Auflage. Stuttgart 1961.

SCHNEIDER, KURT: Die psychopathischen Persönlichkeiten. 9. Auflage. Wien 1950.

SCHNEIDER, KURT: Klinische Psychopathologie. 5. Auflage. Stuttgart 1959.

SCHNEIDER, KURT: Psychiatrie heute. Stuttgart 1952.

SCHNEIDER, KURT: Klinische Psychopathologie. 9. Auflage. Stuttgart 1971.

SCHÖCH, HEINZ: Kriminalprognose. In: Kaiser/Schöch, Juristischer Studienkurs, Kriminologie, Jugendstrafrecht, Strafvollzug. 2. Auflage. München 1982, S. 83 ff.

SCHÖCH, HEINZ: Die Beurteilung von Schweregraden schuldmindernder oder schuldausschließender Persönlichkeitsstörungen aus juristischer Sicht. Monatsschrift für Kriminologie 1983, S. 333 ff.

SCHÖNKE, ADOLF; SCHRÖDER, HORST: Kommentar zum Strafgesetzbuch. 21. Auflage, bearbeitet von Lenckner, Cramer, Eser, Stree. München 1982.

SCHORSCH, EBERHARD; PFÄFFLIN, FRIEDEMANN: Wider den Schulenstreit in der forensischen Psychiatrie. Monatsschrift für Kriminologie 1981, S. 234 ff.

SCHREIBER, HANS-LUDWIG: Was heißt heute strafrechtliche Schuld und wie kann der Psychiater bei ihrer Feststellung mitwirken? Nervenarzt 1977, S. 242 ff.

SCHREIBER, HANS-LUDWIG, MÜLLER-DETHARD, GUNDULA: Der medizinische Sachverständige im Strafprozeß. Deutsches Ärzteblatt 1977, S. 373 ff.

SCHREIBER, HANS-LUDWIG: Vor dem Ende des Schuldstrafrechts. In: Immenga (Hrsg.), Rechtswissenschaft und Rechtsentwicklung. Göttingen 1980, S. 281 ff.

SCHREIBER, HANS-LUDWIG: Bedeutung und Auswirkungen der neugefaßten Bestimmungen über die Schuldfähigkeit. Neue Zeitschrift für Strafrecht 1981, S. 46 ff.

SCHREIBER, HANS-LUDWIG: Das Schuldstrafrecht nach der Strafrechtsreform. In: Lauter/Schreiber (Hrsg.), Rechtsprobleme in der Psychiatrie. 2. Auflage, Köln 1981, S. 29 ff.

SCHREIBER, HANS-LUDWIG: Schuld und Schuldfähigkeit im Strafrecht. In: Schmidt-Hieber; Wassermann (Hrsg.), Justiz und Recht, Festschrift aus Anlaß des zehnjährigen Bestehens der Deutschen Richterakademie in Trier. Heidelberg 1983, S. 73 ff.

SCHREIBER, HANS-LUDWIG: Zur Rolle des psychiatrisch-psychologischen Sachverständigen im Strafverfahren. In: Festschrift für Rudolf Wassermann. Neuwied 1985, S. 1007 ff.

SCHÜLER-SPRINGORUM, HORST: Die «zweite Spur» im Kriminalrecht. Zur Struktur und Gestaltung strafrechtlicher Maßregeln. In: Keio Law Review 4 (1983), S. 125 ff.

SCHULTZ, HANS: Strafrechtliche Bewertung und kriminologische Prognose. Schweizerische Zeitschrift für Strafrecht, Bd. 75 (1959), S. 245.

SCHÜNEMANN, BERND: Die Funktion des Schuldprinzips im Praeventionsstrafrecht. In: ders. (Hrsg.), Grundfragen des modernen Strafrechtssystems. 1984, S. 153 ff.

SCHUMACHER, W.: Gruppendynamik und Straftat. Neue Juristische Wochenschrift 1980, S. 1880 ff.

SCHWARZ, J.; WILLE, R.: § 51 StGB – gestern, heute, morgen. Neue Juristische Wochenschrift 1971, S. 1061 ff.

SCHWIND, HANS-DIETER; STEINHILPER, GERNOT: Modelle zur Kriminalitätsvorbeugung und Resozialisierung. Heidelberg 1982.

STRATENWERTH, GÜNTER: Zur Rechtsstaatlichkeit der freiheitsentziehenden Maßregeln im Strafrecht. Schweizerische Zeitschrift für Strafrecht, Bd. 82 (1966), S. 337.

STRATENWERTH, GÜNTER: Tatschuld und Strafzumessung. Tübingen 1972.

STRATENWERTH, GÜNTER: Strafrecht, Allgemeiner Teil I. 3. Auflage. Köln 1980.

SYSTEMATISCHER KOMMENTAR zum Strafgesetzbuch von Rudolphi, Hans-Joachim; Horn, Eckhard; Samson, Erich; Bd. 1, Allgemeiner Teil (§§ 1–79b) 4. Auflage, Frankfurt/Main, 1984.

TÄSCHNER, KARL-LUDWIG: Welcher Sachverständige ist für die Beurteilung des Geisteszustandes von Sexualdelinquenten zuständig? Monatsschrift für Kriminologie und Strafrechtsreform 1980, S. 108 ff.

TENCKHOFF, JÖRG: Die Kriminalprognose bei Strafaussetzung und Entlassung zur Bewährung. Deutsche Richterzeitung 1982, S. 95.

TERHORST, BRUNO: Bewährungsprognose und der Grundsatz «in dubio pro reo». Monatsschrift für Deutsches Recht 1978, S. 973.

THOMAE, HANS; SCHMIDT, HANS DIETER: Psychologische Aspekte der Schuldfähigkeit. In: Gottschaldt, K. u. a. (Hrsg.), Handbuch der Psychologie, Bd. XI. Göttingen 1967, S. 326 ff.

TRÖNDLE, HERBERT: Der Sachverständigenbeweis. Juristenzeitung 1969, S. 374 ff.

UNDEUTSCH, UDO: Forensische Psychologie. In: Sieverts, R. (Hrsg.), Handwörterbuch der Kriminologie, Band I. 2. Auflage, Berlin 1966, S. 205 ff.

VENZLAFF, ULRICH: Aktuelle Probleme der forensischen Psychiatrie. In: Kisker, K.P. u. a. (Hrsg.), Psychiatrie der Gegenwart, Bd. III, 2. Auflage. Berlin–Heidelberg–New York 1975, S. 883 ff.

VENZLAFF, ULRICH: Ist die Restaurierung eines engen Krankheitsbegriffes erforderlich, um kriminalpolitische Gefahren abzuwenden? Zeitschrift für die gesamte Strafrechtswissenschaft, Bd. 88 (1976), S. 57 ff.

VENZLAFF, ULRICH: Der psychisch Kranke im Spannungsfeld zwischen Behandlungsauftrag und Rechtsnorm. In: Lauter; Schreiber (Hrsg.), Rechtsprobleme in der Psychiatrie. Bonn 1978, S. 12.

VENZLAFF, ULRICH; SCHREIBER, HANS-LUDWIG: Der Maßregelvollzug – Stiefkind der Strafrechtsreform. In: Bergener, M. (Hrsg.), Psychiatrie und Rechtsstaat. Neuwied und Darmstadt 1981, S. 189 ff.

VENZLAFF, ULRICH: Die Mitwirkung des psychiatrischen Sachverständigen bei der Beurteilung der Schuldfähigkeit. In: Schmidt-Hieber/Wassermann (Hrsg.), Justiz und Recht. Festschrift aus Anlaß des zehnjährigen Bestehens der Deutschen Richterakademie Trier. Heidelberg 1983, S. 277 ff.

VENZLAFF, ULRICH: Psychiatrisch-psychologische Begutachtung bei der Unterbringung von Straftätern in einem psychiatrischen Krankenhaus und bei bedingter Entlassung (§§ 63, 64, 67 b–67 e, 67 g StGB). In: Blau; Kammeier, Straftäter in der Psychiatrie. Stuttgart 1984, S. 96.

VENZLAFF, ULRICH: Die forensisch-psychiatrische Beurteilung affektiver Bewußtseinsstörungen – Wertungs- oder Quantifizierungsproblem? In: Festschrift für Günter Blau. Berlin 1985, S. 391.

VOLCKART, BERND: Maßregelvollzug. Neuwied und Darmstadt 1984.

WEGENER, HERMANN: Einführung in die forensische Psychologie. Darmstadt 1981.

WENDISCH, GÜNTER: Anmerkung zu OLG Bremen, Neue Zeitschrift für Strafrecht 1981, 317 f. und OLG Celle, Neue Zeitschrift für Strafrecht 1981, 318 f. In: Neue Zeitschrift für Strafrecht 1981, S. 319 f.

WILMANNS, KARL: Die sogenannte verminderte Zurechnungsfähigkeit als zentrales Problem der Entwürfe zu einem Deutschen Strafgesetzbuch. Berlin 1927.

v. WINTERFELD, ACHIM: Die Bewußtseinsstörung im Strafrecht. Neue Juristische Wochenschrift 1975, S. 2229 ff.

WITTER, HERMANN: Affekt und Schuldunfähigkeit. Monatsschrift für Kriminologie und Strafrechtsreform 1960, S. 20 ff.

WITTER, HERMANN: Grundriß der gerichtlichen Psychologie und Psychiatrie. Berlin–Heidelberg–New York 1970.

WITTER, HERMANN: Allgemeine und spezielle Psychopathologie. In: Göppinger/Witter (Hrsg.), Handbuch der forensischen Psychiatrie, Bd. I. Berlin–Heidelberg–New York 1972, S. 429 ff.

WITTER, HERMANN: Die Beurteilung Erwachsener im Strafrecht. In: Göppinger/Witter (Hrsg.), Handbuch der forensischen Psychiatrie, Bd. II. Berlin–Heidelberg–New York 1972, S. 968 ff.

WITTER, HERMANN: Die Bedeutung des psychiatrischen Krankheitsbegriffs für das Strafrecht. In: Festschrift für Richard Lange. Berlin–New York 1976, S. 724 ff.

WITTER, HERMANN: Die Begutachtung der strafrechtlichen Schuldfähigkeit. Psycho 1978, S. 667 ff.

WITTER, HERMANN: Wissen und Werten bei der Beurteilung der strafrechtlichen Schuldfähigkeit. In: Festschrift für Heinz Leferenz. Berlin 1983, S. 441 ff.

WOLFSLAST, GABRIELE: Die Regelung der Schuldfähigkeit im StGB. Juristische Arbeitsblätter 1981, S. 464 ff.

ZIPF, HEINZ: Verminderte Zurechnungs- oder Schuldfähigkeit – Vergleich der österreichischen und der deutschen Regelung. In: Göppinger, H.; Bresser, P. H. (Hrsg.), Sozialtherapie – Grenzfragen bei der Beurteilung psychischer Auffälligkeiten im Strafrecht. Stuttgart 1982, S. 157 ff.

1.2. Methodische und praktische Probleme der forensisch-psychiatrischen Begutachtung

Ulrich Venzlaff

1.2.1. Die gesetzlichen Grundlagen

Der Psychiater, der den Auftrag erhält, ein Gutachten über die strafrechtliche Verantwortlichkeit eines Täters zu erstatten, ist nicht etwa nach seiner persönlichen ärztlichen Meinung über das Vorliegen oder Nichtvorliegen von Schuld gefragt, sondern die gutachtliche Aussage muß sich nach den gesetzlichen Bestimmungen der §§ 20 und 21 StGB richten.

§ 20. Schuldunfähigkeit wegen seelischer Störungen
Ohne Schuld handelt, wer bei Begehung der Tat wegen einer krankhaften seelischen Störung, wegen einer tiefgreifenden Bewußtseinsstörung oder wegen Schwachsinns oder einer schweren anderen seelischen Abartigkeit unfähig ist, das Unrecht der Tat einzusehen oder nach dieser Einsicht zu handeln.

§ 21. Verminderte Schuldfähigkeit
Ist die Fähigkeit des Täters, das Unrecht der Tat einzusehen oder nach dieser Einsicht zu handeln, aus einem der in § 20 bezeichneten Gründe bei Begehung der Tat erheblich vermindert, so kann die Strafe nach § 49, Abs. 1 gemildert werden.

Die Formulierung «... bei Begehung der Tat ...» bedeutet, daß der Gutachter sich nicht nur allgemein über den von ihm festgestellten psychischen Zustand zu äußern hat, sondern daß es in der Begutachtung darum geht, die *Tatzeitpersönlichkeit* aus psychiatrisch-psychologischer Sicht zu rekonstruieren und die gutachtliche Aussage auf diese auszurichten. Bei chronischen psychischen Erkrankungen wirft dies im allgemeinen keine Schwierigkeiten auf. Anders ist es, wenn bei der oft Monate nach der Tat stattfindenden Begutachtung eine abnorme seelische Verfassung festgestellt wird, oder aber bei unauffälligen oder wenig gravierenden Befunden Anhaltspunkte dafür vorliegen, daß der Proband früher psychisch krank oder zumindest erheblich verhaltensauffällig war. In solchen Fällen muß eingehend untersucht werden, ob konkrete Anhaltspunkte dafür vorliegen, daß die festgestellten oder früher vorliegenden psychischen Störungen auch zum Tatzeitpunkt bestanden, und ob sie möglicherweise handlungsbestimmend sein konnten.

In Einzelfällen kann eine solche Rekonstruktion der Tatzeitpersönlichkeit bzw. die Zuordnung festgestellter oder früher einmal vorhandener Störungen auf erhebliche Schwierigkeiten stoßen. Erkrankt etwa ein Täter erst Monate nach der Tat in der Untersuchungshaft an einer akuten schizophrenen Psychose, so spricht aus allgemeiner klinischer Erfahrung zwar vieles dafür, daß zum Tatzeitpunkt bereits eine schleichende, von der Umwelt noch nicht registrierte Unterminierung der Persönlichkeit im psychotischen Vorfeld bestand, der Gutachter muß aber trotzdem mit besonderer Sorgfalt alle erreichbaren Erfahrungsquellen ausschöpfen, indem er beispielsweise die Vernehmung von Familienangehörigen, Nachbarn, Arbeitskollegen usw. im Rahmen der Hauptverhandlung anregt, und ferner sehr eingehend die weitere Vorgeschichte in Hinblick auf frühere, möglicherweise nur dezente und von der Umwelt nicht als solche registrierte psychotische Manifestationen erforscht. Umgekehrt kann es vorkommen, daß phasische Psychosen, d.h. also Depressionen oder Manien bis zur Begutachtung spontan remittiert sind. In diesem Fall kann nur durch sehr eingehende Exploration und möglichst umfassende Erhebung einer objektiven Anamnese ein depressiver oder manischer Zustand zum Tatzeitpunkt wahrscheinlich gemacht werden. Dies um so mehr, als zyklothyme Patienten nach Vollremission häufig gerade der psychotischen Symptomatik innerlich beziehungslos gegenüberstehen, oder sie sogar durch den Einsatz von Abwehr- und Verleugnungsmechanismen aus dem Bewußtsein abzuspalten versuchen. Ähnliche Schwierigkeiten können sich bei posttraumatischen Durchgangssyndromen mit passageren psychischen Alterationen und gleichzeitiger Kritikminderung ergeben, die bis zum Zeitpunkt der Begutachtung weitestgehend konsolidiert sind. Derartigen Verhältnissen begegnet man gelegentlich bei der Beurteilung von Delikten im Zusammenhang mit Straßenverkehrsunfällen wie Beleidigung oder Tätlichkeit gegenüber Polizeibeamten, Entfernung vom Unfallort, Angriffen gegen den Unfallgegner usw. Besonders problematisch stellt sich die Rekonstruktion der Tatzeitpersönlichkeit im Regelfalle bei Straftaten unter Alkohol- oder Drogeneinfluß dar, speziell dann, wenn verläßliche Daten über die Trinkmenge oder Drogendosierung nicht vorliegen, der Blutalkoholwert nicht bestimmt werden konnte und – wie leider in den meisten Fällen – die Zeugenaussagen widersprüchlich sind. Anders gelagert, wenn auch keinesfalls minder schwierig, ist die Problematik bei der Beurteilung von Affekttaten mit Todesfolge. Während im allgemeinen noch eigen- und fremdanamnestisch die psychologische Situation im Tatvorfeld und die Entwicklung der Täter-Opfer-Beziehungen durchsichtig gemacht werden können, steht und fällt die letzte Rekonstruktion der Tatsituation als solcher im allgemeinen mit dem Grade der Überzeugungskraft der Eigendarstellungen des Täters, da der einzige Zeuge des Geschehens, nämlich das Tatopfer, nicht mehr am Leben ist. Begutachtungssituationen wie die geschilderten erfordern daher, daß der Gutachter eine klare Abgrenzung zwischen dem medizinisch bzw. medizinisch-psychologisch feststellbaren auf der einen Seite und den daraus aus allgemeiner klinisch-forensischer Erfahrung sich anbietenden Schlußfolgerungen andererseits vornimmt. Ferner sollte er das Gericht darüber informieren, welche alternativen Beurteilungsmöglichkeiten sich daraus ergeben, wie das Gericht selber in freier Beweiswürdigung die Einlassungen des Angeklagten und die Zeugenaussagen wertet.

1.2.2. Die Exkulpierungsmerkmale des § 20 StGB

An die Stelle der drei Exkulpierungsmerkmale des alten § 51 Abs. 1 in der Fassung von 1934 (Bewußtseinsstörung, krankhafte Störung der Geistestätigkeit und Geistesschwäche) sind durch das 2. StrRG vom 1. 1. 1975 die vier Exkulpierungsmerkmale des § 20 eingeführt worden. Die Notwendigkeit einer neuen begrifflichen Auffächerung der Exkulpierungsmerkmale ergab sich einmal aus der extensiven Auslegung des Merkmals «krankhafte Störung der Geistestätigkeit» durch die Rechtsprechung des BGH ab Mitte der 50er Jahre. Ferner erwies sich der Begriff der «Bewußtseinsstörung» in seiner bisherigen Interpretation als nicht mehr tragfähig, weil sich der BGH nach vorsichtigen Ansätzen in seiner Entscheidung BGH St. 11.20 dezidiert zur Exkulpationsmöglichkeit bei «hochgradigem Affekt» auch ohne somatische Fundierung oder «konstellative Faktoren» als «Erfahrungstatsache» bekannt hatte. Wenn sich der BGH auch nicht präziser psychiatrischer Termini bediente, so konnte schon die Entscheidung aus dem Jahre 1955 in 1 StR 69/55 nur dahingehend ausgelegt werden, daß grundsätzlich auch die Möglichkeit einer Exkulpierung wegen neurotisch-psychopathischer Störungen oder Triebdeviationen anerkannt wurde. Diese Entwicklung der Rechtssprechung mußte daher von der Legislative durch Neuformulierung und andersartige Abgrenzung der Exkulpierungsmerkmale aufgefangen werden.

Anstelle der «krankhaften Störung der Geistestätigkeit» ist das Merkmal *«krankhafte seelische Störung»* getreten. Hier ist schon sprachlich eine Verbesserung erzielt worden, da die adjektivische Bezeichnung «krankhaft» absichtlich gewählt wurde, um dem Gesetzestext eine gewisse Unabhängigkeit gegenüber möglichen Wandlungen im medizinischen Krankheitsbegriff zu erhalten. Dieses Merkmal umfaßt sowohl die endogenen Psychosen als auch die auf definierbaren materiellen Ursachen beruhenden seelischen Störungen, d.h. sowohl die hirnorganisch und körperlich verursachten als auch die toxisch bedingten psychischen Störungen. Hirnorganisch oder toxisch bedingte Bewußtseinsstörung (epileptischer Dämmerzustand, exzessiver Rausch, Drogenintoxikation usw.) sind daher nach der Systematik des § 20 krankhafte seelische Störungen und nicht etwa als «tiefgreifende Bewußtseinsstörung» zu deklarieren, ebenso wie ein Intelligenzdefekt aufgrund einer faßbaren genetischen oder hirnorganischen Schädigung (Mongolismus, Klinefelter-Syndrom, Oligophrenie nach frühkindlicher Hirnschädigung usw.) gleichfalls im Rechtssinne eine krankhafte seelische Störung ist und nicht etwa das Exkulpierungsmerkmal «Schwachsinn» erfüllt.

Das Merkmal *«tiefgreifende Bewußtseinsstörung»* löst nicht den Begriff der «Bewußtseinsstörung» des § 51 ab, sondern meint ausschließlich die nicht durch definierbare Krankheiten entstandenen «psychologischen» Bewußtseinsstörungen. (Zustände von Übermüdung, Erschöpfung, Schlaftrunkenheit, von Schreck, Zorn, Panik, Erregung oder Gefühlsabstumpfung in extremen Bedrängnissituationen usw.) Mit der zusätzlichen Kennzeichnung «tiefgreifend» wird klargestellt, daß nicht bereits Störungen in der Variationsbreite etwa landläufiger Zornaufwallungen gemeint sind. Nach Auffassung der Großen Strafrechtskommission sind die Voraussetzungen für die Annahme einer tiefgreifenden Störung erst dann gegeben, wenn es zur «Zerstörung» oder «erheblichen Erschütterung des seelischen Gefüges» gekommen war.

Mit der präziseren Bezeichnung des Exkulpierungsmerkmals *«Schwachsinn»* sollte die früher sehr vieldeutig gebrachte Bezeichnung «Geistesschwäche» ersetzt werden. Gemeint ist der nicht durch erkennbare hirnorganische oder sonstige biologische Ursachen bedingte, aber als solcher klar definierbare eindeutige Verstandesmangel.

Die Entwicklung der Rechtssprechung zum § 51 StGB a.F. ergab die Notwendigkeit, aus Gründen der klaren begrifflichen Abgrenzung für psychopathologische Zustände, die nicht ohne Zwang unter die drei ersten Merkmale einzuordnen sind, eine eigene Kategorie, die der *«schweren anderen seelischen Abartigkeit»* zu schaffen. Gemeint sind einmal seelisch bedingte, psychopathologisch relevante Deviationen, Fehlhaltungen sowie die hierauf beruhenden abnormen Reaktionen und Entwicklungen, d.h. also schwere psychopathische bzw. neurotische Zustände, zum anderen die ohne faßbares körperliches Substrat konstant bestehenden Triebstörungen mit den sich aus ihnen ergebenden pathologischen Weiterungen. Wichtig ist zu wissen, daß der Gesetzgeber das Vorliegen einer *«schweren Abartigkeit»* als Exkulpierungsmerkmal fordert, was bedeutet, daß die neurotische oder psychopathische Abartigkeit ebenso wie eine Triebdeviation als solche noch kein Exkulpierungsgrund sein können, sondern daß sie zumindest graduell in ihren Auswirkungen auf die Fähigkeit zu sozial sinnvollem Handeln einer «krankhaften seelischen Störung» gleichzusetzen sein müssen. Dies ergibt sich aus der Überlegung, daß *die vier neuen «biologischen» Merkmale* nach dem Willen des Gesetzgebers zwar verschiedene psychopathologische Kategorien bezeichnen, sich in ihren praktischen Auswirkungen auf die Einsichts- oder Handlungsfähigkeit indessen in etwa gleichen müssen, da die Reihenfolge der Aufzählung *nicht als hierarchische Rangordnung, sondern gewissermaßen als analoger Diagnosenkatalog zu verstehen ist* (Venzlaff).

Trotz der begrifflichen Verbesserung und Differenzierung in den Exkulpierungsmerkmalen kann auch die vorliegende Fassung aus klinischer Sicht in bezug auf die letzten beiden Merkmale nicht ohne Widerspruch hingenommen werden. Aus der Formulierung «... oder wegen Schwachsinns oder einer schweren anderen seelischen Abartigkeit» wird ein systemlogischer Zusammenhang zwischen beiden Merkmalen hergestellt und damit eine bestimmte Gruppe von Oligophrenien gegenüber der ersten Alternative des § 20 StGB nicht als «krankhaft» sondern als «Abartigkeit» deklariert. Dies, obwohl auch bei Schwachsinnszuständen ohne anatomisch faßbares Substrat in der überwiegenden Zahl der Fälle die Vermutung einer organischen bzw. biologischen Genese wohlbegründet ist, vor allem bei erheblicherer und vielfach ja dann auch erst forensisch-psychiatrisch relevanter Ausprägung. Der sehr unglückliche Begriff der «seelischen Abartigkeit» selbst entspricht nicht der Terminologie einer modernen Psychiatrie und ist geeignet, unschöne Assoziationen über alte Psychopathiebegriffe bis zu den Degenerationstheorien des 19. Jahrhunderts aufkommen zu lassen. Dieses terminologische Relikt verschleiert, daß hier Menschen gemeint sind, die sich in schweren seelischen Krisen, am Kulminationspunkt abnormer seelischer Entwicklungen oder unter dem Druck des manchmal unabwendbaren Verhängnisses einer abnormen Triebstruktur befinden, die nicht «Abarten» oder «Spielarten menschlichen Seins» sind, sondern Patienten, die der psycho- oder soziotherapeutischen Hilfe, mitunter sogar somatischer Maßnahmen zu ihrer Heilung bedürfen. Es wäre besser, wenn man statt eines solchen diskriminierenden Begriffes beispielsweise unverbindlich von einer «schweren anderen seelischen Störung» sprechen würde.

1.2.3. Die «gemischte» biologisch-psychologische Methode

Für die richtige Erfassung eines Gutachtenauftrages ist es unerläßlich, das rechtliche Begriffssystem der Voraussetzungen für eine Schuldausschließung oder Schuldminderung mit seinen zwei Stockwerken logisch und korrekt nachzuvollziehen. Das erste, das *biologische Stockwerk* definiert die psychopathologischen Voraussetzungen, aufgrund derer Schuldunfähigkeit oder verminderte Schuldfähigkeit angenommen werden können, nämlich: Krankhafte seelische Störung, Bewußtseinsstörung, Schwachsinn oder schwere andere seelische Abartigkeit. Das zweite, das *psychologische Stockwerk* definiert die tatkausalen, psychischen Auswirkungen der im ersten Stockwerk festgestellten psychischen Gestörtheit, und zwar die Auswirkungen auf die Einsichtsfähigkeit in das Unrecht und/oder auf die Fähigkeit, nach dieser Einsicht zu handeln. Da die Schuldminderung oder Schuldausschließung von einem Fehlen oder einer erheblichen Einschränkung der Einsichts- oder Steuerungsfähigkeit abhängig gemacht werden, besteht zwar am *Primat des psychologischen Stockwerkes* kein begründeter Zweifel. Nach der rechtlichen Definition muß man jedoch

im Auge behalten, daß die Annahme einer Einschränkung von Einsichts- oder Steuerungsfähigkeit rechtlich nur dann relevant ist, wenn sie *wegen* krankheits- oder störungsbeding-
ter Beeinträchtigungen aus einem der vier Exkulpierungsmerkmale des § 20 StGB anzunehmen ist. Mit anderen Worten: Der Gutachter hat in einem ersten Entscheidungsakt zu prüfen, ob beim Täter bei Begehung der Tat eine krankhafte seelische Störung, eine tiefgreifende
Bewußtseinsstörung, ein Schwachsinn oder eine schwere andere seelische Abartigkeit
vorlagen. Ist hiervon diagnostisch auszugehen, so sind in einem zweiten Entscheidungsakt
Überlegungen anzustellen, ob die festgestellte oder zu unterstellende Krankheit bzw.
Störung geeignet war, die Einsichts- oder Steuerungsfähigkeit aufzuheben oder zumindest
erheblich zu vermindern. *Die Exkulpierung oder Dekulpierung erfolgt also nicht aufgrund
der Feststellung bestimmter Krankheiten oder Störungen, sondern wegen gesetzlich klar
definierter Auswirkungen derselben.* Das biologische und das psychologische Stockwerk
des § 20 StGB stehen deshalb in einer untrennbaren Relation und gegenseitiger Bindung,
wodurch das zweite Stockwerk zum Regulativ gegenüber einer Überbewertung psychiatrischer oder körperlicher Befunde, das erste Stockwerk wiederum in bezug auf die Überbewertung psychologisch-situativer Gegebenheiten ohne Bindung an diagnostische Kriterien wird (H. Witter).
Sehr viele Fehler in psychiatrischen Gutachten und widerstreitende Auffassungen von
Gutachtern bis zum Sachverständigenstreit vor Gericht könnten bei genauer Beachtung
dieser Systematik des § 20 StGB vermieden werden. So etwa die voreilige, für den Probanden
häufig sogar schadenstiftende Exkulpierung allein aufgrund der Feststellung eines leichten
psychotischen Residualsyndroms, von Spurbefunden, die auf eine zerebrale Dysfunktion
hinweisen, bei Oligoepilepsien, Grenzschwachsinn oder leichten neurotischen Strukturmerkmalen oder aber die Überbewertung bestimmter psychologischer Konstellationen im
Tatvorfeld bzw. bei Begehung der Tat. Schließlich unterläuft häufig der Fehler, daß allein
eine nicht einfühlbare oder motivisch nicht klar verstehbare Tat, ein häufiger Rückfall
oder aber etwa eine besonders grausame oder abstoßende Art der Tatausführung bereits
zum Anlaß genommen werden, eine krankheitswertige und damit exkulpierungsrelevante
seelische Gestörtheit zu unterstellen!

1.2.4. Freiheitsfrage, Verantwortungsfähigkeit und Aussagemöglichkeit des Sachverständigen

In der ursprünglichen Fassung des § 51 StGB von 1871 wurde noch nach dem Ausschluß
der freien Willensbestimmung gefragt. Erst in der neuen Fassung von 1934 trat an diese
Stelle die mehr pragmatische Frage nach der Einsichts- bzw. Handlungsfähigkeit. Es ist
richtig, daß die Willensfreiheit als moral-ethisches Postulat zu den umstrittensten philosophischen Fragen gehört. Die praktische Unlösbarkeit des Problems, ob der Mensch über
einen freien Willen verfügt oder nicht, spiegelte sich im vergangenen und in diesem Jahrhundert in dem nie zu einer Klärung kommenden Streit zwischen den beiden Grenzposi-
tionen des Determinismus und des Indeterminismus wider. Indessen geht es bei der hinter
der Beurteilung der Schuldfähigkeit stehenden Freiheitsfrage gar nicht um das metaphysische Problem der Willensfreiheit, sondern um *die Frage menschlicher Entscheidungs- und
Motivationsspielräume.* Auf diesen Bereich hatte man schon vor der Neufassung den
Begriff der Willensfreiheit im Sinne des § 51 StGB reduziert. G. Aschaffenburg (1934)

definierte die Willensfreiheit als «die Fähigkeit ..., die Motive eines Durchschnittsmenschen unserer Zeit und unserer Umgebung mit normaler Stärke auf unseren Charakter, auf unsere Eigenart wirken zu lassen» oder umgekehrt: «Ist die Eigenart eines Menschen durch krankhafte Zustände so verändert, daß die Wirksamkeit der normalen Motive ... aufgehoben wird, oder daß krankhafte Beweggründe das Handeln bestimmen, betrachten wir die Willensfreiheit eines solchen Menschen als aufgehoben.» Hierbei sei daran erinnert, daß die gerade durch G. Aschaffenburg wesentlich mitgeprägte Tradition der deutschen forensischen Psychiatrie eindeutig klinisch orientiert war. Er sagte bereits 1912: «Welche Zustände sowohl für die Annahme einer krankhaften Störung der Geistestätigkeit, der Geistestätigkeit im Sinne des § 51, als auch für die einer verminderten Zurechnungsfähigkeit in Betracht kommen, entscheidet allein die klinische Erfahrung». Die Grundsatzdiskussion um die Freiheitsfrage in der forensischen Psychiatrie ist durch den Vortrag von K. Schneider (1948) und seine Behauptung, daß die psychologischen Fragen nach der Einsichtsfähigkeit und der Fähigkeit zum einsichtsgemäßen Handeln kein Mensch beantworten könne, wieder in Gang gekommen. K. Schneider vertrat die Auffassung, daß der Sachverständige nur eine Aussage in Bezug auf das biologische Stockwerk insofern machen könne, als man, wenn diese Tatbestände gegeben seien, «stillschweigend» annehme, «daß die Fähigkeit der Einsicht oder die Fähigkeit, nach dieser Einsicht zu handeln, nicht vorlag ...». Er forderte weiter eine ausschließliche Orientierung an dem von ihm entwickelten Krankheitsbegriff, der streng zwischen den «seelischen Abnormitäten als Folgen von Krankheiten» (körperlich begründbare und endogene Psychosen) und den «seelischen Abnormitäten als Spielarten seelischen Wesens» (abnorme Verstandesbegabungen, leibliche Triebabnormitäten, abnorme (psychopathische) Persönlichkeiten, abnorme Erlebnisreaktionen) trennt. H. Ehrhardt (1961) hat richtig aufgezeigt, daß von K. Schneider der psychologische Gehalt des § 51 fehlinterpretiert wurde, da er verkannte, welche Aussage der Gesetzgeber eigentlich vom Psychiater hören will, weil er nämlich die bereits im Vorfeld entschiedene individuelle Freiheitsfrage wieder in die Problematik hineingetragen hat. Trotzdem haben diese Vorschläge nicht nur bei Juristen, sondern in weiten Kreisen der deutschen forensischen Psychiatrie eine nachhaltige Resonanz gefunden, wobei sich merkwürdigerweise die Auffassung durchsetzte, daß es sich bei diesem Krankheitsbegriff um *den* «Krankheitsbegriff der klassischen Psychiatrie» handele. Dies ist aber nicht richtig. Der im historischen Kontext der Psychiatrieentwicklung zweifellos interessante erkenntnistheoretische Ansatz, ein biologistisch orientiertes Diagnosen- und Krankheitsschema zu schaffen, entspricht weder der Tradition der deutschen Psychiatrie, noch ist er von anderen bedeutenden zeitgenössischen Schulen jemals voll akzeptiert worden. Schon gar nicht kann er in einer modernen Psychiatrie, in der biologische, psychodynamische und psychosoziale Faktoren von gleichrangiger Wertigkeit sind, als Orientierungshilfe für die klinische Tätigkeit gelten und mithin auch nicht Entscheidungsparameter für einen klinisch tätigen Gutachter sein. Die vorbehaltlose Anwendung der Begutachtungsgrundsätze von K. Schneider hat vielfach bei den Beteiligten Verwirrung, bei manchen Betroffenen sogar Schaden gestiftet. Mit der These von der Unbeantwortbarkeit der Frage nach der Einsichts- und Steuerungsfähigkeit wird der Richter vom Sachverständigen gewissermaßen im Stich gelassen, denn dieser benötigt ja die Sachkenntnis und die Erfahrung des Gutachters, um sich ein Bild darüber zu machen, welche Auswirkungen die festgestellte psychische Störung auf das Handeln eines Täters gehabt haben kann. Es ist mit dem Gesetz unvereinbar, allein aus dem Vorliegen einer bestimmten Krankheit oder Störung Schuldausschließungsgründe herzuleiten. Die Überbewertung des biologischen Stockwerks und die Vernachlässigung einer Aussage zum psychologischen Teil haben darüber hinaus nunmehr seit Jahrzehnten zu einer Fülle von gutachtlichen Fehlentscheidungen geführt, deren fraglose Übernahme durch Gerichte oft sogar Nachteile für zahlreiche Betroffene mit sich brachte. Während die Exkulpierung oder Dekulpierung von neurotisch-psychopathischen, triebdevianten oder Affekttätern kategorisch abgelehnt wurde, kam es auf der anderen Seite bereits bei Feststellung geringfügiger «biologischer» Normabweichungen (dezente Hinweise auf zerebrale Dysfunktion, geringfügige EEG-Veränderungen, minimale Residualsyndrome nach traumatischen Hirnschäden, Grenzdebilität, praktisch voll remittierte Psychosen und sogar noch wesentlich spärlichere Indizien) zu Exkulpierungsvorschlägen, weil man den Probanden als «nicht hirngesund» befand. Vorschnell wurde aus solchen Befunden, oder sogar nur diffusen anamnestischen Angaben, eine kausale Beziehung zur Straftat hergestellt. Hätten solche Vorschläge lediglich in der Strafzumessung ihren Niederschlag gefunden, würde sich eine Diskussion erübrigen. Schwerer wiegt aber, daß damit einem großen Personenkreis ein menschliches Grundrecht, nämlich ein verantwortlicher Mitbürger zu sein, abgesprochen und sie mit einem Makel behaftet wurden. Ferner und vor allem führten solche Begutachtungen zur Einweisung einer großen Zahl von rückfallsgefährdeten Tätern in die psychiatrischen Landeskrankenhäuser, womit die überwiegende Zahl von ihnen durch die unbefristete Einweisung wesentlich schlechter gestellt war als ein zu Zeitstrafe verurteilter Täter. Daß es hierdurch schließlich zu einer schwerwiegenden Belastung im forensisch-psychiatrischen Behandlungsbetrieb durch fehlplazierte Eingewiesene kam, sei ebenfalls erwähnt.

Unter den Versuchen, positive Kriterien für die Beurteilung der forensischen Freiheitsfrage zu erarbeiten, sei zunächst auf H. Müller-Suur (1954) verwiesen. Auch eine psychogene seelisch-geistige Fehlhaltung, «die nicht ohne ärztliche Hilfe behoben werden kann», kann nach seinem Konzept unter bestimmten Umständen forensischen Krankheitswert haben, wenn «ein ursächlicher Zusammenhang zwischen ihr und der Straftat» besteht. Dies erfordert eine strukturelle Analyse der inneren dynamischen Beziehungen zwischen Tat und Täterpersönlichkeit, die mit hinreichender Wahrscheinlichkeit erweisen muß, «daß der Täter die für die innere Motivation der Tat maßgebliche Fehlhaltung nicht aus eigener Kraft überwinden konnte.»

W. v. Baeyer sieht in seinen Untersuchungen zur Freiheitsfrage in der forensischen Psychiatrie die «Zumutung eines freien Könnens in der Versuchungssituation» oder umgekehrt «die Zustimmung zum eigenen So-Sein und zur eigenen Motivation» auf der Basis der von W. Keller (1954) entwickelten Wollens-Philosophie, in der «das Verhältnis von Kausalität und Freiheit nicht mehr als metaphysische Rivalität, sondern als ontologische Komplementarität verstanden» wird. W. v. Baeyer stellt den deterministischen und den indeterministischen Simplifizierungen «die gleitende, situationsabhängige Funktion des freien Willens in allen menschlichen Verhaltensweisen» gegenüber. Forensisch-psychiatrisch ist für ihn aus dem Konzept von W. Keller vor allem die Erweiterung der bisher üblichen Willensauffassung bedeutsam, die das Wollen gewissermaßen als isolierte geistige Spitzenfunktion betrachtet. Indessen wird der Bereich des überlegten, abwägenden Handelns kaum noch angewandt, wo psychopathisch-neurotische Verhaltensweisen oder kriminelle Durchbrüche entstehen. Bei diskontinuierlich, sprunghaft-willkürlichem Handeln untersteht der Ablauf dem vom W. Keller geprägten Begriff des «limitativen Wollens», d. h. «daß das Dasein sich als Wollendes voreilig mit den aktuellen Triebregungen einig ist, indem es sich – aber doch schon von sich aus – in die Bahn desjenigen Tuns entläßt, das durch diese elementar vorgezeichnet ist.» Gerade aus der Überzeugung, daß das menschliche Dasein nicht im Ablauf eines bloßen Trieb- und Instinktgeschehens aufgeht, sieht W. v. Baeyer also die Berechtigung eines wollenspsychologischen Ansatzes auch für Handlungen, die einer weitestgehend unbewußten Dynamik unterliegen. Dies bedeutet, *daß ein Motiv, auch ein unbewußtes Motiv, erst dadurch zum wirklichen Motiv des Handelns wird, daß ein Wollen sich tatsächlich nach ihm richtet und sich aktiv durch es bestimmen läßt.* Für die praktische Begutachtung geht es in diesem Ansatz also darum, aus der biographischen Analyse sowie psychologischen Anhaltspunkten vom Erlebnis- und Verhaltensaspekt her, durch

«Anreicherung mit konkret-psychologischen Fragestellungen» zu Aussagen «über das Gegebensein oder Nichtgegebensein von Verantwortlichkeit im Einzelfalle zu kommen.»

H. Ehrhardt (1961) hat schließlich darauf hingewiesen, daß es sich bei der Einsichtsfähigkeit und der Steuerungsfähigkeit um psychische Gegebenheiten handele, denen wir in Selbst- und Fremdbeobachtung begegnen, und daß es der heutige Stand der psychologischen Medizin sehr weitgehend erlaube, den Grad der Einsichtsfähigkeit exakt zu bestimmen. Bei der Beurteilung der Steuerungsfähigkeit geht es H. Ehrhardt (1964) nicht um das abstrakte Problem der Willensfreiheit, sondern um *empirisch faßbare psychiatrisch-psychologische Gegebenheiten und Voraussetzungen, die medizinisch erfaßbar und quantifizierend bezüglich ihres Einflusses auf das Täterverhalten zumindest abgeschätzt werden können.*

Die vom Sachverständigen geforderte Aussage kann daher nicht am Freiheitsproblem scheitern, zumal das Gesetz nach seiner Struktur ja nicht von dem metaphysischen Postulat einer absoluten Willensfreiheit und einer «Wahlmöglichkeit zwischen Gut und Böse» ausgeht, sondern von einem eingeschränkten, der Wirklichkeit entsprechenden pragmatischen Freiheitsbegriff. Das Gesetz stellt nicht mehr und nicht weniger als einen Negativ-Katalog von Minimalanforderungen an menschliches Sozialverhalten dar, die nach empirischer Erfahrung dem Vollsinnigen zugemutet werden können, und deren Nichteinhaltung daher als vorwerfbarer Normverstoß die Schuld auf der Basis der Verantwortung für das eigene Tun begründet. Der Umstand, daß jedes menschliche Handeln tief gestaffelte motivische und biographische Hintergründe hat, schränkt daher von sich aus die verantwortliche Zurechnung nicht ein. Umgekehrt werden ja auch große humanitäre oder wissenschaftliche Leistungen ihren Erbringern – verdienstvoll – zugerechnet, obwohl auch sie ihre charakterologischen, lebensgeschichtlichen und motivischen Wurzeln haben. Sie sind dessen ungeachtet trotzdem nicht nur ein Zufallsprodukt sinnblind waltender Determinationskräfte oder unbewußter Triebverstrickungen. Eine Aussage zum Freiheitsgrad unserer Selbstverfügung in der forensischen Psychiatrie muß sich daher unterhalb der unlösbaren Alternative Determinismus–Indeterminismus abspielen. Sie kann auch nicht auf der Fiktion eines einlinigen, von allen sozialen Bezügen losgelösten Handlungsablaufs basieren, dem ein final gerichteter Entschluß des Täters in der lebensfremden Vereinfachung «Entscheidung zwischen Gut und Böse» zugrundeliegt. Sicherlich kann die grundsätzliche Fähigkeit des vollsinnigen Menschen zur freiheitlichen Selbstverfügung ebensowenig als Allmacht gegenüber jedweder äußeren Situation oder jedweden inneren Triebkräften verstanden werden, wie die stets zu unterstellende unendliche Kausalität aller Lebens- und Handlungsvorgänge noch nicht automatisch die unendliche Determiniertheit jeden menschlichen Verhaltens beweist. Gerade *unter Bezug auf die soziale Funktion des Rechts* läßt sich aber ein *empirisch-sozialer Verantwortlichkeitsbegriff* entwickeln, dessen Rechtfertigung sich aus folgenden Überlegungen ergibt: Kriminalität und auch jedwedes andere abnorme Sozialverhalten sind ursprünglich kein durch Krankheit oder sonstige Ursache hervorgerufenes biologisches Anderssein bedingtes «Sonderverhalten» des Menschen, sondern dient der Befriedigung primär wertneutraler, nach dem Konzept von H. Schultz-Hencke autochthon-vorgegebener Antriebsqualitäten, das heißt also der Befriedigung von Hunger, Durst, Sexualtrieb, des Besitz- und Geltungsstrebens, der Sicherung des Lebensraumes durch Abwehr von Gegnern oder dem Ausleben aggressiver Impulse. Die Fähigkeit, diese primären Antriebsqualitäten durch Verzichtleistung, Einschränkungen, Rückstellungen, Nacheinander-Befriedigungen, Sublimierungen usw. in sozial akzeptierte Bahnen zu kanalisieren, ist dem Menschen keineswegs mitgegeben, d.h. also, daß sie etwa der «gute Mensch» hätte und der «böse Mensch» nicht. Sie wird vielmehr erst im Rahmen eines komplizierten

Sozialisationsprozesses erworben, und zwar durch Erziehung, weitergehende Umwelt-
prägung, Übernahme von Verhaltensnormen und soziokultureller Traditionen, durch
Adaption an Konventionen und Erlernen sozialer Verhaltensmuster. Im Rahmen dieser
sich bis in die Erwachsenenzeit hinziehenden Lern- und Konditionierungsvorgänge werden
Denk- und Handlungsdeterminanten erworben, durch die der Mensch eine relative Entscheidungsfreiheit und ein Spektrum an Wahlmöglichkeiten für die Befriedigung von
Antriebsqualitäten, aber auch für das Bestehen sozialer Konfliktsituationen unter leidlich
normalen Lebens- und Umweltbedingungen erhält. *Kriminalität kann daher psychologisch
auf den Vorgang der Antriebsbefriedigung zum Nachteil anderer reduziert werden.* Hieraus
ergibt sich aber schon, daß Kriminaldelikte nur eine Extremauswahl unter den möglichen
sozial unerwünschten Verhaltensweisen darstellen, da es im täglichen Leben eine Fülle
von sozial schädlichen, jedoch nicht kriminalisierten Handlungen gibt (Intrige am Arbeitsplatz, Erbschleicherei, politischer Rufmord, Kurpfuschertum, sexuelle Verführung unter
falschen Vorspiegelungen usw.), die ganz klar der Befriedigung eigener Antriebe zum
Schaden anderer dienen. Kriminalität ist also kein psychologischer, sondern ausschließlich
ein gesetzlich kodifizierter Sonderfall von negativem Sozialverhalten, ein Umstand, der
von manchen geflissentlich übersehen wird, die den Straftäter als ein Spezialprodukt bestimmter Gesellschaftsordnungen hinstellen wollen, um mit der Hoffnung auf eine bessere
Welt ihre eigene Ideologie attraktiver verkaufen zu können. Wenn wir dem vollsinnigen
Menschen zumuten, sein Sozialverhalten zu vertreten und hierfür die Verantwortung zu
übernehmen, so nicht nur aus der Überlegung, daß sonst ein geordnetes menschliches
Zusammenleben unmöglich wäre, sondern weil wir wissen, daß er unter normalen Soziali-
sationsbedingungen ausreichende Fähigkeiten erwirbt, sein Verhalten im sozialen Raum
nach bekannten bzw. erkennbaren Normen einzurichten.
*Die Exkulpierung des Straftäters betrifft daher nur den Sonderfall, in welchem aus psycho-
pathologischen Gegebenheiten das Normwidrige des Sozialverhaltens nicht erkennbar
war oder dessen Fähigkeiten eingeschränkt bzw. aufgehoben waren, das Verhalten norm-
gerecht zu steuern.* Die Beantwortung dieser Frage kann sich nun nicht ausschließlich an
einem Katalog von Diagnosen oder Krankheitsgruppen ausrichten, sondern muß gerade
in bezug auf die psychologische Fragestellung die Beziehungen zum Sozialisationsprozeß
bzw. zur Fähigkeit der Anwendung erworbener Verhaltensmöglichkeiten mit aufzudecken
versuchen. Aus diesem Konzept heraus ergeben sich die beiden folgenden grundsätzlichen
Möglichkeiten:

1. *Eine Sozialisation war nicht oder nur in beschränktem Maße möglich*, so daß dem Täter der Normverstoß nicht oder nur vermindert zugerechnet werden kann. Dies betrifft z.B. Folgezustände früh
erworbener Hirnschäden, verschiedene Schwachsinnsformen oder juvenile Psychosen, jedoch auch
umweltsbedingte pathologische Entwicklungskonstellationen, die ihren Niederschlag in mehr oder
minder ausgeprägten Sozialisationsdefekten finden, schließlich Fälle schwerer Persönlichkeitsstörungen,
d.h. seelische Abartigkeiten, die weder ursächlich auf eine organische Erkrankung zurückzuführen noch
hinreichend entwicklungsdynamisch zu erklären sind.

2. *Vorübergehender oder dauernder Verlust bzw. Einschränkung einer bereits vorhandenen Sozialisation.* Dieser Vorgang betrifft die körperlich begründeten und die endogenen Psychosen ebenso wie
organische Defektsyndrome, Intoxikationen, ferner aber auch die die Selbstverfügung einschränkenden
oder aufhebenden abnormen Reaktionen und Entwicklungen wie etwa die zum erweiterten Suizid
führenden depressiven Reaktionen, paranoische, sexuell-perverse und süchtige Entwicklungen, oder
etwa manche psychopathischen «Restriktionsprozesse» i.S. von H. Häfner, schließlich auch mitunter
die zunehmende Einengung von Übersichts- und Handlungsfähigkeit im Rahmen von Affektkumula-
tionen.

In diesen beiden Bereichen ist die Psychiatrie als medizinische und psychologische Wissenschaft aber in der Lage, eine wissenschaftlich begründete Aussage einmal zur Frage des Vorliegens eines psychopathologischen Geschehens überhaupt und zum anderen über die Auswirkungen auf die Einsichts- und Handlungsfähigkeit zu machen. Mit den rein quantifizierenden Methoden der somatischen Medizin ist dies nur selten möglich, mit Ausnahme jenes Bereichs, in dem man sich auf metrische Methoden der Experimentalpsychologie stützen kann. Mit dem Instrumentarium der klinischen Psychiatrie kann der Gutachter aber die medizinischen und psychologischen Voraussetzungen der seelischen Verfassung des Täters erarbeiten, mittels derer er dann aufgrund seiner klinischen Erfahrung über die Auswirkung solcher seelischen Krankheiten oder krisenhaften Ausnahmesituationen auf die Übersicht oder die Verhaltenssteuerung sehr wohl einen wissenschaftlich begründeten Beitrag zur Erhellung der Tatzeitpersönlichkeit zu geben vermag.

1.2.5. Praktische Begutachtungsprobleme

Wenn sich gegenüber der K. Schneider'schen «agnostischen» Position heute mehr und mehr die Auffassung durchsetzt, daß auch zu den Fragen der Einsichts- und Steuerungsfähigkeit wissenschaftlich begründbare Aussagen möglich sind, erweist sich dies im Einzelfalle aber oft als außerordentlich schwierig. Dies liegt einmal daran, daß Fälle, die eindeutig psychotisch oder hirnorganisch Kranke, hochgradig Schwachsinnige oder neurotisch schwerstgestörte Täter betreffen, innerhalb des Gesamtanteils aller Gutachtenaufträge nur einen geringen Prozentsatz ausmachen. Die überwiegende Zahl der Begutachtungen betrifft Probanden mit nur leichten bis mittelgradigen Abartigkeiten, fraglichen Hinweisen auf früher durchgemachte Hirnschäden, leichter bis mittelgradiger Alkohol- oder Drogenbeeinflussung oder aber überhaupt nicht erkennbar seelisch gestörte Täter, bei denen wegen der Schwere der Rechtsfolgen, etwa bei Tötungsdelikten, ohne Hinweise auf nennenswerte neuro-psychiatrische Beeinträchtigungen ein Gutachten veranlaßt wird. Der Gutachter kann also in sehr vielen Fällen der normativen Alternativentscheidung des Richters, ob eine objektive Schuld vorliegt oder nicht, keine klare und absolut beweiskräftige Aussage über das Vorliegen von Schuldunfähigkeit wegen Krankheit oder aber Schuldfähigkeit wegen Fehlens aller medizinischer Voraussetzungen gegenüberstellen. Dieses «Ärgernis» ergibt sich zwangsläufig und unausräumbar aus der unendlichen Vielfalt von Möglichkeiten seelischen Gestörtseins, ferner aus der selbst bei definierbaren Krankheiten – noch mehr natürlich im Bereich der Neurosen, abnormen Entwicklungen und Persönlichkeitsstörungen – stets vorhandenen gleitenden Skala von Schweregrad, Gewichtigkeit und Nuancierung von Einzelsymptomen im Gesamtzustand. Schließlich auch aus dem Umstand, daß die oft nur nachträglich mögliche Rekonstruktion des psychischen Zustandes zum Zeitpunkt der Tat mit zusätzlichen Fehlerquellen und Irrtumsmöglichkeiten behaftet ist. Man wird sich darüber hinaus vergegenwärtigen müssen, daß *Unzurechnungsfähigkeit oder Zurechnungsfähigkeit keine definierbaren, mit naturwissenschaftlichen Methoden faßbaren medizinischen Befunde* sind, sondern daß wir auf ihr Vorliegen oder Nichtvorliegen nur mittelbar aus psychopathologischen, psychodynamischen und soziobiographischen Feststellungen und Interpretationen mit einer mehr oder minder breiten Unsicherheitszone schließen können. Im Grunde genommen ist dies ein Vorgang, der alle gerichts- oder sozialmedizinischen Aussagen des Arztes betrifft, denn ebensowenig sind

Arbeitsunfähigkeit, Fahruntauglichkeit, Berufsunfähigkeit oder der Prozentsatz einer unfallbedingten Erwerbsminderung als exakte Befunde naturwissenschaftlich feststellbar. *Der Mediziner beantwortet diese Fragen erst auf dem Wege einer «Übersetzung» befundmäßiger Feststellungen in sozialmedizinische Aussagen,* wobei diese «Übersetzung» – und dies sei besonders hervorgehoben – nur auf dem Hintergrund allgemein-wissenschaftlicher und eigener ärztlicher Erfahrung über die Auswirkung von Krankheiten und Befunden auf verschiedene Lebens- und Tätigkeitsbereiche möglich wird (Venzlaff).

In der Mehrzahl der Gutachtenfälle geht es daher um das *Problem der graduellen Einstufung und der Quantifizierung festgestellter oder zu unterstellender seelischer Störungen,* d. h. also die Beurteilung der Frage, ob die Einsichtsfähigkeit und Selbstverfügung «nur» vermindert oder «schon» erheblich vermindert waren bzw. sogar gänzlich aufgehoben. *Die Bestimmungen der §§ 21 und 20 StGB sind in der gleitenden Skala von Einschränkungsmöglichkeiten der Selbstverfügung durch Krankheiten oder Störungen gewissermaßen Markierungspunkte, mit denen gesetzgeberisch der Versuch unternommen wurde, den Pegelstand festzulegen, bei dessen Erreichen bzw. Überschreitung sich die Rechtsfolgen einer Tat ändern.* Wie H. Witter mehrfach richtig betont hat, ist es schon um der Rechtssicherheit und Rechtsgleichheit willen erforderlich, hier Konventionen einzuführen, und einen tragfähigen consensus omnium unabhängig von unterschiedlichen theoretischen Grundpositionen zu erarbeiten. Andererseits darf eine solche Konvention nicht zur Uniformität führen, da in jeder gutachtlichen Entscheidung auch ein Raum persönlichen Ermessens aber auch oft ein persönliches Bekenntnis enthalten ist und auch erhalten bleiben sollte.

Die Formulierungen im Gesetzestext lassen erkennen, daß die Feststellung eines biologischen Merkmals aus § 20 StGB für sich alleine genommen noch nicht ausreicht, um Auswirkungen auf die Strafzumessung, möglicherweise sogar eine Exkulpierung zu haben. Der gesetzgeberische Rahmen steckt beispielsweise ab, daß erst das Vorliegen einer *tiefgreifenden* Bewußtseinsstörung, bzw. einer *schweren* anderen seelischen Abartigkeit exkulpierungsrelevant sein kann, und es wird weiter gefordert, daß die Einsichts- oder Handlungsfähigkeit durch eines der festgestellten biologischen Merkmale *zumindest erheblich vermindert* war. Eine weitere Entscheidungshilfe für Grenzbereiche lieferte der Maßregelkatalog des inzwischen entfallenen § 65 StGB (Unterbringung in einer sozialtherapeutischen Anstalt), in die neben vermindert zurechnungsfähigen Tätern in erster Linie verantwortliche Täter mit einer schweren Persönlichkeitsstörung oder abnormen Sexualbetätigung eingewiesen werden sollten. Zur Zielgruppe gehörten hier Täter, die sowohl durch seelische als auch sexuelle Abartigkeit als behandlungsbedürftig für eine Sondermaßregel vorgesehen sind, indessen vom Gesetzgeber als voll verantwortlich erachtet werden. Den in den Diskussionen um die Strafrechtsreform häufig heraufbeschworenen Gefahren einer uferlosen Ausweitung von De- und Exkulpierungen durch die Hereinnahme der Merkmale «tiefgreifende Bewußtseinsstörung» und «schwere andere seelische Abartigkeit» ist also durch den *Sperreffekt der doppelten Quantifizierung* ausreichend vorgebeugt. Denn auch bei tiefgreifenden bzw. schweren Störungen muß eine tatbezogene erhebliche Einschränkung der Einsichts- oder Handlungsfähigkeit nachgewiesen werden. Hierdurch ist eine Grenze zu der Majorität von Tätern gezogen worden, die trotz einer in Lebensführung, Charakterstruktur, Verhaltensstil und Tatausführung erkennbaren seelischen Abartigkeit oder trotz zu konzidierender Bewußtseinseinengung unter den Gegebenheiten des situativen Tatvorfeldes als schuldfähig erachtet werden. Der Maßstab für die forensisch-relevante Einschränkung von Einsicht und Selbstverfügung kann daher nicht nur aus der – im übrigen oft bejahend erlebten – kriminellen Lebensführung als solcher oder einer Erhellung der tieferen Tatmotive sowie des entwicklungsdynamischen So-Seins des Täters gewonnen werden. *Jede Tat hat ihre Gründe und Motive, und jeder Täter hat seine individuelle Psychologie.* Auch die Schwere einer Tat als solcher oder das jede Vorstellungskraft sprengende Verhalten des Täters gegenüber seinem Opfer, etwa bei einem Sexualmord, sind von sich aus kein Gradmesser für die Einschränkung der Selbstverfügung, insbesondere dann, wenn makabere Zufälle der äußeren Situation sowie durch die Tat und die Begleitumstände wachgerufene Emotionen von Schreck, Panik, Enttäuschung und Zorn erst im Tatverlauf die letzten haltgebenden Bindungen kappen. Gerade die schwere aggressive Triebtat ist oft mit dem vom Täter geschaffenen Arrangement bezüglich Tatort und äußeren Tatmöglichkeiten in ihrer «zielgerichteten Ganzheit» nicht ohne willentlichen Zuschlag des Objekts denkbar (W. v. Bayer). Die Aufdeckung eines unbewußten oder nur teilbewußten Motivs, das sich hinter einer vordergründigen Erklärung verbirgt, erlaubt nicht automatisch den Rückschluß auf eine zumindest erhebliche Einschränkung der Selbstverfügung, da *im Regelfalle auch ein unbewußtes Motiv nur dann handlungsdeterminant werden kann, wenn es von der Ich-Instanz bejahend zugelassen wird.* Die Beurteilung der Zurechnungsfähigkeit erfordert vielmehr eine umfassende Gesamtschau der genetischen, biologischen und biographisch-tiefenpsychologischen Wurzeln des So-Seins der Täterpersönlichkeit unter Berücksichtigung des bisherigen Sozialverhaltens. Sie muß ferner unter gleichzeitiger Analyse des situativen Vorfeldes der Tat, mitunter auch einer subtilen Prüfung der Täter-Opfer-Beziehung die *Frage des Grades der ausweglosen Bestimmbarkeit durch die Situation* zu ergründen versuchen. In Verbindung hiermit erfolgt die Analyse des *Grades des Ausgeliefertseins an ein psycho-pathologisches Geschehen* in all seinen Facetten. Es kann nicht bestritten werden, daß die heutige Psychiatrie nicht nur aus dem Bereich der somatischen und psychotischen Störungen bzw. meßbarer Intelligenzmängel, sondern aus gesichertem tiefen- und entwicklungspsychologischem Wissen, der Kenntnis um die Dynamik abnormer seelischer Reaktionen und Entwicklungen zu solchen Fragen Aussagen machen kann. Wenn man diese aus einer sehr enggefaßten Begriffsdefinition heraus nicht als «Wissenschaft» bezeichnet, so doch im Sinne von C. Conrad als «Kennerschaft», d. h. also der durch Erfahrung gewonnenen Kenntnis über die Auswirkungen und Möglichkeiten abnormer Seelenzustände.

Derartige Aussagen lassen sich natürlich nicht auf der Basis theoretischer Grundlagenpositionen machen, sondern sie erfordern neben einem möglichst gediegenen Wissen um die Ursachen und Erscheinungsformen seelischer Störungen einen breiten Hintergrund klinischer Erfahrung, hiermit verbunden ein ständiges feed-back aus der klinischen Begegnung mit dem Patienten und eine Reflektion zum eigenen therapeutischen Wirken. Genauso, wie wir das Phänomen der Unfreiheit des Wahnkranken evident im klinischen Raum erleben, können das Ausgeliefertsein an ein neurotisches Symptom, die ausweglose Bestimmbarkeit durch eine abnorme Reaktion oder der Grad einer abnormen seelischen Entwicklung nur an den Erfahrungen gemessen werden, die aus den Begegnungen im therapeutischen Feld erwachsen (Venzlaff).

J. E. Meyer (1980) sagt hierzu: «Was heißt hier der klinisch Erfahrene? Damit ist ein Psychiater gemeint, der als Arzt und nicht als Gutachter mit solchen Verhaltensauffälligkeiten zu tun hat, die keine strafrechtlichen Konsequenzen hatten, oder – etwa weil verjährt – keine mehr haben. Zu nennen sind hier die – in jeder psychiatrischen Klinik häufigen – sogenannten abnormen Erlebnisreaktionen mit oder ohne Alkoholeinwirkung, die Eifersuchtsreaktionen in der akuten Ehekrise, die abnormen Verhaltensweisen in sprachfremder Umgebung oder die Panikreaktionen in einer nicht voraussehbaren, Angst und

Aggression zugleich provozierenden Situation. Als Arzt erfährt man weit mehr über die Psychodynamik und über die Entstehungsbedingungen von deviantem Triebverhalten, etwa beim Notzuchtsdelikt und ganz besonders beim Inzest (Bedeutung des Verhaltens des Opfers). Typische Syndrome, deren Ausprägung und Vollständigkeit hinsichtlich der Einzelsymptome dem Gutachter entscheidend bei der Beurteilung helfen können, gibt es im psychiatrischen «Alltag» viel häufiger als allgemein angenommen wird.» «... umschriebene Erlebens- und Verhaltensauffälligkeiten, bei denen es relativ häufig zu Delikten kommt, sind dem erfahrenen Kliniker oft besser bekannt als dem forensischen Experten, der ihnen nur begegnet, wenn sie zu strafrechtlichen Konsequenzen geführt haben und den Sachverständigen auf den Plan rufen.»

Aus dieser Einbindung des Gutachters in seine klinische Erfahrung, die ihn aber, genau wie als Therapeuten, auch verpflichtet, Fortschritte der Wissenschaft sowohl in sein diagnostisches Konzept aufzunehmen als auch für sein therapeutisches Wirken zu assimilieren, läßt sich die mit dem Text der §§ 20 und 21 StGB an den Sachverständigen gestellte Frage, ohne dem Gesetzestext Zwang anzutun oder ihn zu verfälschen, so umformulieren, daß sie die medizinische bzw. medizinisch-psychologische Aufgabe des Gutachters klinisch orientiert umreißt:

«... ob ein festgestellter oder als hinreichend wahrscheinlich für den Tatzeitpunkt zu unterstellender psychopathologischer Zustand einem der vier Exkulpierungsmerkmale des § 20 StGB zuzuordnen ist und ferner, ob er nach ärztlicher oder ärztlich-psychologischer Erfahrung über dessen Symptomatik, Schweregrad und Auswirkungen geeignet sein konnte, die Einsicht in das Unerlaubte der Tat oder die Fähigkeit, nach dieser Einsicht zu handeln, erheblich zu vermindern oder gar aufzuheben.»

In vielen Fällen, und zwar auch dort, wo eine Minderung oder Aufhebung der Schuldfähigkeit nicht angenommen werden kann, hat *die Tätigkeit des psychiatrisch-psychologischen Sachverständigen aber noch wesentlich weitergehende Aspekte*. Das 2. StRG versucht, zwischen seiner gewissermaßen «konservativen» Grundposition mit dem Festhalten am Schuldstrafrecht und einem pragmatisch-fortschrittlichen System von Sanktionen und Maßnahmen eine Synthese in Richtung eines menschlicheren, wirklichkeitsnäheren, auf Rehabilitation und Integration des Täters ausgerichteten Rechts herzustellen. Das Primat der Strafe als unabdingbare Forderung der Vergeltung durch die Rechtsgemeinschaft, das ohnehin nur metaphysisch, nicht aber durch die Erfahrung der Rechtspflege zu rechtfertigen war, mußte folgerichtig zugunsten eines Systems empirisch erkannter Zweckmäßigkeiten weichen. Dies bedeutet für die forensische Psychiatrie, daß die Beurteilung der Schuldfähigkeit nach wie vor zwar eine zentrale Rolle in der Sachverständigentätigkeit spielt, indessen der wesentlich differenziertere Katalog von Maßnahmen, Bewährungsmöglichkeiten, Auflagen usw. weit höhere Anforderungen als bisher in bezug auf eine Analyse der Täterpersönlichkeit, ihrer sozialen und kriminellen Verstrickungen, der Prognose und der therapeutischen Aspekte stellt. Zu der Aufgabe des Gerichts, in der Hauptverhandlung auch die Täterpersönlichkeit zu erforschen, kann der Sachverständige gerade wegen seiner weitergehenden diagnostischen Zugangsmöglichkeiten einen wesentlichen Beitrag leisten, ebenso wie seine Persönlichkeitsanalyse dem Gericht wichtige Hilfen nicht nur für das Strafmaß als solches, sondern auch für Bewährungs- oder therapeutische Auflagen auf der Basis einer sorgfältigen Prognose vermitteln kann. Das Strafrecht dient nicht nur einer abstrakten Gerechtigkeit, sondern hat wichtige soziale Funktionen zu erfüllen. «Die wichtigere forensische Aufgabe des psychiatrischen Sachverständigen liegt in der Beratung des Gerichts bei der kriminalpolitischen Aufgabe, also bei der Erörterung von Prognosen und Behandlungsmöglichkeiten, deren Bedeutung bei der Beurteilung der Zurechnungsfähigkeit nicht unberücksichtigt bleiben darf.» (H. Witter, 1972).

1.2.6. Rollenprobleme des psychiatrischen Gutachters

Die Rolle des medizinischen Sachverständigen ist als die eines «Gehilfen des Gerichts» definiert. Vielfach stoßen sich Sachverständige an dem sozial und rangmäßig in der heutigen Umgangssprache abwertenden Bedeutungsgehalt des Wortes «Gehilfe». Gemeint ist mit der «Gehilfenrolle» aber, daß der Sachverständige dem Richter *Entscheidungshilfe durch fachkundige Beratung* zu Fragen geben soll, die das Gericht mangels eigener Sachkenntnis nicht in seiner Kompetenz entscheiden kann. Formal bedeutet dies, daß die Beweiswürdigung und damit auch die Verwertung des Sachverständigengutachtens ausschließlich in die Kompetenz des Gerichts fällt. In der Praxis erweist es sich aber, daß angesichts der Kompliziertheit nicht nur psychiatrischer, sondern auch anderer medizinischer, naturwissenschaftlicher oder technischer Fragen, die heute von Sachverständigen vor Gerichten erörtert werden, die Gerichte vielfach in bezug auf die Ihnen auferlegte prüfende Beweiswürdigung überfordert sind. Ist das Gericht nun aber auch nicht aus gleichrangiger Sachkenntnis in der Lage, die Richtigkeit einer Sachverständigenaussage zu überprüfen, so muß diese zumindest aus einer im Gerichtssaal gewachsenen Erfahrung nachvollziehbar und überzeugend sein, um sie als Grundlage für eine Entscheidung zu verwerten. Gerade seine überlegene Sachkenntnis verpflichtet den Sachverständigen zu besonderer Sorgfalt und besonders kritischer Prüfung seiner Schlußfolgerungen ebenso wie dazu, diese dem Gericht durch das Gutachten nachvollziehbar und verständlich zu machen. Denn sein Gutachten bzw. das auf ihm basierende Gerichtsurteil kann schwerwiegende, wenn nicht sogar nicht abzusehende Konsequenzen für den Angeklagten selber oder aber für die Rechtsgemeinschaft nach sich ziehen. Gerade dieser Umstand verpflichtet ihn aber auch dazu, das Gericht über die Grenzen seiner Aussage- und Feststellungsmöglichkeiten ebenso zu unterrichten wie über verbleibende Unsicherheiten, alternative Entscheidungsmöglichkeiten, verbleibende differentialdiagnostische Probleme oder aber denkbare, nicht auszuräumende Einwände. Auf diese Weise soll das Gericht auch darüber informiert werden, bis zu welchem Grad das Gutachten seine Stütze im wissenschaftlichen Konsens und in der allgemeinen klinischen Erfahrung findet. Letztlich entspricht diese kritische Bescheidung ja der grundsätzlichen Verpflichtung des Arztes, sich auch am Krankenbett stets über diagnostische Irrtumsmöglichkeiten und differentialdiagnostische Zweifel Rechenschaft abzulegen und seine therapeutischen Maßnahmen immer wieder auf ihre Richtigkeit zu hinterfragen. Von diesem richtigen Rollenverständnis des Sachverständigen hängt nicht nur die Qualität sondern auch die «Stimmigkeit» des Gutachtens ganz entscheidend ab. Umgekehrt kann ein unreflektiertes falsches Rollenverständnis wesentlich auf die Grundtendenz des Gutachtens und die abschließende Entscheidung Einfluß nehmen, so daß der Sachverständige sich stets mit kritischer Distanz über seine Einstellung zum Probanden, aber auch zum Verfahren und dem prozessualen Ablauf Rechenschaft ablegen muß. Nicht nur im Rahmen der Begutachtung und der damit verbundenen intensiven psychologischen Beschäftigung mit dem Probanden, sondern auch im Rahmen der Sachverständigentätigkeit in der Hauptverhandlung laufen sehr subtile und sehr differenzierte Kommunikationsprozesse ab, die speziell durch Übertragungs- und Gegenübertragungsprozesse, aber auch Identifikations- und Abwehrvorgänge gekennzeichnet sind. Dadurch können aber auch Selbstwertprobleme und durch biographische Prozesse determinierte Einstellungen beim Gutachter angesprochen werden. Da das Instrumentarium, das Vokabular und der Fundus an Deutungsmöglichkeiten der Psychiatrie zum Teil manipulierbar sind, und es ferner sehr unterschiedliche Möglichkeiten der Gewichtung bei der integrativen Zusammenschau von Teilaspekten gibt, können sich aus einem verfehlten Rollenverständnis im Rahmen der Begutachtung bei im wesentlichen gleichartig gelagerten Fällen sehr unterschiedliche Aspekte der Betrachtung als Entscheidungsgrundlage ergeben.

Der Gutachter, der unbewußt oder unreflektiert mit seiner Tätigkeit ein *Erfolgserlebnis* anstrebt, wird üblicherweise ein Gutachten erstatten, in dem alles «glatt aufgeht», in dem es keine diagnostischen oder prognostischen Unsicherheiten gibt, das vorgeblich auf klaren und gesicherten wissenschaftlichen Erkenntnissen beruht, sich vielleicht auch apodiktisch auf verbindliche Lehrmeinungen beruft, und dessen Entscheidungsgrundlagen scheinbar völlig klar auf der Hand liegen. Eine *Identifikation mit dem Probanden* aufgrund einer nicht bearbeiteten positiven Gegenübertragung bringt die Gefahr mit sich, daß sich der Gutachter in eine *falsch verstandene Helferrolle* versetzt und leichtfertig eine Dekulpierung oder sogar Exkulpierung vorschlägt. Gerade von weniger erfahrenen Sachverständigen wird aber fast immer verkannt, daß die De- oder Exkulpierung gerade bei der Klein- und mittleren Kriminalität dem Probanden eher schadet als nützt, da «der Paragraph» in weiten Kreisen der Bevölkerung nach wie vor als sozialer Makel gilt, und die Eintragung im Strafregister später mitunter schwerwiegende soziale Folgen haben kann (z.B. bei Übernahme in ein Beamtenverhältnis oder eine Vertrauensstellung). Ein weiterer Gesichtspunkt ist noch zu bedenken: Exkulpierungs- oder Dekulpierungsversuche aus falsch verstandener Helferrolle laufen in der Regel über eine «Dramatisierung der Psychopathologie des Täters», was zur Folge hat, daß die biographische Anamnese mit allen Klippen und Fehlschlägen, die psychische Problematik engster Bezugspersonen, die Ehe- und Sexualproblematik in einer öffentlichen Gerichtsverhandlung, der oft auch Familienangehörige, Freunde und Ortsbewohner beiwohnen, zum Belege des «Andersseins des Täters» in aller Ausführlichkeit ausgebreitet werden. Viele Gutachter vermögen gar nicht zu ermessen, welcher Schaden im sozialen Kontext hierdurch dem Täter zugefügt wird. Arztethisch kann jedenfalls eine so breit angelegte Analyse der Täterpersönlichkeit in einer öffentlichen Gerichtsverhandlung nur legitim sein, wenn nur auf diese Art gewichtige Gründe für die Annahme einer Schuldminderung oder Schuldausschließung dargelegt werden können. Obwohl es im Rahmen der Gerichtsbegutachtung keine Bindung an die ärztliche Schweigepflicht gibt, sollte der Gutachter das ihm vom Probanden entgegengebrachte Vertrauen nicht dadurch mißbrauchen, daß er das schriftliche oder mündliche Gutachten mit Informationen aus der Intimsphäre anreichert, die für die Beurteilung der in Frage stehenden Tat völlig irrelevant sind und den Informationsanspruch des Gerichts bezüglich der Täterpersönlichkeit weit überschreiten. Bei schwerwiegenden Rechtsbrüchen sollte man sich vergegenwärtigen, daß zumindest bei konkreter Wiederholungsgefahr die Exkulpierung oder Dekulpierung die Unterbringung in einer psychiatrischen Krankenanstalt nach § 63 StGB nach sich zieht, die gegenüber einer zeitlich befristeten Freiheitsstrafe unbegrenzt ist. Verantwortlich zu sein ist ein Grundrecht des mündigen Bürgers einer Gemeinschaft, es müssen daher gewichtige Tatsachen vorliegen, ihm dieses Grundrecht abzusprechen. Bei dem üblicherweise weiten Strafmaßrahmen darf man sich darüber hinaus zu Recht fragen, ob in manchen Fällen, in denen im Urteil von verminderter Schuldfähigkeit ausgegangen wird, das Strafmaß wirklich niedriger angesetzt wurde, als wenn der Angeklagte als voll verantwortlich verurteilt worden wäre. Bedenklich ist es schließlich auch, wenn der Sachverständige sich, beispielsweise aufgrund einer negativen Gegenübertragung zum Probanden oder durch Identifikation mit der Anklägerfunktion, in eine *kriminalpolitische Retterrolle* versetzt und durch negative Etikettierungen des Angeklagten (z. B. «haltlos, willensschwach, sadistisch, gemütsarm, kaltblütig, egozentrisch» usw.) eine wissenschaftlich fundierte, psychopathologische Analyse der Täterpersönlichkeit vortäuscht, in Wirklichkeit aber eine Verstärkerfunktion für das im Regelfall schon bestehende negative Image des Angeklagten übernimmt. Im grauen Alltag der Gutachtertätigkeit können zwar nicht wenige Probanden durch ihre Lebensführung, ihre Tat, aber auch ihr Verhalten bei der Begutachtung schlechterdings keine Sympathiegefühle im Gutachter wecken, er muß aber fähig sein, aufkommende Antipathiegefühle von wissenschaftlichen Aussagen und daraus abzuleitenden objektiven Schlußfolgerungen abzugrenzen.

Literatur

ASCHAFFENBURG, G.: Gerichtliche Psychiatrie. In: Handbuch der Geisteskrankheiten. O. Bumke (Hrsg.) Allg. Teil 5, Leipzig–Wien 1912.

ASCHAFFENBURG, G.: Strafrecht und Strafprozeß. In: Handbuch der gerichtlichen Psychiatrie. A. Hoche (Hrsg.) 3. Aufl. Berlin–Heidelberg, Springer 1934.

BAEYER, W. v.: Die Freiheitsfrage in der forensischen Psychiatrie mit besonderer Berücksichtigung der Entschädigungsneurosen. Nervenarzt 28, 337 (1957).

BAEYER, W. v.: Zur Frage der strafrechtlichen Zurechnungsfähigkeit von Psychopathen. Nervenarzt 38, 185 (1967).

CONRAD, K.: Das Problem der «nosologischen Einheit» in der Psychiatrie. Nervenarzt 30, 488 (1959).

EHRHARDT, H.: Die Schuldfähigkeit in psychiatrisch-psychologischer Sicht. In: Schuld, Verantwortung, Strafe. Hrsg.: Frey. Zürich, Schultheiss & Co. A.G. 1964.

EHRHARDT, H., VILLINGER, W.: Forensische und administrative Psychiatrie. In: Psychiatrie der Gegenwart. Hrsg.: Gruhle, H. W. et al. Bd. III. Berlin–Göttingen–Heidelberg, Springer 1961.

HÄFNER, H.: Psychopathen. Berlin–Göttingen–Heidelberg, Springer 1961.

KELLER, W.: Psychologie und Philosophie des Wollens. München–Basel, Ernst Reinhardt 1954.

KELLER, W.: Freiheit, Wille und Schuld. Nervenarzt 33, 97 (1962).

MEYER, J. E.: Psychiatrische Diagnosen und ihre Bedeutungen für die Schuldfähigkeit im Sinne der §§ 20/21. In: Z. Ges. Strafrechtswiss. 88, 46 (1976).

MEYER, J. E.: Der psychiatrische Gutachter im Strafprozeß. In: Anstöße 27, 135 (1980).

MÜLLER-SUUR, H.: Zur Frage der strafrechtlichen Beurteilung von Neurosen. Arch. Psychiatr. Z. Neurol. 194, 368 (1956).

SCHNEIDER, K.: Die Beurteilung der Zurechnungsfähigkeit. 4. Auflage. Stuttgart, Thieme 1961.

SCHULTZ-HENCKE, H.: Lehrbuch der analytischen Psychotherapie. 2. Aufl. Stuttgart, Thieme 1970.

VENZLAFF, U.: Aktuelle Probleme der forensischen Psychiatrie. In: Psychiatrie der Gegenwart III. K. P. Kisker, J. E. Meyer, C. Müller, E. Strömgren (Hrsg). 2. Aufl. Berlin–Heidelberg–New York, Springer 1975.

VENZLAFF, U.: Ist die Restaurierung eines «engen» Krankheitsbegriffs erforderlich, um kriminalpolitische Gefahren abzuwenden? Z. Ges. Strafrechtswiss. 88, 57 (1976).

VENZLAFF, U.: Die Mitwirkung des psychiatrischen Sachverständigen bei der Beurteilung der Schuldfähigkeit. In: Justiz und Recht. W. Schmidt-Hieber, R. Wassermann (Hrsg.) C. F. Müller, Heidelberg 1983.

WITTER, H.: Die Beurteilung Erwachsener im Strafrecht. In: Handbuch der forensischen Psychiatrie. H. Göppinger, H. Witter (Hrsg). Berlin–Heidelberg–New York, Springer 1972.

1.3. Die forensisch-psychiatrische Untersuchung

ILSE BARBEY

Für die Durchführung der psychiatrischen Untersuchung gibt es verschiedene Anleitungen in Lehr- und Handbüchern der Psychiatrie (z.B. Bleuler 1983, Redlich u. Freedman 1970, Stevenson u. Sheppe 1974) und in Einzeldarstellungen (z.B. Kind 1984, Leff u. Isaacs 1978, MacKinnon u. Michels 1971, Menninger 1952, Simmons 1972, Stevenson 1971, Sullivan 1955). In der psychiatrischen Begutachtung werden grundsätzlich dieselben diagnostischen Instrumente verwendet wie in der klinischen Psychiatrie, jedoch ergeben sich durch die rechtlichen Rahmenbedingungen inhaltliche und methodische Abwandlungen. Hauptinstrument ist auch in der forensischen Untersuchung das psychiatrische Untersuchungsgespräch (psychiatrisches Interview), dessen Ergebnisse – je nach Fragestellung und (Verdachts-)Diagnose – durch psychologische Tests und durch standardisierte psychiatrische Untersuchungsverfahren ergänzt werden können. Zur psychiatrischen Untersuchung gehört auch eine körperliche und neurologische Untersuchung. Außerdem werden zur Abklärung der Diagnose oder zur Befundkontrolle klinische und apparative Untersuchungsverfahren (s. Abschnitt 1.1.4.) herangezogen.

1.3.1. Das forensisch-psychiatrische Interview

Der Begriff des psychiatrischen Interviews (psychiatric interview) ist im angloamerikanischen Schrifttum ein einheitlicher Oberbegriff, unter dem die verschiedenen psychiatrischen Gesprächstypen (Exploration, Anamneseerhebung, freies Gespräch) zusammengefaßt werden; in diesem Sinn wird der Begriff auch im vorliegenden Kapitel gebraucht.
Divergiert bereits das allgemeine (klinische) psychiatrische Interview durch inhaltliche und methodische Besonderheiten vom diagnostischen Interview in der somatischen Medizin, so kommen in der forensischen Situation weitere Umstände hinzu, die Form und Inhalt des psychiatrischen Interviews beeinflussen. Während das psychiatrische Interview in Klinik, Praxis und Beratung auch bei diagnostischer Zielsetzung in der Regel schon einen ersten therapeutischen Schritt bedeutet, stellt das psychiatrische Untersuchungsgespräch in der forensischen Begutachtung ein überwiegend diagnostisches Interview dar. Der ärztliche Gutachter ist vor allem Diagnostiker und kein Therapeut.
Nicht nur der Arzt, sondern auch der zu Untersuchende hat in der forensischen Untersuchungssituation eine andere Rolle. Der Beschuldigte ist Proband und kein Patient, der primär ärztliche Behandlung oder ärztlichen Rat sucht. Die Initiative zur Zusammenkunft geht selten von ihm persönlich aus; sie wird zumeist von einem Dritten – Verteidiger, Gericht, Staatsanwaltschaft – veranlaßt. Allgemein hat der Proband auch wenig Einfluß auf die Auswahl des Gutachters. Manchmal ist er mit der Begutachtung nicht ganz einver-

standen, was sich auf Äußerungsbereitschaft und Mitarbeit der Untersuchung auswirkt. Sehr unterschiedlich ist auch die Motivation des Probanden zu zuverlässigen Informationen, vor allem wenn er annehmen muß, daß sich seine Informationen nachteilig auf den Ausgang des Verfahrens auswirken können.

Das psychiatrische Interview in der forensischen Begutachtung unterscheidet sich vom klinischen psychiatrischen Interview aber besonders durch den verfahrensrechtlichen Rahmen, dem es Rechnung tragen muß. Die Rechtsvoraussetzungen bestimmen die Rolle des Arztes als Sachverständiger: seine Verpflichtung zur Objektivität und Neutralität sowie zur Mitteilung der Untersuchungsergebnisse, sein Verhältnis zum Probanden, die Zulässigkeit von Untersuchungsmethoden und das Ausmaß der Interviewaktivitäten. Diese veränderten Grundbedingungen der psychiatrischen Untersuchungstätigkeit in der forensischen Begutachtungssituation und die aus ihnen resultierenden Modifikationen des ärztlichen Gesprächs verleihen dem psychiatrischen Interview bei forensischen Begutachtungen besondere Aspekte, die seine Herausstellung als eine Sonderform des psychiatrischen Interviews – als forensisch-psychiatrisches Interview (Barbey 1980) – rechtfertigen.

Trotz des forensischen Gesamtrahmens und der verfahrensrechtlichen Grundlagen ist das forensisch-psychiatrische Interview keine Sonderform der Vernehmung. Begutachtungsinterview und richterliche (staatsanwaltschaftliche) Beschuldigtenvernehmung sind als Methoden zweier verschiedenartiger Wissenschaften zu sehen; sie unterscheiden sich in der ihnen zugrunde liegenden Fachbasis, in ihren verschiedenen Funktionen, im Gesprächsinhalt und in der Gesprächsmethode (Barbey 1980a). Auch unter den Gegebenheiten der forensischen Situation verliert das psychiatrische Interview nicht den Charakter eines ärztlichen Gesprächs.

1.3.1.1. Vorbereitendes Aktenstudium

Bei psychiatrischen Begutachtungen ist es üblich, daß sich der Gutachter vor Untersuchungsbeginn durch Einsicht in vorhandene Unterlagen und vom Auftraggeber übersandte Akten über den anlaßgebenden Sachverhalt orientiert. Die forensischen Probanden gehen bei der Untersuchung auch allgemein davon aus, daß der Gutachter die Akten kennt, wie die jedem Sachverständigen geläufigen Bemerkungen («das steht doch in den Akten», «das habe ich doch schon bei der Polizei gesagt») verdeutlichen. Trotzdem reagieren sie häufig mit einer gewissen Erleichterung, wenn sie vom Untersucher hören, daß er ihre Akten zwar eingesehen hat, um zu wissen, was vorgefallen ist, daß es ihm aber vor allem darauf ankommt zu hören, was der Proband selbst über das Geschehen zu berichten hat.

Das Aktenstudium muß in der forensischen Begutachtung aber unter zwei Gesichtspunkten gesehen werden. Einerseits bietet es die Möglichkeit, Informationen zu erhalten, ohne deren Kenntnis eine Beurteilung vielleicht nicht erfolgen kann. Andererseits kann nicht bestritten werden, daß es durch Kenntnis des Akteninhalts auch zu einer Beeinflussung des Gutachters für oder gegen den Beschuldigten kommen kann. Deshalb sollte das Aktenstudium vorsichtig gehandhabt werden. Sofern für die Untersuchung mehr als ein Untersuchungstermin vorgesehen ist, bietet sich als praktikables Vorgehen an: kurze Orientierung über den aktuellen Sachverhalt vor dem Erstinterview, erst danach ausführlicheres Aktenstudium. Bei dem (den) nachfolgenden Untersuchungsgespräch(en) können nachträglich festgestellte Widersprüche oder Unklarheiten zur Sprache kommen und ergänzende Fragen an den Probanden gerichtet werden.

1.3.1.2. Gesprächsverlauf

Das psychiatrische Interview hat in der forensischen Begutachtung zwar andere Gesprächsvoraussetzungen, es weicht aber in seiner formalen und inhaltlichen Konzeption
nicht vom klinischen psychiatrischen Interview ab. Deshalb können die vorhandenen
Anleitungen und Schemata auch für das forensisch-psychiatrische Interview übernommen
werden. Ein Unterschied ergibt sich nur durch die aktuelle Vorgeschichte, das Tatereignis,
das für (oder neben) die aktuelle Symptomatik tritt.
Wie das diagnostische Interview in Klinik, Praxis und Beratung, verläuft auch das Begutachtungsinterview in drei Phasen: Einleitungsphase (die verschiedentlich auch in Eröffnung
und Einleitung unterteilt wird), Hauptphase (Erhebung der Lebens- und Krankheitsvorgeschichte) und Abschlußphase.
Die *Einleitungsphase* soll dem Probanden Gelegenheit geben, zuerst das zu äußern, was
ihn am meisten bewegt. Deshalb der Beginn mit ungerichteten Eröffnungsfragen (z.B.
«Beginnen Sie, bitte»; Fragen danach, was geschehen ist oder welches Problem vorliegt,
sind für die forensische Untersuchung ungeeignet, da der Proband davon ausgehen kann,
daß dem Gutachter der Untersuchungsanlaß bekannt ist). Der Proband kann damit als
Erster das Wort ergreifen. Der Untersucher bleibt in der Einleitungsphase allgemein
zunächst passiv-rezeptiv. Diese Haltung ermöglicht ihm, das verbale und nonverbale
Verhalten des Probanden aufmerksam zu beobachten und erste diagnostische Hinweise
aufzunehmen. In den ersten Äußerungen des Probanden können sich vielleicht schon
aktuelle Konfliktsituationen, auffällige Persönlichkeitszüge, psychotische Symptome an-
deuten.
Im forensisch-psychiatrischen Interview kann im allgemeinen aber nicht mit derselben
initialen Spontaneität des Probanden gerechnet werden wie im klinisch-psychiatrischen
Interview. Der Untersucher muß sich eher darauf einstellen, beim forensischen Probanden
primär ein höheres Angstniveau und eine stärkere Irritierbarkeit anzutreffen. Je größer die
Angst des Probanden, desto geringer ist seine Mitteilungsbereitschaft im Untersuchungsgespräch. Der Untersucher kann dann nicht die Rolle eines passiven, teilnehmenden
Beobachters einnehmen, sondern er muß, um das Gespräch überhaupt in Gang zu bringen,
durch bestimmte Interventionen versuchen, die initialen Hemmungen des Probanden zu
überwinden und einen Gesprächskontakt herzustellen. Angstmindernd wirkt in der forensischen Untersuchungssituation schon das vorurteilsfreie, freundlich-zugewandte Verhalten des Gutachters, aus dem der Proband entnehmen kann, daß er es auch in der forensischen Begutachtung mit einem Arzt zu tun hat, demgegenüber er sich frei äußern darf. Die
allgemein üblichen Hinweise des Gutachters auf die Freiwilligkeit der Angaben und den
besonderen Charakter des Proband-Arzt-Verhältnisses müssen behutsam erfolgen, damit
sie den Probanden nicht zusätzlich irritieren und seine Ängste verstärken.
Nach den Informationen, die der Untersucher in der Eröffnungsphase erhalten hat, und
den ersten diagnostischen Feststellungen entscheidet sich, ob das weitere Gesprächsvor-
gehen mehr direktiv (bei psychopathologischen Auffälligkeiten) oder nicht-direktiv
(konfliktzentriert) gestaltet wird (s. Kind 1984, Meerwein 1974). Im klinisch-psychiatrischen Interview wendet sich das Gespräch nunmehr der aktuellen Symptomatik und der
Situation zum Zeitpunkt ihres Auftretens zu. Ähnlich konzentriert sich das forensisch-
psychiatrische Interview in den meisten Fällen nach der Eröffnung auf den aktuellen Sachverhalt, das Tatgeschehen; es sei denn, daß Bedingungen, die in der Persönlichkeit (man-
gelndes sprachliches Ausdrucksvermögen, z.B. bei Minderbegabung, depressiver Ver-

stimmung) oder in der Art der Straftat (z.B. Sexualdelikt) liegen, den Probanden hindern, sich spontan zu äußern.

Sofern der Proband bereit ist, über das ihm zur Last liegende Verhalten zu berichten, dominiert auch im Gesprächsabschnitt, der das Tatgeschehen zum Inhalt hat, der Spontanbericht. Äußerungswillige und äußerungsfähige Beschuldigte geben dann allgemein eine mehr oder weniger gedrängte, subjektiv getönte Darstellung des Vorfalls, aus der der Untersucher schon etwas über die Einstellung zur Tat erfahren kann: ob sie negiert wird, bagatellisiert wird oder ob bereits eine intrapsychische Auseinandersetzung mit ihr stattgefunden hat. Mit Fragen wird sich der Untersucher im Interview zum aktuellen Sachverhalt generell zurückhalten und nur dann im Gesprächsverlauf intervenieren, wenn die Spontanschilderung des Probanden aufhört oder wenn einzelne Ausführungen ergänzt werden sollen (z.B. bei Fragen einer tatrelevanten Bewußtseinsverminderung oder Bewußtseinseinengung). In keiner Weise darf der Proband – wie auch sonst im Interview – zu Angaben gedrängt werden. Jedes Drängen wäre nicht nur unärztlich, sondern es wäre auch aus rechtlichen Gründen unzulässig. Erforschung des Tatgeschehens, Erkundung des wahren Sachverhalts ist nicht Aufgabe des ärztlichen Sachverständigen. Der Gutachter gehört nicht zu den in der Strafprozeßordnung genannten Vernehmungspersonen; die Bestimmungen über die verbotenen Vernehmungsmethoden (§ 136a StPO) sind nach höchstrichterlicher Rechtsprechung allerdings auch für ihn bindend. Die Intentionen des Gutachters während des Interviews zum Sachverhalt richten sich auch deshalb eher auf ein Zuwenig als ein Zuviel aus, weil die Angaben des Probanden zum Tatereignis begutachtungsrelevante Informationen sind und vom Gutachter nicht verschwiegen werden dürfen; dies kann andernfalls zu unvorhersehbaren Problemen führen.

Die *Hauptphase* des diagnostischen Interviews ist auf die Gewinnung objektiver und subjektiver Informationen ausgerichtet. Deshalb überwiegt in diesem Gesprächsabschnitt eine gewisse Strukturierung. Trotzdem soll auch bei der Erhebung der biographischen Anamnese dem Spontanbericht der Vorzug gegeben werden, sofern der Proband die Voraussetzungen dafür bietet. Für den Untersucher besteht einerseits die Möglichkeit, bei Auslassungen, Widersprüchen, Unklarheiten nachzufragen; andererseits können Lücken im Bericht auch diagnostische Hinweise geben.

Die Erhebung der biographischen Anamnese gestaltet sich bei forensischen Probanden prinzipiell nicht anders als auch sonst im psychiatrischen Interview. Die persönliche Vorgeschichte ist nicht nur ein Bericht über die äußere Entwicklung und die Ereignisse im Leben des Probanden, sondern sie gibt auch darüber Auskunft, wie der Proband auf diese Ereignisse reagierte und wie er mit ihnen fertig wurde. Die biographische Anamnese «erweitert die Geschichte der Krankheit zur Geschichte der erkrankten Persönlichkeit» (Clauser 1972). Der primär nicht intendierte emotionale («kathartische») Effekt, der bei einer Rekapitulation des Lebensweges auftreten kann und der unter klinisch-diagnostischen Voraussetzungen durchaus erwünscht (weil therapeutisch nutzbar) ist, kann gelegentlich auch im forensischen Untersuchungsgespräch eintreten. So kommen dann nicht selten unvermittelt unbewältigte Lebenskonflikte, vornehmlich aus dem Intimbereich, ins Gespräch, über die sich der Proband bisher gegenüber Dritten noch nie geäußert hatte. Jede biographische Anamnese enthält auf diese Weise neben der diagnostischen Zielsetzung auch einen therapeutischen Aspekt, auch dann, wenn – wie im forensisch-psychiatrischen Interview – eine Therapie gar nicht angestrebt wird (s. hierzu auch Schorsch 1983). Der Gutachter wird solche Informationen mit besonderer Diskretion behandeln; intime Details aus der Biographie des Probanden lassen sich im Gutachten entweder ganz übergehen oder doch taktvoll umschreiben. Anders verhält es sich jedoch mit dem aktuellen Sachverhalt. In diesem Zusammenhang würde ein kathartisches Erlebnis, eine intrapsychische Entlastung, praktisch auf ein Geständnis hinauslaufen. Solche Informationen können, wie bereits erwähnt, nicht verschwiegen werden und sollten deshalb auch nicht gezielt angestrebt werden.

Für die Erhebung der Vorgeschichte psychiatrischer Erkrankungen und psychischer Störungen gibt es verschiedene Anweisungen und Schemata (z.B. Clauser 1972, Kind 1984, Künzel 1976, Leff u. Isaacs 1978, Menninger 1952, Redlich u. Freedman 1970, Stevenson 1971; unter vorwiegend psychodynamischen Gesichtspunkten u.a. Arnds 1973, Dührssen 1972, 1981, Sullivan 1955). Auch das Dokumentations-System der Arbeitsgemeinschaft für Methodik und Dokumentation in der Psychiatrie (AMDP) enthält Anhaltspunkte für die psychiatrische Anamneseserhebung (AMDP 1981). Erfahrene Gutachter verzichten zwar auf derartige «Gedächtnisstützen»; doch werden auch sie gelegentlich im nachhinein feststellen müssen, daß ihnen ein wesentliches Detail bei der Anamneseserhebung entging. Sicher bleibt jedes Anamnesenschema – so auch dasjenige in Tabelle 1 – nur ein Orientierungsrahmen; es bietet aber eine gewisse Kontrollmöglichkeit über die Vollständigkeit der Anamneseserhebung. Denn eine unvollständig erhobene Anamnese ist eine wichtige Fehlerquelle forensisch-psychiatrischer Gutachten (Heinz 1982, s. auch Venzlaff 1983).

Tabelle 1: Inhalte des forensisch-psychiatrischen Interviews (Anamnese)

---

1. Spezielle Anamnese

Aktuelles Fehlverhalten (Straftat).
Psychische, somatische und soziale Probleme, Lebensumstände (Lebensveränderungen), Konfliktsituationen bei Beginn bzw. bei Wiederauftreten des delinquenten Verhaltens.

2. Biographische Anamnese

Familie
Eltern, Geschwister und andere Bezugspersonen (Alter, Beruf).
Stellung in der Geschwisterreihe.
Charakter der Familienangehörigen, Verhältnis derselben untereinander (Ehesituation der Eltern), Verhältnis des Probanden zu Eltern, Geschwistern und anderen Bezugspersonen.
Sozioökonomische Situation der Familie.

Kindheit und Jugend
Geburt, frühkindliche Entwicklung, Gesundheitszustand in der Kindheit.
Neurosefördernde Umwelteinwirkungen (Broken-Home-Situation), Familienatmosphäre, Einstellung der Eltern zum Probanden, Erziehungsverhalten, Wertwelt, Elternbindung.
Einschneidende Erlebnisse, Trennung von Eltern oder anderen Bezugspersonen, Heim- und Krankenhausaufenthalte.
Sprachentwicklung, motorische Entwicklung, Sauberkeitsgewöhnung.
Neurotische Symptome im Kindes- und Jugendalter.
Schulverhalten, Probleme, Beziehungen zu Lehrern und Mitschülern, Leistungserwartungen der Eltern, außerschulische Interessen.
Pubertätsbeginn, Körperwachstum, besondere Probleme und Krisen in der Pubertät, Verhaltensstörungen, Verwahrlosung, Dissozialität.

Sexualanamnese
Sexuelle Aufklärung, allgemeine Einstellung zur Sexualität im Elternhaus.
Sexualverhalten in der Kindheit, in der Adoleszenz und im Erwachsenenalter.

Tabelle 1 (Fortsetzung)

Masturbation, Masturbationsphantasien.

Sexuelle Beziehungen, Promiskuität, sexuelle Funktionsstörungen, sexuelle Deviationen.

Ehe(n), Anpassung in der Ehe, sexuelle Beziehungen, Einstellung zur Sexualität, Kinder, Familienplanung.

Bei Frauen Zyklusanamnese, Schwangerschaften, Geburten, Fehlgeburten.

Soziale Anamnese

Soziale Stellung und wirtschaftliche Situation der Eltern.

Schulbildung, Berufsausbildung des Probanden.

Berufstätigkeit, Erfolge und Mißerfolge im Beruf, Beziehungen zu Mitarbeitern und Vorgesetzten, Verhalten nach Pensionierung.

Eheschließung, Kinder, Lebensumstände.

Allgemeine Lebensbewältigung und Bewältigung von Krisen.

Soziale, kulturelle u. a. Interessen.

Wertorientierung.

Gegenwärtige soziale Situationen

Berufliche Stellung, Familien-, Wohn- und wirtschaftliche Verhältnisse, soziale Beziehungen, Freizeitinteressen.

Zukunftsvorstellungen (-pläne), Zukunftserwartungen.

Forensische Anamnese

Vorstrafen, Lebensalter und Lebenssituation bei Begehung der einzelnen Straftaten.

Dissoziales Verhalten vor Strafmündigkeit.

Jugendgerichtliche Maßnahmen.

Verhalten im Strafvollzug.

3. Medizinische Anamnese

Krankheitsanamnese der Familie

Besondere somatische Erkrankungen der Eltern und naher Angehöriger.

Psychiatrische Erkrankungen, besondere Charakterauffälligkeiten, Suizide, Alkohol-, Medikamenten-, Drogenmißbrauch in der Familie.

Schwangerschaftserkrankungen der Mutter.

Krankheitsanamnese des Probanden

Gesundheitsstörungen in der frühen Kindheit (angeboren, früherworben).

Somatische Erkrankungen (insbesondere Hirnerkrankungen), Unfälle (Schädelhirntrauma), Operationen im Kindes-, Jugend- und Erwachsenenalter.

Psychiatrische Erkrankungen.

Ärztliche Behandlungen und Klinikaufenthalte.

Venerische Infektionen.

Vegetative Funktionen (Schlaf, Appetit, Verdauung, Miktion, Schweißsekretion).

Genußmittelkonsum (Rauch-, Trinkgewohnheiten), Alkohol-, Medikamenten-, Drogenmißbrauch.

Augenblicklicher Gesundheitszustand

Beschwerden, ärztliche Behandlung, Medikamente.

In der *Abschlußphase* holt der Untersucher wie im klinischen Interview (s. Kind 1984) durch gezielte Fragen noch fehlende Informationen ein. Der Proband erhält Gelegenheit, noch Fragen an den Untersucher zu stellen. Der klinische Patient will zu Gesprächsende wissen, was der Arzt festgestellt hat und welche Hilfemöglichkeiten er ihm bietet. «Der

Kranke hat an den Arzt gewisse Erwartungen gestellt, die erfüllt werden müssen» (Meerwein 1974). Im Interesse der nachfolgenden Therapie gilt es in der klinischen Psychiatrie daher als sehr wichtig, wie das erste Interview beendet wird. Auch der forensische Proband stellt Erwartungen an den Untersucher. Seine Fragen müssen aber weitgehend offen bleiben, da über sein größtes Anliegen, den Ausgang des laufenden Gerichtsverfahrens, die auftraggebende Instanz entscheidet; außerdem folgt sie nicht immer der Beurteilung des Sachverständigen. Nachdem der interpersonale Kontakt während des Gesprächsverlaufs eine initiale Angsthaltung gemindert und beim Probanden gegebenenfalls zu einer psychischen Entlastung geführt hat, ist dem Ende des forensischen Untersuchungsgesprächs eine gewisse «Re-Irritation» des Probanden inhärent. Der Gutachter sollte deshalb dem Probanden, so weit dies bei Gesprächsende möglich ist, einige Mitteilungen über seine Feststellungen geben, auch wenn diese stets mit dem Hinweis verbunden werden müssen, daß alle Entscheidungen beim Gericht liegen und daß nicht vorhersehbar ist, ob dieses der Beurteilung des Gutachters folgen wird.

1.3.2. Ergänzende psychiatrische und psychologische Untersuchungsverfahren

1.3.2.1. Standardisierte psychiatrische Untersuchungsverfahren

Seit den vierziger Jahren wurde durch verschiedene Studien nachgewiesen, daß das frei gestaltete (unstandardisierte) psychiatrische Interview Symptome und Symptomgruppen zumeist nicht vollständig erfaßt. Ob ein unerwähnt gebliebenes Symptom nicht erfragt, nicht festgestellt oder versehentlich nicht vermerkt wurde, war den ärztlichen Aufzeichnungen nachträglich nicht zu entnehmen. Die Konzentrationsfähigkeit des Untersuchers wäre auch überfordert, sollten alle Erhebungsgesichtspunkte während des Untersuchungsgesprächs ständig präsent sein. Unvollständigkeit der Symptomerfassung mindert aber die Vergleichbarkeit sowohl von Untersuchungsbefunden desselben Patienten (Verlaufskontrolle) als auch bei Vergleichsuntersuchungen verschiedener Patientenkollektive. Um die Objektivierbarkeit und Vergleichbarkeit von Untersuchungsbefunden zu gewährleisten, macht die klinische Psychiatrie in zunehmendem Maße, vor allem im Bereich der Therapieforschung, von standardisierten Untersuchungsinstrumenten (Beurteilungsskalen, Interviews) Gebrauch.

Standardisierte psychiatrische Untersuchungsverfahren wurden zuerst in den USA und in Großbritannien entwickelt. Ein speziell für den deutschen Sprachraum konstruiertes *standardisiertes psychiatrisches Interview* gibt es bisher nicht; jedoch liegt inzwischen die von Wing et al. entwickelte und im Rahmen der Internationalen Schizophrenie-Studie der Weltgesundheitsorganisation verwendete «Standardized Interview Schedule for Psychiatric Present State Examination» (PSE) auch in deutscher Bearbeitung vor (s. Wing et al. 1982). Dagegen gibt es unter den Beurteilungsskalen, mit denen aktuelle körperliche und psychische Beschwerden des Patienten, Stimmungs- und Befindlichkeitsstörungen (wie Angst, Depressivität, paranoide Symptome) erfaßt werden können, auch eine Anzahl deutschsprachiger Verfahren (s. Collegium Internationale Psychiatriae Scalarum 1981, Möller u. v. Zerssen 1983).

Prinzipiell können standardisierte psychiatrische Untersuchungsinstrumente auch in der forensischen Begutachtung verwendet werden. Wegen des begrenzten Indikationsbereichs und des Zeitaufwandes kommen sie jedoch als Routineverfahren nicht in Betracht; allenfalls können sie in geeigneten Fällen als ergänzendes diagnostisches Verfahren neben dem unstandardisierten Interview herangezogen werden. Die Kombination von standardisiertem und unstandardisiertem Interview gibt dem Untersucher allerdings eine Kontrollmöglichkeit über festgestellte und vernachlässigte Erhebungspunkte, wodurch die psychiatrische Gesprächsdiagnostik an Objektivität und Aussagewert gewinnt.

Von Rudolf (1979, 1981) wurde ein Untersuchungsinstrument (Psychischer und Sozialkommunikativer Befund – PSKB) herausgegeben, das im methodischen Aufbau den psychiatrischen Befundsystemen PSE und AMDP (s. AMDP 1981) ähnlich ist, aber der standardisierten Erfassung neurotischer Störungen dient. Der PSKB wurde als psychoanalytisch-psychotherapeutisches Dokumentationssystem geschaffen. «Da er jedoch weitgehend einfache, alltagssprachliche Beschreibungen verwendet und keine Theorie voraussetzt, dürfte er für jeden Untersucher benutzbar sein, der im Stande ist, feinere Signale von Patienten aufzufangen und ein gewisses Maß an Selbstwahrnehmung zu betreiben» (Rudolf 1979).

Selbst- und Fremdbeurteilungsskalen, die sich auf die subjektive psychische und physische Befindlichkeit zum Befragungszeitpunkt beziehen und deshalb bevorzugt bei Verlaufskontrollen eingesetzt werden, kommen als Screening-Verfahren auch für die forensisch-psychiatrische Diagnostik in Frage. Unter den Anwendungsbereichen des Münchner Alkoholismus-Tests (Feuerlein et al. 1979) wird auch die Begutachtung aufgeführt. Der MALT kann sowohl als Screening-Verfahren zur Identifizierung von Alkoholgefährdeten und Alkoholkranken als auch zur Bestätigung einer Verdachtsdiagnose verwendet werden. Das Verfahren besteht aus einem Selbstbeurteilungs- (MALT-S) und einem Fremdbeurteilungsteil (MALT-F). Bei der Anwendung in der forensischen Begutachtung ist – wie aber auch bei anderen, auf Selbstbeurteilung basierenden psychiatrisch-psychologischen Untersuchungsverfahren – auf falsch positive (Schuldfähigkeitsbegutachtung) und falsch negative Ergebnisse (Fahreignungsbegutachtung) infolge bewußter und unbewußter Verfälschungstendenzen zu achten. Außer dem MALT können unter anderem auch Skalen zur Abschätzung des Suizidrisikos (z.B. Pöldinger 1982) in der forensisch-psychiatrischen Diagnostik von Nutzen sein.

1.3.2.2. Testpsychologische Verfahren

Bei forensisch-psychiatrischen Begutachtungen bietet sich eine testpsychologische Untersuchung im wesentlichen aus drei Gründen an. (1) Da das Resultat des psychiatrischen Interviews allgemein zu wenig validierbar ist, wird das Untersuchungsergebnis nicht selten als zu subjektiv empfunden. Deshalb werden Tests vom Untersucher gern zur Objektivierung und Ergänzung von Gesprächsergebnissen herangezogen. (2) Für die auftraggebende Instanz wird das Untersuchungsergebnis durchschaubarer und die Aufgabe, sich mit dem Gutachten auseinanderzusetzen, erleichtert. (3) Für viele Probanden hat die Anwendung von Tests im Rahmen einer forensisch-psychiatrischen Untersuchung eine gewisse psychologische Bedeutung; sie gibt ihnen das Gefühl, «untersucht» worden zu sein. Der Aussagewert des psychiatrischen Untersuchungsgesprächs als einzigem psychodiagnostischen Verfahren wird von solchen Probanden (Tenor: «Der Arzt hat sich mit mir nur unterhalten»), aber auch von einzelnen Richtern und Verteidigern verkannt und das Untersuchungsergebnis in Frage gestellt. Der Einsatz psychologischer Tests bei der forensisch-psychiatrischen Untersuchung wird in der Regel von allen Verfahrensbeteiligten positiv aufgenommen.

Der Aussagewert psychologischer Testuntersuchungen bei forensischen Begutachtungen sollte aber auch nicht überschätzt werden. Psychologische Testresultate unterliegen wie die Ergebnisse des Untersuchungsgesprächs verschiedenen Beeinflussungsmöglichkeiten. Auch muß man berücksichtigen, daß die Testergebnisse das Persönlichkeitsbild des Probanden zum Untersuchungszeitpunkt widerspiegeln. Wiederholt wurde deshalb darauf hingewiesen, daß diese «Testzeitpersönlichkeit» – wenn überhaupt – nur begrenzte Rückschlüsse auf die Tatzeitpersönlichkeit erlaubt (vgl. Göppinger 1972). Gerade an einem solchen Rückschluß ist dem Tatrichter aber besonders gelegen. Diesem Mangel muß entgegengehalten werden, daß auch die Ergebnisse des psychiatrischen Interviews im allgemeinen nur vorsichtige Rückschlüsse auf die psychische Verfassung zum Tatzeitpunkt gestatten.

Ein anderer Einwand gegen die Verwendung psychologischer Tests bei forensisch-psychiatrischen Begutachtungen geht dahin, daß die Tests in der Regel für normalpsychologische Verhältnisse gültig seien, nicht aber für die Differenziertheit psychopathologischer Auffälligkeiten (Göppinger 1972). Diese Kritik trifft nur zu einem Teil zu. Sicher ist die psychiatrische Diagnostik nicht immer auf den Einsatz psychologischer Tests angewiesen. Bei psychischen Störungen von psychopathologischer Qualität wird die Diagnose durch die psychiatrische Gesprächsdiagnostik gestellt. Man muß aber für den forensischen Bereich berücksichtigen, daß es nicht die endogen-psychotisch und hirnorganisch bedingten Störungen, sondern häufig gerade die (auch zahlenmäßig im Probandengut überwiegenden) Persönlichkeitsstörungen und Neurosen sind, die dem Gutachter diagnostische und Beurteilungsschwierigkeiten bereiten. Hier können psychologische Tests durchaus zum besseren Verständnis des Persönlichkeitsbildes beitragen; der Sachverständige kann dem Richter allgemeine Hinweise auf die Persönlichkeit des Untersuchten geben, unter Umständen auch darauf, welche Anforderungen an den Betroffenen gestellt werden dürfen (Rasch 1969). Aber auch hirnorganische Störungen lassen sich oft auf testpsychologischem Weg gut verifizieren, so daß – je nach den Umständen des Falles – weitere klinische Untersuchungen veranlaßt werden können.

Die testpsychologische Persönlichkeitsdiagnostik gehört in die Hand des klinischen Psychologen. Wo immer es die Komplexität des Sachverhalts und die gutachtliche Fragestellung angezeigt erscheinen lassen, sollte ein forensischer Psychologe hinzugezogen werden. Gegebenenfalls wird die Begutachtung von ihm auch eigenverantwortlich (z.B. bei Beurteilung der sozialen Reife von Jugendlichen und Heranwachsenden) durchgeführt; denn die Tätigkeit des forensischen Psychologen beschränkt sich nicht nur auf die Testpsychologie (Müller-Luckmann 1972). Ein klinischer Psychologe gehört allerdings in nichtuniversitären forensischen Institutionen nicht immer zum Mitarbeiter-Team.

In begrenztem Umfang kann sich der forensische Psychiater, vor allem wenn er durch die Umstände dazu gezwungen ist, testpsychologische Kenntnisse aneignen (die Auswertung klinisch-psychologischer Tests gehört heute bereits zum Inhalt der ärztlichen Ausbildung), um mit Hilfe einiger unkomplizierter Tests sein diagnostisches Instrumentarium zu erweitern. Die Anwendung von Testverfahren setzt aber in jedem Fall Vertrautheit des Untersuchers mit den testtheoretischen Voraussetzungen, mit Aufbau, Durchführung, Auswertung, Interpretation und Fehlerquellen des jeweiligen Verfahrens voraus. Auch sind Einverständnis und Mitarbeit des forensischen Probanden erforderlich.

Der forensische Psychiater wird sich vorzugsweise auf psychometrische Verfahren beschränken, mit deren Resultaten er verschiedene Interviewergebnisse (psychische Leistungen und Fähigkeiten, Persönlichkeitszüge) nachprüfen und ergänzen kann. Auf einzelne testpsychologische Verfahren kann im Rahmen der vorliegenden Darstellung nicht eingegangen werden; die Informationen müssen der psychodiagnostischen Fachliteratur (Brickenkamp 1975, Hiltmann 1977, Meili u. Steingrüber 1978) entnommen werden. An dieser Stelle seien nur einige Hinweise gegeben:
(1) Intelligenztests: Hamburg-Wechsler-Intelligenztest, auch in der von Dahl herausgegebenen, abgekürzten Testform (Reduzierter Wechsler-Intelligenztest, WIP); Progressiver Matrizen-Test von Raven (Standard Progressive Matrices); Mehrfachwahl-Wortschatz-Intelligenztest von Lehrl (1977), ein Kurztest zur raschen Orientierung über das allgemeine Intelligenzniveau.
(2) Tests zur Prüfung einzelner psychischer Funktionen: Benton-Test (visuelle Merkfähigkeit), Test d2 (Konzentrationsfähigkeit).
(3) Persönlichkeitsinventare (Persönlichkeitsfragebogen): Eysenck-Persönlichkeits-Inventar, Freiburger Persönlichkeitsinventar, Gießen-Test, MMPI Saarbrücken.
Projektive Persönlichkeitstests sollten allgemein, besonders aber wenn sie nicht standardisiert sind und ihr Ergebnis deshalb dem Ermessen des Untersuchers unterliegt, nur mit Zurückhaltung vom forensisch-psychiatrischen Gutachter gebraucht werden. Man sollte auch nicht übersehen, daß die Psychodiagnostik mit projektiven Tests (z. B. die Rorschach-Diagnostik) besondere Ausbildung und Erfahrung erfordert, über die der forensische Psychiater in der Regel nicht verfügt.

1.3.3. Körperliche Untersuchung

Auch in der forensischen Begutachtung wird die psychiatrische Untersuchung grundsätzlich durch eine körperliche Untersuchung ergänzt. Diese besteht aus der
(1) Feststellung des *Allgemeinzustandes* (Ernährungszustand, Konstitutionstyp, Körpergröße und Körpergewicht, Hautveränderungen, bei Jugendlichen Entwicklungszustand und Reifeanomalien),
(2) Überprüfung der einzelnen *Körperregionen* nach internistischen Gesichtspunkten (Kopf, Hals, Thoraxorgane einschließlich Kreislaufsystem, Bauchorgane, Extremitäten, Wirbelsäule),
(3) Überprüfung des *neurologischen Status.*
Die neurologische Untersuchung kann nach Funktionssystemen (Motorik, Reflexe, Sensibilität, Koordination, vegetative Funktionen) oder nach Körperregionen (Kopf, obere Extremitäten, Rumpf, untere Extremitäten) vorgenommen werden. Gelegentlich ist bei forensisch-psychiatrischen Begutachtungen auch eine Untersuchung neuropsychologischer Leistungen (Prüfung auf aphasische, apraktische, agnostische Störungen) erforderlich.
Die körperliche Untersuchung hat zunächst Orientierungsfunktion; sie wird als Screening gehandhabt und nur dann extensiviert, wenn sich krankhafte oder krankheitsverdächtige Befunde ergeben. Bei älteren Probanden (Herz-Kreislauf-System, neurologischer Status) und bei Jugendlichen (Entwicklungsstand, Reifeanomalien) hat die körperliche Untersuchung von vornherein stärkeres Gewicht; auch werden Probanden mit Intelligenz-

beeinträchtigung und hirnorganischen Symptomen, ebenso Probanden mit Hirnerkrankungen und Hirntraumen in der Krankheitsvorgeschichte grundsätzlich eingehender neurologisch untersucht. Bei Probanden mit manifester oder verdächtiger Alkohol-, Medikamenten- oder Drogenabhängigkeit ist eberfalls eine gründliche körperliche Untersuchung angezeigt. In den genannten Fällen sind häufig auch apparative und laborklinische Untersuchungen (s. Abschnitt 1.1.4.), unter Umständen auch eine zusätzliche fachärztliche (internistische) Untersuchung erforderlich.

Die Verwendung vorgedruckter Untersuchungs- und Befundbögen erleichtert sowohl den Untersuchungsgang als auch die spätere Abfassung des körperlichen Untersuchungsbefundes im Gutachten. Nach Möglichkeit sollten die körperliche und die neurologische Untersuchung immer in festgelegter Reihenfolge durchgeführt werden, um alle Körperregionen bzw. Funktionssysteme zu überprüfen. Das gilt auch für die orientierende Untersuchung. Inhalt und Durchführung der körperlichen Untersuchung sind in den Monographien von Anschütz (1978) und Dahmer (1981) eingehend beschrieben. Über die neurologische Untersuchung nach Funktionssystemen vgl. Scheid (1933), Suchenwirth (1977); die neurologische Untersuchung nach anatomischen Gesichtspunkten (Körperregionen) findet sich (mit übersichtlichem Befundbogen) bei Mumenthaler (1982).

1.3.4. Psychiatrischer (psychischer) Untersuchungsbefund

Bei der Zusammenstellung des psychiatrischen (psychischen) Untersuchungsbefundes werden die im forensisch-psychiatrischen Interview und in den ergänzenden psychiatrisch-psychologischen Untersuchungsverfahren gewonnenen Informationen unter verschiedenen (psychopathologischen psychodynamischen, psychosozialen) Gesichtspunkten geordnet und krankheitsverdächtige Symptome sowohl auf ihre diagnostische Bedeutung als auch auf ihre Zusammengehörigkeit im Sinne eines Symptomverbandes (Syndrom) überprüft.

Die Informationen, die der forensische Psychiater während der Untersuchung des Probanden sammelt und die ihm die diagnostische Entscheidung ermöglichen sollen, lassen sich in Anlehnung an Argelander (1970) auf objektive, subjektive und situative Daten zurückführen. Zu den *objektiven Informationen* gehören biographische, soziale und Krankheitsdaten, Fakten zum Tatgeschehen, aber auch besondere Persönlichkeitszüge und Verhaltensweisen, die sich in der Untersuchung (z.B. durch psychologische Tests) objektivieren lassen. Diese Daten sind bis zu einem gewissen Grad nachprüfbar (soweit es sich nicht überhaupt um harte Daten handelt); sie machen das Gutachten für die auftraggebende Instanz nachvollziehbar. Unter *subjektiven Informationen* werden Erläuterungen und Interpretationen verstanden, mit denen der Proband die objektiven Angaben ergänzt. Die Verknüpfung von subjektiven und objektiven Daten ist im psychiatrischen Interview, vor allem bei der Erhebung der biographischen Anamnese immer recht eng. Die psychiatrische, speziell die psychotherapeutische Diagnostik ist auch in besonderem Maße auf subjektive Informationen angewiesen. Deshalb wird im klinisch-psychiatrischen Untersuchungsgespräch nicht nur auf ihr zufälliges Auftauchen gewartet, sondern es wird auch methodisch nach ihnen geforscht. Dies beginnt mit der ungerichteten Eröffnungsfrage zum Untersuchungsbeginn und wird im Interviewverlauf z.B. durch Schlüsselfragen (Meerwein 1974) und Auswahlfragen (Dührssen 1972) fortgesetzt. Subjektive Daten sind aber weniger nachprüfbar; ihre diagnostische Valenz hängt außerdem stark vom Krankheitskonzept des Untersuchers ab. Erst recht gilt dies für die *situativen Informationen*. Diese sind nicht objektivierbar und nicht wiederholbar, weil sie aus der einmaligen Kommunikation zwischen Untersucher und Proband während der Untersuchungssituation entstehen und sowohl ihre Wahrnehmung als auch ihr Bedeutungsgehalt von den spezifischen Prämissen des Untersuchers abhängen. Situative Informationen sind für die psychotherapeutische Gesprächssituation unerläßlich; in der Begutachtungssituation können sie wegen der spezifischen Gesprächsvoraussetzungen leicht zu Fehlschlüssen führen.

1.3.4.1. Symptomatologischer (psychopathologischer) Befund

Wie im klinischen Bereich orientiert sich auch in der forensischen Begutachtung der psychiatrische Befund zuerst an den phänomenologisch erfaßbaren psychopathologischen Symptomen (deskriptiver, deskriptiv-psychopathologischer oder klinisch-symptomatologischer Befund). «Der psychische Befund gibt das Querschnittsbild der seelischen Verfassung des Patienten zur Zeit der Untersuchung wieder: das Verhalten, das der Arzt beobachtet, und das Erleben, von dem der Patient berichtet» (Tölle 1982).

Nach allgemeiner psychiatrischer Gepflogenheit besteht der deskriptive psychopathologische Untersuchungsbefund aus einer unsystematisierten Beschreibung des Gesamtverhaltens des Probanden während der Untersuchung und aus der systematisierten Beurteilung der einzelnen psychischen Funktionen. Der allgemeinbeschreibende Teil enthält Ausführungen über die äußere Erscheinung des Probanden, seine Reaktion auf die Untersuchung, den Kontakt zum Untersucher, die Mitarbeit bei der Untersuchung, bei stationären Begutachtungen das Verhalten auf der Station u. a. m.; dieser Teil kann nach den gegebenen Umständen mehr oder weniger ausführlich gehalten sein, sollte sich aber nicht nur auf abnormes oder krankhaftes Verhalten beschränken. Die dieser Einführung nachfolgende systematisierte psychopathologische Befunderhebung erfaßt die verschiedenen *psychischen Funktionen und Bereiche*:
– Bewußtsein,
– Orientierung,
– Psychomotorik (Ausdrucksverhalten) und Antrieb,
– Affektivität,
– Denken (Gedankengang, Gedankeninhalte),
– Wahrnehmung,
– Aufmerksamkeit (Konzentration),
– Gedächtnis,
– Intelligenz,
– Ich-Erleben.
Auch andere, psychopathologisch relevante Störungen, z.B. Suizidalität, Aggressivität, Krankheitseinsicht, werden in den deskriptiven psycho-pathologischen Befund einbezogen. Methodik und Inhalt der psychopathologischen Befunderhebung unterscheiden sich nicht vom klinischen Vorgehen (s. Kind 1984).

1.3.4.2. Psychodynamischer Befund

Der symptomatologische Befund, der das Persönlichkeitsbild des Probanden und phänomenologisch erkennbare psychische Symptome querschnittsmäßig erfaßt, wird im wesentlichen denjenigen psychischen Störungen gerecht, die sich symptomatologisch erfassen lassen (endogene Psychosen und hirnorganische Krankheiten bzw. Störungen). Diese psychischen Störungen finden sich in der forensischen Begutachtung aber nur bei der Minderzahl der Probanden. Für die Mehrzahl der Begutachtungsfälle – Probanden mit Persönlichkeitsstörungen und Neurosen – reicht der klinisch-symptomatologische Befund nicht aus, da sich diese Störungen weniger in spezifischen neurotischen Symptomen (z.B. Angst, Zwang, Konversionssymptome), sondern weit häufiger in unspezifischen Symptomen (Verstimmbarkeit, Leistungsversagen, Kontaktstörungen usw.), in besonderen Persönlichkeitseigenschaften, zwischenmenschlichen Beziehungsstörungen, abnormen Verhaltensweisen äußern. Bei den vorwiegend «entwicklungsbedingten und erlebnisabhängigen Störungen» (Bräutigam 1978) stützt sich die Diagnose folglich nicht nur auf das symptomatologische Querschnittsbild, sondern für die Diagnosenstellung müssen auch die persönliche Entwicklungsgeschichte, die Genese, und der psychodynamische Aspekt, das heißt «das Kräftespiel innerhalb der Persönlichkeit» (Kuiper 1973), herangezogen werden. In der Verbindung von Persönlichkeitsbild zum Untersuchungszeitpunkt und Lebensgeschichte versucht der psychodynamische Untersuchungsbefund zu beschreiben (Quint 1977):

- die Symptomatik,
- die äußeren und inneren Bedingungen zum Zeitpunkt des Auftretens der Symptomatik,
- die Persönlichkeitsstruktur und die unbewußte Psychodynamik,
- die Entwicklungsgeschichte, «wodurch verständlich wird, wie diese Persönlichkeitsstruktur mit ihren speziellen Konfliktanfälligkeiten unter dem Einfluß einer bestimmten Umwelt entstanden ist».

Der psychodynamische Befund basiert auf einer tiefenpsychologischen Untersuchung und auf der tiefenpsychologischen Krankheitslehre. Er stützt sich wesentlich auf subjektive Informationen und ist damit weniger objektivierbar als der symptomatologisch-psychopathologische Befund, der aber wiederum als alleinige Grundlage für die forensische Beurteilung häufig nicht ausreicht.

Psychopathologischer und psychodynamischer Befund widersprechen sich aber nicht. «Beschreibende Psychopathologie ist nicht statische Psychiatrie»; sie ist «eine Voraussetzung für die Erforschung eines Individuums in seinem jeweiligen lebensgeschichtlichen (‹Situation›) und das heißt immer auch gemeinschaftsabhängigen Werden» (Scharfetter 1976). Trotzdem ist sie ergänzungsbedürftig. Dies darf man umgekehrt auch von der psychodynamischen Befunderhebung sagen, die ihrerseits nicht auf Objektivierung der Ergebnisse verzichten kann. Eine Beurteilungsgrundlage, die beiden Methoden psychiatrischer Befunderhebung entgegenkommt, bietet die Erfassung von Ich-Funktionen (Realitätsprüfung, Realitätsanpassung, Triebkontrolle, Objektbeziehungen, Abwehrmechanismen u.a.). Die Prüfung hinreichend definierter Ich-Funktionen hat sich für Simmons (1972) als «ein brauchbares deskriptives Bezugssystem» für die Erhebung des psychischen Befundes in der Kinderpsychiatrie erwiesen. Auch Bellak u. Sheehy (1976) heben den allgemeinen praktischen Nutzen hervor, der sich durch die standardisierte Beurteilung der Ich-Funktionen für die psychiatrische Befunderhebung ergibt; sie betonen ausdrücklich, daß diese Art der Befunderhebung auch für den psychoanalytisch nicht geschulten Psychiater praktizierbar ist. Bellak u. Sheehy (1976) haben zwölf Ich-Funktionen definiert; Simmons (1972) und andere Autoren beschränken sich auf eine geringere Anzahl von Ich-Funktionen.

Hinzuweisen ist an dieser Stelle auf den bereits erwähnten Psychischen und Sozialkommunikativen Befund (Rudolf 1979, 1981). Mit dem PSKB werden der Ich-Bereich (Symptomatik im engeren Sinn, Ich-Erleben, Ich-Aktivitäten, soziale Lebensbewältigung u.a.) und der zwischenmenschliche Bereich (Gefühlseinstellungen und Kontakt zu Menschen, Bindung an Menschen u.a.) erfaßt. Das Befundsystem wurde speziell zur Erfassung neurotischer Störungen konstruiert und ist damit für den forensischen Psychiater von besonderem Interesse.

1.3.4.3. Sozialer Befund

In der forensischen Begutachtung kann es bei Fragen der sozialen Prognose angezeigt sein, einen besonderen sozialen Befund zu erheben, da sich nach Engels (1968) daraus ergibt, «wieweit kriminelles Verhalten mit äußeren und inneren sozialen Störungen zusammenhängt». In den sozialen Befund sollen deshalb alle wichtigen Informationen eingehen, die das Verhältnis des Probanden zur sozialen Umwelt betreffen: äußere soziale Lage, soziales Milieu, innere soziale Situation (Sozialstatus, soziale Ansprüche, Befriedigung), mitmenschliche Beziehungen, Bindungen, Kontaktstörungen (Engels 1968).

1.3.4.4. Formale Gesichtspunkte

Bei der Zusammenstellung des psychiatrischen Befundes sollte immer gegenwärtig sein, daß der forensisch-psychiatrische Untersuchungsbefund im Gegensatz zum klinisch-psychiatrischen Befund durch das Gutachten einem mehr oder weniger großen, fachfremden Personenkreis zugänglich wird. Durch überlegte Formulierungen kann manchem Mißverständnis oder möglichen Kränkungen des Probanden vorgebeugt werden.
Der psychiatrische Untersuchungsbefund darf keine unsachlichen, wertenden Formulierungen enthalten. Ebenso sollten psychiatrische Begriffe, die in der Allgemeinheit mit Vorurteilen belastet sind, vermieden und durch neutrale Fachausdrücke ersetzt werden (z.B. Psychopathie durch Persönlichkeitsstörung, hysterische Neurose durch Konversionsneurose, Schwachsinn durch geistige Behinderung oder Intelligenzmangel). Der systematisierte Abschnitt des symptomatologischen (psychopathologischen) Befundes und der psychodynamische Befund sollten in der Begutachtung außerdem in einer auch für medizinisch-psychiatrische Laien verständlichen Sprache abgefaßt werden. Die psychopathologische und psychodynamische Terminologie ist zwar dem Psychiater bekannt, ein Laie aber weiß mit Symptomen wie: «Denkzerfahrenheit, Affektinkontinenz, Derealisation, Autoaggression, psychischer Masochismus» kaum etwas anzufangen. Die Symptome sollten also nicht nur mit den entsprechenden Fachausdrücken beschrieben, sondern diese sollten auch erläutert und durch Beispiele (oder durch Hinweise auf entsprechende Stellen in der Anamnese) objektiviert werden. Der Gefahr, ungebräuchliche psychopathologische Bezeichnungen (z.B. «verblasenes» Denken bei der Schizophrenie) zu verwenden, kann begegnet werden, wenn man dem symptomatologischen Befund die psychopathologische Terminologie der Arbeitsgemeinschaft für Methodik und Dokumentation in der Psychiatrie (AMDP) zugrunde legt. Die aus den verschiedenen Richtungen der Psychopathologie zusammengestellten psychopathologischen Merkmalsdefinitionen des AMDP-Systems dienen «der internationalen Vereinheitlichung der psychiatrischen Diagnostik und Forschung» (AMDP 1981); sie sollten deshalb auch terminologische Grundlage des psychopathologischen Befundes im forensisch-psychiatrischen Gutachten sein.

Mit welcher Ausführlichkeit der psychiatrische Untersuchungsbefund abgefaßt wird, ist nicht zuletzt auch ein Problem der für die Gutachtenerstellung zur Verfügung stehenden Zeit. Hauptamtliche Gutachter, die wöchentlich mehrere psychiatrische Gutachten in Strafverfahren zu erstellen haben, müssen sich zwangsläufig auf eine kürzere Fassung beschränken. Auch für die Kurzfassung gelten die beschriebenen formalen Gesichtspunkte. Außerdem sollte auch ein kurzer psychischer Befund nicht nur normabweichende Ergebnisse aufführen, sondern zugleich erkennen lassen, daß die einzelnen psychischen Funktionen überprüft wurden.

Die Bedeutung eines vollständigen psychischen Befundes für das forensisch-psychiatrische Gutachten wird durch die Untersuchungen von Heinz (1982) belegt. Danach erwies sich außer der unvollständigen Anamneseerhebung auch die unvollständige Befunderhebung als eine wesentliche Fehlerquelle der Gutachten. Bei den von Heinz analysierten psychiatrischen Erstgutachten in 67 Wiederaufnahmeverfahren wurden Befundfehler (unvollständiger oder sogar fehlender psychischer Befund) in 60 % gefunden.

1.3.5. Variablen der forensisch-psychiatrischen Untersuchung

Der Untersucher sollte auch die Variablen berücksichtigen, die die psychiatrische Diagnostik, vor allem das Interview, beeinflussen und die Untersuchungsergebnisse verändern können. Diese Variablen sind er selbst, der Proband und der Auftraggeber.

Verschiedene Faktoren können die Untersuchungs- und Gesprächsbereitschaft des *Probanden* und sein Äußerungsvermögen beeinträchtigen. An erster Stelle sind Motivation und Einstellung zur Untersuchung zu nennen. Aber auch der Einfluß somatischer Faktoren (z.B. dysphorische Verstimmungen infolge Schlafdefizits oder alimentärer Hypoglykämie, psychische Veränderungen bei körperlichen oder bei beginnenden psychischen Erkrankungen) und situative Faktoren (Komplikationen des äußeren Untersuchungsablaufs, z.B. lange Wartezeit) können das Untersuchungsverhalten negativ beeinflussen. Auch sind der Untersuchung durch die Fähigkeit des Probanden zur Erinnerung, Reflektion und Verbalisation oft Grenzen gesetzt. Weiterhin ist der Zeitfaktor in verschiedener Hinsicht zu beachten (s. Cabanis 1967).

Die mit dem Probanden verbundenen Fehlermöglichkeiten treten an Bedeutung hinter denen zurück, die von der Person des *Untersuchers* ausgehen. Wichtig für Gestaltung und Ergiebigkeit der Untersuchung ist vor allem die Einstellung des Untersuchers. Er sollte sich positiver und negativer Gefühle gegenüber dem Probanden, eventueller Sympathie oder Antipathie bewußt sein und Übertragungs- oder Gegenübertragungsreaktionen steuern können. Die Einstellung des Untersuchers muß sich nicht in jedem Fall auf das Untersuchungsergebnis auswirken; so lange sie wahrgenommen wird und nicht der Kontrolle entgleitet, kann sie nicht als Störfaktor wirken. Hierin liegt die Bedeutung des des Selbsterhellungsprozesses, um den sich der Untersucher nach allgemeiner Empfehlung beständig bemühen sollte, und die Befolgung einer neutral-freundlichen Haltung.

Auch das allgemeine Verhalten des Untersuchers wirkt sich auf das Untersuchungsverhalten, speziell auf das Gesprächsverhalten des Probanden aus. Blickkontakt, Lächeln, Kopfnicken, zustimmende Interjektionen u.ä. ermutigen den Probanden zum Sprechen, können dem Informationsfluß aber auch ein einseitiges Gewicht geben. Häufige Unterbrechungen hemmen den Probanden oder fördern bei ihm die Tendenz, nun seinerseits den Untersucher zu unterbrechen.

Ebenso wie der Wahrnehmungsvorgang unterliegt auch die Verarbeitung des Wahrgenommenen Verfälschungsmöglichkeiten. An diese muß vor allem beim Beurteilungsvorgang gedacht werden. In der forensisch-psychiatrischen Begutachtungssituation können sich sowohl Interviewfehler als auch Beurteilungsfehler leichter als in anderen psychiatrischen Untersuchungssituationen einschleichen. Nicht allein durch Vorinformationen über die Straftat und durch Vorurteile allgemeiner Art, sondern besonders durch ein einseitig fixiertes Rollenverständnis als helfender Arzt oder als Richtergehilfe kann der forensische Psychiater bereits mit einer bestimmten Voreinstellung in das Begutachtungsinterview eintreten, was sich dann zwangsläufig auf die Beurteilung auswirkt. Einige dieser Tendenzen, die der Gutachter bei sich überprüfen sollte, seien hier aufgeführt: (a) Tendenz zur Mitte: Der Untersucher vermeidet extreme Beurteilungen; er neigt dazu, ein durchschnittliches Persönlichkeitsbild vom Probanden abzugeben (b) Milde-Tendenz: Der Untersucher neigt zu einer insgesamt zu günstigen Beurteilung; dies vor allem dann, wenn er annehmen muß, daß sich seine Beurteilung nachteilig für den Probanden auswirkt (analog die Strenge-Tendenz). (c) Halo-Effekt: Der Untersucher hat die Tendenz, von einzelnen (ungünstigen oder günstigen) Persönlichkeitseigenschaften auf andere Persönlichkeitseigenschaften zu schließen. (d) Logischer Fehler: Ähnlich wie beim Halo-Effekt schließt der Untersucher von einem Persönlichkeitsmerkmal auf ein anderes, nicht beobachtetes Merkmal, das dem ersten Merkmal logisch ähnlich oder mit ihm zusammenhängend erscheint (Guilford 1974). Derartige Analogien sind im forensischen Bereich nicht ungewöhnlich. Einem wiederholt straffällig gewordenen Beschuldigten werden leicht auch andere negative Persönlichkeitszüge (z.B. Unwahrhaftigkeit) zugeschrieben. (e) Individuelle und soziale Vorurteile: Gemeint sind Tendenzen, die aus allgemeinen vorgefaßten Meinungen über Individuen (individuelle Vorurteile) oder über soziale Gruppen (soziale Vorurteile) entstehen. Allgemein unterliegen straffällig gewordene Personen und soziale Randgruppen erheblichen individuellen und sozialen Vorurteilen, von denen auch Gutachter nicht ganz frei sein können.

Schließlich beeinflussen auch die vom Untersucher angewendeten Methoden und sein krankheitstheoretisches Konzept die Untersuchung und ihre Resultate. Der Untersucher wird bevorzugt solche Fakten entdecken und bewerten, auf die er infolge seiner Lehrmeinung und seiner beruflichen Erfahrung sein Augenmerk richtet. Beurteilungen, denen so verschiedene diagnostische Methoden wie phänomenologisch-deskriptives, psychodynamisch-psychogenetisches oder statistisch-objektivierendes Vorgehen zugrunde liegen, müssen sich notwendigerweise auch im Detailergebnis unterscheiden, ohne daß jedoch von «Fehlerhaftigkeit» ausgegangen werden könnte.

Die dritte Variable in der forensischen Untersuchung ist der *Auftraggeber*. Dieser wirkt nicht nur auf die Voreinstellung des Probanden ein; entscheidender ist sein Einfluß auf die Einstellung des Untersuchers. Als forensischer Gutachter befindet sich der Arzt in einer schwierigen beruflichen Rollensituation. Die Justiz erwartet von ihm Neutralität und Objektivität (§79 StPO), darüber hinaus aber auch Anerkennung der dem Strafrecht zugrunde liegenden Auffassungen von Schuld, Verantwortlichkeit und Strafe (Eb. Schmidt 1962). Gerade mit der letzten Forderung kann aber eine einseitige Ausrichtung des Sachverständigen auf seine Rolle als Richtergehilfe und eine Identifikation mit dem Auftraggeber gefördert werden. Trotzdem sollte in der Diskussion um das Rollenverständnis des psychiatrischen Sachverständigen nicht nur die Identifikation bzw. Überidentifikation des Gutachters mit der Justiz kritisiert werden. Auch die andere Ausrichtung, Identifikation bzw. Überidentifikation mit dem Probanden, hat der Gutachter zu reflektieren; denn jede einseitige Rollenausrichtung muß sich auf das methodische Vorgehen und auf das Untersuchungsergebnis auswirken, weil den Beurteilungsfehlern alle Zugangswege offenstehen.

1.3.5.1. Der ausländische Proband

Die Untersuchung des ausländischen Probanden ist mit zusätzlichen Schwierigkeiten verbunden, die automatisch auch das Untersuchungsergebnis belasten. Psychisches Erleben und Verhalten ist in besonderem Maße kulturabhängig, so daß dem deutschen Untersucher bei ausländischen Probanden, vor allem wenn sie gleichzeitig einem fremden Kulturkreis entstammen, eine wesentliche Grundlage für die Erhebung und Bewertung von Erlebens- und Verhaltensstörungen fehlt.

In den meisten Fällen sind die Sprachschwierigkeiten des Probanden so erheblich, daß sich die Einschaltung eines Dolmetschers als unumgänglich erweist. Dadurch erfährt das psychiatrische Interview, das wesentlich auf einer Zweierbeziehung zwischen Arzt und Proband beruht, aber eine grundsätzliche Veränderung. Da ein direkter Gesprächskontakt zwischen Untersucher und Proband fehlt, entwickelt sich die eigentliche interpersonale Beziehung zwischen Dolmetscher und Proband; dies um so stärker, je ausschließlicher sich der Untersucher mit seinen Fragen an den Dolmetscher («Fragen Sie ihn, ob ...») wendet. Um ein Minimum an Gesprächskontakt zu erreichen, sollte der Untersucher – selbst wenn dies für ihn zunächst recht ungewohnt ist – immer direkt mit dem Probanden sprechen, so als ob eine Sprachverständigung bestünde (MacKinnon u. Michels 1971).

Durch die Einschaltung eines Dolmetschers verändert sich aber nicht nur der interpersonale Kontakt im Untersuchungsgespräch, vielmehr werden auch die sprachlichen Äußerungen des Probanden der Wahrnehmung und Beobachtung durch den Untersucher entzogen. Da Dolmetscher in der Regel über keine fachspezifischen Kenntnisse verfügen, kommt es im Übersetzungsvorgang immer zu gewissen Entstellungen, die sich – wie experimentelle Untersuchungen belegt haben – besonders nachteilig auf die Diagnose psychopathologischer Störungen auswirken (Marcos 1979). Selbst wenn sich übersetzungsbedingte Verfälschungen der Untersuchungsergebnisse grundsätzlich nicht beseitigen lassen, so gibt es doch verschiedene Möglichkeiten, sie zu verringern. Dies kann zum einen dadurch geschehen, daß man zur forensisch-psychiatrischen Untersuchung einen erfahrenen, zuverlässigen Dolmetscher heranzieht und sich von ihm die Äußerungen des Probanden wörtlich (satzweise), nicht pauschal übersetzen läßt. Auch klare Frageformulierungen des Untersuchers tragen dazu bei, übersetzungsbedingte Entstellungen zu vermeiden. Schließlich kann, in begrenztem Umfang, auch ein vorbereitendes Gespräch mit dem Dolmetscher über Anlaß und Ziel der Untersuchung, besondere Gesprächsinhalte, diagnostische Gesichtspunkte u. ä. Informationsverzerrungen entgegenwirken. Allerdings ist zu berücksichtigen, daß selbst bei wörtlicher Übersetzung wenig ausgeprägte, diagnostisch aber doch bedeutsame psychopathologische Störungen (z. B. formale Denkstörungen) sich der Feststellung entziehen können, weil der psychiatrisch nicht ausgebildete Dolmetscher sie nicht erfaßt und nicht erfragen kann.

Derzeit gibt es kaum Möglichkeiten, die Defizite des Untersuchungsgesprächs bei ausländischen Probanden durch ergänzende psychiatrisch-psychologische Untersuchungsverfahren auszugleichen. Die zur Verfügung stehenden standardisierten Untersuchungsverfahren wurden an der deutschen Bevölkerung genormt, so daß die Anwendung bei ausländischen Probanden zu unrichtigen Resultaten führen würde.

Der psychiatrische Untersuchungsbefund läßt sich bei ausländischen Probanden nur mit Einschränkungen formulieren. Vorbehalte sollten im schriftlichen und mündlichen Gutachten auch unmißverständlich geäußert werden.

Literatur

ARGELANDER, H.: Das Erstinterview in der Psychotherapie. Wissenschaftliche Buchgesellschaft, Darmstadt 1970.

ANSCHÜTZ, F.: Die körperliche Untersuchung. 3. Aufl. Berlin–Heidelberg–New York, Springer 1978.

ARBEITSGEMEINSCHAFT FÜR METHODIK UND DOKUMENTATION IN DER PSYCHIATRIE (AMDP): Das AMDP-System. Manual zur Dokumentation psychiatrischer Befunde. 4. Aufl. Berlin–Heidelberg–New York, Springer 1981.

ARNDS, H.G.: Die Praxis psychoanalytisch-diganostischer Anamnesentechnik. Z. Psychother. Med. Psychol. 23, 238–246 (1973).

BARBEY, I.: Das forensisch-psychiatrische Interview. Untersuchung zur Problematik psychiatrischer Begutachtung. Berlin, Reimer 1980.

BARBEY, I.: Begutachtungsinterview und Vernehmung. Med. Sach. 76, 62–64 (1980a).

BELLAK, L., SHEEHY, M.: The broad role of ego functions assessment. Am. J. Psychiatry 133, 1259–1264 (1976).

BLEULER, E.: Lehrbuch der Psychiatrie. 15. Aufl. Berlin–Heidelberg–New York, Springer 1983.

BRÄUTIGAM, W.: Reaktionen – Neurosen – Abnorme Persönlichkeiten. 4. Aufl. Stuttgart, Thieme 1978.

BRICKENKAMP, R. (Hg.): Handbuch psychologischer und pädagogischer Tests. Göttingen, Hogrefe 1975.

CABANIS, D.: Der Zeitfaktor in der forensischen Psychiatrie. Dtsch. Z. Ges. Gerichtl. Med. 59, 154–158 (1967).

CLAUSER, G.: Psychotherapie-Fibel. 4. Aufl. Stuttgart, Thieme 1972.

COLLEGIUM INTERNATIONALE PSYCHIATRIAE SCALARUM (CIPS): Internationale Skalen für Psychiatrie. 2. Aufl. Weinheim, Beltz 1981.

DAHMER, J.: Anamnese und Befund. 4. Aufl. Stuttgart, Thieme 1981.

DÜHRSSEN, A.: Analytische Psychotherapie in Theorie, Praxis und Ergebnissen. Göttingen, Vandenhoeck u. Ruprecht 1972.

DÜHRSSEN, A.: Die biographische Anamnese unter tiefenpsychologischem Aspekt. Göttingen und Zürich, Vandenhoeck u. Ruprecht 1981.

ENGELS, S.W.: Das prognostische Quartett. Monatsschr. Kriminol. 51, 160–172 (1968).

FEUERLEIN, W., KÜFNER, H., RINGER, C., ANTONS, K.: Münchner Alkoholismustest (MALT). Weinheim, Beltz 1979.

GÖPPINGER, H.: Das Gutachten. In: Handbuch der forensischen Psychiatrie. H. Göppinger und H. Witter (Hrsg.) Band II, S. 1485–1502. Berlin–Heidelberg–New York, Springer 1972.

GUILFORD, J.P.: Persönlichkeit. 6. Aufl. Weinheim, Beltz 1974.

HEINZ, G.: Fehlerquellen forensisch-psychiatrischer Gutachten. Heidelberg, Kriminalistik 1982.

HILTMANN, H.: Kompendium der psychodiagnostischen Tests. 3. Aufl. Bern–Stuttgart–Wien, Huber 1977.

KIND, H.: Psychiatrische Untersuchung. 3. Aufl. Berlin–Heidelberg–New York, Springer 1984.

KUIPER, P.C.: Die seelischen Krankheiten des Menschen. 3. Aufl. Bern, Huber / Stuttgart, Klett 1973.

KÜNZEL, E.: Jugendkriminalität und Verwahrlosung. 5. Aufl. Göttingen, Vandenhoeck u. Ruprecht 1976.

LEFF, J.P., ISAACS, A.D.: Psychiatric examination in clinical practice. Oxford, Blackwell 1978.

LEHRL, S.: Mehrfachwahl-Wortschatz-Intelligenztest (MWT-B). Erlangen, Straube 1977.

MACKINNON, R.A., MICHELS, R.: The psychiatric interview in clincial practice. Philadelphia–London–Toronto, Saunders 1971.

MARCOS, L. R.: Effects of interpreters on the evaluation of psychopathology in non-English-speaking patients. Am. J. Psychiatry *136*, 171-174 (1979).

MEERWEIN, F.: Das ärztliche Gespräch. 2. Aufl. Bern–Stuttgart–Wien, Huber 1974.

MEILI, R., STEINGRÜBER, H.-J.: Lehrbuch der psychologischen Diagnostik. 6. Aufl. Bern–Stuttgart–Wien, Huber 1978.

MENNINGER, K.: A manual for psychiatric case study. New York, Grune and Stratton 1952.

MÖLLER, H. J., V. ZERSSEN, D.: Psychopathometrische Verfahren: II. Standardisierte Beurteilungsverfahren. Nervenarzt *54*, 1–16 (1983).

MÜLLER-LUCKMANN, E.: Der Psychologe als Gutachter; Abgrenzung zu den Aufgaben des Psychiaters. Beitr. Gerichtl. Med. *29*, 26–32 (1972).

MUMENTHALER, M.: Neurologie. 7. Aufl. Stuttgart, Thieme 1982.

PÖLDINGER, W.: Methoden zur Abschätzung der Suizidalität. Mannheim, Galenus 1982.

RUDOLF, G.: Der psychische und sozialkommunikative Befund. Z. Psychosom. Med. Psychoanal. *25*, 1–13 (1979).

RUDOLF, G.: Untersuchung und Befund bei Neurosen und Psychosomatischen Erkrankungen. Weinheim und Basel, Beltz 1981.

QUINT, H.: Tiefenpsychologische Untersuchung. In: Diagnostische und therapeutische Methoden in der Psychiatrie. T. Vogel und J. Vliegen (Hrsg.). Stuttgart, Thieme 1977.

RASCH, W.: Über den Beweiswert psychologischer Testuntersuchungen im Rahmen psychopathologischer Befunde. Beitr. Gerichtl. Med. *25*, 117–119 (1969)

REDLICH, F. C., FREEDMAN, D. X.: Theorie und Praxis der Psychiatrie. Frankfurt am Main, Suhrkamp 1970.

SCHARFETTER, C.: Allgemeine Psychopathologie. Stuttgart, Thieme 1976.

SCHEID, W.: Lehrbuch der Neurologie. 5. Aufl. Stuttgart, Thieme 1983.

SCHMIDT, E.: Richter und Sachverständiger in ihrem Zusammenwirken bei kriminologischen Problemen. In: Psychopathologie heute. Festschrift für K. Schneider. H. Kranz (Hrsg.). Stuttgart, Thieme 264–273 (1962).

SCHORSCH, E.: Psychotherapeutische Aspekte bei der forensischen Begutachtung. Psychiat. Prax. *10*, 143–146 (1983).

SIMMONS, J. E.: Anleitung zur psychiatrischen Untersuchung von Kindern. Stuttgart–New York, Schattauer 1972.

STEVENSON, I.: The diagnostic interview. 2nd. ed. New York, Harper and Row 1971.

STEVENSON, I., SHEPPE, W. M.: The psychiatric examination. In: The american handbook of psychiatry. S. Arieti (Ed.) 2nd ed., Vol. I, pp. 1157–1180. New York, Basic Books 1974.

SUCHENWIRTH, R. M. A.: Der neurologische Befund. In: Neurologische Begutachtung. R. M. A. Suchenwirth (Hrsg.). Stuttgart–New York, Fischer 47–62 (1977)

SULLIVAN, H. S.: The psychiatric interview. London, Tavistock Publications 1955.

TÖLLE, R.: Psychiatrie. 6. Aufl. Berlin–Heidelberg–New York, Springer 1982.

VENZLAFF, U.: Fehler und Irrtümer in psychiatrischen Gutachten. N. Zeitschr. Strafr. *3*, 199–203 (1983).

WING, J. K., COOPER, J. E., SARTORIUS, N.: Die Erfassung und Klassifikation psychiatrischer Symptome. Deutsche Bearbeitung M. v. Cranach. Weinheim und Basel, Beltz 1982.

1.4. Die technischen Untersuchungen

Gerhard Ritter

1.4.1. Einleitung

Die Exploration und klinische Befunderhebung läßt sich durch diagnostische Hilfsmittel ergänzen, die zum Teil ambulant ausgeführt werden können. Dieses betrifft die meisten neurophysiologischen und neuroradiologischen Untersuchungen. Die meisten Eingriffe beinhalten ein geringes Gefährdungsrisiko, andere bedürfen der Zustimmung des Probanden (z.B. Computer-Tomographie mit Konstrastmittel, Hirnszintigraphie, Angiographie des Hirnkreislaufes, Lumbalpunktion).

Die technische Entwicklung der letzten Jahre brachte neue diagnostische Möglichkeiten: die Ultraschalldiagnostik (Echoenzephalographie) und die Hirnkammerluftfüllung (Pneumenzephalographie) wurden von der Computer-Tomographie als derzeit optimales Informationsmittel abgelöst. Mit ihrer Hilfe lassen sich Tumoren und Verletzungen, Fehlbildungen des Gehirns und Störungen der Hirndurchblutung mit einem zeitlichen Untersuchungsaufwand von 20 bis 30 Minuten darstellen. Das Risiko für den Probanden und die Strahlenbelastung ist äußerst gering. Die Computer-Tomographie hat die Angiographie des Hirnkreislaufes fast entbehrlich gemacht.

Die Neurochemie gewinnt zunehmend an Bedeutung für die Aufklärung von Stoffwechselerkrankungen des Nervensystems, die forensisch von Bedeutung sein können. Auch die Liquoruntersuchung mittels Lumbalpunktion wurde stark verbessert und erlaubt heute sehr differenzierte gutachterliche Stellungnahmen. Eine weitere diagnostische Bereicherung ist die feingewebliche Untersuchung (Biopsie), die in Verbindung mit neurochemischen Analysen chronisch fortschreitende Erkrankungen des Zentralnervensystems aufdecken kann. Die chemische Aufarbeitung anderer Proben aus dem Blut und Urin, Schleimhautabstriche, Blutgruppen- und Chromosomenuntersuchungen erlauben heute eine differenzierte Betrachtung in strafrechtlicher Hinsicht.

Zu den nachfolgenden diagnostischen Verfahren gibt es zur Zeit nur zum EEG eine forensische Literatur. In einer Kasuistik soll gezeigt werden, welche apparativen Möglichkeiten heute bestehen. Der Gutachter muß die Indikation dazu stellen und die abschließende Bewertung vornehmen. Der Jurist soll sich bei schwierigen Fragen beraten lassen, weil die Nichtbewilligung für die Urteilsbildung von Nachteil sein kann: das EEG und die Computer-Tomographie gehören heute zur Begutachtung. Ihr Befund kann aufschlußreicher sein als aufwendige testpsychologische Untersuchungen.

1.4.2. Neuroradiologische Untersuchungen (7, 9)

Eine Schädelübersichtsaufnahme (Röntgennativdiagnostik), eventuell ergänzt durch Spezialeinstellungen bestimmter Knochenstrukturen und ihrer Hohlräume ist risikolos (bei geringer Strahlenbelastung) und ambulant durchführbar. Mit ihrer Hilfe werden Schädelbrüche, abnorme Verkalkungen, eine Sprengung der Schädelnähte, pathologische Gefäßzeichnungen, tumoröse Veränderungen der Hirnanhangsdrüse und vieles mehr dargestellt. Die Untersuchung ergibt erste Anhaltspunkte zur eventuellen Erweiterung der Diagnostik

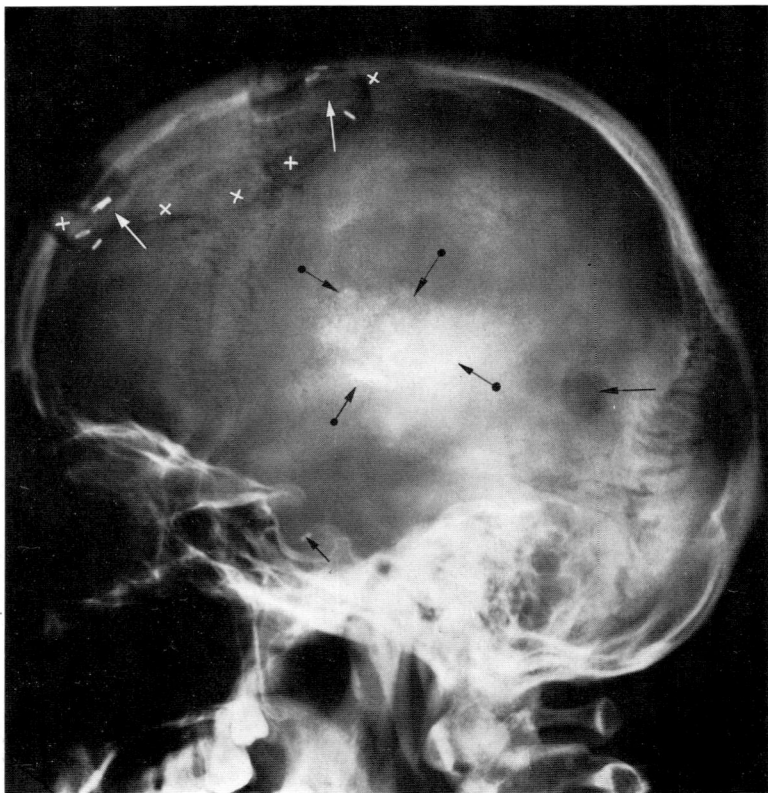

Abb. 1: Kasuistik M.W. 149473 N. 23-jähriger Mann, gegen den seit dem 14. Lebensjahr wegen zahlreicher Eigentums- und Aggressionsdelikte ermittelt wurde. Im Strafvollzug klagte er über Kopfschmerzen, Sehstörungen, Gangunsicherheit, zunehmende Lähmung des rechten Armes. Die nervenärztliche Diagnostik ergab einen großen verkalkenden Hirntumor im Stammhirnbereich.
Die postoperative Schädelübersichtsaufnahme (rechtsanliegend) zeigt in seitlicher Position Bohrlöcher und Silberclips nach chirurgischem Eingriff (↓). Ca. 3 Querfinger oberhalb der Hypophyse sieht man den großen verkalkenden Hirntumor, der nicht restlos entfernt werden konnte (↓). Der trepanierte Knochendeckel aus der Stirn-Scheitel-Region wurde postoperativ wieder eingesetzt (× ×).

(Abb. 1). Die Röntgennativdiagnostik erlaubt Rückschlüsse auf durchgemachte Verletzungen des Schädels und Gehirns, auf angeborene oder erworbene Fehlbildungen am Hirnkreislauf, länger zurückliegende entzündliche Erkrankungen, die mit abnormen Verkalkungen einhergehen, neben einer Reihe von Tumor-Symptomen (z. B. Sprengung der Schädelnähte, Entkalkung bestimmter Knochenpartien durch Hirndruck, Tumorverkalkungen, Verlagerung der Zirbeldrüse aus ihrer physiologischen Stellung, durchgemachte Schädelverletzungen etc.).
Das Computer-Tomogramm basiert auf der Messung von Dichteunterschieden für Röntgenstrahlen. Es wird hieraus sofort ein Bild der Knochenstrukturen, des Gehirns und seiner Häute, sowie bei Kontrastmittelgabe des Hirnkreislaufs aufgebaut. Bei älteren Menschen sind verkalkte Hirngefäße auch ohne Kontrastmittelgabe häufig schon erkennbar, z. B. als Symptom einer Demenz auf arteriosklerotischer Grundlage. Das Hirnkammersystem, die

Hirnrinde und das Marklager werden durch die Computer-Tomographie sichtbar gemacht, umschriebene Krankheitsprozesse und diffuse Atrophien, pathologische Verkalkungen der verschiedensten Herkunft kommen zur Darstellung. Die Kontrastmittelapplikation sollte wegen möglicher Komplikationen in Anästhesiebereitschaft erfolgen. Eine mehrstündige Nachbeobachtung oder stationäre Aufnahme des Probanden ist erforderlich (Abb. 2).

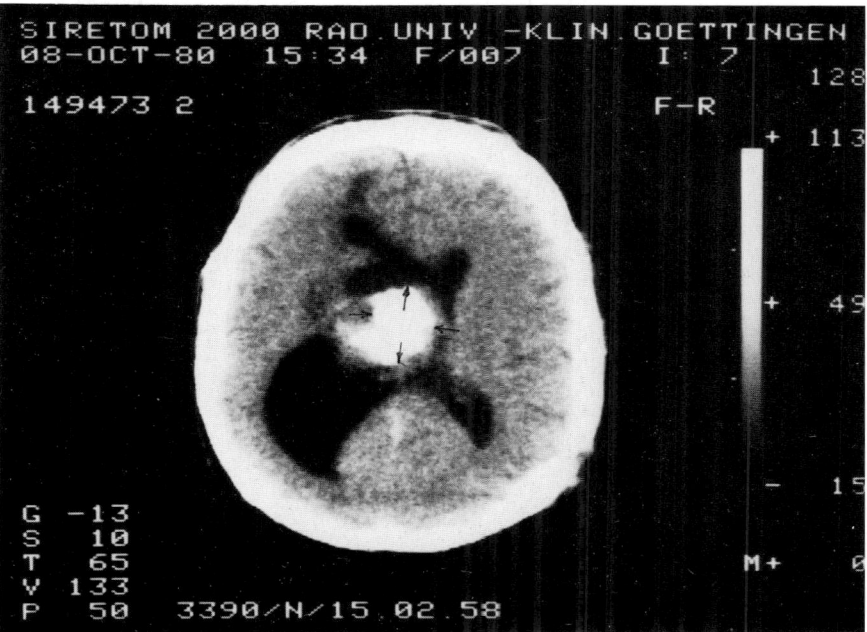

Abb. 2: Kasuistik M.W. 149473N. 23-jähriger Mann, der im Strafvollzug Herdsymptome und eine Hirndrucksymptomatik entwickelte (vgl. Abb. 1). Das Computertomogramm des Schädels und Gehirns zeigte einen langsam wachsenden, zentral gelegenen verkalkenden Tumor (↓), feingeweblich ein Oligodendrogliom.

Die Computer-Tomographie gibt Aufschluß über zum Teil lange zurückliegende Hirnverletzungen. Sie erfaßt mit fast 100%iger Treffsicherheit Hirntumoren und zeigt bei hirnatrophischen Prozessen den Ist-Zustand, der einer Verlaufsbeobachtung unterzogen werden kann. Nach entzündlichen Erkrankungen können ungewöhnliche Verkalkungen im Gehirn durch die Computer-Tomographie sichtbar gemacht werden, z. B. nach einer im Kindesalter durchgemachten Enzephalitis. Die Gabe von Kontrastmittel macht die wichtigsten Hirnarterien und eventuelle Anomalien hieran sichtbar.
Die Hirnkammerluftfüllung (Pneumenzephalographie = PEG) (6) ist heute entbehrlich geworden. Früher hat man nach einer Lumbalpunktion durch die Injektion von Luft, Teile der Hirnkammern sichtbar machen können, zum Teil gelang auch eine grobe Übersicht der Hirnoberfläche. Die Untersuchung war für den Probanden beschwerlich und konnte bei Hirndrucksteigerung lebensgefährlich sein.
Die Darstellung des Hirnkreislaufs mit Kontrastmittel (7) (zerebrale Angiographie) in lokaler oder Vollanästhesie ist heute – namentlich für Begutachtungszwecke – durch die Computer-Tomographie überflüssig geworden. Die Angiographie dient der Darstellung von Gefäßmißbildungen und Gefäßverschlüssen, ferner dem Nachweis oder Ausschluß

von Hirntumoren. Die bei einem Unfall verursachten Blutungen in den Schädelinnenraum mit Kompression des Gehirns lassen sich heute ausreichend gut mit der Computer-Tomographie nachweisen. Die Komplikationsdichte wird in der Literatur auf bis zu 1% geschätzt (Abb. 3).

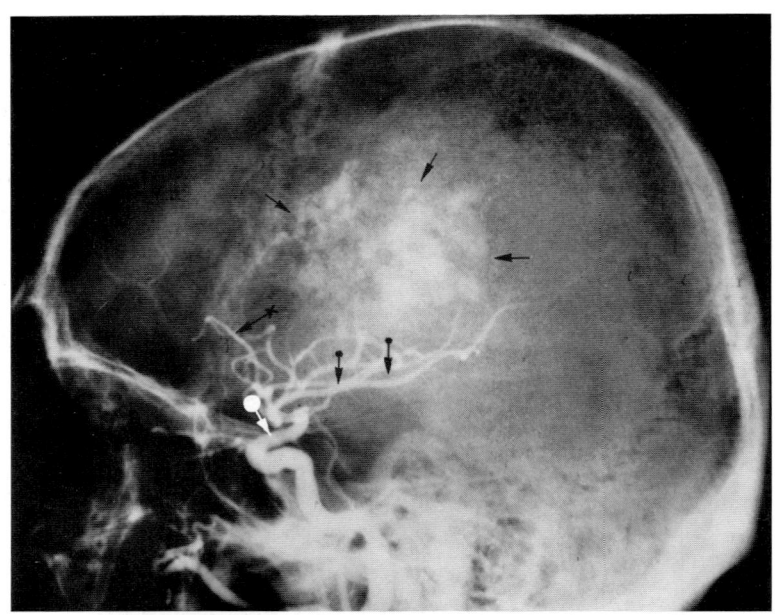

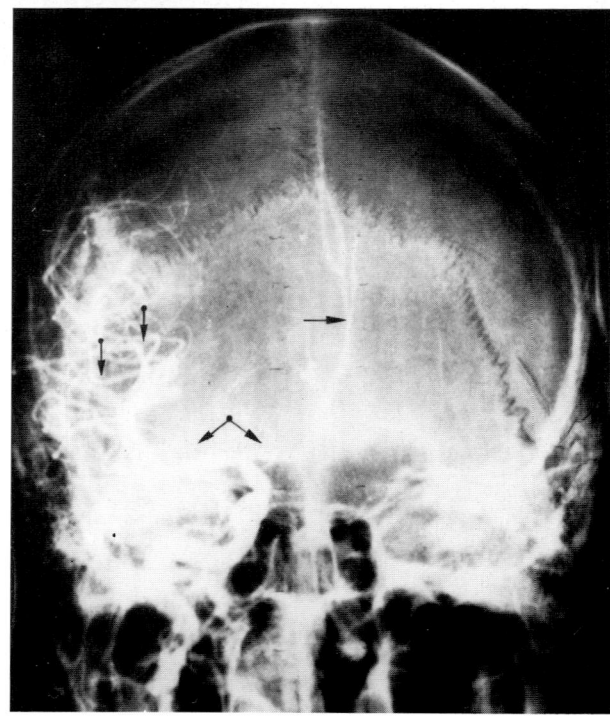

1.4.3. Nuklearmedizinische Untersuchungen (7)

Die Hirnszintigraphie mit Radioisotopen dient hauptsächlich dem Hirntumornachweis (im statischen Hirnszintigramm) und lokalen Durchblutungsstörungen (in der sog. Perfusionsstudie). Eine Liquorraumszintigraphie nach Lumbalpunktion kann Veränderungen am Liquorkreislauf, z. B. nach entzündlichen Erkrankungen, sichtbar machen. Für die Untersuchung wird intravenös eine radioaktiv markierte Substanz mit kurzer Halbwertszeit gegeben. Deshalb sind keine besonderen Strahlenschutzvorkehrungen notwendig. Nur für die Liquorraumszintigraphie sind Substanzen mit längerer Halbwertszeit erforderlich. Die Untersuchungen bedürfen der Einwilligung des Probanden. Im Zeitalter der Computer-Tomographie besteht für Begutachtungszwecke keine Indikation mehr (vergl. Abbildung 4).

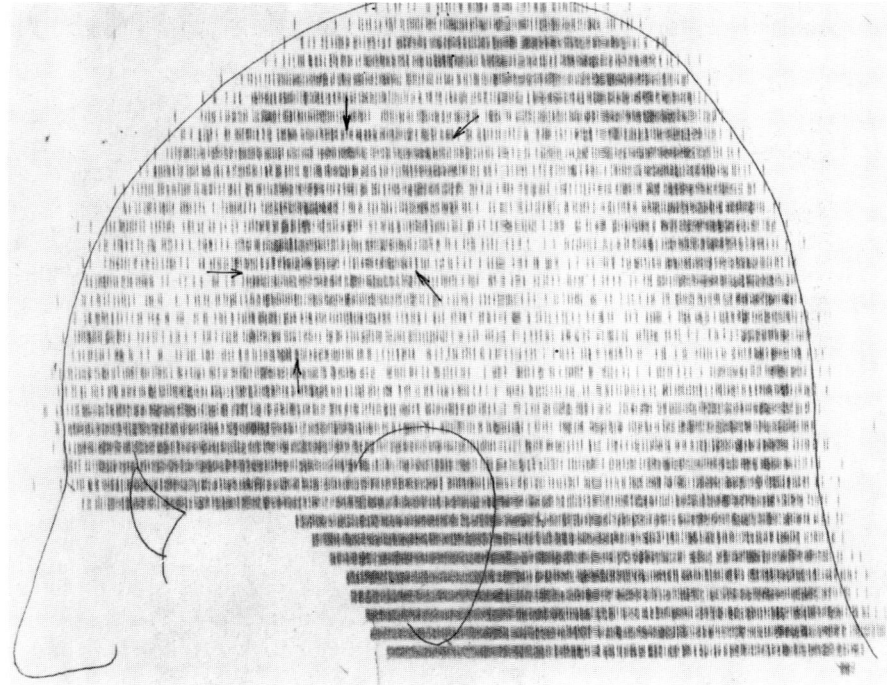

Abb. 4: Kasuistik K. O. H. 0137/71. 44-jähriger Mann, bei dem während der Verbüßung einer mehrjährigen Haftstrafe wegen Eigentums- und Sexualdelinquenz eine fortschreitende Halbseitenlähmung und Hirndrucksymptomatik auftrat. Das Hirnszintigramm (links anliegend) ergab eine große umschriebene Anreicherung des Radionuklids, mit zentraler Auflhelung, die sich wenig von der gesunden Umgebung abhob (↓). Die Operation ergab ein faustgroßes Oligodendrogliom in der linken Schläfenregion.

◄ *Abb. 3:* K. O. H. 0137/71. 44-jähriger Mann, bei dem neurochirurgisch ein faustgroßes Oligodendrogliom entfernt wurde (vergl. auch Abb. 4). Im seitlichen Carotis-Angiogramm stellt sich links der verkalkende Tumor dar (↓) mit deutlicher Verlagerung der Hirngefäße: Es besteht eine Herabdrängung der Arteria cerebri media (↓), Verlagerung der Arteria cerebri anterior nach frontal (↓) und Stauchung des Carotis-Siphon (↓). Im sagittalen Strahlengang sieht man eine deutliche Verlagerung der Arteria cerebri anterior zur Gegenseite (↓), neben einer Herabdrängung der Mediagefäßgruppe (↓) und Aufspreizung der großen Hirnarterien an der Schädelbasis (↓↓). Der verkalkende Tumor war auch auf Röntgenübersichtsaufnahmen des Schädels (ohne Kontrastmittelgabe) erkennbar.

1.4.4. Ultraschalldiagnostik (13)

Die Enzephalographie arbeitet mit einer Ultraschallquelle. Das Strahlenbündel wird an verschiedenen Medien reflektiert und als Echo auf einem Oszillographen sichtbar gemacht. Mit dem Echo-EG lassen sich Verlagerungen im Schädelinnenraum und der Querdurchmesser der 3. Hirnkammer, ferner die Lage der Seitenkammern des Gehirns darstellen und vermessen. Das Verfahren ist praktisch risikolos, aber nur in der Hand des Geübten von Aussagewert. Durch die Einführung der Computer-Tomographie ist dieses diagnostische Verfahren abgelöst worden.

1.4.5. Chemische, serologische und feingewebliche Untersuchungen (2, 4)

Die Analyse von Körperflüssigkeiten kann für Begutachtungszwecke Stoffwechselerkrankungen des Nervensystems aufdecken. Diese führen zu fortschreitenden Krankheitssymptomen, wie Wesensänderung, Demenz und Epilepsie. Sie haben deshalb gelegentlich forensische Bedeutung. Unter den chronisch entzündlichen Erkrankungen ist der Nachweis bzw. Ausschluß einer Neurosyphilis durch die spezifischen Reaktionen im Blut von Bedeutung. Daneben gibt es serologische Verfahren für andere Entzündungen des Zentralnervensystems (z.B. Toxoplasmose, Listeriose, Bandwurmerkrankungen etc.). Auch sie führen wie die Neurosyphilis, namentlich die progressive Paralyse, zu forensisch nachhaltigen hirnorganischen Ausfällen.

Die Liquordiagnostik dient dem Nachweis oder Ausschluß von entzündlichen Erkrankungen des Gehirns und seiner Häute. Über die Lumbalpunktion kann in der akuten Krankheitsphase auch eine Blutung in den Liquorraum festgestellt werden. Die Liquorentnahme bedarf der Zustimmung des Probanden. Im Liquor interessiert die Zellzahl und deren Morphologie, neben den Eiweißbestandteilen, vornehmlich den Immunglobulinen, neben dem Nachweis von Blut oder seinen Zerfallsprodukten, z.B. nach einer Schädelhirnverletzung oder Hirnblutung. Die Entnahme von Liquor sollte bei den heute möglichen neurochemischen Analysen bei Erkrankungen des Gehirns unklarer Ursache immer verlangt werden. Sie ist ein wenig belastender Eingriff mit breiter Indikation und hoher Aussagekraft geworden.

Die feingewebliche – mikroskopische Untersuchung von Muskel- und Nervengewebe (Biopsie) wird selten für Begutachtungszwecke erforderlich sein. Sie erlaubt im Einzelfall Rückschlüsse auf chronisch fortschreitende entzündliche und genetisch bedingte Erkrankungen, die als Demenzprozesse mit fortschreitendem Persönlichkeitszerfall den Gutachter vor schwierige Entscheidungen stellen. Die Speicherkrankheiten des Gehirns sind zahlenmäßig am häufigsten, gefolgt von der myotonen Dystrophie, einer seltenen Erkrankung, die mit fortschreitender Demenz sowie charakteristischen Veränderungen im Muskelgewebe und am Auge einhergeht.

1.4.6. Neurophysiologische Untersuchungsverfahren (5)

Der Schwerpunkt liegt beim EEG. Bei Erkrankungen des Auges und des Sehnerven sowie der Muskulatur können die optisch evozierten Potentiale, die Nystagmographie und die Elektromyographie Anwendung finden.

Das Hirnstrombild erfaßt elektrische Potential-Schwankungen nach einem bestimmten Ableiteschema. Die registrierten Wellen werden nach ihrer Frequenz klassifiziert (Alpha-, Beta-, Theta- und Deltawellen). die langsamen Frequenzen sind Ausdruck einer unspezifischen globalen oder umschriebenen Funktionsstörung. Daneben interessieren Krampfpotentiale (Spike- und Spikewave-Komplexe), wie sie bei zerebralen Krampfleiden auch im Anfallsintervall vorkommen. Das EEG ist störanfällig. Seine Beurteilung verlangt eine Spezialausbildung. Im Zeitalter der Computer-Tomographie hat es an Bedeutung verloren.

Die Hirnstromkurve zeigt Beziehungen zum Schlaf-Wach-Rhythmus und zur Bewußtseinslage. Die Herdbefunde sind Folge eines Hirntumors oder einer Hirnverletzung. Eine Allgemeinveränderung findet sich im EEG z.B. nach Vergiftungen, bei entzündlichen Erkrankungen und Blutungen in den Schädelinnenraum, ferner im Rahmen einer fortschreitenden Drucksteigerung z.B. durch einen Hirntumor oder eine Blutung in das Schädelinnere. Die Krampfpotentiale zeigen sich an umschriebener Stelle oder über die ganze Hirnoberfläche verteilt. Ihr Auftreten läßt sich provozieren. Dazu wird routinemäßig eine Hyperventilation und z.T. eine Stimulation mit Lichtblitzen durchgeführt. Das EEG ist risikolos und jedem Probanden zumutbar. Seine diagnostische Aussagekraft ist bei aller Einschränkung durch die Computer-Tomographie für Begutachtungszwecke noch immer hoch (vgl. Abb. 5 und 6). Unter Straftätern fand man je nach Zusammensetzung des Krankengutes bis zu 2/3 abnorme Befunde, meistens nach frühkindlicher Hirnschädigung. Auch Altersdelinquenten und ca. 1/3 der begutachteten Epileptiker zeigten im EEG Normabweichungen. Die Abgrenzung der Befunde gegen physiologische Varianten ist indessen schwierig, vor allem wenn man erstmals im Rahmen einer Begutachtung das EEG registriert, ohne Kenntnis von Vorbefunden. Für die Tatzeitbeurteilung ist die Aussagefähigkeit beschränkt. Sofern eine Blutalkoholbestimmung stattfand, kann evtl. eine Toleranzprüfung zur Rekonstruktion der Tatzeitverhältnisse sinnvoll sein. Namentlich bei unklaren Tötungsdelikten sollte man auf das EEG nicht verzichten. (Interessant erscheint noch der Hinweis aus der neueren Literatur, daß nicht wenige EEGs von Flugzeugpiloten pathologisch ausfielen.)

1.4.7. Kasuistik (G. B. 1910 108)

19-jähriger Oberschüler, angeklagt der wiederholten Sachbeschädigung und menschengefährdender Brandstiftung. Für die Tatzeit wird Alkoholisierung und ein Filmriß geltend gemacht. Das Standard-EEG war unauffällig. Erst nach Schlafentzug für eine Nacht fand sich der Hinweis auf eine zerebral gesteigerte Krampfbereitschaft (Abb. 5).

Die Straftaten fielen in die Zeit einer gescheiterten Liebesbeziehung zu einer Mitschülerin, die gravide war. Am Tage nach der von den Eltern erzwungenen Interruptio kam es nach schwerer Alkoholisierung zu mehreren Brandstiftungen, die vom Tatablauf her planlos wirkten. Bei der Begutachtung wurde berichtet, daß unter Alkoholeinwirkung schon einmal ein Filmriß mit eigenartigem Verhalten auftrat. Für die Tatzeit berief sich der Proband auf eine völlige Erinnerungslücke. Er wurde später weitab vom Wohnort aufgegriffen.

Der klinische Untersuchungsbefund ergab nichts Auffälliges, testpsychologisch fand sich eine durchschnittliche Intelligenz, keine familiäre Belastung mit Anfallsleiden. Während der Bundeswehrzeit kam es nach Alkoholgenuß zu einer weiteren Bewußtseinsstörung, mit einem Sturz aus dem Kasernenfenster, wodurch eine Schädelhirnverletzung und multiple Knochenbrüche auftraten.

Im EEG (Abb. 5) wurde eine regelmäßige physiologische 10-Hz-Alpha-Tätigkeit, ohne Seitendifferenz, Herdhinweis und Krampfpotentiale registriert. Nach Schlafentzug war der Alpha-Grundrhythmus instabiler. Das Kurvenbild zeigte jetzt irregulär und generalisiert aufschießende dysrhythmische Gruppen, bestehend aus polymorphen hochamplitudigen Deltawellen, denen oft eine Steilwelle als krampf-

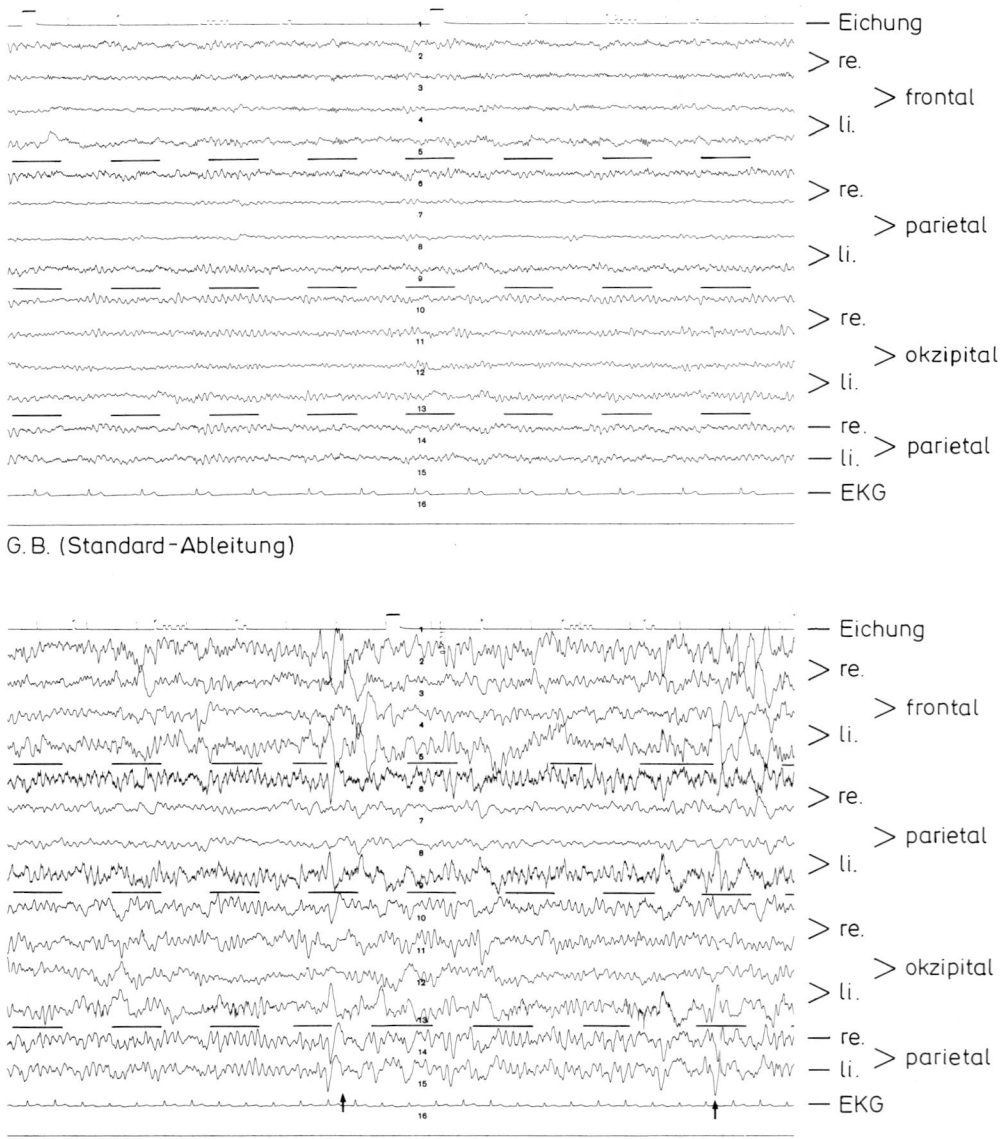

G. B. (Standard-Ableitung)

G. B. (nach Schlafentzug für 1 Nacht)

stromverdächtiges Aktionspotential vorgelagert war. Auch jetzt bestand kein Herdhinweis. Das EEG wurde nach Schlafentzug (als Provokationsbedingung) im Sinne einer pathologisch erniedrigten Krampfschwelle interpretiert. Für die Tatzeit konnte demnach nicht sicher ausgeschlossen werden, daß ein epileptischer Dämmerzustand vorlag (die Abbildungen zeigen das bipolar transversale Ableiteprogramm).

1.4.8. Kasuistik (M. W. 149 473 N)

Bei der Untersuchung fand sich ein 21-jähriger Mann, der im elften Lebensjahr unklare Zustände von Bewußtlosigkeit zeigte, aus dissozialen Verhältnissen stammt und nach neun Jahren Volksschule mit einer Wiederholung zwei Berufsausbildungen abbrach. Ab dem 14. Lebensjahr mehrten sich Diebstähle, Raubüberfälle und Körperverletzungen, vorwiegend Wirtshausschlägereien, neben schwerer Sachbeschädigung, u. a. beim Bewährungshelfer. Ein Alkoholismus, Heimerfahrung und mehrjähriger Strafvollzug, zuletzt ohne Bewährung, ließen die Prognose ungünstig erscheinen.
Im Januar 79 traten zunehmend Stirnkopfschmerzen, später eine forschreitende Erblindung und Halbseitenlähmung rechts, Gangunsicherheit, plötzliches Einstürzen (epileptische Anfälle?), schließlich Übelkeit, Erbrechen und Bewußtseinseintrübung als Hirndrucksymptomatik auf.
Im Rahmen einer angeordneten Begutachtung wurde rasch ein großer, verkalkender, oberhalb der Hypophyse gelegener Hirntumor festgestellt. Zunächst erfolgte eine Liquordränage zur Beseitigung des Hirndruckes, später operative Verkleinerung des Tumors (feingeweblich ein Oligodendrogliom).
M. erhielt Haftverschonung, lebt seit der Operation in einer Wohngemeinschaft von Rente, Sozialfürsorge und Blindengeld. Er ist halbseitig gelähmt, fast völlig erblindet und bedarf häufiger stationärer Behandlung wegen epileptischer Anfälle. Ferner besteht eine ausgeprägte hirnorganische Wesensänderung. Die Medikamenteneinnahme ist unregelmäßig. Zu Straffälligkeiten kam es nicht mehr. Der Hirntumor ist nachgewachsen. Als Komplikation trat eine schwere Hirnblutung auf, die überstanden wurde.
Die präoperative Übersichtsaufnahme des Schädels zeigte neben dem verkalkenden Tumor als Zeichen der Hirndrucksymptomatik erweiterte Schädelnähte und eine Entkalkung der Hypophysenregion. Das Computer-Tomogram bestätigte den ausgedehnten, zentral gelegenen verkalkenden Tumor (Abb. 1 und 2). Im prä- und postoperativen EEG (Abb. 6) bestand in der linken Schläfenregion ein Herdhinweis, neben Zeichen der Allgemeinveränderung im Sinne der Frequenzverlangsamung und Amplitudenzunahme der Aktionspotentiale. Trotz der klinisch gesicherten Epilepsie sind im Anfallsintervall bisher keine eindeutigen Krampfpotentiale registriert worden (in der Abb. 6 handelt es sich um das bipolar transversale Ableiteprogramm).

◄ *Abb. 5: G. B. 1910 108 N.* 19-jähriger Schüler, angeklagt wegen Sachbeschädigung und menschengefährdender Brandstiftung. Für die Tatzeit wurde Alkoholisierung und eine Erinnerungslücke geltend gemacht. Das EEG unter Standardbedingungen für die Begutachtung ergab eine regelmäßige physiologische 10 Hz Alpha-Tätigkeit, keinen Herdhinweis, keine sicheren Krampfpotentiale. Nach Schlafentzug für eine Nacht war der Alphagrundrhythmus instabil und zeigte eingestreut generalisiert aufschießende dysrhythmische Gruppen, bestehend aus polymorphen hochamplitudigen Deltawellen ($\downarrow$), denen häufig eine Steilwelle als krampfstromverdächtiges Aktionspotential vorgelagert war. Ein Herdhinweis fand sich nicht. Das EEG erschien verdächtig auf eine erniedrigte Krampfschwelle unter Provokationsbedingungen: Alkoholisierung in Verbindung mit Schlafentzug lag zur Tatzeit vor. Nach der Anamnese konnte ein epileptischer Dämmerzustand zur Tatzeit nicht sicher ausgeschlossen werden. Die Abbildung zeigt das bipolar-transversale Ableiteprogramm, gegliedert in frontale, parietale und okzipitale Querreihen, sowie Ableitungen zur Scheitelelektrode von der rechten und linken Hemisphäre, bei simultaner EKG-Schreibung.

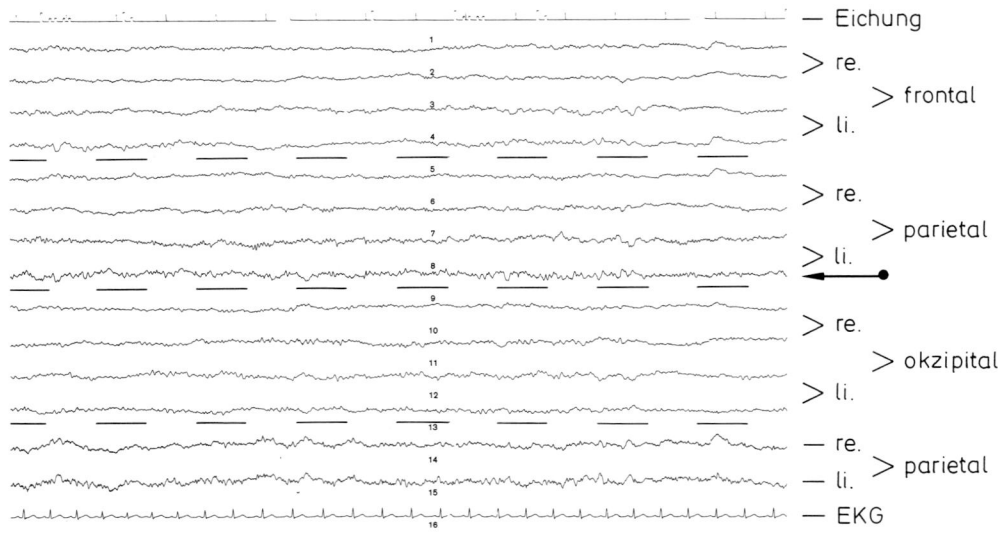

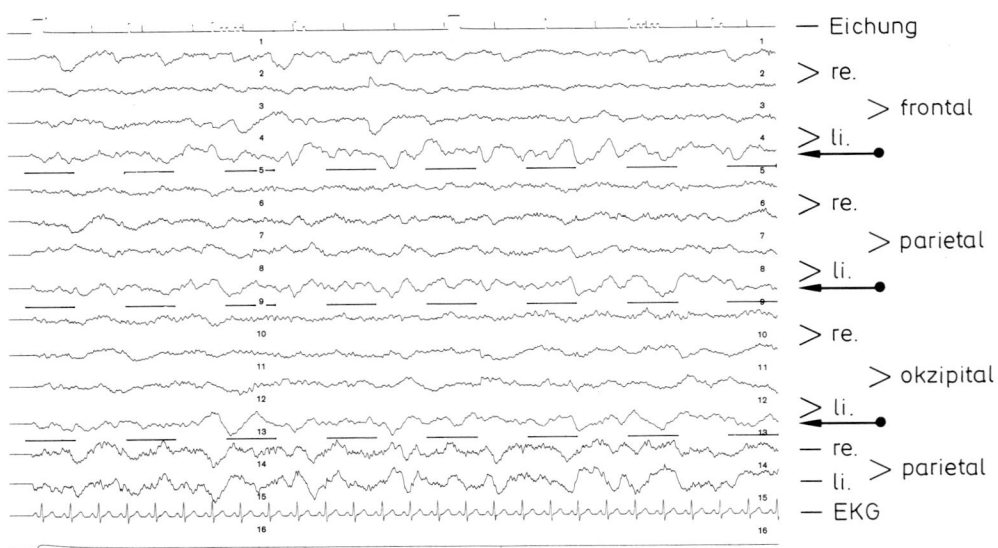

Abb. 6: Kasuistik M. W. 149473 N. 23-jähriger Mann, bei dem ein langsam wachsender verkalkender Stammhirntumor diagnostiziert wurde (vgl. Abb. 1 und 2). Das EEG zeigte im transversalen Ableiteprogramm in der parietalen Querreihe links-temporobasal zunächst nur einen diskreten Herdhinweis. Ein Jahr später fand sich an gleicher Stelle, verursacht durch ein Tumorrezidiv, ein ausgedehnter Theta-Delta-Wellen-Herd (↓) in allen Ableiteprogrammen, neben Zeichen der Allgemeinveränderung i. S. einer Verlangsamung der Grundaktion. Es bestanden keine eindeutigen Krampfpotentiale, obwohl postoperativ generalisierte epileptische Anfälle in unregelmäßigen Abständen auftraten.

1.4.9. Kasuistik (K. O. H. 0137/71)

Die stationäre Aufnahme des 1938 geborenen Mannes zur neurologischen Diagnostik erfolgte, weil zu einer Epilepsie im Alter von 32 Jahren Lähmungserscheinungen in der rechten Körperhälfte, Sprachstörungen, eine fortschreitende Wesenveränderung und schließlich Hirndrucksymptome auftraten. Der Patient, von Beruf Gärtner, hatte 1961 bei der Arbeit ein Schädelhirntrauma erlitten, auf das man die Epilepsie zurückführte. Ein pathologisches EEG mit Herdhinweis in die linke Schläfenregion war seit 1961 bekannt. Die epileptischen Anfälle begannen herdförmig und generalisierten sich sekundär, traten vorzugsweise nach Alkoholexzessen auf. Im Jahre 1970 kam es zu einem Status epilepticus, der zu einer Erweiterung der Diagnostik führte. Die zerebrale Angiographie und anschließende Operation ergaben einen faustgroßen Hirntumor. Nach der feingeweblichen Untersuchung war es ein sehr langsam wachsendes Oligodendrogliom. Der Patient erholte sich von dem therapeutischen Eingriff sehr gut.
Von 1962 bis 63 fanden zahlreiche Eigentums-, Trunkenheits-, Aggressions- und Sexualdelikte statt, die zu einer sechsjährigen Haftstrafe führten. Ein Gutachten von 1968 beschreibt H. als reizbar, aggressiv und verlangsamt. Das pathologische EEG war bekannt. Eine Erweiterung der Diagnostik fand aber nicht statt. Die Therapie mit krampfhemmenden Medikamenten lehnte H. ab, war aber 1969 bereit, sich einer stereotaktischen Operation zur Behebung seiner Aggressivität zu unterziehen.
Nach Verbüßung der Haftstrafe galt H. als berufsunfähig wegen Epilepsie. Eine Ehe, aus der 4 Kinder stammten, wurde 1967 wegen der Epilepsie geschieden. Eine zweite Ehe war für 1970 geplant, als die zunehmenden Lähmungserscheinungen auftraten, deren Ursache in dem langsam wachsenden faustgroßen Tumor zu sehen war, der sich auch auf der Röntgenübersichtsaufnahme als verkalkendes Gebilde darstellte. Die Angiographie zeigte eine sehr ausgeprägte Dislokation der Hirngefäße (vergl. Abb. 3 u. 4). Nach der Operation ist 1971 ein Rehabilitationsverfahren eingeleitet worden und ein Wiederaufnahmeverfahren, das 1974 zur Begutachtung führte. Der Gutachter entschied sich aufgrund des nachgewiesenen Hirntumors für die Straftaten ab 1961 für Schuldunfähigkeit. Es erfolgte ein rechtskräftiger Freispruch und Entschädigung. H. lebt zur Zeit von Rente, Sozialfürsorge und Blindengeld. Er wurde bislang nicht mehr straffällig.

Literatur

1. AMINOFF, M.J.: Electrodiagnosis in Clinical Neurology. N.Y.–Edinburgh–London, Churchill Livingstone 1980.
2. BAUER, H.: Physiologie und Pathologie des Liquors. In: Klinik der Gegenwart. Urban und Schwarzenberg 1967.
3. BENETT, D.R.: Epilepsy in Aircrew. Aerospace Medicine 35, 153–155 (1964).
4. DOMMASCH, D., MERTENS, H.G.: Cerebrospinalflüssigkeit. Stuttgart–New York, Thime 1980.
5. GRASS, H.: EEG-Befunde bei der psychiatrischen Begutachtung von 62 straffällig gewordenen amerikanischen Soldaten. Med. Sachverständige 72, 57–58 (1976).
6. JAREMA, M.: Pneumoencephalography in psychiatric forensic expertise. Psychiatr. Pol. 11/2, 191–196 (1977) – Exc. Med. Psychiatr. 37, 276 (1978).
7. KAUTZKY, R., ZÜLCH, K.J., WENDE, S., TÄNZER, A.: Neuroradiologie, 2. Auflage, Berlin–Heidelberg–New York, Springer 1976.
8. LOOMIS, D.S.: EEG abnormalities as a correlate of behavior in adolescent male delinquents. Am. J. Psychiatry 121, 1003–1006 (1965).
9. NADJMI, M., PIEPGRAS, U., VOGELSANG, H.: Cranielle Computer-Tomographie. Stuttgart–New York, Thieme, 1981.
10. OKASHA, A., SADEK, A., MONEIM, S.A.: Psychosocial and electroencephalographic studies of egyptian murderers. Br. J. Psychiatry 126, 34–40 (1975).

11. OLSON, W. H., GIBBS, F. A., ADAMS, C. L.: Electroencephalographic study of criminals. Clin. EEG *1/3*, 92–100 (1970).
12. RICHTER, L. O. et al.: Electroencephalograms of 2947 U.S.-States Air Force Academy Cadets (1965–1969), Aerospace Medicine *42*, 1011–1014 (1971).
13. SCHIEFER, W., KAZNER, E.: Klinische Echoencephalographie. Berlin–Heidelberg–New York, Springer 1967.
14. SCHULZ, H., MAINUSCH, G.: Beitrag der klinischen Electroencephalographie zur forensischen Begutachtung. Psychiat. Neurol. Med. Psychol. (Lpz.) *21*, 266–275 (1969).
15. WINKLER, E. G., TRAIN, G. T.: Acts of violence with electroencephalographic changes. J. Clin. Psychopathol. *20*, 223–230 (1959).

1.5. Die Erstattung des Gutachtens

Ulrich Venzlaff

1.5.1. Der Umfang der Untersuchung

Die Untersuchung des Probanden, der entweder freiwillig kommt oder gem. §81 StPO eingewiesen wird, dient der «Vorbereitung eines Gutachtens über den psychischen Zustand des Beschuldigten». Das schriftliche Gutachten ist also ein *vorläufiges Gutachten*, da wegen des Grundsatzes der Mündlichkeit und der Unmittelbarkeit der Hauptverhandlung für die Urteilsbildung des Gerichts inhaltlich nur der mündliche Gutachtenvortrag vor Gericht verbindlich ist. Dessen ungeachtet muß der Auftrag im schriftlichen Gutachten erschöpfend erfüllt sein, andererseits darf er aber auch nicht überschritten werden. Eine Überschreitung läge z. B. dann vor, wenn wegen unklarer organischer Beschwerden, die ganz offensichtlich nichts mit dem psychischen Zustand zur Tatzeit zu tun haben, eine umfängliche körperliche Diagnostik veranlaßt wird. Ein anderes Beispiel wäre ein geistig Behinderter, dessen erheblicher Schwachsinnsgrad schon aus der Vorgeschichte und dem psychiatrischen Befund offenkundig wird, und bei dem noch eine umfängliche und kostenaufwendige testpsychologische Untersuchung veranlaßt wird, wenn diese für die Frage der strafrechtlichen Verantwortlichkeit keine weiteren Aufschlüsse erbringen kann.

Der Umfang des Gutachtenauftrages ist durch die im Beweisbeschluß niedergelegte Fragestellung umrissen, d. h. also nach der Schuldfähigkeit, der Anwendung von Maßregeln, der Prognose, einer eventuell erfolgversprechenden Behandlung des Leidens usw. Der Sachverständige hat nach pflichtgemäßem Ermessen zu entscheiden, welche Untersuchungen zur Beantwortung der Beweisfrage erforderlich sind, welche Quellen gegebenenfalls außer den bereits übersandten Gerichtsakten beigezogen werden müssen und schließlich, ob durch fremdanamnestische Erhebungen eine weitere medizinische Sachaufklärung erforderlich wird.

Die Diagnostik sollte stets eine allgemein-ärztliche und eine neurologische Untersuchung mit einschließen. Ob weitergehende technische Untersuchungen durchzuführen sind (Röntgendiagnostik, EEG, Liquoruntersuchung, Computertomographie, Chromosomendiagnostik, usw.) muß von Fall zu Fall entschieden werden, ebenso, ob Zusatzgutachten anderer medizinischer Disziplinen einzuholen sind. Die Laboratoriumsmedizin ist für die routinemäßigen Blut- und Harnuntersuchungen sowie die Durchführung der luesspezifischen Reaktionen einzusetzen, ferner ist bei Suchtkrankheiten, speziell Alkoholismus, eine Leberdiagnostik erforderlich, gegebenenfalls auch die Untersuchung von Blut und Urin auf anderweitige Suchtmittel.

In vielen Fällen ist eine erschöpfende Sachaufklärung erst durch *Hinzuziehung weiterer Quellen* möglich. Hierzu gehören die Krankengeschichten oder Befundberichte früher behandelnder Ärzte und Krankenhäuser, von Versorgungs- oder Versicherungsträgern,

Jugendämtern, Beratungsstellen, eventuell auch Auskünfte früher besuchter Schulen, insbesondere Sonderschulen. Der Gutachter benötigt hierfür vom Probanden eine *schriftliche Erklärung über die Entbindung von der Schweigepflicht*, die dem Anforderungsersuchen beizufügen ist. Wurde der Proband im Rahmen früherer Strafverfahren bereits psychiatrisch begutachtet (nicht immer werden alle Vorstrafenakten mit übersandt!), so ist es erforderlich, diese Akten über das Gericht anzufordern.

Die *Fremdanamnesen durch Befragung der nächsten Angehörigen* sind in der Psychiatrie eine zentrale Erfahrungsquelle für den Arzt. Die mitunter entscheidend wichtigen Auskünfte über die frühkindliche Entwicklung, Komplikationen bei Kinderkrankheiten, den Ablauf von Anfällen, die Struktur der frühkindlichen Familie oder aber die Chronologie der Entwicklung einer Suchtkrankheit, Trinkart und Trinkmengen, schließlich die Probleme der derzeitigen Ehe sowie das Sexualverhalten sind Fragen, die der Proband entweder gar nicht beantworten kann oder häufig unvollständig, verfälscht, idealisierend oder bagatellisierend darstellt. In der Begutachtungssituation ist aber das Erheben einer Fremdanamnese deshalb aus rechtlichen Gründen problematisch, weil der *Kreis der nächsten Angehörigen nach § 52 StPO ein Zeugnisverweigerungsrecht hat*. Es ist in der Rechtsprechung umstritten, ob bei beabsichtigter Befragung von Angehörigen die Belehrung über das Zeugnisverweigerungsrecht durch den zuständigen Richter erfolgen muß, oder aber ob es genügt, daß der Sachverständige dies tut. Wo ein entsprechender Modus nicht eingespielt ist, empfiehlt sich daher vorab eine Besprechung mit dem zuständigen Richter. Belehrt der Gutachter Angehörige über ihr Zeugnisverweigerungsrecht, so muß er sie auch fairerweise darauf hinweisen, daß im voraus nicht gesagt werden kann, ob ihre Informationen zu einer im Interesse des Probanden günstigeren gutachtlichen Entscheidung führen werden oder nicht. Größte Zurückhaltung ist aber vor fremdanamnestischen Erhebungen dort geboten, wo beispielsweise ein Familienangehöriger Tatopfer ist, wo Hinweise auf schwere Familienzerrüttungen bestehen oder aber sich Angehörige schon seit Jahren vom Täter distanziert haben. Dort aber, wo der Gutachter sich von fremdanamnestischen Erhebungen einen wesentlichen Informationsgewinn versprechen kann, sollte nach Möglichkeit die Befragung in der Sprechstunde und unter vier Augen stattfinden, da dies weitaus effektiver ist als in der besonderen Situation der öffentlichen Hauptverhandlung.

1.5.2. Das schriftliche Gutachten

Absolut verbindliche Regeln für Aufbau und Gliederung eines gerichtspsychiatrischen Gutachtens lassen sich nicht aufstellen. Sowohl der Umfang als auch die Gliederung sind vom Schwierigkeitsgrad der Fragestellung, von Zahl und Gehalt der Akten und Beiakten, der Darstellung der einzelnen diagnostischen Maßnahmen, des Kompliziertheitsgrades des psychiatrischen und testpsychologischen Befundes sowie davon abhängig, welche Einzelfragen in der Beurteilung besprochen werden müssen. Ist es notwendig, eine kritische Auseinandersetzung mit früheren Diagnosen oder Vorgutachten vorzunehmen oder aber über die Frage der Schuldfähigkeit hinaus schwierige Erörterungen weitergehender Problemkreise wie etwa die Kriminalprognose, die therapeutischen Erfordernisse oder die Anwendung von Maßregeln durchzuführen, so wird der Umfang des Gutachtens weit größer, als bei klaren und einfachen klinischen Verhältnissen. Nach Abschluß aller Vorbereitungen sollte der Gutachter daher zunächst den für den speziellen Fall erforderlichen Aufbau überdenken und eine Gliederung entwerfen. Eine fortlaufende Nummerierung der

Abschnitte, herausgehobene Überschriften für die einzelnen Kapitel, ferner Hervorhebung wichtiger Teststellen durch Unterstreichungen fördern die Lesbarkeit des Gutachtens und die Präzision der Aussage. Wichtig sind ferner die stilistische Qualität und die Beachtung der wichtigsten grammatikalischen Grundregeln, wie etwa der richtige Gebrauch von Indikativ und Konjunktiv, von Konditionalsätzen und die präzise Anwendung von Präsens, Imperfekt und Perfekt. Man berücksichtige, daß das Gutachten von Juristen gelesen wird, die im Durchschnitt stilistisch gewandter und grammatikalisch geschulter als Mediziner sind. Der leider noch oft gebrauchte «pluralis majestaticus» wirkt dort peinlich, wo der beauftragte Gutachter alleine tätig wird und seine persönliche Auffassung vorträgt. Formulierungen wie «bei der neurologischen Untersuchung fanden wir ...», oder «wir sind im Gegensatz zum Vorgutachter der Auffassung ...» sind aber dort erforderlich, wo zwei Ärzte (z.B. Assistenzarzt und Oberarzt) das Gutachten unterschreiben, um zu bekräftigen, daß beide den Probanden untersucht haben und in gemeinsamer Beratung zu dem schriftlich niedergelegten Ergebnis gekommen sind.

In einer *Einleitung* werden der Auftraggeber und das Aktenzeichen sowie die Personalien des Probanden genannt. Es folgt die Wiedergabe der Fragestellung an den Gutachter, gegebenenfalls durch Wortzitat aus dem Beweisbeschluß. Dann müssen in fortlaufender Nummerierung die benutzten Quellen aufgezählt werden, also die Akten und Beiakten des Gerichts, die Vorstrafenakten anderer Gerichte, Jugendamts- oder Ehescheidungsakten, sowie Krankengeschichten oder Arztberichte über frühere Behandlungen. Schließlich ist das Datum der ambulanten Untersuchung oder die Dauer der klinischen Beobachtung zu vermerken und wiederum fortlaufend nummeriert aufzuzählen, welche Hilfsuntersuchungen und Zusatzgutachten beigezogen wurden. (z.B. psychologisches Zusatzgutachten, hirnelektrischer Befundbericht, röntgenologischer Befundbericht, augenärztliches Zusatzgutachten usw.)

Für die überwiegende Zahl gerichtspsychiatrischer Gutachten empfiehlt sich die folgende Gliederung:
(1) Sachverhalt,
(2) Vorgeschichte,
(3) Untersuchungsergebnisse,
(4) Beurteilung und
(5) Zusammenfassung.

1.5.2.1. Sachverhalt

Ein psychiatrisches Gutachten, speziell in Strafsachen, ist im Idealfall die möglichst umfassende Dokumentation eines kritischen und oft folgenschweren Vorkommnisses in der Biographie eines Individuums. Es soll die zum Brennpunkt der Straftat hinlaufende Linie der Biographie, speziell die der prädeliktischen Situation, der mitwirkenden oder tatbestimmenden krankhaften körperlichen oder seelischen Prozesse und den Kontext der äußeren Situation ebenso darstellen, wie die sich hieraus ergebenden prognostischen Überlegungen, die möglichen ärztlichen Konsequenzen, vor allem aber eine Aussage über die Einsichts- und Handlungsmöglichkeiten zum Tatzeitpunkt. Ausgangspunkt für alle Erörterungen muß daher eine *gestraffte Darstellung des Tatbestandes* sein, die den Leser des Gutachtens eingangs davon unterrichtet, auf welchen «Brennpunkt» die Darstellung der Vorgeschichte, die vorgenommenen Untersuchungsmaßnahmen sowie die Ausführungen in der Beurteilung gerichtet sind.

1.5.2.2. Beispiel

Der am 23.8. 1957 geborene, unverheiratete, bislang nicht vorbestrafte und in seinem Lebensbereich nicht erkennbar auffällige Elektromonteur Heinz B. wird beschuldigt, am 6. Mai 1980 gegen 1.00 Uhr morgens nach einem gemeinsamen Gaststättenbesuch die kaufmännische Angestellte Elke N. in deren Wohnung unter Androhung von Gewaltanwendung gefügig gemacht und sie zum außerehelichen Geschlechtsverkehr gezwungen zu haben. Im Anschluß daran soll er das Tatopfer gefesselt und geknebelt haben. Danach habe er die Wohnung durchsucht und sich unter Mitnahme eines Fotoapparates, eines goldenen Armbandes und Bargeld in Höhe von ca. DM 200,– entfernt. Aufgrund der Personenbeschreibung durch das Tatopfer und den Gaststätteninhaber wurde B. gegen 8.00 Uhr morgens in seiner Wohnung festgenommen und befindet sich seither in Untersuchungshaft. Bei den Vernehmungen hat er die Tat weder bestritten noch zugegeben, sondern behauptet, daß er sich wegen erheblichen Alkoholgenusses für die Vorgänge nach Verlassen der Gaststätte bis zum Eintreffen der Polizei in seiner Wohnung nicht mehr erinnern könne. Elke N. mußte $4^1/_2$ Wochen im Kreiskrankenhaus X. wegen einer schweren Lungenentzündung stationär behandelt werden, da sie wegen anhaltenden Brechreizes durch die Knebelung Mageninhalt in die Lungen aspiriert hatte.

1.5.2.3. Vorgeschichte

Dieser Abschnitt ist in die Darstellung der *Aktenvorgeschichte* und die *der eigenen Angaben des Probanden* zu gliedern, gegebenenfalls folgen dann die Ergebnisse fremdanamnestischer Erhebungen. Obwohl von manchen Gerichten mit dem Argument, der Akteninhalt sei bekannt, eine Darstellung der Aktenvorgeschichte für unnötig erachtet wird, ist diese doch ein *wesentlicher Bestandteil des Gutachtens*. Selbstverständlich geht es nicht darum, die Akten sklavisch abzuschreiben, was nur auf ein «Zeilenschinden» hinausläuft. Die Aufgabe des Gutachters ist es vielmehr, *die für die medizinische und die medizinisch-psychologische Beurteilung wichtigen Tatsachen des Akteninhalts herauszuarbeiten*. Nicht selten enthalten Akten eine Reihe von Informationen aus Zeugenaussagen, Polizeiprotokollen, Auskünften von behandelnden Ärzten oder Arbeitgebern, deren medizinische Bedeutung der Jurist gar nicht übersehen kann, und auf die daher vom Sachverständigen hingewiesen werden muß. Der Sachverständige *muß* daher in jedem Fall die Akten vollständig durcharbeiten, da er aus ihnen schon in diesem Stadium der Begutachtung u.U. wesentliche Hinweise für sein weiteres Vorgehen erlangen kann, wie etwa durch die Beiziehung weiterer Unterlagen. Durch Kenntnis der Akten ist er bereits in der Lage, abzuschätzen, welche Fragen zur weiteren Sachaufklärung in der Hauptverhandlung an bestimmte Zeugen gestellt werden sollten. Selbstverständlich ist die *Darstellung der Aktenvorgeschichte eine rein sachlich-referierende*. Es ist nicht nur unangebracht, wertende Bemerkungen über die Täterpersönlichkeit, die Glaubwürdigkeit von Aussagen oder Gedanken über den mutmaßlichen Tathergang einfließen zu lassen, sondern der Sachverständige überschreitet hiermit auch eindeutig seine Kompetenz! Die Abfassung der Aktenvorgeschichte darf nicht an der zufälligen Heftfolge kleben, sondern es sollen möglichst die für die Beurteilung wichtigen Einzelkomplexe zusammengefaßt dargestellt werden. Zu diesen Einzelkomplexen zählen z.B. die *Vorstrafenbelastung* und die *Zeiten früherer Haftverbüßungen*, da es sich hierbei um wesentliche Informationen zur biographischen und kriminologischen Vorgeschichte handelt. Gesondert sind die *bislang bekanntgewordenen Einzelheiten der Tatvorgeschichte und des Tatherganges* niederzulegen. Sie sind eine wichtige Orientierungshilfe für die Rekonstruktion der Tatzeitpersönlichkeit, da die Beurteilung der Schuldfähigkeit ja nicht abstrakt im luftleeren Raum, sondern nur unter Berücksichtigung der Tat und aller ihrer Begleitumstände geschehen kann. Weitere, getrennt abzuhandelnde Bereiche wären z. B. die *Entwicklung der Täter-Opfer-Beziehung*, die *Informationen über den Alkoholisierungsgrad* und *Beobachtungen über psychische Auffälligkeiten nach der Tat*, bei Vernehmungen oder in der Untersuchungshaft. Im Anschluß an die tatbezogenen Informationen sollten zusammengefaßt die sich ergebenden *Hinweise auf psychische Krankheiten oder Auffälligkeiten* (Sonderschulbesuch, häufiges berufliches Versagen, Alkohol- oder Drogenabhängigkeit, Suizidversuche in der Vorgeschichte, Unfälle, Krankenhausbehandlungen usw.) referiert werden, da diese ja im Regelfalle Anlaß gaben, ein Gutachten einzuholen. Sind früher *psychiatrische Gutachten* erstattet worden, so sind sie hinsichtlich ihrer wesentlichen Feststellungen und Schlußfolgerungen ebenfalls gesondert zu referieren.

Die *Vorgeschichte nach den Angaben des Probanden* sollte wiederum in die Angaben zur *Familienvorgeschichte*, zur *medizinischen Anamnese*, zur *biographischen Anamnese* sowie zum *Tatvorfeld und Tathergang* aufgegliedert werden. Bei Sexualstraftaten, aber auch überall dort, wo sexuelle Motivationen mit hineinspielen, ist die *Sexualanamnese* gesondert darzustellen. Welche Schwerpunkte gesetzt und welche Gewichtungen für die einzelnen Abschnitte vorgenommen werden, hängt natürlich stets von den Besonderheiten des Einzelfalles ab, also etwa, ob ausschließlich die Bedeutung einer früh erlittenen traumatischen Hirnschädigung für die strafrechtliche Verantwortlichkeit abzuhandeln ist, oder aber, ob es sich um die Tötung eines Partners nach langjähriger, krisenhafter Entwicklung der Täter-Opfer-Beziehung handelte. Wiederum muß die Darstellung einen rein sachlich-referierenden Charakter tragen, Werturteile oder Interpretationsversuche dürfen nicht einfließen. Wo der Gutachter die Angaben des Probanden zusammenfassend referiert, müssen sie im Konjunktiv geschrieben sein. Es empfiehlt sich aber schon bei der Exploration, aufschlußreiche Formulierungen des Probanden über die biographische Entwicklung, die Beziehungen zum Tatopfer, das Tatvorfeld oder den Tathergang selber wörtlich mitzuschreiben und herausgehoben in direkter Rede wiederzugeben. Dies macht das Gutachten nicht nur lebendiger, sondern es werden hierdurch auch psychologisch bedeutsame Formulierungen festgehalten. Selbstverständlich geht es bei der *Exploration des Probanden zum Tatvorfeld und Tathergang* nicht darum, als Sachverständiger an der Tataufklärung mitzuwirken, schon gar nicht darum, den Probanden zu «überführen»! Sie dient ausschließlich dem Ziel, die *innere Tatseite* zu ergründen, ein Bild von der psychischen Verfassung der Tatzeitpersönlichkeit wiederzugeben und eventuell wirksame krankhafte seelische Impulse herauszuarbeiten.

1.5.2.4. Anmerkung

Es kommt gelegentlich vor, daß ein Proband, ohne dazu gedrängt zu werden, nach einer oder mehrerer Explorationen den Wunsch äußert, nunmehr ein *Geständnis* abzulegen, oder daß er über eine Tat wesentlich weitergehende Angaben als bei der Polizei macht, wo er noch eine Erinnerungslücke vorschützte. Es ist nichts dagegen einzuwenden, wenn der Gutachter den Probanden, wenn er dies ausdrücklich wünscht, auch berichten läßt und dieses niederschreibt; er darf sich aber nicht darauf beschränken, diese Angaben dann in das Gutachten aufzunehmen und hiermit das Gericht gewissermaßen zu überraschen. Vielmehr sollte er in einem solchen Fall den zuständigen Richter oder Staatsanwalt verständigen, damit das Geständnis oder die weitergehende Aussage dann auch amtlich zu Protokoll genommen wird. Noch problematischer kann die Situation werden, wenn ein vertrauensseliger Proband unaufgefordert von weiteren, bisher noch nicht entdeckten Straftaten berichtet. In solchen Fällen soll der Gutachter auf die zu Beginn der Untersuchung gegebene Belehrung verweisen, wonach er alle Angaben des Probanden auch im Gutachten verwerten kann. Hierauf kann er es dem Probanden überlassen, ob dieser das Thema abbricht, oder aber bereit ist, nunmehr «reinen Tisch zu machen».

1.5.2.5. Untersuchungsergebnisse

Obwohl es sich um ein psychiatrisches Gutachten handelt, sind nach allgemeiner Gepflogenheit zunächst die *körperlichen Befunde* zu referieren, und zwar zumindest in jedem Fall der Allgemeinbefund und der neurologische Befund. Es folgen die *technischen Befunde* (Röntgen, EEG, Computertomographie, Echoenzephalographie usw.). Sofern diese Befunde in Form von Zusatzgutachten oder Befundberichten dem Gutachten anliegen, ist im Befundteil hierauf zu verweisen. Abschließend werden die Ergebnisse der Laboratoriumsuntersuchungen dargestellt. Wiederum richtet sich der Umfang dieses Gutachtenabschnittes nach der Bedeutung der jeweiligen Befundlage. Zumindest müssen die pathologischen Befunde mit der notwendigen Ausführlichkeit beschrieben werden, auch einfache Grundfeststellungen wie Körpergröße, Gewicht, Körperbautyp, Sehfehler, Skelettveränderungen nach Unfällen, größere Narben, Hinweise auf körperliche Verwahrlosung sollen festgehalten werden. Umgekehrt wäre es aber unsinnig, bei körperlich gesunden Probanden mehrere Seiten mit der Aufzählung normaler Allgemein- oder neurologischer Befunde zu füllen. In solchen Fällen reicht beispielsweise der folgende Passus aus:

Die *neurologische Untersuchung* erbrachte durchweg normale Ergebnisse, so daß sich eine Aufzählung der erhobenen Einzelbefunde erübrigt.

Der *psychiatrische Befund* soll in möglichst anschaulicher Form das Verhalten des Probanden, seine kognitive Ausstattung, sein berichtetes Befinden und Erleben und eventuell festgestellte profilierte psychopathologische Symptome darstellen. Damit er dem Leser des Gutachtens einen lebendigen Eindruck von der Wesensart, aber auch von Art und Umfang seelischer Störungen vermittelt, soll er möglichst frei von Fachausdrücken in guter Umgangssprache abgefaßt werden. Zur Präzisierung der Aussage unbedingt notwendige Fachausdrücke, wie etwa Ideenflucht, Zerfahrenheit, Negativismus, Manieriertheit, sollen in Klammer gesetzt und den jeweils beschreibenden Passagen Erläuterungen angehängt werden. Ohne feste Regeln für den Aufbau und die Gliederung eines psychischen Befundes vorzuschlagen, empfiehlt es sich, in einem ersten Abschnitt alle Beobachtungen über den allgemeinen Eindruck und das Verhalten niederzulegen. Hierzu würde die Beschreibung des Ersteindruckes und des Erscheinungsbildes des Probanden, des Verhaltens in der Explorationssituation, die Form der Kontaktaufnahme zum Gutachter ebenso gehören, wie bei stationärer Beobachtung des Patienten das Verhalten auf der Krankenabteilung gegenüber Mitpatienten und Pflegepersonal oder genehmigten Besuchen. Schon dieser Abschnitt kann wichtige Erkenntnisse für die Beurteilung vermitteln, angefangen bei der Bekleidung (betont modisch, salopp oder verwahrlost) über die Körperpflege, das Erscheinen zur Untersuchung mit Alkoholfahne bis zu psychomotorischen Auffälligkeiten. Ebenso wichtig ist es, ob der Proband offen, zugewandt und kontaktfähig ist oder aber sich sperrt, bei wichtigen Fragen grundsätzlich vorbeiredet, zudringlich oder zurückhaltend ist. Über das Verhalten auf der Krankenstation geben neben den eigenen Beobachtungen des Gutachters die Pflegeberichte wichtige Auskünfte.

Ein zweiter Abschnitt dient der systematischen Darstellung des «psychopathologischen

Extraktes» aller Beobachtungen. Selbstverständlich ist jeder Versuch einer systematisierenden Gliederung psychischer Bereiche unbefriedigend, zumal es vielfache Überschneidungsmöglichkeiten von seelischen Funktionsstörungen geben kann. Als Orientierungshilfe kann aber die folgende Einteilung vorgeschlagen werden: Bewußtseinslage und Orientierung, Denkablauf und sprachlicher Ausdruck, Aufmerksamkeit, Auffassungsvermögen und Umstellungsfähigkeit, Merkfähigkeit und Gedächtnis, Antriebsfunktionen, Stimmungslage und Affektivität, sowie Ich-Erleben. Die Ausführlichkeit, mit der diese einzelnen Bereiche beschrieben werden, richtet sich naturgemäß nach den festgestellten seelischen Auffälligkeiten. Bei Psychosen z.B. würde das Schwergewicht auf der Beschreibung von formalen und inhaltlichen Denk- und Wahrnehmungsstörungen, der Affektivität sowie Auffälligkeiten des Ich-Erlebens liegen. Bei Alterspatienten oder hirnorganisch Kranken spielen kognitive Funktionen, bei geistigen Behinderungen wiederum sprachlicher Ausdruck, Wortschatz und grammatikalische Auffälligkeiten eine wichtige Rolle.

Wurden psychologische Tests durchgeführt, so sind deren Ergebnisse in einem dritten Abschnitt des psychischen Befundes dazustellen, oder aber es ist abschließend auf die Ergebnisse einer psychologischen Zusatzbegutachtung ohne Darstellung von Einzelergebnissen zu verweisen.

1.5.2.6. Beurteilung

Die Beurteilung ist das eigentliche Kernstück des Gutachtens. Während die Abschnitte Sachverhalt, Vorgeschichte und Untersuchungsergebnisse einen rein referierenden Charakter haben, dient die Beurteilung der Interpretation dieser Erfahrungsquellen dem Ziel, unter zusammenfassender Würdigung aller anamnestischen und befundmäßigen Tatsachen zu einer abschließenden Aussage über die medizinischen bzw. medizinisch-psychologischen Verhältnisse und hierauf aufbauend über die gutachtliche Fragestellung zu kommen. Noch mehr als in den übrigen Abschnitten ist zu berücksichtigen, daß das Gutachten zur Information und Beratung von Nichtmedizinern geschrieben wird und hierauf ausgerichtet werden muß. Schon aus Gründen der Überprüfbarkeit des Gutachtens durch andere Experten, ferner zur Wahrung der wissenschaftlichen Aussagepräzision kann die Verständlichkeit für den Juristen aber nicht durch Vereinfachungen erzielt werden, auch nicht z.B. durch das Einstreuen begrifflich unscharfer modischer Schlagworte wie etwa «Krise», «Frustration», «Stress» usw. Man bediene sich auch hier einer anschaulichen, klaren Umgangssprache, in der nur solche Fremdwörter Platz haben, die im Sprachschatz fest verankert und begrifflich klar definiert sind. Modische Fremdwörter, besonders solche aus neuen Wissenschaftsfächern, die ihr eigenes Profil erst suchen, sollten tunlichst vermieden werden, da sie meist nur der Selbstdarstellung dienen und keinen Rückschluß auf die fachliche Qualität des Gutachtens erlauben. Im Interesse einer präzisen wissenschaftlichen Aussage kann selbstverständlich nicht auf Fachausdrücke verzichtet werden. Um diese Fachausdrücke in ihrer Bedeutung und ihrem sachlichen Inhalt dem Juristen verständlich zu machen, reicht es im allgemeinen nicht aus, sie sklavisch zu verdeutschen. Wer nur sehr unklare Vorstellungen von der Schizophrenie hat, ist auch nicht besser informiert, wenn er stattdessen «Spaltungsirresein» liest. Wichtig ist es vielmehr, Fachausdrücke zu erläutern, wobei es vom Bekanntheits- oder Schwierigkeitsgrad und von der Komplexität des Begriffes abhängt, ob diese Erläuterungen in Kurzform in Klammern gesetzt, in einen Nebensatz gebracht werden, oder aber ob die Erläuterung ausführlicher erfolgen muß. Bei der Feststellung einer Imbezillität genügt es, diesen Begriff mit «mittelgradiger Schwachsinn» in einer Nachklammer zu erläutern, bei Contusio cerebri reicht «Hirnquetschung» aus. Diagnostiziert man hingegen beispielsweise ein «psychotisches Residualsyndrom» oder eine «manische Nachschwankung», so bedarf es hier schon in einem oder mehreren Folgesätzen einer ausführlicheren Erläuterung. Noch mehr als Fachausdrücke aus der somatischen Medizin oder der traditionellen Psychiatrie bedürfen aber Begriffe aus der Tiefenpsychologie und Psychoanalyse einer wohldurchdachten und verständlichen Erläuterung. Besser ist es oft, mit schlichten Worten die Beziehungsstörungen eines Probanden zu seinen Eltern zu beschreiben und ihre Entwicklung darzustellen, und eher ergänzend zu erwähnen, daß man in der Tiefenpsychologie in solchen Fällen von einer unverarbeiteten ödipalen Situation spricht. Das gleiche gilt für Begriffe wie etwa Ich-Schwäche, Über-Ich-Forderung, Abwehrmechanismen, Gegenübertragung, Versagensintoleranz, um nur einige Beispiele zu nennen. Nur der tiefenpsychologisch Geschulte ist in der Lage, ihre Bedeutung für die Beurteilung der Entwicklung einer Gesamtpersönlichkeit oder eines bestimmten Verhaltens zu erfassen, und der Jurist wäre überfordert, wenn sie ihm uninterpretiert im Gutachten vorgesetzt würden. Für den Gutachter selber ist im übrigen die Forderung einer erläuternden Darstellung solcher Begriffe oder Konstellationen für medizinisch-psychologische Laien ein guter Test dahingehend, ob er sie selber wirklich verstanden hat.

Für die *Gliederung der Beurteilung* empfiehlt sich die Unterteilung in einen *diagnostischen Abschnitt* und einen zweiten für die *gerichtspsychiatrischen Folgerungen*. Dem *diagnostischen Abschnitt* ist eine präzise formulierte Diagnose mit ICD-Nummer voranzustellen. Im folgenden wird an Hand der objektiven und subjektiven Vorgeschichte sowie der Untersuchungsergebnisse die Diagnose entwickelt, wobei meist auch differentialdiagnostische Erörterungen erforderlich sein werden, insbesondere dann, wenn der Gutachter zu anderen diagnostischen Ergebnissen kommt als früher behandelnde Ärzte oder Vorgutachter. Zu diesen diagnostischen Erörterungen gehören selbstverständlich auch Ausführungen über die Entwicklung und den Verlauf der Erkrankung, den Schweregrad zum Zeitpunkt der Untersuchung, die seelisch-körperlichen Auswirkungen und Aussagen zur Prognose. Je nach Art der seelischen Gestörtheit wird das Schwergewicht der Ausführungen entweder mehr auf rein medizinischen Erörterungen i. e. S. oder aber der Darstellung des Gewordenseins einer Störung an Hand der biographischen Anamnese und der daraus abzuleitenden psychodynamischen Interpretationen liegen. Nicht selten werden beide Bereiche getrennt oder ineinandergreifend dargestellt werden müssen, wenn es beispielsweise einmal um den psychologischen und psychosozialen Hintergrund der Entwicklung eines Suchtverhaltens, zum anderen um die Darstellung inzwischen eingetretener somatischer Auswirkungen der Abhängigkeit geht. Auch dort, wo keine Störung festgestellt oder vermutet werden konnte, durch die zumindest eine der biologischen Voraussetzungen des § 20 StGB erfüllt ist oder für den Tatzeitpunkt zumindest vermutet werden kann, sollte sich der Gutachter um eine sorgfältige Persönlichkeitsanalyse an Hand aller vorhandenen und erarbeiteten Erfahrungsquellen bemühen. Über die reine Frage nach der Zurechnungsfähigkeit hinaus ist das psychiatrische Gutachten oft eine deshalb wichtige Erfahrungsquelle für den Richter, weil ihm ja die Pflicht der Erforschung der Persönlichkeit in der Hauptverhandlung obliegt. Aus einer solchen Persönlichkeitsanalyse, die das entwicklungsdynamische Gewordensein von Handlungs- und Einstellungsmustern, von sozialen Erfahrungen und Fähigkeiten aufzeigt, können sich völlig unabhängig von der Frage der Zurechnungsfähigkeit wichtige Rückschlüsse auf die Kriminalprognose oder auf die Notwendigkeit bzw. Wirksamkeit von

Maßnahmen oder Auflagen für den Richter ergeben. Der Umfang der diagnostischen Ausführungen wird natürlich in erster Linie durch die Schwierigkeit der Materie bestimmt, der Gutachter soll sich aber darum bemühen, alles Überflüssige und schon Gesagte fortzulassen.

Eine häufige Unsitte ist es, in der Beurteilung zunächst noch einmal und höchstens etwas verkürzt den Akteninhalt, dann die Angaben des Probanden und schließlich alle erhobenen Befunde referierend darzustellen, obwohl dies ja bereits in den Teilen zwei und drei erfolgt ist. Die Länge eines Gutachtens ist kein Maßstab für dessen Qualität! Es genügt, wenn im Rahmen der Entwicklung der Diagnose und der differentialdiagnostischen Erörterungen auf die in diesen Teilen niedergelegten Erfahrungsquellen verwiesen wird.

Der *gerichtspsychiatrische Teil der Beurteilung* dient der Beantwortung der speziellen gutachtlichen Fragestellung, also im Regelfall der Frage nach der strafrechtlichen Verantwortlichkeit, der Strafmündigkeit, dem Reifegrad eines Heranwachsenden oder der Notwendigkeit einer Maßregel nach §§ 63 oder 64 StGB. Entsprechend der gemischt-biologisch-psychologischen Fragestellung der §§ 20 und 21 StGB sind daher zunächst Erörterungen erforderlich, ob durch das festgestellt psychiatrische Störungsbild die Voraussetzungen eines oder mehrerer der im § 20 StGB genannten Exkulpierungsmerkmale, d. h. also krankhafte seelische Störung, tiefgreifende Bewußtseinsstörung, Schwachsinn oder schwere andere seelische Abartigkeit vorliegen. Solche «Kombinationen» sind sehr wohl möglich, z. B. bei der Rauschtat eines Schwachsinnigen oder dem affektiven Ausnahmezustand einer neurotisch-psychopathischen Persönlichkeit. Hat der Gutachter ein psychiatrisches Störungsbild festgestellt und es einem «biologischen» Exkulpierungsmerkmal zugeordnet, so muß er nunmehr die psychologischen Auswirkungen dieser Störung für die Tatzeitpersönlichkeit untersuchen und darstellen. Nur in seltenen Fällen wird, auch bei Vorliegen ernsterer psychiatrischer Störungen, die Einsichtsfähigkeit als solche in Frage gestellt sein, wesentlich schwieriger gestaltet sich demgegenüber eine Aussage über die noch vorhandenen, eingeschränkten oder aufgehobenen Handlungsmöglichkeiten. Diese Erörterungen sind letztlich das, was der Richter vom Sachverständigen wissen will, er kann sich also nicht auf eine kursorische Aussage wie etwa: «Wegen der psychopathischen Abartigkeit in Verbindung mit einem leichten Schwachsinn waren die Voraussetzungen des § 21 StGB sicherlich erfüllt» begnügen, sondern er muß aus der klinischen Erfahrung, den Feststellungen über den Einzelfall projiziert auf die besondere Tatsituation erörtern, aus welchen Gründen, durch welche seelischen Mechanismen oder Störungen und in welchem Umfange mutmaßlich die Handlungs- und Steuerungsfähigkeit eingeschränkt oder sogar aufgehoben war. Es ist zwar legitim, im Gerichtsalltag sogar im allgemeinen erwünscht, wenn der Sachverständige auch seine persönliche Meinungsbildung in bezug auf die Anwendung von §§ 20 oder 21 StGB im Gutachten niederlegt. Weit wichtiger ist es aber, das Gericht darüber zu informieren, welche psychopathologischen Feststellungen, welche Ergebnisse der Persönlichkeitsanalyse und warum der psychodynamische Hintergrund des Gewordenseins einer Täterpersönlichkeit aufgrund klinischer Erfahrungen diese Meinungsbildung rechtfertigen. Dieser letzte Absatz der Beurteilung ist daher mit besonderer Sorgfalt abzufassen, wobei noch mehr als für alle anderen Abschnitte des Gutachtens gilt, daß ihn der Jurist versteht und er die Gedankenführung nachvollziehen kann. Da er als Nichtmediziner nicht das gesamte Gutachten auf seine Richtigkeit überprüfen kann, muß er zumindest von den Überlegungen überzeugt sein, um ihnen bei der Urteilsfindung folgen zu können.

Analog ist selbstverständlich auch bei anderen Beweisfragen zu verfahren wie etwa bei Beurteilungen zu § 3 oder § 105 JGG oder bei Erläuterungen über die Notwendigkeit von Maßregeln aus §§ 63 oder 64 StGB. Auch hier genügt nicht eine lapidare Feststellung, daß § 3 oder 105 JGG auszuschließen oder anzuwenden seien, vielmehr muß die Auffassung, die sich der Sachverständige gebildet hat, ausführlich und verständlich erläutert werden. Noch mehr ist bei so schwerwiegenden Eingriffen in die persönliche Freiheit wie der Unterbringung nach § 63 oder § 64 StGB aus konkreten Tatsachen der Vorgeschichte und des Befundes darzulegen, welche Gründe für eine Rückfallgefahr und gegebenenfalls für eine erhebliche Gefährdung des Rechtsfriedens sprechen, und warum weniger eingreifende Maßnahmen nicht erfolgversprechend sind.

1.5.2.7. Zusammenfassung

Es empfiehlt sich, abschließend noch einmal in Kurzform den Extrakt des Gutachtens zusammenfassend darzustellen. Der Jurist liest erfahrungsgemäß praktisch immer das Gutachten «von hinten», d. h. er informiert sich zunächst an Hand der Schlußsätze, zu welchem Ergebnis das Gutachten kommen wird. Diese Form des Einstieges erleichtert es dem Nichtmediziner zweifellos, die für ihn meist außerordentlich komplizierte, z. T. unbekannte Materie der psychiatrisch-psychologischen Ausführungen und der vorausgehend zitierten Quellen mit besserem Verständnis zu lesen. Diese Zusammenfassung kann sich darauf beschränken, die Diagnose niederzulegen, festzustellen, ob und gegebenenfalls welchem Exkulpierungsmerkmal der festgestellte psychiatrische Zustand zuzuordnen ist und schließlich zu sagen, ob hierdurch die Einsichts- und Handlungsfähigkeit nicht oder erheblich vermindert bzw. sogar aufgehoben waren.

1.5.3. Das mündliche Gutachten

Das mündliche Gutachten wird vom Sachverständigen vor Ende der Beweisaufnahme vorgetragen, nachdem er während der Befragung des Angeklagten, der Vernehmung von Zeugen und anderer Sachverständiger anwesend sein mußte. Obwohl zeitraubend und lästig, ist dieser Teil der Beweisaufnahme oft für den Sachverständigen eine weitere wichtige Erfahrungsquelle, und es kann sogar vorkommen, daß hierbei gewonnene neue Erkenntnisse Anlaß geben, von dem schriftlichen Gutachten abzuweichen oder zumindest die Entscheidung zu modifizieren. Der Gutachter erlebt den Probanden und sein Verhalten in einer völlig anderen sozialen Situation, was mitunter wichtige ergänzende Rückschlüsse auf die Beurteilung der Persönlichkeit erlaubt. Er begegnet Angehörigen oder anderen wichtigen Bezugspersonen, durch deren Aussagen das Bild über den sozialen Rahmen erst hier klarere und schärfere Konturen erfahren kann. Auch können diese Zeugen unter Umständen wichtige Informationen zur medizinischen Vorgeschichte (z. B. frühkindliche Erkrankungen, Anfälle im Kindesalter usw.), über Entwicklungsbedingungen und -störungen sowie über frühere seelische Auffälligkeiten vermitteln. Aus den Aussagen von Tatopfern oder Tatzeugen erhält der Sachverständige mitunter erst abrundende und klärende Informationen zur Entwicklung der Täter-Opfer-Beziehungen, über die psychologische Situation im Tatvorfeld und die psychische Verfassung nach der Tat ebenso wie beispielsweise über den Grad der Alkoholisierung oder anderer Toxinwirkungen. Das Beziehungsnetz zwischen Täter und Mittätern, die aktionelle Verklammerung mit Familien- und

Berufskonflikten, die Prägungskraft des Verhaltens von Bezugspersonen, die Interaktions-
entwicklung zwischen Täter und Opfer können in einer gut geführten Gerichtsverhandlung
für den psychologisch geschulten Sachverständigen eine atmosphärische Dichte und
plastische Eindringlichkeit erlangen, wie sie ein noch so sorgfältiges Aktenstudium und
eine noch so gründliche Krankenhausuntersuchung niemals vermitteln können. Wo es um
weitere psychologische Differenzierungen, eine detailliertere Klärung der medizinischen
Vorgeschichte, um eine Präzisierung von Beobachtungen des Täterverhaltens usw. geht,
soll der Sachverständige auch von seinem Fragerecht an Zeugen auf jeden Fall Gebrauch
machen. Auch das kriminologische Bild des Angeklagten kann für den Sachverständigen
in der Hauptverhandlung dadurch ein anderes sein, als sich die Anklage inzwischen auf
weitere Straftaten erstreckt, die der Proband bei der Begutachtung verschwiegen hatte und
von denen er zum Zeitpunkt der Untersuchung wegen noch laufender Ermittlungen die
Akte nicht vorgelegt bekommen hatte. Der Sachverständige muß über eine ausreichende
Flexibilität verfügen, um die in der Beweisaufnahme gewonnenen Erfahrungen und
wesentliche neue Tatsachen auch in das mündliche Gutachten einzubeziehen, vor allem
dann, wenn er von seiner ursprünglichen Beurteilung abweicht, da dies besonderer, auf
die Beweiserhebung gestützter Erläuterungen bedarf.

Vom Formalen her darf sich daher der Gutachter beim mündlichen Vortrag nicht sklavisch
an das schriftliche Gutachten binden. Es ist eine weitere Unsitte von Sachverständigen, das
Gericht durch wörtliches Verlesen des gesamten Gutachtens zu langweilen. Das Gutachten
soll möglichst frei, höchstens anhand eines während der Beweisaufnahme oder Pause
entworfenen Stichwortzettels vorgetragen werden und sich auf die für die Urteilsbildung
wesentlichen Tatsachen der Vorgeschichte, des Befundes, der Persönlichkeitsanalyse und
eventueller zusätzlicher Erkenntnisse aus der Beweisaufnahme beschränken, um dann
anhand dieser Ausführungen die gerichtspsychiatrischen Schlußfolgerungen zu erläutern.
Noch mehr als beim schriftlichen Gutachten muß der Sachverständige sich darum bemühen, daß sein Vortrag für Nichtmediziner verständlich ist.

Schwierigkeiten für den weniger erfahrenen Sachverständigen können im Rahmen der
Erstattung des mündlichen Gutachtens oder der anschließenden Befragung durch die
Prozeßbeteiligten aus folgenden Gegebenheiten erwachsen:

1.5.3.1. Die «Alternativ-Beurteilung»

Speziell bei Affekt- und Konflikttaten, aber auch dann, wenn ein Geständnis widerrufen
wird oder der Angeklagte sich überhaupt nicht einläßt, bei der Angabe amnestischer
Lücken oder bei Rauschzuständen können sich auch nach Abschluß der Beweisaufnahme
erhebliche Diskrepanzen zwischen der Sicht der Dinge durch die Staatsanwaltschaft und
durch die Verteidigung ergeben. Ebenso können widersprechende Zeugenaussagen einen
vorher relativ klar erscheinenden Vorgang erheblich verwirren. Solche Diskrepanzen sind
keineswegs nur immer für die Tatbestandswürdigung von Bedeutung, sondern sie können
auch ganz verschiedene Aspekte für die Beurteilung der strafrechtlichen Verantwortlichkeit eröffnen. Da die Beweiswürdigung aber ausschließlich in die Kompetenz des Gerichtes
fällt, muß der Sachverständige in solchen Fällen unter ausdrücklichem Hinweis auf die
noch ungeklärte Tatbestandsfrage eine Alternativ-Beurteilung abgeben. Hierin erläutert
er, wie die Überlegungen zur Frage der strafrechtlichen Verantwortlichkeit ausfallen
würden, wenn das Gericht der Version der Anklage oder der Darstellung des Angeklagten

folgt, mitunter sogar, welche Akzentverschiebungen erforderlich sind, wenn beispielsweise bei widersprechenden Zeugenaussagen entweder der einen oder der anderen Aussage geglaubt wird. Selbstverständlich hat er sich einer eigenen Wertung der Einlassung
des Angeklagten oder von Zeugenaussagen zu enthalten, muß andererseits aber erläutern,
wo Einlassungen oder Aussagen etwa durch medizinische Tatsachen nicht gedeckt sind
oder umgekehrt bestätigt werden. Er kann also beispielsweise nicht die Angabe einer mehrstündigen Amnesie pauschal als unglaubwürdig abtun, muß aber andererseits erläutern,
ob aufgrund medizinischer Feststellungen mit Sicherheit oder Wahrscheinlichkeit von
einer solchen Amnesie ausgegangen werden kann oder umgekehrt klarmachen, daß keine
medizinischen Tatsachen oder Erfahrungen für die Annahme einer Amnesie angeführt
werden können.

1.5.3.2. Die «non liquet»-Beurteilung

Obwohl in der überwiegenden Zahl der Fälle zumindest innerhalb einer sechswöchigen
Beobachtung eine hinreichend gesicherte Diagnose gestellt werden kann, gibt es gelegentlich Fälle, in denen differentialdiagnostische Zweifel nicht auszuräumen sind, da verschiedene psychiatrische Erkrankungen über längere Zeit schleichend und atypisch verlaufen können. Als Beispiel sei die oft über lange Zeit außerordentlich schwierige Differentialdiagnose zwischen neurotischer Entwicklung und beginnender Schizophrenie genannt.
Ähnliche Probleme kann es bei inzipienten hirnorganischen Abbauprozessen im mittleren
oder höheren Lebensalter geben. Gleichermaßen problematisch kann die prognostische
Beurteilung eines Krankheitszustandes im Hinblick auf die Therapie oder eine weitere
strafrechtliche Gefährdung des Täters sein. In solchen Fällen muß der Gutachter das Gericht auf die diagnostisch noch nicht geklärte Situation und die sich unter Umständen
hieraus ergebenden unterschiedlichen Beurteilungsmöglichkeiten ebenso hinweisen, wie
z. B. auf die effektive Unmöglichkeit, zum Zeitpunkt der Verhandlung eine Aussage zur
Prognose zu machen. Dies muß er natürlich möglichst ausführlich erläutern, ohne etwa
zu fürchten, hierdurch sein Gesicht zu verlieren. Die Entscheidungshilfe, die der Sachverständige dem Gericht mit seinem Gutachten gibt, darf nicht so verstanden werden, daß
grundsätzlich eine verbindliche Diagnose oder Prognose angeboten werden muß, wenn
dies aus sachlichen Gründen nicht möglich ist.

1.5.3.3. Können andere Entscheidungsmöglichkeiten
«mit letzter Sicherheit ausgeschlossen werden»

Im Rahmen der Befragung des Sachverständigen wird mitunter der Versuch unternommen, die gutachtliche Entscheidung zu modifizieren oder dadurch zu verwässern, daß man
ihn mit der oft bohrend vorgebrachten Frage bedrängt, ob er Schuldunfähigkeit oder in
anderen Fällen verminderte Schuldfähigkeit wenigstens nicht «mit allerletzter Sicherheit
ausschließen» könne. Der Sachverständige wird gut daran tun, eine solche Frage nicht
etwa nur deshalb zu bejahen, weil er nun eben zum Tatzeitpunkt «nicht dabei» war, sondern er sollte noch einmal die kategorialen Unterschiede einer Beweisführung durchdenken. *Erkenntnistheoretisch* wird in einer Gerichtsverhandlung und natürlich auch in
einem Sachverständigen-Gutachten kein rechnerischer oder experimenteller Beweis, son-

dern ein sogenannter *historischer Beweis* geführt. Während rechnerische und experimentelle Beweise absolute und überprüfbare Aussagen erlauben, wohnt jedem historischen Beweis zwangsläufig eine *abstrakte Fehlermöglichkeit* inne. Bei der richterlichen Urteilsbildung bleibt auch bei noch so subtiler Würdigung des Beweisergebnisses dieser abstrakte Zweifel etwa aus der Denkmöglichkeit bestehen, daß ein Zeuge eine Falschaussage gemacht hat, Spuren übersehen wurden, ein Angeklagter aus nicht erkanntem pathologischen Selbstbezichtigungsdrang oder anderen Motiven ein zu weitgehendes Geständnis gemacht hat, oder weil etwa der einzige Tatzeuge, der den Vorgang komplett und richtig darstellen könnte, nicht ermittelt wurde oder sich nicht meldete. Derselbe abstrakte Zweifel muß natürlich auch in jeder noch so sorgfältigen Rekonstruktion des psychischen Zustandes zur Tatzeit bestehen bleiben. Letztlich kann der beste Psychiater und Psychologe durch noch so subtile Untersuchung eines Menschen nicht mit unumstößlicher Sicherheit feststellen, ob dieser nicht möglicherweise doch entgegen allen Informationen und Feststellungen vor sechs oder zwölf Monaten an einem bestimmten Tage vorübergehend geistig gestört war. *Der lediglich aus Denkmöglichkeiten im Rahmen eines historischen Beweises verbleibende abstrakte Zweifel an der Richtigkeit einer Entscheidung ist aber forensisch-psychiatrisch nicht relevant!* Der Sachverständige kann daher eine solche Frage nicht lediglich mit ja oder nein beantworten, sondern er muß dem Gericht erläutern, ob gegenüber seiner Entscheidung aus erkenntnistheoretischer Logik lediglich *abstrakte Zweifel* angemeldet werden können, oder aber, ob *konkrete, nicht auszuräumende Zweifel* in der Tat eine andere Beurteilung möglich erscheinen lassen. Konkrete Zweifel können etwa aus *Informationsmängeln* angemeldet werden: Tod des einzigen Tatzeugen, widersprüchliche Aussagen zum Alkoholisierungsgrad bei Fehlen einer BAK-Bestimmung, das Fehlen wichtiger Krankenunterlagen oder Verweigerung nicht duldungspflichtiger diagnostischer Eingriffe durch den Probanden. Konkrete Zweifel können auch aus *diagnostischen Problemen* erwachsen, wenn z.B. ein Psychosenverdacht indiziell besteht aber nicht konkretisierbar ist, oder aber bei einem wegen Körperverletzung angeklagten Anfallskranken offenbleiben muß, ob sein Erregungszustand auf einer epileptischen Verstimmung oder Umdämmerung beruhte. Schließlich können auch *Quantifizierungsprobleme* dazu führen, daß konkrete Zweifel nicht endgültig ausgeräumt werden können. Dies kann etwa bei der Beurteilung leichter hirnorganischer Abbauzustände oder depressiver Störungen einmal zum Tragen kommen, wenn es rückblickend schwer abzuschätzen ist, ob die Persönlichkeit zur Tatzeit nicht doch bereits stärker hirnorganisch unterminiert oder aber die depressive Stimmung durch einen aktuellen Konflikt doch weit tiefergehend war, als zu vermuten.

1.6. Fehlerquellen und Irrtümer in psychiatrischen Gutachten

Gunter Heinz

Ein Blick auf die Anforderungen, die allgemein an den psychiatrischen Sachverständigen vor Gericht gestellt werden, zeigt die Vielfältigkeit und Schwierigkeit der Aufgabe, die es zu bewältigen gilt:

Der Sachverständige hat sein Gutachten nach gründlicher Untersuchung unter Einbeziehung neuester wissenschaftlicher Erkenntnisse objektiv, neutral und «nach bestem Wissen und Gewissen» zu erstatten. Voraussetzung ist nach Peters (1972), daß der Sachverständige eine umfassende Sach- und Methodenkenntnis besitzt, daß er über die Weiterentwicklung des zur Begutachtung anstehenden Problems in Praxis und Wissenschaft unterrichtet ist, daß er zu einer gründlichen und sorgfältigen Arbeit befähigt ist und ausreichende klinische Erfahrung hat. Prozeßrechtlich gesehen steht der Sachverständige auf der Ebene des Zeugen. Im Gegensatz zum Zeugen beschränkt sich sein Beitrag zur Rechtspflege jedoch nicht auf die Wiedergabe eigener Wahrnehmungen, vielmehr soll er aufgrund besonderer fachlicher Kenntnisse als Experte eigene und fremde Feststellungen wissenschaftlich interpretieren (Wegener 1981). Der Gutachter soll die erhobenen Befunde in einer Weise aufbereiten, daß das Gericht in die Lage versetzt wird, Recht zu sprechen. Traditionell wird deshalb die Rolle des Sachverständigen, der weder Ankläger noch Verteidiger ist, als «Gehilfe des Richters» bezeichnet.

Aufgabe des Sachverständigen ist es, durch genaue Untersuchung der Tatzeitpersönlichkeit brauchbare empirische Grundlagen für die abschließende wertende richterliche Entscheidung zu erarbeiten. Zu diesem Zweck muß das Gutachten nicht nur wissenschaftlichen Ansprüchen genügen, sondern klar, eindeutig und allgemein verständlich formuliert werden. Der Zwang, sprachlich zu vereinfachen, darf nicht zu einer Verfälschung des Inhalts führen. Um die Fragen des Gerichts zu beantworten, muß der Sachverständige die einschlägigen gesetzlichen Bestimmungen kennen. Zudem geht das Gericht bei der Beauftragung davon aus, daß der Sachverständige in seiner persönlichen Einstellung den Gesetzestext, der der Begutachtungsfragestellung zugrundeliegt, billigt. Soweit anderweitige rechts- bzw. kriminalpolitische Überzeugungen vorliegen, muß der Sachverständige sich entsprechend erklären bzw. Befangenheit geltend machen.

Vorausgesetzt wird schließlich allgemein, daß eine grundsätzliche Trennung zwischen der Rolle des Sachverständigen und der des behandelnden Arztes zu bestehen habe. Wegener (1981) verweist zu Recht auf die «mitmenschliche Rollenkollision» infolge der Diskrepanz zwischen offener, verständnissignalisierender Grundeinstellung (Grundsatz der absoluten Aufrichtigkeit im Explorationsgespräch) und dem durch Objektivität und Distanziertheit gekennzeichneten Gutachterverhalten (etwa, wenn der Untersuchte sich als Objekt der Verhandlung zwischen Gericht, Sachverständigen, Staatsanwalt und Verteidigung erlebt). Nicht selten wird gerade in der Gutachtensituation Therapie- und Hilfsbedürftigkeit deutlich, so daß mit Peters (1972) zu fragen ist, ob es tatsächlich förderlich und nötig sei, die

Gutachtertätigkeit von der «heilenden und pflegenden Funktion des Arztes» zu trennen. Dabei ist zu beachten, welche erheblichen seelischen Erschütterungen mit einer intensiven Exploration einhergehen können. Andererseits muß eine Exploration intensiv sein, wenn das für die Beantwortung der Fragestellung erforderliche Datenmaterial gewonnen werden soll. «Es liegt auf der Hand, daß der Sachverständige diese sekundären Folgen seiner Begutachtung weder sämtlich vorhersehen noch vermeiden kann» (Wegener). Jedoch müssen diese möglichen Nebenfolgen von Exploration und Zuschreibungsakten im Auge behalten werden, damit der Sachverständige, wenn er dem Untersuchten schon nicht helfen darf, zumindest nicht Schaden zufügt. Diese Überlegungen sind auch zu berücksichtigen bei Abfassung des schriftlichen Gutachtens, das in der Regel von dem Betroffenen gelesen wird. Durch unbedachte Formulierungen kann der Gutachter das Selbstwertgefühl des Untersuchten verletzen und zu einem negativen Selbstbild beitragen, das die Möglichkeit der sozialen Rehabilitation weiter verschlechtert.

Es gibt nur wenige systematische Untersuchungen, die über Fehlerquellen bei der psychiatrischen Begutachtung Aufschluß geben. Die Ergebnisse einer eigenen Untersuchung (1977) und einer weiteren Untersuchung von Pfäfflin (1978) werden im folgenden zusammenfassend dargestellt. Unter Berücksichtigung der oben aufgezeigten Schwierigkeiten ergibt sich dabei als Hauptlinie, daß mehr noch als bisher üblich bei jeder psychiatrischen Begutachtung zwischen Tatsachenerhebung und -bewertung gut unterschieden werden muß. Die Erhebung von Befunden und die anschließend erfolgende Auswertung sind zwei völlig unterschiedliche, zeitlich aufeinanderfolgende Arbeitsgänge, wobei beide Handlungsebenen unterschiedliche Fehlermöglichkeiten bieten. Wird jedoch das zeitliche Nacheinander von Untersuchen und Auswerten nicht eingehalten, sind Begutachtungsfehler geradezu programmiert.

Das eigene Material entstammt einer Untersuchung von Peters an 1115 Wiederaufnahmeverfahren, die von 1951 bis 1964 in der Bundesrepublik Deutschland durchgeführt wurden. Aus diesem Material wurden alle 67 Wiederaufnahmeverfahren herausgezogen, bei denen psychiatrische Gutachten sowohl im Grundverfahren als auch im Zweitverfahren erstattet worden waren. Die vorliegenden Gutachten wurden in Bezug auf Anamneseerhebung, Befunderhebung, Diagnostik und forensisch-psychiatrische Stellungnahme untereinander verglichen. Dabei ergaben sich, auswahlbedingt vor allem in den Grundgutachten, erstens Untersuchungsfehler, die nach Anamnese- und Befunderhebung unterteilt wurden, und zweitens Wertungsfehler, unterteilt in probandenbezogene Abwehrhaltung und Perzeption von Prozeßrollen.

Anamnesefehler fanden sich in 48% der Erstgutachten und 4% der Zweitgutachten, Befundfehler in 60% der Erstgutachten und 24% der Wiederaufnahmegutachten. Unter «probandenbezogener Abwehrhaltung» wurde die Erhebung von Vorwürfen bzw. Verdächtigungen gegenüber dem Untersuchten, die einseitige Auswahl von Tatsachenmaterial sowie die Äußerung eines sogenannten «Verdammungsurteils» verstanden. Die genannten Kriterien waren in 50% der Erstgutachten und in 2% der Zweitgutachten anzutreffen. Perzeption von Prozeßrollen – darunter wurden übersteigerte Übernahme der «Gehilfenrolle», tatermittelndes und tatrichtendes Interesse gefaßt – fand sich bei etwa einem Viertel der Erstgutachten, soweit diese daraufhin überprüfbar waren, nicht bei den Wiederaufnahmegutachten.

1.6.1. Untersuchungsfehler

Exploration, körperlich-neurologische Untersuchung sowie ggf. Zusatzuntersuchungen bilden den ersten wesentlichen Bestandteil der psychiatrischen Begutachtung. «Der Gutachter kann in seinen Schlußfolgerungen nicht ausführen, was er möchte, sondern was sich zwingend und objektiv aus dem Befund ableitet. Alle seine Feststellungen und Folgerungen, insbesondere Zusammenhangsfragen, müssen beweisbar oder wenigstens überwiegend wahrscheinlich sein.» (H.H. Marx 1982). Untersuchungsfehler in den einzelnen Bereichen können demnach zu falschen Schlußfolgerungen führen.

1.6.1.1. Anamnese

Die Erhebung der Vorgeschichte in ihren einzelnen Bestandteilen (soziale Vorgeschichte, eigene frühere Erkrankungen, Krankheiten in der Familie, forensische Vorgeschichte) ist die Basis für das weitere Untersuchungsgespräch Gerade die Erhebung der Vorgeschichte kann wichtige diagnostische Hinweise geben. Nachuntersuchungen zeigen, daß die Anamneseerhebung im Hinblick auf sachliche Genauigkeit und Gründlichkeit sehr unterschiedlich wahrgenommen wird. Neben zutreffenden Anamnesen finden sich solche, die nur scheinbar objektiv zutreffend erhoben sind, tatsächlich jedoch fehlerhafte Daten enthalten und schließlich Anamnesen, die durch wesentliche Auslassungen gekennzeichnet sind. Wenn frühere psychotische Erkrankungen nicht erfaßt werden oder unbekannt bleibt, daß wenige Wochen zuvor ein Schuldfähigkeitsgutachten von anderer Seite in anderer Sache erstattet wurde, gehen wesentliche Informationen verloren, die u.U. bei den abschließenden diagnostischen und forensisch-psychiatrischen Überlegungen von Bedeutung sein könnten.

So ging man in einem Verfahren wegen Fremdabtreibung gegen einen alkohol- und betäubungsmittelsüchtigen Arzt zunächst davon aus, daß eine Sucht im engeren Sinne nicht vorgelegen habe und lediglich wegen zeitweiliger Intoxikation die Steuerungsfähigkeit erheblich herabgesetzt war. Das tatsächliche Ausmaß der Sucht wurde erst im Wiederaufnahmeverfahren deutlich, nachdem der behandelnde Arzt, der die Entziehungskur durchgeführt hatte, beigezogen worden war.

Die Beiziehung von authentischen Berichten kann auch in anderen Situationen dazu beitragen, das Ausmaß einer Schädigung richtig einzuschätzen, wie das folgende Beispiel von Venzlaff (1981) zeigt:
Ein 27jähriger Mann wurde wegen eines Tötungsdeliktes angeklagt. Bei der Untersuchung fand sich eine Impression im Bereich der linken Stirnseite. Nach Angaben des Untersuchten bestand diese seit dem 16. Lebensjahr. Der Gutachter diagnostizierte ein typisches Stirnhirnsyndrom nach Schädelhirntrauma. Bei der Nachuntersuchung wurde die Krankengeschichte der Neurochirurgischen Klinik beigezogen, in der die Behandlung erfolgt war. Dabei ergab sich, daß der Unfall zu keiner Hirnbeteiligung geführt hatte, sondern lediglich zu einer Infrakturierung der vorderen Stirnhöhlenwand. Die umfangreiche klinische Diagnostik einschließlich CT ergab keinen hirnorganischen Befund.

Nicht selten sind in Gutachten Anamnesen anzutreffen, die sich auf Teilbereiche der Vorgeschichte beschränken. Mitunter findet man auch Vorgeschichten, die lückenhaft und mit Spekulationen durchsetzt sind:
«Als Unterlage verwende ich seinen Lebenslauf, von ihm selbst verfaßt. Es ist dieser schriftlichen Darstellung zu entnehmen, daß er einer psychisch etwas auffälligen Familie entstammt. Die musische Begabung machte P. sicherlich auch zu einem guten Schüler und schon frühzeitig traten erotische Empfindungen und Spannungen auf. In seinem ganzen Lebenslängsschnitt taucht eigentlich heterosexuelles Verhalten nur selten auf. Immerhin scheint aber eine reine anlagemäßig bedingte Homosexualität nicht vorzuliegen.»

Pfäfflin (1978), der 208 schriftliche Gutachten über Sexualdelinquenten nachuntersuchte, fand 25 % dieser Gutachten ohne Angaben zur sexuellen Vorgeschichte und Entwicklung. Bei weiteren 30 % der

Gutachten bestand die Sexualanamnese, die gerade in diesen Fällen besonders wichtig gewesen wäre, aus zwei bis drei Sätzen. 66 % der Gutachten verzichteten auf anamnestische Angaben zur frühkindlichen Entwicklung, in 54 % fanden sich keine Angaben zu Erkrankungen im Kindesalter.

1.6.1.2. Psychiatrische und körperlich-neurologische Untersuchung

Die besonderen Schwierigkeiten des forensisch-psychiatrischen Interviews (vgl. Barbey 1980) können an dieser Stelle aus Platzgründen ebensowenig im einzelnen dargestellt werden wie die ganze Skala naheliegender psychiatrischer Fehldiagnosen. Aus der klinischen Erfahrung weiß man, daß Depressionen viele andere Krankheiten nachahmen können, so daß die eigentliche depressive Symptomatik kaum in Erscheinung tritt. Umgekehrt gibt es körperliche Erkrankungen, die vorwiegend mit dem Bild einer depressiven Verstimmung einhergehen. Bekannt ist weiterhin, daß beginnende organische Psychosyndrome verschiedener Genese leicht übersehen werden. Die eigenen Untersuchungen zeigen, daß in der Begutachtungssituation offenbar beginnende Erkrankungen aus dem schizophrenen Formenkreis schwer zu diagnostizieren sind. Nicht erkannte Schädelhirntraumen mit leichter Wesensänderung, hirnatrophische Prozesse, Gefäßleiden, Alters- und Verschleißerkrankungen, Polyneuromyopathien und choreatische Störungen können das Gepräge «demonstrativer», «hysterischer» oder «psychopathischer» Verhaltensweisen annehmen (Heinz 1981). Bisweilen ist eine Straftat ein erster Hinweis auf eine entstehende körperliche Erkrankung: So hatte eine junge, bis dahin unauffällige Frau in einer für ihre Angehörigen peinlichen Weise in ihrem Stammgeschäft einen Ladendiebstahl begangen. Erst in den folgenden Monaten stellten sich deutlichere Zeichen einer leichten Wesensänderung ein. Ungefähr ein Jahr nach der Tat, die gerichtlich nie verfolgt wurde, stellte man anläßlich einer klinischen Untersuchung einen Hirntumor fest.
Grundsätzlich ist kein psychiatrisches Krankheitsbild denkbar, das nicht übersehen oder fehlinterpretiert werden könnte. Auf die entsprechende Literatur (z. B. Weitbrecht 1966) wird verwiesen.
Unterhalb dieser generellen differentialdiagnostischen Ebene mit den ihr innewohnenden Möglichkeiten der diagnostischen Fehleinschätzung finden sich in Gutachten Unterlassungen, die als weitere Fehlerquelle hinzukommen und die sich im schriftlichen Gutachten dadurch zeigen, daß Untersuchungsbefunde entweder nicht vorliegen oder unvollständig sind. In unserem – auswahlbedingt hochfehlerhaften – Material der Gutachten in Grundverfahren fehlte der psychische Befund in 20 %, der körperlich-neurologische Befund in 24 % der Fälle. Pfäfflin fand in seinem Material mit 56 % fehlender körperlicher Befunde einen noch höheren Anteil.
Aber auch dann, wenn ein psychischer Befund vorhanden ist, muß dieser kritisch gewürdigt werden. Häufig zeigt sich, daß dieser neben Tatsachenfeststellungen unzulässige Wertungen enthält:

«Ohne die religiöse Einstellung von P. anzugreifen, fällt aber auch hier auf, daß seine Einstellung mehr religionsphilosophischer Art ist, eine tiefe Religiosität umfaßt eine selbstlose Hingabe an Gott, ohne Beimischung triebgebundener Affekte.»

Als unvollständig sind solche Befunde zu bezeichnen, die im Hinblick auf die abschließende gutachterliche Stellungnahme wesentliche Auslassungen zeigen:

«Der Untersuchte macht einen unauffälligen Eindruck; er verhält sich völlig unauffällig. Eine nochmalige kurze Intelligenzprüfung läßt keinerlei Lücken erkennen.»

Gutachten, die in diesem Bereich große Lücken aufweisen, sind mit Skepsis zu betrachten, ebenso Gutachten, die im Rahmen des psychischen Befundes mit Vermutungen operieren oder Widersprüche erkennen lassen:

«Der Proband ist psychisch völlig geordnet. Das Denken wirkt gespalten und zerfahren.»

Venzlaff (1983) berichtet folgende Beispiele für Befundfehler aus dem Bereich der körperlich-neurologischen Diagnostik:

Ein 19jähriger Mann war seit fünf Jahren immer wieder wegen Diebstahls, Körperverletzung und Alkoholdelikten bestraft worden. Der Vorgutachter stellte eine Verwahrlosung sowie eine Überich- und Ichschwäche bei trostlosem familiären Hintergrund fest. Die somatische Diagnostik ergab einen großen, verkalkten suprasellären Tumor mit beginnendem Hirndruck, der nach Meinung des Neurochirurgen schon mindestens seit dem zehnten Lebensjahr vorhanden war. Psychiatrisch lag ein organisches Psychosyndrom mit triebhaft-aggressiven Durchbrüchen und Steuerungsschwäche vor. –
Ein 60jähriger Mann legte in einem Strafverfahren eine Bescheinigung vor, wonach er wegen Depressionen und Kopfschmerzen nicht verhandlungsfähig sei. Der Erstgutachter schrieb, daß man die reaktive Depression mit Psychopharmaka und psychotherapeutisch behandeln könne, die Kopfschmerzen seien durch Prozeßangst bedingt. Spätere Röntgenaufnahmen des Schädels zeigten ausgedehnte Schädeldachknochenmetastasen eines Plasmozytoms.

Mehr im Grenzbereich zwischen fehlerhafter Befunderhebung und -bewertung liegen solche Aufzeichnungen des psychischen Befundes, die Rasch (1967) als «Verdammungsurteil» bezeichnet hat. Dabei handelt es sich um eine Beschreibung, die den Eindruck hervorruft, als habe der Gutachter seine Aufgabe darin gesehen, möglichst negativ gefärbte Attribute für die Person und das Verhalten des Untersuchten zu finden. So heißt es in einem Gutachten: Das «zentrale Persönlichkeitsbild» des Untersuchten zeige «ein unbeherrschtes, jähzorniges Wesen sowie Reizbarkeit gepaart mit Brutalität, die nur die Befriedigung seiner Wünsche und seiner Triebe kennt.» Der Proband sei gesellschaftsfeindlich, voller Ressentiments, mißtrauisch, haltlos und egoistisch. Es handele sich um einen «ausgeprägt brutalen Querulanten». Tatsächlich lag in diesem Fall eine Demenz vor bei Hirnschädigung unklarer Genese und Verdacht auf hirnorganisches Anfallsleiden. Als seltene Fehlerquelle ergab sich in diesem Beispiel, daß bei der testpsychologischen Untersuchung im Rahmen der Erstbegutachtung ein Rechenfehler bei der Addition der Rohpunkte des Verbalteils im HAWIE unterlaufen war. Außerdem wurde irrtümlich der Intelligenzquotient nicht aus den Wertpunkten, sondern aus den (falsch addierten) Rohpunkten errechnet.
Zur sprachlichen Formulierung derartiger «Verdammungsurteile» ist zu bemerken, daß dabei in der Regel eine Mischung aus fach- und umgangssprachlichen Begriffen verwandt wird, die eine besonders heftige verbale Aggressivität erlaubt. Auch abgesehen vom Spezialfall des «Verdammungsurteils» finden sich nicht selten scheinbar objektiv-klinische Befundbeschreibungen oder Diagnosebezeichnungen, die in einer privaten, ungebräuchlichen Terminologie abgefaßt sind. Beim Laien wird der Eindruck erweckt, es handele sich um wissenschaftliche Fachsprache, die ein bestimmtes Zustandsbild beschreibt, während tatsächlich Leerformeln angeboten werden:

Diagnostisch liege ein «Schwachsinn auf breiter charakterologischer Grundlage» vor; bei der Reflexprüfung habe der Untersuchte «in haftpsychotischer Weise gelacht».

Pfäfflin fand im Rahmen des «psychischen Befundes» folgende diffamierende Adjektive: Dürftig, kümmerlich, gerissen, gewissenlos, primitiv, heimtückisch, verblödet, minderwertig, unterwertig.

1.6.2. Wertungsfehler

Die eingehende Untersuchung und Erhebung objektiver Befunde ist eine selbstverständliche Forderung, die jedoch, wie gezeigt, oft nicht ausreichend beachtet wird. Nicht zu bestätigen ist die Ansicht, gutachterliche Beurteilungen und Schlußfolgerungen würden sich zwangsläufig ausschließlich aus den erhobenen Meßdaten ableiten. Vielmehr sind subjektives Ermessen und Erfahrung erforderlich, um Meßergebnisse – bezogen auf die Lebensgeschichte und den Gesundheitszustand des zu Begutachtenden – «gerecht» zu bewerten. Hierin unterscheiden sich psychiatrische Gutachten im übrigen nicht von Gutachten aus anderen medizinischen Bereichen:
«Begutachtung ist kein Legospiel mit genau vorher bestimmten Bausteinen. Die Schwierigkeit liegt im Subjektiven, denn es ist weitgehend auch Ermessen und Erfahrung, wie man vorgegebene, individuelle, meist naturwissenschaftlich erhobene Daten, einordnet.» (H. E. Bock 1981).
Fehler und Irrtümer im Bereich der objektiven Befunderhebung (Tatsachenfeststellung) sind grundsätzlich zu unterscheiden von Fehlerquellen im subjektiven Bereich persönlichen Ermessens. Der Sachverständige hat die Aufgabe, ein objektiv richtiges, unparteiliches, der Sache angemessenes Gutachten zu erstatten; der Erfüllung dieser Aufgabe stehen die eingangs im einzelnen dargelegten Schwierigkeiten entgegen, die darin gipfeln, «menschliche Art und Bedrängnis» (Bock) zu beurteilen und dabei schwerwiegende, u. U. schicksalhafte Entscheidungen treffen zu müssen. Die Ausschöfung des Datenbereiches, der naturwissenschaftlich meßbar ist sowie alle aufzubietende Objektivität schützen den Sachverständigen nicht immer davor, subjektiv und emotional unter erheblichen affektiven Druck zu geraten.
Mezger hat deshalb bereits 1918 den Sachverständigen geraten, zwischen *tatsachenfeststellenden* und *tatsachenbewertenden* Anteilen des Gutachtens zu unterscheiden. Enthält bereits der Bereich der objektiven Untersuchung und Tatsachenfeststellung viele Möglichkeiten zu Fehlern und Irrtümern, so liegen die wesentlich schwerer zu überblickenden Fehlerquellen im Bereich der Tatsachenbewertung. Es ist Schreiber (1977) zuzustimmen, daß eine völlige normative Abstinenz für den Sachverständigen nicht zu erreichen ist. Um so wichtiger erscheint es, sich gerade im wertenden Bereich über die getroffenen Entscheidungen genaue Rechenschaft abzuverlangen.
Die Erstattung des Gutachtens beinhaltet die *Pflicht zur Neutralität*. Demnach darf das Gutachten nicht durch Sympathien oder Antipathien gefärbt sein. Einerseits ist der Sachverständige nicht dazu da, Rechtsfragen zu lösen (Lenckner 1972), andererseits wird der Sachverständige oft geradezu gedrängt, Ermessensentscheidungen zu fällen unter Anwendung nicht kodifizierter Normen und Werte (Heinz 1978). Die Kontrolle eigener Intentionen und Gegenübertragungen erfordert u. U. ein besonderes Maß an analytisch geschulter Introspektionsfähigkeit und Selbstbeobachtung. In der Regel gelingt sie nur durch eine entsprechende psychotherapeutische Ausbildung, emotionale Voreinstellungen dem Untersuchten gegenüber zu erkennen und ihren Einfluß auf die gutachterliche Beurteilung zu kontrollieren.
Unbewußt kann der psychiatrische Sachverständige im Strafprozeß die Position z. B. des Verteidigers oder des Anklägers stützen oder selbst übernehmen. Aus der täglichen Praxis sind Beispiele bekannt, in denen ein Sachverständiger versucht, dem Angeklagten zu «helfen», indem er aus leichten Abweichungen oder Mikrobefunden z. B. einen «nicht mit letzter Sicherheit auszuschließenden» hirnorganischen Befund ableitet. Allerdings

scheinen diese Fälle zahlenmäßig eher von untergeordneter Bedeutung zu sein. Im eigenen Material fand sich kein Fall einer gezielt positiven Beurteilung, während sich in zahlreichen Gutachten negative, gegen den Probanden gerichtete Affekte niederschlagen.

Das oben geschilderte «Verdammungsurteil», das bei 10 % der Gutachten in den Grundverfahren nachweisbar war, leitet zur versteckten Übernahme der Anklägerrolle durch den Sachverständigen über.

Gefühle der emotionalen Abwehr oder Antipathie müssen erkannt werden, damit die Objektivität und Richtigkeit eines Gutachtens nicht beeinträchtigt wird. Die oft geäußerte Meinung, daß ein Sachverständiger schon allein aufgrund der festgefügten Regeln seines Fachgebietes und seiner Berufserfahrung gegen derartige Reaktionen gefeit ist, wird durch unser Material widerlegt. So äußern sich Sachverständige abwertend über das ethische Verhalten und das Sozialverhalten des Untersuchten. Es werden Vorwürfe gemacht im Hinblick auf das Sexualverhalten und auf das Tatverhalten. Fehlende Reue wird beklagt. Es wird die Frage gestellt, ob der Untersuchte nicht möglicherweise noch andere, bisher nicht bekannte Straftaten begangen hat. Einem bestreitenden Probanden wird «Mordfertigkeit» unterstellt. Die Untersuchungen zeigen, daß Gutachten, die eine so ausgeprägte affektive Voreinstellung zeigen, regelmäßig auch erhebliche Untersuchungsmängel aufweisen. In einem Gutachten wird einem akut schizophrenen Patienten vorgeworfen, er habe es unter seiner Würde gefunden, zuzuhören und genau aufzupassen. Er habe sauer reagiert bei dem Versuch, ihn zu testen. Er verschließe sich gegen gutgemeinten Rat. Durch sein Verhalten habe er den Sachverständigen gezwungen, während der Exploration gelegentlich «etwas schärfer» zu werden.

Wertungsfehler können sich darin zeigen, daß der Gutachter Anknüpfungstatsachen (z.B. Aktenmaterial) einseitig auswählt. So zitiert ein Gutachter psychopathologisch belanglose Briefe, in denen der Proband jedoch den Gutachter lobt, während andere Briefe, die Wahn- und Beziehungsideen äußern, den Gutachter zugleich aber kritisieren, nicht zitiert werden. Im gleichen Fall wird eine medizinisch und biographisch auffällige Anamnese nicht dargestellt, sondern allein die forensische Vorgeschichte.

Abgesehen von emotionalem Abwehrverhalten gegen den Untersuchten findet sich häufig die Neigung zur Übernahme von Prozeßrollen, die dem Sachverständigen nicht zustehen. Im einzelnen handelt es sich dabei um eine übersteigerte Perzeption der «Gehilfen»-Rolle sowie um tatermittelndes und tatrichtendes Interesse.

In Bezug auf die Übernahme der «Gehilfenrolle» übereifrige oder auch unerfahrene Sachverständige fühlen bisweilen die Verpflichtung, Entscheidungen konstruieren zu müssen in Fällen, die medizinisch eigentlich unentscheidbar sind. Wissenschaftlich unhaltbare Konstrukte sollen es dem Gericht erleichtern, Tatablauf und Tatmotivation zu erkennen. Wenig bewußtseinsnahe Vorstellungen, die die objektive Gutachtenerstattung beeinträchtigen können, sind somit u.U. durch Auftrag und Ziel der gutachterlichen Untersuchung bereits mitgegeben (Heiß 1964).

Voreinstellungen können auch dadurch hervorgerufen werden, daß der Gutachter die Möglichkeit hat, das vorgegebene Untersuchungsziel zu modifizieren. Diese Gefahr besteht besonders dann, wenn Identifikationswünsche mit bestimmten Prozeßparteien oder Verfahrenspositionen gegeben sind. Die Tendenz, eine anklagende Rolle zu übernehmen, wurde bereits besprochen. Eine Variante prozeßzentrierter Befangenheit liegt vor, wenn der Sachverständige die Richterrolle direkt anstrebt oder zumindest die Gehilfenrolle in übersteigerter Form wahrnimmt. Dabei handelt es sich um eine Überanpassung an vermeintliche Wünsche und Erwartungen des Gerichts, die sich einerseits in Form von Ergebenheits- und Unterwerfungsgesten und andererseits in einer quasi justizgerechten Aufbereitung des Stoffes durch Konstrukte äußert, die wissenschaftlich nicht haltbar sind (Heinz 1977). Die Warnung vor einer «Überidentifikation» mit dem auftraggebenden Gericht ist in den letzten Jahren wiederholt ausgesprochen worden. Diese Warnung ist nach Wegener (1981) genauso angebracht «wie diejenige vor einer Denaturierung der Gutachterrolle in die des Therapeuten oder Verteidigers».

Tatrichtendes Interesse ist dort festzustellen, wo der Gutachter, wie im folgenden Beispiel, eine besonders harte Bestrafung ausdrücklich verlangt und dabei gleichzeitig die Anerkennung mildernder Umstände ablehnt: Es müsse eine Freiheitsstrafe ausgesprochen werden, die «seelisch nachhaltig fühlbar» und «von exemplarischer Dauer» sei. Der Gutachter fühle sich ausgesprochen gedrängt, Sicherungsverwahrung anzuraten, da der Untersuchte «des Unguten genug getan» habe. Gründliche Untersuchungen ergaben erst zu einem späteren Zeitpunkt, daß schon seit der Adoleszenz eine Erkrankung aus dem schizophrenen Formenkreis bestand.

Es ist Haddenbrock (1962) zuzustimmen, daß Gutachten in der Diagnostik gar nicht ausführlich genug, in der normativen Bewertung dieser Befunde gar nicht zurückhaltend genug sein können. Die eigentliche Schwierigkeit scheint darin zu bestehen, daß jeder Gutachter für sich festlegen muß, wie weit er den ihm zugewiesenen Spielraum nutzen oder als Kompetenzüberschreitung zurückweisen will. In besonders günstig gelagerten Fällen ergibt sich vor Gericht die Möglichkeit für eine regelrechte Erörterung, ein «Gespräch zwischen Richter und Sachverständigem» (Schreiber), das sich an der Erforschung der Tatsachen durch den Gutachter einerseits und der Anwendung des Rechts durch den Richter andererseits orientiert.

Dabei können Tatsachen und Rechtssphäre stetig aufeinander einwirken und sich gegenseitig befruchten (Mezger).

Literatur

BARBEY, J.: Das forensisch-psychiatrische Interview. Untersuchung zur Problematik psychiatrischer Begutachtung. Berlin, Dietrich Reimer 1980.

BOCK, H.E.: Von den Schwierigkeiten des Gutachters bei der objektiven Beurteilung des Patienten. Med. Sach. 77, 3–6 (1981).

HADDENBROCK, S.: Die psychopathologische Diagnose und ihre normative Bewertung. In: H. Kranz (Hrsg.) Psychopathologie heute. Stuttgart, Thieme 1962.

HEINZ, G.: Fehlerquellen forensisch-psychiatrischer Gutachten. Eine Untersuchung anhand von Wiederaufnahmeverfahren. Habilitationsschrift Universität Münster 1977.

HEINZ, G.: Entscheidungsverhalten und Aussagegrenze als Problem forensisch-psychiatrischer Begutachtungen. In: J. Finke, R. Tölle (Hrsg.) Aktuelle Neurologie und Psychiatrie. Berlin Heidelberg New York, Springer 1978.

HEINZ, G.: Sozialmedizinische Begutachtung neurotischer Patienten. In: H. Mester, R. Tölle (Hrsg.) Neurosen. Berlin Heidelberg New York, Springer 1981.

HEINZ, G.: Fehlerquellen forensisch-psychiatrischer Gutachten. Heidelberg, Kriminalistik Verlag 1982.

HEISS, R.: Technik, Methodik und Problematik des Gutachtens. In: R. Heiß (Hrsg.) Handbuch der Psychologie. Bd. VI. Göttingen, Hogrefe 1964.

LENCKNER, T.: Strafe, Schuld und Schuldfähigkeit. In: H. Göppinger, H. Witter (Hrsg.) Handbuch der forensischen Psychiatrie. Berlin Heidelberg New York, Springer 1972.

MARX, H.H.: Die medizinische Begutachtung von Herz- und Lungenkrankheiten. Erfahrungen und Ausblicke. Med. Sach. 77, 2 (1981).

MEZGER, E.: Der psychiatrische Sachverständige im Prozeß. Tübingen, Mohr 1918.

PETERS, K.: Fehlerquellen im Strafprozeß. Eine Untersuchung der Wiederaufnahmeverfahren in der Bundesrepublik Deutschland. 2. Band: Systematische Untersuchungen und Folgerungen. Karlsruhe, C.F. Müller 1972.

PFÄFFLIN, F.: Vorurteilsstruktur und Ideologie psychiatrischer Gutachten über Sexualstraftäter. Stuttgart, Enke 1978.

RASCH, W.: Schuldfähigkeit. In: A. Ponsold (Hrsg.) Lehrbuch der gerichtlichen Medizin. Stuttgart, Thieme 1967.

SCHREIBER, H.-L.: Was heißt heute strafrechtliche Schuld und wie kann der Psychiater bei ihrer Feststellung mitwirken? Nervenarzt 48, 242 (1977).

VENZLAFF, U.: Fehler und Irrtümer in psychiatrischen Gutachten. NStZ 3, 199 (1983).

WEGENER, H.: Einführung in die forensische Psychologie. Darmstadt, Wissenschaftliche Buchgesellschaft 1981.

WEITBRECHT, H.-J.: Psychiatrische Fehldiagnosen in der Allgemeinpraxis. Stuttgart, Thieme 1966.

1.7. Der Sachverständige im Verfahren und in der Verhandlung

HANS-LUDWIG SCHREIBER

1.7.1. Auswahl und Hinzuziehung eines Sachverständigen

1.7.1.1. Gesetzlich geregelte Fälle der Hinzuziehung

Die Strafprozeßordnung regelt die Frage, in welchen Fällen ein psychiatrisch/psychologischer Sachverständiger hinzuzuziehen ist, nur sehr bruchstückhaft. So ist für das Hauptverfahren in § 246a StPO vorgeschrieben, daß ein ärztlicher Sachverständiger gehört werden *muß*, wenn mit der Unterbringung des Angeklagten in einem psychiatrischen Krankenhaus, in einer Entziehungsanstalt oder in der Sicherungsverwahrung zu rechnen ist. Im Ermittlungs- sowie im Sicherungsverfahren *soll* unter denselben Umständen ein Sachverständiger hinzugezogen werden (§§ 80a, 414 StPO). Parallel dazu regelt § 81 StPO als «*Kann*-Vorschrift» die Möglichkeit der Unterbringung in einem psychiatrischen Krankenhaus nach Anhörung eines Sachverständigen und des Verteidigers, wenn dies zur Vorbereitung eines Gutachtens über den psychischen Zustand des Beschuldigten erforderlich erscheint.

1.7.1.2. Hinzuziehung nach Ermessen des Gerichts

Von diesen wenigen gesetzlich besonders geregelten Fällen abgesehen, in denen das Fehlen der eigenen Sachkenntnis des Gerichts vermutet wird, muß das Gericht dann einen Sachverständigen heranziehen, wenn es zur Erforschung der Wahrheit erforderlich erscheint (§ 244 II StPO). Sein Ermessen wird durch die ihm obliegende Aufklärungspflicht bestimmt. Die Hinzuziehung eines Sachverständigen ist danach immer dann notwendig, wenn Tatsachen festzustellen oder Fragen zu beurteilen sind, für deren Feststellung oder Beurteilung das Gericht nicht selbst die erforderliche Sachkenntnis besitzt (Jessnitzer 1980, 115). Traut sich das Gericht in schwierigen Fragen zu Unrecht eine eigene Sachkenntnis zu, so kann das von der Rechtsmittelinstanz zum Anlaß für eine Aufhebung des Urteils genommen werden (Schreiber 1985, 1008).
Das Kammergericht hat dazu ausgeführt: «Ob ein Sachverständiger zuzuziehen ist, steht im pflichtgemäßen Ermessen des Tatrichters. Das Gericht kann davon absehen, wenn es selbst die erforderliche Sachkenntnis besitzt. Dabei muß es sich aber der ihm gesetzten Grenzen bewußt bleiben. Es verletzt die Aufklärungspflicht, wenn es sich um Fragen handelt, bei denen nach der Lebenserfahrung praktisch anzunehmen ist, daß es sie aus eigener Sachkenntnis nicht zu beurteilen vermag» (KG VRS 8, 298, 302).
Die Rechtsprechung verwendet für die «eigene Sachkenntnis» strenge Maßstäbe (BGHSt

23, 8, 12) und tendiert zu einer wachsenden Beschränkung des richterlichen Ermessens (Schreiber 1977, 374; anders Rudolph 1969, 25).

Bei der Entscheidung medizinischer und psychiatrisch-psychologischer Fragen sieht die Rechtsprechung die Einholung eines Gutachtens meist als erforderlich und damit als zwingend geboten an (z.B. BGH VRS 12, 251; BGH NJW 1964, 2213). Die Beurteilung der Schuldfähigkeit ist zwar letztlich eine richterliche Aufgabe. Hängt sie aber – wie das meist der Fall sein wird – von der Feststellung psychiatrischer Erkrankungen oder bestimmter psychischer Zustände ab, so wird in aller Regel, wenn die Schuldfähigkeit aufgrund der Tat oder persönlicher Umstände des Täters infrage steht, ein Sachverständiger heranzuziehen sein. Die Rechtsprechung neigt dazu, in Zweifelsfällen stets einen psychiatrischen Sachverständigen zu fordern.

Die Gerichte haben z.B. die Beteiligung eines Sachverständigen bei einem Täter verlangt, der nach den Feststellungen der Strafkammer über nur geringe Intelligenz, einen Hang zu Autodiebstählen und nur geringes Hemmungsvermögen gegenüber der Versuchung, Gelegenheit zu Eigentumsdelikten zu nutzen, verfügte, ohne daß die Anwendung der Bestimmungen über die Schuldfähigkeit in Betracht gezogen worden war (BGH NJW 1967, 299). Ebenso ist ein Sachverständiger für erforderlich gehalten worden bei Schädel- und Hirnverletzungen (BGH VRS 16, 186; BGH NJW 1969, 1578) sowie bei Epileptikern (RG JW 1932, 3356, 3358; OLG Hamm NJW 1970, 907).

Ärztlicher Sachkenntnis bedarf auch die Feststellung der Blutalkoholkonzentration; für die Rückrechnung der BAK auf die Tatzeit kann dagegen der Richter aufgrund seiner Erfahrung selbst sachkundig sein (BGH VRS 21, 54; zum ganzen auch Lenckner 1972, 140).

Die sachgerechte Ermessensausübung setzt voraus, daß die Grenzen der eigenen Sachkunde und damit die Notwendigkeit eines Gutachtens erkannt werden. Anhaltspunkte für Zweifel an der Schuldfähigkeit eines Beschuldigten oder Angeklagten können sich aus der Tat oder der Persönlichkeit des Täters ergeben, z.B. bei Taten, für die ein Rauschmittel- oder Medikamenteneinfluß in Betracht kommt, bei Hangtätern oder Sexualdelinquenten, bei schwereren Delikten Jugendlicher und bei Kapitalverbrechen (Rasch 1967, 55; siehe auch Barton 1983, 18). Dabei kann es auch auf die Tatausführung und das Verhalten des Täters ankommen.

1.7.1.3. Auswahlkompetenz von Richter und Staatsanwaltschaft

Die *Auswahl* der Sachverständigen und die Bestimmung ihrer *Anzahl* erfolgt gem. § 73 StPO durch den Richter. Er bestimmt sowohl die Fachrichtung als auch die Person des Gutachters, er kann jederzeit eine weitere oder neue Begutachtung anordnen (BayObLG NJW 1956, 1001).

Im Ermittlungsverfahren stehen seit der Novellierung der Strafprozeßordnung im Jahre 1975 dieselben Befugnisse aufgrund der Verweisung in § 161a StPO auch der Staatsanwaltschaft zu. Es wird nicht nur als Recht, sondern als Verpflichtung angesehen, von diesen Rechten Gebrauch zu machen (Kleinknecht/Meyer, § 161a, Rn. 1).

Diese Befugnis der Staatsanwaltschaft hat insbesondere dann, wenn es um Schuldfähigkeitsgutachten geht, weitreichende Bedeutung.

Meist bleibt das Gericht ungeachtet seiner eigenen Kompetenzen aus § 73 StPO in den späteren Verfahrensabschnitten bei dem Sachverständigen, den die Staatsanwaltschaft im

Ermittlungsverfahren beauftragt hatte. Aus Kosten- und Zeitgründen ist das auch verständlich. Der Staatsanwalt kann damit jedoch bereits im Ermittlungsverfahren das weitere Verfahren und seinen Ausgang vorprogrammieren, je nachdem, welcher Richtung der von ihm ausgewählte psychiatrische Sachverständige angehört. Faktisch hat die Staatsanwaltschaft damit eine weitgehende Befugnis zur Bestimmung des Sachverständigen für das gesamte Verfahren; das Auswahl- und Leitungsrecht des Richters ist demgegenüber praktisch entwertet.

Zwar schreibt Nr. 70 der Richtlinien für das Straf- und Bußgeldverfahren vor, der Staatsanwalt habe während des Ermittlungsverfahrens dem Verteidiger Gelegenheit zu geben, vor der Auswahl eines Sachverständigen Stellung zu nehmen, falls nicht Gegenstand der Untersuchung ein häufig wiederkehrender, im wesentlichen gleichartiger Sachverhalt wie etwa bei Blutalkoholgutachten sei, oder eine Gefährdung des Untersuchungszwecks bzw. eine Verzögerung des Verfahrens zu besorgen wäre. Damit ist aber dem Ermessen der Staatsanwaltschaft kaum eine Grenze bei der eigenen Auswahl der Sachverständigen gesetzt.

1.7.1.4. Hinzuziehung eines weiteren Sachverständigen

Die Möglichkeiten des *Angeklagten*, beim Gericht auf die Auswahl des Sachverständigen Einfluß zu nehmen oder die Hinzuziehung eines weiteren Sachverständigen zu erreichen, sind tatsächlich nur gering (Lürken 1968, 1163; Schreiber 1982, 129). Sie liegen im Beweisantragsrecht sowie in der Befugnis, Sachverständige (wie auch Zeugen) selbst zu laden (§§ 219, 220, 245 StPO).

Das Beweisantragsrecht, oft als Argument für eine «Waffengleichheit» zwischen Staatsanwaltschaft und Angeklagtem ins Feld geführt, enthält nur sehr beschränkte Möglichkeiten, die frühe Festlegung auf einen Sachverständigen durch die Staatsanwaltschaft später zu korrigieren.

Zwar geht das Gesetz davon aus, daß einem Beweisantrag stets entsprochen werden muß, falls nicht einer der Ablehnungsgründe vorliegt, die in § 244 III, IV und § 245 II StPO genannt sind. Diese Ablehnungsgründe sind aber so weit gefaßt, daß Anträge auf Anhörung eines anderen bzw. eines weiteren Sachverständigen so gut wie immer revisionssicher vom Gericht abgelehnt werden können.

Nach § 244 IV S. 2 StPO kann die Anhörung eines weiteren Sachverständigen auch dann abgelehnt werden, wenn durch das frühere Gutachten das Gegenteil der mit dem Beweisantrag behaupteten Tatsache bereits erwiesen ist. Das ist nur dann nicht zulässig, wenn die Sachkenntnis des früheren Gutachters dem Gericht zweifelhaft ist, wenn das frühere Gutachten von unzutreffenden tatsächlichen Voraussetzungen ausgeht, wenn es Widersprüche enthält oder wenn der neue Sachverständige über Forschungsmittel verfügt, die denen eines früheren Gutachters überlegen erscheinen.

Weiter darf das Gericht einen Beweisantrag auch dann ablehnen, wenn es durch das erste Gutachten nunmehr selbst die erforderliche Sachkenntnis besitzt (§ 244 IV S. 1 StPO).

Die Rechtsprechung hat in vielen Fällen entschieden, was nicht als überlegenes Forschungsmittel anzusehen sei. Das soll u. a. für die Beobachtung in einer psychiatrischen Klinik gegenüber den normalen Erkenntnismitteln eines Gerichtspsychiaters (BGH NJW 1955, 407; NJW 1970, 1981) und für Universitätskliniken gegenüber anderen Institutionen (BGH Goltd. Archiv 1962, 371) gelten.

Ein Gegenbeispiel bildet die Forderung des BGH an das Instanzgericht, den Sexualwissenschaftler Hans Giese im Bartsch-Verfahren hinzuzuziehen (BGHSt 23, 196).

Wird die Heranziehung eines Sachverständigen vom Gericht abgelehnt, so kann der Angeklagte bzw. sein Verteidiger ihn selbst laden lassen (§ 220 StPO). Eine Vernehmung in der Hauptverhandlung kann dann nur unter den engen Voraussetzungen des § 245 II StPO abgelehnt werden. Das ist der Fall, wenn die Beweiserhebung unzulässig ist, wenn die zu beweisende Tatsache schon erwiesen oder offenkundig ist bzw. wenn kein Zusammenhang mit dem Gegenstand der Urteilsfindung besteht, das Beweismittel völlig ungeeignet ist oder der Antrag nur zum Zweck der Prozeßverschleppung gestellt wird. Das dürfte beim Antrag auf Vernehmung eines psychiatrischen Sachverständigen nur ganz selten der Fall sein.

Das Recht zur Selbstladung kann aber kein Gleichgewicht zwischen Staatsanwaltschaft und Angeklagtem schaffen. Schon die Kostenbelastung macht eine Ladung durch den Angeklagten meist illusorisch, da bei ihr die gesetzliche Entschädigung für Reisekosten etc. bar dargeboten oder deren Hinterlegung bei der Geschäftsstelle des Gerichts nachgewiesen werden muß (§ 220 II StPO). Kaum ein Angeklagter ist dazu in der Lage. Hinzu kommt die verbreitete Scheu psychiatrischer und psychologischer Sachverständiger, auf Ladung allein des Verteidigers zu erscheinen. Viele Gutachter legen Wert darauf, den Gutachtenauftrag von «objektiver» Seite, d. h. vom Gericht oder der Staatsanwaltschaft zu erhalten. Das erscheint nicht recht verständlich; denn auch der Verteidiger ist ein Organ der Rechtspflege. Häufig wird er nicht weniger «objektiv» sein als etwa die Staatsanwaltschaft. Besser ist es freilich, wenn die Verfahrensbeteiligten sich auf einen Sachverständigen einigen.

Durch eine frühe, im Alleingang vorgenommene Auswahl durch den Staatsanwalt kommt der Sachverständige häufig in eine mißliche Situation. Er wird, auch wenn es gar nicht zutrifft, leicht dem Verdacht ausgesetzt, «Parteigutachter» der Staatsanwaltschaft zu sein. Dabei kann er Gefahr laufen, vom Verteidiger angegriffen zu werden und sich nun auf die Seite der Staatsanwaltschaft zu schlagen, obwohl er es gar nicht wollte (Schreiber 1982, 130). Dem könnte durch eine Verständigung über die Auswahl zwischen Staatsanwaltschaft, Verteidiger und Gericht begegnet werden; der Sachverständige sollte von sich aus darauf hinwirken, wenn er im frühen Stadium des Verfahrens um ein Gutachten gebeten wird.

1.7.1.5. Kriterien für die Auswahl eines Sachverständigen

Feste Regeln für die Kriterien, nach denen ein Sachverständiger ausgewählt wird, gibt es nicht. Der Satz, daß der Gutachter nach Fachrichtung und Person bestimmt werden soll (KMR § 73, Rn. 5; LR-Meyer § 73, Rn. 9), ist nicht mehr als ein grober Anhaltspunkt.

Schon das Kriterium «Fachrichtung» führt dann zu Schwierigkeiten, wenn eine Beweisfrage keinem Fachgebiet eindeutig zuzuordnen ist. Bei Gutachten über die Schuldfähigkeit eines Angeklagten ist das häufig der Fall.

Welcher Vertreter des Fachgebietes beauftragt wird, ist vielfach von Gewohnheiten und zufälligen Kenntnissen des Richters oder Staatsanwaltes abhängig. Meist wird derjenige gewählt, den man schon kennt oder der von Kollegen empfohlen wird.

Eine sachgerechte, bewußte Auswahl verlangt ein Mindestmaß an Kenntnissen über den Kompetenzstreit zwischen Psychiatrie und Psychologie sowie über psychiatrische und psychologische Schulen. Der Richter oder Staatsanwalt sollte sich bemühen, den Gutachtenauftrag in möglicherweise streitigen Fällen nicht allein einem einseitigen Vertreter einer Schule zu erteilen, sondern einem Sachverständigen, der dem Gericht das Meinungsspektrum, soweit es für den zu beurteilenden Fall relevant ist, vortragen kann. In Zweifelsfällen sollten Vertreter der verschiedenen Schulen herangezogen werden (Rudolph 1969, 27).

Ein Kriterium für die Wahl der Person kann auch die Prozeßerfahrung eines Sachverständigen sein. Schließlich sollte die Person des Gutachters in Relation zur Beweisfrage stehen, d. h., besonders spezialisierte Sachverständige, etwa für Fragen der Affekttat, sollten dann nicht herangezogen werden, wenn die anstehenden Fragen auch von einem Sachverständigen allgemeiner Qualifikation beurteilt werden können (Jessnitzer 1980, 128).

1.7.2. Aufgaben und Pflichten des Sachverständigen

Anhand der Einzelbestimmungen des Gesetzes wird allgemein zusammenfassend von drei Pflichten des Sachverständigen gesprochen: Der Pflicht zur Erstattung des Gutachtens (§§ 75, 161 a StPO), zum Erscheinen (§ 77 StPO) und zum Schwören, falls dies nach § 79 StPO beantragt wird.

1.7.2.1. Die Pflicht zur Erstattung des Gutachtens

Kann eine Pflicht zur Erstattung des Gutachtens bestehen? Können Gericht und Staatsanwalt einen Psychiater oder Psychologen von sich aus ohne dessen Zustimmung zum Sachverständigen ernennen?

Anders als für Zeugen gibt es keine allgemeine staatsbürgerliche Pflicht, als Sachverständiger vor Gericht tätig zu werden. § 75 I StPO nennt Fälle, in denen der zum Sachverständigen Ernannte der Ernennung Folge zu leisten hat:

(1) Wer zur Erstattung von (hier: psychiatrisch-psychologischen) Gutachten der erforderten Art öffentlich bestellt ist. Hierzu gehören u. a. die Landgerichtsärzte bei den bayerischen Landgerichten (vgl. Gesetz über den gerichtsärztlichen Dienst vom 22. 7. 1950 – Bayr. GVBl. 1950, 110; Jessnitzer 1980, 44). Die öffentliche Bestellung erfolgt teils aufgrund bundesrechtlicher, teils aufgrund landesrechtlicher Regelungen; sie setzt einen besonderen, auf diesen Zweck gerichteten Verwaltungsakt voraus (Jessnitzer 1980, 38).

(2) Wer die Wissenschaft, deren Kenntnis Voraussetzung der Begutachtung ist, öffentlich zum Erwerb ausübt: Hier ist jede Art von Erwerbstätigkeit gemeint, die eine ständige Einnahmequelle bedeutet und einem zahlenmäßig unbestimmten Personenkreis gegenüber erfolgt (LR-Meyer, § 75 Rn. 3). Jeder praktizierende Arzt und Psychologe gehört also zu dieser Gruppe.

(3) Wer zur Ausübung der Wissenschaft, deren Kenntnis Voraussetzung der Begutachtung ist, öffentlich bestellt oder ermächtigt ist. Öffentlich bestellt in diesem Sinne ist jeder Beamte, sodaß Universitätsprofessoren danach als Sachverständige verpflichtet werden können; zur Ermächtigung gehört die Lehrbefugnis sowie die ärztliche Approbation (LR-Meyer, § 75 Rn. 4). Auch Privatdozenten und noch nicht hauptberuflich tätige Ärzte kommen daher als Gutachter nach § 75 I in Betracht.

Die Pflicht zur Gutachtenerstattung ist allerdings begrenzt durch die Zumutbarkeit. Forschung und Lehre sowie die sonstige berufliche Tätigkeit des Sachverständigen gelten als ebenso wichtig wie die Tätigkeit als Sachverständiger (LR-Meyer, § 75 Rn. 7). Deshalb kann ein Sachverständiger unter Hinweis auf berufliche Beanspruchung und Belastung den Gutachtenauftrag ablehnen (Schreiber 1981, 34). In der Praxis wird daher kaum jemand zum Gutachter bestellt werden, ohne daß sich der Auftraggeber mit ihm zuvor abgesprochen hat. Ist dies aber nicht geschehen und sieht sich der Sachverständige zur Gutachtenerstattung mangels fachlicher Kompetenz oder aus einem der genannten Gründe nicht in der Lage, so sollte er dies dem Gericht bzw. der Staatsanwaltschaft mitteilen und um Rücknahme des Auftrages bitten (Schreiber 1981, 34).

Entspricht das Gericht einer solchen Bitte nicht, so hat der Gutachter dagegen das Recht der förmlichen Beschwerde. In aller Regel wird sich eine Verständigung mit dem Gericht erreichen lassen, vor allem dann, wenn der Gutachter die Sache nicht erst lange liegen läßt und seine Verhinderung dem Gericht alsbald mitteilt.

Ein formelles *Recht* zur Gutachtenverweigerung steht dem Sachverständigen gem. § 76 StPO aus denselben Gründen wie einem Zeugen zu, also dann z. B., wenn er mit dem Probanden verwandt ist oder wenn er ihn früher ärztlich behandelt hat (vgl. §§ 52, 53 StPO). War der Proband früher sein Patient, so kann der Arzt nur dann als Sachverständiger tätig werden, wenn der Patient ihn ausdrücklich von der ärztlichen Schweigepflicht entbindet (Schreiber 1981, 34). Ein psychologischer Sachverständiger dagegen, der den Probanden früher behandelt hat, hat kein Zeugnisverweigerungsrecht nach § 53 StPO, ggfs. aber nach § 53a StPO (Kleinknecht/Meyer, § 53, Rn. 16).

Erstattet der Sachverständige sein Gutachten nicht rechtzeitig, stehen dem Gericht und im Ermittlungsverfahren der Staatsanwaltschaft Zwangsmittel zu. Erscheint der Gutachter auf ordnungsgemäße Ladung nicht bei Gericht oder vor der Staatsanwaltschaft oder verweigert er ohne Grund die Erstattung des Gutachtens, so können ihm die dadurch verursachten Kosten auferlegt und ein Ordnungsgeld gegen ihn festgesetzt werden (§§ 77 Abs. 1, 161a Abs. 2 StPO). Auch bei Überschreitung einer abgesprochenen Frist für die Erstattung des Gutachtens kann nach vorheriger Androhung unter Bestimmung einer Nachfrist ein Ordnungsgeld verhängt werden (§ 77 I 2 StPO).

1.7.2.2. Persönliche Gutachterpflicht und Hinzuziehung von Mitarbeitern

Muß der bestellte Sachverständige das Gutachten persönlich ausarbeiten und erstatten?
In der Praxis ist es vielfach üblich, bei an Klinikleiter gerichteten Gutachtenaufträgen Hilfspersonen hinzuzuziehen oder das Gutachten sogar ganz oder überwiegend von Oberärzten oder Assistenten erstellen zu lassen.

Allgemein wird es für zulässig gehalten, bei der Vorbereitung des Gutachtens geschulte und zuverlässige Hilfskräfte zu beteiligen (LR-Meyer, § 73, Rn. 6; Jessnitzer 1980, 199; Hanack 1961, 2044f.). Insbesondere gilt dies etwa für Laboruntersuchungen, die Ableitung eines EKG und Röntgenaufnahmen.

Umstritten ist aber, ob etwa der psychiatrische Sachverständige, der ein Gutachten zur Frage der Schuldfähigkeit eines Angeklagten erstatten soll, von sich aus z. B. einen Psychologen oder einen Neurologen mit Zusatzuntersuchungen beauftragen darf.

Der BGH hat dies mit der Maßgabe bejaht, daß der Hauptsachverständige kraft seiner Sachkenntnis allein die Verantwortung für die Ergebnisse des Hilfsgutachtens übernehmen müsse (BGHSt 22, 268). In dem dieser Entscheidung zugrundeliegenden Fall hatte der mit einem Gutachten beauftragte Leiter eines Landeskrankenhauses von einer Diplom-Psychologin einen zusätzlichen psychologischen Befundbericht nach zwei von dieser durchgeführten Tests über den Angeklagten erstatten lassen. In der Hauptverhandlung war die Psychologin weder vernommen noch ihr Zusatzgutachten verlesen worden. Gleichwohl stützte sich die Strafkammer auf das Gutachten des Sachverständigen, der den Angeklagten untersucht und sein Gutachten dabei auch auf die psychologische Untersuchung des Angeklagten gestützt hatte.

Ein solches Vorgehen muß jedoch, entgegen der Auffassung des BGH, als unzulässig angesehen werden. Zwar macht es die zunehmende Spezialisierung in vielen Fällen erforderlich, an einem Gutachten mehrere sachkundige Personen zu beteiligen. Die Verantwortung des ernannten Sachverständigen für das Gutachten darf darunter aber nicht leiden (Hanack NJW 1961, 2044f.; Friederichs, DRiZ 1975, 337). Ein Psychiater, der es z.B. für nötig hält, psychologische Tests und z.B. die Ableitung und/oder Auswertung eines EEG von Spezialisten durchführen zu lassen, ist für diese Zusatzuntersuchungen dann nicht mehr selbst hinreichend sachverständig, kann also nicht die Verantwortung dafür übernehmen, daß sie richtig durchgeführt worden sind. Es handelt sich bei solchen sog. Zusatz- oder Hilfsgutachten um selbständige Sachverständigenleistungen der vom Psychiater hinzugezogenen Personen.

Die Befugnis zur Erteilung von Gutachtenaufträgen steht nach der StPO aus guten Gründen aber nur Gericht und Staatsanwaltschaft zu. Ein Sachverständiger darf daher nicht selbständig mehrere Sachverständige an seinem Gutachten beteiligen, er muß vielmehr über den Auftraggeber darauf hinwirken, daß z.B. der Psychologe bzw. Neurologe ebenfalls einen gesonderten Gutachtenauftrag erhalten. Diese Sachverständigen sind dann zusätzlich zur Hauptverhandlung zu laden und mündlich zu vernehmen (vgl. auch OLG Celle, NJW 1964, 462).

Unzulässig ist auch die vielgeübte Praxis von Klinikleitern, einen an sie gerichteten Gutachtenauftrag an Oberärzte oder Assistenten einfach weiterzugeben. Ihr entspricht eine Angewohnheit von Gerichten und Staatsanwälten, ihr Ersuchen nicht an eine persönlich benannte Person zu richten, sondern an eine Klinik. Ein solches Vorgehen ist nach der Strafprozeßordnung nicht möglich.

Kommt eine Anfrage an einen Leitenden Arzt und will dieser das Gutachten nicht selbst anfertigen, etwa weil er überlastet oder weil z.B. ein Mitarbeiter für die anstehende Frage besonders qualifiziert ist, so sollte er dies dem Gericht mitteilen, damit ein von ihm genannter oder ein anderer Kollege beauftragt werden kann (Schreiber 1981, 33; Friederichs, NJW 1965, 1100). Nicht zulässig ist es, von einem Mitarbeiter allein und ganz selbständig gefertigte Gutachten unter Verwendung von Formeln wie «einverstanden» oder «aufgrund eigener Urteilsbildung einverstanden» lediglich zu unterzeichnen (Hanack 1961, 2044; Schreiber 1981, 33). In diesem Fall kann das Gutachten nicht als das des Beauftragten angesehen werden. Es darf vielmehr nur dann mitunterzeichnet werden, wenn wirklich aufgrund eigener Prüfung, und zwar der Befunderhebung wie der Befundauswertung und -beurteilung, die uneingeschränkte Verantwortung übernommen werden kann. Der Sachverständige ist, wie neuere Entscheidungen betonen (BVerwG NJW 1984, 2645; BSG NJW 1985, 1422; vgl. näher auch Bleutge, NJW 1985, 1185), nicht verpflichtet, sämtliche für die Begutachtung notwendigen Tätigkeiten persönlich vorzunehmen, er darf vielmehr bei Vorbereitung und Abfassung des schriftlichen Gutachtens auch zuverlässige und geschulte Hilfskräfte sowie wissenschaftliche Mitarbeiter heranziehen. Der Sachverständige darf aber weder einen wissenschaftlichen Mitarbeiter beauftragen, an seiner Stelle das

Gutachten verantwortlich zu erstellen, noch darf er dessen Untersuchungsergebnisse einfach übernehmen. Der gerichtlich bestellte Sachverständige muß vielmehr die volle persönliche Verantwortung für das Gutachten aufgrund eigener Kenntnis und Überprüfung übernehmen können. Diese persönliche Verantwortung muß auch nach außen klar erkennbar werden, z.B. durch die von Hanack vorgeschlagene Formulierung «als persönliches Gutachten des Klinikdirektors erstattet unter Mitwirkung von XY» (Hanack 1961, 2044; Schreiber 1981, 33; auch BGH VersR 1963, 655). Praktisch dürfte auch folgendes Vorgehen möglich sein: Der Leitende Arzt unterzeichnet das Gutachten mit und stellt der Unterschrift folgenden Zusatz voran: «Aufgrund eigener *Untersuchung* und Urteilsbildung».

Wird der Gutachtenauftrag – wie häufig – nicht an eine bestimmte Person erteilt, sondern allgemein an die Klinik, so sollte der Leiter der Klinik einen geeignet erscheinenden Mitarbeiter auswählen und dem Gericht oder der Staatsanwaltschaft gegenüber benennen. Der Auftrag müßte danach an diesen Mitarbeiter direkt gerichtet werden. Das Gericht weiß dann, wer sein Ansprechpartner ist, wenn es beispielsweise darum geht, dem Gutachter weitere Informationen zu geben oder Termine abzusprechen; außerdem haben auf diese Weise die übrigen Prozeßbeteiligten die Möglichkeit, rechtzeitig etwaige Bedenken gegen die Person des Sachverständigen vorzubringen oder die Heranziehung eines anderen oder eines weiteren Sachverständigen zu beantragen (Jessnitzer 1980, 147).

1.7.2.3. Ablehnung des Sachverständigen

Wie ein Richter kann der Sachverständige von der Staatsanwaltschaft und dem Beschuldigten abgelehnt werden, wenn seine Unparteilichkeit zweifelhaft ist (§§74, 24 StPO). Die Besorgnis der Befangenheit ist gegeben, wenn aus der individuellen Sicht eines der Prozeßbeteiligten ein Grund vorliegt, der geeignet ist, Mißtrauen in die Objektivität und Unparteilichkeit des Sachverständigen zu begründen. Ob wirklich eine Befangenheit besteht, ist dabei nicht entscheidend, vielmehr ist maßgeblich, ob sie aus der Perspektive eines Beteiligten bei verständiger Würdigung als gegeben erscheinen kann. Das ist z.B. der Fall, wenn der Sachverständige mit einem der Beteiligten persönlich befreundet ist oder ein entgeltliches Privatgutachten für ihn erstattet hat. Auch durch herabsetzende oder nur unvorsichtige Äußerungen, die eine Voreingenommenheit befürchten lassen, kann ein Ablehnungsgrund entstehen.

Der Sachverständige muß bemüht sein, sich nicht durch Sympathien oder Antipathien, sondern nur von seinem auf Sachlichkeit und Objektivität ausgerichteten Gutachtenauftrag leiten zu lassen. Er sollte vermeiden, den äußeren Anschein einer Voreingenommenheit durch sein Verhalten entstehen zu lassen, etwa dadurch, daß er mit dem Staatsanwalt oder dem Verteidiger gemeinsam zum Termin fährt oder in gespannter Situation mit einem von ihnen zum Essen geht.

Die Ablehnung wird mit einem förmlichen Antrag bei Gericht gegen einen Sachverständigen geltend gemacht (§§74, 26 StPO). Wird ihm stattgegeben, ist der Sachverständige von der weiteren Mitwirkung im Verfahren ausgeschlossen.

1.7.3. Vorbereitung und Erstattung des Gutachtens

1.7.3.1. Unterrichtung des Sachverständigen über den Sachverhalt; Akteneinsicht

Der Sachverhalt, von dem das Gutachten auszugehen hat (sog. Anknüpfungstatsachen), wird dem Sachverständigen durch den Richter bzw. den Staatsanwalt mitgeteilt. Wie dies zu geschehen hat, legt die Strafprozeßordnung nicht fest. § 80 StPO schreibt nur vor, daß dem Sachverständigen auf sein Verlangen zur Vorbereitung des Gutachtens durch Vernehmung von Zeugen oder des Beschuldigten weitere Aufklärung verschafft werden kann. Ihm kann gestattet werden, die Akten einzusehen. Vernehmungen beizuwohnen und unmittelbar Fragen an den Beschuldigten oder Zeugen zu richten (§ 80 II StPO).

Die Mitteilung des Sachverhaltes erfolgt in aller Regel dadurch, daß dem Gutachter die gesamten Akten zugeleitet werden. Nur so kann er entscheiden, welche Umstände für seine Beurteilung wichtig sind und ob der Sachverhalt noch weiter aufgeklärt werden muß. Weder Staatsanwalt noch Richter sind in der Lage, von sich aus verläßlich zu beurteilen, welche Fakten dem Psychiater oder Psychologen Aufschlüsse über einen Täter geben können (so auch LR-Meyer, § 78 Rn. 9; Rauch, NJW 1968, 1175). Die von einigen Autoren gesehene Gefahr, daß der Sachverständige das rechtlich entscheidende Beweisthema verkennt (Lürken, NJW 1968, 1165), daß er, der Nichtjurist, durch das «ungeordnete Konglomerat von Vernehmungsniederschriften, ... Verfügungen, Aktenvermerken ... fehlgeleitet» wird (Rudolph 1969, 29; auch Sarstedt, NJW 1968, 180), ist demgegenüber als geringer und weniger schwerwiegend anzusehen. Sie kann zudem dadurch weitgehend vermieden werden, daß der Sachverständige sein Gutachten zunächst schriftlich abfaßt und dabei eine Zusammenfassung des Akteninhalts aus seiner Sicht voranstellt. Dadurch wird erkennbar, welche Tatsachen er seinem Gutachten zugrundegelegt hat (anders Sarstedt NJW 1968, 180). Der Sachverständige sollte daher darauf bestehen, daß ihm die Akten zugänglich gemacht werden; nur in Ausnahmefällen kann davon abgesehen werden.

Ein schriftliches Vorgutachten, das dem Gericht rechtzeitig vor der Hauptverhandlung zugeleitet wird, ist auch aus anderen Gründen erforderlich. Von einem solchen Vorgutachten kann das weitere Verfahren abhängen. Die Beteiligten können prüfen, ob sie etwa eine zusätzliche Begutachtung durchführen lassen bzw. beantragen wollen. Sie wären auch häufig überfordert, wenn sie erst in der Hauptverhandlung allein mit den mündlich vorgetragenen Ausführungen des Sachverständigen konfrontiert werden würden. Freilich ist der Sachverständige an den Inhalt seines schriftlichen Vorgutachtens nicht gebunden. Erst in der Hauptverhandlung wird das Gutachten mündlich erstattet. Neue bzw. andere, nach dem schriftlichen Vorgutachten etwa aufgrund der Hauptverhandlung gewonnene Erkenntnisse müssen dabei berücksichtigt werden. An seine früher schriftlich zu den Akten gegebene Ansicht ist der Sachverständige nicht gebunden.

Voraussetzung dafür, daß der Gutachter durch den Akteninhalt nicht «fehlgeleitet» wird, ist nicht zuletzt eine klar formulierte Beweisfrage (vgl. auch LR-Meyer, §78, Rn. 9). Bei nicht abschließend geklärtem Sachverhalt, insbesondere bestrittener Täterschaft, kann es dabei erforderlich sein, mehrere Sachverhaltsalternativen zu bezeichnen, von denen der Gutachter auszugehen hat. Ist der Inhalt des Auftrages unklar, so sollte Rückfrage beim Auftraggeber gehalten und auf Klärung bzw. Präzisierung gedrängt werden.

1.7.3.2. Vorgehen bei der Exploration des Probanden

Bei der Exploration des Beschuldigten oder eines Zeugen für ein Glaubwürdigkeitsgutachten können sich rechtliche Probleme ergeben. Darf und muß der Sachverständige den Probanden über ein Schweige- oder Zeugnisverweigerungsrecht belehren? Darf er selbst weitere Ermittlungen durchführen, etwa Dritte befragen, oder muß dazu der Auftraggeber des Gutachtens eingeschaltet werden? Dürfen Kenntnisse, die der Gutachter über seinen Gutachtenauftrag hinaus erlangt hat – etwa durch ein Geständnis – im schriftlichen Gutachten und im Prozeß verwertet werden?
Ob der Sachverständige über Schweige- und Zeugnisverweigerungsrechte belehren darf oder sogar muß, ist lebhaft umstritten (s. dazu Fincke 1974, 656 ff.; Arzt 1969, 438 ff.; Peters 1969, 232). Ein Bedürfnis für eine Belehrung ergibt sich aus der besonderen Stellung, die der Sachverständige gegenüber dem Beschuldigten einnimmt: Formell ist er zwar ebenso wie ein Zeuge Beweismittel, faktisch tritt er dem Beschuldigten gegenüber aber als Vernehmender auf (Fincke 1974, 656). Rechtlich gesehen «vernimmt» der Sachverständige den Beschuldigten zwar nicht, weil die Exploration keine Vernehmung ist, die die Tatfrage betrifft. Bei der Frage einer Belehrungspflicht sollte jedoch von der wirklichen Situation ausgegangen werden. Der Gutachter, der sich intensiv mit dem Beschuldigten befaßt, stellt notwendigerweise vielfach auch Fragen, die das Tatgeschehen unmittelbar oder mittelbar betreffen. Daher erscheint es formalistisch, darauf zu beharren, daß es sich nicht um eine Vernehmung, sondern nur um eine Befragung handele, die keine Belehrung verlange.
Beim Gespräch mit dem Probanden kann es zu einem Geständnis oder zu Angaben kommen, die zu einer anderen rechtlichen Bewertung der Tat führen. Die Wahrung der prozessualen Rechte des Beschuldigten erfordert daher eine unter Umständen mehrfach zu wiederholende Belehrung des Probanden über sein Recht zu schweigen und über die Stellung des Sachverständigen (so auch Peters 1969, 233; Arzt 1968, 439; gegen eine Belehrung aber gibt es ebenso gewichtige Kommentarstimmen, z.B. LR-Meyer, § 80, Rn. 4; Karlsruher Kommentar, § 80, Rn. 2). Dem Probanden muß immer bewußt sein, daß der Sachverständige nicht als sein Arzt tätig wird, sondern als «Gehilfe des Gerichts, der grundsätzlich dem Gericht gegenüber zur Aussage über seine Wahrnehmungen verpflichtet ist und insoweit kein Schweigerecht hat» (Göppinger 1972, 1543).
Wenn möglich, sollte eine erste Belehrung vom Auftraggeber – also Richter oder Staatsanwalt – über die Rolle und die Aufgaben des Gutachters vorgenommen werden (Heinitz 1969, 700). Kommt jedoch ein Beschuldigter in ein psychiatrisches Krankenhaus, bevor er mit Staatsanwalt oder Richter gesprochen hat, und zeichnet sich ab, daß eine Begutachtung erfolgen wird, so hat der Sachverständige dies dem Probanden unter Belehrung über sein Schweigerecht mitzuteilen. Anderenfalls unterliegt das, was der Beschuldigte bis zu einer späteren Belehrung aussagt, der Schweigepflicht.
Für die prozessuale Verwertung von Tatsachen, die der Sachverständige im Zusammenhang mit der Begutachtung erfährt, ist zwischen *Befundtatsachen* und *Zusatztatsachen* zu unterscheiden.
Als *Befundtatsachen* gelten solche Umstände, die nur aufgrund der Sachkenntnis des Gutachters festgestellt werden können, also z.B. durch ärztliche Untersuchungen. Sie werden unmittelbar durch das Gutachten in die Hauptverhandlung eingeführt (BGHSt 18, 108; 9, 292). *Zusatztatsachen* dagegen, also Tatsachen, die der Sachverständige zwar im Rahmen seiner Untersuchung, aber mit Mitteln festgestellt hat, deren sich auch das insoweit nicht fachkundige Gericht hätte bedienen können (BGHSt 18, 108), dürfen vom Gut-

achter nicht ohne weiteres in seinem Gutachten mitgeteilt und dadurch zum Gegenstand der Hauptverhandlung gemacht werden. Zu den Zusatztatsachen gehören insbesondere das Tatgeschehen betreffende Tatsachen, z.B. ein Geständnis. Der Sachverständige darf dieses Wissen also nicht einfach in seinem Gutachten mitteilen. Das Gericht darf solche Mitteilungen nicht aufgrund des Gutachtens für sein Urteil verwerten, vielmehr muß der Sachverständige hierzu als Zeuge vernommen werden (BGHSt 13, 1). Dabei ist auf etwaige Aussage- und Zeugnisverweigerungsrechte der Auskunftsperson zu achten, von denen erst in der Hauptverhandlung Gebrauch gemacht wird (BGHSt 18, 107).

Auch wenn eine Belehrung über die Rechte als Beschuldigter erfolgt ist, muß doch nicht alles, was der Gutachter bei der Exploration erfährt, dem Gericht weitergegeben werden. Mitteilungen des Probanden, die mit dem Gutachten in keinem Zusammenhang stehen, können unter die ärztliche Schweigepflicht fallen (Heinitz 1969, 701; Peters 1969, 233), ebenso wie Angaben, deren Kenntnis für die Erstattung des Gutachtens nicht unbedingt notwendig ist. Damit wird der Tatsache Rechnung getragen, daß sich zwischen Proband und psychiatrischem Sachverständigen während der Begutachtung auch ein ärztliches Vertrauensverhältnis bilden kann, das zu Mitteilungen führt, die über den Gutachtenauftrag hinausgehen. Der Sachverständige sollte dem Probanden dabei aber stets deutlich machen, daß er hinsichtlich des Gutachtens nicht als sein Arzt tätig wird und alles, was er insoweit erfährt, dem Gericht mitzuteilen hat. Keinesfalls darf der Gutachter ein ihm als Arzt entgegengebrachtes besonderes Vertrauen dazu mißbrauchen, Tatsachen zu erfahren, die der Proband dem Gericht nicht mitteilen würde.

1.7.3.3. Eigene Ermittlungen des Sachverständigen

Hält der Sachverständige vor der Erstattung seines Gutachtens weitere Ermittlungen für erforderlich, so fragt sich, ob er diese Ermittlungen selbst durchführen und sich etwa durch Vernehmung von Angehörigen des Probanden oder durch die Beiziehung von Akten über frühere Erkrankungen die notwendigen Informationen verschaffen darf.

Nach richtiger, von den Gerichten seit langem vertretener Auffassung ist die selbständige Vernehmung von Zeugen durch den Sachverständigen nicht zulässig (BGH NJW 1951, 771; BGH Goltdammers Archiv 1963, 18; LR-Meyer, § 80, Rn. 4; Karlsruher Kommentar, § 80, Rn. 2). Insbesondere bei Personen, für die ein Zeugnis- oder Auskunftsverweigerungsrecht in Betracht kommt, würde die Vernehmung durch einen Gutachter nicht den verfahrensrechtlichen Garantien entsprechen, die eine richterliche Vernehmung bietet (BGH JR 1963, 111; Heinitz 1969, 693). Der Sachverständige ist daher darauf verwiesen, zur Vorbereitung des Gutachtens gem. § 80 I StPO ggfs. die Vernehmung von Zeugen bzw. des Beschuldigten durch das Gericht oder die Staatsanwaltschaft zu veranlassen. Nach § 80 II kann er bei solchen Vernehmungen anwesend sein und selbst unmittelbar Fragen stellen (BGH NJW 1969, 2297 = JR 1969, 231 mit Anm. Peters).

Dieser Weg ist zweifellos umständlich und mühsam (Heinitz 1969, 702), er belastet Gericht und Staatsanwaltschaft ebenso wie den Gutachter. Zusätzlich wird auch die Wahrheitsfindung behindert, da es kaum möglich ist, bei einer förmlichen Vernehmung in amtlichen Räumen eine für die psychiatrische Exploration günstige Atmosphäre zu schaffen (Heinitz 1969, 697).

Jedoch ist die Vernehmung von Zeugen und des Beschuldigten Sache des Gerichts. Bei einer eigenständigen Vernehmung von Zeugen durch den Sachverständigen wäre die erforderliche Belehrung über Zeugnisverweigerungsrechte nicht gesichert. Fehlt es daran, so wäre die Aussage in der Hauptverhandlung nicht verwertbar. Nicht ausgeschlossen sein soll damit freilich die für das Gutachten erforderliche Exploration des Beschuldigten durch den Sachverständigen nach Belehrung über das Schweigerecht. Dabei hat der Gutachter die Grenzen des § 136a StPO zu beachten, der u. a. Ermüdung, Täuschung, Zwang etc. verbietet (BGH NJW 1968, 2297).

Als zulässig wird allgemein aber eine sog. informatorische Befragung von Auskunftspersonen durch den Sachverständigen angesehen (BGHSt 9, 292, 296; LR-Meyer, § 80, Rn. 4 ff.; Heinitz 1969, 698 ff.). Der Gutachter darf danach Personen, z. B. Angehörige, von denen er sachdienliche Auskünfte erwarten kann, vorbereitend selbst befragen und gegebenenfalls ihre Vernehmung als Zeugen veranlassen (Heinitz 1969, 699).

Häufig kann das vor allem im Jugendstrafverfahren erforderlich werden, wenn zur Vorbereitung der Diagnose Eltern oder andere Angehörige über die Entwicklung des Probanden, z. B. über gehirntraumatische Schäden, schwere Kinderkrankheiten oder Verhaltensauffälligkeiten befragt werden.

Die Grenzen zwischen – unzulässiger – Vernehmung und – zulässiger – informatorischer Befragung sind allerdings fließend. Vielfach wird kaum erkennbar sein, ob der Sachverständige nur die Beweiserheblichkeit des Wissens der Auskunftsperson festgestellt oder ob er nicht doch schon «vernommen», also nach Dingen gefragt hat, die er erfahren wollte. Die Grenzen der informatorischen Befragung überschreitet z. B. wohl die Befragung des Ehegatten über die sexuellen Beziehungen zum beschuldigten Partner (Sarstedt 1968, 180 Fn. 11). Der Sachverständige sollte daher die Befugnis zur informatorischen Befragung nur zurückhaltend ausüben. Der Weg über das Veranlassen einer Vernehmung gem. § 80 I StPO durch das Gericht oder die Staatsanwaltschaft ist langwierig und unvollkommen, zu einer unerträglichen Einschränkung der Wahrheitsermittlung im Strafprozeß führt er aber nicht (Heinitz 1969, 699).

Hat ein Sachverständiger bei der Anhörung einer zeugnisverweigerungsberechtigten Auskunftsperson Zusatztatsachen erfahren, und verweigert der Zeuge in der Hauptverhandlung die Aussage, so darf der Gutachter über diese Angaben auch nicht als Zeuge vernommen werden, da das ein Verstoß gegen das Verwertungsverbot des § 252 StPO wäre (BGHSt 18, 109; Peters 1969, 234). Die Angaben eines nicht zur Verweigerung berechtigten Zeugen gegenüber dem Gutachter können dagegen durch Vernehmung des Sachverständigen als Zeuge in die Hauptverhandlung eingeführt werden.

Krankengeschichten und Behördenakten darf der Sachverständige von sich aus heranziehen, soweit es für das Gutachten erforderlich ist; dabei muß auf die Wahrung der Schweigepflicht z. B. früher behandelnder Ärzte geachtet werden. Ggfs. ist eine Entbindung von der Schweigepflicht durch den Probanden einzuholen. In erweiternder Anwendung des § 80 I StPO kann der Sachverständige das Gericht auch um die Beschaffung von Akten und sonstigen Unterlagen, ggfs. im Wege der Beschlagnahmung nach § 94 StPO ersuchen (Karlsruher Kommentar, § 80 Rn. 2).

1.7.3.4. Der Sachverständige in der Hauptverhandlung

Aufgrund der den Strafprozeß bestimmenden Grundsätze der Mündlichkeit und Unmittelbarkeit muß der Sachverständige sein Gutachten in der Hauptverhandlung selbst mündlich vortragen. Dieser Vortrag sollte in der Regel eine gedrängte Zusammenfassung der Befunde und der für die Beweisfrage relevanten Schwerpunkte bringen (Göppinger 1972, 1553). Bezugnahmen auf das schriftliche Gutachten sind dabei möglich, wenn es den Beteiligten vorliegt. Weicht die Stellungnahme des Gutachters von seinem schriftlichen Gutachten ab, so sollte darauf hingewiesen und die Veränderung begründet werden.

Nach dem Gutachten haben die Beteiligten das Recht, Fragen und Vorhalte an den Sachverständigen zu richten. Oft wird darin Kritik an den Ergebnissen des Gutachtens enthalten sein. Der Sachverständige sollte sich ihr in größtmöglicher Sachlichkeit stellen und sich nicht scheuen, etwaige Lücken und auch zweifelhafte Punkte seines Gutachtens zuzugeben.

Im Regelfall bleibt der zu begutachtende Angeklagte während der Vernehmung des Sachverständigen im Gerichtssaal. Nach § 247 S. 3 StPO kann das Gericht aber für die Dauer von Erörterungen über seinen Zustand und die Behandlungsaussichten seine Entfernung anordnen, wenn sonst ein erheblicher Nachteil für seine Gesundheit zu befürchten ist. Der Gutachter sollte das Gericht ggfs. auf etwaige Gefahren hinweisen. Nach der Rückkehr in den Gerichtssaal hat der Vorsitzende den Angeklagten über den wesentlichen Inhalt des in seiner Abwesenheit Verhandelten zu unterrichten (§ 247 S. 4 StPO).

Sachverständige gehören nicht zu den Personen, deren ununterbrochene Gegenwart während der Hauptverhandlung gem. § 226 StPO erforderlich ist. In welchem Umfang sie an ihr teilzunehmen haben, steht im Ermessen des Gerichts, das von seiner Aufklärungspflicht bestimmt wird (BGHSt 19, 367; Karlsruher Kommentar, § 80 Rn. 4).

Bei psychiatrischen und psychologischen Sachverständigen halten die Gerichte meist eine ständige Anwesenheit auch während der Beweisaufnahme für erforderlich. Das ist bei umfangreichen Verfahren oft mit erheblichen zeitlichen Belastungen verbunden, die viele Psychiater davon abhalten, Gutachtenaufträge zu übernehmen, weil sie eine längere Teilnahme an Gerichtsverhandlungen mit ihren sonstigen Aufgaben z.B. als Klinikdirektoren nicht vereinbaren können.

Die Anwesenheit des psychiatrisch-psychologischen Sachverständigen wird dann erforderlich sein, wenn für das Gutachten das Verhalten des Angeklagten in der Hauptverhandlung beobachtet werden muß bzw. wenn die Rekonstruktion der Tat in der Beweisaufnahme für die Beurteilung von Bedeutung sein kann, oder wenn es um dafür relevante Aussagen über die Persönlichkeit des Angeklagten geht. In vielen Fällen, z.B. während der Beweisaufnahme hinsichtlich der Überführung des Angeklagten oder über Details der Taten, die für das Gutachten ohne Bedeutung sind, ist die Anwesenheit dagegen entbehrlich. Das Gericht sollte den Sachverständigen für solche Teile der Hauptverhandlung von der Anwesenheitspflicht befreien.

Die Entscheidung darüber liegt zunächst beim Vorsitzenden, an den der Sachverständige ggfs. einen entsprechenden Antrag zu richten hat. Wird die Anordnung des Vorsitzenden beanstandet, so entscheidet gem. § 238 II StPO das Gericht. Es empfiehlt sich, Absprachen bereits vor der Übernahme des Gutachtenauftrages bzw. vor Beginn der Hauptverhandlung zu treffen.

Stellt sich heraus, daß während der Abwesenheit des Sachverständigen für das Gutachten wesentliche Feststellungen getroffen worden sind, so genügt es im allgemeinen, daß der Vorsitzende ihn über den Verlauf des versäumten Teils der Hauptverhandlung unterrichtet (BGHSt 2, 25 (29); Karlsruher Kommentar, § 226 Rn. 9). Nur ganz ausnahmsweise kann die gerichtliche Aufklärungspflicht die Wiederholung dieses Teils der Verhandlung erfordern (LR-Gollwitzer § 226, Rn. 17).

1.7.3.5. Vereidigung des Sachverständigen

Nach dem Ermessen des Gerichts kann der Sachverständige auf sein Gutachten vereidigt werden (§ 79 I S. 1 StPO). In der Regel wird davon abgesehen; die Nichtvereidigung ist üblich, sie bedarf keines besonderen Gerichtsbeschlusses (BGHSt 21, 227). Ist der Sachverständige allgemein für die Erstattung psychiatrischer oder psychologischer Gutachten vereidigt, so genügt die Berufung auf diesen Eid (§ 79 III StPO). Auf Antrag der Staatsanwaltschaft, des Angeklagten oder des Verteidigers, der nicht begründet werden muß, ist das Gericht zur Beeidigung des Sachverständigen verpflichtet (§ 79 I S. 2 StPO).

Ist der Gutachter auch als Zeuge über «Zusatztatsachen» vernommen worden, die er außerhalb seines Auftrages wahrgenommen hat, so gelten insoweit die Regeln über den Zeugeneid (§§ 59 ff. StPO).

Literatur

ARZT, GUNTHER: Anmerkung zu BGH JR 1969, 231. Juristische Rundschau 1969, S. 438.

BARTON, STEPHAN: Der psychowissenschaftliche Sachverständige im Strafverfahren, Heidelberg 1983.

BLEUTGE, PETER: Die Hilfskräfte der Sachverständigen-Mitarbeiter ohne Verantwortung. Neue Juristische Wochenschrift 1985, S. 1185.

FINCKE, MARTIN: Die Pflicht des Sachverständigen zur Belehrung des Beschuldigten. Zeitschrift für die gesamte Strafrechtswissenschaft, Bd. 86 (1974), S. 656 ff.

FRIEDERICHS, HELMUT: Sachverständigengruppe und ihr Leiter – Fortentwicklung des Sachverständigenbeweisrechts?. Juristenzeitung 1974, S. 257.

FRIEDERICHS, HELMUT: Sachverständigenernennung, Hilfskraft und Gutachtenerläuterung. Deutsche Richterzeitung 1975, S. 336.

FRIEDERICHS, HELMUT: Anmerkung zu BSG NJW 1965, 368. Neue Juristische Wochenschrift 1965, S. 1100.

GÖPPINGER, HANS: Das Verfahren. In: Göppinger/Witter (Hrsg.), Handbuch der forensischen Psychiatrie, Bd. II (1972), S. 1531 ff.

GSCHWIND/PETERSEN/RAUTENBERG: Die Beurteilung psychiatrischer Gutachten im Strafprozeß. Stuttgart, Berlin, Köln, Mainz 1982.

HANACK, ERNST-WALTER: Zum Problem der persönlichen Gutachterpflicht, insbesondere in Kliniken. Neue Juristische Wochenschrift 1961, S. 2041.

HELLMER, JOACHIM: Bewährung und Nichtbewährung des Jugendstrafrechts. Neue Juristische Wochenschrift 1964, S. 177 ff.

HEINITZ, ERNST: Grenzen der Zulässigkeit eigener Ermittlungstätigkeit des Sachverständigen im Strafprozeß. Festschrift für Karl Engisch, Frankfurt/M. 1969, S. 693 ff.

JESSNITZER, KARL: Der gerichtliche Sachverständige. Ein Handbuch für die Praxis, 8. Auflage, Köln–Berlin–Bonn–München 1980.

Karlsruher Kommentar zur Strafprozeßordnung, hrsg. von Gerd Pfeiffer, München 1982.

KARPINSKI, KURT: Der Sachverständige im Strafprozeß. Neue Juristische Wochenschrift 1968, S. 1173.

KLEINKNECHT/MEYER: Strafprozeßordnung, 37. Auflage, München 1985.

LÖWE/ROSENBERG (abgekürzt LR): Strafprozeßordnung, Großkommentar. Erster Band, 23. Auflage, Berlin–New York 1976.

LÜRKEN, GÜNTER: Auswahl und Leitung des Sachverständigen im Strafprozeß. Neue Juristische Wochenschrift 1968, S. 1161.

PETERS, KARL: Anmerkung zu BGH JR 1969, 231. Juristische Rundschau 1969, S. 232.

RASCH, WILFRIED: Gerichtliche Psychiatrie. In: Ponsold (Hrsg.), Lehrbuch der gerichtlichen Psychiatrie, 3. Auflage 1969.

RAUCH, HANS-JOACHIM: Auswahl und Leitung des Sachverständigen im Strafprozeß. Neue Juristische Wochenschrift 1968, S. 1173 ff.

RUDOLPH, KURT: Das Zusammenwirken des Richters und des Sachverständigen. Die Justiz 1969, S. 24 ff.

SARSTEDT, WERNER: Auswahl und Leitung des Sachverständigen im Strafprozeß. Neue Juristische Wochenschrift 1969, S. 177 ff.

SCHAFFSTEIN, FRIEDRICH: Die Jugendzurechnungsunfähigkeit in ihrem Verhältnis zur allgemeinen Zurechnungsfähigkeit. Zeitschrift für die gesamte Strafrechtswissenschaft Bd. 77 (1965), S. 191 ff.

SCHREIBER, HANS-LUDWIG: Zur Rolle der psychiatrisch-psychologischen Sachverständigen im Strafverfahren. In: Festschrift für Rudolf Wassermann, Neuwied und Darmstadt 1985, S. 1007.

SCHREIBER, HANS-LUDWIG: Aufgaben und Probleme des chirurgischen Sachverständigen im Arzthaftungsprozeß. In: G. Heberer/L. Schweiberer (Hrsg.), Indikation zur Operation, Heidelberg 1981, S. 13 ff.

SCHREIBER, HANS-LUDWIG, MÜLLER-DETHARD, GUNDULA: Der medizinische Sachverständige. Deutsches Ärzteblatt 1977, S. 373 ff.

1.8. Die Vergütung des Sachverständigen

Otto Ernst Krasney

Die Vergütung für die Erstattung seines Gutachtens erhält der vom Gericht bestellte Sachverständige, zu denen auch der gem. § 109 SGG vom Kläger benannte und vom Gericht daraufhin bestellte Sachverständige gehört, sowie der von Behörden, für die das Verwaltungsverfahrensgesetz des Bundes (s. § 26 Abs. 3 Satz 2 VwVfG) oder ein Verwaltungsverfahrensgesetz der Länder oder das Zehnte Buch des Sozialgesetzbuches (Verwaltungsverfahren; s. § 21 Abs. 3 Satz 3 SGB X) gelten, bestellte Sachverständige nach dem Gesetz über die Entschädigung von Zeugen und Sachverständigen – ZSEG –, das z.Zt. in der Fassung vom 1. Oktober 1969 (BGBl. I S. 1757) und der Änderungsgesetze vom 20. Dezember 1974 (BGBl. I S. 3651), 20. August 1975 (BGBl. I S. 2189), 22. November 1976 (BGBl. I S. 3221) und 26. November 1979 (BGBl. I S. 1953, berichtigt BGBl. I 1980 S. 137) gilt.

Der Sachverständige wird *grundsätzlich nach der für die Gutachtenerstellung benötigten Zeit entschädigt*, zu der sowohl das Aktenstudium als auch die für die Untersuchung und das Absetzen des Gutachtens erforderliche Zeit zählt (s. §§ 3 ff. ZSEG). Die Entschädigung beträgt z.Zt. gem. § 3 Abs. 2 ZSEG für jede Stunde der erforderlichen Zeit DM 20,– bis 50,–. Für die Bemessung des Stundensatzes sind der Grad der erforderlichen Fachkenntnisse, die Schwierigkeit der Leistung, ein nicht anderweitig abzugeltender Aufwand für die notwendige Benutzung technischer Vorrichtungen und besondere Umstände maßgebend, unter denen das Gutachten zu erarbeiten war; der Stundensatz ist einheitlich für die gesamte erforderliche Zeit zu bemessen (§ 3 Abs. 2 Satz 2 ZSEG). Der Höchstsatz von – z.Zt. – DM 50,– kann bis zu 50 % überschritten werden für ein Gutachten, in dem der Sachverständige sich für den Einzelfall eingehend mit der wissenschaftlichen Lehre auseinanderzusetzen hat, oder nach billigem Ermessen, wenn der Sachverständige durch die Dauer oder die Häufigkeit seiner Hinzuziehung einen nicht zumutbaren Erwerbsverlust erleiden würde oder wenn er seine Berufseinkünfte im wesentlichen als gerichtlicher oder außergerichtlicher Sachverständiger erzielt (s. § 3 Abs. 3 ZSEG).

Gewisse Verrichtungen werden nicht nach einem Stundensatz, sondern nach einem in der Anlage zum ZSEG aufgeführten Betrag entschädigt (s. § 5 ZSEG und die Anlage zu dieser Vorschrift).

Ein auf *Hilfskräfte* (s. § 8 Abs. 1 Satz 1 ZSEG) entfallender Teil der Gemeinkosten des Sachverständigen kann durch einen Zuschlag bis zu 15 v.H. auf den Betrag abgegolten werden, der als notwendige Aufwendung für die Hilfskräfte zu ersetzen ist (§ 8 Abs. 2 ZSEG). Zur Vergütung eines von einem Sachverständigen bei ambulanter Behandlung hinzugezogenen anderen Arztes s. LSG Nordrhein-Westfalen MedSachv. 1981 S. 35, s. aber auch Narr DMW 1979 S. 1588, Friederichs SGb 1981, S. 18. Zur Entschädigung eines während einer stationären Behandlung zusätzlich tätig gewordenen Arztes (z.B. röntgenologische Begutachtung) s. u.a. Gitter/Schröder SGb 1978 S. 413 und Kohleiss SGb 1979 S. 489.

Dem Sachverständigen werden die notwendigen *Fahrtkosten* ersetzt (s. § 9 ZSEG). Er erhält außerdem für den durch Abwesenheit vom Aufenthaltsort oder durch die Wahrnehmung eines Termins am Aufenthaltsort verursachten *Aufwand* eine Entschädigung, die nach seinen persönlichen Verhältnissen zu bemessen ist, aber einen bestimmten Satz nicht überschreiten soll (s. § 10 ZSEG). Dem Sachverständigen werden auch sonstige notwendige Auslagen, insbesondere die einer notwendigen Vertretung oder einer notwendigen Begleitung ersetzt (s. § 11 ZSEG).

Mit Sachverständigen, die häufiger herangezogen werden, kann die oberste Landesbehörde oder die von ihr bestimmte Stelle eine Entschädigung im Rahmen der nach diesem Gesetz zulässigen *Entschädigung vereinbaren* (§ 13 ZSEG). Es handelt sich meistens um ein Pauschalhonorar für jedes Gutachten.

Haben sich die Parteien dem Gericht gegenüber mit einer bestimmten Entschädigung für die Leistung des Sachverständigen einverstanden erklärt, so ist diese Entschädigung zu gewähren, wenn ein ausreichender Betrag an die Staatskasse gezahlt ist (§ 7 Abs. 1 ZSEG). Die Erklärung nur einer Partei genügt, wenn das Gericht zustimmt (s. § 7 Abs. 2 ZSEG). Im sozialgerichtlichen Verfahren ist eine derartige Vereinbarung nicht zulässig, da die Parteien keine Gerichtskosten zu entrichten und auch für die Kosten des Sachverständigen nicht aufzukommen haben; dieser wird vielmehr stets aus der Staatskasse entschädigt. Auch bei einem nach § 109 SGG eingeholten Gutachten ist m. E. eine Vereinbarung nach § 7 ZSEG nicht zulässig.

Der Sachverständige wird *nur auf Verlangen entschädigt* (s. § 15 Abs. 1 ZSEG). Der Anspruch auf Entschädigung gegenüber dem Gericht ist an *keine Frist* gebunden. Die Ansprüche der Sachverständigen wegen ihrer Gebühren und Auslagen *verjähren* jedoch nach Ablauf von zwei Jahren (s. § 196 Abs. 1 Nr. 17 BGB, § 15 Abs. 4 ZSEG). Die Verjährungsfrist beginnt mit dem Ende des Kalenderjahres, in dem der Anspruch auf Entschädigung entstanden ist (s. § 201 BGB). Das Gericht (nicht der Kostenbeamte, s. unten) kann den Sachverständigen auffordern, seinen Anspruch innerhalb einer bestimmten Frist, die mindestens zwei Monate betragen muß und verlängert werden kann, zu beziffern (s. § 15 Abs. 3 Sätze 1, 2 und 4 ZSEG). Der Anspruch erlischt, soweit ihn der Sachverständige nicht innerhalb der Frist beziffert (§ 15 Abs. 3 Satz 5 ZSEG). Über diese Folge ist der Sachverständige in der gerichtlichen Aufforderung zu belehren (s. § 15 Abs. 3 Satz 3 ZSEG). War der Sachverständige ohne sein Verschulden gehindert, die Frist einzuhalten, so ist ihm auf Antrag Wiedereinsetzung in den vorigen Stand zu erteilen, wenn er innerhalb von zwei Wochen nach der Beseitigung des Hindernisses den Anspruch beziffert und die Tatsachen, die die Wiedereinsetzung begründen, glaubhaft macht (§ 15 Abs. 3 Satz 6 ZSEG).

Die Entschädigung des Sachverständigen wird zunächst regelmäßig von dem *Kostenbeamten* des Gerichts festgesetzt. Ist der Sachverständige mit dieser Kostenfestsetzung nicht einverstanden (z.B. weil ihm der Stundensatz zu niedrig erscheint oder er die angegebene Stundenzahl nicht anerkennt oder gewisse Aufwendungen nicht erstattet werden), so kann der Sachverständige die *richterliche Festsetzung* der Entschädigung beantragen (s. § 16 Abs. 1 ZSEG). Gegen die richterliche Festsetzung ist die – nicht an eine Frist gebundene, aber doch baldmöglichst einzulegende – Beschwerde zulässig, wenn der Wert des Beschwerdegegenstandes (also der Betrag, um den der Sachverständige die Entschädigung höher festgesetzt haben möchte) DM 100,– übersteigt (s. § 16 Abs. 2 Sätze 1 und 2 ZSEG). Die Beschwerde ist bei dem Gericht einzulegen, das die angefochtene richterliche Festsetzung erlassen hat (s. § 16 Abs. 2 Satz 6 ZSEG). Hilft es nicht ab, so legt es die Beschwerde dem im Instanzenzug übergeordneten Gericht vor. Gegen die richterliche Festsetzung der Kosten durch ein Oberlandesgericht oder ein Landessozialgericht oder ein Oberverwaltungsgericht (Verwaltungsgerichtshof) ist keine Beschwerde zulässig (s. § 16 Abs. 2 Satz 4 ZSEG).

Literatur

JESSNITZER: Der gerichtliche Sachverständige. 8. Aufl. (1980); HARTMANN: Kostengesetze. 21. Aufl. C.H. Beck (1983); MEYER/HÖVER: Gesetz über die Entschädigung von Zeugen und Sachverständigen. 15. Aufl., Köln, Heymanns (1982); MÜLLER: Der Sachverständige im gerichtlichen Verfahren. 2. Aufl. Kronberg/Ts., Athenäum, S. 334 ff. (1978); PETERS/SAUTTER/WOLF: Kommentar zur Sozialgerichtsbarkeit. 4. Aufl., Stuttgart, Kohlhammer, unter Anm. 3 Buchst. b und c zu § 118; MÄURER: Höhere Arztentschädigungen für sozialgerichtliche Gutachten und Befundberichte nach den neuen Entschädigungsgrundlagen. Kissing, Weka.

2. Die forensische Beurteilung der psychiatrischen Erkrankungen im Strafverfahren

2.1. Die schizophrenen Psychosen

ULRICH VENZLAFF

2.1.1. Klinik

Die Schizophrenie ist mit einer Erkrankungswahrscheinlichkeit von 1 % in der Durchschnittsbevölkerung die häufigste psychotische Erkrankung. Diese Ziffer gilt für die unterschiedlichsten Kulturkreise und Gesellschaftssysteme. Die Krankheit kann in jedem Stadium Halt machen, sich spontan bessern, oder, wenn auch seltener, spontan zur Vollremission kommen.

Die *Ursache der Schizophrenie ist letztlich unbekannt.* Genetische Faktoren spielen aber auf eine noch nicht endgültig erforschte Weise eine wesentliche Rolle. Die Erkrankungswahrscheinlichkeit bei eineiigen Zwillingen liegt zwischen 50 und 80 %, bei zweieiigen um 12 %, bei Geschwistern zwischen 8 und 12 %, bei Kindern von zwei schizophrenen Elternteilen um 40 % und bei Kindern eines schizophrenen Elternteiles um 20 %. Möglicherweise entscheidet die Genpenetranz (d. h. also die Durchschlagskraft der Anlage) darüber, ob die Krankheit irgendwann schicksalhaft ausbricht, oder aber, ob erst weitere, zu Lebzeiten wirksame Faktoren die sonst latente Anlage über die Manifestationsschwelle heben. Allgemein ungünstige psychische Einflüsse der frühen Umwelt, namentlich eine schwere äußere und innere Zerrüttung der Familie, trifft man bei einem hohen Prozentsatz der Kranken an (M. Bleuler), ebenfalls aber auch eine erhöhte Belastung mit somatischen Erkrankungen und Schäden (Keppler, et al.). Im Vorfeld der Krankheitsmanifestation werden häufiger schwere persistierende konflikthafte psychosoziale Belastungen angetroffen, mitunter aber auch schwere Körperkrankheiten oder tiefgreifende hormonale Umstellungen (Pubertät, Wochenbett, Klimakterium). Eine eindeutig definierbare, immer oder häufig anzutreffende psychodynamische bzw. biographische Belastungskonstellation oder ein bestimmter somatischer Prozeß sind jedoch bislang noch nicht herausgearbeitet worden. Nach neueren Forschungen scheinen sich im akuten Krankheitsprozeß bestimmte biochemische Störungen im zentralnervösen Stoffwechsel abzuspielen, möglicherweise beruht hierauf die spezifische Wirkung der Neuroleptika.

2.1.1.1. Konventionelle Klassifizierung der Schizophrenien

Hebephrenie
Meist im jugendlichen oder frühen Erwachsenenalter manifestierte, chronisch verlaufende, oft fast therapieresistente Form, bei der die schizophrene Grundstörung symptomatologisch im Vordergrund steht, während produktive Symptome oft nur flüchtig vorkommen und das Krankheitsbild nicht beherrschen.

Sonderform: *«Schizophrenia simplex»*: Unproduktive, meist besonders früh manifestierte, schleichend verlaufende Form.

Katatone Schizophrenie

Meist im frühen oder mittleren Erwachsenenalter akut auftretende Form, die durch das Dominieren psychomotorischer Störungen (Erregung, Aggression oder Stupor) gekennzeichnet ist, oft verbunden mit massiven Halluzinationen und Wahnbildung. Nicht selten günstige Spontanremission, wenn auch hohe Rezidivneigung.

Sonderform

«Febrile («perniziöse») Katatonie»: Mit schwerster Erregung und Temperaturanstieg, u. U. in wenigen Tagen zum Tode oder zumindest zu einem lebensbedrohlichen Zustand führende Psychose vom katatonen Typ.

Paranoide Schizophrenie

Durch das Vorherrschen paranoider (Wahneinfälle, Wahnwahrnehmungen) und halluzinatorischer Symptome gekennzeichnete, im mittleren Erwachsenenalter auftretende Form, die schubweise oder progredient verlaufen kann, und bei der die Persönlichkeit im allgemeinen besser erhalten bleibt.

Sonderformen

«Paraphrenie»: Ausschließliche, oft relativ systematisierte Wahnsymptomatik ohne gröberen Persönlichkeitsdefekt im höheren Lebensalter.

«Koenästhetische Schizophrenie»

«Leibhalluzinatorische» Form, bei der bizarr-abstruse Körperwahrnehmungen das Bild beherrschen. Langgezogen-chronischer Verlauf. Typische Defektsymptomatik und andere produktive Symptome treten oft erst nach Jahren in Erscheinung. Wird häufig lange als Hypochondrie oder chronisch-neurotische Entwicklung verkannt.

Obwohl die produktiven Symptome (Wahnbildung, Sinnestäuschungen) im akuten Stadium und bei manchen chronischen Verläufen das Krankheitsbild beherrschen, ist das symptomatologisch verbindende Glied der unterschiedlichen Erscheinungs- und Verlaufsformen schizophrener Erkrankungen eine besondere Grundstörung.

2.1.1.2. Die schizophrene Grundstörung

Von zentraler Bedeutung ist eine spezifische, sonst nicht vorkommende *Störung des Denkens* mit Gedankenabreißen und Sperrungen, die oft wahnhaft und als «Gedankenentzug» verarbeitet werden. Der Gedankengang wird durch Zerfall der logischen Verknüpfungen und Hinzutreten paralogischer gedanklicher Vollzüge «zerfahren», die Kranken verlieren die Fähigkeit zur gedanklichen Straffung, zur Abstraktion und zur übergreifenden Ordnung von Denkvorgängen. («Störung des intentionalen Bogens»). Gleichzeitig ist auch die *Affektivität* in vielfältiger Weise gestört. Die Skala der Möglichkeiten reicht von läppischer, inadäquater Heiterkeit über mißtrauisch-ablehnende Grundeinstellung bis zu stumpfer Gleichgültigkeit; häufig imponiert eine ausgesprochene «Kälte» des Affekts. Bei jeder dieser Gefühlsqualitäten können sich Angstgefühle – meist vor etwas Unheimlichem, Bedrohendem – finden. Eng verknüpft hiermit ist eine *Veränderung der mitmenschlichen Beziehung*: Es kommt zu einem Verlust mitschwingender Sympathiegefühle zu Bezugspersonen, Kontaktstörungen und Isolierungstendenzen. Fast regelhaft ist auch die *Aktivität* betroffen. Im akuten Stadium nicht selten in Form von dranghafter Unruhe, Erregung bis zu schwerster Aggressivität, meistens eher – und dies auch schon im Vorfeld der Erkrankung – in Form eines Verlustes an «energetischem Potential», von Antriebs- und Initiativestörungen bis zu stuporösem Rückzugsverhalten. Diese Veränderungen fließen in einer *Störung der Ich-Gefühle* (schizophrene Ich-Störung) zusammen. Durch *Deperso-nalisation* wird die eigene Körperlichkeit als fremdartig und verändert empfunden, durch *Derealisationsphänomene* wirkt auch die Umwelt verfremdet, unheimlich und bedroh-lich. Der Patient erlebt körperliche und seelische Innenvorgänge als «gemacht», «beein-flußt» und verarbeitet dies wahnhaft als von außen gegen ihn gerichtete, möglicherweise von bestimmten Personen ausgehende Beeinträchtigung durch Strahlen, Giftwirkung, Hypnose, Telepathie usw. Die für ein normales seelisches Funktionieren unerläßlichen Funktionen der Ich-Abgrenzung und Realitätsprüfung gehen verloren, so daß es zur «Spaltung der Persönlichkeit» kommt: Der Kranke erlebt sich sowohl als vertraute Person wie auch z.B. als «Wissender» und daher Verfolgter eines Spionageringes, als Prophet in göttlicher Mission, als Entdecker eines neuen mathematischen Systems oder als Chef einer «Weltregierung», der prominente Staatsmänner maßregeln kann.

2.1.1.3. Die produktiven Symptome (Wahnbildung und Sinnestäuschungen)

Oft über die Vorstufe der «Wahnstimmung» (der Kranke ist der festen Überzeugung, «daß etwas geschieht», etwas «Unheimliches und Unerklärliches» auf ihn zukommt und ist hierdurch mehr und mehr emotional verunsichert) entwickelt sich der *schizophrene Wahn*, der durch sein absolutes Gewißheitsbewußtsein und seine Unkorrigierbarkeit ebenso aus-gezeichnet ist wie durch die autochthone, krankheitsbedingte Entstehung. Es ist bewußt-seinspsychologisch unverstehbar und unableitbar. (Die Möglichkeit einer tiefenpsycholo-gischen Interpretation und Ableitung aus unbewußtem Konfliktmaterial ist hingegen in nicht wenigen Fällen unter Anwendung entsprechender Verfahren möglich.) Im Gegensatz zum Wahn sind die Ursachen eines oft ebenfalls unkorrigierbaren Irrtums oder Vorurteils im Prinzip normalpsychologisch zu ergründen (Bildungsmangel, Suggestibilität, Indok-trination usw.) Der Schizophreniekranke *weiß*, daß er von Agenten verfolgt wird, seine Frau ihn betrügt, er einen Auftrag Gottes zur Befriedung der Welt hat, der Nachbar ihn durch Strahlen in seiner Gesundheit schädigt usw. Von den autochthonen Wahneinfällen unterscheiden sich die *Wahnwahrnehmungen* dadurch, daß reale Wahrnehmungen wahn-haft umgedeutet werden («abnormes Bedeutungserleben»). Z.B. bedeutete das Umstellen von Blumentöpfen auf der Krankenstation für einen Patienten, daß er die Nacht nicht überleben würde.
Halluzinationen sind Wahrnehmungen ohne reales Wahrnehmungsobjekt, wobei der Patient unerschütterlich von der Realität der Wahrnehmung überzeugt ist. Am häufig-sten sind *akustische Halluzinationen*. Der Kranke hört «Stimmen», die sich praktisch immer auf ihn und seine derzeitige Situation beziehen. Er kann auf Befragen meist präzise angeben, ob es die Stimmen bekannter oder unbekannter Personen, Männer- oder Frauen-stimmen sind, oder wie sich mehrere Stimmen in Klangfarbe und Lautstärke unterschei-den. Besonders typisch sind kommentierende oder imperative Stimmen. Unter ihrem Druck kann es zu schweren Fehlhandlungen oder Selbstbeschädigungen kommen. *Ge-ruchs- oder Geschmackshalluzinationen* sind häufig mit der Furcht vor Vergiftung durch Gas oder Speisen verknüpft, im Rahmen *haptischer Halluzinationen* erlebt der Kranke zum Teil abstruse Beeinflussungen oder Manipulationen an seinem Körper oder den Organen. *Optische Halluzinationen* sind bei der Schizophrenie sehr selten, sie sprechen eher für eine toxische Psychose (z.B. Alkoholdelirium).

Verlauf

In vielen Fällen wird die Erkrankung von einem sich manchmal über Monate bis zu ein- bis zwei Jahren hinziehenden *uncharakteristischen Vorstadium* eingeleitet, in dem die Symptomatik ein mehr neurotisches Gepräge hat. Insgesamt wurde früher die *Prognose* viel zu ungünstig angesehen. Bei immerhin 20–25 % aller akut Erkrankten kommt die Erst- manifestation zur *vollständigen Ausheilung*, und es treten keine weiteren Krankheitsschübe auf. Schleichend-chronische, zu schweren Persönlichkeitsveränderungen führende und therapieresistente Verläufe sind gegenüber früher im Zeitalter der Pharmakotherapie sehr selten geworden. Am häufigsten ist eine *schubweise bzw. wellenförmige Verlaufsform* mit einer jeweiligen Krankheitsdauer von mehreren Monaten, wobei oft eine unspezi- fische *Residualsymptomatik* mit «Verlust an energetischem Potential» und Persönlich- keitsveränderungen mit verschiedenen Facetten der oben beschriebenen, schizophrenen Grundstörung zurückbleiben. Auch bei wellenförmigem Verlauf kommt es nach fünf bis acht Jahren im allgemeinen nicht mehr zu einer Verschlimmerung, sondern eher zu einer Besserung. Nach einer Verlaufsdauer von ca. 20 Jahren sind $2/3$ aller Kranken ent- weder vollständig oder bis auf uncharakteristische, diskrete Residuen remittiert.

2.1.1.4. Differentialdiagnose

Besondere differentialdiagnostische Schwierigkeiten kann das sich manchmal lange hin- ziehende uncharakteristische Vorstadium bereiten, das über lange Strecken zunächst die Annahme einer *Neurose oder einer Reifungskrise* nahelegt. Das Anderswerden des Patien- ten, das in der älteren Psychiatrie als besonders krankheitstypischer «*Knick in der Per- sönlichkeit*» bezeichnet wurde, ist vielfach erst nach längerer Verlaufsstrecke rückblickend in seiner psychotischen Spezifität zu rekonstruieren, weil die allmählich die Persönlichkeit prägende schizophrene Grundstörung gleichzeitig reaktiv-neurotische Prozesse als Aus- einandersetzung mit der Krankheit in Gang setzt. *Psychotische Episoden bei Epilepsie*, aber auch *paranoid-gefärbte akute manische Psychosen* können über längere Zeit psycho- pathologisch nicht von einer schizophrenen Erkrankung zu unterscheiden sein. Umgekehrt können im weiteren Verlauf der Schizophrenie «*abgeschwächte*» *Krankheitsschübe mit überwiegend depressiver Färbung* auftreten, die an eine Zyklothymie denken lassen. *Wahnbildung oder Halluzinationen können aber auch bei hirnorganischen Erkrankungen oder schweren bzw. chronischen Intoxikationen vorkommen* und gelegentlich eine schizo- phrene Symptomatik imitieren. Bei akuten psychotischen Ersterkrankungen ist aus all diesen Gründen gegenüber der endgültigen Festlegung auf die Diagnose Schizophrenie Zurückhaltung geboten, zumal ihr Bekanntwerden unübersehbare menschliche und so- ziale Probleme nach sich ziehen kann.

2.1.1.5. Die schizoaffektiven Psychosen

Es handelt sich um eine Erkrankungsgruppe, die gewissermaßen eine Mittelstellung zwi- schen den zyklothymen und den schizophrenen Psychosen einnimmt. Sie ist gekennzeich- net durch das gleichzeitige oder innerhalb einer Krankheitsphase alternierende Auftreten von manischen oder depressiven *und* schizophrenen Störungen und zeichnet sich wie die Zyklothymien durch einen phasenhaften Verlauf mit jeweiligen Vollremissionen aus. Im

Gegensatz zu den schizophrenen Erkrankungen bleibt keine für diese typische Residual-symptomatik zurück.

2.1.1.6. Das sogenannte Borderline-Syndrom

In der Psychiatrie, vornehmlich in den USA, wurde die Diagnose eines Borderline-Syndroms lange Zeit dann gestellt, wenn der diagnostizierende Arzt sich noch unsicher war, ob der Patient am Beginn einer schizophrenen Erkrankung stand, oder ob die Verlaufs-beobachtung zur Diagnose einer besonders schweren Neurose führen würde. Mit diesem Begriff versuchte man aber auch, einer Gruppe von Patienten gerecht zu werden, die vor-übergehend eine psychosenahe Symptomatik zeigten, ohne daß diese aber zu defektuösen Residualzuständen führte, und die überwiegend als besonders schwere Neurosen mit viel-fältigen Symptomen imponierten: Schizoide, zwanghafte und hysterische Symptome gleichzeitig oder in zeitlicher Folge, multiple Phobien, frei flottierende Angstzustände, Suchtverhalten, polymorphe sexuelle Perversionen.
Durch die psychoanalytischen Forschungen besonders von Kernberg (1978), im deutschen Sprachraum von Rohde-Dachser (1983), hat der Begriff der «Borderline-Persönlichkeits-störung» nun eine völlige Neudefinition erfahren. Während die eigentlichen Neurosen durch den zentralen Abwehrmechanismus der Verdrängung gekennzeichnet sind, ergänzt durch diesen unterstützende Mechanismen wie etwa Affektisolation, Reaktionsbildung und Rationalisierung, ist die Borderline-Persönlichkeitsstörung auf ein *Überwiegen des Spaltungsmechanismus* zurückzuführen. Der Spaltungsmechanismus wird in der norma-len frühkindlichen Entwicklung bis etwa zum dritten Lebensjahr vor der Etablierung der Verdrängung eingesetzt, um die Erfahrungen befriedigender versus frustrierender Ereig-nisse innerseelisch zu bewältigen. Durch ihn werden alle wichtigen Erfahrungen aufge-spalten in «nur gute» und «nur schlechte». Unterstützt wird die primitive Spaltung durch die sogenannten «primitiven Abwehrmechanismen» der Introjektion, Projektion, pro-jektiven Identifizierung, primitiven Idealisierung und Entwertung. Gelingt es einem Men-schen nicht, im Zuge seiner Entwicklung das Gute und das Schlechte in der Welt, in seinen wichtigen Bezugspersonen und besonders in sich selbst wahrzunehmen, anzuerkennen und miteinander in Einklang zu bringen, so führt das zu schwerwiegenden Persönlich-keitsstörungen. Das hier entwickelte Konzept liefert eine Verstehensmöglichkeit für eine Gruppe vielfältiger klinischer Erscheinungsformen, und es wird bei den Persönlichkeits-störungen erneut zu erwähnen sein (s. Kap. 2.8.2.3).
Die Ausweitung, zum Teil auch Umdeutung und Inflationierung des Begriffes «Borderline» im Gefolge dieser Ergebnisse ist insofern unglücklich, als mit ihm suggeriert werden kann, es handele sich um «Beinahe-Psychosen». In der Tat steht die Persönlichkeitsorganisa-tion auf dem Niveau der primitiven Spaltung der Psychose näher als die neurotische Per-sönlichkeitsorganisation. Von psychotischen Patienten unterscheidet sich der Borderline-Patient jedoch, auch wenn er phasenweise eine «Minipsychose» (Rohde-Dachser) in Be-lastungssituationen bekommen kann: Seine Realitätsprüfung ist erhalten, er ist zu – wenn auch meist problematischen – Objektbeziehungen in der Lage, und die Ich-Funktionen sind zwar defizitär, aber nicht in dem Ausmaß aufgehoben, wie es für die psychotische Erkrankung typisch ist.
Jedem, der sich in der psychoanalytischen Entwicklungspsychologie, Objektbeziehungs-theorie und Theorie von den frühen Abwehrformationen nicht fundiert auskennt, kann

bei der Verwendung der Diagnose «Borderline» nur Zurückhaltung empfohlen werden, will er sich nicht dem Vorwurf aussetzen, diagnostisch unpräzise und wissenschaftlich oberflächlich zu sein. Eine Persönlichkeitsstörung oder Neurose ist nicht schon deshalb einer psychotischen Erkrankung kategorial ähnlich oder gleich, weil sie durch psychotherapeutische Maßnahmen kaum oder gar nicht beeinflußbar ist. Die grundsätzliche Psychogenese einer Krankheit impliziert nicht gesetzmäßig die Heilbarkeit durch Psychotherapie. Eine schwere Neurose ist eine schwere Neurose und keine Borderline-Persönlichkeitsstörung. Es ist umgekehrt auch nicht richtig, mit diesem Begriff aus falsch verstandener ärztlicher Reserve leichter verlaufende schizophrene Erkrankungen zu belegen.

2.1.1.7. Therapie

Während die früher üblichen *Insulinkuren* heute gar *nicht mehr*, die *Elektrokonvulsionsbehandlung nur noch sehr selten* bei lebensbedrohlichen oder völlig therapieresistenten Fällen durchgeführt werden, *ist die Pharmakotherapie mit Neuroleptika die Methode der Wahl.* Dies gilt nicht nur für das akute Stadium, sondern auch für die Nachbehandlung mit Langzeitneuroleptika zur Stabilisierung des Heilerfolges und Vermeidung von Rückfällen. Pharmakotherapie wirkt in erster Linie gezielt auf die produktiven Symptome und psychomotorischen Störungen (Erregung, Unruhe, Stupor), während die schizophrene Grundstörung sowie die Residualsymptomatik *psychotherapeutischer, insbesondere aber sozialtherapeutischer Maßnahmen* bedürfen: Einzel- und gruppentherapeutische Maßnahmen im Krankenhaus, gezielte Rehabilitationsaktivitäten in Tages- und Nachtkliniken mit Arbeits- und Sozialtraining, nachgehende Fürsorge und Familienbetreuung durch sozialpsychiatrische Dienste, die Einrichtung von Patientenclubs, die Vermittlung eines dem psychischen Zustand adäquaten Arbeitsplatzes. Auch sogenannte Behinderten-Werkstätten, die Resozialisierung in Übergangsheimen, um dem oft über lange Zeit aus allen sozialen Bezügen ausgegliederten Patienten wieder zu einem Platz in der Gemeinschaft entsprechend seinen Fähigkeiten und Kommunikationsmöglichkeiten zu verhelfen, sind für die Rehabilitation geeignete Maßnahmen. Rehabilitative Psychiatrie hat aber nicht nur die materielle Sicherung, die Arbeitsplatz- und Wohnraumbeschaffung zum Ziel, sondern auch, den Patienten wieder in *die Rolle des für sich und seinen sozialen Bereich mitverantwortlichen Bürgers einer Gemeinschaft* zurückzuführen!

2.1.2. Kriminologie

In der landläufigen Kriminalität sind Schizophrene eindeutig unterrepräsentiert. Gezielte Eigentumsdelikte, besonders unter Gewaltanwendung, gemeinschaftliche Straftaten, aber auch Sexualdelikte kommen extrem selten vor. Wahrscheinlich liegt dies an der autistischen Abkapselung, der Kontaktschwäche und dem Aktivitätsverlust ebenso wie daran, daß diese Kranken meist anspruchs- und bedürfnislos sind. Die Erkrankung hat jedoch im Bereich der *Klein- und Verwahrlosungskriminalität* eine gewisse Bedeutung. Diese hängt überwiegend mit den Schwierigkeiten sozial hilfloser chronisch Kranker zusammen und kommt nicht selten bei niemals diagnostizierten und daher niemals behandelten, schleichend-defektuösen Verläufen vor. Manche dieser unglücklichen Menschen sind erst nach

20 bis 30 Verurteilungen wegen Bettelns, Landstreicherei, Diebstahls oder Zechbetruges als krank erkannt und einer Behandlung zugeführt worden. Die «Dunkelziffer» niemals diagnostizierter und niemals behandelter chronischer Schizophreniekranker ist schwer abzuschätzen. Sicherlich ist diese Gruppe aber unter Nicht-Seßhaften, Stadt- und Landstreichern sowie aus allen Bindungen ausgescherten, für sich dahinlebenden verschrobenen Sonderlingen überrepräsentiert.

Eine Arbeiterfamilie wechselte innerhalb von 6 Jahren 14mal die Wohnung und kam durch anfallende Umzugskosten, Abstandszahlungen, notwendige Neuanschaffungen und Handwerkerkosten hierdurch in schwerste wirtschaftliche Bedrängnis. Jeweils wurde der Auszug durch den Hauswirt oder die Nachbarn betrieben, weil die Frau mit diesen rasch in schwerste Streitigkeiten geriet, die meist in gerichtsrelevante Beleidigungen oder sogar Körperverletzungen ausarteten. Als der Sohn vor dem Jugendgericht einen Einbruchsdiebstahl damit motivierte, daß er es zu Hause bei seiner «verrückten und streitsüchtigen Mutter» nicht habe aushalten können, schritt das Jugendamt ein, wobei es sich herausstellte, daß die Mutter psychotisch-wahnkrank war und ständig unter physikalischen Beeinflussungserlebnissen sowie beschimpfenden Stimmen litt, die sie auf ihre jeweilige Nachbarschaft projizierte.

Wie im Fall dieser Patienten führen gerade bei chronisch Kranken Halluzinationen, Wahnbildung und Beeinträchtigungsideen im sozialen Umfeld immer wieder einmal zu erheblichen Schwierigkeiten und finden in Gerichtsverfahren wegen *Beleidigung, übler Nachrede oder Verleumdung* ihren Niederschlag.

In der *Verkehrsdelinquenz* treten Schizophreniekranke entgegen weit verbreiteten Vorstellungen ebenfalls nur selten in Erscheinung. Die Unfallbelastung von Psychotikern ist fünfmal niedriger als von Psychopathen (Böcher). Die Gründe hierfür könnten in einer niedrigen Störanfälligkeit durch die autistische Abkapselung liegen, oder der nur geringen Anfälligkeit gegen «Konkurrenzsituationen» im Straßenverkehr. *Gefährliches Verkehrsverhalten* kann aber *im akuten Krankheitsschub* auftreten, wenn ein Patient z.B. versucht, sich mit dem Kfz vermeintlichen Verfolgern zu entziehen, hierbei Ampeln überfährt, nachts die Beleuchtung ausschaltet oder deshalb nach einem Unfall Fahrerflucht begeht.

Die *Prototypen des Verbrechens schizophrener Patienten* sind motivisch meist unverstehbare, mitunter kaltblütig ausgeführte, meist mit besonderer Bestürzung registrierte *Gewaltdelikte*. Sie werden von der Öffentlichkeit im allgemeinen zum Anlaß genommen, diese Kranken als besonders gefährlich und unberechenbar anzusehen. Gerade solche wenigen, von den Medien sensationell hochgespielten Taten tragen ganz wesentlich dazu bei, die *Vorurteile gegenüber Geisteskranken in der Öffentlichkeit* zu schüren. Nach einer Zehn-Jahres-Katamnese von Böker und Häfner (1973) wurden aber in der Bundesrepublik Deutschland nur 2,97% aller Gewaltverbrechen von Geistesgestörten begangen, unter diesen betrug der Prozentsatz Schizophreniekranker allerdings 53%. Auf alle Kranken übertragen steht aber das «Gewalttäterrisiko» bei der Schizophrenie nur im Verhältnis 5:10000 (bei Oligophrenie und Zyklothymie 6:100000). *Schizophrene sind also in der Gewaltkriminalität zehnmal gefährlicher als zyklothyme oder oligophrene Patienten, aber nicht gefährlicher als Geistesgesunde. Gewalttaten*, vor allem versuchte oder vollendete Tötungshandlungen, werden vornehmlich von *Patienten mit einer floriden, meist systematisierten Wahnsymptomatik zur Abwehr vermeintlicher Bedrohungen*, aber auch aus einem *Haß- und Racheaffekt* an Personen begangen, durch die sie sich benachteiligt und gefährdet fühlen.

Ein 49jähriger ehemaliger polnischer Offizier, der vor mehreren Jahren schon einmal wegen eines schizophrenen Schubes mit erheblicher Aggressivität mehrere Monate in psychiatrischer Behandlung war, und nunmehr in einem Ausländerlager lebte, erschoß im Wartezimmer eines Arztes den Lagerleiter, weil er seit Monaten aus wahnhaft verarbeiteten Halluzinationen glaubte, daß dieser ihn durch Strahlen in seiner Gesundheit schädige und langsam töten wolle. In den vorausgegangenen Wochen hatte er zahlreiche Ämter und Behörden mit der Bitte aufgesucht, ihn vor dem Lagerleiter zu schützen, war aber – z. T. barsch und höhnisch – durchweg abgewiesen worden.

Ein 33jähriger Polizeibeamter, der im Rahmen eines hypochondrischen Wahnes glaubte, daß sich seine Wirbelsäule «allmählich auflöse», «seine Herznerven nicht mehr funktionierten» und sein Herzbeutel «sich verpanzere» und hierdurch in schwerste Todesfurcht geriet, wurde trotz mehrfacher Krankmeldungen vom Polizeiarzt, der ihn für einen «Rentenjäger und Simulanten» hielt, dienstfähig geschrieben. Als er trotzdem nicht zum Dienst erschien, wurde er vom Polizeiarzt und vom Polizeikommandeur in seiner Dienstwohnung aufgesucht. Trotz seiner flehentlichen Bitten erklärte der Polizeiarzt, daß er völlig gesund und dienstfähig sei, worauf ihm der Kommandeur den barschen Befehl erteilte, sofort zum Dienst zu erscheinen. Nach Verlassen der Wohnung lief der Beamte hinter beiden her und schoß sie mit seiner Dienstpistole nieder. Die Rekonstruktion des Falles ergab ein seit mindestens sieben Jahren bestehendes hypochondrisches bzw. haptisch-halluzinatorisches Wahnsystem, dessen ungeachtet hatte er, wenn auch als verschrobener Sonderling betrachtet, bislang unauffällig seinen Polizeidienst versehen.

Ein nach zwei Krankenhausaufenthalten nach Remission wieder entlassener Schizophreniepatient, der in einer Notunterkunft lebte, erstach spät abends auf der Straße an zwei aufeinanderfolgenden Tagen jeweils einen ihm unbekannten Passanten, weil er wahnhaft meinte, daß diese ihm durch Handbewegungen zu verstehen gäben, daß er homosexuell sei.

Geordnete Wahnkranke, deren Wahnthematik durch *angstvoll-bedrohlich erlebte Beeinträchtigungen durch andere Personen* bestimmt ist, und die auf ihre Umgebung nicht offensichtlich «geistesgestört» wirken, sind wegen der *kumulierenden affektiven Aufladung* im Gefolge ständiger Ablehnungen ihres Ansinnens um Schutz und Hilfe und des sich in ihnen verdichtenden Gefühls eines wehrlosen Ausgeliefertseins daher *in besonderem Maße bezüglich eruptiv-aggressiver Durchbrüche gefährdet.* Gelegentlich kann auch ein *magisch-psychotisches Sendungsgefühl* Anlaß zu schweren Straftaten geben, wie bei dem schizophreniekranken Australier Rohen, der in Jerusalem an der Al-Aksa-Moschee eine Brandstiftung beging.

Ein Oberstudienrat, der schon zweimal wegen einer paranoiden Schizophrenie klinisch behandelt wurde, tötete an seinem 50. Geburtstag unter dem Eindruck profuser imperativer Stimmen seine Mutter durch Erwürgen, um sie – wie er später sagte – auf einen himmlischen Befehl hin «Gott zuzuführen».

Das *Rachemotiv* ist besonders deutlich bei der *Tötung von Ärzten und Amtspersonen,* die gegen Schizophreniekranke Zwangsmaßnahmen einleiten oder durchgeführt haben bzw. abstrusen Behandlungs- oder Diagnostikwünschen nicht nachkamen. Ein solcher Racheimpuls kann *auch Unbeteiligte* treffen.

Ein in einer Privatanstalt untergebrachter Kranker mit chronischer Schizophrenie wurde gegen seinen Protest aus disziplinarischen Gründen auf einen Saal mit überwiegend Oligophreniekranken verlegt. Dies geschah trotz der Ankündigung, er werde sich «blutig rächen». In der ersten Nacht nach seiner Verlegung tötete er einen bettlägerigen Patienten durch Halsstich mit einem Schraubenzieher, verletzte einen weiteren schwer und konnte erst durch die hinzukommende Rundgangswache daran gehindert werden, zwei weitere zu erwürgen.

Noch spektakulärer war der Fall des Kölner «Flammenwerfermörders», der einen selbstgebastelten Flammenwerfer in eine Schulklasse hielt und mehrere Kinder tötete bzw. schwer verletzte. Tatbestimmend dürften in solchen Fällen *neben dem Rachemotiv ein psychotisches Gefühlserkalten in Verbindung mit einem Verlust mitmenschlicher Gefühle sein,* das zu einer Art *psychotischem «Desperadotums»* führte.

Wenn sich auch knapp dreiviertel aller Gewalttaten Schizophrener motivisch aus der Wahnsymptomatik ableiten lassen, wobei nach Rink besonders häufig eine ausgeprägte

Angstkomponente mitschwingt, ist wiederum nach Rink bei 25 % *der Täter* auch unter Berücksichtigung der erkennbaren Krankheitssymptomatik *ein Tatmotiv nicht zu eruieren,* so daß das *Delikt in sich unverstehbar* bleibt. Hierunter fallen die *psychotischen Impulshandlungen ohne erkennbare Tatmotivation,* zu denen der Täter weder in der floriden psychotischen Symptomatik noch gegebenenfalls nach Remission irgendeine Stellung beziehen kann.

Ein 22jähriger Patient, der bis dahin psychisch unauffällig war, aber unmittelbar nach der Tat hochpsychotisch wurde, tötete – ohne vorausgehenden Konflikt oder Streit – seinen Vater mit zehn Hammerschlägen und verletzte die Mutter, die noch entfliehen konnte, schwer. Während der Unterbringung kam die psychotische Symptomatik bei entsprechender Therapie weitgehend zur Remission, ohne daß es jemals im Rahmen von Explorationen gelang, vom Patienten, der seiner Tat selber völlig beziehungslos gegenüberstand, irgend etwas über die seelische Verfassung in der prädeliktischen Situation zu erfahren.

Sehr selten sind der eigentlichen Kriminalität nahestehende Taten. Aus unserem Material kennen wir einen Fall von Tötung eines Notzuchtopfers durch einen Kranken mit mittelschwerem Residualzustand. Ein anderer Patient beging relativ kurz vor Ausbruch einer schweren schizophrenen Symptomatik einen bewaffneten Raubüberfall auf einen Tankwart, es ließen sich aber schon während vorausgehender Wochen auffallende Veränderungen der Persönlichkeit mit uneinfühlbaren Beziehungsideen aufzeigen.

Tatopfer sind in 72 % der Fälle engste Bezugspersonen, Verwandte und Bekannte, was in etwa den Verhältnissen bei der Tötungskriminalität Gesunder entspricht. Bei 15,7 % der Tatopfer handelt es sich um Autoritätspersonen, Vorgesetzte und Ärzte, so daß nur 12,4 % der Tatopfer in keiner irgendwie gearteten Beziehung zum Patienten standen (Rink). Die Gefährdung der unbeteiligten Öffentlichkeit durch Gewalttaten Schizophrener ist also außerordentlich gering. Hervorzuheben ist aus dem Material von Rink, daß ^{1}/$_3$ der Täter die Tat vorher durch ernsthafte Drohungen ankündigten. Besonders bestürzend ist es, festzuhalten, daß nach Rink die Tat in fast 40 % nur durch *grobes Versagen von Sozialkontrollen* zustandekam. Es handelt sich um Fälle, in denen die schizophrene Symptomatik schon für Laien oder zumindest für behandelnde Ärzte eindeutig erkennbar gewesen sein müßte, wo sich eindeutig Wahnkranke mehrfach hilfesuchend an Behörden oder Ärzte wandten, oder aber durch Verhalten und Drohungen einfach nach vernünftiger Überlegung als gefährlich anzusehen waren. Die überwiegende Zahl der Täter war nach Böker und Häfner (1973) schon mindestens ein Jahr vor der Tatausführung erkennbar schizophren krank, nicht wenige schon wesentlich länger, vielfach kam es im Vorfeld der Tat zu einer Exazerbation der psychotischen Symptomatik.

Sehr selten, aber mitunter außerordentlich schwierig zu beurteilen, sind die von Willmanns (1940) bzw. Stransky (1950) beschriebenen *Prodromal- bzw. Initialdelikte.* Es handelt sich um Gewalttaten, die im Prodromalstadium der Schizophrenie, meist unter akuter psychotischer Symptomverdichtung zu einem Zeitpunkt begangen werden, zu dem die Täter für ihre Umwelt noch absolut unauffällig erscheinen, oder aber solche, bei denen die Tat das erste («Initial»-)Symptom der Psychose ist. Beim «Initialdelikt» kommt es nach Stransky (1950) mitunter erst Wochen oder Monate nach der Tat zur Entwicklung einer typischen schizophrenen Symptomatik.

2.1.3. Begutachtung

Die Beurteilung der strafrechtlichen Verantwortlichkeit ist in all jenen Fällen, in denen die Diagnose einer schizophrenen Erkrankung feststeht oder hinreichend wahrscheinlich gemacht werden kann, unproblematisch. Die Schizophrenie ist eine *schwere psychische Krankheit*, die sowohl durch die Persönlichkeitsveränderungen als auch durch die Wahnsymptomatik oder/und den Einfluß von halluzinatorischen Erlebnissen das seelische Gefüge tiefgreifend verändert, die Sinngesetzlichkeit seelischer Vorgänge und Handlungsabläufe zerreißt und die Wirksamkeit normaler rationaler Kontrollmechanismen aufhebt. Die Annahme einer *Schuldunfähigkeit aus § 20 StGB* ist daher unter *Anwendung des Exkulpierungsmerkmals «krankhafte seelische Störung»* in all diesen Fällen voll gerechtfertigt und bedarf keiner weiteren Diskussion. Wesentlich problematischer liegen die Dinge aber sowohl aus grundsätzlichen als auch aus praktisch-ärztlichen Überlegungen bei *Straftaten von Patienten*, die sich zumindest *schon längere Zeit im Zustand der Vollremission* befinden. Hierzu zählen auch Patienten, bei denen nach einem mehr oder minder langen Krankheitsverlauf *nur noch eine dezente*, ohne Kenntnis der Vorgeschichte möglicherweise diagnostisch gar nicht mehr zu klassifizierende *schizophrene Residualsymptomatik* besteht. Die Forderung in der älteren gerichtspsychiatrischen Literatur (z.B. Langelüddeke), daß die einmal gestellte Diagnose einer Schizophrenie grundsätzlich eine Vollexkulpierung des Täters rechtfertigt, kann, auch in Übereinstimmung mit Böker und Häfner (1973), auf keinen Fall mehr aufrechterhalten werden. Natürlich bedarf es im Rahmen der Begutachtung solcher Patienten zunächst einmal der sorgfältigen Prüfung, ob die Straftat möglicherweise das erste «Wetterleuchten» einer psychotischen Exazerbation war, und sie durch eine im Vorfeld nicht erkennbare akute schizophrene Symptomenverdichtung oder aber eine schleichende Unterminierung der Persönlichkeit zustande kam. Läßt sich ein solcher Vorgang mit hinreichender Wahrscheinlichkeit ausschließen, wäre es verfehlt, schematisch nur unter dem Blickwinkel einer durchgemachten Psychose zu verfahren. Den absolut gesetzestreuen Menschen wird man selbst unter Pflichtneurotikern vergeblich suchen, und es ist nicht einzusehen, warum nicht auch ein gewisser Prozentsatz geheilter oder entscheidend gebesserter Schizophrener aus den gleichen Motiven Straftaten begehen sollten, wie psychisch Gesunde.

Ein voll in das Arbeitsleben integrierter ehemaliger Patient unseres Krankenhauses, der seit eineinhalb Jahren mit nur einer ganz dezenten Residualsymptomatik entlassen worden war, und in eigener Wohnung lebte, verprügelte einen Arbeitskollegen, nachdem dieser ihn wochenlang wegen seines früheren «Anstaltsaufenthaltes» vor anderen hänselte. Wir haben in diesem Vorfall keine tatbestimmende Mitwirkung der früheren psychotischen Erkrankung oder einer Residualsymptomatik gesehen, sondern ihn als voll verantwortlich begutachtet.

Bei diesem Personenkreis sind die Folgen einer allzu leichtfertigen Exkulpierung im Regelfall wesentlich schwererwiegend als die verantwortliche Bestrafung. In mehreren Fällen wurde die bedingte Aussetzung der früheren Unterbringung nach § 63 bzw. 42b StGB aus § 67 StGB widerrufen, so daß damit jahrelange Rehabilitationsbemühungen gescheitert waren. In minderschweren Fällen führte ein Freispruch wegen Unzurechnungsfähigkeit bei geringfügigen Rechtsbrüchen zum Verlust der Arbeitsstelle, zu schweren innerfamiliären Problemen und entsprechend erheblichen nachteiligen seelischen Reaktionen beim Patienten. Es kann inhuman sein, dem entlassenen Kranken zwar materielle Hilfen und Förderungen zu gewähren, ihn aber dadurch zu diskriminieren, daß man ihn im

«Dauerstatus der Nichtverantwortlichkeit» beläßt! Es war schon darauf hingewiesen worden, daß psychiatrische Rehabilitation auch das Wiedereinsetzen in den Stand des mündigen, verantwortlichen Bürgers zum Ziele haben sollte.

Schwierige diagnostische Probleme kann die Beurteilung von Fällen aufwerfen, in denen ein sogenanntes *Prodromal- oder Initialdelikt* vorliegt. Nicht wenige dieser Taten erscheinen unter Anlegung vulgär-psychologischer Maßstäbe dem Laien zunächst als normal-psychologisch motivierte Konflikttaten. Prodromal- und Initialdelikte zeichnen sich im Regelfall aber doch dadurch aus, daß sie letztlich motivisch nicht oder nur sehr schwierig zu erhellen sind bzw. zumindest durch ein eindeutig bestehendes Mißverhältnis zwischen Anlaß und Tatschwere. In solchen Fällen muß besonders sorgfältig nach dezenten Veränderungen der Persönlichkeit, des Verhaltensstils oder der Lebensgewohnheiten im Tatvorfeld gefahndet werden.

Ein 23jähriger Student, der bislang unauffällig und mit warmherziger Zuneigung gut in der Familie angepaßt war, geriet nach einem Streit mit seinem Vater, in dem es um die Bezahlung einer Bahnfahrkarte ging, plötzlich in einen hochgradigen Erregungszustand, in dem er ihn zusammenschlug und zu Tode trampelte. Bei der Begutachtung wirkte er auffallend affektiv verarmt und gegenüber den Schilderungen seiner ursprünglichen Wesensart eigenartig undifferenziert, jedoch waren konkrete psychotische Symptome nicht festzustellen. Bekannt wurde noch, daß er einige Wochen vor der Tat eine merkwürdige Verunsicherung, aber auch Umtriebigkeit an den Tag legte, die von der Umwelt aber nicht als gröber abnorm gewertet wurde. Vier Monate nach der Tat und nach Abschluß der Begutachtung entwickelte sich in der Untersuchungshaft eine schizophrene Psychose mit foudroyanter paranoid-halluzinatorischer Symptomatik und schwerster psychomotorischer Erregung, die sich über Monate hinweg als praktisch therapieresistent erwies.

Die *Latenzzeit zwischen einer ersten*, oft durch die Verknüpfung einer Reihe situativer Faktoren mit provozierten *psychotisch-aggressiven Entladungen und der Manifestation des vollen Krankheitsbildes* mit typischen Symptomen *kann unterschiedlich lang sein*, und sich u. U. über Monate hinziehen. Wird bei den ersten Ermittlungen eine psychische Erkrankung überhaupt nicht in Erwägung gezogen, so kann die *Haftsituation sowohl symptomprovozierend als auch symptomabdeckend sein*. Es ist mitunter bestürzend, über wie lange Zeit in der Haft eine schwere psychotische Gestörtheit nicht registriert oder als psychologisch verstehbare «Haftreaktion» verkannt wird, was dann dazu führen kann, daß die Psychose durch typische Verhaltensweisen einer aggressiven oder regressiven Haftreaktion überformt wird. Solche Patienten bereiten dann im Rahmen der Begutachtung nach § 81 StPO besondere diagnostische Schwierigkeiten, wenn wegen ihrer mißtrauisch-abweisenden Haltung ein explorativer Kontakt nur oberflächlich zustande kommt, paranoid-halluzinatorische Symptome dissimulierend verschwiegen werden, und keine hinreichenden Informationen zur objektiven Anamnese zur Verfügung stehen.

Ein 27jähriger Student erschoß sieben Jahre nach dem Abitur seinen ehemaligen Klassenlehrer, angeblich weil er es nach wie vor nicht verwinden konnte, daß dieser ihn vor acht Jahren für ein Jahr vom Abitur zurückgestellt hatte. In einem fünf Jahre zurückliegenden Strafverfahren hatte ein psychiatrischer Gutachter angesichts der überraschenden, im Grunde unverständlichen und sinnlosen Taten (Eigentumsdelikte) und einer auffälligen Gefühls- und Affektarmut die Möglichkeit einer sich anbahnenden schizophrenen Psychose differentialdiagnostisch erörtert. Nach monatelanger Untersuchungshaft registrierten zwei Gutachter mit unbestritten großer Erfahrung zwar auf Schizophrenie verdächtige Verhaltensweisen, ohne jedoch konkrete Symptome zu finden, so daß es nur zur Dekulpierung nach § 51 Abs. 2 StGB wegen einer «Psychopathie von Krankheitswert» kam. Drei Jahre später erkrankte er in der Haft an einer schwersten schizophrenen Symptomatik und wurde in ein psychiatrisches Krankenhaus überführt. Es ließ sich rekonstruieren, daß schizophrene Symptome schon ca. sechs Monate nach der Verurteilung in der Haft aufgetreten waren, aber als unkooperatives Verhalten eines anpassungsunwilligen Sonderlings verkannt wurden. Nach jahrelanger stationärer Behandlung, die zu einer weitestgehenden Remission führte, und in deren Rahmen es zu einem sehr guten Übertragungsverhältnis zum behandelnden Arzt kam, erfuhr man, daß der Patient schon ca. sechs Monate vor der Tat unter imperativen Stimmen litt. Diese befahlen ihm den Mord an dem Klassenlehrer, weshalb er in schwerste seelische Krisen geriet, mehrfach ernsthaft einen Suizid in Erwägung zog, dann aber von dem Druck psychotischer Befehle überwältigt wurde. Er berichtete weiter, daß er «dies alles» den Gutachtern und dem Gericht verschwiegen habe aus Sorge, man würde ihm ein «Herausreden auf Krankheit» unterstellen und ihn deshalb noch härter verurteilen.

Das Konzept vom «Initialdelikt» (Stranski 1950) muß also dahingehend relativiert werden, daß es zumindest in einer Reihe von Fällen nur so erscheint, als sei das Delikt die erste Manifestation der schizophrenen Erkrankung, die mit ihrer vollen Symptomatik erst nach einem längeren Intervall auszubrechen braucht. Ein solcher Vorgang wird in einer bestimmten Zahl von Fällen jedenfalls nur dadurch vorgetäuscht, daß keine hinreichenden Informationen über die Vorgeschichte vorliegen, der Täter psychotische Erlebnisweisen dissimuliert und darüber hinaus zusätzlich gerade wegen seiner Erkrankung durch längere Haft seelisch verformt wird. In diesem Zusammenhang sei bedacht, daß nach Heinz (1982) Wiederaufnahmeverfahren wegen geltend gemachter Unzurechnungsfähigkeit zur Tatzeit in der Mehrzahl der Fälle wegen nicht erkannter schizophrener Erkrankungen zum Erfolg führten. Es sollte daher grundsätzlich – zumindest bei schweren und motivisch unklaren Straftaten, die entweder eindeutig aus der bisherigen Lebensführung des Täters herausfallen oder in denen ein krasses Mißverhältnis zwischen Anlaß und aggressiver Eskalation besteht – sofort eine psychiatrische Untersuchung erfolgen, um die diagnostischen und natürlich auch die therapeutischen Möglichkeiten nicht einzuschränken.

2.1.3.1. Unterbringungsprobleme

Die Unterbringung im psychiatrischen Krankenhaus erfolgt, wenn die Diagnose bald nach der Tat gestellt wird, *in der Regel zunächst nach § 126 a bis zur Hauptverhandlung*. Gegen eine solche Regelung müssen aber *erhebliche Bedenken* vorgebracht werden, weil hiermit bereits – und dies oft bei akuten Psychosen – dem ärztlichen Handeln Restriktionen auferlegt werden, die einem fortschrittlichen Therapiekonzept entgegenstehen. Der Status des § 126 a StPO verlangt Postkontrolle und Besuchserlaubnis durch das Gericht (obwohl dies bei guter Kooperation auch an das Krankenhaus delegiert werden kann), er kennt keine Lockerungsmaßnahmen, Beurlaubungen, Ausgang in Begleitung oder alleine, obwohl dies bei akuten Psychosen mitunter schon nach sechs bis acht Wochen nicht nur ärztlich vertretbar, sondern therapeutisch förderlich sein kann. Da über die Landeseinweisungsgesetze dem Sicherheitsbedürfnis der Öffentlichkeit ausreichend Rechnung getragen wird, andererseits aber eine wesentlich flexiblere Handhabung des therapeutischen Programms möglich ist, sollte angestrebt werden, von vornherein als psychotisch erkannte Täter auf dieser Rechtsgrundlage in ein psychiatrisches Krankenhaus einzuweisen.

Noch verhängnisvoller erweist sich für diese psychotischen Täter dann oft die *Unterbringung nach § 63 StGB in einem psychiatrischen Krankenhaus*. Sie erscheint zunächst juristisch als logische Folge aus der Exkulpierung gem. § 20 StGB, da im Regelfall bis zur Hauptverhandlung die schizophrene Psychose noch nicht so weit gebessert ist, daß bezüglich weiterer schwerer Rechtsbrüche eine verbindliche günstige Prognose gestellt werden kann. Auf der anderen Seite zeigen aber die in ihren Ergebnissen niederschmetternden katamnestischen Untersuchungen von Rink, daß hiermit bis auf ganz wenige Ausnahmen die Weichen für eine praktisch lebenslängliche Krankenhausunterbringung gestellt werden. Das in zahlreichen Rechtsvorschriften eingebettete, durch verschiedene nichtärztliche Instanzen kontrollierte schwerfällige System des Maßregelvollzuges schafft gerade für Psychosekranke mit sehr unterschiedlichen Verlaufsmöglichkeiten und Therapienotwendigkeiten eine restriktiv-antitherapeutische Situation. Dadurch bleibt nur wenigen der Betroffenen das Schicksal einer endgültigen Chronifizierung des Prozesses, einer zusätzlichen psychischen Deformierung und lebenslanger Unterbringung erspart.

Von den 66 von Rink erfaßten schizophrenen Mördern wurden nur zehn, d. h. 15,2 % wieder aus dem Krankenhaus entlassen. Von diesen vier im ersten Unterbringungsjahr, ein Patient innerhalb der Fünfjahresgrenze und fünf zwischen dem fünften und elten Unterbringungsjahr. Nach dem elften Unterbringungsjahr konnte keiner der übrigen 56 Patienten wegen seiner schweren chronifizierten Krankheitssymptomatik und dadurch bedingten Behandlungsbedürftigkeit sowie sozialer Hilflosigkeit mehr entlassen werden. Bemerkenswerterweise wurden fünf der zehn Entlassenen nicht auf der Basis des § 63 StGB, sondern auf klinischen Abteilungen eines psychiatrischen Krankenhauses auf Grund eines Landeseinweisungsgesetzes behandelt! Die Unterbringungsdauer schizophrener Gewalttäter liegt demnach weit höher als die Haftdauer bei geistig gesunden Mördern, obwohl dies nicht mit einer höheren Gefährlichkeit begründbar ist! Die noch 1940 vertretene These von Willmanns, wonach schizophrene Mörder wegen ihrer bleibenden Gefährlichkeit niemals aus dem Krankenhaus entlassen werden dürfen, da stets die Gefahr neuer schwerer Gewalttaten besteht, ist zumindest seit Einführung der Psychopharmaka und umfassender sozialtherapeutischer Methoden nicht mehr gültig. Von den zehn entlassenen Patienten, die Rink untersuchte, wurde keiner strafbar rückfällig. Es wurden aus dem Gesamtkollektiv von 66 Patienten nur 15 % und diese fast ausschließlich im ersten Unterbringungsjahr – im Krankenhaus in erheblicher Weise gegen Mitpatienten oder das Personal aggressiv.

Die Einleitung von Lockerungsmaßnahmen und eine bedingte Entlassung ist erfahrungsgemäß bei schizophrenen Gewalttätern besonders schwer durchzusetzen. Der Krankenhauspsychiater steht einer Front laienhafter Vorurteile und irrational-archaischer Ängste vor der Gefährlichkeit Geisteskranker gegenüber, die sogar in den Reihen der Psychiatrie selbst noch keineswegs ausgeräumt sind. Die Gutachten sowohl zur Frage der Fortdauer der Unterbringung als auch der bedingten Entlassung müssen daher stets besonders ausführlich und sorgfältig erarbeitet werden und ihr Urteil auf detailliert erarbeitete Kriterien des Einzelfalles und allgemeiner Erfahrung stützen. Grundsätzlich ist zunächst einmal mit der Beantwortung solcher Gutachtenfragen zu bedenken, daß im Rahmen schizophrener Erkrankungen schwere Gewalttaten extrem selten sind. Das Gewalttäterrisiko bei der Schizophrenie ist 1 : 2000, d. h. also 0,05 %. Die Gefährdung der unbeteiligten Allgemeinheit durch schizophrene Gewalttäter ist ebenfalls gering. 80 % der Taten Schizophrener richten sich gegen engste Angehörige, Bezugspersonen des ständigen Lebenskreises oder Autoritätspersonen. Entgegen früher im Schrifttum vertretenen Auffassungen gibt es nicht den schizophrenen Mörder schlechthin als eine besonders gefährliche oder symptomatologisch spezifische Verlaufsform der Krankheit. Die Gewalttaten im Rahmen der Schizophrenie sind im allgemeinen das Produkt eines sehr komplizierten symptomatologischen und biographischen Bedingungsgefüges unter häufiger Mitwirkung zufälliger äußerer Konstellationen. In etwa 40 % der Fälle kommt die Tat nur durch ein grobes Versagen von Sozialkontrollen oder ärztliche Behandlungsfehler zustande.

Ein *Gewalttäterrisiko* muß aber zumindest bei folgenden Konstellationen im schizophrenen Krankheitsverlauf unterstellt werden:

– Bei inzipienten oder exazerbierenden Psychosen mit akuter Unterminierung und Desintegration der Persönlichkeit, die dazu führen, daß der Patient sozial kritische Situationen nicht mehr rational und emotional zu meistern vermag.
– Im Rahmen einer akuten Wahnsymptomatik mit erlebter leiblicher Bedrohung, besonders wenn der Wahn durch eine starke Angstkomponente unterlegt ist.
– Bei geordnet-systematisiertem Wahn, der Liebe, Eifersucht oder Beeinträchtigungserlebnisse zum Inhalt hat und auf bestimmte Personen fixiert ist.
– Bei Dominieren von ausgeprägten Rache- und Vergeltungsimpulsen, die mit psychotischer Egozentrizität und Gefühlskälte verknüpft sind, wobei sich diese Impulse sowohl auf reale als auch psychotisch erlebte Beeinträchtigungen beziehen können.
– Bei archaisch-apokalyptischem, meist akut einbrechendem Wahnerleben mit Dominieren von Sendungs- oder Erlösungsvorstellungen.
– Auch motivisch unklare Gewaltdelikte Schizophrener (ca. 20 bis 25%) werden nur im Rahmen einer akuten, meist schon längere Zeit bestehenden Krankheitssymptomatik begangen.

Für die *Beurteilung einer Lockerungs- oder Entlassungsprognose* ist zunächst zu berücksichtigen, daß eine Gewalttat auf die Prognose des schizophrenen Krankheitsprozesses als solchen keinerlei Einfluß hat. Der weitere Krankheitsverlauf wird – genauso wie in der klinischen Psychiatrie – einerseits von den unwägbaren Eigengesetzlichkeiten des Krankheitsprozesses, andererseits von der Intensität und Qualität der Therapie bestimmt. Es gibt auch keinen Anhaltspunkt dafür, daß ein Kranker, der einmal eine Gewalttat begangen hat, deshalb im weiteren Verlauf als besonders gefährlich und prognostisch besonders ungünstig anzusehen ist. Gegenüber vergleichbaren Kollektiven sind nach dem heutigen Stand der Therapie behandelte schizophrene Gewalttäter im Krankenhaus nicht gefährlicher oder aggressiver als primär nicht gewalttätige Kranke. Gewalttätig-kriminelle Rückfälle sind zumindest seit Einführung der Pharmakotherapie nach der Entlassung bisher nicht bekannt geworden. Unter Berücksichtigung dieser Erfahrungen sind für den jeweiligen Einzelfall die folgenden *Prognosekriterien* als günstig anzusehen (Venzlaff, 1985):

– Längerdauernde stabile Remission bei gutem Ansprechen auf Pharmakotherapie. Verbleibende, geringfügige therapieresistente Krankheitsresiduen wie beispielsweise gelegentlich und mehr am Rande vom Patienten registrierte akustische Halluzinationen sind nach jahrelanger Krankheitsdauer nicht als Gefährdungstatbestand anzusehen, da nur stark affekt- und angstbesetzte Wahninhalte oder halluzinatorische Erlebnisse bedenklich stimmen müssen.
– Konsolidierung der schizophrenen Persönlichkeitsstörungen zumindest in einem Umfange, daß sie einer sozialen Wiedereingliederung in den Rahmen einer Familie, in eine Wohngemeinschaft oder eine Heimstruktur nicht entgegenstehen.
– Kooperatives Verhalten des Patienten in bezug auf die für notwendig erachtete Therapie und Einsicht in eine weitere Behandlungsbedürftigkeit.
– Es muß gewährleistet sein, daß die für erforderlich gehaltenen Untersuchungen und Behandlungsmaßnahmen (z.B. Vorstellungen beim Arzt in bestimmten Zeitabständen, Depot-Neurolepsie, evtl. Krankenhauseinweisung zur Kristenintervention) am Entlassungsort im vollen Umfang eingesetzt werden können.

Ganz allgemein soll darüber hinaus bedacht werden, daß es insgesamt im Laufe vieler Jahre in den meisten Fällen zu einer Beruhigung des schizophrenen Krankheitsprozesses kommt, so daß mit zunehmendem zeitlichen Abstand vor der Erstmanifestation bis auf ganz wenige Ausnahmen die Wahrscheinlichkeit gefährlicher Exazerbationen verschwindend gering wird.

Literatur

BLEULER, M.: Die schizophrenen Geistesstörungen im Lichte langjähriger Kranken- und Familienge-schichten. Stuttgart, Thieme 1972.

BÖKER, W., HÄFNER, H.: Gewalttaten Geistesgestörter. Berlin–Heidelberg–New York, Springer 1973.

HEINZ, G.: Fehlerquellen forensisch-psychiatrischer Gutachten. Heidelberg, Kriminalistik 1982.

KEPPLER, K., LEMPP, R., PASCHADAG, O., REBMANN, H. E., RUPPS, R.: Die frühkindliche Anamnese der Schizophrenie. Nervenarzt 50, 719 (1979).

KERNBERG, O. F.: Borderline-Störungen und pathologischer Narzißmus. 2. Aufl. Frankfurt/M., Suhr-kamp, 1978.

LANGELÜDDEKE, A.: Gerichtliche Psychiatrie. Berlin, Walter de Gruyter & Co., 1950.

RHODE-DACHSER, C.: Das Borderline-Syndrom. 3. Aufl. Bern, Stuttgart, Wien; Huber, 1983.

RINK, W.: Tötungsdelikte schizophrener Geisteskranker unter besonderer Berücksichtigung der Sozial-kontrollen im Tatvorfeld, der Täterpersönlichkeit und der Rehabilitationschancen. a) Diss. Göttin-gen 1980. b) In: Klinische Psychiatrie, Tendenzen, Ergebnisse, Probleme und Aufgaben heute. G. LAUX, F. REIMER (Hrsg.). Stuttgart, Hippokrates 1981.

STRANSKY, E.: Das Initialdelikt. Arch. Psychiat. Z. Neurol. 185, 395 (1950).

VENZLAFF, U.: Diskriminierungstendenzen im Maßregelvollzug am Beispiel schizophrener Straftäter. In: Festschrift für Rudolf Wassermann. CHR. BRODA, E. DEUTSCH, H. L. SCHREIBER, H. J. VOGEL (Hrsg.). Luchterhand 1985.

WILLMANNS, K.: Über Morde im Prodromalstadium der Schizophrenie. Z. Ges. Neurol. Psychiatr. 170, 583 (1940).

2.2. Die zyklothymen Psychosen

Ulrich Venzlaff

2.2.1. Klinik

Die zyklothymen Psychosen (ältere, nicht mehr gebräuchliche Bezeichnung: «manisch-depressives Irresein», Synonyme: «phasische Psychosen», «zyklische Psychosen», «affektive Psychosen») sind durch das Auftreten unmotivierter, krankhafter Veränderungen der Stimmungslage (Depression, Manie), einen im Regelfalle mehrmonatigen phasischen Spontanverlauf sowie die fast stets auch ohne Behandlung eintretende Vollremission gekennzeichnet. Nach Symptomatik und Verlaufsform wird diese Krankheitsgruppe in zwei Manifestationstypen unterteilt, und zwar:
1. **monopolar-zyklischer Verlaufstyp** (periodisch auftretende Depressionen *oder* Manien),
2. **bipolar-zyklischer Verlaufstyp** (periodisches Auftreten manischer und depressiver Krankheitsphasen).

Ca. 70 % aller Erkrankungen verlaufen monopolar-depressiv, d.h., es kommt nur zum periodischen Auftreten depressiver Krankheitsphasen. Am seltensten sind die rein periodisch-manischen Verläufe, deren Anteil unter 10 % liegt. Die *Erkrankungswahrscheinlichkeit* liegt in der Bevölkerung bei 0,6 bis 0,8 %. Die Erkrankung ist *genetisch verankert*, und zwar eindeutiger als die Schizophrenie. Die Erkrankungswahrscheinlichkeit bei eineiigen Zwillingen liegt bei 70 %, bei zweieiigen Zwillingen bei 18 %, bei Geschwistern bei 15 %, bei Kindern von zyklothymen Elternpaaren um 65 %, bei Kindern eines zyklothymen Elternteils bei 30 %. Nach neueren biochemischen Forschungen scheinen für die psychotischen Krankheitsphasen Stoffwechselveränderungen in den Überträgersubstanzen (biogene Amine) der Verbindungssysteme im Zentralnervensystem (Synapse, Zellmembran) verantwortlich zu sein. Allerdings stehen diese Forschungsansätze erst im Beginn. Die therapeutische Wirkung der Psychopharmaka beruht offensichtlich darauf, daß diese Substanzen gezielt in die gestörte Stoffwechselregulation eingreifen. Die *Manifestation* erfolgt in der überwiegenden Zahl der Fälle im dritten und vierten Lebensjahrzehnt, eine Ausnahme bilden die Spät- oder Involutionsdepressionen, die erst ab dem sechsten Lebensjahrzehnt zur Manifestation kommen. Ob es sich hierbei lediglich um besonders spät manifestierte endogene Depressionen handelt, oder ob sie eine ätiologische Sondergruppe im Kreis der zyklothymen Psychosen darstellen, ist wissenschaftlich noch umstritten. Depressionen treten beim weiblichen Geschlecht dreimal so häufig auf wie beim männlichen, die Suicidrate ist aber bei männlichen Depressiven fast doppelt so hoch wie bei den weiblichen.

2.2.1.1. Die Depressionen

Das Leitsymptom der Depression ist die *unmotivierte Traurigkeit* (Melancholie), in leichteren Fällen eine *belastend erlebte Freudlosigkeit*. Die psychische Verfassung dieser Patienten ergreift durch den bewegenden Ernst, die trostlose Verzweiflung und die in die Zukunft gerichtete Hoffnungslosigkeit. Eine zunehmende *Gehemmtheit* lähmt alle seelischen Abläufe. Antrieb und Aktivität werden vermißt («ich kann nicht mehr arbeiten», «alles steht wie ein Berg vor mir»), die Patienten können nicht mehr planen, kommen mit ihrer Arbeit nicht zurecht, das *Denken ist erschwert*. Die Sprache ist leise, langsam und unmoduliert, die Denkabläufe karg, die Erlebnisbreite eingeengt. Zusätzlich wird das Denken von *quälenden Sorgen und Ängsten* überschattet, Sorgen um den Arbeitsplatz, die Familie, die Gesundheit, die Existenz. Eine zentrale Rolle spielen *Selbstentwertungstendenzen*. Ein allgemeines Gefühl, unwert zu sein, kann sich ausweiten und auch die zurückliegende Biographie mit dem Geleisteten und dem glückhaft Genossenen schlecht und schal erscheinen lassen. In schweren Fällen können *wahnhafte Ausgestaltungen* der Ängste und der Selbstentwertungstendenzen hinzutreten: Die Patienten glauben, unheilbar krank zu sein, an Krebs, Tuberkulose oder Syphilis zu leiden, sehen unausweichlich schwerstes Unglück durch Verarmung oder Verachtung durch die Umwelt auf sich zukommen; die allgemeine Furcht, daß etwas Schreckliches geschehe, beherrscht die meisten Patienten. Bei stärkerer wahnhafter Ausgestaltung glauben die Patienten, nicht mehr krank, sondern schlecht und ausgestoßen zu sein.
Während Patienten anderer Krankheitsgruppen, z. B. bei Schizophrenie und paranoischer Entwicklung oder bei Suchtkrankheiten, die Schuld nach außen projizieren, ist beim Depressiven der «Zeiger der Schuld auf den Patienten gerichtet».

Ein 58jähriger Patient, der schon mehrfach wegen schwerer Depressionen in Krankenhausbehandlung war, sprach täglich bei der Polizei mit dem dringenden Ersuchen vor, ihn in Haft zu nehmen, weil er bei einem Hauskauf angeblich einen Partner betrogen hatte, was gar nicht zutraf. Nach der Aufnahme im Krankenhaus lebte er in wahnhaft ausgestalteten Ängsten und Selbstbezichtigungen.
Ein 42jähriger Bankbeamter schrieb vor einem Suizidversuch einen Brief an seinen Direktor, in dem er sich umfangreicher Unterschlagungen bezichtigte. Auch im psychiatrischen Krankenhaus gab der hochgradig depressive Patient als Motiv für den Suizidversuch die nicht mehr zu vertuschenden Unterschlagungen an. Eine sofortige Revision bei der Bank ergab, daß überhaupt keine Unterschlagungen stattgefunden hatten, vielmehr litt der Patient an einer endogenen Depression mit wahnhaft ausgestalteten Selbstbezichtigungen.

Die *biologische Fundierung* der depressiven Psychosen ist an der *Veränderung der Tagesrhythmik* (stärkste Symptomatik morgens und vormittags, gegen Abend im allgemeinen Aufhellung der Stimmungslage) ebenso erkennbar wie an der *Umkehr des Schlaf-Wach-Rhythmus* (quälende Schlaflosigkeit durch Früherwachen, oft schon bald nach Mitternacht). Hierbei handelt es sich um ein besonders charakteristisches, oft schon im Vorstadium auftretendes und praktisch nie fehlendes Symptom. Auch die *körperliche Begleitsymptomatik* spricht für eine biologische Verankerung. Die meisten Patienten fühlen sich schlapp und erschöpft, sie gehen gebeugt und sehen gealtert aus. Über diffuse Organbeschwerden (Kopfdruck, Brustenge, Herzsensationen, Magen-Darmstörungen) wird sehr häufig geklagt, hieraus werden weitere Ängste um die körperliche Integrität geschöpft. Fast regelhaft bestehen Appetitlosigkeit, Stuhlverstopfung und Impotenz. In den schwersten Fällen kommt es zum *depressiven Stupor*, in dem der Patient praktisch nicht mehr spricht, bewegungslos im Bett liegt und eine Kontaktaufnahme nicht mehr möglich ist.

Umgekehrt kann das Krankheitsbild von einer *dranghaften Unruhe* mit hemmungslosem und nicht einzudämmendem Jammern und Klagen (agitierte Depression) beherrscht sein. Der Gedanke, daß es besser wäre, nicht mehr zu leben, beherrscht eine große Zahl dieser Patienten. In nicht wenigen Fällen weiten sich diese Gedanken aber unter dem Druck der depressiven Verstimmung, der Ängste und der Selbstentwertungstendenzen zu sich verdichtenden *Selbstmordimpulsen* aus, so daß bei der Depression immer geprüft werden muß, ob eine Suizidgefahr besteht. (5–15 % aller Patienten mit endogenen Depressionen schließen das Leben durch Suizid ab). Eine *besondere Selbstmordgefahr* besteht bei wahnhafter Ausweitung der Depression, quälenden Selbstentwertungstendenzen, bei ausgeprägten und quälenden somatischen Begleiterscheinungen, bei Fehlen mitmenschlicher oder religiöser Bindungen. Es ist wichtig zu wissen, daß der quälend unter Selbstmordimpulsen leidende Patient meist gern bereit ist, sich auf verständnisvolles Fragen einem Arzt anzuvertrauen. Indessen gibt es auch solche, die ihre Absichten geschickt vor der Umwelt kaschieren, und vorübergehend ihre Krankheitssymptomatik dissimulieren können, so daß der Ernst der Situation verkannt wird. Besonders zu fürchten ist der *erweiterte Selbstmord*, bei dem die Depressiven engste Angehörige, meist die Kinder, mit in die Selbstmordhandlung einbeziehen, weil sie der wahnhaften Überzeugung sind, daß auch diesen Unheil, Krankheit und Elend bevorstehen und der Tod der einzige Ausweg ist.

2.2.1.2. Sondergruppen

Als *Spät- oder Involutionsdepressionen* bezeichnet man depressive Manifestationen jenseits des fünften Lebensjahrzehnts. Die Symptomatik ist im wesentlichen der eben beschriebenen gleich. Bei dieser Depressionsform sind biographische Einbrüche (Vereinsamung, Pensionierung, Fortzug der Kinder, Entwurzelung) häufig krankheitsauslösend. Die Suizidgefahr bei Depressionen in der zweiten Lebenshälfte ist besonders hoch. Darüber hinaus kommt es bei dieser Krankheitsgruppe häufig zu Chronifizierung oder im Laufe der Jahre zum fließenden Übergang in einen dementiven Abbau durch atrophisierende Hirnprozesse auf vaskulärer oder degenerativer Grundlage.

Als *larvierte Depressionen* bezeichnet man diejenigen Fälle, in denen körperliche Störungen ganz im Vordergrund stehen, so daß nicht nur die Patienten, sondern über lange Zeit auch Ärzte an ein rein körperliches Leiden glauben. Der depressive Affekt ist meist geringer ausgeprägt und mutet als psychologische Reaktion auf die körperlichen Störungen an. Diagnostisch richtungsweisend sind aber einmal der phasenhafte Verlauf, ferner die stets durchschimmernde *depressive Grundsymptomatik*, nämlich die Verbindung von Antriebsverlust, Veränderung des Schlaf-Wach-Rhythmus mit Durchschlafstörungen sowie die oben beschriebenen Tagesschwankungen.

2.2.1.3. Differentialdiagnose

Bei *schizophrenen Psychosen* können vor allem bei chronischen Verläufen überwiegend depressiv gefärbte Krankheitsschübe ohne spezifisch schizophrene Symptomatik auftreten. Die Abgrenzung gegenüber einer zyklothymen Erkrankung ist im Regelfall durch eine Längsschnittanalyse des Krankheitsverlaufs möglich. Als Vorbote *hirnorganischer Erkrankungen*, vor allem des höheren Lebensalters (Arteriosklerose, hirnatrophische Prozesse, Parkinsonismus), aber auch bei tumorösen und entzündlichen Hirnerkrankungen, ferner nach schweren Hirnverletzungen, können ausgeprägte und schwere depressive Störungen mit allen klinischen Weiterungen (Suizidgefahr) auftreten, die psychopathologisch u. U. nur sehr schwer oder auch gar nicht von einer endogenen Depression zu unterscheiden sind.

Pharmakogene Depressionen trifft man mitunter nach hochdosierter und langdauernder Medikation mit differenzierten Medikamenten (z. B. Kortikosteroide, Neuroleptika) an. *Psychogene Depressionen* (z. B. depressive Reaktionen, neurotische Depressionen) können durch den Vorgang der „Vitalisierung" einen Schweregrad und eine symptomatologische Färbung erfahren, daß sie psychopathologisch von einer «endogenen Symptomatik» kaum abzugrenzen sind und in ihren Auswirkungen und Gefahren genauso ernst genommen werden müssen wie zyklothyme Erkrankungen.

2.2.1.4. Die Manien

Die manische Symptomatik stellt gewissermaßen den Gegenpol zur depressiven dar: *Die Stimmungslage ist gehoben, der Antrieb ist gesteigert, der Gedankenzustrom vermehrt.* Die Patienten reden pausenlos in nur noch locker-assoziativer Verknüpfung (Ideenflucht). Durch *Fortfall von Hemmungen* sind sie distanzlos, aufdringlich, u. U. auch verletzend und beleidigend. Die Spannweite der Ausdrucksmöglichkeiten reicht von witzig-heiterer Umtriebigkeit mit manchmal geradezu ansteckender Fröhlichkeit über boshafte Querulanz bis zu gereizt-streitsüchtiger Verstimmung. Bei Untermischung mit wahnhaften Beeinträchtigungsideen können manische Psychosen eine stark *paranoide Färbung* erlangen. Diese Symptomatik führt in Verbindung mit einer *kritiklosen Selbstüberschätzung fast regelhaft zu erheblich störenden, meist auch den Patienten nachhaltig schädigenden Verhaltensweisen.* Sinnlose und die Verhältnisse bei weitem übersteigende Käufe oder Vertragsabschlüsse werden getätigt, die dranghafte Umtriebigkeit führt zum Herumreisen, rüpelhaften Verhalten im *Straßenverkehr*, Konflikten in Geschäften, Gaststätten und Hotels, Kraftmeiereien, Beleidigungen und Betrugshandlungen.

Ein 46jähriger Pfarrer, der während einer Kur an einer manischen Phase erkrankte, überzog zunächst seinen Urlaub, wurde in der Pension durch seine lärmende Umtriebigkeit immer lästiger, schließlich zerschlug er vormittags auf einem Parkplatz die Scheiben von 17 Autos mit seinem Wanderstock, und demolierte die Scheinwerfer. Später betätigte er («… weil ich mal sehen wollte, was dann passiert …») die Alarmanlage einer Bank und geriet schließlich mit den herbeigerufenen Polizeibeamten in eine Schlägerei.

Die meist zusätzliche *sexuelle Enthemmung* kann sehr peinliche Folgen haben: Schwängerung, venerische Infektion, Verfahren wegen Beleidigung oder wegen Verstoßes gegen die sexuelle Selbstbestimmung. Die Auswirkung manischer Psychosen sind daher nicht nur sozial weitaus störender als die depressiver, sondern der Patient fügt sich selbst in der Psychose oft in kurzer Zeit schwerwiegenden materiellen, sozialen und moralischen Schaden zu. Ein Maniker kann in drei Tagen mehr Schaden anrichten, als in drei Jahren wieder gutzumachen ist! Problematisch ist vor allem, daß im Gegensatz zu den Depressiven, die in vielen Fällen noch ein Krankheitsgefühl haben, manische Patienten eigentlich immer *absolut krankheitsuneinsichtig* sind. Es besteht ein gehobenes körperliches Wohlbefinden, sie wirken auch auf die Umwelt frisch und tatkräftig, so daß Laien ihr Verhalten über lange Strecken etwa als anstößig, rüpelhaft, verletzend oder leichtfertig, nicht aber als krank empfinden.

2.2.1.5. Differentialdiagnose

Schizophrene Psychosen können mitunter eine «expansive Symptomatik» mit Größenideen, Betriebsamkeit und starkem Rededrang haben, so daß eine Abgrenzung gegenüber einer Manie schwierig sein kann. Dies auch deshalb, weil umgekehrt bei manischen Psychosen paranoide Symptome wie Beeinträchtigungswahn, religiöse Größen- oder Sendungsideen bestehen können. Vor allem die ersten manischen Phasen sind oft hierdurch atypisch, bis im weiteren Verlauf dann allmählich die «stilreine» Symptomatik dominant wird.

Expansive Symptome mit gesteigerter Betriebsamkeit oder «Größenwahn» mit kritikloser Euphorie können auch bei *hirnorganischen Erkrankungen* (insbesondere bei der heute sehr seltenen progressiven Paralyse) auftreten. Eine differentialdiagnostische Abgrenzung ist im Regelfall aber durch differenzierte psychopathologische, vor allem aber neurologische Untersuchung möglich.

2.2.1.6. Therapie

Die Therapie der Wahl bei den zyklothymen Erkrankungen ist die Anwendung von *Psychopharmaka*. Bei den depressiven Erkrankungen werden die modernen *Antidepressiva*, zum Teil in Kombination, angewandt, bei den manischen Psychosen *Neuroleptika*. Bei schweren Depressionen, insbesondere bei Verdacht auf Suizidalität ist die Krankenhausaufnahme, gegebenenfalls die Unterbringung auf einer geschlossenen Abteilung erforderlich, indessen ermöglicht der Standard der modernen Pharmakotherapie bei sehr vielen Depressionen heute eine ambulante Behandlung. Die Auswirkungen manischer Psychosen sind fast immer so schwerwiegend, daß eine stationäre Behandlung unumgänglich ist. Wegen der fehlenden Krankheitseinsicht kann nur in seltenen Fällen auf ein Zwangseinweisungsverfahren verzichtet werden.

Als *Dauermedikation* zur Verhütung des Auftretens weiterer Krankheitsphasen stehen heute *Lithiumpräparate* zur Verfügung, durch die die Langzeitprognose vor allem bei den monopolar-manischen und bei den bipolar-zyklischen Verläufen wesentlich verbessert ist. *Psychotherapeutische Maßnahmen* sind im akuten Stadium wirkungslos, wenn nicht sogar kontraindiziert. In der Remission und im Intervall ist hingegen eine psychotherapeutische Führung der Patienten – vielfach unter Einbeziehung der Familie – von wesentlicher Bedeutung, zumal gerade bei einem nicht geringen Prozentsatz von Depressionen auch biographisch-tiefenpsychologische Faktoren und aktuelle Konfliktprobleme nicht nur eine das Krankheitsbild prägende, sondern nicht selten auch phasenauslösende Rolle spielen.

2.2.2. Kriminologie

2.2.2.1. Die Depressionen

Im Rahmen der landläufigen Kriminalität treten Patienten mit depressiven Erkrankungen praktisch nicht in Erscheinung. Dies hängt mit den Besonderheiten der Symptomatik zusammen, die durch Gehemmtheit, Skrupelhaftigkeit und Selbstentwertungstendenzen ge-

wissermaßen einen «Schutzwall» (W. Schulte) gegenüber dem Straffälligwerden darstellt. Auch außerhalb depressiver Phasen sind diese Menschen wegen ihrer besonderen
Wesensart nur sehr selten straffällig, da sie besondere innere Beziehungen zu Ordnungssystemen, Genauigkeit und Korrektheit haben, und soziale Erwünschtheit, stabile mitmenschliche Beziehungen, Leistung und Rechtschaffenheit ihr Wertsystem bestimmen.
Trotzdem ergeben sich aus der depressiven Symptomatik eine Reihe besonderer Gefähr-
dungsmomente, unter denen *strafbare Handlungen im Rahmen der Suizidalität* heraus-
ragen. Von besonderer Bedeutung ist der *erweiterte Suizid* (Mitnahme- oder Mitleid-
selbstmord). So kann es im Rahmen unüberwindbarer Suizidimpulse zur Tötung nächster
Angehöriger, meist Kinder, aus Mitleid, d.h. also aus *altruistischen Motiven* kommen.
Die Patienten fürchten in diesen Fällen wahnhaft ein unabwendbares Unheil, eine schwere
Krankheit oder hilfloses Ausgeliefertsein für ihre Kinder aber entwickeln eine mehr unsub-
stantiierte wahnhafte Gewißheit, daß sich irgend etwas Furchtbares ereignen wird. Für den
Nichtpsychiater bestürzend ist oft die im Kontrast zu der schweren depressiven Störung
stehende planvolle Vorbereitung des erweiterten Suizids, ein dissimulierendes Verhalten
im Vorfeld der Tat, um die Absicht auch wirklich realisieren zu können, und die oftmals
kaltblütig und grausam anmutende Tatausführung. Ein Teil dieser Täter überlebt die
Handlung deshalb, weil mitunter nach der Tötung eines oder mehrerer Kinder die aggressiven Energien so erlahmt sind, daß zur Selbsttötung keine Antriebskräfte mehr zur Verfügung stehen, oder aber, weil sie die Vergiftung mit Tablettendosen überleben, die bei
Kindern absolut tödlich wirken. *Erweiterte Suizide* machen nach Böker und Häfner (1973)
immerhin *knapp 14 % aller Gewaltverbrechen aus, die von psychisch Kranken überhaupt
begangen werden!* In nicht wenigen Fällen kommt die Tat nur durch ein *Versagen von
Sozialkontrollen* zustande, weil die Schwere der depressiven Erkrankung in der Familie
durch Unkenntnis, Fehleinschätzung der psychopathologischen Symptome, durch laien-
haftes Psychologisieren oder aber eine Scheu vor dem «Makel einer psychiatrischen Behandlung» verkannt bzw. verleugnet wird. In seltenen Fällen wird die Suizidhandlung
auch auf den «geliebten Lebensraum» (Donalies 1949) erweitert, wenn in ihrem Rahmen
z.B. durch Brandstiftung versucht wird, die Wohnung, das Haus oder das Anwesen mit
zu vernichten.
Im Zeitalter der Motorisierung werden in einer Reihe von Fällen *Suizide auch mit dem
Kraftfahrzeug* ausgeführt, zum Teil mit der Motivation, den Suizid als Unfall zu tarnen,
um die Familie durch Versicherungsleistungen und Unfallrente zu sichern. Eine weitere
Suizidart ist die, sich vor ein Kraftfahrzeug zu stürzen. Überleben die Patienten diesen
Unfall, so kommt es im Regelfall zum Ermittlungsverfahren wegen eines Verkehrsdelikts
und zum Teil auch sehr komplizierten zivilrechtlichen Folgen. Erweiterte Suizide oder
Suizidhandlungen im motorisierten Straßenverkehr trifft man aber keineswegs nur bei
Depressionskranken an. Sie werden mitunter auch von *Schizophrenen* begangen, die von
wahnhaften Bedrohungserlebnissen gequält werden, besonders aber von Patienten mit
vitalisierten psychogenen Depressionen, ferner *im Rahmen krisenhafter Konfliktspannungen* als plötzliche affektive Entladungen gegen das Ich oder enge Bezugspersonen.
In einzelnen Fällen kann es im Rahmen eines *depressiven Verarmungswahns* zu schweren
Weiterungen mit strafbaren Handlungen kommen.

Ein 48jähriger, manisch-depressiver Unternehmer, der in einer depressiven Phase wahnhaft den Zusammenbruch seines Unternehmens fürchtete, schloß eine Feuerversicherung in enormer Höhe ab und zün-
dete dann mehrere Werkshallen an. Ein Jahr vorher hatte er im Rahmen einer manischen Phase in einem

Hotel nackt eine Zimmertür aufgebrochen und zwei dort übernachtende Damen mit obszönen sexuellen Anträgen belästigt.

Ein 63jähriger Rechtsanwalt, der in der mütterlichen und väterlichen Linie sowohl mit depressiven als auch schizophrenen Psychosen belastet war, unterschlug im Rahmen eines depressiven Verarmungswahns innerhalb von sechs Monaten ca. DM 250000,– Mandantengelder, und ließ hiervon wöchentlich für DM 10000,– von einem Angestellten einer Lottozentrale für sich Lottoscheine in der Hoffnung ausfüllen, «mit einmal sechs Richtigen» seine vermeintlich hoffnungslose Situation zu wenden. Im Vorfeld der Unterschlagungshandlung stand eine klassische depressive Symptomatik, die nicht nur durch zunehmende und objektiv unbegründete Verarmungsvorstellungen gekennzeichnet war, sondern auch z.B. durch typische Tagesschwankungen, die dazu führten, daß er nur noch in den Nachmittags- und Abendstunden in der Lage war, Schriftsätze zu verfassen oder mit Mandanten zu sprechen, während er vormittags durch eine schwere Antriebsstörung praktisch tatenlos in der Kanzlei herumsaß. Er litt auch an Durchschlafstörungen mit Früherwachen und quälenden Grübelzwängen.

Die *wahnhaften Selbstbeschuldigungen Depressiver*, die vielfach den Tatbestand der Vortäuschung einer Straftat erfüllen, sind im Regelfall leicht durchschaubar und führen kaum jemals zu gerichtlichen Verfahren und Begutachtungen.

Erhebliche Schwierigkeiten können Depressiven aus *Unterlassungen* erwachsen, die mit schweren Antriebstörungen und Hemmungen zusammenhängen. Strafrechtliche Konsequenzen aus unterlassener Hilfeleistung oder Vernachlässigung der Aufsichtspflicht sind zwar extrem selten, demgegenüber spielen sie im *Disziplinarrecht* und bei *Regreßforderungen* mitunter eine Rolle: wenn Amtsträger Fristen versäumen, ein Personalleiter Anmeldungen zur Sozialversicherung von Arbeitnehmern nicht vornimmt, oder überhaupt Dienstaufgaben über längere Zeit mit erheblicheren nachteiligen Konsequenzen nicht erledigt werden. In zwei Fällen, in denen wir Richter auf ihre Dienstfähigkeit zu begutachten hatten, stellte sich als Ursache einer sich über Monate hinziehenden Nichterledigung von Akten, Versäumnis zahlreicher Fristen und verspätetem Erscheinen zu morgens angesetzten Verhandlungsterminen eine überwiegend durch fortschreitende Antriebsstörung gekennzeichnete Involutionsdepression heraus.

Im *Vorfeld suizidaler Handlungen* und mitunter gekoppelt mit *krankhaften Selbstbestrafungstendenzen* kann es zu sogenannten *parasuizidalen Handlungen* kommen, in deren Rahmen Eigentumsdelikte (z.B. Kaufhausdiebstähle) begangen werden. Die Dynamik solcher triebhafter Wegnahmehandlungen wird von der Abwehr quälend-unerträglicher Suizidimpulse ebenso bestimmt, wie etwa von dem Zwang, den in der Depression empfundenen Unwert quasi auszuleben. W. Schulte (1954) hat ferner darauf hingewiesen, daß bei der Depression die tiefgreifende Lockerung des Persönlichkeitsgefüges, Verlustängste und ein daniederliegendes Selbstwertgefühl bei älteren männlichen Patienten auch einmal der Hintergrund von *Triebtaten* (Exhibitionismus, unzüchtige Handlungen an Kindern, homosexuelle Entgleisungen) sein können. Mit diesen wird im Zusammenhang mit einer bei Depressiven gelegentlich auch einmal anzutreffenden Libidosteigerung (regelhaft ist sonst die Libido vermindert) eine Selbstwertbestätigung angestrebt.

Schließlich hat W. Mende (1972) auch auf *Delikte Depressiver im Straßenverkehr* aufmerksam gemacht. Gemeint sind neben den schon erwähnten Suizidhandlungen im motorisierten Straßenverkehr vor allem *Alkoholdelikte und ihre Folgen* (z.B. Unfallflucht), wenn Depressive zur psychischen Entlastung vermehrt Alkohol trinken, oder aber im Rahmen einer ambulanten Behandlung mit hochdosierten antidepressiven Medikamenten zusätzlich Alkohol trinken, da die meisten psychotropen Pharmaka die Alkoholwirkung z.T. erheblich potenzieren.

2.2.2.2. Die Manien

Wesentlich bunter ist das kriminologische Bild manischer Patienten. Das verbindende Glied der unterschiedlichen Erscheinungsformen manischer Psychosen, nämlich die Ver-Verknüpfung von Antriebs- und Aktivitätssteigerung mit vermehrtem Gedankenzustrom und Einschränkung bis Verlust der Kritikfähigkeit stellen ein hohes Gefährdungspotential für verschiedene Straftaten dar. Relativ häufig sind *Eigentumsdelikte*, in diesem Bereich spezielle Betrugshandlungen wie Zech- und Kreditbetrug, Bezahlung mit ungedeckten Schecks im Rahmen unsinniger, die Verhältnisse erheblich übersteigender Käufe und Bestellungen, Leihwagenmiete oder das Eingehen anderweitiger Verpflichtungen. Geschäftspartner können durch wirtschaftliche Transaktionen erheblichen Schaden erleiden. Anvertraute Gelder können zur Deckung der Kosten eines aufwendigen Lebensstils unterschlagen werden.

Ein in den Vorjahren mehrfach an Depressionen erkrankter 52 Jahre alter Pfarrer unterschlug in einer manischen Phase ca. DM 40000,– Kirchengelder, um einer Freundin in der benachbarten Großstadt eine Wohnung einzurichten und ein Auto zu kaufen. Zwei Jahre vorher war sein zwei Jahre älterer Bruder, ein Amtsarzt, im Rahmen einer manischen Phase zunächst mit Kaufhausdiebstählen und dann wegen unzüchtiger Handlungen an Kindern bei Schuluntersuchungen strafrechtlich auffällig geworden.

Ebenso kann es zu primitiven Entgleisungen wie Kaufhaus- oder Kfz-Diebstahl kommen. Oft werden manische Patienten auch schon sehr früh im *Straßenverkehr* auffällig: Überhöhte Geschwindigkeit, Mißachtung von Vorfahrtszeichen und Verkehrsampeln, gefährliches Überholen, Unfallflucht, d.h. also mit all jenen Verhaltensweisen im Straßenverkehr, die durch Rücksichtslosigkeit gekennzeichnet sind und gemeinhin als «rüpelhaft» gelten.

Straftaten gegen Personen reichen von Beleidigung und übler Nachrede bis zu Nötigung, Bedrohung und Körperverletzung, vor allem bei jenen Manieformen, die durch Gereiztheit, Aggressivität und Querulanz gekennzeichnet sind. Bemerkenswert ist allerdings, daß ernste Gewalttätigkeiten mit erheblicher Körperverletzung oder gar Todesfolge bei Manikern praktisch nie vorkommen. – Die *sexuelle Enthemmung* in Verbindung mit einem allgemeinen Niveauverlust bringt weitere kriminelle Risiken mit sich, die sich allerdings mehr auf als Beleidigung qualifizierte Sexualstraftaten beschränken, während wiederum Maniker in der eigentlichen Sexualdelinquenz, vor allem in Verbindung mit Gewaltanwendung kaum angetroffen werden. Gefährlich wird für manische Patienten mitunter auch ihr expansiver Selbstdarstellungsdrang, der Hang, aufzufallen und im Mittelpunkt zu stehen, die Tendenz auf sich aufmerksam zu machen, besonders dann, wenn sich bei mehr gereizt-dysphorischer Verstimmung auch Bosheit und Verärgerung untermischen. Dies kann von Handlungen, die als *grober Unfug* zu klassifizieren wären, über *Belästigung* bis zu *Sachbeschädigung* führen.

Ein 32jähriger manischer Studienrat sprang aus dem ersten Stock eines Hauses auf das Dach des Kleinwagens eines Bekannten, um ihm zu zeigen, daß seine «müde Mühle nichts gegen seinen neuen Tourenwagen» sei, den er im übrigen bei Phasenbeginn mit ungedeckten Schecks gekauft hatte. Als der Freund sich hierüber empörte, trat er noch die Scheinwerfer ein und zerschlug die Frontscheibe.

2.2.3. Begutachtung

Bei den zyklothymen Depressionen und Manien handelt es sich um *schwere psychische Krankheiten*, die regelhaft zu einer tiefgreifenden Veränderung der Persönlichkeit führen und die Sinngesetzlichkeit seelischer Vorgänge und Handlungsabläufe zerreißen. Durch diese Desintegration der Persönlichkeit können gegenüber den psychotischen Erlebnisqualitäten und Impulsen rationale Steuerungsmechanismen nicht mehr oder nur noch sehr bedingt eingesetzt werden. *Im Regelfall sind daher bei Straftaten, die im Rahmen einer zyklothymen Psychose begangen werden, die Voraussetzungen des § 20 StGB wegen krankhafter seelischer Störung erfüllt.* In den seltenen Fällen, in denen bei manischen oder depressiven Patienten strafbare Handlungen aus einer Alkoholisierung oder der Verbindung zwischen Alkoholzufuhr und Tabletteneinnahme resultieren, wird auch eine Bestrafung wegen Rauschtat nicht in Frage kommen, weil die Vorwerfbarkeit des Sich-Versetzens in den Rauschzustand aus Gründen der psychotischen Verfassung entfällt.

Auch bei Straftaten im Rahmen leichterer zyklothymer Verläufe (hypomane Vor- oder Nachschwankungen bei Depressionen, «subklinischen» endogen-depressiven Schwankungen) ist *praktisch stets die Vollexkulpierung gerechtfertigt.* Scheintiefe Relativierungen und Überlegungen hinsichtlich evtl. noch vorhandener Freiheitsgrade sind im Regelfall wirklichkeits- und praxisfremd, wenn an der Diagnose einer zyklothymen Störung kein Zweifel besteht. Die *strafbare* Handlung ist dann als ein *pars pro toto* und als Parameter des Grades der Gestörtheit zu sehen. Eventuelle kriminalpolitische Bedenken von juristischer Seite können leicht dadurch zerstreut werden, daß es sich bei den hier gemeinten Delikten praktisch stets nur um geringfügige Verstöße handelt. Eher könnten arztethische Bedenken dahingehend aufkommen, den Patienten dann nach Spontanremission einer öffentlichen Gerichtsverhandlung auszusetzen, in der sich der Psychiater in foro ausführlich über den Geisteszustand zur Tatzeit, die Diagnose und die Prognose äußert. Die psychische Belastung in manchen Fällen geringfügiger Verstöße wäre sicherlich kleiner, wenn sie ohne Anschneiden der Frage der Schuldfähigkeit für verkehrswidriges Verhalten oder wegen eines Kaufhausdiebstahls mit einem Strafbefehl belegt würden. Als vernünftiger Ausweg bietet sich aber gerade bei dieser Gruppe Zyklothymer mit geringfügigen Delikten die Einstellung des Verfahrens nach Vorliegen eines entsprechenden Gutachtens an.

Schwieriger ist für die Beurteilung der strafrechtlichen Verantwortlichkeit in vielen Fällen die *differentialdiagnostische Abgrenzung bzw. die Klassifikation der depressiven Störung.* Bei depressiven Phasen im Rahmen einer schizophrenen Erkrankung oder im Vorfeld eines hirnorganischen Altersabbaues ergeben sich zwar kaum Probleme. Anders ist es bei den Fällen, in denen mehr für eine psychogene, d.h. also reaktive oder neurotische Depression spricht, oder wo trotz verschiedener Hinweise auf eine phasische Erkrankung konflikthafte Entwicklungen oder krisenhafte biographische Einbrüche im Krankheitsvorfeld eine sichere Abgrenzung zwischen einer psychogenen und einer endogenen Störung gar nicht möglich machen. So wichtig eine differentialdiagnostische Abgrenzung oft für den Behandlungsplan und die Prognose ist, so sehr ist sie in bezug auf die forensischpsychiatrische Entscheidung im allgemeinen ein Scheinproblem. Zum einen ist darauf zu verweisen, daß biographische Krisen und schwelende Konflikte sehr wohl endogene Krankheitsphasen zur Manifestation bringen können, und sich dann in der Symptomatik «Endogenes» mit «Reaktiv-neurotischem» vermischt. Zum anderen kann nur mit großem Nachdruck betont werden, *daß vitalisierte reaktive oder neurotische Depressionen psychiatrische Krankheiten sind*, die gewissermaßen nach einem «endogenen Muster» ablaufen und z.B. in bezug auf die Behandlungsnotwendigkeit, die Suizidgefahr oder die Einschränkung der Entfaltung und Handlungsmöglichkeiten der Persönlichkeit keineswegs leichter genommen werden dürfen als endogene Depressionen. In solchen Fällen ist forensisch-psychiatrisch *die Zuordnung zum Exkulpierungsmerkmal «krankhafte seelische Störung» aus klinischer Sicht logischer als zum Exkulpierungsmerkmal der «schweren anderen seelischen Abartigkeit»*. Natürlich sind die Übergänge von der leichten neurotischen Verstimmung bis zur schweren vitalisierten reaktiven Depression fließend. Die Frage, ob Freiheitsgrade nicht, unerheblich oder tiefgreifend durch eine depressive Störung eingeschränkt waren, wird stets einer sorgfältigen Prüfung des Einzelfalles bedürfen. Hierzu wird auf Kapitel 1.2.9 verwiesen.

Besonderer Sorgfalt bedarf es bei der *Beurteilung erweiterter Suizidhandlungen*, etwa durch Mitnahme von Kindern, bei denen der Täter bzw. die Täterin den Suizidversuch überlebt oder die Absicht letztlich doch nicht realisiert. Die Voraussetzung für die Annahme einer erweiterten Suizidhandlung ist nach dem oben Gesagten, daß *die Suizidabsicht des Kranken primär dominiert* und das Verhalten bestimmt, daß *gegenüber dem Tatopfer oder den Tatopfern keine destruktive Einstellung* besteht, und die *Mitnahmetötung altruistisch motiviert ist*. Vom Motivationshintergrund sind daher zunächst solche Tötungshandlungen an Kindern abzugrenzen, bei denen die Selbsttötung primär nicht beabsichtigt war, oder es zum Selbsttötungsimpuls erst nach Konfrontation mit dem Tatgeschehen kommt. Bei diesen Handlungen wird der motivische Hintergrund sehr oft von Vergeltungs-, Rache- und Strafimpulsen bestimmt, bei den Tätern dominieren im Persönlichkeitsbild hysterisch-egozentrische Strukturanteile, kompromißlose Besitzansprüche und eine besondere Bereitschaft zu affektiver Aufladung durch kränkende Erlebnisse. Differentialdiagnostisch ist eine endogen-depressive Störung von einer reaktiv-depressiven Entwicklung oder aber einer aktuellen affektiven Dekompensation abzugrenzen. Dies erfordert im Regelfall neben einer subtilen biographischen Anamnese eine besonders *sorgfältige Ergründung des Tatvorfeldes in bezug auf eine zyklothyme Symptomatik*, etwa gekennzeichnet durch fortschreitende depressive Verstimmung, Mutlosigkeit und Verzweiflung, verknüpft mit Antriebsverlust, Tagesschwankungen, Durchschlafstörungen, eventuell auch einer wahnhaften Ausgestaltung in Verbindung mit allmählich aufkommenden Suizidgedanken. Diese können im allgemeinen eine gewisse Zeit lang noch abgewehrt werden, dann aber mehr und mehr handlungsbestimmenden Charakter annehmen. Im Krankheitslängsschnitt ist nach *früheren phasischen Manifestationen depressiver oder manischer Prägung* zu forschen, und zwar auch nach symptomatologisch leichteren und zeitlich kürzer dauernden, da bei zyklothymen Erkrankungen die ersten Phasen vielfach symptomatologisch leichter, manchmal sogar atypisch und überdies kürzer sind. Eine besonders schwierige diagnostische Situation kann für den Gutachter eintreten, wenn es bei dem Täter im Rahmen einer Suizidhandlung zu einer zerebralen Schädigung etwa durch eine schwere Intoxikation mit mehrtätigem Koma gekommen ist, da ernstere zerebrale Schäden eine endogen-psychotische Symptomatik auslöschen können. (Prinzip der Elektrokrampfbehandlung oder der präfrontalen Leukotomie!)

Eine 42jährige Patientin, die in den vorausgehenden fünf Jahren schon zweimal wegen depressiver Störungen in fachärztlicher ambulanter Behandlung war, zwischenzeitlich auch wegen Phasen erhöhter Umtriebigkeit und Streitsucht, vermehrter Geldausgaben und sinnloser Reisen die Ehe erheblich problematisch gestaltete, tötete nach planvoller Vorbereitung in Abwesenheit ihre Ehemannes in ungewöhnlich brutaler Weise ihre siebenjährige Tochter und warf sie in einen tiefen Brunnen. Einige Stunden später versuchte sie, den elfjährigen Sohn durch Verabreichung eines stark wirkenden Schlafmittels zu vergiften und zusätzlich, ihn mit einem Nylonstrumpf zu erdrosseln. Nachdem der Junge nach ihrer Auffassung tot war (er konnte später auf einer Intensivstation gerettet werden), nahm sie eine an sich tödliche Wirkung eines Schlafmittels zusammen mit 0,7 l Rum ein. Da sie kurz danach gefunden wurde, konnte sie auf einer Intensivstation nach mehrtätiger tiefer Bewußtlosigkeit gerettet werden. Nach der Wiederbelebung kam es zu einer hirnorganischen Symptomatik, in deren Vordergrund eine läppische Umtriebigkeit und distanzlose Euphorie standen, aufgrund derer zunächst der Erstgutachter einer psychiatrischen Abteilung von einer besonderen Gefühlsroheit und Kaltblütigkeit der Täterin ausging und sie, zumal keine objektive Anamnese durch Beiziehung von Arztberichten erhoben wurde, als psychopathische Persönlichkeit klassifizierte.

Bei der Hauptverhandlung muß der Gutachter gegebenenfalls damit rechnen, daß man aufgrund der besonderen emotionalen Einstellung der Öffentlichkeit – der sich auch Juristen meist nicht entziehen können – gegenüber Verbrechen an Kindern, speziell durch Eltern, seinen Ausführungen gegenüber erhebliche Reserven hat, dies um so mehr, wenn der Patient nach klinischer Behandlung im Zustand der Vollremission in der Hauptverhandlung nicht als Kranker wirkt.

Diagnostischen Irrtumsmöglichkeiten unterliegen aber nicht nur Laien, sondern auch Ärzte gelegentlich dann, wenn zyklothyme Patienten wegen geringfügiger Straftaten erst einige Monate später nach Vollremission zur Begutachtung kommen, ihre Krankheit selbst innerlich verleugnen und für ihre Taten vulgär-psychologische Erklärungen anbieten. Dies insbesondere bei Straftaten im Rahmen manischer Phasen

Eine «Rückfallsdiebin» konnte erst nach der fünften Straftat (die recht erheblichen Eigentumsdelikte erfolgten in einem ziemlich regelmäßigen Abstand von etwa einem Jahr) durch nochmalige sorgfältige Analyse der Biographie, in deren Rahmen sich im Längsschnitt die Diebstahlshandlungen als absolut persönlichkeitsfremd und in rhythmischen Phasen aus der Biographie «herausgestanzt» erwiesen, als Kranke mit periodischer Manie erkannt werden. Der weitere Verlauf unter ständiger fachärztlicher Kontrolle bestätigte die Diagnose.

Unterbringungsmaßnahmen nach § 63 StGB werden bei zyklothymen Erkrankungen sehr selten zum Zuge kommen. Der heutige Standard der Pharmakotherapie, die Lithiumprophylaxe, ferner eine regelmäßige psychiatrische Nachsorge machen auch bei Fällen mit schweren Rechtsbrüchen (erweiterter Suizid) im allgemeinen eine Dauerunterbringung nicht erforderlich. Notwendige therapeutische Maßnahmen können, wo eine besonders sorgfältige Kontrolle erforderlich erscheint, in einzelnen Fällen durch Aussetzung der Vollstreckung zur Bewährung nach § 67b StGB mit gleichzeitigen Behandlungsauflagen und Eintritt von Führungsaufsicht erreicht werden. In ganz seltenen Fällen chronifizierter, weitestgehend therapieresistenter manischer Psychosen mit der Gefahr erheblicher Fehlhandlungen läßt sich aber bei vorausgehenden schweren Rechtsbrüchen mitunter eine Unterbringung gem. § 63 StGB nicht umgehen. *Die Anwendung des § 126a StPO sollte tunlichst auch bei schweren Straftaten (erweiterter Suizid) vermieden werden*, da damit für den Patienten *zahlreiche antitherapeutische Restriktionen* verknüpft sind. Hier ist es praktisch immer ausreichend, eine Krankenhausaufnahme nach den Landeseinweisungsgesetzen zu erwirken, da diese eine flexiblere Handhabung bezüglich der Dauer der absoluten Freiheitsentziehung und der dann folgenden gestuften Lockerungsmaßnahmen erlauben. Es sollte möglichst unmittelbar nach der Tat die Einweisung in ein psychiatrisches Krankenhaus erfolgen, da hierdurch einmal die notwendige Therapie, zum anderen aber auch eine möglichst erschöpfende diagnostische Klärung als Grundlage für die Begutachtung gewährleistet ist. Nach Möglichkeit ist bei Feststellung eines psychotischen Hintergrundes der Tat eine Verfahrenseinstellung anzustreben, da die therapeutischen Anforderungen bei diesem Personenkreis wegen der Bearbeitung der Schuldproblematik und der dann fast regelhaft nach Remission der Psychose auftretenden reaktiv-depressiven, meist wieder mit Suizidtendenzen verknüpften Entwicklungen besonders schwierig und verantwortungsvoll sind.

Literatur

BÖKER, W., HÄFNER, H.: Gewalttaten Geistesgestörter. Berlin, Heidelberg, New York, Springer 1973.

DONALIES, H.: Selbstmord und Brandstiftung. Nervenarzt 20, 133 (1949).

MENDE, W.: Zur Kriminologie depressiver Verstimmungen. Nervenarzt 38, 546 (1967).

MENDE, W.: Die kriminologische Bedeutung von Depressionen. In: Melancholie in Forschung, Klinik und Behandlung. W. SCHULTE, W. MENDE (Hrsg.). Stuttgart, Thieme 1969.

SCHULTE, W.: Z. Psychother. Med. Psychol. 4, 122 (1954).

SCHULTE, W., MENDE, W.: Forensische Psychiatrie in der Bundesrepublik Deutschland. In: Lehrbuch der Psychiatrie. M. BLEULER (Hrsg.). 12. Aufl. Berlin–Heidelberg–New York, Springer 1972.

2.3. Die hirnorganischen Störungen einschließlich Anfallsleiden

Gerhard Ritter

2.3.1. Einleitung

Zwischen Erkrankungen des Zentralnervensystems und Kriminalität existieren keine direkten Beziehungen. Es gibt aber hirnorganische Störungen vorübergehender und bleibender Art, die eine Minderung der Schuldfähigkeit für die Tatzeit beinhalten können. Es sind dies vornehmlich Bewußtseinsstörungen verschiedener Schwere und Dauer, hirnorganische Persönlichkeitsveränderungen und deren Folgen und ferner die chronisch fortschreitende Demenz. Die Symptome sind unspezifisch. Viele organische Erkrankungen des Zentralnervensystems kommen ursächlich in Betracht, z.B. ein Schädelhirntrauma, die Epilepsie, eine Enzephalitis, Hirnarteriosklerose, gelegentlich Stoffwechselerkrankungen. Eine krankhafte seelische Störung «kann vorliegen». Die körperlichen Befunde sollen aber nicht der Dekulpation das Wort reden (Venzlaff 1975).

Wenn eine hirnorganische Störung für die Tatzeit vermutet wird, dann ist neben der psychiatrischen Untersuchung eine detaillierte neurologische (und internistische) Befunderhebung notwendig, die ohne apparative Diagnostik nicht auskommt. Neben der einfachen Röntgenübersichtsaufnahme des Schädels und einem EEG kann man heute auf die Computer-Tomographie nicht mehr verzichten. Auch orientierende Laboruntersuchungen zur Aufdeckung von Stoffwechselerkrankungen und die Syphilissuchdiagnostik gehören hierzu. Beim älteren Menschen muß die Untersuchung durch ein EKG ergänzt werden. Falls entzündliche Krankheitsprozesse zur Debatte stehen, ist die Liquoranalyse mittels Lumbalpunktion angezeigt. Bei Intelligenzmängeln und hirnorganischen Persönlichkeitsstörungen ist die Testpsychologie evtl. angebracht.

Wenn sich der Gutachter moderner diagnostischer Hilfsmittel bedient (EEG, Computer-Tomographie und orientierende Laboranalysen), dann wird es nur selten Probleme mit der Einwilligung dazu geben (Witter 1970, Göppinger 1974). Es besteht Einigkeit darüber, daß die Begutachtung der Zustimmung des Probanden bedarf, d.h. die Geschäftsfähigkeit wird vorausgesetzt; andernfalls muß für bestimmte Eingriffe eine Pflegschaft errichtet werden. Über das erforderliche Maß der Aufklärung gibt es zur Zeit nur kontroverse Stellungnahmen: Gewöhnlich genügt die Information «in groben Zügen». Bei dem erhöhten Risiko, also der Lumbalpunktion, dem Einsatz von Röntgenstrahlen und Kontrastmittel ist aber eine eingehendere Aufklärung erforderlich. Die Einwilligung ist jederzeit widerruflich, auch noch während der Untersuchung. Bei der Weitergabe von Information soll sich der Gutachter auf die Fakten beschränken, die zur Urteilsbildung nötig sind, d.h. die ärztliche Schweigepflicht gilt auch hier für Untersuchungsergebnisse ohne forensische Bedeutung.

2.3.2. Klinik der hirnorganischen Störungen

Die körperlich begründbaren Störungen (Huber 1981) der Bewußtseins-, Verstandes- und Handlungsfähigkeit (auch organisches Psychosyndrom oder exogene Psychose genannt) lassen sich in einen akuten und chronischen Anteil differenzieren. Das psychopathologische Leitsymptom akuter Formen ist die Bewußtseinsstörung, das der chronischen Form eine irreversible Persönlichkeitsveränderung und Demenz. Zwischen akuten und chronischen, reversiblen und irreversiblen organischen Psychosyndromen bestehen fließende Übergänge. Neben einem Minus an seelisch-geistiger Präsenz gibt es auch produktive Syndrome, bei denen die psychomotorische Enthemmung, Affektinkontinenz und Halluzinationen das Bild beherrschen. Dementsprechend gibt es hirnorganische Störungen, die den endogenen Psychosen vom Typ der Schizophrenie und Zyklothymie ähneln. Die organische Genese wird gestützt durch somatische Befunde im zeitlichen Zusammenhang zur Manifestation der psychischen Störung (Hirnverletzung, Epilepsie, Hirntumor, Zerebralsklerose etc.). Die Symptomkonstellationen sind unspezifisch hinsichtlich der Grundkrankheit. Daneben führt das Krankheitserleben bei längerer Dauer regelmäßig zu reaktiven Störungen mit Einfluß auf das Grundleiden, teils direkt, teils indirekt über das soziale Umfeld.

Die *Bewußtseinstrübung* als Leitsymptom einer akuten körperlich begründbaren Psychose besteht in einer qualitativen Minderung der Wachheit. Sie wird grob klassifiziert in Somnolenz, Sopor und Koma. Dabei können fakultativ produktive Bewußtseinsveränderungen bestehen, z.B. als ängstlich gefärbte psychomotorische Unruhe, verbunden mit optischen oder akustischen Halluzinationen, wahnähnlichen Situationsverkennungen, auch psychomotorischen Stereotypien (Flockenlesen, Echolalie, planloses Räumen etc.). Eine weniger produktive Form ist die *Verwirrtheit*, bei der neben psychomotorischer Unruhe eine örtliche, zeitliche und zum Teil personelle Desorientiertheit vorliegt. Die Grundstimmung ist ängstlich-ratlos, illusionäre Verkennungen der Umstände kommen vo, Erinnerungslücken werden durch Konfabulationen aufgefüllt und zum Teil wahnhaft verarbeitet. Eine weitere Bewußtseinsstörung ist der *Dämmerzustand*, qualitativ mehr oder weniger deutlich geordnet. Hier ist das Bewußtsein nicht erkennbar getrübt, aber eingeengt. Es besteht dabei eine emotional-affektive Nivellierung, Vergröberung der Denk- und Handlungsabläufe, die gleichzeitig verlangsamt sind. Eingebettet in den Dämmerzustand können Affektdurchbrüche und planlose Bewegungsstürme vorkommen. Ein Dämmerzustand dauert Stunden bis Tage und hinterläßt eine mehr oder weniger komplette Erinnerungslücke – Epilepsien, Enzephalitiden und Intoxikationen sind die häufigste Ursache (Abb. 1).

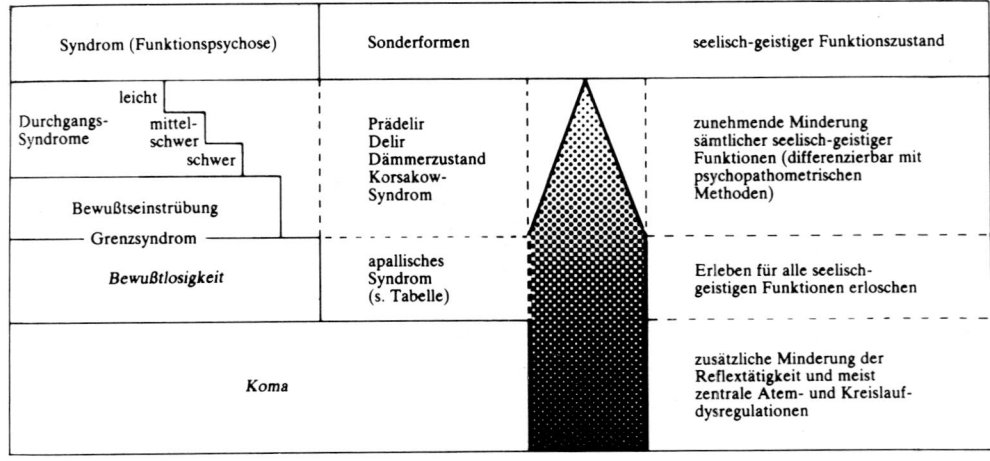

Abb. 1: Klassifikation körperlich begründbarer Psychosen (nach Wieck 1975).

Die klinischen Zeichen einer Bewußtseinstrübung sind Störungen der Orientierung, Aufmerksamkeit, Merkfähigkeit, Zuwendung und Auffassung von Aktuellem aus der Umgebung. Der Kranke wirkt psychomotorisch verlangsamt. Die Gesichtszüge sind vergröbert. Der Gedankenablauf bleibt ungeordnet, schwer besinnlich, desorientiert-ratlos. Es besteht eine Affektinkontinenz mit oft raschem Wechsel zwischen stumpfer Apathie, zornigem Verhalten, Rührseligkeit und inadäquater Heiterkeit.

Das Vorliegen einer Bewußtseinstrübung spricht für eine akute organische und gegen eine endogene Psychose. Wegen der Fähigkeit, sich qualitativ und quantitativ zu verändern spricht man auch von einem *Durchgangssysdrom*, etwa nach einer Schädelhirnverletzung, wo man eine Rückbildung erwarten darf – oder bei einem Hirntumor bzw. Blutung in den Schädelinnenraum, wo im Längsschnitt eine fortschreitende Verschlimmerung stattfindet, die im Extremfall im Koma zum Tod führt. Bei fehlender oder leichter Bewußtseinsstörung zeigen viele Durchgangssyndrome passager Störungen der Affektivität im Sinne depressiver Verstimmtheit oder expansiv maniformem Verhalten, neben schizophrenieähnlichen Wahnwahrnehmungen, Halluzinationen und Ich-Störungen. Vom Durchgangssyndrom zur symptomatischen (organischen) Psychose bestehen fließende Übergänge. Die produktive Symptomatik ist unspezifisch. Ursächlich kommen Hirnverletzungen, Intoxikationen, Tumoren, zerebrale Durchblutungsstörungen, eine Epilepsie, neben internistischen Erkrankungen in Betracht (Diabetes, Schilddrüsenfunktionsstörungen, Vitaminmangelzustände, Herzrhythmusstörungen, Narkosezwischenfälle etc.). Die *Prognose* hängt ab vom Grundleiden: Ein Delirium bei chronischem Alkoholismus oder eine Psychose nach Hirnkontusion bilden sich allmählich zurück. Die Psychopathologie bei Herzinsuffizienz, Zerebralsklerose oder Hirntumorerkrankung wird dagegen zunehmend irreversible Störungen verursachen (Tab. 1).

Unter den hirnorganischen Störungen, die zur Chronifizierung neigen, ist das *pseudoneurasthenische Syndrom* jenes, das schwer zu diagnostizieren ist und oft lange vor der Entdeckung einer ernsthaften Gehirnerkrankung besteht. Ursächlich kommen Hirnverletzungen, eine Enzephalitis und Durchblutungsstörungen in Betracht. Neben einer globalen Hirnleistungsschwäche ohne gröbere intellektuelle und mnestische Ausfälle besteht eine Affektlabilität, Antriebsschwäche und Interessenverarmung. Die Kranken klagen über Konzentrationsstörungen, schnelle Ermüdbarkeit, Kopfschmerzen, Schwindel und Schlaflosigkeit. Sie wirken entschlußlos, meiden Verantwortung, neigen zur hypochondrischen Selbstbeobachtung. Dabei ist die Persönlichkeit als Ganzes noch wenig tangiert. Erst bei stärkerer Defektbildung spricht man von einer *Wesensänderung*. Der Kranke wirkt apathisch, antriebsarm oder euphorisch distanzlos bzw. aggressiv reizbar. Die Denk- und Handlungsabläufe sind verlangsamt mit Neigung zur Perseveration, zum Haften am Detail, verminderter Reaktions- und Umstellungsfähigkeit. Es besteht Affektinkontinenz, Zuspitzung bzw. Entdifferenzierung von Persönlichkeitsmerkmalen (Rücksichtnahme, Schamgefühl, ethisch-moralische Bewertung, sexuelle Enthemmung oder Gegenteiliges). Die persönlichkeitsfremden Verhaltens- und Reaktionsweisen stellen häufig für das soziale Umfeld eine schwere Belastung dar. Neben der globalen Wesensänderung läßt sich gelegentlich ein *hirnlokales Psychosyndrom* feststellen, z.B. die Enthemmung des Stirnhirnverletzten, die Reizbarkeit und Dysphorie anläßlich einer Tumorerkrankung im Schläfenhirn oder die maniform dranghafte Unruhe bei Hirnstammenzephalitis.

Die *Demenz* als schwerste irreparable Hirnschädigung entwickelt sich oft aus einem pseudoneurasthenischen Vorstadium heraus. Sie führt zu einer Reduktion des Auffassungs- und Kritikvermögens, des logisch-abstrakten Denkens, Merkfähigkeit und Orien-

Tabelle 1: Psychopathologie hirnorganischer Störungen (nach Huber 1974).

Durchgangssyndrome	aspontane; affektive; «emotionell-hyperästhetische Schwächezustände»
	expansive; paranoid-halluzinatorische und andere schizophrene
	Halluzinose (akustisch, haptisch, optisch); «orientierter Dämmerzustand»; amnestische («akuter Korsakow»)
Bewußtseinstrübung	quantitativ: Benommenheit → «Sopor» → Bewußtlosigkeit; Somnolenz, Koma
	qualitativ-produktiv: Verwirrtheit; «Amentia»; Delirium; Dämmerzustand

Psychopathologische Bilder der chronischen (irreversiblen) Formen

(Chronisches) Pseudoneurasthenisches Syndrom (Hirnleistungsschwäche) (Enzephalopathie)	«reizbare Schwäche»: Veränderungen der affektiven Reaktivität, Affekt- und Stimmungslabilität, Erregbarkeit
	«asthenisches Versagen»: u. a. Konzentrationsschwäche, abnorme Ermüdbarkeit
«Organische Persönlichkeitsveränderung» (Hirnlokales Psychosyndrom)	Zuspitzung Abschwächung differenzierter Züge Veränderung von Grundstimmung und Antrieb Verlangsamung, Haften
	Typen: apathisch-antriebsarm euphorisch-umständlich reizbar-unbeherrscht-enthemmt
	chronische Halluzinose; chronische paranoid-halluzinatorische Syndrome
Demenz	Gedächtnisstörung (besonders Merkfähigkeit und Frischgedächtnis) intellektueller Abbau (Kritik, Begriffsbildung, Logik, Kombinationsfähigkeit, Auffassung)
	Sonderform: chronischer Korsakow

Die fakultativen Ausgestaltungen von Bewußtseinstrübung und organischer Persönlichkeitsveränderung bzw. Demenz können durch den bevorzugten Befall einer bestimmten Hirnregion (lokalisatorisch-fakultativ) oder durch eine besondere Disposition oder Konstitution des Erkrankten (individuell-fakultativ), darüber hinaus aber noch durch zahlreiche andere Variable bedingt sein.

tiertheit. Bei gut erhaltenem Altgedächtnis ist das Neugedächtnis grob beeinträchtigt. Die fortschreitende stille Verblödung kann unterbrochen werden von episodischer Verwirrtheit mit wahnhaften Bewußtseinsinhalten, häufig optischen oder seltener akustischen

Halluzinationen. Die bei weitem häufigste Ursache ist eine fortschreitende Zerebralsklerose, neben Hirntraumafolgen, Enzephalitis und selteneren präsenilen hirnatrophischen Prozessen (Morbus Pick, Alzheimer, Chorea Huntington).

Bei zerebralen *Anfallsleiden* kommen reversible Psychosyndrome und chronische Defektbildungen vor. Vor und nach einem epileptischen Anfall gibt es Dämmerzustände mit unterschiedlich starker Trübung des Bewußtseins. Im Anfallsintervall treten episodische Verstimmungen mit reizbar aggressivem Verhalten auf. Daneben kommt es selten zu schizophrenieartigen Psychosen, bei gleichzeitigem Rückgang der Anfalltätigkeit und Normalisierung des Hirnstrombildes. Die psychomotorische Epilepsie zeichnet sich durch eine besondere Vielgestaltigkeit aus. Bei ungenügender Behandlung der Epilepsien ist eine irreversible Defektbildung unvermeidlich. Die epileptische Wesensänderung der älteren Literatur wurde indessen selten. Man sprach von euphorisch-umständlich und aufdringlichen Kranken, neben apathisch schwerfälligen und reizbar explosiblen Typen. Dabei wurde der *erlebnisreaktive Anteil*, den die chronische Erkrankung mit sich bringt, wenig berücksichtigt. Sehr selten ist heute die Demenz bei der Epilepsie geworden, da inzwischen geeignete Medikamente zur Verfügung stehen. Letztere sind aber wiederum nicht ohne Einfluß auf die zerebralen Funktionen. Man sprach deshalb gelegentlich von einer pharmakogenen *Pseudodemenz*. Bei korrekter Therapie bilden sich oft angebliche Defekte zurück und erweisen sich rückblickend als reversibles Durchgangssyndrom. Ein bei Zerebralsklerose und Alkoholismus häufiges Krankheitsbild ist das *Korsakow-Syndrom*: Der psychopathologische Befund ist charakterisiert durch einen Verlust des Altgedächtnisses und der Unfähigkeit, neue Gedächtnisinhalte zu lernen, was die Möglichkeit, sich der Umgebung anzupassen, schwer beeinträchtigt. Die Erinnerungslücken werden durch Konfabulationen ausgefüllt.

Die Auffassung und Konzentrationsfähigkeit ist gemindert und die räumliche Orientierung sowie das visuelle und verbale Abstraktionsvermögen schwer gestört. Die Kranken zeigen nur eine geringe oder überhaupt keine Krankheitseinsicht. Das Bewußtsein ist dabei nicht beeinträchtigt. Die Wahrnehmungsstörungen führen zu Fehlinterpretationen der Umgebung und Personenverkennung, woraus sich schwere Angstzustände entwickeln können, namentlich in den Nachtstunden. Beim Korsakow-Syndrom bestehen als neurologische Symptome fakultativ Hirnnervenausfälle, besonders Störungen der Augenmotorik und des Gleichgewichtes. Bei den Alkoholkranken findet man oft gleichzeitig eine Polyneuritis auf toxischer Basis. Die Erkrankung geht bei Zerebralsklerose in eine Demenz über. Bei Alkoholkranken ist das Korsakow-Syndrom reversibel und spricht gut auf Vitamin B12-Behandlung an. Zur Alkohol-Halluzinose gibt es fließende Übergänge (Scheid 1980).

2.3.3. Krankheiten mit forensischer Bedeutung

2.3.3.1. Schädelhirnverletzungen

Man unterscheidet offene (seltene) und gedeckte (häufige) Hirnverletzungen (Scheid 1980). Je nach Ausmaß der Gewalteinwirkung kommt es lediglich zu einer Schädelprellung oder einer Verletzung der Kopfweichteile, ferner zu Schädelbrüchen im Bereich der Konvexität und der Basis. Die Letztgenannten führen oft zu Hirnnervenverletzungen. Beim gedeckten Schädelhirntrauma unterscheidet man wieder die Gehirnerschütterung *(Commotio cere-*

bri), von der substantiellen Hirnschädigung unterschiedlicher Schwere *(Contusio cerebri)*. Daneben gibt es selten Blutungen in den Schädelinnenraum, die zu einer Hirndruckschädigung führen *(Compressio cerebri)*. Die Blutungen gliedert man je nach Lokalisation über oder unter der Hirnhaut in epidurale bzw. subdurale Hämatome. Liegen sie im Hirngewebe, dann spricht man von einem intrazerebralen Hämatom (vgl. Abb. 2).

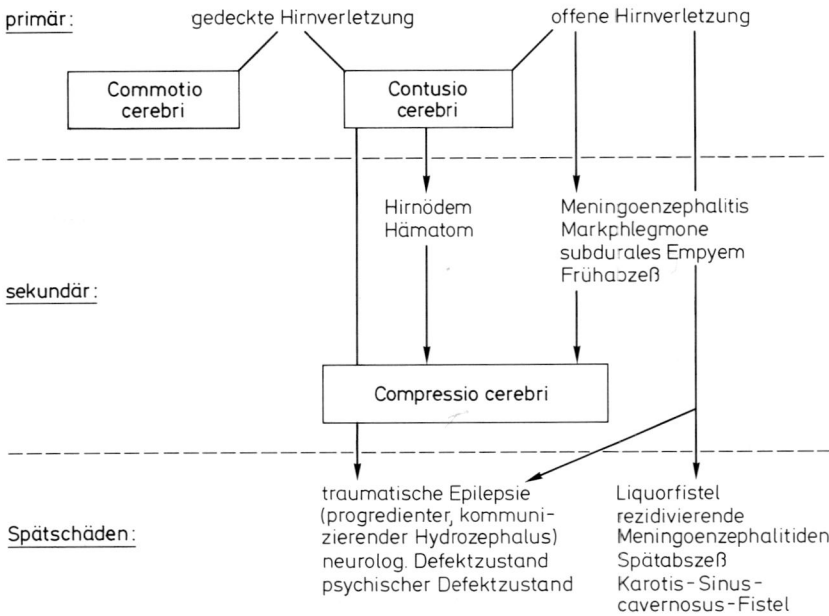

Abb. 2: Klassifikation der gedeckten und offenen Hirnverletzungen (nach Delank 1978).

Bei einer *Schädelprellung* oder Verletzung der Kopf- und Gesichtsweichteile muß es nicht zwangsläufig zu einer Mitbeteiligung des Gehirns kommen. Oft wird aber aus dem Fehlen von Bewußtseinsstörungen abgeleitet, daß eine Hirnschädigung nicht stattfand. Im Zeitalter der Computer-Tomographie hat sich gezeigt, daß es substantielle Hirnschädigungen gibt, die ohne Bewußtseinsstörung und nur mit leichter Weichteilverletzung einhergehen. Das Resultat solcher Ereignisse sind langwierige Rechtsstreite.

Ein *Schädelbruch* ist als solcher kein Beweis dafür, daß eine schwere Gewalteinwirkung auf das Gehirn stattfand. Oft werden Schädelbrüche als Zufallsbefund entdeckt. Andererseits können dabei Gefäße verletzt werden, die dann zu einer Blutung in den Schädelinnenraum führen mit nachfolgender Compressio cerebri. Sofern diese nicht rechtzeitig erkannt wird, entstehen irreparable Hirnschäden. Die Schädelbasisfrakturen führen zum sog. Brillenhämatom und Hirnnervenverletzungen, namentlich des Nervus facialis, des Gehörgleichgewichtsnerven und der Nerven, die für die Augenmotorik verantwortlich sind. Bei Gesichtsschädelbrüchen wird gelegentlich auch der Sehnerv durchtrennt. Eine Komplikation der Schädelbrüche, vor allem an der Hirnbasis, ist die gefürchtete Liquorfistel, über die es aus den Nasennebenhöhlen und dem Gehörgang zu einer aufsteigenden Hirnhautentzündung kommen kann.

Die *Commotio cerebri* ist ein Krankheitsbild, das voll reversibel ist. Es führt in engem zeitlichem Zusammenhang mit der Gewalteinwirkung zu einer Bewußtseinsstörung von unterschiedlicher Dauer (Tab. 2). Außer der Bewußtseinsstörung bestehen keine faßbaren psychopathologischen oder neurologischen Dauerschäden. Die initiale Bewußtlosigkeit führt über eine allmählich abklingende Bewußtseinstrübung i. S. eines Durchgangssyndromes in die Reorientierungsphase, bis der Patient wieder im Vollbesitz seiner Verstandesfunktion ist. Für die Zeit vor und nach der Gewalteinwirkung besteht eine unterschiedlich lange Erinnerungslücke (sog. retro- und anterograde *Amnesie*). Daneben existieren Erinnerungsinseln. Im Laufe der Zeit schließt sich die Erinnerungslücke durch Auffüllung mit Gedächtnismaterial.

Tabelle 2: Traumatische Läsionen des Zentralnervensystems (nach Wolter, Schliack 1978).

Klassifizierung

Die Einteilung der Schädel-Hirn-Traumen (SHT) kann nach verschiedenen Gesichtspunkten erfolgen. Unsere Einteilung orientiert sich an klinisch-praktischen Bedürfnissen sowie an neuropathologischen Befunden. Weitere Einzelheiten s. Lehrbücher der Neurochirurgie.

Neben den Verletzungen der Kopfschwarte und den Schädelfrakturen spielen für den Neurologen insbesondere die sogenannten «gedeckten» (= geschlossenen) Schädel-Hirn-Traumen eine wichtige Rolle. Geschlossen (gedeckt) heißt: die Dura ist unverletzt. Offen heißt: die Dura ist «eröffnet».

Die gedeckten Schädel-Hirn-Traumen werden unterteilt in

Commotio cerebri (sog. «Gehirnerschütterung»)
Contusio cerebri
Compressio cerebri

Für die Beantwortung gutachterlicher Fragen ist die Klassifizierung der SHT nach Tönnis und Loew brauchbar:

Hirnschädigung I. Grades: Bewußtlosigkeit bis zu 30 Minuten, Funktionsstörungen (psychische Beeinträchtigung, vegetative Störung) bis zum vierten Tag abgeklungen (commotio cerebri).

Hirnschädigung II. Grades: Bewußtlosigkeit bis zu 24 Stunden, Funktionsstörungen im Verlauf von drei Wochen abgeklungen («leichte» Contusio cerebri). In ca. 20 % der Fälle dauernde Beschwerden.

Hirnschädigung III. Grades: Bewußtlosigkeit bis zu einer Woche, Funktionsstörungen länger als drei Wochen («schwere» Contusio cerebri). In ca. 30 % der Fälle bleiben Beschwerden einschließlich neurologischer Ausfälle.

Hirnschädigung IV. Grades: Bewußtlosigkeit über eine Woche, bleibende psychische und neurologische Defekte, die eine Rehabilitation mit Wiederaufnahme der Berufstätigkeit nur in Ausnahmefällen erlauben.

Eine *Contusio cerebri* wird diagnostiziert, wenn eine faßbare Hirnsubstanzschädigung stattfand. Für diese ist das Vorhandensein bzw. die Dauer einer Bewußtseinstrübung unerheblich: Die Hirnsubstanzschädigung kann auch ohne Beeinträchtigungen des Bewußtseins vorkommen. Die häufigsten Verletzungen betreffen die Hirnrinde, durch Anschlag an der Schädelinnenwand, ferner die Gegenseite, wo das Hirngewebe von seiner Unterlage abgerissen wird (sog. Coup und Contre-coup). Bisweilen kommt es zu Gewebszerstörungen in der Tiefe, namentlich im Hirnstammbereich, wodurch schwere zerebrale Krankheitsbilder entstehen. Eine posttraumatische Hirnschwellung kann zusätzliche Läsionen verursachen, indem die Blut- und Liquorzirkulation behindert wird und zu einer sekundären Hirndruckschädigung führt (sog. Locked in-Syndrom). Es entsteht dadurch, daß ein durch Flüssigkeitseinlagerung sich ausdehnendes Hirngewebe im Schädelinnenraum keinen Platz findet und in das Hinterhauptsloch eingeklemmt wird.

Bei der Commotio cerebri ist die abklingende Bewußtlosigkeit – das Duchgangssyndrom – von forensischer Bedeutung. Die Verletzten wirken schläfrig, andere zeigen eine sinnlose Geschäftigkeit, sind bettflüchtig und aggressiv. Sie wirken manchmal betrunken, ohne es zu sein. Oft werden mit der Umgebung Gespräche geführt, für die hinterher eine echte Erinnerungslücke besteht. Auch Unterschriften oder Zeugenaussagen können in diesem Zustand getätigt werden. Die Gehirnerschütterung geht auch mit vegetativen Symptomen wie Übelkeit und Erbrechen einher. Eine häufige Klage sind Kopfschmerzen, Schwindel und Kreislauflabilität. Die Symptome klingen im Verlauf weniger Wochen ab und hinterlassen niemals bleibende Schäden. Das EEG ist kurzfristig allgemeinverändert, ein Computer-Tomogramm unauffällig.

Die Contusio cerebri, sofern sie überlebt wird, führt meistens ebenfalls zu einer Bewußtlosigkeit, später Bewußtseinstrübung, die in eine sog. *Kontusionspsychose* übergehen kann. Die Symptome dauern Tage bis Wochen und sind verbunden mit schwerer motorischer Unruhe, Sinnestäuschungen, Orientierungsstörungen und Erinnerungslücken, die durch Konfabulationen ausgefüllt werden. Sofern gleichzeitig eine Alkoholisierung bestand, ist ein posttraumatisches Entzugsdelirium von einer Kontusionspsychose oft nicht abgrenzbar. Abhängig von der Verletzungsstelle findet man ein Minus an Antrieb und Affektivität, neben überschießenden Reaktionen im Sinne unkritischer Euphorie, allgemeiner oder sexueller Enthemmung und Reizbarkeit. Oft bestehen eindrucksvolle Störungen der vegetativen Regulationen von Blutdruck, Herzfrequenz und Körpertemperatur. In Abhängigkeit von der Schwere sind die Pupillen eng bis weit und lichtstarr. Vor dem Tod treten Streckkrämpfe im Sinne der Enthirnungsstarre auf. Epileptische Anfälle beobachtet man fakultativ.

Ein Hirnödem kompliziert in den ersten vier bis sechs Krankheitstagen die Situation. Neben dem psychopathologischen Befund gibt es organische Ausfallserscheinungen, je nach Lokalisation der Schädigung. Der lumbal entnommene Liquor ist oft blutig und zeigt einen erhöhten Druck. Das EEG ist je nach Schweregrad allgemein verändert, später zeigt es Herdbefunde und eventuell Krampfpotentiale. Im Computer-Tomogramm sieht man initial Kontusionsblutungen, später umschriebene Hirnsubstanzdefekte und bei einseitigem Hirnödem eine Verlagerung der Hirnkammern.

Die Folgen einer *Contusio cerebri* werden bestimmt durch die Schwere der Gewalteinwirkung und ihre Folgen. Eine Rückbildung von Initialsymptomen ist noch bis Ende des dritten Unfalljahres zu erwarten. Viele Kranke leiden lange Zeit unter vegetativen Regulationsstörungen, klagen über Kopfschmerz, Schwindel, allgemeine Leistungsminderung, Wetterfühligkeit, Lärmempfindlichkeit, Alkoholunverträglichkeit, Schlafstörungen und Affektlabilität. Bei Schädigungen des Zwischenhirns kommen auch zeitweise hormonelle Störungen vor. Das EEG normalisiert sich allmählich. Ein Herbefund oder die Zeichen einer zerebral gesteigerten Krampfbereitschaft bleiben unter Umständen lebenslänglich, wie der CT-Befund (Abb. 3).

Die *traumatische Wesensänderung* ist vielgestaltig. Die Verletzten wirken stumpf, teilnahmslos, gleichgültig, schwerfällig und langsam. Andere erscheinen euphorisch, redselig, aufdringlich, bisweilen umtriebig und enthemmt. Phasenhaft kann es zu Verstimmungen kommen mit aggressiven Durchbrüchen. Als Enthemmungsphänomen nach schwerer Schädigung beobachtet man Zwangslachen oder Zwangsweinen, bei Stammhirnläsionen einen traumatischen Parkinsonismus, bei Kleinhirnschäden schwere Gleich-

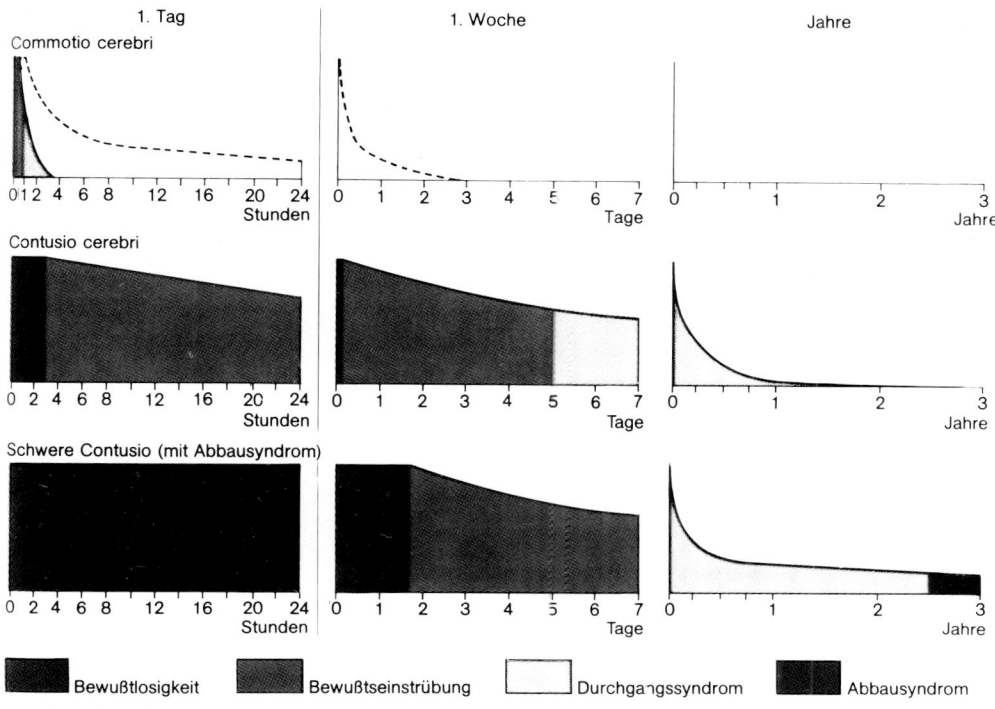

Gedeckte Hirnschädigungen. Verlaufsschema der psychischen Veränderungen. Die gestrichelten Linien entsprechen besonders schweren Formen der Commotio cerebri.

Abb. 3: Verlaufsschema der psychischen Störungen nach Hirnschädigung (nach Scheid 1980).

gewichtsstörungen, bei einseitiger Kontusion kontralaterale Lähmungen, gelegentlich verbunden mit Störungen der Sprachmotorik, des Sprachverständnisses, des Lesens und Schreibens. Im Gefolge eines kontusionellen Defekts sind neben neurotischen Persönlichkeitsentwicklungen *Störungen im sozialen Umfeld* zu erwarten. Der hirnorganische Defekt und die erlebnisreaktiven Symptome beeinflussen sich wechselseitig und negativ. Ein besonders schwerwiegendes Problem ist zusätzlich die posttraumatische *Epilepsie* (Abb. 2).

Zu ähnlichen Krankheitserscheinungen wie der Hirnkontusion führen die intrakraniellen bzw. intrazerebralen Blutungen. Werden sie sofort diagnostiziert, dann ist eine Restitutio ad integrum möglich. Später kann allenfalls eine Defektheilung erwartet werden.

Die offene Hirnverletzung unterscheidet sich von der gedeckten dadurch, daß eine Kommunikation des Schädelinnenraums mit der Außenwelt besteht. Die Hirnwunde ist infiziert durch Verschmutzung, Metall- oder Glassplitter. Es entsteht ein Hirnprolaps durch die verletzte Hirnhaut hindurch und eine sich schnell ausbreitende bakterielle Infektion (Meningitis, Hirnabszeß, Markphlegmone).

Es müssen nicht zwangsläufig Bewußtseinsstörungen vorliegen. Je nach Lokalisation bestehen organische Ausfälle. Die Sterblichkeit ist hoch und die Defektheilung beträchtlich. Bei allen Schädelhirntraumen kann sich eine sog. Früh- (sofort) oder Spätepilepsie (bis zu sechs Jahren) entwickeln (Abb. 2).

2.3.3.2. Hirntumoren

Man unterscheidet hirneigene Geschwülste von Hirnmetastasen anderer bösartiger Neu-
bildungen. (Scheid 1980, Bodechtel 1974). Bei letzteren stehen die Absiedlungen des Bron-
chial-, Mamma und Magen-Darm-Karzinoms von der Häufigkeit her an erster Stelle. Die
Hirntumoren im eigentlichen Sinne klassifiziert man nach ihrer feingeweblichen Herkunft.
Die meisten gehen vom Stützgewebe der Ganglienzellen aus (Oligodendrogliome, Astro-
zytome, Spongioblastome). Die primär gutartigen Tumoren können in der Endphase
maligne entarten und dann rasch zum Tode führen. Die Krankengeschichten der langsam
wachsenden Oligodendrogliome gehen über Jahre und Jahrzehnte. Beim Astrozytom ist
die Wachstumstendenz unterschiedlich, weshalb man eine Gliederung in vier Malignitäts-
grade vorgenommen hat. Hier erstreckt sich die Krankheitsgeschichte im günstigsten Fall
über viele Jahre. Bei den bösartigen Astrozytomen (Grad III bis IV) ist eine Überlebenszeit
von drei bis sechs Monaten üblich. Unter den langsam wachsenden gutartigen Tumoren
ist von der Häufigkeit her noch das Neurinom zu erwähnen, das vorzugsweise an der Hirnbasis vom Hörgleichgewichtsnerven seinen Ausgang nimmt, aber gelegentlich auch andere
Hirnnerven betrifft.

Eine weitere Tumorgruppe geht von den Hirnhäuten und Gefäßen aus (Meningiome,
Angioblastome). Sie wachsen sehr langsam und entarten nur selten bösartig. Einige seltene
Tumoren nehmen ihren Ausgang vom Schädelknochen (Osteome, Chordome, Sarkome).
Daneben gibt es grundsätzlich gutartige Mißbildungstumoren, die in der embryonalen
Entwicklungsphase entstehen (Epidermoide, Teratome). Ferner gibt es Geschwülste und
geschwulstähnliche Fehlbildungen am Hirnkreislauf (Angiome, Aneurysmen). Ihre Gefahr
liegt in einer unstillbaren Blutung. Die Gefäßruptur entsteht durch einen anatomisch nicht
korrekten Wandaufbau. Eine letzte wichtige Gruppe von Hirngeschwülsten nimmt ihren
Ausgang von hormonell aktivem Gewebe und liegt im Bereich der Hypophyse und des
Hypothalamus. Sie sind gutartig (Hypophysenadenome, Kraniopharyngeome, Pineal-
ome).

Die genuinen Hirngeschwülste treten mehrheitlich jenseits des 40. Lebensjahres auf. Die
hormonell aktiven und Mißbildungstumoren manifestieren sich gelegentlich früher. Im
Kindes- und Jugendalter finden sich die Tumoren vorzugsweise im Bereich des Kleinhirns
und Hirnstamms, später werden die Großhirnhemisphären bevorzugt. Im mittleren Lebensalter manifestieren sich vorwiegend auch die Geschwülste der Hypophyse und die Neurinome des Hörgleichgewichtsnerven mit Sitz im Kleinhirnbrückenwinkel.

Das Wachstum der Hirngeschwülste hängt von ihrer Bereitschaft zur Zellteilung ab. Je
bösartiger die Geschwulst ist, desto größer ist die Zahl der Mitosen im feingeweblichen
Bild. Das Wachstum hängt weiter ab von der Gefäßversorgung der Tumoren. Wird diese
mit zunehmendem Größenwachstum insuffizient, dann entstehen innerhalb der Geschwulst
Nekrosen und Hohlräume. Hieraus erklärt sich die plötzliche Veränderung des Krankheits-
verlaufes. Die meisten Tumoren wirken auf das gesunde Hirngewebe im Sinne einer Druckschädigung und verursachen in ihrer Umgebung eine Störung der Bluthirnschranke mit
Ausbildung eines perifokalen Hirnödems. Beides läßt sich im Computer-Tomogramm
heute einwandfrei sichtbar machen. Der bösartige Geschwulstprozeß wächst teilweise in-
filtrierend und arrodiert Gefäße des Hirnkreislaufes. Infolgedessen können Tumorblutun-
gen auftreten, die einen Schlaganfall imitieren.

Von einem soliden Hirntumor ist der Hirnabszeß schwer abzugrenzen. In funktioneller
Hinsicht wirkt er sich gleich aus. Er entsteht durch Einwanderung von Krankheitserregern

aus den Nasennebenhöhlen, dem Innenohr, den Siebbeinzellen an der Schädelbasis, ferner nach offenen Hirnverletzungen (Verkehrsunfälle. Schuß- und Stichverletzungen). Eine weitere Ursache ist das Einschwemmen von Krankheitserregern auf dem Blutweg, namentlich im Rahmen einer entzündlichen Erkrankung der Herzklappen (bakterielle Herdembolie bei Endokarditis, ferner bei Lungenkrankheiten).

Die Hirntumoren evozieren unspezifische Allgemeinsymptome, neben einem hirnlokalen somatopsychischen Syndrom. Die Beschwerden entstehen durch das Tumorwachstum und die begrenzte Ausdehnungsfähigkeit im Schädelinnenraum, wodurch es zu einer Drucksteigerung kommt. Als Frühwarnsymptome gelten anhaltende Kopfschmerzen, epileptische Anfälle im mittleren Lebensalter, zunehmende einseitige Ertaubung, Schwindel und Zeichen einer Hirnleistungsschwäche. An neurologischen Ausfallserscheinungen sieht man Halbseitenlähmungen, Hirnwerkzeugstörungen (Sprechen, Lesen, Schreiben, Rechnen), Gesichtsfeldausfälle, Gleichgewichtsstörungen, herdförmig beginnende *Epilepsien*, die sich sekundär generalisieren. Bei der Lokalisation an der Hirnbasis fallen einzelne Hirnnerven aus. Bei Hypophysentumoren sind die *hormonellen Ausfälle* bzw. Zeichen der Überproduktion richtungsweisend. Mit zunehmendem Hirndruck entsteht eine Bewußtseinstrübung und durch Irritation des Hirnstammes Übelkeit und Erbrechen, sowie am Augenhintergrund eine sog. *Stauungspapille*. Die Röntgenübersichtsaufnahmen ergeben Tumorverkalkungen, als Zeichen der *Hirndrucksteigerung* eine Entmineralisierung des Schädelknochens (Wolkenschädel, Entkalkung oder Destruktion der Hypophysenregion), im jugendlichen Alter Sprengung der Schädelnähte. Das *EEG* zeigt über dem Hirntumor einen Herdbefund, bei einer tumorbedingten Epilepsie Krampfpotentiale und im Stadium des Hirndruckes mehr oder weniger schwere Allgemeinveränderungen im Sinne einer Frequenzverlangsamung und Amplitudendepression bis zur 0-Linie ante finem. Das *Computer-Tomogramm* zeigt mit nahezu 100%iger Sicherheit den Tumor mit seinem umgebenden Hirnödem. Die Lokalisation und Größe erlaubt die Beurteilung, ob ein chirurgischer Eingriff sinnvoll ist. Für letzteren ist zur Klärung der Gefäßversorgung eine zerebrale *Angiographie* erforderlich. Sofern eine Liquorentnahme möglich ist (bei erheblichem Hirndruck und Stauungspapille ist sie kontraindiziert), findet man meist nur unspezifische Zell- und Eiweißvermehrungen. Selten sind im Liquor Tumorzellen nachweisbar.

Die psychopathologischen Symptome des Hirntumorkranken richten sich nach der Lokalisation der Geschwulst. Sie sind teils unspezifisch (Kopfschmerz, Antriebsverlust, Konzentrationsschwäche), teils entsprechen sie einem hirnlokalen Psychosyndrom (frontale Euphorie oder Antriebsstörung, dysphorische Gereiztheit bei Sitz des Tumors im Schläfenlappen, Sexualstörungen bei Prozessen in der Hypophysenregion etc.). Je rascher der Tumor wächst, desto unspezifischer ist das klinische Bild. Es gibt auch riesige Hirngeschwülste ohne klinisch faßbaren Befund. Ein charakteristisches Frühsymptom des Hypophysentumors ist der fortschreitende Gesichtsfeldausfall *(Hemianopsie)* durch Druck des Tumors auf den Sehnerven (häufiger Anlaß für Verkehrsunfälle). Der Kleinhirnbrückenwinkeltumor mit Schädigung des Hörgleichgewichtsnerven ist eventuell Auslöser jahrelang bestehender Ohrgeräusche, schließlich einer fortschreitenden *Ertaubung* und Gleichgewichtsstörung neben Schmerzen, die ins Gesicht ausstrahlen, vom Typ der *Trigeminus-Neuralgie*. Eine langsame Erblindung kann durch Tumoren des Sehnerven oder ein Meningiom in dessen Nachbarschaft verursacht werden. Die Patienten zeichnen sich häufig durch eine unkritische Euphorie mit Bagatellisierungsneigung aus, weshalb sie meistens erst spät einen Arzt aufsuchen. Bei Tumoren des Kleinhirns und Hirnstamms (hintere Schädelgrube) kann es durch Druckschädigung der dort gelegenen Herzkreislaufzentren zum plötzlichen Exitus letalis kommen (u.a. nach diagnostischen Eingriffen wie der Lumbalpunktion). Wenn fokale epileptische Anfälle bestehen, dann sind sie ein wichtiges Herdzeichen. Ihre Analyse erlaubt eine gute Lokalisation, vor allem wenn man die sog. *Aura* mitberücksichtigt. Die Geschwülste des Schläfenlappens z.B. führen zu psychomotorischen Anfällen, zum Teil mit Geruchs-, Geschmacks- oder szenischen Halluzinationen von traumähnlichem Charakter. Sie erinnern an Beschreibungen von Drogenintoxikationen. Im Anfall sind auch illusionäre Verkennungen der Situation möglich, durch die es zu aggressivem Verhalten kommt. Die Beziehung des Schläfenhirns zum sog. Limbischen System erklärt die vereinzelt beschriebenen Anfälle sexueller Enthemmung, die wie das Aggressionsverhalten bisweilen rechtliche Konsequenzen haben.

2.3.3.3. Entzündliche Erkrankungen

Die Meningitis und Enzephalitis (Scheid 1980, Janz 1981, Bodechtel 1974) verläuft vorwiegend akut, im Einzelfall chronisch und wird meist durch Bakterien oder Viren verursacht. Sie beginnt mit unspezifischem allgemeinem Krankheitsgefühl, Kopfschmerzen, Schwindel, Erbrechen, eventuell Durchfall. Im weiteren Verlauf bestimmen die zunehmende Bewußtseinstrübung, das Hirnödem und epileptische Anfälle das Bild der eitrigen bakteriellen Meningitis, die unbehandelt rasch zum Tode führt oder mit einem mehr oder weniger hochgradigen organischen und geistigen Defekt ausheilt. Auch im Zeitalter der Antibiotika liegt die Sterblichkeit noch bei 20 bis 30%. Die Krankheitserreger stammen zumeist aus den Nebenhöhlen oder von Schädelfrakturen nach Unfällen (Durchwanderungsmeningitis). Sie entstehen selten auf dem Blut- oder Lymphwege.

Bei der Meningitis ist ein Leitsymptom die *Nackensteife*, hohes Fieber und ein eitriger *Liquor*. Die Enzephalitis, bei der die Hirnhäute nur noch wenig betroffen sind, zeigt weniger eindrückliche Liquorbefunde, nur leichte Temperaturerhöhung, keine Nackensteife. Im Mittelpunkt stehen schwere Bewußtseinsstörungen, Verwirrtheitszustände mit Halluzinationen, *epileptische Anfälle* und bei Befall des Hirnstamms Störungen der vitalen Herzkreislauf- und Temperaturregulationsmechanismen. Die Kranken müssen unter Umständen maschinell beatmet werden. Die Sterblichkeit bzw. Defektheilung ist sehr hoch. Neben unspezifischen psychopathologischen Befunden gibt es bei der Herdenzephalitis, vergleichbar dem Hirntumor oder der umschriebenen traumatischen Läsion ein *hirnlokales Psychosyndrom*. Dieses ist bekanntermaßen sehr ausgeprägt bei der Tollwutenzephalitis, ferner bei der Herdenzephalitis durch Herpesviren (im Schläfenhirn lokalisiert) und bei der epidemischen Enzephalitis des Stammhirns, wo ausgeprägte Unruhezustände, schwere Aggressivität und Triebenthemmung vorkommen. Die Defekte betreffen Intelligenz und Persönlichkeit. Sie führen ferner zu neurologischen Ausfällen (postenzephalitischer Parkinsonismus, Epilepsie, Hirnnervenstörungen). Unter den bakteriellen Erkrankungen neigt die Meningitis tuberculosa zu anhaltenden und vielgestaltigen hirnorganischen *Psychosen*, neben sehr schweren neurologischen Ausfällen durch die an der Hirnbasis lokalisierte Meningo-Enzephalitis. Die Verklebungen der Hirnhäute führen zu Liquorzirkulationsstörungen und damit zu Spätfolgen in Gestalt eines *Hydrozephalus*, der meist mit fortschreitender Demenz einhergeht.

Neben den in Europa heimischen Krankheitserregern muß man bei Touristen mit der Einschleppung exotischer Keime rechnen. Der Befall mit Protozoen und Pilzen kommt gelegentlich vor. Daneben ist die *Syphilis* des Nervensystems als chronische Meningo-Enzephalitis wieder aktuell geworden. Neben der Meningitis und einer syphilitischen Entzündung der Hirngefäße, die schlaganfallähnlich verlaufen kann, findet man die bekannten Störungen der Koordination und Sensibilität, die lanzinierenden Schmerzen, gelegentlich epileptische Anfälle und mehr oder weniger ausgeprägte Lähmungserscheinungen. Die früher sehr dramatisch verlaufene progressive Paralyse gibt es kaum noch. Heute dominieren die still dementen Krankheitsverläufe mit allmählicher Versandung und Nivellierung der Persönlichkeit. Allenfalls zu Beginn der Erkrankung kann ein pseudoneurasthenisches Syndrom eindrucksvollere Störungen im emotional affektiven Bereich verursachen. Die gut ausgeformten systematisierten Wahnbildungen früherer Zeiten sind ausgestorben.

2.3.3.4. Hirngefäßdurchblutungsstörungen

Die Durchblutung des Gehirns (Scheid, 1980, Bodechtel 1974) kann unmittelbar dessen Gefäße betreffen, aber auch die zuführenden Halsschlagadern (Arteria carotis und vertebralis). Eine Mangeldurchblutung ist ferner aufgrund eines Herzfehlers, einer Herzinsuffizienz, Hypertonie und Rhythmusstörungen des Herzens denkbar. Das Gehirn reagiert darauf mit einer globalen Leistungsminderung, die sich auch psychopathologisch niederschlägt. Daneben führen umschriebene Zirkulationsstörungen zum Bild des typischen Schlaganfalles. Wenn die Durchblutung nur vorübergehend mangelhaft ist, dann spricht man von transitorischen ischämischen Attacken. Diese können in einen irreversiblen Schlaganfall einmünden. Neben der *Mangeldurchblutung* entstehen bei Hirnarteriosklerose auch plötzliche Blutungen durch Gefäßzerreißung. Sie lassen sich heute computertomographisch sofort nachweisen, was für die Behandlung von großer Bedeutung ist. Neben der Stenosierung der Hirngefäße durch arteriosklerotische Plaques ist namentlich bei jüngeren Patienten die Hirnembolie eine der häufigsten Ursachen dafür, daß umschriebene Hirnareale von der Durchblutung abgeschnitten werden. Daraus resultiert eine umschriebene Erweichung mit angrenzendem Hirnödem und Zelluntergang. Teilweise normalisiert sich die Durchblutung über einen Kollateralkreislauf und führt zur Defektheilung.

Daneben ist die Zerreißung arteriosklerotischer Hirngefäße mit nachfolgender *Blutung* die zweithäufigste Ursache für den Schlaganfall. Das austretende Blut zerstört das Gewebe und bricht z. T. in die Hirnkammern ein, wodurch sich die Überlebenschance des Kranken sehr verschlechtert. Eine weitere Blutungsquelle sind Behandlungen mit gerinnungshemmenden Medikamenten oder angeborene Blutungsneigungen, ferner internistische Krankheitsbilder, die mit einer Störung des Gerinnungsmechanismus einhergehen (z. B. Leukämie, Leberkrankheiten etc.). Heute läßt sich der ischämische (weiße) vom hämorrhagischen (roten) Hirninfarkt durch das *Computertomogramm* unterscheiden, was für die Therapie von großer Bedeutung ist. Eine Verengung der zum Gehirn führenden Arterien läßt sich mit der *Dopplersonographie* feststellen und durch die Angiographie weiter abklären. Dem Schlaganfall kann man eventuell durch einen gefäßchirurgischen Eingriff zuvorkommen. Während der akute Zusammenbruch des Hirnkreislaufs unter dem Bild der Apoplexia cerebri selten forensisch von Bedeutung ist (etwa als Schlaganfall am Steuer eines Pkw), ist die chronische Durchblutungsinsuffizienz wegen ihrer neurologischen und psychopathologischen Symptomatik von größerer Bedeutung. In organischer Hinsicht findet man mehr oder weniger ausgeprägte Halbseitenlähmungen, Hirnwerkzeugstörungen, gelegentlich epileptische Anfälle. Subjektiv klagen die Patienten über Kopfschmerzen, Schwindel,

Flimmern vor den Augen, Ohrensausen, rasche Erschöpfbarkeit, verbunden mit Schlafstörungen. Es ist vor allem das Neugedächtnis betroffen – das Altgedächtnis dagegen gut
erhalten. Auf dem Boden der Arteriosklerose kann sich ein Parkinson-Syndrom mit den
bekannten organischen und psychischen Ausfällen entwickeln.

Der *psychopathologische Befund* beginnt mit einem pseudoneurasthenischen Syndrom.
Die Kranken klagen vieldeutige Mißbefindlichkeiten und berichten von einer globalen
Hirnleistungsschwäche. Im fortgeschritteneren Stadium treten nachts, später auch am
Tage Verwirrtheitszustände auf. Die Kranken wirken affektinkontinent und depressiv-
hypochondrisch mit ihren Krankheitssymptomen beschäftigt. Ein zentrales Thema ist die
Angst, zunächst nicht konkret, später i. S. von Verfolgungs- und Vergiftungsbefürchtun-
gen. Schließlich tritt eine Desorientiertheit in zeitlicher, dann in örtlicher und später auch
in personeller Hinsicht zutage. Es können produktive Symptome mit Halluzinationen im
optisch-akustischen Bereich auftreten, neben illusionären Verkennungen der Situation.
Die Kranken behaupten wahnhaft, daß man sie vergifte, bestehle und ihnen nach dem
Leben trachte, daß insbesondere nahe Angehörige oder Freunde sich so verhielten, was
sie besonders enttäusche und kränke. In der Endphase dominiert der dementive Abbau
mit sinnlosem langem Suchen, Kramen und Räumen. Der Patient kann sich nicht mehr
aus eigener Kraft an- und auskleiden. Die einfachsten alltäglichen Verrichtungen gelingen
nicht mehr. Er weiß nicht, wie man eine Tür öffnet, Geld von der Bank abhebt, den Wasser-
hahn oder Herd bedient. In Verkennung der Verhältnisse flüchten die Kranken vornehmlich nachts aus der Wohnung und neigen zu großzügigen Versprechungen in finanzieller
Hinsicht, wenn man sie nur vor ihren Verfolgern beschütze. Auf der Basis dieser fortschreitenden zerebralsklerotischen Abbauprozesse entsteht dann gewöhnlich eine *Selbst- und
Fremdgefährdung*, die zur Einrichtung einer Pflegschaft oder Entmündigung zwingt. Davor beschäftigen die Kranken in vielfältiger Weise die Gerichte und die Polizei durch Verdächtigungen, Behauptungen und Strafanzeigen. Die finanziellen Verhältnisse geraten
durcheinander. Andererseits entwickelt sich eine extrem geizige Sparsamkeit, bei der sich
die Kranken körperlich selbst vernachlässigen. Sie verwahrlosen allmählich, nehmen keine
Nahrung und Flüssigkeit mehr zu sich, wodurch sich der Krankheitsprozeß weiter ver-
schlimmert. Gelegentlich werden sie dann Wochen später von Nachbarn oder Angehörigen tot in ihrer Wohnung aufgefunden.

Eine leichtere aber gleichwohl ernstzunehmende Komplikation ist die transitorische ischämische Attacke, eine vorübergehende Durchblutungsinsuffizienz des Gehirns. Sie äußert
sich in passageren neurologischen Ausfällen, wie Lähmungserscheinungen und Sprachstörungen. Andererseits führt sie zu flüchtigen Verwirrtheitszuständen, verbunden mit
Antriebsstörungen, leichter Bewußtseinstrübung und Desorientiertheit. Das Krankheitsbild wird als *amnestische Episode* beschrieben und geht mit einer mehr oder weniger vollständigen Erinnerungslücke einher. Es kann nach ungewohnter körperlicher Belastung,
nach einem Schädelhirntrauma, auch nach chiropraktischen Eingriffen an der Halswir-
belsäule auftreten. Viele Patienten leiden an Bluthochdruck oder Herzrhythmusstörungen.
Ursächlich wird wie für die transitorische ischämische Attacke eine passagere Mangeldurchblutung angenommen, die sich rasch wieder zurückbildet. Die amnestische Episode
dauert üblicherweise einige Minuten bis Stunden. Man nimmt an, daß vor allem eine
passagere Mangeldurchblutung über die Arteria vertebralis der Grund ist. Die amnestische Episode ist wie die transitorische ischämische Attacke gelegentlich eine Ursache für
Straßenverkehrsunfälle älterer Menschen, ohne ersichtlichen äußeren Anlaß (z. B. Abkommen von der Fahrbahn ohne Bremsspur, Übersehen von Verkehrszeichen).

2.3.3.5. Hirnatrophische Prozesse

Bei der Hirnatrophie (Huber 1981, Bodechtel 1974) handelt es sich um einen Gewebsuntergang, teils auf dem Boden eines Gefäßprozesses, teils unbekannter Ursache, selten infolge einer Stoffwechselerkrankung des Zentralnervensystems. Zu den diffusen Atrophien rechnet man die senile Demenz und die Alzheimersche Erkrankung, zu den Systematrophien die Picksche Krankheit und den Parkinsonismus, sowie hereditäre Kleinhirn- und Hirnstammerkrankungen. Anstelle der neurologischen Befunde stehen die psychopathologischen ganz im Vordergrund. Sie beginnen jenseits des 40. Lebensjahres und zeigen eine *familiäre Belastung.* Das Krankheitsbild beim Morbus *Alzheimer* und der senilen Demenz wird beherrscht von fortschreitendem Erinnerungszerfall, Beeinträchtigungen der Sprachmotorik und des Sprachverständnisses, der Raum- und Zeitorientierung und der Konzentrationsfähigkeit. Eine Reihe von Stereotypien und Bewegungsautomatismen (Händezittern, Gangstörungen und leichte Lähmungserscheinungen) treten hinzu. Die episodischen Verwirrtheitszustände haben paranoid-halluzinatorischen Charakter. Eine heiter gestimmte Enthemmung mit Persönlichkeitsnivellierung und Witzelsucht kommt neben ängstlich agitierter Verwirrtheit vor und betrifft namentlich die Nachtstunden. Beim Morbus Alzheimer ist die Persönlichkeitsfassade lange erhalten. Man denkt zunächst nur an eine altersbedingte Zuspitzung von bekannten Persönlichkeitsmerkmalen. Oft wird mehr durch Zufall im Gespräch der fortgeschrittene Demenzprozeß sichtbar.

Die *Picksche Erkrankung* führt zu einem hirnlokalen Psychosyndrom und besteht pathologisch-anatomisch in einer Stirnhirnatrophie. Auch sie zeigt eine familiäre Belastung (dominanter Erbgang). Zunächst beobachtet man Triebenthemmungen und persönlichkeitsfremdes Handeln, später Gedächtnisstörungen, depressiv-reizbares Verhalten, planlose Unruhe, Sammeltrieb, schließlich Sprachzerfall, Antriebsverlust, Handlungs- und Sprachstereotypien und zunehmende Verwahrlosung. Beim frühen Beginn ist die Abgrenzung zur Schizophrenie erforderlich.

Die *Chorea Huntington* ist dominant erblich und beginnt um das vierte Lebensjahrzehnt. Der psychopathologische Befund eilt den neurologischen Symptomen oft voraus. Ein aggressiv reizbares Verhalten mit elementaren Triebdurchbrüchen einerseits, euphorischer Unbekümmertheit und sexueller Distanzlosigkeit andererseits münden allmählich in einen dementiven Abbau. Vorübergehend können schizophren aussehende paranoid-halluzinatorische Epidosen bestehen. Zum psychopathologischen Befund tritt allmählich die typische choreatiforme Bewegungsunruhe, durch die die Kranken an der Nahrungs- und Flüssigkeitsaufnahme zunehmend gehindert werden. Sie verwahrlosen allmählich und sterben unter den Zeichen allgemeiner Kachexie. Zu Krankheitsbeginn können die psychischen Störungen juristische Probleme bieten.

Der Morbus *Parkinson* zeigt entgegen der Chorea Huntington weniger psychische als neurologische Symptome. Die Bewegungsverarmung, der Ruhetremor und die Gangstörung, verbunden mit typischen Sprachstörungen, Speichelfluß und fehlender Mimik kennzeichnen das Bild. Die Persönlichkeit ist meist nicht verändert, es sei denn, ein postenzephalitischer oder arteriosklerotischer Parkinsonismus liegt vor. Lediglich die Denk- und Handlungsweise sind wie die Motorik verlangsamt, die Schrift ist charakteristisch verändert (Mikrographie).

An weiteren hirnatrophischen Prozessen ist die Gruppe der erblichen Atrophien zu nennen, die das Kleinhirn und den Hirnstamm vorrangig befallen. Bei den Leukodystrophien und verschiedenen anderen Speicherkrankheiten des Gehirns sieht man fortschreitende Demenzprozesse, desgleichen beim Morbus

Wilson, einer Erkrankung des Kupfer-Stoffwechsels. Auch der Brenztraubensäure-Schwachsinn (Phenylketonurie) wären hier, neben Krankheitsbildern, die auf Störungen im Chromosomen-Bestand zurückgehen, erwähnenswert. In jedem Fall kann der psychopathologische Befund einmal Gegenstand juristischer Implikationen sein.

2.3.3.6. Epilepsien

Die Vielfalt der zerebralen Anfallsleiden (Janz 1981, Penin 1973) hat eine abnorm niedrige Krampfschwelle des Gehirns zur Grundlage. Daraus entwickelt sich eine umschriebene oder globale unkontrollierte Entladung von Neuronen, für die es zahlreiche Ursachen gibt (Hirnverletzungen, entzündliche und Stoffwechselerkrankungen, Vergiftungen, Hirntumoren, Durchblutungsstörungen). Man unterscheidet primär generalisierte epileptische Anfälle von solchen, die herdförmig beschränkt bleiben oder sich sekundär generalisieren (vgl. Tab. 3). Der organische Befund besteht im tonisch-klonischen Krampfanfall, der sich auch auf umschriebene Hirnabschnitte beschränken kann (sog. Jackson-Epilepsie). Eine weitere fokale Epilepsie ist die psychomotorische, welche ihren Ausgang vom Schläfenhirn und dem dazugehörigen limischen System nimmt. Eine Reihe von Anfallstypen treten nur im Kindes- und Jugendalter auf. Sie persistieren ausnahmsweise bis ins Erwachsenenalter.

Tabelle 3: Klassifikation der Epilepsien (nach Janz 1981)

I. Generalisierte Anfälle

Generalisierte Anfälle sind solche, bei denen die ersten klinischen Veränderungen auf eine initiale Beteiligung beider Hemisphären hinweisen. Das Bewußtsein kann gestört sein, und diese Störung kann die erste Erscheinung sein. Motorische Erscheinungen sind beidseitig. Die iktalen EEG-Muster sind zu Beginn beidseitig und spiegeln vermutlich ausgedehnte neuronale Entladungen in beiden Hemisphären wider.

1. Absence-Anfälle
   a) nur mit Bewußtseinsstörung
      ((b–f) können allein oder zusammen
      verwandt werden)
   b) mit Automatismen
   c) mit myoklonischen Komponenten
   d) mit atonischen Komponenten
   e) mit tonischen Komponenten
   f) mit autonomen Komponenten

2. Myoklonische Anfälle
   a) myoklonische Zuckungen
      (einzeln oder multipel
   b) klonische Anfälle

3. Tonische Anfälle

4. Tonisch-klonische Anfälle

5. Atonische Anfälle

6. Akinetische Anfälle

7. Infantile Spasmen

II. Fokale (partielle, lokale) Anfälle

Fokale Anfälle sind solche, in denen die ersten klinischen und elektroenzephalographischen Veränderungen auf die initiale Aktivierung eines anatomischen und/oder funktionellen Neuronensystems hinweisen, das auf einen Teil einer oder beider Hemisphären beschränkt ist. Ein fokaler Anfall wird in erster Linie danach klassifiziert, ob das Bewußtsein im Anfall gestört ist oder nicht. Wenn es nicht gestört ist, wird der Anfall als einfacher fokaler Anfall, wenn es gestört ist, wird der Anfall als komplexer fokaler Anfall klassifiziert. Bewußtseinsstörung kann das erste klinische Zeichen sein oder einfache fokale Anfälle können in komplexe fokale Anfälle übergehen. Bei bewußtseinsgestörten Patienten können Verhaltensabweichungen (Automatismen) vorkommen. Ein fokaler Anfall kann, statt zu enden, sich zu einem generalisierten motorischen Anfall (tonisch und/oder klonisch oder atonisch) fortentwickeln. Bewußtseinsstörung ist definiert als Unfähigkeit, exogene Stimuli normal zu beantworten.

Tabelle 3: Fortsetzung

A. *Einfache fokale Anfälle*

1. mit motorischen Zeichen
   a) fokal motorisch (ohne March)
   b) Jackson-Anfälle
   c) versiv (gewöhnlich kontraversiv)
      die Körperhaltung betreffend
   e) phonatorisch (Vokalisation oder
      Sprechhemmung)

2. Mit autonomen Symptomen oder Zeichen

3. Mit somatosensorischen Symptomen
   oder solchen der Spezialsinne
   (einfache Halluzinationen wie Prickeln,
   Lichtblitze, Summen)
   a) somatosensorisch (= sensibel)
   b) visuell
   c) auditiv
   d) olfaktorisch
   e) gustatorisch
   f) vertiginös

4. mit psychischen Symptomen
   (Störung höherer zerebraler Funktionen)
   a) aphasisch
   b) dysmnestisch (z.B. Déjà vu)
   c) kognitiv (z.B. Zwangsdenken)
   d) affektiv (Furcht, Ärger usw.)
   e) Illusionen (z.B. Makropsie)
   f) strukturierte Halluzinationen
      (z.B. Musik, Szenen)

B. *Komplexe fokale Anfälle*

1. einfach fokaler Beginn von Bewußtseinsstörung gefolgt
   a) mit einfach fokalen Zügen
      und Bewußtseinsstörung
   b) mit Automatismen

2. mit Bewußtseinsstörung von Beginn an
   a) nur mit Bewußtseinsstörung
   b) mit einfach fokalen Zügen
   c) mit Automatismen

C. *Fokale Anfälle, die in generalisierte tonisch-klonische Anfälle (GTK) übergehen*
   (*GTK mit fokalem Beginn*)

1. einfach fokale Anfälle (A) mit Übergang
   in GTK

2. komplex fokale Anfälle (B) mit Übergang
   in GTK

3. einfach fokale Anfälle, die in komplex
   fokale Anfälle und dann weiter in GTK
   übergehen

Für den aktuellen Anfall besteht eine Erinnerungslücke, in der prä- und postparoxysmalen Phase ist das Bewußtsein eingeschränkt bzw. umdämmert. Im Anfallsintervall gibt es episodische Verstimmungen und produktive *Psychosen*. Die unbehandelte Epilepsie führt über eine Hirnschädigung zur *Demenz*. Über die Prognose des Anfallsleidens entscheidet die Ursache. Sie ist heute in rund 50 % der Fälle aufzuklären. Mindestens 80 % der Patienten können mit den heute zur Verfügung stehenden Medikamenten anfallsfrei werden und haben damit eine gute *soziale Prognose*. Die Gefahr besteht in ihrer leichten Verführbarkeit zum Alkohol. Die um einen epileptischen Anfall gruppierten, psychopathologischen Befunde sind meistens reversibel und entsprechen einem *Durchgangssyndrom*. Die psychotischen Epidosen können Schizophrenie-ähnlich verlaufen mit Halluzinationen, Ich-Störungen und Derealisationsphänomenen. Auch der psychomotorische temporale Anfall (*dreamy state*) zeigt bisweilen die ganze Vielfalt schizophrener Symptome. Ähnliche Durchgangssyndrome beobachtet man nach Drogenintoxikation oder bei der Alkoholhalluzinose. Die psychischen Dauerveränderungen betreffen die Persönlichkeit. Die Denk- und Handlungsabläufe verlangsamen sich, und werden umständlich. Der Kranke haftet am Detail, ist leicht kränkbar und um die Zeit eines Anfalles aggressiv gereizt. Inwieweit erlebnisreaktive Momente einfließen, muß im Einzelfall geklärt werden. Auch die Medikamente führen zu einer «iatrogenen» Wesensänderung *(pharmakogene Scheindemenz)*. Durch die heute mögliche Behandlung wird die epilepsiebedingte Persönlichkeitsveränderung immer seltener.

2.3.4. Begutachtung hirnorganischer Störungen

Die Suche nach körperlichen Ursachen für ein Verbrechen läßt sich bis in die älteste medizinische und juristische Literatur zurückverfolgen. Oft werden Zufallsbefunde zu anspruchsvollen Thesen aufgewertet. Was die Norm ist, unterliegt einem sozialen und politischen Wandel, aber auch neuen medizinischen Erkenntnissen: Die Entdeckung des EEGs in den 30er Jahren hat über Jahrzehnte die Begutachtungspraxis geformt. Im Zeitalter der Computer-Tomographie verlor es an Bedeutung. Während das EEG nur den momentanen Funktionszustand beschreibt, kann das Computer-Tomogramm strukturelle Veränderungen in kürzester Zeit unter schonenden Bedingungen sichtbar machen (vor Überinterpretationen muß indessen nachdrücklich gewarnt werden).

Das geltende Strafrecht macht die Sanktionen von der Fähigkeit abhängig, schuldig werden zu können. Zwischen Gutachter und Richter muß definiert werden, ob für die Tatzeit die Fähigkeit bestand, Recht vom Unrecht zu unterscheiden. Hierüber befindet auch der hirnorganische Funktionszustand mit seinen Auswirkungen auf die Einsichts- und Steuerungsfähigkeit. Allerdings wurden im heutigen Strafrecht die «biologischen Merkmale» ein zweitrangiges Problem. Der Gutachter soll den psychischen Zustand, die Persönlichkeit und Täterdynamik in ihrer Normabweichung beschreiben (Schreiber 1977).

Das Exkulpierungsmerkmal «krankhafte seelische Störung» beinhaltet, daß eine akute oder chronische, vorübergehende oder bleibende zerebrale Funktionsstörung den individuellen Entscheidungsspielraum graduell verändert. Es darf aber nicht schon bei leichten hirnorganischen Störungen (geringen traumatischen oder psychotischen Residualschäden, Anfallsleiden ohne gröbere Wesensänderung, leichten Intelligenzdefekten oder beginnenden zerebralsklerotischen Abbauerscheinungen) zur Überbewertung somatischer Befunde kommen, denn das Votum für eine verminderte Zurechnungsfähigkeit ist ein beachtlicher Eingriff in die Persönlichkeit, die Folgen oft schwerwiegender als beabsichtigte Sanktionen (Schulte 1964).

Zwischen der krankhaften seelischen Störung organischer Genese und der «tiefgreifenden Bewußtseinsstörung» gibt es Nahtstellen: Man findet nämlich organische Befunde oft als Hintergrund für forensisch bedeutsame *Sozialisationsstörungen*, z.B. Epilepsien, Hirntumoren und Hirnverletzungen; auch bei hirnorganischen Abbauprozessen: es kann auf dem organischen Hintergrund zu einer zeitlich begrenzten eventuell tiefgreifenden Abkehr von der Außenwelt und Einengung des Bewußtseinsfeldes kommen, mit nachfolgender mehr oder weniger kompletter Erinnerungslücke. Als konstellierende Faktoren gelten die *Alkoholisierung* bei nachgewiesener hirnorganischer Schädigung (gleich welcher Genese), neben krankheitsbedingten pathologischen Persönlichkeitsentwicklungen (Mende 1979).

Oft wird in Laienkreisen vermutet, daß Straffällige häufiger als die Durchschnittsbevölkerung unter bestimmten Krankheiten leiden, die kriminogen wirken. Durch Untersuchungen an Gefängnisinsassen läßt sich diese Hypothese aber nicht belegen. Auch der Delinquent führt in der Regel seine Straftat nicht auf eine körperliche Erkrankung zurück. Der Gutachter muß feststellen, ob die Krankheit nur ein *Zufallsbefund* ist. Eventuell kann sie sekundär über Störungen der Sozialisation für die Tat relevant werden: Es kann z.B. der Epileptiker jahrelang den Gesetzesnormen entsprechen. Das Wissen um die

Krankheit, soziale Zurückweisungen, häufiger Arbeitsplatzverlust können aber seine Persönlichkeit so verändern, daß ihm eines unerwarteten Tages die Kontrolle über seine Affekte mißlingt. Ähnliche Situationen gibt es auch bei Hirnverletzten, Tumor-Kranken und zerebralsklerotischen Patienten in hochabnormen Situationen (gelegentlich wird der «Täter» von seinen Mitmenschen provoziert, wenn sie um seine körperlich begründbaren Mängel, seine leichte Verführbarkeit oder Alkoholintoleranz wissen). Nach der Erfahrung gibt es bei den hirnorganischen Störungen Situationen, wo es für den medizinischen Sachverständigen und Richter angebracht sein kann, den Rahmen der rein biologischen Merkmale zu verlassen. Selbstverständlich ist Vorsicht vor *Schutzbehauptungen* am Platz. Andererseits macht das Initialdelikt oft erst eine ernsthafte Erkrankung sichtbar (Schulte 1964).

Das Zentralnervensystem reagiert auf die Vielzahl der möglichen Krankheiten relativ einförmig: unabhängig von der Genese entstehen immer wieder die gleichen hirnorganischen Syndrome, teils obligat, wie etwa die Bewußtseinsstörung nach einem Schädelhirntrauma, teils fakultativ, etwa in Gestalt von Halluzinationen anläßlich einer Kontusionspsychose (Huber 1981, Scheid 1980, Janz 1981, Bodechtel 1974, Penin 1973). Da sich die hirnorganischen Störungen gleichsam vom Grundleiden abstrahieren lassen, erscheint eine synoptische Besprechung ihrer forensischen Bedeutung gerechtfertigt. Auch der Jurist ist erst in zweiter Linie an der Diagnose interessiert, nämlich dann, wenn es um die Abschätzung der Prognose und Rezidivgefahr geht.

Die organischen Erkrankungen des Nervensystems führen zu motorischen, sensiblen und sensorischen Störungen, in Gestalt von Lähmungserscheinungen, Verlust der Sensibilität im Bereich der Gliedmaßen oder dem Ausfall von Sinnesorganen. Sie treten akut, chronisch fortschreitend oder als Defekt in Erscheinung, gehen aber nicht regelhaft mit einem hirnorganischen Psychosyndrom einher. Dennoch können sie gutachterlich interessant werden, z.B. im Rahmen der *Straßenverkehrsdelinquenz*, wenn der Kranke trotz erheblicher organischer Leistungsmängel (nach einem Schlaganfall, bei Parkinsonismus, Querschnittslähmung oder Multipler Sklerose und Epilepsie) am Straßenverkehr teilnimmt. Diese individuelle Uneinsichtigkeit hat zwar mit dem strafrechtlichen Schuldfähigkeitsbegriff nichts zu tun, sollte aber dennoch Anlaß zur Überprüfung der Gesundheitsverhältnisse geben (Grothe und Bock 1980, Lewrenz 1973). Dieses gilt auch für internistisch Kranke, weil bei ihnen unerwartet – oft nur kurzfristig – schwere Hirnleistungsmängel auftreten können (Lewrenz 1973).

Für die geschilderten hirnorganischen Störungen und häufigsten Krankheitsbilder, bei denen sie vorkommen, besteht Einigkeit darüber, daß der Bewußtlose, der Epileptiker im Anfall und der Kranke mit einer akuten Psychose (gleich welcher Genese) in der Regel schuldunfähig ist im Sinne des § 20 StGB. Er kann strafrechtlich nicht zur Verantwortung gezogen werden. Allenfalls ist zu prüfen, inwieweit er sich bewußt und schuldhaft in diesen Zustand versetzte – etwa durch absichtliches Weglassen oder Überdosierung von Medikamenten, Alkoholisierung trotz bekannter Intoleranz und manches mehr. Der Gutachter muß dem Juristen überzeugend darlegen, daß die Erkrankung zur Tatzeit die Kontinuität des Denkens und Handelns unterbrochen hat (vergleichbar der laienhaften Definition vom Filmriß oder black-out). Wenn der Gutachter einen solchen eindeutigen Sachverhalt feststellte, dann entscheidet das Grundleiden über die *Rezidivgefahr*. Diese hängt wiederum an der Bereitschaft des Kranken zur Therapie seines Leidens. Auch ist zu klären, inwiefern das soziale Umfeld zur Mitarbeit bereit ist (Schulte 1964, Ehrhardt und Villinger 1961, Göppinger und Witter 1972).

Die Schwierigkeit der Begutachtung hirnorganischer Störungen beginnt dann, wenn das biologische Merkmal kein Alles-oder-Nichts-Prinzip erkennen läßt. Die vom Gesetzgeber verlangte Quantifizierung, besonders wenn weit zurückliegende Ereignisse zu begutachten sind, kann extrem schwierig oder unmöglich sein. Der Gutachter kann dann nur nach Aktenlage, Zeugenaussagen und den mehr oder weniger glaubwürdigen Darstellungen des Probanden, sowie nach den später erhobenen Befunden Mutmaßungen darüber anstellen, wie es im Kopf des Täters zur Tatzeit ausgesehen hat. Sofern er rückblickend eine Diagnose stellen kann, mag er sich auf die herrschende Lehrmeinung berufen, die allerdings ins Wanken geriet, seit die Computer-Tomographie gezeigt hat, daß schwere Hirnschädigungen durchaus ohne dramatische Krankheitssymptome stattfinden können. Andererseits kann schon eine relativ geringe Gewalteinwirkung auf das Gehirn zum Ergebnis haben, daß ein Unfallverletzter umdämmert, planlos, aggressiv reagiert oder sich in seiner Verwirrtheit vom Unfallort entfernt. Möglich ist auch, daß ein Epileptiker im Dämmerzustand oder in der Reorientierungsphase nach einem Anfall im Warenhaus das Bezahlen vergißt. Die gleiche Situation wird man ganz anders beurteilen müssen, wenn der Anfallskranke oder zerebralsklerotische Greis in einer phasischen Verstimmung oder aus einer momentanen Gereiztheit heraus dasselbe tut. Noch schwieriger werden die Verhältnisse, sofern im sozialen Umfeld des Kranken Provokationen inszeniert wurden (an die man sich später in foro nicht mehr erinnert).

Alle Erkrankungen des Gehirns – akute und chronische – führen zu einer Störung des Bewußtseins, als psychopathologischem Leitsymptom. Man versteht hierunter eine Veränderung des Selbst- und Umweltbewußtseins mit Abbruch der normalen Beziehungen zwischen Ich- und Außenwelt, die zu sozialen Fehlentscheidungen führt. Der Orientierungsmangel wird oft als Indikator für das Ausmaß der Bewußtseinsstörung herangezogen. Gemeint ist die Fähigkeit sich im Raum-Zeit-Bezugssystem zu lokalisieren: Orientierung in diesem Sinne meint nicht nur Wissen um, sondern wählen können zwischen möglichen und unmöglichem, sozial konkordanten und diskordanten Zielen (Thomae und Schmidt 1967). Die Bewußtseinsstörung versucht man graduell zu gliedern (Somnolenz, Sopor, Koma): Der tief Bewußtlose – aus welchen Gründen auch immer – ist forensisch gesehen handlungs- und schuldunfähig. Dagegen sind alle übrigen Beeinträchtigungen des Wachzustandes schwer zu beurteilen und auch für den Laien als Tatzeugen oft nicht in ihrer Tragweite erkennbar. Das Gleiche gilt für den mehr oder weniger geordneten Dämmerzustand, die amnestischen Episoden und produktiven organischen Psychosen, und zwar deshalb, weil ihre Intensität sehr schnell wechseln kann. Diese hirnorganischen Störungen dauern oft nur Minuten oder einige Stunden, sind an bestimmte Tageszeiten, namentlich die Nachtstunden gebunden, wenn die Grenzen zwischen Schlaf, Wirklichkeit und Traum fließend werden. Der Kranke – eben noch im Vollbesitz seiner geistigen Kräfte – kann Minuten später hochgradig erregt und verwirrt sich und andere schwer gefährden. Die *Krankheitsdynamik* bei der Epilepsie wechselt binnen Minuten zwischen tiefster Bewußtlosigkeit, Umdämmerung und völliger Bewußtseinsklarheit. Auch die Psychose des Enzephalitis-Kranken, das Alkoholentzugsdelirium oder der senile Beeinträchtigungswahn zeigen unterschiedlich lange *luzide Intervalle*. In der akuten Krankheitsphase wird man die Verantwortungsfähigkeit leicht verneinen können. Ob man als Gutachter aber mit der graduellen Vielfalt hirnorganischer Störungen, die sich um den eindeutigen Befund gruppieren, in einer den Juristen überzeugenden Weise fertig wird, hängt von der Erfahrung ab. (Da die Sachverständigentätigkeit eine medizinisch unattraktive Beschäftigung ist, läßt die Kompetenz nicht selten zu wünschen übrig.)

Bei den *körperlich begründbaren Psychosen* kann das Kardinalsymptom Bewußtseinsstörung fehlen. Statt dessen ist die Affektivität maniform oder depressiv verändert, und es bestehen paranoid-halluzinatorische Symptome mit unterschiedlich stark systematisierter Wahnbildung – bei tageweise gut erhaltener Gesamtpersönlichkeit. Der Kranke kann in foro die psychotischen Erlebnisinhalte unter Kontrolle halten und einen geistig rüstigen Eindruck hinterlassen. Viele organische Psychosen verlaufen still und münden unmerklich in die Demenz. Die forensischen Komplikationen treten im Vorfeld auf: Die Affektkontrolle, Orientierung, Gedächtnis und Intelligenz sind erst partiell und nur zeitweise gestört, unterbrochen von luziden Intervallen (Wiek 1974). Später vergröbert sich die Hierarchie der Motivationen, das Handeln wird dranghaft, thematisch destruktiv. Die irreversiblen Funktionsstörungen kommen vor nach Hirnverletzungen, bei Enzephalitis, der Epilepsie, Hirnarteriosklerose und anderen Hirnabbauprozessen (Morbus Alzheimer, Pick, Chorea Huntington, um einige zu nennen). Neben der Beurteilung gemäß § 20 und 21 StGB stellt sich die Frage nach der Unterbringung.

Das negative *soziale Image* des Zerebralgeschädigten – gleich welcher Genese – war seit altersher Anlaß zu Diskriminierungen. Bis heute hält sich das Vorurteil gegenüber diesem ständig wachsenden Personenkreis. Die allmählich aussterbenden, hirnverletzten Kriegsveteranen werden zunehmend ersetzt durch polytraumatisierte Unfallopfer. In Laienkreisen gelten Zerebralgeschädigte als besonders gefährlich und unberechenbar, zu Gewaltverbrechen, Sexualstraftaten und Brandstiftung neigend. Für alle Krankheitsprozesse des Gehirns, soweit sie untersucht wurden, konnte aber die Literatur keinen schlüssigen Beweis für eine erhöhte *Kriminalität* liefern: Eine Untersuchung straffällig gewordener Jugendlicher ergab, daß hirnorganische Störungen und damit verbundene gesteigerte Aggressivität zwar bestehen, aber nicht häufiger als im Bevölkerungsdurchschnitt zu Straftaten führen (Mader 1970). Auch die Untersuchung von über 600 Hirnverletzten aus dem Ersten Weltkrieg ergab keine statistisch erhöhte Straffälligkeit. Lediglich die Stirnhirnverletzten zeigten als Risikogruppe eine größere Neigung zu Verstößen gegen die Rechtsordnung (Panse 1972). Zu einem gleichlautenden Ergebnis kam man bei rund 500 Hirnverletzten des Zweiten Weltkriegs (Virkkunen et al. 1976). Sie waren binnen 30 Jahren nur zu 5,7 % straffällig geworden (überwiegend Kleinkriminalität, zum Teil unter Alkoholeinfluß). Bei weiblichen Strafgefangenen (USA) fand man hirnorganische Störungen in Beziehung zur Fremdaggressivität und eine familiäre Belastung mit Erkrankungen des Nervensystems (Climent et al. 1973). Die Strafregister von 622 Hirnverletzten aus der BRD ergaben nur in 2,1 % Verstöße gegen die Rechtsordnung (überwiegend Bagatellsachen – Eigentums- und Aggressionsdelikte). Die Frontalhirngeschädigten waren überrepräsentiert (Panse 1972). Unter 439 Sexualstraftätern war oft (35–50 %) eine Zerebralschädigung nachweisbar. Für die Tatzeit spielte die Alkoholisierung eine bedeutende Rolle. Auch die Opfer waren oft Hirngeschädigte und stammten aus dem unmittelbaren sozialen Umfeld des Täters (Fehlow 1973, Szabo und Buris 1970). Auch bei pädophilen Straftätern fand sich in einem großen Krankengut bei der Begutachtung eine organische Hirnschädigung (18 %), teils als hirnorganischer Defekt, teils in Verbindung mit epileptischen Anfällen – und in der Hälfte der Fälle Alkoholisierung zur Tatzeit (Wyss 1967).

Die Delinquenz Hirnverletzter läßt sich auf bestimmte organische Störungen zurückführen: Vergröberung bzw. Akzentuierung der prämorbiden Persönlichkeit, Affektlabilität, Kritikminderung, episodische Verstimmbarkeit, Alkoholintoleranz und Entwicklung infantiler Sozialverhaltensweisen. Man vermißt die langfristige Planung. Die Einsicht in das Unerlaubte der Tat ist vorhanden, beeinträchtigt ist aber die Fähigkeit, in ungewöhnlichen sozialen Situationen demgemäß zu handeln (leichte Verführbarkeit, besonders nach Alkoholisierung). Sofern eine geminderte Schuldfähigkeit vermutet wird, ist § 330a StGB von Interesse, d. h. ob als tatvorbereitende Maßnahme die Alkoholisierung oder falsche Medikamenteneinnahme geplant war bzw. ein pathologischer Rausch vorlag, obwohl der Täter von seiner Alkoholintoleranz wußte.

Neben den unmittelbaren Folgen einer organischen *Hirnschädigung* ergab die Analyse der psychosozialen Lage von 365 Kranken bei der Hälfte erhebliche soziale Umfeldstörungen. Diese gaben zu *neurotischen Entwicklungen* Anlaß, welche als unmittelbare Ursache für delinquentes Verhalten Hirnverletzter in Betracht kommen (Sperling 1967, Faust 1980).

Eine nachgewiesene Hirnverletzung berechtigt nicht per se zur Exkulpierung, nur ausnahmsweise zur Gleichstellung mit einem Psychosekranken. Die Abgrenzung der hirnorganischen Störung von primär abnormer Persönlichkeit und sekundärer Neurotisierung ist manchmal unmöglich. Nach der Literatur gibt es unter Hirnverletzten eine *Risiko-gruppe*, die sich aber statistisch aus der Gesamtheit nicht heraushebt. Es sollen Stirnhirn-verletzungen durch die Läsion höherer intellektueller Leistungen und globaler Senkung des Persönlichkeitsniveaus zur Delinquenz disponieren, namentlich zu Sexualdelikten (Ex-hibitionismus, Pädophilie). Das Eigentumsdelikt ist für Hirnverletzte ungewöhnlich. Wenn es vorkommt, handelt es sich um Kleinkriminalität, weil für schwerere Eigentumsdelikte meistens die notwendige vorausschauende und großrahmige Planung nicht vorbereitet werden kann. Neben der Sexualdelinquenz neigt der hirnorganisch Kranke zur Fremd-aggressivität, vor allem infolge der geminderten *Alkoholtoleranz* und im Rahmen episodi-scher Verstimmungen: Die Verletzungen des Stirn- und Zwischenhirns verursachen ele-mentare Affekt- und Triebstörungen. Sie disponieren deshalb zu Sexual- und Aggressions-straftaten. Damit entsprechen sie dem Urteil des medizinischen Laien, machen aber nur eine kleine Risikogruppe aus, die nicht auf die Gesamtheit übertragbar ist. Eine umfang-reiche Literatur belegt nämlich, daß der Hirnverletzte selten und keinesfalls häufiger als der Bevölkerungsdurchschnitt vor Gericht steht (Mader 1970, Panse 1972, Virkkunen et al. 1976, Sperling 1967, Faust 1980). Während also die meisten Hirnverletzten zeitlebens nicht gegen die Rechtsnormen verstoßen, bedarf die kleine Gruppe der Risikopatienten besonde-rer Beachtung. In ihr finden sich neben den Kranken mit einer speziellen lokalen Hirn-schädigung nur solche, die infolge einer globalen Leistungsinsuffizienz zum Alkoholmiß-brauch und sozialer *Verwahrlosung* tendieren (durch präventive, sozialmedizinisch flankie-rende Maßnahmen läßt sich bei ihnen die soziale Desintegration und damit korrelierende Delinquenz verhindern). Nach der Literatur ist die *prämorbide Persönlichkeit* von erheb-lichem Einfluß bezüglich der Ausgestaltung und dem Schweregrad, den eine Hirnverletzung verursacht. Darüber hinaus fand sich auch eine hohe familiäre Belastung mit sozialen Inte-grationsstörungen. Die eingangs erwähnte, negative Meinung des Laienpublikums über den Hirnverletzten ist für die Gesamtheit der Erkrankten zwar unzutreffend, sie enthält aber für die kleine Risikogruppe etwas Wahres. Es bestehen oft sozialbiologisch nachweis-bare Entwicklungsstörungen, die zur Hirnverletzung prädisponieren. Die Hirnverletzung selbst erzeugt weitere Probleme im sozialen Umfeld, ausgehend von der traumatisch ver-ursachten Hirnleistungsschwäche, namentlich einer Störung der Affektivität, Triebsteue-rung und Alkoholintoleranz. Der soziale Konflikt entsteht je nach Ausgangspersönlichkeit in der Familie, am Arbeitsplatz oder in der Freizeit, wo er in besonderem Maße der Beur-teilung durch die Öffentlichkeit ausgesetzt ist. Die von der Gesamtbevölkerung abwei-chende Beobachtung, daß den hirnverletzten Risikopatienten selten Eigentumsdelikte, aber häufig Aggressions- und Sexualdelikte vor Gericht bringen, findet eine Erklärung darin, daß sich die letztgenannten Straftaten am leichtesten, aus der momentanen Situation heraus (ohne vorausschauende Planung) realisieren lassen, und daß die *Hirnverletzung* unter strafrechtlichen Aspekten vorrangig als Störung der Affekt- und Triebkontrolle manifest wird. Die anderen, unter Umständen viel schwerer wiegenden Hirnleistungsstö-rungen, disponieren viel weniger zu Straftaten. Insofern es sich mehrheitlich um Klein-kriminalität mit und ohne Alkoholisierung handelt, stellt sich selten – nur bei schweren zerebralen Defekten – die Frage nach der Dauerunterbringung als Maßregel der Sicherung und Besserung.

Ein Sonderproblem ist das des alternden Hirnverletzten, bei dem zum Trauma der *Alte-rungsprozeß* des Gehirns hinzutritt oder aber eine Hirnarteriosklerose zum vorzeitigen zerebralen Versagen und präseniler Demenz führt. Auch bei Hirnverletzten mit epilepti-schen Anfällen gibt es zusätzliche Komplikationen. Hier kann das Krampfleiden – sofern es nicht optimal behandelt wird – das Ausmaß des Hirnschadens vergrößern. Ein Spezial-problem stellt dabei ferner die Straßenverkehrsteilnahme dar.

2.3.4.1. Kasuistik

Ein heute 64jähriger, vorzeitig pensionierter Lehrer, wurde in den 60er Jahren von Schülereltern der Un-zucht beschuldigt. Er soll sich während des Unterrichts unter Androhung von Repressalien Schülerinnen unsittlich genähert und bei Schülern in den Unterrichtspausen homosexuelle Beziehungen gefordert haben. Der Beschuldigte stammte aus einfachen Verhältnissen, hatte sich auf dem zweiten Bildungsweg hochgearbeitet, erlitt 1942 im Krieg eine Hirnverletzung in der rechten Scheitelregion und war danach eineinhalb Jahre linksseitig gelähmt. Auch epileptische Anfälle vom Grand-mal-Typ und Dämmerzu-stände traten drei Jahre später auf. Als KB-Leiden wurde Wesensänderung, enzephalopathische Be-schwerden und Epilepsie anerkannt. Gegenüber Berufskollegen hat der Kranke seine Hirnbeschädigung verschwiegen, weil er einmal früher als unzurechnungsfähiger Hirnverletzter beleidigt wurde. In den 50er Jahren trat eine allgemeine Leistungsminderung mit Affektlabilität, psychomotorischer Verlang-samung, Konzentrationsschwäche und episodischen Verstimmungen auf. Die Untersuchung anläßlich der Begutachtung ergab eine leichte Halbseitenlähmung links, im EEG einen Herdhinweis und Krampf-potentiale. Die Hirnkammerluftfüllung zeigte eine Deformierung der rechten Hirnkammer und eine Oberflächenatrophie als Residuum der erlittenen Hirnverletzung. In der Vorgeschichte fanden sich bis in die 60er Jahre keinerlei strafbare Handlungen. Für die angeblichen Unzuchtsdelikte konnte der end-gültige Beweis nicht erbracht werden. Der Gutachter diagnostizierte eine zerebrale Voralterung bei Hirnverletzung. Eine Schuldunfähigkeit für die Tatzeit schien nicht sicher ausgeschlossen. Es erfolgte Freispruch, aber vorzeitige Entlassung aus dem Schuldienst und Führerscheinentzug (nach Denunziation durch die Ehefrau, die sich wegen der angeblichen Straftaten scheiden ließ). Die Verlaufsbeobachtung ergab bis heute keine weiteren strafbaren Handlungen.

Der *Hirntumor* führt wie die Hirnverletzung zu zerebralen Ausfallserscheinungen. Im Gegensatz zum Hirntrauma, wo es zu unterschiedlich ausgeprägter Defektheilung kommt, sind beim Hirntumor aber die hirnorganischen Läsionen progredient. Man kennt ein pseudoneurasthenisches Vorstadium, aus dem sich das hirnlokale Psychosyndrom und eine globale Leistungsinsuffizienz entwickeln. Dazu kommen halbseitige Lähmungen und epileptische Anfälle, bei Tumoren der Hirnanhangsdrüse Gesichtsfeldausfälle und Hor-monstoffwechselstörungen. Liegt der Tumor beim Rechtshänder in der linken Hirnhälfte, dann sind die Hirnwerkzeugfunktionen beeinträchtigt (Sprache, Lesen, Rechnen, Schrei-ben).

Der Hirntumorkranke wird selten delinquent, am ehesten noch im Straßenverkehr, z.B. durch die Gesichtsfeldausfälle beim Hypophysentumor, die verlängerte Reaktionszeit oder Orientierungsstörungen. Bei einer gesteigerten Affektivität, die selten vorkommt, neigt der Kranke zur Bagatellisierung seiner Krankheitssymptome. Durch diese und eine Affektlabilität kann es wie bei Hirnverletzten zu Aggressions- und Sexualdelikten kom-men, namentlich wenn der Tumor das Stirn- oder Schläfenhirn betrifft. Letzteres verur-sacht wie die Stammhirntumoren auch organische Psychosen von rasch wechselnder In-tensität. Ob eine Straftat im luziden Intervall oder unter schuldausschließenden Umstän-den zustande kam, kann schwer zu beurteilen sein. Wegen der ungünstigen Prognose ent-scheiden sich die Gutachter meistens für geminderte bzw. aufgehobene Schuldfähigkeit (vgl. Kasuistik Kapitel 1.1.4).

Die entzündlichen Erkrankungen des Nervensystems sind praktisch ohne forensische Be-deutung. Unter den chronischen Krankheitsverläufen kann einmal die *progressive Paralyse* als Sonderform der Neurosyphilis und eine tuberkulöse Meningitis Fragen zur Schuldfähigkeit aufwerfen. Die hirnorganischen Störungen entsprechen symptomatologisch dem bereits Gesagten. Die Kranken zeigen Affekt- und Triebstörungen, sind in ihrer Persönlichkeit nivelliert und kritikgemindert, gelegentlich enthemmt und reizbar, fakultativ gibt es Sinnestäuschungen und echte Wahnsymptome. Bei der fortgeschrittenen progressiven Paralyse und der damit verbundenen Einebnung der Persönlichkeit sind Sexualdelikte neben Eigentumsdelikten im Sinne der Kleinkriminalität möglich. Die Verhältnisse bei chronisch entzündlichen Erkrankungen entsprechen phänomenologisch denjenigen des fortschreitenden hirnatrophischen Prozesses und den Krankheitsverläufen bei Hirnarteriosklerose.

Eine Reihe von *internistischen Krankheiten* schädigt sekundär das Zentralnervensystem. Man spricht dann von einer chronischen Enzephalopathie. Sie kommt vor beim Diabetes mellitus, verschiedenen Schilddrüsen- und Lebererkrankungen, Störungen des Hormonstoffwechsels und bei Hirnmetastasen bösartiger Geschwülste, die dann die Symptome des Hirntumors verursachen. Die Herzrhythmusstörungen des älteren Menschen führen ebenfalls zu hirnorganischen Ausfällen auf dem Boden der akuten oder eventuell chronischen Hirngefäßdurchblutungsstörung. Es kommen akute Bewußtseinsstörungen, Dämmer- und Verwirrtheitszustände, auch epileptische Anfälle vor, namentlich beim schlecht eingestellten Diabetes mellitus als häufigster internistischer Erkrankung (Neundörfer 1973, Wieck 1974, Petrilowitsch 1969).

Der zerebrale *Gefäßprozeß* ist üblicherweise eine Erkrankung der zweiten Lebenshälfte und führt wie Hirntumoren oder hirnatrophische Prozesse auf nicht vaskulärer Basis zu einem progredienten Krankheitsbild. Nur selten führen entzündliche Gefäßleiden auch zu einer Mitbeteiligung des Hirnkreislaufes. Die für den Juristen bedeutsamen Krankheitsbilder gehen meistens auf eine *Arteriosklerose* der Hirngefäße zurück. Eine Besonderheit des höheren Lebensalters ist das Problem der Multimorbidität: Meistens bestehen mehrere internistische Krankheiten neben dem zerebralen Gefäßprozeß. Die Minderdurchblutung des Gehirns läßt sich therapeutisch – zumindest vorübergehend – dadurch günstig beeinflussen, daß man das internistische Leiden, z. B. die Herzinsuffizienz oder Herzrhythmusstörung behandelt. Es stellt sich rückblickend bisweilen heraus, daß die hirnorganischen Störungen kein Defekt, sondern ein Durchgangssyndrom bei einer internistischen Grunderkrankung waren.

Der progrediente hirnorganische Abbau des älteren Menschen mündet in eine Demenz, die oft zu so weitgehender sozialer Hilflosigkeit führt, daß eine *Unterbringung* im Pflegeheim oder einem psychiatrischen Krankenhaus unvermeidlich ist. Über ein pseudoneurasthenisches Stadium, in dem die meisten Kranken über vielfältige organische Beschwerden klagen, entsteht eine allgemeine Verlangsamung der seelisch-geistigen Prozesse, Nachlassen des Neugedächtnisses bei gut erhaltenem Altgedächtnis, Vergröberung der Affektivität im Sinne unkritischer Euphorie einerseits oder stumpf-teilnahmslosem Verhalten andererseits. Vor allem in den Nachtstunden treten episodische Verwirrtheitszustände auf.

Während der dementive Abbau als Defekt Schuldunfähigkeit beinhaltet, sind seine Vorstadien wegen der rasch wechselnden Symptome schwer einzuschätzen. Im Gegensatz zum Hirnverletzten ist die Fremdaggressivität selten ein Streitpunkt. Bekannt sind hingegen die zahllosen Verdächtigungen. Sie führen zu den vielen – zum Teil nächtlichen – Polizeianrufen älterer Menschen, auch zu Strafanzeigen gegen Unbekannt. Die Kranken fühlen sich nachts bedroht, bestohlen, äußern Vergiftungsbefürchtungen, behaupten mißhandelt worden zu sein und vieles mehr. In ihrer häuslichen Umgebung oder im Altersheim können sie dann nicht weiter verbleiben, wenn sie ständig neue Straftatbestände behaupten, denen nachgegangen werden muß. Dieser mehr passiven Beteiligung im geschilderten Sinne stehen die aktiven Delikte gegenüber. Es handelt sich um die bekannte *Alterskriminalität* im Eigentums- und Sexualbereich. Man wird hier stets sehr kritisch prüfen müssen, ob der Kranke noch imstande war, das Strafbare seines Tuns zu überblicken. Unter den sogenannten Ladendiebstählen sind sicher viele Ereignisse, wo der alte Mensch aus Vergeßlichkeit das Bezahlen unterließ. Bei den Sexualdelikten spielen nicht selten Verführungen durch andere eine Rolle (Näheres siehe Kapitel Alterskriminalität). Der hirnorganische Abbauprozeß durchläuft eine Phase, wo man von einer Akzentuierung der Primärpersönlichkeit sprechen kann. Sie führt oft zu einer abnormen Reizbarkeit und Streitlust, die zu Anzeigen wegen Beleidigung, übler Nachrede und ähnlichem führen. Auch hier ist aus medizinischer Sicht Zurückhaltung mit Sanktionen geboten, weil man für die Tatzeit verminderte Schuldfähigkeit nach § 21 StGB nicht sicher ausschließen kann. Bei fortgeschrittenen Krankheitsprozessen im Sinne der Demenz ist eine Schuldunfähigkeit nach § 20 StGB anzunehmen. Die Beschuldigten stammen in der Regel aus der unmittelbaren Umgebung. Es sind Familienangehörige und Freunde, von denen sich der Kranke enttäuscht abwendet, weil sie ihn angeblich hintergangen, betrogen oder beleidigt haben. Es handelt sich oft um tragische Zerwürfnisse, die den letzten Rest an sozialer Bindung zerstören und die Dauerunterbringung erforderlich machen. Sie besiegelt dann meistens die zunehmende Isolation des alten Menschen. Die Rezidivgefahr ist nach der Literatur gering. Es handelt sich in forensischer Hinsicht meistens um Ersttäter. Lediglich die Sexualdelinquenz hat eine hohe Rückfallquote (Hallermann 1969, Ritzel 1972).

Die vorübergehende zerebrale Durchblutungsstörung wird in der neueren Literatur als transitorische ischämische Attacke oder als amnestische Episode beschrieben. Es handelt sich um zeitlich begrenzte Krankheitszustände, die plötzlich einsetzen und plötzlich zu Ende sind. Sie kommen vorzugsweise bei bis dahin gesunden Personen im höheren Lebensalter vor, und treten in Form akut einsetzender Verwirrtheit, Orientierungsstörung mit nachfolgender Erinnerungslücke für die Dauer einiger Minuten bis Stunden in Erscheinung. In einer amnestischen Episode können zum Teil noch komplexe Handlungen ausgeführt werden (Autofahren, Fortsetzung eines Gesprächs, Betätigungen am Arbeitsplatz). Die Kranken wirken müde, etwas antriebsverarmt, zeigen leichte Sprachstörungen und sind schwer besinnlich (Mumenthaler et al. 1980). Für die Dauer der amnestischen Episode ist eine Fremdanamnese in forensischer Hinsicht wichtig, zur Abgrenzung gegenüber Schutzbehauptungen. Die Erinnerungslücke schließt sich allmählich, bis auf eine Restamnesie. Der körperliche Untersuchungsbefund ist meist unauffällig, manche Patienten leiden an Bluthochdruck oder Herzrhythmusstörungen. Für die Dauer der amnestischen Episode ist eine akute Bewußtseinsstörung im Sinne der Schuldunfähigkeit anzunehmen. Zu Beginn und Ende des Krankheitsbildes kann die Schuldfähigkeit gemindert sein. Die möglichen Straftatbestände betreffen Eigentumsdelikte, unmotiviert aggressives Verhalten, eventuell sexuelle Entgleisungen und in wohl nicht geringem Maße Straßenverkehrsdelikte, die sich aus der plötzlichen Bewußtlosigkeit am Steuer ergeben. Die Straßenverkehrsunfälle älterer Menschen ohne ersichtlichen äußeren Anlaß, z.B. Abkommen von der Fahrbahn ohne Bremsspur, Übersehen von Verkehrszeichen und Vorfahrtsmißachtung sollten unter dem Gesichtspunkt erörtert werden, ob eine passagere zerebrale Durchblutungsstörung ursächlich dafür in Betracht kommt. Eine Tauglichkeitsüberprüfung ist angezeigt, wenn die gutachterliche Untersuchung Bedenken hinsichtlich der künftigen Fahreignung ergibt.

2.3.4.2. Kasuistik

Ein ehemaliger Geschäftsmann, Ende 60, jahrzehntelang unfallfrei gefahren, kam auf dem Nachhauseweg vom Grab seiner 1. Ehefrau in einer leichten Linkskurve mit seinem schnellen schweren Fahrzeug von der Straße ab, durchpflügte den Vorgarten eines Hauses, ohne eine Bremsspur zu hinterlassen. Nach mehrfachem Zurücksetzen des Fahrzeuges gelang es ihm, den Garten am anderen Ende unter Mitnahme des Zaunes wieder zu verlassen. Er stieg aus, besichtigte den Schaden und verließ die Unfallstelle, verschloß seinen Wagen in der Garage und stellte beim Auskleiden fest, daß er eingekotet hatte. Er erinnerte sich auch noch an ein plötzliches Engegefühl über der Brust und den Griff nach seinem Herzmittel (Nitrolingual). Dann setzt die Erinnerung erst zu Hause wieder voll ein, wo es zu einem Streit mit der Ehefrau und einer schweren tätlichen Auseinandersetzung mit der inzwischen eingetroffenen Polizei kam. Diese hielt er für eindringende Terroristen und versuchte, sich zu verteidigen. Für die Tatzeit bestand eine Erinnerungslücke und für die Vergänge danach ein lückenhaftes Erinnerungsvermögen. Die fachärztliche Untersuchung ergab deutliche hirnorganische Abbauerscheinungen und erhebliche testpsychologische Leistungsmängel. Der Kranke verteidigte in mehreren Instanzen mit großem Fanatismus den Führerschein. In den Gerichtsverhandlungen hielt er breit angelegte Plädoyers, in denen er den Faden verliert, Staatsanwaltschaft und Richter schwerer Rechtsverstöße bezichtigt, die er unverzüglich ahnden werde. Der Führerscheinverlust wird als ungerechtfertigte Maßnahme erlebt, in der der Kranke bereit ist (und auch Anwälte fand), den Weg durch alle Instanzen zu beschreiten, koste es, was es wolle. Für die Sachverständigen und das Gericht war klar, daß hier eine amnestische Episode zur Straftat führte, sozusagen als Initialdelikt, das einen erheblichen hirnorganischen Leistungsabbau offenlegte.

Die *hirnatrophischen Prozesse*, die nicht auf eine zerebrale Durchblutungsstörung zurückgehen, sind seltene Krankheitsbilder, die jenseits des 40. Lebensjahres beginnen und eine familiäre Belastung zeigen. Es handelt sich um das Parkinson-Syndrom, die Chorea Huntington, Morbus Pick und Morbus Alzheimer. Die hirnorganischen Störungen entsprechen völlig denen, die bei zerebralen Gefäßprozessen möglich sind. Lediglich die Belastung mit Straftaten zeigt eine unterschiedliche Gewichtung. Bei der Chorea Huntington ist die gesteigerte Aggressivität, beim Morbus Parkinson die Behinderung im Straßenverkehr das Hauptproblem. Beim Morbus Pick und Morbus Alzheimer kommen mehr Eigentums- und Sexualdelikte vor. Je nach Krankheitsstadium besteht eine geminderte, später aufgehobene Schuldfähigkeit.

Eine kleine Gruppe erblicher hirnatrophischer Prozesse befällt vorwiegend das Kleinhirn und den Hirnstamm. Die Leukodystrophien und andere Stoffwechselkrankheiten des Zentralnervensystems führen über ein kurzes Krankheitsstadium, in dem die Patienten reizbar und aggressiv sein können, in die Demenz, wo mit aktiver Kriminalität nicht mehr zu rechnen ist.

In der Literatur wird wenig berücksichtigt, daß die Kranken, statt sich aktiv an der Delinquenz zu beteiligen, auch durch Unterlassen einen Straftatbestand hervorrufen können. Darüber hinaus sind sie oft nicht Täter, sondern Opfer insofern, als Personen ihrer Umgebung die hirnorganische Erkrankung ausnutzen, die Kranken zu strafbaren Handlungen verführen oder sich konkret selbst an ihnen vergehen.

Die *Epilepsien* werden in ihrer strafrechtlichen Bedeutung seit altersher überschätzt. Man sprach zeitweise vom Epileptiker als dem geborenen Verbrecher. Nach der Literatur gibt es aber dafür keine Grundlage. Daß Anfallskranke etwas häufiger als die Durchschnittsbevölkerung straffällig werden, ergaben Untersuchungen an Strafgefangenen (USA). Wie in der Gesamtbevölkerung sind bei den Epilepsien die führenden Straftaten Diebstahl, Betrug und Verstoß gegen die Straßenverkehrsgesetze. Nur selten kommt es heute wegen aufgehobener oder verminderter Schuldfähigkeit zur Unterbringung, nachdem die moderne Behandlung schwere Krankheitsverläufe weitgehend beseitigt hat. Im Schrifttum gibt es vereinzelt den Hinweis, daß eine Epilepsie auch straftatverhütend sein kann, durch das krankheitseigentümliche, überkorrekte und empfindliche Rechtsgefühl von Anfallskranken. Die Beurteilung der strafrechtlichen Verantwortlichkeit ist im Schrifttum uneinheitlich. In der Literatur wird die Exkulpierung bei erheblicher Demenz, in einer Psychose und im aktuellen Anfall, eventuell auch bei episodischen Verstimmungen empfohlen (Venzlaff 1977).

Generell ging die forensische Bedeutung der Epilepsien aufgrund der heute möglichen Therapie drastisch zurück. Die Probleme im Einzelfall ergaben sich aus der speziellen Anfallsdynamik und den damit verbundenen hirnorganischen Störungen (Schipkowenski 1963). Die Untersuchungen zur Delinquenz zeigten eine starke Abhängigkeit von negativen Sozialmerkmalen (schlechte schulische Qualifikation, unvollständige Familie, gehäufte Arbeitslosigkeit, Alkoholmißbrauch, inkonsequente Therapie). Bei ca. einem Drittel der Kranken lassen sich frühkindlich durchgemachte Hirnschäden feststellen. Ein pathologisches EEG sah man bei $\frac{3}{4}$ der Untersuchten. Zur Tatzeit waren viele Kranke ohne Behandlung. Die Analyse von Strafregisterauszügen und Gerichtsakten ergab die erwähnte, leicht erhöhte Delinquenzrate, verursacht durch eine Risikogruppe mit Kumulation negativer Sozialmerkmale (Alström 1950, Gunn 1971, Peters 1973, Ritter und Ritzel 1972).

Keine forensischen Probleme bietet der aktuelle epileptische Anfall, in dem der Kranke handlungsunfähig ist, ferner die Fälle schwerer sekundärer oder primärer Zerebralschädigung. Die Alkoholisierung als anfalls- und deliktprovozierende Situation hat große Bedeutung, vor allem in den episodisch auftretenden prä- oder postparoxysmalen Verstimmungen. Sie können Stunden bis Tage anhalten und sind oft mit körperlichen Beschwerden, wie Kopfschmerzen, Schwindel, Appetit- und Schlafstörungen verbunden (Venzlaff 1977). Forensisch bedeutsamer als der epileptische Anfall ist in der Regel das Anfallsintervall. Der Kranke ist vielfältigen Restriktionen und Sanktionen aus seiner Umwelt ausgesetzt, seine diesbezügliche Belastbarkeit aber begrenzt (Ritter 1976). Im Anfallsintervall, namentlich nach Alkoholgenuß, können latent vorhandene Haß- und Rachegefühle als aggressive Straftaten aktualisiert werden. Auch Brandstiftungen und Sexualdelikte werden in diesem Zusammenhang im Schrifttum beschrieben. Die Provokationen aus der Umwelt spielen dabei eine Rolle (Venzlaff 1977).

Das Verhalten erheblich bewußtseinsgestörter Anfallskranker kann von *Tatzeugen* als geordnet, unauffällig oder gar zielstrebig beschrieben werden. Diese mehr oder weniger geordneten Dämmerzustände dauern an, bis die eingeschränkte Handlungsfähigkeit an der Hürde einer nicht zu bewältigenden Situation zusammenbricht. Als Delikte kommen Beförderungs- oder Zechbetrug, Beleidigung, Straßenverkehrsdelinquenz, aggressives und sexuelles Fehlverhalten vor (Venzlaff 1977).

Um den Zeitraum eines epileptischen Anfalls sind länger dauernde psychische Veränderungen festzustellen. Der Geschehensablauf muß dementsprechend gegliedert werden in Handlungen vor und nach sowie während des Anfalles. In der präparoxysmalen Phase kann die Reizbarkeit, nach einem Anfall die Umdämmerung forensisch bedeutsam sein. Davon sind die bleibende Wesensänderung und Demenz als Dauerschaden abzugrenzen. Die Gesamtheit der Symptome strukturiert den Handlungsablauf. Die Delikte im Anfall beinhalten zum Teil einen gewissen Automatismus (Meyer 1957).

Für die Begutachtung ist wichtig, welche Beziehungen der Kranke zu seiner Umwelt aufrechterhielt. Das Leiden und die vielfältigen psychisch intellektuellen Störungen sind rechtlich als krankhafte seelische Störung zu deuten. Es bestehen aber fließende Übergänge zur tiefgreifenden Bewußtseinsstörung. Besonnene Dämmerzustände, die Tage bis Wochen anhalten, können die Ursache für kriminelles Verhalten werden. Sie sind sehr schwer zu begutachten. Die epileptischen Psychosen hingegen (von schizophrenieartigem Charakter) haben forensisch wenig Bedeutung. Vielleicht verhütet die Psychose durch den vorübergehenden Abbruch sozialer Kontakte das Begehen strafbarer Handlungen.

Die *soziale Belastbarkeit* des Anfallskranken ist begrenzt und kann zu Kurzschluß und Explosivreaktionen führen. Bei fortschreitendem hirnorganischem Defekt verursacht die soziale Desintegration eine krankheitsbedingte Verwahrlosungskriminalität, meist verbunden mit Alkoholismus. Wenn das Grundleiden nicht bekannt ist, liegt es nahe, eine dissoziale Entwicklung zu diagnostizieren. Die Straftat kann gelegentlich als Initialdelikt das Erstsymptom sein, welches auf eine Epilepsie hindeutet (Venzlaff 1977).

Vor Gericht bleibt die Epilepsie oft unbekannt oder unberücksichtigt. Bei wesensgeänderten Anfallskranken kumulieren häufig die negativen sozialen Merkmale. Diese *Risikogruppe* liegt mit ihrer Delinquenz geringfügig über dem statistischen Durchschnitt. Ein krankheitstypisches Delikt gibt es aber nicht (Alström 1950, Gunn 1971, Peters 1973, Ritzel 1973). Auch die Kranken mit einer Temporallappenepilepsie (psychomotorischen Anfällen) sind strafrechtlich nicht überrepräsentiert, wie gelegentlich in der Literatur behauptet wurde (bezüglich der Dunkelfeldforschung ist denkbar, daß Anfallskranke sich weniger gut der Verfolgung entziehen können als der gesunde Straftäter).

Die *strafrechtliche Verantwortlichkeit* gilt im epileptischen Anfall, der prä- und postparoxysmalen Verstimmung oder Umdämmerung, ferner bei schweren Intelligenz- und Charakterstörungen im Sinne des § 20 StGB als aufgehoben (krankhafte seelische Störung). Bei Straftaten im Anfallsintervall, die keine besondere Persönlichkeitsfremdheit erkennen lassen, ist zu prüfen, ob die Epilepsie als *mitwirkende Ursache* in Betracht kommt im Sinne der verminderten Schuldfähigkeit gemäß § 21 StGB. Andererseits soll man Kranken mit seltenen Anfällen ohne oder allenfalls leichten psychopathologischen Störungen die strafrechtliche Verantwortlichkeit in ihrem Interesse nicht beschneiden. Die Belassung des Kranken in seinem sozialen Umfeld hat auch rehabilitativen und präventiven Charakter. Die *Maßregeln* der Besserung und Sicherung sind gelegentlich bei Rezidivgefahr angezeigt. Die Delikte sollen dabei eine gewisse Stereotypie im Handlungsablauf zeigen. Die Maßregeln können im Interesse des Patienten bei sozialer Hilflosigkeit, im Zuge fortschreitender Demenz und fehlender Therapiekontrolle angeordnet werden (Venzlaff 1977).

2.3.4.3. Kasuistik

Ein heute 36jähriger Mann mit einer Grand-mal-Epilepsie seit dem 15. Lebensjahr, lückenhafter Schulbildung und intellektueller Minderbegabung war zu begutachten. Im elften Lebensjahr erkrankte er an einer langwierigen tuberkulösen Osteomyelitis am linken Bein. Er arbeitete in der elterlichen Landwirtschaft und fiel in der dörflichen Gemeinschaft früh durch sein dissoziales Verhalten auf, galt als primitivrachsüchtig, kritiklos, aggressiv-reizbar und explosibel. Bei den ihm zur Last gelegten strafbaren Handlungen berief er sich auf seine Krankheit. Die zahlreichen Beleidigungen, Nötigung und vorsätzliche Körperverletzung, Diebstähle und Fahren ohne Führerschein brachten ihn häufig vor Gericht. In der Familie bestand eine Belastung mit Epilepsie und Suiziden. Die Familie wurde im Dorf gemieden. Der Kranke vernachlässigte sich zunehmend, betrieb einen Schmerzmittelmißbrauch, ließ seine Epilepsie nicht behandeln. Die Gutachter bejahten die Verhandlungsfähigkeit, konnten aber eine zeitweise Minderung der Schuldfähigkeit durch die Epilepsie nicht ausschließen. Sie stellten eine schlechte Prognose und empfahlen die Entmündigung wegen Geistesschwäche und Dauerunterbringung als psychisch kranker Rechtsbrecher.

Der Untersuchungsbefund war gekennzeichnet durch einen frühkindlichen Hirnschaden mit spastischen Zeichen an der unteren Extremität, Störungen der koordinierten Motorik und einem mittelschweren Intelligenzdefekt, verbunden mit kritiklos maniformem, gleichzeitig reizbar-aggressivem Verhalten, auch in der Begutachtungssituation. Dabei verteidigte sich der Kranke nicht ungeschickt in bezug auf die Straftaten. Auch für seine dissoziale Entwicklung hatte er Interpretationen zur Hand, die gemessen an seinem übrigen Erscheinungsbild verblüfften. Das EEG zeigte generalisiert auftretende Krampfpotentiale. Im Computer-Tomogramm fand sich eine asymmetrische Erweiterung der Hirnkammern.

Der Epilepsie nahestehend ist die *Narkolepsie*, eine seltene und anfallsweise auftretende Bewußtseinsstörung, charakterisiert durch einen affektiven Tonus-Verlust (imperatives Einschlafen, Hinstürzen etc.). Man vermutet ursächlich einen enzephalitischen Defekt. Die Kranken gelten als affekt- und initiativearm, ihre sexuelle Entwicklung als unreif. Sie zeigen eine unrealistische Lebensplanung. Es kommt dabei gelegentlich zu Affekt- und Sexualdelinquenz (Cabanis und Bayreuther 1965).

Zusammenfassend kann man über die strafrechtliche Verantwortlichkeit bei hirnorganischen Störungen folgende Aussage treffen: Bewußtlosigkeit, eine nachgewiesene organische Psychose mit Wahnbildungen und Halluzinationen, der epileptische Anfall, sowie die prä- und postparoxysmale Verstimmung, Demenzprozesse und Dämmerzustände beinhalten Schuldunfähigkeit i.S. des § 20 StGB. Oft wird man aber rückblickend nur sagen können, daß die Schuldunfähigkeit infolge einer hirnorganischen Störung nicht sicher ausgeschlossen werden kann, weil die Tatanamnese lückenhaft ist. Alle minder schweren hirnorganischen Störungen in ihrer Vielfalt rechtfertigen allenfalls die Annahme des § 21 StGB i.S. geminderter Schuldfähigkeit. Bei Straftaten, die keine besondere Persönlichkeitsfremdheit zeigen, wäre zu prüfen, ob die hirnorganische Störung als mitwirkende Ursache für das Delikt in Betracht kommt. Generell sollte man mit der Vergabe des § 21 oder gar des § 20 StGB – in Relation zur Schwere der Straftat – sehr sparsam umgehen. Namentlich bei Kranken mit allenfalls geringfügigen psychopathologischen Befunden, bei Epileptikern mit seltenen Anfällen, ist Zurückhaltung geboten im Hinblick auf die Verneinung ihrer strafrechtlichen Verantwortlichkeit. Beim älteren Menschen sollte man an die internistische Ursache für eine hirnorganische Störung denken.

Für das soziale Image des Kranken kann es unter präventiven und rehabilitativen Gesichtspunkten wichtiger sein, daß die Strafe akzeptiert wird. Für das soziale Umfeld wird damit dokumentiert, daß der Kranke kein gesellschaftlicher Außenseiter ist. Nur bei Wiederholungsgefahr, die bei hirnorganischen Störungen gering ist, sind Maßregeln der Besserung und Sicherung angezeigt. Sie können im Interesse des Kranken sein, im Fall sozialer Hilflosigkeit und bei fortschreitender Demenz, wie sie bei vielen Erkrankungen des Zentralnervensystems vorkommt. Die Dauerunterbringung kann evtl. über die Therapie das Fortschreiten des Krankheitsprozesses verhindern bzw. verlangsamen.

Literatur

ALSTRÖM, C.H.: Acta Psychiatr. Scand. Suppl. 63 (1950).

BODECHTEL, G.: Differentialdiagnose neurologischer Krankheitsbilder. Stuttgart, Thieme 1974.

CABANIS, D., BAYREUTHER, H.: Dtsch. Z. Gerichtl. Med. 56, 411–420 (1965).

CLIMENT, C.E. et al.: Am. J. Psychiatry 130, 985–990 (1973).

EHRHARDT, H., VILLINGER, W.: Forensische Psychiatrie. In: Psychiatrie der Gegenwart, Bd. 3. Berlin–Heidelberg–New York, Springer 1961.

FAUST, CL., MÜLLER, E.: Die Prognose und Rehabilitation des Schädel-Hirn-Traumas. Stuttgart–New York, Thieme 1980

FEHLOW, P.: Psychiat. Neurol. Med. Psychol. (Lpz.) 25, 535–544 (1973).

GÖPPINGER, H., WITTER, H.: Handbuch der forensischen Psychiatrie, Bd. 2. Berlin–Heidelberg–New York, Springer 1972.

GÖPPINGER, H.: Praxis der Begutachtung. Berlin–Heidelberg–New York, Springer 1974.

GROTHE, W., BOCK, W.J.: Führerschein bei Hirnerkrankungen und Schädel-Hirn-Trauma. Stuttgart–New York, Thieme 1980.

GUNN, J., BONN, J.: Br. J. Psychiatry 118, 337–343 (1971).

HALLERMANN, W.: Beitr. Gerichtl. Med. 26, 256–264 (1969).

HUBER, G.: Psychiatrie, 3. Aufl. Stuttgart–New York, Schattauer 1981.

JANZ, D.: Epilepsien. In: Neurologie in Praxis und Klinik. CH. H. HOPF, K. POECK, H. SCHLIACK (Hrsg.). Stuttgart–New York, Thieme 1981.

LEWRENZ, H.: Krankheit und Kraftverkehr. Coburg, Neue Presse 1973.

MADER, R.: In: Sozialmedizinische und therapeutische Aspekte der psychischen Veränderungen bei Epilepsie. H. PATEISKY, W. LECHNER (Hrsg.). Basel, Geigy 1970.

MENDE, W.: Festschrift für Bockelmann. München, Beck 1979.

MEYER, J. E.: Dtsch. Z. gerichtl. Med. *46*, 212–225 (1957).

MUMENTHALER, M., MUMENTHALER, M., MEIER, C.: Amnestische Episoden. In: Status psychomotoricus. K. KARBOWSKI (Hrsg.). Bern, Huber 1980.

NEUNDÖRFER, B.: Fortschr. Med. *91*, 193–194, 212 (1973).

PANSE, FR.: Hirnverletztenschicksale. Stuttgart, Thieme, S. 95–113, 1972.

PENIN, H.: Psychische Störungen bei Epilepsie. Stuttgart–New York, Schattauer 1973.

PETRILOWITSCH, N., BAER, R.: Verhandl. Dtsch. Gesellsch. Inn. Med., Bd. 75, München, Bergmann 1969.

RITTER, G., RITZEL, G.: Münch. Med. Wochenschr. *114*, 2077–2081 (1972).

RITTER, G.: Medizinsoziologische Aspekte der Epilepsie. Fortschr. Neurol. Psychiat. *44*, 151–181 (1976).

RITZEL, G.: MONATSSCHR. KRIMINOL. 55, 345–356 (1972).

SCHEID, W.: Lehrbuch der Neurologie, 4. Aufl., Stuttgart-New York, Thieme 1980.

SCHIPKOWENSKI, N.: Monatsschr. Kriminol. 46, 241–250 (1963).

SCHREIBER, H. L.: Nervenarzt *48*, 242–247 (1977).

SCHULTE, W.: Epilepsie und ihre Randgebiete. Lehmann, München 1964.

SPERLING, E.: Die psychosoziale Lage von Hirnverletzten. Stuttgart, Thieme (1967) N. F. 48.

SZABO, M., BURIS, L.: Arch. Kriminol. *146*, 26–32 (1970).

THOMAE, H., SCHMIDT, H. D.: Forensische Psychologie. In: Handbuch der Psychologie, Bd. 11, Göttingen, Hogrefe 1967.

VENZLAFF, U.: Aktuelle Probleme der forensischen Psychiatrie. In: Psychiatrie der Gegenwart, Bd. III, 2. Aufl., Berlin–Heidelberg, Springer 1975.

VENZLAFF, U.: Internist *18*, 96–100 (1977).

VIRKKUNEN, M., NUUTILA, A., HUUSKO, S.: Acta Psychiatr. Scand. 53, 168–172 (1976).

WIECK, H. H.: In: Handwörterbuch der Rechtsmedizin, Bd. 2, G. Eisen (Hrsg.). Stuttgart, Enke 1974.

WITTER, H.: Grundriß der gerichtlichen Psychologie und Psychiatrie. Berlin–Heidelberg–New York, Springer 1970.

WYSS, R.: Unzucht mit Kindern. Berlin–Heidelberg–New York, Springer 1967.

2.4. Angeborene und früherworbene Beeinträchtigungen der geistigen Entwicklung

Friedrich Specht

2.4.1. Allgemeine Übersicht über die Beeinträchtigungen der geistigen Entwicklung

2.4.1.1. Angeborene und früh erworbene Entstehungsweise von Beeinträchtigungen der geistigen Entwicklung

«Angeboren» und «früh erworben» sind übliche, allerdings etwas unscharfe Begriffe zur Kennzeichnung früher Entstehungsbedingungen von Entwicklungsabweichungen. Hier sind Einflüsse und Vorgänge gemeint, die noch während Organentfaltung, Differenzierung und grundlegender Reifungsvorgänge des Zentralnervensystems wirksam werden und zu Abweichungen seiner Struktur und/oder seiner Funktionen führen.

Zentralnervensystem (ZNS) ist die zusammenfassende Bezeichnung für die in Gehirn und Rückenmark liegenden Verbände von Nervenzellen (15×10^9) mit ihren Verzweigungen bzw. Verbindungsstellen (15×10^{12}) und Bündeln von Nervenfasern, die Impulse über weite Strecken leiten.

Die folgende Tabelle 1 gibt die wesentlichen Einflußmöglichkeiten wieder und ordnet sie den zusammenfassenden Begriffen zu.

Tabelle 1: Kennzeichnung nachteiliger Einflüsse auf Struktur, Reifung und Funktion des Zentralnervensystems.

Einflüsse auf Struktur, Reifung und Funktion des ZNS	Gebräuchliche Kennzeichnungen		
Abweichungen der Erbinformation	erblich hereditär		
Abweichungen der Chromosomenzusammensetzung		angeboren konnatal	
Vorgeburtliche Schädigung während der Organentfaltung (Embryopathie)			
Vorgeburtliche (pränatale) Schädigung nach der Organentfaltung (Fetopathie)			früh erworben
Schädigung im Zusammenhang mit der Geburt (perinatal)			
Schädigung während der ersten 2–3 Lebensjahre (postnatal)			

Die obere zeitliche Begrenzung für die Kennzeichnung «früh erworben» ergibt sich daraus, daß sich bis in das dritte Lebensjahr hinein im Zentralnervensystem noch in großem Umfang solche Reifungsvorgänge fortsetzen, durch die grundlegende Lernvoraussetzungen entstehen: *Differenzierung* von Nervenzellen, Verästelung der verbindenden Nervenzellfortsätze *(Dendritenwachstum* und *Synaptogenese)* sowie Markscheidenumhüllung der für rasche Impulsweitergabe vorgesehenen Nervenleitungen *(Myelinisation).*

Gegenüber den angeborenen und früherworbenen Abweichungen der geistigen Entwicklung wird der andauernde oder fortschreitende Verlust bereits entwickelter Fähigkeiten als Folge von Erkrankungen oder Verletzungen des Zentralnervensystems mit dem Oberbegriff *Demenz* (de-mens = ohne Verstand) unterschieden.

2.4.1.2. Allgemeine und umschriebene Beeinträchtigungen der geistigen Entwicklung

Beeinträchtigungen der geistigen Entwicklung können in Erscheinung treten

1. als *allgemeines* Zurückbleiben der Aneignungs- und Lernmöglichkeiten sowie der Fähigkeit, Gelerntes bei der Anpassung an neue Situationen und bei der Lösung neuer Probleme zu nutzen,
2. als *umschriebenes* Zurückbleiben einzelner Fähigkeiten, von deren Bedeutung es jeweils abhängt, welche Auswirkungen auf Entwicklung und Verhalten sich daraus ergeben.

Begriffe, Entstehungsweise und Erscheinungsformen dieser beiden Möglichkeiten der Beeinträchtigung werden hier voneinander getrennt beschrieben und erörtert. Sie schließen einander allerdings keineswegs vollständig aus. Auch bei einem *allgemeinen* Zurückbleiben der geistigen Entwicklung können umschriebene Fähigkeiten besonders – u.U. ausschlaggebend – betroffen sein. Ähnlich können die Ausprägung oder die Vielfalt *umschriebener* Beeinträchtigungen die Lern- und Anpassungsmöglichkeiten manchmal ähnlich erschweren wie ein allgemeines Zurückbleiben der geistigen Entwicklung.

2.4.2. Allgemeine Beeinträchtigungen der geistigen Entwicklung

2.4.2.1. Begriffe und Definitionen

Als fachprachlicher Oberbegriff für die angeborenen und früh erworbenen Beeinträchtigungen der *allgemeinen* geistigen Entwicklung ist die bereits von Kraepelin eingeführte Bezeichnung *Oligophrenie* (oligophrene Zustände, oligophrene Syndrome) besonders geeignet.

Oligophrenie leitet sich her von φρήν = Geist, Verstand, Gemüt, Seele und bedeutet «mit wenig Verstand ausgestattet».

In der englischsprachigen Fachliteratur wird als entsprechender Oberbegriff *mental deficiency* gebraucht. *Mental retardation* schließt darüber hinaus auch noch das u.U. nur vorübergehende *Zurückbleiben der geistigen Entwicklung* mit ein.

Die verschiedenen Versuche, oligophrene Zustände möglichst knapp zu kennzeichnen, berücksichtigen die Auswirkungen der kognitiven Schwäche auf die *tatsächlichen* Anpassungsmöglichkeiten gegenüber außenbestimmten Anforderungen.

– Die verbreitete Definition der American Association of Mental Deficiency (1973) lautet:

«Mental retardation refers to sub-average general intellectual functioning which originated during the developmental period and is *associated with impairment in adaptive behavior*».
– Dem entsprechen auch die Kriterien im Diagnostic and Statistical Manual of Mental Disorders (DSM III – 1980): «A. Significantly subaverage general intellectual functioning: an IQ of 70 or below on an individually administered IQ test (fo infants, since available intelligence tests do not yield numerical values, a clinical judgement of significant subaverage intellectual functioning). B. Concurrent deficits or impairments in adaptive behavior, taking the person's age into consideration. C. Onset before the age of 18.»
– In der Psychiatrie-Enquête (1975) lautet die Beschreibung «Kinder, Jugendliche und Erwachsene, deren geistige Entwicklung durch angeborene oder erworbene Störungen vorübergehend oder auf Dauer hinter der altersgemäßen Norm zurückgeblieben ist, *so daß sie für ihre Lebensführung besonderer Hilfe bedürfen.*»
Um die Verwendung der Begriffe Oligophrenie bzw. mental deficiency eindeutig auf erheblichere Beeinträchtigungen der geistigen Entwicklung zu beschränken und gegenüber den leichteren, unterdurchschnittlichen Abweichungen abzugrenzen, hat man sich dann allerdings doch auf ein einseitiges Merkmal – den Intelligenzquotienten – bezogen.

Ursprünglich ist der Intelligenzquotient eine Vergleichszahl, die das Verhältnis zwischen einem mit altersorientierten Testaufgaben ermittelten Intelligenzalter und dem tatsächlichen Lebensalter wiedergibt. Der Dezimalbruch wird dabei gewöhnlich mit 100 multipliziert, d.h. IQ = (IA : LA) × 100. Ein IQ von 100 bedeutet Übereinstimmung des Durchschnitts der Testleistungen mit den durchschnittlichen Leistungen der gleichen Altersgruppe. – Die Vergleichszahl Intelligenzquotient hat ihren Ursprung in Untersuchungsverfahren, die zu Anfang dieses Jahrhunderts (Binet und Simon, 1905) entwickelt wurden, um Schulkinder mit ungünstigen Lernvoraussetzungen frühzeitig zu erkennen und zu fördern. Schon im späten Schulalter trifft die Berechnungsgrundlage für den IQ nicht mehr zu, weil das Tempo des Zuwachses an meßbaren Kenntnissen und Fähigkeiten abnimmt. Außerdem sind die Testaufgaben verschiedener Untersuchungsverfahren für Kinder nur teilweise, für Erwachsene überhaupt nicht nach Altersstufen geordnet. Um indessen die lange gebräuchliche Vergleichszahl (IQ) beibehalten zu können, hat man für einzelne Untersuchungsverfahren die Abweichungen von den Durchschnittsergebnissen der Standardisierungsstichprobe für jede Altersgruppe in die Vergleichszahl IQ umgerechnet. Ein derartiger *Abweichungs-IQ* wird z.B. mit dem verbreiteten Hamburg-Wechsler-Intelligenz-Test (HAWIK bzw. HAWIE) ermittelt.

Bei Berücksichtigung der Problematik des IQ kann man die gegenwärtige Übereinkunft folgendermaßen wiedergeben:

Oligophrenie oder ein analoger Begriff sollte nur dann verwandt werden, wenn die mit Untersuchungsverfahren zu ermittelnden geistigen Leistungen einem *Intelligenzquotienten von höchstens 70* entsprechen oder wenn sie um mehr als die *zweifache statistische Standardabweichung* unter dem altersentsprechenden Mittelwert der jeweils angewandten Untersuchungsverfahren liegen. – Damit wird unterstrichen, daß die Vergleichszahl IQ im Einzelfall weder einzige Grundlage einer Zuordnung sein kann, noch Aufschluß über die *besonderen* Eigenschaften eines oligophrenen Menschen gibt. Die Bedeutung dieser und auch später noch zu erörternder Eingrenzungen liegt eher bei der Bildung vergleichbarer Gruppen für Häufigkeitserhebungen, Erforschung von Zusammenhängen und Versorgungsplanung.

Neben Oligophrenie waren und sind weitere Begriffe im Gebrauch. Sie betonen entweder bestimmte Seiten des Sachverhaltes oder sie legen besondere Schlußfolgerungen nahe, die man bei ihrer Verwendung kennen und berücksichtigen muß.

Die häufigste Bezeichnung dürfte wohl *Schwachsinn* sein. Sie weist zwar einerseits auf die

Hilfsbedürftigkeit (Schwäche) der betroffenen Menschen hin, schreibt ihnen aber – zumindest in der Alltagssprache – insgesamt nachteilige Eigenschaften zu.

In der Gesetzgebungssprache sind die Begriffe *Schwachsinn* und ebenso *Geistesschwäche* mit besonderen Bedeutungen versehen, die sich leider nicht mit ihrem sonstigen fachsprachlichen Gebrauch decken. – *Schwachsinn* ist in §§ 20/21 StGB als eine der biologischen Voraussetzungen von Schuldunfähigkeit bzw. Schuldminderung genannt. Folgt man der Gesetzesbegründung, sollten damit aber nur angeborene Beeinträchtigungen der geistigen Fähigkeiten ohne nachweisbare Ursachen gekennzeichnet werden, während die früh erworbenen Entwicklungsabweichungen (s. 2.4.1) den krankhaften seelischen Störungen zugeordnet sind. Schwachsinn wurde hier demnach nicht synonym mit Oligophrenie sondern im Sinne eines Unterfalles von «schwerer anderer seelischer Abartigkeit» (§§ 20/21) gemeint. Das bedeutet u. a., daß auch die für Oligophrenie gültige Abgrenzung gegenüber leichteren Formen geistiger Beeinträchtigung (s. o.: IQ unter 70) nicht unbedingt übertragen werden kann.

Ähnliche Probleme gibt es mit dem Begriff «Geistesschwäche». Dem Wortsinn nach besagt er etwa das gleiche wie Oligophrenie. Sowohl in der alten Fassung des StGB (§ 51) als auch im BGB (§§ 6, 114) wurde damit indessen nur ein geringerer Grad von «krankhafter Störung des Geistestätigkeit» bzw. «Geisteskrankheit» gemeint. So hat Entmündigung wegen «Geistesschwäche» beschränkte Geschäftsfähigkeit, wegen «Geisteskrankheit» Geschäftsunfähigkeit zur Folge.

Der Oberbegriff *Intelligenzdefekte* wurde von Busemann (1959) verwandt, um unterschiedliche Strukturen von Funktionsausfällen zu kennzeichnen, die der Zustandsbeschreibung Oligophrenie zugrundeliegen. Während «Intelligenz» eine Abstraktion von Bedingungen ist, die feststellbares intelligentes Verhalten möglich machen, ergeben sich «Intelligenzdefekte» aus der Analyse von Mängeln im Bereich dieser Bedingungen. Dabei wird eine derartige Analyse jeweils gelenkt durch Annahmen über Dimensionen, Struktur und Bedeutung dieser Bedingungen (Zwei-Faktoren-Theorie, Mehrfaktoren-Theorie, Sampling-Theorie, Hierarchische Theorie).

Geistige Behinderung hat sich innerhalb der letzten beiden Jahrzehnte als ein Begriff eingebürgert, mit dem in verschiedenen Zusammenhängen Oligophrenie oder Schwachsinn ersetzt wird. Das ist jedoch sowohl hinsichtlich des Bedeutungsgehaltes als auch hinsichtlich der Abgrenzung problematisch. Das 1961 in Kraft getretene Bundessozialhilfegesetz (BSHG) nennt Personen die «körperlich, seelisch oder geistig wesentlich *behindert* sind» und stellt sie hinsichtlich ihres Anspruchs auf Eingliederungshilfe einander gleich. Diese Gleichstellung und der sozialrechtliche Anspruch, der mit dem Begriff *geistige Behinderung* dokumentiert wird, haben seine rasche Verbreitung bewirkt.

Dabei hat sich auch ein folgenreicher Bedeutungswandel in Richtung eines klassifizierenden Begriffes vollzogen: Behinderung wird weniger als interaktioneller *Vorgang*, sondern mehr als ein *Merkmal* des Individuums – bedenklicher Weise auch noch als ein dauerhaftes Merkmal – verstanden. Dementsprechend heißt es dann oft – sprachlich unsinnig –, daß jemand «eine Behinderung *hat*», statt daß er «behindert *wird*». Die Vorteile der Gleichstellung (s. o.) gehen dabei verloren und die Nachteile negativer Zuschreibungen erlangen zunehmend Bedeutung.

Bei der Entwicklung des Bundessozialhilfegesetzes hatte man mit *geistiger Behinderung* zunächst – analog zu körperlichen Beeinträchtigungen – nicht nur ausgeprägte sondern auch leichtere Beeinträchtigungen der geistigen Entwicklung gemeint. Eine Eingrenzung wurde erst durch das Adjektiv «wesentlich» vorgenommen. Auch «wesentlich» wurde in der Eingliederungshilfe-Verordnung (VO zu § 47 BSHG) noch in einem sehr weiten Sinn ausgelegt: «Geistig wesentlich behindert ... sind Personen, bei denen infolge einer Schwäche ihrer geistigen Kräfte die Fähigkeit zur Eingliederung in die Gesellschaft in erheblichem Umfange beeinträchtigt ist» (a. a. O. § 2).

Die gebräuchlich gewordene Abgrenzung hat sich schließlich aus der Organisationsform des Bildungssystems ergeben: Die seit Beginn dieses Jahrhunderts bestehenden «Hilfsschulen» für schwachbegabte Schüler waren seit den 50iger Jahren mehr und mehr in «Sonderschulen für *Lernbehinderte*» umbenannt worden. So wurden besondere Eingliederungshilfen während des Schulalters erst für diejenigen Kinder erforderlich, deren Voraussetzungen auch für das Angebot der «Sonderschule L» nicht genügten, und es ergab sich für das Schulalter eine Unterscheidung zwischen «lernbehinderten» und «geistigbehinderten» Kindern. Im Laufe der 60iger Jahre wurden dann auch «Sonderschulen für geistig Behinderte» eingerichtet (zunächst positiver als «Sonderschule für praktisch Bildbare» bezeichnet).

Es erscheint zweckmäßig, die Kennzeichnungen Lernbehinderung und geistige Behinderung lediglich für die schulorganisatorischen und sozialrechtlichen Auswirkungen der Beeinträchtigung zu verwenden. – Bei Kindern sollte sonst insbesondere gegenüber Eltern und Angehörigen je nach Ausprägung und vermuteter Beeinflußbarkeit von *Verzögerungen* oder *Beeinträchtigungen der geistigen Entwicklung* gesprochen werden.

2.4.2.2. Ausprägung und Häufigkeit der allgemeinen Beeinträchtigungen der geistigen Entwicklung

Probleme, wie sie sich bereits bei der Definition und Verwendung der Begriffe gezeigt haben, treten ebenso bei der Abgrenzung und Bezeichnung von Ausprägungsgraden auf. Innerhalb des Kontinuums der Entwicklungsabweichungen zwischen geringer Lernschwäche und dem Unvermögen zu jeglicher Selbstversorgung ist eine Untergliederung nach dem Ausmaß der Beeinträchtigung natürlich unerläßlich. Abgesehen von den Erfordernissen der Forschung und Planung (s. o.) wäre anders auch keine grundlegende Verständigung über Schlußfolgerungen und Maßnahmen im Einzelfall möglich.

Die Tabelle 2 beschreibt auf der linken Seite Auswirkungen der Beeinträchtigung im Entwicklungsalter und im Erwachsenenalter sowie ihre schulorganisatorische und sozialrechtliche Bedeutung (s. 2.4.2.1). In der rechten Hälfte sind einige wichtige Einteilungen wiedergegeben. In der Mitte ist der Maßstab des Intelligenzquotienten aufgeführt, weil trotz der bereits erörterten Problematik (s. 2.4.2.2) bei allen Einteilungen der letzten Jahrzehnte dieses Kriteriums bzw. das der entsprechenden statistischen Standardabweichungen benutzt worden ist. Dabei ist der IQ im Bereich der schweren und hochgradigen Oligophrenie tatsächlich nur noch eine abstrakte Vergleichszahl, da es für diese Ausprägungsgrade zwar Beobachtungsskalen gibt, jedoch keine an einer normalverteilten Gruppe standardisierter Tests, deren Ergebnis als Berechnungsgrundlage dienen könnte.

Die älteren Bezeichnungen für die Ausprägungsgrade – *Debilität, Imbezillität, Idiotie* – sind zwar im Fachschrifttum noch verbreitet, sollten aber nicht nur wegen ihrer diskriminierenden Bedeutung in der Umgangssprache vermieden werden. Sie sind nämlich keineswegs so einheitlich und eindeutig definiert gewesen wie dies in Tabelle 2 (nach einer früheren Einteilung der WHO, 1954) dargestellt ist. Die Unterschiede waren vielmehr so groß, daß in einigen Veröffentlichungen die Bezeichnung Debilität bei einem IQ von 90–70, Imbezillität bei einem IQ von 70–60 und Idiotie bei einem IQ unter 60 (!) verwandt worden sind. Auf diese Weise hätte man 25 % der Bevölkerung den verschiedenen Schwachsinnsgraden zuzurechnen.

Tabelle 2: Ausprägungsunterschiede, Einteilungen und Bezeichnung oligophrener Zustände.

Ausprägung oligophrener Zustände	Schul- u. sozialrechtliche Zuordnung	Intelligenzquotient	Einteilung nach WHO* 1967	Einteilung nach ICD** 1979	Überholte Einteilung und Bezeichnung	Häufigkeit
		100				
		95				
		90				
Schuldbildungsfähig (ggf. Sonderschule f. Lernbehinderte) / Beruflich unter günstigen Bedingungen anlernbar — Lernbehinderung		85	unterdurchschnittliche geistige Leistungen			
		80				
		75				
		70				
		65	leichte Oligophrenie	**leichte Oligophrenie**	Debilität	
		60				
Lebenspraktisch bildbar / Arbeitsleistungen unter beschützenden Bedingungen (WfB) möglich — Geistige Behinderung		55				6–7‰
		50	mittelgradige Oligophrenie			
		45		**mittelgradige Oligophrenie**	Imbezillität	
Gewöhnungsfähig / Einfache Beschäftigung möglich		40				
		35	ausgeprägte Oligophrenie	**schwere Oligophrenie**		etwa 4‰
		30				
weitgehend hilflos / Versorgungsbedürftig		25				
		20	hochgradige Oligophrenie	**hochgradige Oligophrenie**	Idiotie	
		10				

* Weltgesundheitsorganisation
** Internationale Klassifikation der Krankheiten

Benutzt man die lebenspraktischen Fähigkeiten und Kenntnisse als Einteilungskriterium, dann ergibt sich in Anlehnung an ein entsprechendes Schema der American Association of Mental Deficiency folgende Beschreibung für die einzelnen Altersabschnitte:

Leichte Oligophrenie

Vorschulalter: Lernt lediglich etwas verzögert Laufen, Sprechen und selbständiges Essen.

Schulalter: Kann Kulturtechniken je nach schulorganisatorischen Verhältnissen teilweise oder mit größerer Verzögerung erlernen.

Erwachsenenalter: Teilweise soziale und berufliche Selbständigkeit erreichbar. Benötigt bei allgemeinen oder individuellen wirtschaftlichen und sozialen Problemen jedoch Hilfe.

Mittelgradige Oligophrenie

Vorschulalter: Deutliche Verzögerung der motorischen und besonders der sprachlichen Entwicklung. Kann aber durch Anleitung teilweise schon unabhängig von ständiger Hilfe werden.

Schulalter: Erlernt einfache Mitteilungsformen Grundbegriffe der Körperpflege, der Gefahrenvermeidung sowie einfache Handfertigkeiten. Kann sich aber Lesen, Schreiben und Rechenfertigkeiten nicht aneignen.

Erwachsenenalter: Kann einfache praktische Tätigkeiten unter beschützenden Bedingungen ausüben. Kann an einfacher Freizeitgestaltung teilnehmen. Findet sich in gewohnter Umgebung zurecht, erlangt jedoch keine soziale oder wirtschaftliche Selbständigkeit.

Schwere (ausgeprägte) Oligophrenie

Vorschulalter: Erhebliche Verzögerung der motorischen Entwicklung. Kaum Verständigungsmöglichkeiten. Kann nur zu allereinfachster Selbsthilfe (z. B. selbständige Nahrungsaufnahme) angeleitet werden.

Schulalter: Fortbewegung wird erlernt (soweit nicht zusätzlich motorische Störungen vorliegen). Sprachverständnis und begrenzte Äußerungsmöglichkeiten stellen sich ein. Einfache Gewohnheiten können eingeübt werden.

Erwachsenenalter: Verfügt über gewisse Gewohnheiten bei einfacher Selbstversorgung. Benötigt aber Aufsicht und Anleitung in behütender Umgebung.

Hochgradige Oligophrenie

Vorschulalter: Nur allereinfachste sensomotorische Funktionen vorhanden. Benötigt Pflege wie ein Säugling.

Schulalter: Einfache emotionale Reaktionen vorhanden. Kann im Gebrauch der Gliedmaßen und hinsichtlich der Nahrungsaufnahme angeleitet werden. Fortwährende Beaufsichtigung notwendig.

Erwachsenenalter: Lernt gehen und verfügt über allereinfachste lautliche Äußerungsmöglichkeiten. Benötigt Pflege. Vollkommen unselbständig.

Derartige Einteilungen – welche Kriterien auch immer zugrundeliegen – können allerdings den häufigen Besonderheiten (Veränderungen im Tempo der Lernfortschritte, unterschiedliches Ansprechen auf Lernangebote, günstige Entwicklung *einzelner* Fähigkeiten) nicht gerecht werden. Die Einschätzung des Ausprägungsgrades kann im Einzelfall immer nur für den Zeitpunkt der Feststellungen gelten. Entwicklungsvorhersagen sind dabei nur unter Vorbehalt möglich und dürfen niemals als Festschreibung ausgedrückt oder verstanden werden.

Daß alle Einteilungen letzten Endes willkürliche Unterbrechungen eines Kontinuums der Einschränkungen sind, zeigt sich deutlich auch bei den Angaben über die Häufigkeit von

Oligophrenien und ihrer Ausprägungsgrade. Sie fallen – je nach Abgrenzung der Intervalle – unterschiedlich aus (s. o.).

Solche Angaben zur Häufigkeit von Beeinträchtigungen der geistigen Entwicklung können sich auf statistische Berechnungen bzw. Überlegungen und auf epidemiologische Untersuchungen stützen. Sie hängen von der Auswahl, der Bedeutung und der Zuverlässigkeit der Kriterien ab.

Es scheint sich immer wieder zu bestätigen, daß die Streuung unterschiedlicher Voraussetzungen und Einflüsse bei der geistigen Entwicklung eine Verteilung – zumindest der vergleichbaren (d.h. in irgendeiner Weise meßbaren) kognitiven Fähigkeiten – bewirkt, wie sie der Gaußschen Normalverteilungskurve entspricht (s. Abb. 1). Das bedeutet, daß innerhalb größerer Gruppen einer Bevölkerung sich 68 % innerhalb des mittleren Verteilungsbereiches befinden, der durch die einfache statistische Standardabweichung begrenzt wird. Etwa 16 % liegen mit ihren Fähigkeiten oberhalb dieses mittleren Verteilungsbereiches und 16 % erreichen ihn nicht. Unter den letzteren 16 % entfallen 13,6 % auf den Bereich der lediglich unterdurchschnittlichen geistigen Leistungsmöglichkeiten (s. Tab. 2). Die verbleibenden 2,4 % würden sich dann aus den verschiedenen Schweregraden der Oligophrenien zusammensetzen, wobei die leichten oligophrenen Zustände wiederum den größten Anteil ausmachten.

Epidemiologische Untersuchungen zeigen nur wenig Übereinstimmung mit diesen statistischen Erwartungsgrößen. Vor allem der Anteil von 13,6 %, bei dem die vergleichbaren kognitiven Fähigkeiten lediglich im unterdurchschnittlichen Bereich liegen, stellt offenbar eine Gruppe dar, innerhalb derer eine große Spielbreite der Anpassungsmöglichkeiten vorhanden ist. Die Zuordnung zu diesem Grenzbereich braucht deswegen durchaus nicht immer mit einer auffälligen schulischen, beruflichen oder sozialen Entwicklung verbunden zu sein. So liegt z.B. im Schulalter der Anteil der Kinder, die eine Sonderschule für Lernbehinderte besuchen deutlich niedriger (1978 besuchten 4 % aller Schulkinder eine der ver-

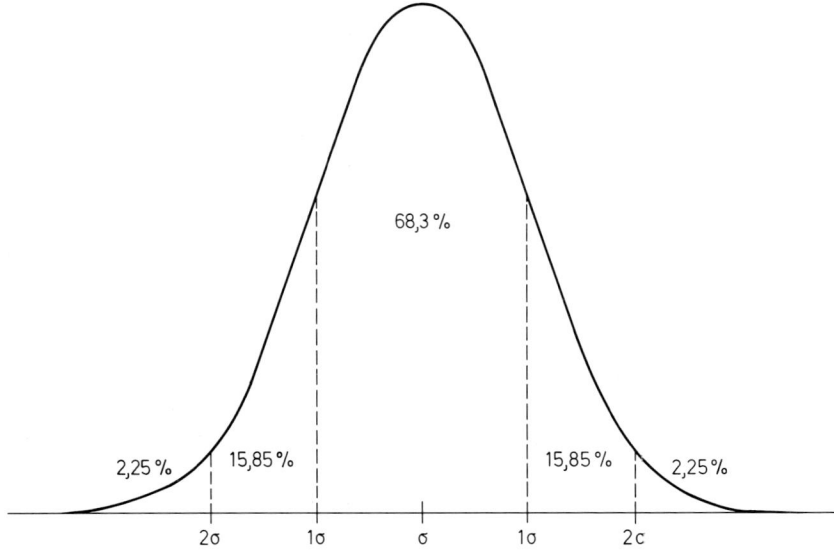

Abb. 1: Normalverteilungskurve mit prozentualen Anteilen der Gesamtheit zwischen den statistischen Standardabweichungen.

schiedenen Sonderschulformen; das Verhältnis Jungen : Mädchen betrug dabei 1,5 : 1, an Sonderschulen für Lernbehinderte zumeist 2 : 1).

Epidemiologische Untersuchungen haben in verschiedenen Ländern ziemlich übereinstimmend ergeben, daß der Anteil von Kindern im Schulalter, deren geistige Entwicklung einem IQ unter 60 verglichen werden kann bei 6–7⁰/₀₀ und bei einem IQ unter 50 bei etwa 4⁰/₀₀ liegt (u. a. Liepmann 1979). Es hängt von der Organisationsform des Schulsystems ab, welche Größenordnungen dabei als Orientierungswert für Einrichtungen zur Förderung geistig behinderter Schulkinder dienen können.

2.4.2.3. Entstehungsweise allgemeiner Beeinträchtigungen der geistigen Entwicklung

Die Entstehungsbedingungen bei Beeinträchtigungen der geistigen Entwicklung lassen sich drei Kategorien zuordnen, die sich dabei gegenseitig nicht ausschließen, sondern sich wechselseitig verstärkend beeinflussen können. Tabelle 3 gibt diese drei Kategorien und jeweils eine erste Untergliederung wieder.

Der Anteil, den die drei Bedingungskategorien an der Entstehung oligophrener Entwicklungen haben, wird unterschiedlich angegeben (s. u. a. Eggers u. Bickel, Leiber u. Olbrich). Das hat verschiedene Gründe. Einmal werden mehr und mehr angeborene Stoffwechselstörungen (Enzymdefekte, metabolisch-genetische Entwicklungsstörungen), von denen inzwischen mehr als 200 bekannt sind, sowie Chromosomenanomalien und Schädigungen der embryonalen Entwicklung als wesentliche Ursache oligophrener Zustände entdeckt, die zuvor als «Schwachsinn unbekannter Ursache» klassifiziert wurden. Zum anderen hängt der Anteil der verschiedenartigen Entstehungsbedingungen eindeutig auch davon ab, auf welchen Ausprägungsgrad geistiger Entwicklungsstörungen sich die Aufteilung bezieht (s. u.). Außerdem aber sind oft mehrere Bedingungen für Art und Ausmaß einer oligophrenen Entwicklung verantwortlich zu machen. Bei leichteren Abweichungen der Lern- und Leistungsmöglichkeiten können soziale Bedingungen (s. o.) schließlich sogar ausschlaggebend dafür werden, wer bei Festlegungen über die Häufigkeit verschiedener Ursachen zu den Oligophrenen gerechnet wird (s. 2.4.2.2.).

Trotz dieser Schwierigkeiten gibt es jedoch einige Übereinstimmungen:

– *Leichtere* Beeinträchtigungen der geistigen Entwicklung finden häufiger ihre Erklärung in einem *Zusammentreffen* von *begabungsungünstiger Erbinformation* (s. Tab. 3, 1) und *sozial eingeschränkten Lernmöglichkeiten* (s. Tab. 3, 3.1/3.2). Ausprägung und Auswirkungen werden außerdem nicht selten noch zusätzlich durch umschriebene Funktionsschwächen der Sinnesorgane (s. Tab. 3, 3.3.1) oder des Zentralnervensystems (s. Abschnitt 2.4.3) bedingt.

– *Mittelgradige, ausgeprägte* und *hochgradige* Oligophrenien haben ihre wesentlichen Entstehungsbedingungen fast immer in der zweiten Kategorie der Tabelle 3. Es liegen Chromosomenanomalien, erbliche Stoffwechselstörungen oder Mißbildungssyndrome sowie früh erworbene Schädigungen des Zentralnervensystems oder Störungen der embryonalen Entwicklung zugrunde. Allerdings kann auch dann die Ausprägung der geistigen Entwicklungsstörung durch die übrigen Auswirkungen der Anomalien oder Schädigungen (z.B. Mehrfachbehinderung bei zerebralen Bewegungsstörungen, Hör- und Sehstörungen, psychomotorischer Unruhe) mitbestimmt werden sowie durch sekundäre Einschränkungen des Lernangebots (Mangel an Anregung und Förderung, Isolierung) und der Lerngewohnheiten (Mißerfolgserfahrungen).

Tabelle 3: Entstehungsbedingungen oligophrener Zustände

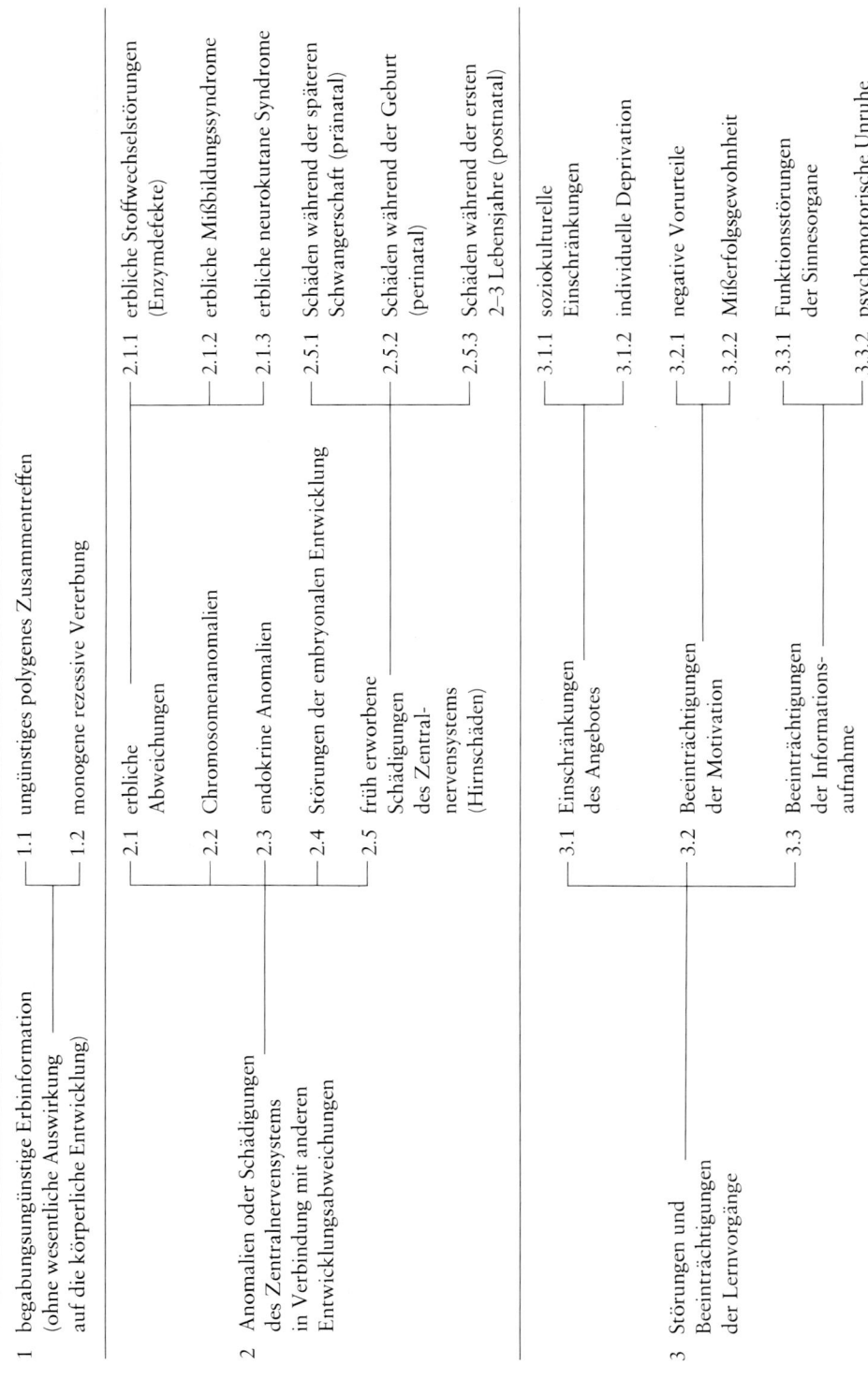

1 begabungsungünstige Erbinformation (ohne wesentliche Auswirkung auf die körperliche Entwicklung)

  1.1 ungünstiges polygenes Zusammentreffen

  1.2 monogene rezessive Vererbung

2 Anomalien oder Schädigungen des Zentralnervensystems in Verbindung mit anderen Entwicklungsabweichungen

  2.1 erbliche Abweichungen

    2.1.1 erbliche Stoffwechselstörungen (Enzymdefekte)

    2.1.2 erbliche Mißbildungssyndrome

    2.1.3 erbliche neurokutane Syndrome

  2.2 Chromosomenanomalien

  2.3 endokrine Anomalien

  2.4 Störungen der embryonalen Entwicklung

  2.5 früh erworbene Schädigungen des Zentralnervensystems (Hirnschäden)

    2.5.1 Schäden während der späteren Schwangerschaft (pränatal)

    2.5.2 Schäden während der Geburt (perinatal)

    2.5.3 Schäden während der ersten 2–3 Lebensjahre (postnatal)

3 Störungen und Beeinträchtigungen der Lernvorgänge

  3.1 Einschränkungen des Angebotes

    3.1.1 soziokulturelle Einschränkungen

    3.1.2 individuelle Deprivation

  3.2 Beeinträchtigungen der Motivation

    3.2.1 negative Vorurteile

    3.2.2 Mißerfolgsgewohnheit

  3.3 Beeinträchtigungen der Informationsaufnahme

    3.3.1 Funktionsstörungen der Sinnesorgane

    3.3.2 psychomotorische Unruhe

Wenn bei leichten Beeinträchtigungen der geistigen Entwicklung zumeist mit einem Zusammentreffen verschiedener Entstehungsbedingungen zu rechnen ist, dann folgt daraus, daß stets eine gründliche Untersuchung notwendig ist, bei der man sich nicht vorschnell mit einer einfachen Erklärung zufrieden geben darf. Oft bleibt es schwierig, die Bedeutung der ungünstigen Erbinformationen zu beurteilen, da dafür außer der Familienvorgeschichte – die aber auch zugleich eine Vorgeschichte der sozialen Lage ist – nur wenige Hinweise (z. B. heterozygote Träger der Erbinformation für eine Stoffwechselanomalie) vorliegen.

Unter den Entstehungsbedingungen, die der zweiten Kategorie in Tabelle 3 zugeordnet sind, werden einige bei mittelgradigen und ausgeprägten Beeinträchtigungen der geistigen Entwicklung häufiger angetroffen. Zum Teil erleichtern dabei kennzeichnende äußere Erscheinungen die Feststellung. Sie lassen sich hier als Beispiele der einzelnen Gruppen der Tabelle 3 anführen.

Zu Tabelle 3, Punkt 2.1.1: *Erbliche Stoffwechselstörungen*
Hereditäre Stoffwechselanomalien können den Aminosäurestoffwechsel (z.B. Phenylketonurie, Ahornsirup-Krankheit, Hartnupsyndrom, Homozystinurie), den Kohlenhydratstoffwechsel und den Lipoid- und Mukopolysaccharidstoffwechsel betreffen. Die *Phenylketonurie* (PKU, Brenztraubensäureschwachsinn) ist unter den Störungen des Aminosäurestoffwechsels am längsten bekannt und kommt am häufigsten – unter etwa 10 000 Neugeborenen einmal – vor. Sie ist für die Entstehung von 0,5–1,5 % der Oligophrenien verantwortlich. Die Aktivität des Enzymkomplexes Phenylalanin-Hydrolase ist dabei soweit herabgesetzt, daß die Oxydation der unentbehrlichen Aminosäure zu Tyrosin nicht zustande kommt. Phenylalanin ist in den Körperflüssigkeiten in abnormer Konzentration vorhanden. Seine pathologischen Abbauprodukte werden mit Harn und Schweiß ausgeschieden und verursachen einen kennzeichnenden muffigen Körpergeruch. Die Abbauprodukte können im Harn mit einer einfachen Probe nachgewiesen werden. Sekundäre Störungen bedingen einen Pigmentmangel, der auffallend helle Haut, Haar- und Augenfarbe zur Folge hat. Wie ein Teil der angeborenen Stoffwechselanomalien läßt sich die Phenylketonurie bereits im Neugeborenenalter (Neugeborenen-Screening) durch eine Blutuntersuchung feststellen. Dann kann durch eine besondere, phenylalaninarme Ernährungsweise die oligophrene Entwicklung verhindert werden.

Zu Tabelle 3, Punkt 2.1.2: *Mißbildungssyndrome*
Multiple Mißbildungssyndrome sind äußerlich erkennbar durch Abweichungen, die in unterschiedlicher Weise und mit unterschiedlicher Ausprägung Kopf- und Gesichtsform, Augen- und Ohrenstellung, Längenwachstum, Entwicklung des Knochengerüstes und die Haut betreffen können. Zusammenfassende Darstellungen in Tabellen (Eggers u. Bickel) und lexikalische Syndromzusammenstellungen (Leiber u. Olbrich) erleichtern ihre Feststellung. Bei einem Teil der Mißbildungssyndrome ist trotz übereinstimmender Merkmale der Erbgang noch nicht bekannt. Das gilt u.a. auch für das Rubinstein-Taybi-Syndrom. Die oligophrene Entwicklung ist dabei verbunden mit auffälliger Gesichtsform (Winkelgesicht, nach außen-abwärts verlaufende Lidspalten, tiefsitzende Ohren, meist kleiner Kopf) ungewöhnlich breiten Endgliedern der Daumen und der Großzehen, oft Minderwuchs.

Zu Tabelle 3, Punkt 2.1.3: *Neurokutane Syndrome* (Phakomatosen)
Unter diesem Begriff werden erblich bedingte Abweichungen der Organentwicklung zusammengefaßt, bei denen sich Veränderungen am Nervensystem (u.a. als Gewebewucherungen) sowie an den Augen und/oder an der Haut einstellen. Zu Beeinträchtigungen der geistigen Entwicklung kann es dabei vor allem bei der mit hirnorganischen Anfällen einhergehenden tuberösen Sklerose (Morbus Bourneville), bei dem zerebrokutanen Angiomatose-Syndrom (Sturge-Weber-Syndrom) mit kennzeichnenden, ausgedehnten «Feuermalen» (Naevus flammeus) des Gesichts und bei der Neurofibromatose (Morbus Recklinghausen) kommen. Die autosomal dominant vererbbare *Neurofibromatose* ist dabei am häufigsten anzutreffen (etwa 1 auf 3000 Geburten); die geistige Entwicklung ist allerdings nur bei etwa 10 % beeinträchtigt. Äußere Kennzeichen sind eine Vielzahl größerer hellbrauner Pigmentflecke (Milchkaffeeflecke). Im weiteren Verlauf können Gewebewucherungen an der Haut und im Verlauf der Nerven (Neurinome) auftreten. Manchmal kommt es bei dem Syndrom zu einer verfrühten körperlichen Reifung (Pubertas praecox).

Zu Tabelle 3, Punkt 2.2: *Chromosomenanomalien*
Bei der Aufteilung des doppelten Chrososomensatzes bei den Zellteilungen der Fortpflanzungszellen (Meiose) oder den folgenden Zellteilungen (Mitose) kann es zu Fehlverteilungen (numerischen Chromosomenabberationen) kommen. Außerdem können Verluste, Drehungen oder Verdoppelungen von Chromosomenteilen stattfinden. Sofern es dabei überhaupt zur Geburt eines lebenden Kindes kommt, sind kennzeichnende Entwicklungsabweichungen vorhanden. Die numerischen Abweichungen können dabei sowohl die normalerweise doppelt vorhandenen Autosomen betreffen, als auch die Geschlechtschromosomen (Gonosomen: X bzw. Y). Unter den autosomalen Aberrationen ist die *Trisomie 21 (Down-Syndrom)* ihrer Häufigkeit wegen (1 : 650 Geburten) am meisten bekannt. Oft spricht man noch unter der alten Bezeichnung von «mongoloidem Schwachsinn», die einst in unglücklicher Weise auf das Aussehen bezogen wurde. Das durchschnittliche Risiko für die Geburt eines Kindes mit einer Trisomie 21 wächst mit zunehmendem Alter der Mutter bis auf mehr als 1 % und wirft dann das Problem der Durchführung und der Konsequenzen einer Fruchtwasseruntersuchung (Amniozentese in der 15./16. Schwangerschaftswoche) auf. Besonderheiten der äußeren Erscheinung bei der Trisomie 21 sind: der kleine, runde Kopf mit flachem Hinterhaupt, weiter Augenabstand bei leicht nach außen-aufwärts verlaufenden Lidspalten, kurze stumpfe Nase, kleine Ohrmuscheln, kurze Finger und überwiegend Minderwuchs.
Bei bestimmten, erblich bedingten Oligophrenien sind Abweichungen am Aufbau einzelner Chromosomen entdeckt worden, die mit einem besonderen Erbgang verbunden sind. Mit einer Häufigkeit von fast 1 : 1000 kommen Abweichungen am X-Chromosom (lokalisierte Fragilität) vor, die ähnlich wie andere x-chromosomale Anomalien bei Fehlen eines «gesunden» X-Chromosoms, d. h. ausschließlich bei Männern eine mittelgradige oder ausgeprägte oligophrene Entwicklungsstörung bewirken, bei der übereinstimmende körperlichen Kennzeichen vorhanden sind (hohe Geburtsmaße; große, vorstehende Ohren; vorspringender Oberkiefer; hohe Stirn; große Hoden).
Zu Tabelle 3, Punkt 2.3: *Endokrine Anomalien*
Eine *angeborene Schilddrüsenunterfunktion (Hypothyreose)* kommt bei etwa 1 auf 3000 Neugeborenen vor und zeigt sich dann zunächst mit Trinkunlust, längerer Neugeborenengelbsucht, Hauttrockenheit, Verstopfung, Aktivitätsmangel, groben Gesichtszügen und großer Zunge. Das Längenwachstum bleibt zurück, später auch deutlich die geistige Entwicklung. Diesem ungünstigen Verlauf kann durch die Zufuhr von Schilddrüsenhormon vorgebeugt werden, wenn im Rahmen von Früherkennungstests ein Neugeborenen-Screening durchgeführt wird.
Zu Tabelle 3, Punkt 2.4: *Störungen der embryonalen Entwicklung*
Vielfältige Einflüsse können die Entwicklung des Embryo schwerwiegend beeinträchtigen, sofern sie nicht überhaupt sein Absterben bewirken. Zu ihnen gehören Infektionskrankheiten der Mutter (z. B. Röteln), Stoffwechselstörungen der Mutter (z. B. Diabetes) und die Einwirkung von toxisch wirkenden Substanzen (z. B. Contergan-Unglück). Die Bedeutung des kulturell bedingten Ge- und Mißbrauchs toxischer Substanzen zeigt sich an der *Alkoholembryopathie*. Es wird vermutet, daß der Alkoholmißbrauch der Mutter inzwischen zu einer der häufigsten Bedingungen embryonaler Schädigungen geworden ist. Zum Teil hat er übereinstimmende Abweichungen zur Folge, bei denen neben Beeinträchtigungen der geistigen Entwicklung Wachstumsverzögerung, kleiner Schädel und eigenartige Gesichtsform (fliehende Stirn, tiefer Haaransatz, nach außen-abwärts verlaufende, oft schmale Lidspalten, kurzer Nasenrücken, fehlende Oberlippenfurche) auffallen.
Zu Tabelle 3, Punkt 2.5: *Früh erworbene Schädigungen des Zentralnervensystems*
Der Anteil früh erworbener Schädigungen des Zentralnervensystems (belastend auch als «früherworbene Hirnschäden» bezeichnet) an der Entstehung oligophrener Entwicklungen lag bei unterschiedlich zusammengesetzten Untersuchungsgruppen zwischen $1/4$ und $2/3$. Schädigende Einflüsse können pränatal (in der zweiten Schwangerschaftshälfte), perinatal – im Zusammenhang mit belasteten Geburtsvorgängen (Risikogeburt) – oder im Rahmen erschwerter Anpassung an das extrauterine Leben (Blutgruppenunverträglichkeit, Atemnotsyndrom) sowie postnatal (z. B. Gehirnentzündungen) wirksam werden (s. a. 2.4.1.1). Sehr häufig sind mehrfache Beeinträchtigungen der Funktionen des Zentralnervensystems die Folge, so daß die Beeinträchtigung der geistigen Entwicklung durch die Auswirkungen von zerebralen – spastischen oder extrapyramidalen – Bewegungsstörungen durch Wahrnehmungs- und Aufmerksamkeitsstörungen oder auch durch Art und Häufigkeit zerebraler Anfälle mitgeprägt wird.

2.4.2.4. Erscheinungsformen und Auswirkungen der allgemeinen Beeinträchtigungen der geistigen Entwicklung

Betrachtet man die allgemeinen Beeinträchtigungen der geistigen Entwicklung als Folgen von abweichenden Lernvoraussetzungen und Lernweisen, dann liegt es nahe, danach zu suchen, ob es unabhängig von ihrer Entstehungsweise Übereinstimmungen gibt. Bei den meisten zu diesem Zweck vorgenommenen Untersuchungen sind bei einfachen Lern- und Problemlösungsexperimenten oligophrene Kinder und Jugendliche mit gesunden Kindern gleichen Intelligenzalters verglichen worden (z.B. 12jährige Kinder mit einem Intelligenzquotienten von 50 mit gesunden 6jährigen Kindern). Dabei wies das Lernverhalten der oligophrenen Kinder gegenüber den gesunden u.a. folgende Eigentümlichkeiten auf (Zusammenfassung bei Wendeler):

- Verzögerung des eigentlichen Aneignungs- und Einprägungsvorganges durch einen verlängerten Zeitraum für die Einstellung auf die ausschlaggebenden Reizdimensionen und Reizkonstellationen (Reizbeachtungstheorie von Zeaman a. House). Nach erfolgreicher Einstellung – wie sie aber unter Alltagsbedingungen kaum abgewartet wird – glichen die experimentellen Ergebnisse schließlich denen der gesunden Kinder.
- Außenrichtung der Aufmerksamkeit, die in Beziehung zur Reizbeachtungstheorie steht. Sie hat zur Folge, daß gleichzeitiges Handeln anderer Personen mit gleicher Zielsetzung zu gleichen oder besseren Leistungen als bei gesunden Kindern, bei ungleicher Zielsetzung aber zu wesentlich schlechteren Ergebnissen führte.
- Beeinträchtigungen von Umfang und Dauer der Kurzzeitspeicherung sowie der Übertragung vom primären in den sekundären Speicher (u.a. Reizspur-Theorie von Ellis).

Neben solchen primären Abweichungen der Lernvoraussetzungen fanden sich bei oligophrenen Kindern auch sekundäre Abweichungen wie

- Einschränkungen des spontanen Entdeckungsstrebens bei Mangel an selbstverstärkenden Erfolgen
- Handlungseinschränkungen durch Mißerfolgserwartungen
- Verhaltensstarrheit als Schutz von Mißerfolgen
- mangelhafte Einprägungsgewohnheiten.

Es ist nicht zu erwarten, daß sich die experimentellen Ergebnisse auf oligophrene Entwicklungen jeglicher Art übertragen lassen. Deren Ausprägung wird häufig durch zusätzliche Funktionsstörungen im Bereich von Aufmerksamkeitsstabilisierung, Wahrnehmung, Erregungsausgleich und Aktivitätskontrolle bestimmt.

Die Untersuchungsergebnisse lassen aber trotzdem Schlußfolgerungen für die Gestaltung der Lernumwelt bei oligophrenen Entwicklungsstörungen zu (s.a. 2.4.2.6).

2.4.2.5. Untersuchungsvorgehen

Das Untersuchungsvorgehen soll Art, Ausmaß und Auswirkungen der oligophrenen Entwicklungsstörung klären, mögliche Komplikationen (z.B. Anfallsleiden, Bewegungsstörungen, Beeinträchtigungen an den Sinnesorganen und der allgemeinen körperlichen Entwicklung) aufdecken und nach Möglichkeit auch die wesentlichen Entstehungsbedingungen und deren Zusammenhänge ermitteln.

Die psychologischen Untersuchungsverfahren zur Ermittlung der allgemeinen Lern- und Leistungsmöglichkeiten (z.B. Hamburg-Wechsler-Intelligenz-Test) können bei leichten und z. T. auch noch bei mittelgradigen Beeinträchtigungen der geistigen Entwicklung Aufschlüsse über die verschiedenen Fähigkeiten und eine annähernde Einordnung des Ausprägungsgrades (s. Tab. 2) möglich machen. – Für geistig behinderte Kinder ist eine eigene Testbatterie (TBGB) entwickelt worden. Die Untersuchungsverfahren müssen aber ergänzt werden durch eine Ermittlung der alltäglichen Anwendung von Kenntnissen, Fähigkeiten und Problemlösungen. Dazu eignen sich vor allem die von Gunzburg entwickelten Skalen zur Primären Pädagogischen Analyse und Curricula. Sie erfassen eine Vielzahl von Verhaltensweisen und ordnen sie nach den Bereichen Selbsthilfe, Verständigungsvermögen, Beschäftigung und Sozialanpassung.

Bei der körperlichen Untersuchung muß nach denjenigen Merkmalen gesucht werden, die auf bestimmte Entstehungsbedingungen hinweisen, insbesondere nach Hauterscheinungen neurokutaner Syndrome (s. 2.4.2.3) und nach Anomalien der Skelettentwicklung.

Neurologische und hirnelektrische Untersuchungen (EEG) sowie Röntgenuntersuchungen des Kopfes gelten vor allem Hinweisen auf früh eingetretene Schädigungen des Zentralnervensystems. Schadensrisiken durch Infektionen können durch serologische Untersuchungen (u. a. Toxoplasmose, Listeriose, Lues) auch rückblickend festgestellt werden.

Bei ungewissen Entstehungsweisen sind biochemische Untersuchungen auf abnorme Stoffwechselprodukte (Blut, Urin), z. B. bei erblichen Enzymanomalien (s. 2.4.2.3) erforderlich.

Eine Chromosomenanomalie ist oft allein aufgrund typischer äußerer Merkmale sicher oder wahrscheinlich. Einem entsprechenden Verdacht muß gegebenenfalls durch eine humangenetische Untersuchung nachgegangen werden.

Selbstverständlich sind wesentliche Hinweise auf Entstehungsbedingungen und auf Eigentümlichkeiten der Lernvorgänge bereits einer sorgfältigen Vorgeschichte zu entnehmen, die sich auch auf das Vorkommen von Entwicklungsstörungen bei Vorfahren und Verwandten erstrecken muß. Bei Jugendlichen und Erwachsenen mit oligophrenen Entwicklungsstörungen lassen sich die erforderlichen Angaben oft nur noch unvollständig erheben, sei es, daß Auskunftspersonen nicht zu erreichen sind, sei es, daß wesentliche Sachverhalte den Angehörigen nicht mehr in Erinnerung sind oder von eigenen Erklärungsversuchen verdeckt werden.

2.4.2.6. Möglichkeiten der Einflußnahme

Allgemeine Beeinträchtigungen der geistigen Entwicklung machen eine besondere Förderung – möglichst schon in den ersten Lebensjahren (Frühförderung) – notwendig. Förderung bedeutet Gestaltung einer Lernumwelt, in der vermehrt und zusammenhängend Einprägungs- und Aneignungsangebote hergestellt und nach den abweichenden Lernvoraussetzungen (s. 2.4.2.4) ausgerichtet werden. Einer solchen Förderung sind natürlich Grenzen gesetzt. Mangel an Förderung hätte jedoch viel schwerwiegendere Folgen als dies bei durchschnittlich begabten Menschen der Fall wäre.

Die Förderung kann auf verschiedenartige Weise öffentlich organisiert werden. Im internationalen Vergleich machen sich dabei sowohl unterschiedliche Ab- und Ausgrenzungen der Bildungssysteme und Unterschiede der Sozialversorgung als auch unterschiedliche Zielsetzungen für die Eingliederung behinderter Menschen bemerkbar.

In der Bundesrepublik Deutschland hat das 1961 verabschiedete Bundessozialhilfegesetz für alle Personen, die «wesentlich geistig behindert» sind einen Anspruch auf Eingliederungshilfe hergestellt. Damit hatten zunächst einmal die von gemeinnützigen Organisationen ins Leben gerufenen Institutionen (insbesondere die «Lebenshilfe für geistig Behinderte») die Möglichkeit, ihre Tagesstätten zur Förderung von geistig behinderten Kindern, Jugendlichen und Erwachsenen weiterzuentwickeln. Im Laufe des folgenden Jahrzehnts hat dann die Schulgesetzgebung der Länder nach und nach die Einrichtung von Sonderschulen für geistig Behinderte vorgesehen, so daß auch Kinder und Jugendliche mit mittelgradigen Oligophrenien nicht mehr von der Schulpflicht – treffender: von ihrem Lernrecht – ausgeschlossen zu werden brauchten. Diese Sonderschulen sind vielfach an Stelle der zuvor bestehenden Tagesstätten getreten, teilweise ergänzen sich beide Einrichtungen gegenseitig. Die freigemeinnützigen Träger unterhalten weiterhin Sonderkindergärten für Kinder mit Entwicklungsbeeinträchtigungen und für Erwachsene Werkstätten für Behinderte. Während vor drei Jahrzehnten Menschen mit erheblicheren Beeinträchtigungen ihrer geistigen Entwicklung entweder von allen öffentlichen Bildungs- und Beschäftigungsmöglichkeiten ausgeschlossen waren oder aber in großen Einrichtungen fern von ihrer Familie untergebracht wurden, gewährt das seitdem entwickelte System den meisten von ihnen die Möglichkeit, weiter in ihrer Familie und an ihrem Heimatort zu leben.

2.4.2.7. Bedeutung allgemeiner Beeinträchtigungen der geistigen Entwicklung für delinquentes Verhalten

Es ist eine weit verbreitete Meinung, daß Menschen, die als schwachbegabt oder schwachsinnig bezeichnet werden, häufiger delinquente Handlungen begehen, als dies innerhalb der übrigen Bevölkerung der Fall ist. Diese Meinung gründet sich auf eine Reihe von Untersuchungen, bei denen zumeist verurteilte Straftäter hinsichtlich ihrer intellektuellen Fähigkeiten klassifiziert wurden. Kriterien waren dabei entweder der mit bestimmten Untersuchungsverfahren ermittelte Intelligenzquotient oder Schulerfolg und berufliche Eingliederung. Wenn die mitgeteilten Ergebnisse über den Anteil der schwachsinnigen Täter zwischen 7 % und 65 % liegen, dann gibt es eine Reihe von Erklärungen für diese Diskrepanz (s. a. 2.4.2.2:
- verschiedenartige Zusammensetzung der Untersuchungsgruppen (Begutachtungsauswahl, Auswahl nach Tatmerkmalen, Auswahl nach Art der Maßnahmen; unausgelesene Tatverdächtige, Verurteilte, Inhaftierte; Ersttäter, Wiederholungstäter)
- unterschiedliche Definition für «Schwachsinn»
- unterschiedliche Untersuchungsverfahren und Kriterien für die Klassifizierung nach intellektuellen Fähigkeiten.

Unter 200 Inhaftierten fand Göppinger (1970) folgende, unter dem Durchschnitt liegende Anteile: IQ unter 62: 0,5 % / IQ 63–70: 2 % / IQ 71–80: 11,5 %. Diese Anteile weichen kaum von der statistisch zu erwartenden Verteilung innerhalb der Normalbevölkerung ab, waren allerdings höher als bei der Vergleichsgruppe der Erhebung. – Bei 1000 Straftätern, die mit dem Hamburg-Wechsler-Intelligenz-Test untersucht worden waren, stellte Witter einen durchschnittlichen IQ von 86, bei den Rückfalltätern unter ihnen einen IQ von 81 fest. – Bei 160 Jugendlichen, die sich wegen dissozialen Verhaltens in Fürsorgeerziehung befanden, ermittelte Goydke (1976) ebenfalls mit dem HAWIE folgende Verteilung: IQ unter 62: 1,9 % / IQ 63–90: 42,2 % / IQ 91–110: 45,6 % / IQ über 110: 10 %. – Der durchschnittliche IQ lag bei 93.
Der *Handlungsteil* des Verfahrens für sich bewertet, ergab dagegen ein anderes Bild: IQ unter 62: 2,5 % / IQ 63–90: 26,9 % / IQ 91–110: 52,2 % / IQ über 110: 18 %. – Der durchschnittliche IQ lag bei 97,5.
Mac Eachron (1979) überprüfte bei 439 von 3938 inhaftierten Straftätern (Maine und Massachusetts) deren bisherige Zuordnung zu den Definitionen Mental Retardation und Borderline Intelligence. An Stelle der mit unterschiedlichen Verfahren ermittelten Intelligenzquotienten wurden jeweils strikt die

statistischen Standardabweichungen als Klassifizierungskriterien verwandt (s. 2.4.2.1.). Dadurch verringerte sich der Anteil unterhalb der einfachen Standardabweichung in Maine (Gesamtpopulation N = 690) um ein Viertel, in Massachusetts (Gesamtpopulation N = 3248) fast um die Hälfte. Die zuvor getroffene Feststellung «Mental retardation» (d.h. Oligophrenie) konnte jeweils nur noch bei einem Drittel bestätigt werden. Es blieben allerdings zwischen beiden Untersuchungsgruppen deutliche Unterschiede im Bereich der Borderline Intelligence bestehen (Maine: 18,1%, Massachusetts: 3,2%), die möglicherweise auf eine unterschiedliche Vorauslese im Vollzugssystem zurückzuführen waren. Schwere der Taten und Rückfälligkeit zeigten keinen Zusammenhang mit der Intelligenz sondern eher mit ungünstigen sozialen Merkmalen.

Die Erhebungsergebnisse zeigen, daß unter Tatverdächtigen und Verurteilten allenfalls Menschen mit unterdurchschnittlichen geistigen Fähigkeiten, nicht dagegen Menschen Menschen mit oligophrenen Zuständen häufiger anzutreffen sind als in der übrigen Bevölkerung. Die Ausprägung der Entwicklungsabweichungen im unterdurchschnittlichen Grenzbereich wird aber soweit von ungünstigen sozialen Bedingungen beeinflußt, daß deren Bedeutung auch für das delinquente Verhalten oft größer sein dürfte als die Einschränkungen der kognitiven Fähigkeiten. Vermutlich geben vielfältige und individuell unterschiedliche wechselseitige Beeinflussungen zwischen ungünstigen Lernvoraussetzungen, deprivierenden Entwicklungsbedingungen, entmutigenden schulischen Mißerfolgen und negativen Vorurteilen den Ausschlag, wenn die Bereitschaft zu delinquentem Handeln erhöht ist (s.a. Goydke 1976).

Der Schulerfolg selbst gibt bei ungünstigen sozialen Bindungen kaum Aufschluß über die ursprünglich vorhandenen Lernvoraussetzungen. So verfügten bei der schon erwähnten Untersuchung von Goydke (1976) von den Jugendlichen ohne Hauptschulabschluß 40% über durchschnittliche intellektuelle Leistungsmöglichkeiten. Bei allen Feststellungen über hohe Anteile an Erwachsenen ohne Schulabschluß unter den Verurteilten muß dies berücksichtigt werden. So hatten unter 1481 Inhaftierten mit wenigstens 18 Monaten Strafdauer insgesamt die Hälfte keinen Hauptschulabschluß, 15,3% hatten eine Sonderschule besucht (Wittmann 1975).

Bei einer *Erklärung delinquenten Handelns aus mehrdimensionalen Bedingungskonstellationen und Verlaufseinflüssen* kann die Einschränkung intellektueller Fähigkeiten ohnehin nur als *eine* Bedingung gelten, deren Bedeutung sich erst aus der *gesamten* Konstellation ergibt. Tabelle 4 zeigt in Anlehnung an Opp ein Schema der Handlungsbedingungen und ihrer möglichen Konstellationen bei normenkonformen und normenabweichenden Verhaltensweisen. Beeinträchtigungen der geistigen Entwicklung stellen dabei eine an sich unspezifische Größe dar. Sie können allerdings Bestandteil von wechselseitigen Beeinflussungen werden, die dann schließlich zu solchen Konstellationen führen, welche ganz allgemein delinquentes Handeln begünstigen. Neben unterschiedlichen Ausprägungsgraden und -schwerpunkten der Entwicklungsabweichung spielen dabei andere Eigenschaften wie Spannungs- oder Frustrationstoleranz und Handlungskontrolle eine Rolle.
Bei eindeutig oligophrenen Zuständen sind vor allem Konstellationen folgender Art möglich, aber nicht zwangsläufig:
- hohe Bedürfnisspannung durch fortgesetzte Zurücksetzungen, Mißerfolge oder Beziehungsenttäuschungen
- geringe Flexibilität der Bedürfnislenkung (d.h. Fixierung auf unerreichbare Ziele)
- beschränkte Möglichkeiten, Bedürfnisse auf sozial zulässige Weise zu befriedigen oder sich auf zulässige (verbale) Weise zu verteidigen
- unzulängliche Übertragung von Erfahrungen mit zulässigem und zweckmäßigem Handeln auf veränderte Situationen

Tabelle 4: Handlungsbedingungen bei normenkonformen und normabweichenden Handlungsweisen (in Anlehnung an OPP).

Handlungsbedingungen	Handlungsweise		Bedeutung einer Beeinträchtigung der geistigen Entwicklung auf Handlungsbedingungen
	normen-konform	normen-abweichend	
1 **Problemintensität** subjektive Intensität eines Bedürfnisses oder Konfliktes, resultierend aus allgemeinen Zielbewertungen und individueller Spannungstoleranz	+	+ +	unterschiedlich
2 **Verfügbarkeit normenkonformer Lösungsmöglichkeiten** Kenntnisse, soziale Kompetenz, erlangte bzw. zugelassene Handlungsspielräume	+	(+)	einschränkend
3 **Zuverlässigkeit der Orientierung an Verhaltensnormen** von Außenkontrolle unabhängige Aneignung der Orientierungen, flexible Übertragung auf unterschiedliche Situationen	+ +	(+)	unterschiedlich/ situationsabhängig
4 **Modelle oder Verstärkungen für normenabweichende Handlungen**	+	− +	situationsabhängig

– mangelhafter Überblick über den Zusammenhang von Handlungsfolgen und -auswirkungen.

Wenn unter den Delikten von Menschen mit oligophrenen Entwicklungsabweichungen Brandstiftungen und strafbare, zumeist gewaltlose sexuelle Auffälligkeiten einen anderen Rang einzunehmen scheinen als unter den Straftaten insgesamt, dann treffen dabei wohl gerade derartige Bedingungen zusammen. – Im übrigen darf daraus nicht umgekehrt geschlossen werden, daß unter Brandstiftern oder bei Tätern, die sich gegen die sexuelle Selbstbestimmung vergangen haben, Oligophrenien gehäuft wären.

Der Rangplatz, den strafbare sexuelle Auffälligkeiten unter den Delikten bei Oligophrenien einnehmen, ergibt sich aus

– Verhaltensweisen, die vermutlich innerhalb der übrigen Bevölkerung eine beträchtliche Dunkelziffer haben (z. B. homosexuelle Handlungen, sexueller Mißbrauch von Kindern). Diese können bei erheblicheren Beeinträchtigungen der geistigen Entwicklung indessen nicht verborgen gehalten werden und werden oft auch gar nicht als Verletzung der Selbstbestimmung eines anderen Menschen verstanden;

– sexuellen Ersatzhandlungen, die wie Exhibitionismus oder ein mit Voyeurismus verbundenes Vorgehen, verfolgt werden;

– Annäherungsversuchen, bei denen an anderen beobachtete Verhaltensmuster ohne Unterscheidung von Ort, Zeit und Person nachgeahmt werden oder die deswegen undifferenziert ausfallen, weil erlernte Umgangsformen nicht mit sexuellen Bedürfnissen verbunden worden sind; solche Annäherungsversuche können dann als sexuelle Nötigung mißverstanden werden und rufen bei den Betroffenen Angst, u. U. körperliche Abwehr hervor;

– gewaltsamen Handlungen, ohne daß diese auf eine Vergewaltigung abzielen (zumal die Ausführung des Geschlechtsverkehrs z. T. nicht vorgestellt werden kann oder angstbesetzt ist); sie können sich aus der Reaktion auf die Abwehr eines mißverständlichen Annäherungsversuches entwickeln, sie können aber auch lediglich auf die Verblüffung, Ängstigung oder Unterwerfung weiblicher Personen abzielen, wenn es z. B. durch vergebliche Kontaktversuche, Zurückweisungen oder Hänseleien zu ständigen Frustrationen gekommen ist.

Wenn es bei oligophrenen Menschen einerseits zu bestimmten Bedingungskonstellationen kommen kann, die einzelne delinquente Verhaltensweisen begünstigen, so ergeben sich aus dem oligophrenen Zustand und den Formen der sozialen Eingliederung und Versorgung auch andere, vor delinquentem Verhalten schützende Bedingungen. Je ausgeprägter die Beeinträchtigung der geistigen Entwicklung, je größer die dadurch verursachte Hilfsbedürftigkeit ist, um so geringer ist auch die Möglichkeit zur selbständigen Ausführung delinquenter Handlungen. Auch bei leichten Oligophrenien können Größen wie: Begrenzung des Bedürfnisspektrums, Befriedigung durch feste Gewohnheiten, Eingliederung in einen überschaubaren Lebensraum, Mangel an Kontakten zu delinquenten Vorbildern, gegebenenfalls auch die rasche Entdeckung delinquenten Handelns und dessen Erfolglosigkeit das Delinquenzrisiko in spezifischer Weise vermindern.

Die Zahl der Tatverdächtigen und Verurteilten gibt bekanntermaßen nicht die tatsächliche Häufigkeit delinquent handelnder Personen wieder. Wie die Vergleiche mit Dunkelfelderhebungen zeigen, nehmen – neben der Häufigkeit und Schwere von Delikten – das Anzeigeverhalten innerhalb der Bevölkerung und die spezifische Aufmerksamkeit der Strafverfolgungsbehörden Einfluß auf die offiziellen Kriminalitätsbelastungsziffern und auf die Verurteilungsziffern. Anzeigeverhalten wie Aufmerksamkeit der Strafverfolgung werden von Annahmen gelenkt, die bestimmten Menschen oder Gruppen sozialschädliche Eigenschaften, u. U. Gefährlichkeit zuschreiben, die umgekehrt aber auch rechtfertigende oder entschuldigende Umstände unterstellen können. Offensichtlich geschieht dies bei Menschen mit Beeinträchtigungen ihrer geistigen Entwicklung in ganz unterschiedlicher Weise. Täter, deren geistige Fähigkeiten im unterdurchschnittlichen *Grenzbereich* liegen, werden wohl aus einer Reihe von Gründen besonders häufig angezeigt oder ermittelt:

– das Entdeckungsrisiko wird von ihnen falsch veranschlagt oder wird bei der Tatbegehung nicht ausreichend berücksichtigt;

– anfängliche, oft zufällige Erfolge, z. B. bei Eigentumsvergehen, werden überbewertet und führen zu einer Festlegung auf delinquente Lösungsmuster;

– nachteilige soziale Bedingungen, die an der ungünstigen Entwicklung der geistigen Fähigkeiten beteiligt sind, z. B. Zugehörigkeit zu mangelhaft integrierten Familien oder Bevölkerungsgruppen, bewirken Zuschreibungen mit Folgen für die Anzeigebereitschaft und für die Ermittlungsrichtung der Strafverfolgung.

Bei Menschen dagegen, die durch ihr Verhalten oder durch zusätzliche körperliche Merkmale auf Laien «schwachsinnig» wirken, werden eine Reihe offenkundiger Verstöße gar nicht erst angezeigt. Sie werden teils entschuldigt (z. B. Beleidigungen), teils inoffiziell unterbunden oder wiedergutgemacht (z. B. Eigentumsübergriffe). Ausgenommen sind davon allerdings gegen sexuelle Verhaltens- und Strafrechtsnormen gerichtete Verhaltensweisen, bei denen man eher bereit ist, eine – vielfach nicht zutreffende (s. o.) – Gefährlichkeit zu unterstellen. Derartige Einschätzungen haben dann natürlich Einfluß auf die statistische Rangfolge der *ermittelten* Delikte bei Oligophrenen.

2.4.3. Umschriebene Beeinträchtigungen der geistigen Entwicklung

2.4.3.1. Begriffe und Definitionen

Bei insgesamt durchschnittlichen Lern- und Leistungsmöglichkeiten können dennoch einzelne kognitive Fähigkeiten beeinträchtigt sein. Welche Auswirkungen dies auf die Entwicklung der Persönlichkeit und auf das Verhalten macht, hängt ab
– von der Ausprägung und dem Zusammentreffen solcher umschriebenen Schwächen,
– von der Bedeutung der umschriebenen Schwächen für die allgemeinen kognitiven und sozialen Lernvorgänge.
Für diese umschriebenen Entwicklungsstörungen und Schwächen werden verschiedenartige Begriffe verwandt, deren Nebeneinander deswegen zu Mißverständnissen führen kann, weil sie sich auf unterschiedlichen Feststellungsebenen beziehen.
In der Internationalen Klassifikation der Krankheiten (ICD 9) werden unter dem Oberbegriff *umschriebene Entwicklungsrückstände* aufgeführt:
1. Umschriebene Lese-Rechtschreibschwäche (Legasthenie, Dyslexie) (315.0)
2. Umschriebene Rechenschwäche (Dyskalkulie) (315.1)
3. Andere umschriebene Lernschwächen (315.2)
4. Umschriebener Rückstand in der Sprech- und Sprachentwicklung (315.3)
5. Umschriebener Rückstand in der motorischen Entwicklung (Dyspraxie) (315.4)
6. Multiple Entwicklungsrückstände (Mischformen) (315.5)
7. Andere umschriebene Entwicklungsrückstände (315.8).
Diese Begriffe umfassen Erscheinungen, die unmittelbar auf der Verhaltensebene als Abweichungen von bestimmten altersgebundenen Leistungs- und Verhaltenserwartungen zu erkennen sind. Sie bleiben frei von bestimmten Annahmen über die Entstehungszusammenhänge und lassen offen, auf welche Weise Abweichungen der Reifung oder Funktion des Zentralnervensystems und psychosoziale Lern- und Entwicklungsbedingungen dabei zugrundeliegen oder zusammenwirken.
Auf *umschriebene Funktionsschwächen des Zentralnervensystems* als eine wesentliche Bedingung bestimmter Entwicklungsrückstände bezieht sich dagegen der Begriff *Teilleistungsschwächen* bzw. *Teilleistungsstörungen*. Er kennzeichnet Feststellungen, die die Ebene neuropsychologischer Funktionen und Funktionszusammenhänge betreffen, nämlich «Leistungsminderungen einzelner Faktoren oder Glieder innerhalb eines größeren funktionellen Systems» (Graichen). Entgegen dieser Definition wird «Teilleistungsschwäche» nicht selten auch auf die Verhaltensebene bezogen und synonym mit «umschriebene Entwicklungsrückstände» bzw. «umschriebene Lernschwächen» (s. o.) verwandt. An den komplexen Erscheinungen auf der Verhaltensebene können aber gerade vielfältige und verschiedenartige umschriebene Funktionsabweichungen des Zentralnervensystems beteiligt sein. So hängen etwa das Erlernen der Lautsprache, der Schriftsprache und des Rechnens von zahlreichen Einzelfunktionen ab, die zugleich ebenso zahlreiche Störanfälligkeiten mit sich bringen.

Der Begriff *minimale zerebrale Dysfunktion (MZD)* und ähnliche Begriffe (minimal brain dysfunction; leichte Funktionsschwäche/Funktionslabilität des Zentralnervensystems) bezieht sich auf die Ebene der neurophysiologischen Funktionen des Zentralnervensystems. Auf Abweichungen dieser Funktionen läßt sich mit Hilfe von Feststellungen schließen, die auf der neurophysiologischen, neurologischen (neuromotorischen, neurosensorischen, neurovegetativen) und der elektrophysiologischen Ebene getroffen werden. Zu Mißverständnissen führt der Begriff dann, wenn er als Kennzeichnung eines bestimmten Syndroms aufgefaßt wird. Er ist ein *unbestimmter Oberbegriff*, der solche Abweichungen vom optimalen Funktionszustand des Zentralnervensystems zusammenfaßt, die sich nicht durch offenkundige Erscheinungen wie zerebrale Bewegungsstörungen (Zerebralparesen) oder allgemeine Beeinträchtigungen der geistigen Entwicklung zu erkennen geben. Das Adjektiv «minimal» sollte dabei die Bezeichnung «zerebrale Dysfunktion» davor bewahren, als Zuschreibung eines gröberen Defektes zu wirken. «Minimale zerebrale Dysfunktion» muß als Oberbegriff jeweils durch eine Beschreibung der vorliegenden Funktionsabweichungen erläutert werden. Er kann allein auch nicht als eine Entwicklung und Verhalten erklärende Diagnose dienen, sondern läßt sich nur als Teil einer Erklärung verstehen, in die Wechselwirkungen mit anderen Bedingungen (Lernprozesse, Anforderungen usw.) einbezogen werden müssen.

2.4.3.2. Ausprägung und Häufigkeit der umschriebenen Entwicklungsbeeinträchtigungen

Umschriebene Funktionsschwächen des Zentralnervensystems (Teilleistungsstörungen) können

– als sehr leichte, bleibende Schwächen noch innerhalb des unbestimmten Vorstellungs- und Duldungsbereiches «normaler» Verschiedenartigkeit liegen,
– kulturspezifisch bedeutsame Lernvorgänge nachhaltig stören und wie z. B. bei der Legasthenie (s. o.) emotionale und soziale Folgeerscheinungen nach sich ziehen,
– durch ein vielfältiges Zusammentreffen kognitive und soziale Lernvorgänge derart beeinträchtigen, daß der Eindruck einer allgemeinen geistigen Entwicklungsstörung entstehen kann,
– Schlüsselfunktionen betreffen, deren Beeinträchtigung sich als schwerwiegende allgemeine Entwicklungsstörung (pervasive developmental disorder im amerikanischen DSM III) auswirkt.

Letzteres ist z. B. bei schwerwiegenden und anhaltenden Störungen der Wahrnehmungsverknüpfung (intra- und intermodale Wahrnehmungsintegration) der Fall, wenn sie auf eine autistische Weise verarbeitet werden und so zum Ausgangspunkt autistischer Entwicklungsstörungen (autistische Syndrome, frühkindlicher Autismus) werden.

Teilleistungsstörungen, Auswirkungen leichterer zerebraler Dysfunktionen (MZD) können betreffen

Aufmerksamkeit (Anspannung, Fixierbarkeit, Ausdauer)

Wahrnehmungen

– Unterscheidungsgenauigkeit und -geschwindigkeit in den einzelnen Wahrnehmungsbereichen
– Unterscheidung und Auswahl von wesentlichen und unwesentlichen Außenreizen
– visuelle Unterscheidungen von Figur und Hintergrund
– Erfassen und Wiedererkennen von Gestalten und Zusammenhängen im visuellen und akustischen Wahrnehmungsbereich

– Verknüpfungen innerhalb (intramodal) und zwischen (intermodal) den einzelnen Wahr-
nehmungsbereichen
– Verknüpfung von räumlichen oder zeitlichen Folgen bzw. Reizmustern (seriale Integra-
tion)
– räumliche und zeitliche Orientierung
– Zuordnung und Entschlüsselung von Symbolen (Mimik, Gestik, Lautsprache, Zeichen,
Schriftsprache)
Koordination von Wahrnehmungen und Bewegung (visuomotorische, akustomotorische,
sensomotorische Koordination)
Ausdruck und Motorik
– Symbolisierungsfunktionen
– mimische und gestische Ausdrucksmöglichkeiten
– Folge sprachmotorischer Abläufe
– Gliederung und Kontrolle von Bewegungsfolgen
– Aneignung und Steuerung komplexer Bewegungsvorgänge (Körperkoordination, Hand-
motorik, Artikulomotorik, Graphomotorik)
Ausgleich von Erregungszuständen
– Frustrationsschwelle
– Ausmaß von Angst- und Schutzreaktionen
– Stabilisierung der Grundstimmung
Kontrolle der Aktivität
– Angemessenheit der Reizbeantwortung
– Auswahl und Steuerung von Impulsen
– Regulierung des Krafteinsatzes.

Die Häufigkeit von Teilleistungsstörungen bzw. umschriebenen Funktionsschwächen des Zentralnervensystems läßt sich bei ihren Übergängen zur geduldeten «normalen» Verschiedenartigkeit (s. o.) und
wegen ihrem unterschiedlichen Hervortreten nur schwer feststellen. Die Zahl der Schüler mit Teilleistungsschwächen (TLS) ist auf 7 % für verbale TLS und auf 5 % für nichtverbale TLS geschätzt worden.
Bei einer eingehenden epidemiologischen Untersuchung an achtjährigen Schulkindern wurden bei 12,6 %
deutliche Abweichungen auf der neuropsychologischen und/oder neurophysiologischen Ebene festgestellt (Esser et al.). Bei Schülern mit erheblicheren Verhaltensauffälligkeiten ist der Anteil etwa doppelt
so hoch. Leichte zerebrale Funktionsabweichungen sind damit nicht wesentlich seltener als etwa Abweichungen des Sehvermögens (20–25 %) oder des Hörvermögens (10–15 %). Unter Kindern und Jugendlichen, deretwegen Beratungsdienste bzw. Kinder- und jugendpsychiatrische Einrichtungen in Anspruch
genommen werden, wurden zerebrale Dysfunktionen bei 30–50 % gefunden. Auf der Verhaltensebene
fallen die Auswirkungen bei Jungen mehr als doppelt so häufig wie bei Mädchen auf. Dabei spielen u. a.
unterschiedliche Leistungserwartungen, unterschiedliche Toleranz bei Verhaltensauffälligkeiten und
unterschiedliche Verarbeitungsweisen von Beeinträchtigungen und Mißerfolgen eine Rolle.

2.4.3.3. Entstehungsweise der umschriebenen Entwicklungsbeeinträchtigungen

Die verschiedenartigen Einflüsse, die bei oligophrenen Entwicklungsstörungen zugrunde
liegen können (s. 2.4.2.3), sind auch bei der Entstehung umschriebener Entwicklungsabweichungen beteiligt.
Selbst bei den Chromosomenanomalien und den erblichen Stoffwechselstörungen braucht
es nicht immer zu ausgeprägten oligophrenen Zuständen zu kommen. So sind z. B. bei der
seltenen Trisomie 8, aber auch bei heterozygoten Trägern von Genen für einige der erb-

lichen Entwicklungsabweichungen u. U. nur umschriebene Funktionsschwächen des Zentralnervensystems bekannt.

Vor allem aber haben äußere Einwirkungen auf das Zentralnervensystem (s. Punkte 2.4 u. 2.5 in Tab. 3) ganz unterschiedliche Folgen. Sie werden durch Ort, Art und Ausmaß der Veränderungen am Zentralnervensystem bestimmt. Dabei hängt dies zumeist weniger von der Art der schädlichen Einwirkung als von deren Intensität und Dauer sowie vom Reifungszustand des Zentralnervensystems (d. h. vom Zeitpunkt) und dem Zusammentreffen anderer ungünstiger Umstände ab.

In Tabelle 5 sind weitere Gesichtspunkte aufgeführt, nach denen Auswirkungen auf Struktur und Funktionen des Zentralnervensystems voneinander unterschieden werden können.

Tabelle 5: Unterschiede der zeitlichen Umstände, des Ausmaßes und der Bedeutung schädigender Einwirkungen auf das Zentralnervensystem.

Einwirkung hat aufgehört (z. B. Verletzung, akute Entzündung, Sauerstoffmangel)	**Einwirkung setzt sich fort** (z. B. Chromosomenanomalie, genetische Stoffwechselstörung)
Einwirkung während früher Stadien der Hirnreifung (vor, während oder im ersten Jahr nach der Geburt)	**Einwirkung nach Abschluß der wesentlichen Hirnreifungsvorgänge** (z. B. Schädel-Hirn-Verletzung im Schulalter)
Auswirkungen vorübergehend (z. B. unkomplizierte Gehirnerschütterung, Vergiftung)	**Auswirkungen fortbestehend** (z. B. Folgezustände nach schweren prä-, peri- oder postnatalen Einwirkungen)
Auswirkungen insgesamt geringfügig	**Auswirkungen sehr ausgeprägt**
Auswirkungen nur für einzelne Funktionen des ZNS von Bedeutung	**Auswirkungen beeinträchtigen viele Funktionen des ZNS**
Wechselwirkungen mit psychosozialen Bedingungen wesentlich für den Verlauf (z. B. bei umschriebenen Funktionsschwächen)	**Wechselwirkungen mit psychosozialen Bedingungen kaum verlaufsbestimmend** (z. B. bei hochgradigen Schwächen der Einprägungsfunktionen)

Vermutlich können auch extrem ungünstige Umwelteinflüsse während der allerersten Lebenszeit (z. B. Mangel an anregenden und strukturierenden Entwicklungsreizen bei Massenpflege), d. h. während des Zeitraumes der nachgeburtlichen Ausreifung des Zentralnervensystems (insbes. Dendritenwachstum und Synaptogenese, s. 2.4.1.1) zu umschriebenen Abweichungen der Funktionen des Zentralnervensystems führen. Bei verschiedenen Tierarten konnten entsprechende Zusammenhänge nachgewiesen werden. Eine rückblickende Aufklärung ist allerdings oft schon deswegen nicht möglich, weil bei Kindern, die nach der Geburt mangelhaft ver- und umsorgt worden sind, häufig auch die Schwangerschaft und der Geburtsvorgang durch Schadensrisiken belastet waren.

Es ist jedenfalls nicht möglich, für umschriebene Funktionsschwächen des Zentralnervensystems allgemein *leichte früh erworbene Hirnschäden* (s. Punkte 1.1 und 2.5 in Tab. 3) verantwortlich zu machen. Abgesehen davon sollte man bei nachgewiesenen Schadenseinflüssen mit leichten Folgen die Bezeichnung «früh erworbener Hirnschaden» vermeiden. Sie verbindet sich nämlich im allgemeinen mit dem Bild grober Zerstörungen an einer kompakten Masse, während es sich in Wirklichkeit zumeist um begrenzte Fehler in einem empfindlichen Netzwerk handelt.

2.4.3.4. Erscheinungsformen und Auswirkungen der umschriebenen Beeinträchtigungen

Tabelle 5 enthält bereits den Hinweis, daß bei umschriebenen Funktionsschwächen des Zentralnervensystems der Verlauf wesentlich durch Wechselwirkungen mit psychosozialen Bedingungen bestimmt werden kann. Sehr vereinfacht kann man sich dies im Sinne der Abbildung 2 vorstellen. Tatsächlich geht es aber um sehr komplexe wechselseitige Beeinflussungen (Transaktionen) im Verlauf der Persönlichkeitsentwicklung.

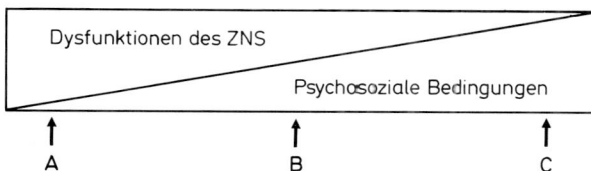

Abb. 2: Zusammenwirken von Dysfunktionen des Zentralnervensystems und psychosozialen Bedingungen. – Beispiele unterschiedlicher Schwerpunkte (A, B und C).

Teilleistungsschwächen können noch innerhalb des unbestimmten Vorstellungs- und Duldungsbereichs «normaler» Verschiedenartigkeit fallen (s. 2.4.3.2). Dieser Toleranzbereich ist an sich schon in den verschiedenen sozialen Subsystemen (Familie, Systeme primärer Sozialkontrolle, Kindergarten, Schule) unterschiedlich weit. Offensichtlich rufen aber auch viele Kinder mit Teilleistungsschwächen in ihrer Umgebung Einstellungen wach, die es ihnen erleichtern, Schwächen der Entwicklung zu integrieren, sie zu bewältigen oder bis zu einem Ausgleich durch Reifungsvorgänge des Nervensystems zu ertragen, ohne daß dabei schwerwiegende Verhaltensprobleme entstehen oder sich verfestigen. Ändern sich beim Übergang in ein anderes soziales System diese Bedingungen (z. B. bei der Einschulung), steht das bisher günstige Transaktionsergebnis allerdings oft auf dem Spiel.

Wenn bei zahlreichen Kindern mit umschriebenen Schwächen die Entwicklung problematischer oder ungünstig verläuft, dann kann dies einmal an der Besonderheit, dem Ausmaß oder der Vielfalt dieser Schwächen liegen. Ebenso oder zugleich können aber auch die äußeren Bedingungen kognitiven und sozialen Lernens und die Einstellungen der Umgebung ausschlaggebend sein.

Auswirkungen auf die soziale Entwicklung

Bei Teilleistungsschwächen im Bereich von Aufmerksamkeit und Wahrnehmung können manche Unterschiede, Zusammenhänge und Signale, die den Erwachsenen als «unübersehbar» gelten, tatsächlich nicht erkannt werden. Daraus können zwischen einem Kind und seiner Umgebung ständige, für beide Seiten unverständliche Dissonanzen erwachsen.

Das ist ganz besonders dann der Fall, wenn außersprachliche Verständigungsformen (nichtverbale Kommunikation) nicht genügend deutlich erkannt, wenn Zuwendung oder Abwendung, Zustimmung oder Mißbilligung nicht unterschieden werden. Verhaltensprobleme entstehen auch dann, wenn wesentliche Merkmale der aktuellen Situation, d. h. ausschlaggebende Verhaltensbedingungen und Handlungsvoraussetzungen nicht erfaßt werden. Es kann dann zu scheinbar «tollkühnen» Unternehmungen kommen. Es können aber auch Situationen anscheinend grundlos als bedrohlich – weil unübersichtlich – erlebt werden. Im Umgang mit Personen und Gruppen kommt es zu Mißverständnissen und «Vorbeibenehmen». Wenn Informationen und Rückmeldungen häufig unzutreffend gedeutet werden, hat dies Nachteile für das Erlernen sozialer Orientierungen und für eine zuverlässige Einschätzung des Verhaltens anderer Menschen.

Wenn Erregungszustände nur ungenügend kompensiert werden können, sind unterschiedliche Auswirkungen auf die Entwicklung möglich. So kann eine niedrige Frustrationstoleranz sowohl ausgeprägte Bedürfnisse nach schützender Abhängigkeit zur Folge haben als auch ständige Verteidigungsbereitschaft gegenüber vermeintlichen Beeinträchtigungen bewirken. Eine geringe Spannungstoleranz kann dazu führen, daß die in einer Familie oder einer Gleichaltrigengruppe unvermeidlichen Dissonanzen ständig mit Unruhe und aggressiven Ausbrüchen oder mit Rückzug und Vermeidung beantwortet werden.

Die Bedeutung einer ungenügenden Kontrolle der Aktivität hängt ganz besonders von Maßstäben, Störungsempfindlichkeit und Reaktionen der Umgebung ab. Das gleiche Verhalten kann noch als «erfrischend lebhaft» oder bereits als «störend unruhig» beurteilt werden. Kinder mit ausgeprägt hyperaktivem Verhalten stoßen ständig mit den Verhaltenserwartungen von Erwachsenen und auch von Gleichaltrigen zusammen. Durch Mißbilligung, Zuschreibungen und Bestrafungen entstehen fortgesetzte Konflikte und oft eine negative Gemeinschaftsrolle.

Auswirkungen auf die Aneignung von Schulkenntnissen

Unter den umschriebenen Entwicklungsrückständen (s. 2.4.3.1) werden in der ICD (s. d.) die Lese-Rechtschreib-Schwäche und die Rechenschwäche an erster Stelle genannt. Der im deutschen Sprachraum als *Legasthenie* (englisch: developmental dyslexia, reading disability) bezeichnete Sachverhalt, bedeutet ein erhebliches Mißverhältnis zwischen den individuellen Lernvoraussetzungen eines Schülers einerseits und der Erwartung andererseits, er solle sich Lesen und Schreiben auf dem gleichen methodischen Weg und innerhalb der gleichen Zeit aneignen, wie die Mehrzahl seiner Altersgefährten. Ausgenommen sind dabei natürlich Auswirkungen einer allgemeinen Beeinträchtigung der geistigen Entwicklund oder einer völlig unzulänglichen Unterrichtung.

Das Ausmaß legasthener Störungen reicht von der Unfähigkeit, Buchstaben zu erfassen (literale Legasthenie), über früher als «Wortblindheit» bezeichnete Ausprägungen bzw. eine weitgehende Entstellung von Worten beim Lesen und Schreiben bis zu leichteren Formen mit anhaltendem Vertauschen visuell oder akustisch ähnlicher Buchstaben, Umkehren oder Auslassen von Buchstabenfolgen.

Die besondere Bedeutung auch der leichteren Legasthenien erklärt sich mit dem Rang der Rechtschreibung unter den Lernfächern und mit dem Vorurteil, daß die Aneignung der Lesefertigkeit und einer fehlerfreien Rechtschreibung Rückschlüsse auf die «Intelligenz» erlaube. Weil auf diese Weise legasthene Schüler allgemeine Mißbilligung und Abwertung erfahren, in ihrer Selbsteinschätzung verunsichert werden und schließlich selbst an ihre «Dummheit» glauben, kommt es häufig nicht nur zu einer Ausweitung der Lernschwierigkeiten auf andere Gebiete, sondern auch zu Verhaltensauffälligkeiten oder psychosomatischen Störungen, mit denen Niedergeschlagenheit, Selbstzweifel und Kränkung zum Ausdruck gelangen.

Dabei brauchen die zugrunde liegenden Teilleistungsschwächen keineswegs zwangsläufig eine derartige Entwicklung zu nehmen. Bei leichteren Formen kann erwartet werden, daß durch Orientierung des Erstunterrichts an den individuellen Voraussetzungen passende Aneignungswege gefunden werden oder die Verschiedenartigkeit der Reifungsvorgänge im Zentralnervensystem überbrückt werden kann. Bei ausgeprägteren Teilleistungsschwächen sind nicht nur schulergänzende Behandlungsmaßnahmen notwendig, sondern auch eine Entlastung von unerfüllbaren Anforderungen, überflüssigen Mißerfolgserfahrungen und unangemessenen Bewertungen. Oft ist es allerdings bis zu einer Klärung der Zusammenhänge bereits zu einer derartigen Verfestigung der Beeinträchtigung von Selbstvertrauen, Lernzuversicht und Lernmotivation gekommen, daß selbst bei inzwischen günstigeren Reifungsvoraussetzungen im Zentralnervensystem die umschriebene Lernstörung nicht mehr überwunden werden kann. Treffen besonders ungünstige individuelle und psychosoziale Bedingungen zusammen, so bleiben die Betroffenen «Analphabeten».

Während legasthene Störungen – je nach Abgrenzungskriterien – bei 5–8 % der Grundschüler ermittelt wurden, fallen *umschriebene Rechenstörungen* seltener auf (etwa 2 %). Möglicherweise liegt dies daran, daß der als normal geltende Duldungsspielraum beim Erlernen des Rechnens größer ist und daß sich außerdem für die verschiedenartigen Rechenvorgänge eher individuelle Strategien einsetzen lassen, als beim Lesen und der Rechtschreibung.

2.4.3.5. Untersuchungsvorgehen

Es liegt am Sachverhalt selber, daß umschriebene Beeinträchtigungen der geistigen Entwicklung und ihre Entstehungszusammenhänge sich um so schwerer aufklären lassen, je geringer ihre Ausprägung ist. Zwar kann es sein, daß auch bei leichten Teilleistungsschwächen auf der neurophysiologischen Untersuchungsebene – also etwa im Elektroenzephalogramm – deutliche Anzeichen einer zerebralen Funktionsstörung vorhanden sind (etwa Krampfpotentiale bei einem bisher nicht erkannten Anfallsleiden) oder daß bei speziellen Röntgenuntersuchungen zur Darstellung des Schädelinneren (Computertomographie des Kopfes) Zerstörungsherde von nicht erwartetem Ausmaß sichtbar werden. Zumeist aber geht es um die Sammlung und Bewertung von leichteren Funktionsabweichungen in verschiedenen Untersuchungsbereichen.

Bei Jugendlichen, Heranwachsenden und Erwachsenen wird die Klärung noch durch zwei besondere Umstände erschwert:

– Während sich bei Schulkindern Entwicklungsverlauf und zurückliegende Schadensrisiken von den Erziehungsberechtigten erfragen lassen, wird dies schon bei Jugendlichen durch den zeitlichen Abstand schwieriger und bei Erwachsenen durch Fehlen von Auskunftspersonen manchmal unmöglich.

– Regelwidrigkeiten auf der neurologischen und neurophysiologischen Ebene, die im Schulalter noch deutlich nachweisbar sein können, sind schon bei Jugendlichen häufig durch die fortschreitende Reifung des Zentralnervensystems und durch zunehmende Kompensationsmöglichkeiten überlagert.

Bei einem Verdacht auf umschriebene Entwicklungsrückstände muß die Untersuchung einschließen:

– Psychologische Untersuchungsverfahren zur Feststellung der allgemeinen Lern- und Leistungsfähigkeiten und ihrer intraindividuellen Besonderheiten (z.B. Hamburg-

Wechsler-Intelligenz-Test/Intelligenzstrukturtest n. Amthauer/Psycholinguistischer Entwicklungstest), zur Feststellung und zum interindividuellen Vergleich von Einzelleistungen (z. B. Diagnostische Rechtschreibtests, Lesetests, Rechentests) sowie von Wahrnehmungs- und Koordinationsleistungen (z. B. Benton-Test, Bender-Gestalt-Test) (s. a. Brickenkamp, Schmidtchen). Psychologische Untersuchungsverfahren zur Klärung von Teilleistungsstörungen sind im übrigen vor allem für Schulkinder entwickelt und eignen sich deswegen nur selten für Jugendliche oder Erwachsene,
– Ermittlung der Lernentwicklung (schulisches und außerschulisches Lernverhalten und Lernergebnisse),
– Ermittlung der alltäglichen Anwendung von Kenntnissen und Problemlösungsweisen,
– allgemeine Untersuchung der körperlichen Entwicklung (Größe, Größenverhältnisse, körperliche Reifemerkmale)
– Beobachtung der allgemeinen Bewegungsmuster und des Bewegungsstils,
– Neurologische Untersuchung von motorischen, sensorischen und neurovegetativen Funktionen, Reflex- und Reaktionsmustern unter besonderer Beachtung der Koordinationsleistungen,
– Hirnelektrische Untersuchung (EEG = ElektroEnzephaloGramm),
– Röntgenuntersuchung des Kopfes (Nativaufnahmen, Computertomographie),
– Ermittlung schädigender Einflüsse während der zurückliegenden Entwicklung (Risikoanamnese, serologischer Nachweis überstandener Erkrankungen).

2.4.3.6. Möglichkeiten der Einflußnahme

Einflußnahme bei umschriebenen Entwicklungsrückständen hat vor allem dann Aussicht auf Erfolg, wenn die Probleme bereits im Vorschulalter oder in den ersten Grundschuljahren erkannt werden. Nur dann kann sekundären Verfestigungen und Verwicklungen (s. 2.4.3.4) noch rechtzeitig entgegengewirkt werden. Es stehen dafür verschiedene sensomotorische, psychomotorische und verhaltensmodifikatorische Vorgehensweisen zur Verfügung.
Zur Einflußnahme gehört es auch, durch Aufklärung und Beratung den Duldungsbereich für Verschiedenartigkeit zu erweitern, um Wechselwirkungen mit nachteiligen Resultaten auf die soziale Entwicklung zu verhindern.
Ist es bei älteren Schulkindern, bei Jugendlichen und Heranwachsenden bereits zu derartigen Wechselwirkungen gekommen, müssen Beratung und therapeutisches Vorgehen sich zunächst auch darauf richten.

2.4.3.7. Bedeutung der umschriebenen Beeinträchtigungen der geistigen Entwicklung für delinquentes Verhalten

Es ist schon hervorgehoben worden, daß Teilleistungsschwächen durchaus im Duldungsbereich von Verschiedenartigkeit liegen können und daß auch bei auffallenden Teilleistungsschwächen unter günstigen Umständen keine sekundären Störungen der sozialen Entwicklung einzutreten brauchen. Andererseits können Teilleistungsstörungen aber auch eine mehr oder weniger große Bedeutung in Bedingungskonstellationen für delinquentes Handeln haben.

Die Tabelle 4 im Abschnitt 2.4.2.7 ordnet Bedingungen delinquenten Verhaltens verschiedenen Dimensionen zu. Umschriebene Entwicklungsrückstände können unmittelbar beteiligt sein durch *Einschränkung der Verfügbarkeit über normenkonforme Problemlösungsmöglichkeiten* und durch *Beeinträchtigung der Orientierung an Verhaltensnormen*. Ihre sekundären Auswirkungen auf die soziale Entwicklung können zu einer hohen *Problemintensität* führen und die Wahl von *Modellen für deviantes Lösungsverhalten* begünstigen.

Teilleistungsschwächen können die sozial zulässigen Möglichkeiten, emotionale und materielle Bedürfnisse zu befriedigen oder Konflikte auszutragen auf mancherlei Weise einschränken. Wenn sie ein Grund dafür sind, daß den Erwartungen wesentlicher Bezugspersonen an Verhalten und Leistungen nicht entsprochen werden kann oder daß es nicht gelingt, Ansehen unter Gleichaltrigen zu erlangen, wächst das Risiko dissozialer Verhaltensalternativen. Das ist auch dann der Fall, wenn Konfliktbedingungen unvollständig wahrgenommen oder nicht richtig eingeschätzt werden.

Je mehr dabei Zurücksetzung, Mißbilligung und Zurückweisungen erfahren werden, um so mehr nimmt die Problemintensität als weitere Bedingung dissozialen Verhaltens zu.

Die Orientierung an Verhaltensnormen kann unsicher und unzuverlässig bleiben, wenn soziales Lernen durch Schwächen beim Erkennen von Signalen und Konstellationen erschwert ist. Ebenso schwierig kann es sein, die Folgen des eigenen Verhaltens abzusehen, wenn Schwächen beim Erfassen von Handlungsfolgen und -zusammenhängen bestehen. Trotz nachteiliger Ergebnisse werden dann immer wieder die gleichen «Fehler» begangen.

Unter den aktuellen Bedingungen delinquenter Handlungen können umschriebene Funktionsschwächen des Zentralnervensystems vor allem auf zweierlei Weise beteiligt sein:

- Wahrnehmungsschwächen lassen keinen ausreichenden Überblick über die Situation zustandekommen.
- Bei verminderter Belastungs- und Spannungstoleranz brechen unter rasch anwachsender Angst, Verteidigungs- und Fluchtimpulsen oder Verletztheit die erlernten Verhaltenssteuerungen eher als bei anderen Menschen zusammen (affektive Ausnahmezustände).

Wenn unter Jugendlichen, die sich dissozial verhalten haben und bei denen deswegen Maßnahmen der öffentlichen Erziehung (Freiwillige Erziehungshilfe bzw. Fürsorgeerziehung) eingeleitet oder eine Jugendstrafe verhängt wurde, ein wesentlich höherer Anteil an umschriebenen Entwicklungsrückständen angetroffen wird (20–50% vgl. u.a. Weinschenk, Goydke u. Specht), als bei der übrigen gleichaltrigen Bevölkerung, dann kann dies nicht im Sinne einfacher ursächlicher Zusammenhänge ausgelegt werden. Bei den untersuchten Gruppen handelt es sich um eine Auslese, die u.a. auch durch überwiegend ungünstige soziale Herkunft gekennzeichnet ist. Die festgestellten Teilleistungsschwächen müssen dabei als Teil eines Systems ungünstiger Wechselwirkungen verstanden werden. Einerseits ist ihre Manifestation durch soziale Benachteiligungen bewirkt worden, andererseits haben sie scheinbar Vorurteile bestätigt, die sich auf die soziale Herkunft der Betroffenen beziehen. Außerdem haben sie zu Mißerfolgen, Versagensgewohnheiten, Nachlassen der Anstrengungsbereitschaft geführt, negative Selbstzuschreibungen verstärkt und dadurch dissoziale Verhaltensweisen und den Anschluß an delinquente Gruppen begünstigt.

2.4.4. Begutachtung bei allgemeinen und umschriebenen Beeinträchtigungen der geistigen Entwicklung

2.4.4.1. Einschränkungen der Schuldfähigkeit

In den §§ 20/21 StGB ist «Schwachsinn» als eine der biologischen Voraussetzungen von Schuldunfähigkeit bzw. Schuldminderung genannt. Es wurde schon darauf hingewiesen, daß «Schwachsinn» vom Gesetzgeber nicht als Synonym zu Oligophrenie gebraucht worden ist (s. 2.4.2.1). Es sollten lediglich ohne eine besondere Kennzeichnung des Ausprägungsgrades alle angeborenen Beeinträchtigungen der geistigen Fähigkeiten *ohne nachweisbare Ursache* neben den krankhaften seelischen Störungen und den anderen schweren seelischen Abartigkeiten erfaßt werden. In den §§ 20/21 StGB werden die einzelnen Voraussetzungen zwar abschließend aufgeführt, sie schließen einander indessen nicht aus. Es können vielmehr verschiedene Voraussetzungen zugleich zutreffen, sich wechselseitig bedingen oder beeinflussen und zum Tatzeitpunkt schließlich so zusammenwirken, daß die Einschränkungen der Handlungskontrolle oder auch der Einsichtsfähigkeit ein zumindest *erhebliches* Ausmaß annehmen. Gerade bei Beeinträchtigungen der geistigen Entwicklung – seien sie allgemeiner Art oder auch nur umschrieben – reicht eine eindimensionale Erklärungsgrundlage häufig nicht aus.

Feststellungen über ein Zurückbleiben der geistigen Entwicklung oder über umschriebene Eigenarten der Intelligenzstruktur erlauben nur bei sehr ausgeprägten Abweichungen für sich allein bereits Aussagen über die Einsichts- und Handlungsfähigkeit zum Tatzeitpunkt. Zu klären sind:

(1) Die *Kennzeichnung* der Beeinträchtigung der geistigen Entwicklung als «krankhafte seelische Störung» oder als «Schwachsinn». Diese Unterscheidung auf der *biologischen* Ebene ist psychopathologisch ohne Bedeutung. Es wird damit lediglich den Begrifflichkeiten des Gesetzes entsprochen. Den «krankhaften seelischen Störungen» sind dabei alle Zustände zuzuordnen, bei denen Anomalien oder Schädigungen des Zentralnervensystems nachzuweisen sind (s. 2.4.2.3, Tabelle 3, Gruppe 2).

(2) Das Zusammentreffen mit anderen Abweichungen, die sich auf Einsichts- und Handlungsfähigkeit auswirken. Die gleichen Entstehungsbedingungen, die für das Zurückbleiben der geistigen Entwicklung verantwortlich sind, können – wie z.B. eine früh erworbene Hirnschädigung – auch Veränderungen des Antriebs, der Aktivitätskontrolle oder der Stabilisierung von Aufmerksamkeit, Wachheit und Stimmung verursachen. Solche Abweichungen wären dann als weitere «krankhafte seelische Störungen» zu klassifizieren. Ähnliche Beeinträchtigungen aber ohne nachweisbare körperliche Ursache müßten den «schweren anderen seelischen Abartigkeiten» zugerechnet werden. Dazu gehören genau genommen auch alle sekundären Auswirkungen der intellektuellen Einschränkungen, wie etwa: ungünstige Verarbeitungen ständiger Mißerfolge und Zurücksetzungen. Wenn derartige Zuordnungen angesichts des Gesetzestextes unvermeidlich erscheinen, bleibt doch festzustellen, daß unglückliche Kennzeichnungen gewählt worden sind. Einerseits stimmen sie nur teilweise mit ihrer sonstigen fachsprachlichen Bedeutung überein und bedürfen deswegen zusätzlicher Erläuterungen, andererseits scheinen auch ihre Negativfärbungen in der Umgangssprache – wie z.B. bei «Abartigkeit» – nicht ausreichend bedacht worden zu sein.

Eine Summierung krankhafter seelischer Störungen kann sich ergeben, wenn etwa bei einer Beeinträchtigung der geistigen Entwicklung die bereits begrenzte Handlungsfähigkeit durch Alkoholeinwirkung zusätzlich eingeschränkt wird. Eine Überforderung der eingeschränkten Möglichkeiten zur Bewältigung von Konflikten oder zur angemessenen Verteidigung eigener Interessen kann einen affektiven Ausnahmezustand herbeiführen, der als «tiefgreifende Bewußtseinsstörung» zu gelten hätte.

(3) Die Auswirkungen der festgelegten Abweichungen für die Handlungsweise zum Tatzeitpunkt, d.h. auf *psychologischer* Ebene.

Einsichtsfähigkeit für das Unrecht strafbarer Handlungen entfällt nicht unvermittelt – etwa bei einem bestimmten IQ – innerhalb des Ausprägungskontinuums der Entwicklungsbeeinträchtigungen. Sie muß vielmehr auf die Komplexität der jeweiligen Tatzusammenhänge bezogen werden. Diese können z.B. bei Hausfriedensbruch, Betrug, Erschleichen von Leistungen manchmal so schwer überschaubar sein, daß schon bei einer geringen Einschränkung der intellektuellen Fähigkeiten diejenigen Umstände, die das Unrecht ausmachen, nicht immer erkannt werden können. Handelt es sich dagegen um einfacher strukturierte Sachverhalte, wie es bei Körperverletzungen oder Entwendungen der Fall ist, dann dürfte Einsichtsfähigkeit für das Unrecht auch bei oligophrenen Zuständen soweit vorhanden sein, wie auch sonst selbständige soziale Anpassungsleistungen möglich sind (s. 2.4.2.2). Bei ausgeprägten und hochgradigen Oligophrenien sind die Möglichkeiten sozialen Lernens allerdings so begrenzt, daß Einsichtsfähigkeit in das Unrecht bestimmter Handlungsweisen ebensowenig erwartet werden kann wie vergleichsweise etwa bei Kleinkindern. Aus Verhaltensweisen bei und nach Begehen einer Tat wie Verbergen, Verstecken, Flüchten, darf nicht ohne weiteres auf Einsicht in ihr Unrecht geschlossen werden. Verbergen der Absicht kann Bestandteil auch harmloser Handlungen (z.B. jemanden erschrecken) sein, bei denen es zu einer nicht vorhersehbaren Schädigung kommt. Flucht und Verstecken können auf eine Handlung folgen, deren tatsächliche Auswirkungen nicht beabsichtigt waren und nicht überschaut werden konnten, z.B. die Ausbreitung eines Brandes.

Insgesamt ist es eher die *Steuerungsfähigkeit* als die Einsichtsfähigkeit, die bei *leichteren* Beeinträchtigungen der geistigen Entwicklung derart eingeschränkt sein kann, daß Verminderung der Schuldfähigkeit oder auch Schuldunfähigkeit anzunehmen ist. Die Steuerungsmöglichkeiten bei Begehen einer Handlung ergeben sich aus dem Verhältnis der zum Handeln drängenden Anlässe und Antriebe einerseits und dem Vorhandensein der augenblicklichen Verfügbarkeit und der Wirksamkeit entgegengerichteter Vorstellungen, Gewohnheiten oder Erfahrungen. Dieses Verhältnis kann bei einem allgemeinen Zurückbleiben der geistigen Entwicklung, u.U. aber auch bei umschriebenen Entwicklungsrückständen vielfältig von den im allgemeinen zu erwartenden Handlungsvoraussetzungen abweichen (s. 2.4.2.7). Sowohl die Bewertung der Handlungsanlässe – etwa lediglich aus dem Augenblick heraus (Verleitung, unmittelbarer Anreiz) – und unzulängliche Möglichkeiten zulässiger Antriebsverwirklichung (Verteidigung, sexuelle Bedürfnisse) als auch Einschränkungen der sozialen Orientierung oder ihrer situationsgerechten Anwendung sowie ein mangelhafter Überblick über die handlungsrelevanten Zusammenhänge einer Situation und über Handlungsalternativen (vermeintliche Auswegslosigkeit) wirken sich einschränkend auf eine sozial angemessene Selbstbestimmung aus. Einsicht, definiert als das unmittelbare Verstehen von Zusammenhängen, ist danach an der Steuerungsfähigkeit beteiligt, d.h. an der Fähigkeit, nach der in § 20 StGB *besonders* genannten Einsicht in das Unrecht einer Tat zu *handeln*. Daß es im übrigen oft weitere, mit dem Zurückbleiben der geistigen Entwicklung verbundene Eigenschaften sein können, durch die die Steuerungsfähigkeit beeinträchtigt wird (Wahrnehmungsmängel, verminderte Spannungstoleranz, allgemein unzulängliche Aktivitätskontrolle) wurde schon an anderer Stelle erörtert. Derartige Störungen können auch mit umschriebenen Entwicklungsbeeinträchtigungen (umschriebene Entwicklungsrückstände, Teilleistungsstörungen) verbunden sein. Bestimmte Teilleistungsstörungen können sich zugleich nachteilig auf die Wahrnehmung komplexer Situationen oder auf die Einprägung von Handlungs-Wirkungs-Zusammenhängen auswirken. Umschriebene Entwicklungsrückstände können außerdem an der Entstehung neurotischer Störungen beteiligt sein oder zu einer Dauerbelastung aller Beziehungen werden und depressive Reaktionen auslösen. Bei derartigen Zusammenhängen sind – trotz im ganzen durchschnittlicher, manchmal überdurchschnittlicher intellektueller Leistungen – erhebliche Einschränkungen der Steuerungsfähigkeit in besonderen Situationen möglich. Auf die Skala der Ausprägungsgrade oligophrener Zustände übertragen liegen folgende, im Einzelfall zu überprüfende Vermutungen nahe:

(1) Ausgeprägte und hochgradige Oligophrenie: Schuldunfähigkeit wegen fehlender Einsicht in das Unrecht strafbarer Handlungen,

(2) Mittelgradige Oligophrenie: Überwiegend Schuldunfähigkeit teils wegen fehlender Unrechtseinsicht, teils wegen unzureichender Steuerungsfähigkeit,

(3) Leichte Oligophrenie: Teils verminderte Schuldfähigkeit, teils auch Schuldunfähigkeit, überwiegend wegen unzureichender Steuerungsfähigkeit (häufig mitbedingt durch weitere Beeinträchtigungen), manchmal auch wegen fehlender oder verminderter Unrechtseinsicht bei komplexen Tatumständen,

(4) Unterdurchschnittlicher Grenzbereich: Für die Beurteilung werden oft zusätzliche Beeinträchtigungen ausschlaggebend; dann teilweise verminderte Schuldfähigkeit – selten Schuldunfähigkeit – überwiegend wegen unzureichender Steuerungsfähigkeit,

(5) Umschriebene Entwicklungsrückstände (bei wenigstens durchschnittlicher allgemeiner intellektueller Leistungsfähigkeit): Für die Beurteilung sind sekundäre Beeinträchtigungen bzw. Entwicklungsstörungen wichtig, dann u. U. verminderte Schuldfähigkeit, selten auch Schuldunfähigkeit, überwiegend wegen unzureichender Steuerungsfähigkeit.

Es können sich bei ein und demselben Täter für unterschiedliche Taten und Tatumstände auch unterschiedliche Beurteilungen der Einsichts- und Steuerungsfähigkeit ergeben.

2.4.4.2. Entwicklungsstand und strafrechtliche Verantwortlichkeit bei Jugendlichen und Heranwachsenden

Kinder unter 14 Jahren gelten als strafunmündig und vor dem Gesetz auf jeden Fall als schuldunfähig (§ 19 StGB, § 1 JGG). Neben dieser, durch das Lebensalter festliegenden Schwelle zur strafrechtlichen Verantwortlichkeit macht das Jugendgerichtsgesetz die strafrechtliche Verantwortlichkeit davon abhängig, ob der Jugendliche zur Zeit der Tat nach seiner sittlichen und geistigen *Entwicklung* reif genug ist, das Unrecht der Tat einzusehen und nach dieser Einsicht zu handeln (§ 3 JGG). Es ist jeweils zu prüfen, ob seine bisherige Entwicklung es ihm ermöglicht, zu verstehen, daß ein *bestimmtes* Verhalten gegen die Rechtsordnung verstößt. Ein Wissen um die gesetzlichen Strafandrohungen ist dafür nicht erforderlich. Es geht darum, ob Aufnahme-, Unterscheidungs- und Zuordnungsfähigkeit sowie die soziale Orientierung bereits ausreichen, um zu erkennen, daß ein *bestimmtes*

Verhalten sich gegen schutzwürdige Interessen anderer Menschen oder der Gemeinschaft richtet. Die Erfahrung, daß Erwachsene ein bestimmtes Verhalten mißbilligen, bedeutet noch nicht Einsicht in ihr Unrecht. Grundlage strafrechtlicher Verantwortlichkeit ist gerade die Fähigkeit, zu unterscheiden zwischen jenen Handlungen, die von Erwachsenen aus mehr oder weniger einleuchtenden Gründen mißbilligt werden (z.B. Verstöße gegen Ruhe, Hygiene, «anständiges» Benehmen, Disziplin) und solchen Handlungen, die zugleich oder sogar trotz Billigung einzelner Erwachsener (negative Vorbilder, Anstifter) gegen die Rechtsordnung verstoßen. Es ist ferner zu prüfen, ob die bisherige Entwicklung bereits zu ausreichenden und wirksamen Gegenvorstellungen (u.a. von der Notwendigkeit rechtmäßigen Handelns), zu Gewohnheiten und Erfahrungen führen konnte, die es ermöglichen, das rechtswidrige Handeln zu unterlassen.

Bei rechtswidrigen Handlungen, die von Jugendlichen mit Beeinträchtigungen der geistigen Entwicklung begangen werden, sind die hier genannten Voraussetzungen strafrechtlicher Verantwortlichkeit häufig noch nicht vorhanden. Bei oligophrenen Zuständen läßt sich dieser Sachverhalt zugleich den für §§ 20/21 StGB angeführten biologischen Bedingungen zuordnen. Bei Entwicklungsverzögerungen lediglich im unterdurchschnittlichen Grenzbereich oder bei sehr leichten oligophrenen Entwicklungen braucht dies nicht, zumindest nicht im Sinne von Schuldunfähigkeit (§ 20 StGB) der Fall zu sein. Der § 3 JGG bietet die Möglichkeit, im Hinblick auf bestimmte Taten gerade diesen Verzögerungen der Entwicklung gerecht zu werden, ohne sich bereits auf die Annahme einer anhaltenden Beeinträchtigung festzulegen.

Es ist außerdem natürlich möglich, daß bei einem älteren Jugendlichen mit einer leichteren oligophrenen Entwicklung die in § 3 JGG genannten Voraussetzungen strafrechtlicher Verantwortlichkeit zu bejahen sind, daß aber andere, mit der Entwicklungsstörung zusammenhängende biologische Gründe (z.B. affektiver Ausnahmezustand, psychotische Dekompensation, ungewöhnliche Alkoholwirkungen) Einsichts- oder Steuerungsfähigkeit erheblich beeinträchtigen bzw. aufheben.

Die Entwicklungsvoraussetzungen der strafrechtlichen Verantwortlichkeit und die Voraussetzungen für Schuldunfähigkeit oder Schuldminderung sind jeweils unabhängig voneinander zu beurteilen. Dadurch ergeben sich für das Jugendalter (14–18 Jahre) bei Beeinträchtigungen der geistigen Entwicklung verschiedene Möglichkeiten von Übereinstimmungen bzw. Unterschieden:

(1) Schuldfähigkeit wegen Beeinträchtigung der geistigen Entwicklung *nicht* gegeben (§ 20 StGB),
   Strafrechtliche Verantwortlichkeit aufgrund der Verzögerung der geistigen Entwicklung *nicht* gegeben (§ 3 JGG),
   Trifft bei erheblicheren Beeinträchtigungen der geistigen Entwicklung zu,

(2) Schuldfähigkeit wegen anderweitiger krankhafter seelischer Störung oder tiefgreifender Bewußtseinsstörung *nicht* gegeben oder *erheblich vermindert* (§§ 20/21 StGB),
   Strafrechtliche Verantwortlichkeit trotz einer gewissen Beeinträchtigung der geistigen Entwicklung *vorhanden*,

(3) Schuldfähigkeit wegen Beeinträchtigung der geistigen Entwicklung *erheblich vermindert* (§ 21 StGB),
   Strafrechtliche Verantwortlichkeit wegen Verzögerung der geistigen Entwicklung sowie der sozialen Orientierung und Anpassung *nicht* gegeben (§ 3 JGG),

(4) Schuldfähigkeit durch das Ausmaß der Beeinträchtigung noch nicht erheblich eingeschränkt,

Strafrechtliche Verantwortlichkeit für *bestimmte* Taten dennoch wegen Verzögerung der geistigen Entwicklung sowie der sozialen Orientierung und Anpassung noch *nicht* gegeben (§ 3 JGG).

Der letzte Fall kann bei jüngeren Jugendlichen zutreffen, bei denen wesentliche weitere Entwicklungsfortschritte zu erwarten sind.

Eine *Unterbringung in einem psychiatrischen Krankenhaus* nach § 7 JGG, § 63 StGB kann nur angeordnet werden, wenn Einschränkungen der Schuldfähigkeit aus einem der in §§ 20/21 StGB genannten Gründe vorliegen. Ist dies der Fall, sind aber die Entwicklungsvoraussetzungen strafrechtlicher Verantwortlichkeit noch nicht gegeben, dann können die im Jugendwohlfahrtsgesetz vorgesehenen Erziehungsmaßnahmen angeordnet werden. Sollte eine nicht nur mit Freiheitsbeschränkung sondern zumindest zeitweise mit Freiheitsentziehung verbundene Unterbringung notwendig werden, so bedarf es dazu nicht unbedingt einer Anordnung nach § 7 JGG, § 63 StGB. Diese Möglichkeit kann bei Minderjährigen vielmehr auch durch einen vormundschaftsrichterlichen Beschluß nach § 1631b BGB hergestellt werden. Eine mit Freiheitsentziehung verbundene Unterbringung wird dadurch für zulässig erklärt, aber nicht angeordnet.

Jenseits des Jugendalters, d.h. bei 18–21 Jahre alten Heranwachsenden, wird die Frage nach den Entwicklungsvoraussetzungen strafrechtlicher Verantwortlichkeit nicht mehr gestellt. § 3 JGG bezieht sich nur auf Jugendliche. Bei *Heranwachsenden* ist aber zu prüfen, ob der Täter zur Zeit der Tat nach seiner geistigen Entwicklung noch einem Jugendlichen gleichstand oder es sich bei der Tat nach Art, Umständen oder Beweggründen um eine Jugendverfehlung handelte (§ 105 JGG). Die aus diesem Grund notwendigen Erwägungen sind grundsätzlich denjenigen zur strafrechtlichen Verantwortlichkeit überhaupt ähnlich. Auch hier ist die Frage nach dem Entwicklungsstand (§ 105 Abs. 1 I JGG) unabhängig von der Beurteilung der Schuldfähigkeitsvoraussetzungen zu beantworten. Allerdings ist die Auffassung vertreten worden, daß Einschränkungen der Schuldfähigkeit durch Beeinträchtigungen der geistigen Entwicklung bei einem Heranwachsenden zugleich auch Anzeichen für einen nicht mehr zu behebenden Entwicklungsrückstand sein können. Es sei jedenfalls zu prüfen, ob die individuelle Entwicklung zum Erwachsenen nicht bereits abgeschlossen sei, d.h. weitere geistige oder sittliche Fortschritte in Richtung auf einen Erwachsenen-Status nicht mehr zu erwarten seien. Eine derartige Aussage ist jedoch nur denkbar bei oligophrenen Zuständen, die so ausgeprägt sind, daß sich das Problem überhaupt nicht ergibt. Bei allen anderen Formen von Beeinträchtigungen der geistigen Entwicklung, einschließlich der umschriebenen Entwicklungsverzögerungen, muß aufgrund zahlreicher Beobachtungen umgekehrt davon ausgegangen werden, daß der Zeitabschnitt, in dem wesentliche Entwicklungsfortschritte stattfinden, nicht kürzer ist, sondern sich eher länger hinzieht als beim Durchschnitt der Bevölkerung. Die obere Altersgrenze für die Anwendung des Jugendgerichtsgesetzes mit der Vollendung des 18. Lebensjahres durchschneidet – ähnlich wie die Volljährigkeitsgrenze – einen Lebensabschnitt, innerhalb dessen individuell sehr unterschiedliche Bedürfnisse und Notwendigkeiten für entwicklungsunterstützende und entwicklungsbeschützende Einwirkungen vorhanden sind. Solange die willkürliche Altersgrenze bei dieser Marke liegt, und solange das Jugendgerichtsgesetz den Spielraum für entwicklungsunterstützende und entwicklungsbeschützende Maßnahmen gewährleisten soll, wird man diesen individuellen Unterschieden wohl nur mit dem § 105 Abs. 1 I JGG gerecht werden können. Beeinträchtigung der geistigen Entwicklung ist dabei einer der Gründe für einen individuellen Entwicklungsverlauf, der auf diese Weise zu berücksichtigen ist.

2.4.4.3. Unterbringung in einem psychiatrischen Krankenhaus

Wurde eine rechtswidrige Tat im Zustand der Schuldunfähigkeit oder der verminderten Schuldfähigkeit begangen (§§ 20/21 StGB), besteht dieser Zustand fort und sind deswegen weitere erhebliche rechtswidrige Taten zu erwarten, deretwegen der Täter für die Allgemeinheit gefährlich ist, dann ordnet das Gericht die Unterbringung in einem psychiatrischen Krankenhaus an (§ 63 StGB). Es handelt sich dabei um eine freiheitsentziehende Maßregel, deren Zweck und Rechtfertigung die öffentliche Sicherheit ist. Der für notwendig gehaltene Freiheitsentzug findet in einem psychiatrischen Krankenhaus statt, um die Möglichkeit für eine Besserung des anhaltenden schuldeinschränkenden Zustandes und damit auch für eine Minderung der Gefahr herzustellen.

Beruht die Einschränkung der Schuldfähigkeit allein oder vorwiegend auf Beeinträchtigungen der geistigen Entwicklung, dann sind die Voraussetzungen für eine derartige Unterbringung nur selten vorhanden. Zu einem sehr großen Teil geht es ja um Delikte, deretwegen die Betroffenen nicht als gefährlich für die Allgemeinheit gelten müssen. Interessen anderer sind oft nur in begrenztem Ausmaß verletzt, so daß – z.B. bei einfachen Diebstählen – auch nicht von *erheblichen* rechtswidrigen Taten die Rede sein kann. Vor allem aber ist die Beeinträchtigung der geistigen Entwicklung zumeist nur Teil einer Bedingungskonstellation (s. 2.4.2.7), die sich nicht in der gleichen Weise zu wiederholen braucht oder aber auf andere Weise (z.B. angemessene Berücksichtigung der Beeinträchtigungen) vermieden werden kann. Es fehlt also oft auch an jener Wahrscheinlichkeit, die sich in der «Erwartung» weiterer Taten ausdrückt.

Auch dann, wenn bereits *wiederholt* rechtswidrige Taten begangen wurden, an deren Zustandekommen die Beeinträchtigung der geistigen Entwicklung beteiligt war, ist dies allein noch kein Grund für eine freiheitsentziehende Sicherungsmaßregel. Die tatbegünstigenden Bedingungskonstellationen lassen sich häufig auch durch andere Maßnahmen (angemessene Förderung und Beschäftigung, teilstationäre Maßnahmen, Unterbringung ohne Freiheitsentzug, Verbesserung der Eingliederungshilfen usw.) soweit verändern, daß sich die Gefährlichkeit verringert. Diese Möglichkeit muß auch deswegen geprüft werden, weil für Menschen mit oligophrenen Zuständen der Aufenthalt in einem psychiatrischen Krankenhaus grundsätzlich nur dann angebracht ist, wenn neuropsychiatrische Komplikationen (z.B. psychotische Zustände, schwer zu beeinflussende hirnorganische Anfälle, psychomotorische Unruhezustände) bestehen. Wenn derartige neuropsychiatrischen Komplikationen für die Einschränkung der Schuldfähigkeit ausschlaggebend waren, dann ist ein solcher Aufenthalt auch mit dem Ziel der Besserung zu rechtfertigen. Sonst aber sollten, zumindest versuchsweise, andere Maßnahmen ergriffen werden. Der § 67b StGB bietet dafür die Möglichkeit, auch die durch Gefährlichkeit begründete Unterbringung zugunsten anderer Maßnahmen zugleich mit ihrer Anordnung zur Bewährung auszusetzen.

2.4.4.4. Widerstandsfähigkeit gegenüber sexuellem Mißbrauch

Beeinträchtigungen der geistigen Entwicklung sind nicht nur bei der Beurteilung von Tätern, sondern auch bei der *Beurteilung von Opfern* von Bedeutung. Nach § 179 StGB wird bestraft, wer einen anderen, der wegen einer krankhaften seelischen Störung, wegen einer tiefgreifenden Bewußtseinsstörung, wegen Schwachsinn (') oder einer schweren seelischen Abartigkeit zum Widerstand unfähig ist, sexuell mißbraucht. Wird eine derartige Anschuldigung erhoben, ist zu prüfen

- ob eine Beeinträchtigung der geistigen Entwicklung vorliegt (im Sinne der sonstigen gesetzlichen Definitionen als Schwachsinn *oder* als krankhafte seelische Störung einzuordnen),
- ob diese Beeinträchtigung sich derart ausgewirkt hat, daß die Absichten des Täters oder die Bedeutung und die Möglichkeit der eigenen sexuellen Selbstbestimmung nicht erkannt wurden oder daß die Möglichkeit und die Folgen von Widerstand oder Flucht nicht überblickt werden konnten,
- ob die Beeinträchtigung und deren Auswirkungen als wesentliche Tatumstände für den Täter erkennbar waren oder bekannt sein konnten (Voraussetzung der Ausnutzung).

Sexueller Mißbrauch von Menschen mit ausgeprägteren oligophrenen Zuständen dürfte wohl sehr selten sein. Eine Klärung der Tatumstände wird vor allem notwendig, wenn beim Tatopfer eine leichte Oligophrenie vorliegt. Allerdings werden viele Formen eindeutiger sexueller Ausnutzung des oligophrenen Zustandes gar nicht oder erst nach Eintreten einer Schwangerschaft bekannt oder sie gelangen nicht zur Anzeige. Die Gründe dafür liegen in der unzulänglichen Einschätzung der sexuellen Selbstbestimmung, die es auch an Widerstand hat mangeln lassen, in Bedrohungen oder auch in einer vermeintlichen Anerkennung durch das sexuelle Interesse eines anderen Menschen. Andererseits ist es bei leichten oligophrenen Zuständen ohne körperliche Auffälligkeiten schwierig zu beurteilen, ob und woran für den Täter das Unvermögen zur Wahrnehmung und Verteidigung der Selbstbestimmung erkennbar war.

Literatur

BUSEMANN, A.: Psychologie der Intelligenzdefekte. München, Reinhardt 1959.

EGGERS, CH., BICKEL, H.: Prä-, peri- und postnatal bedingte Schwachsinnsformen. Erg. Innere Med. Kinderheilk. 34, 155–205 (1974).

EGGERT, D.: Tests für geistig Behinderte. Weinheim, Beltz 1970.

ELLIS, N.R.: The stimulus trace and behavioral inadequacy. In: ELLIS, N.R. (Ed.): Handbook of mental deficiency. New York: McGraw-Hill 1963.

ESSER, G., SCHMIDT, M.H., ALLEHOFF, W., GEISEL, B.: Zerebrale Funktionsstörungen bei Achtjährigen: Mehrebenenfalldefinition in einer epidemiologischen Untersuchung. Z. Kinder-Jugendpsychiat. 9, 388–411, 1981.

GOYDKE, R., SPECHT, F.: Intelligenzstruktur bei Jugendlichen mit dissozialem Verhalten: Z. Kinder-Jugendpsychiat. 4, 3–24 (1976).

GRAICHEN, J.: Zum Begriff der Teilleistungsstörungen. In: LEMPP, R. (Hg.): Teilleistungsstörungen im Kindesalter. Bern: Huber 1979.

GUNZBURG, H.C.: Pädagogische Analyse und Curriculum (P-A-C). London: SEFA-Publications 1977.

GÖPPINGER, H.: Neuere Ergebnisse der kriminologischen Forschung in Tübingen. – Kriminologische Gegenwartsfragen 9, 70–91 (1970).

LEIBER, B., OLBRICH, G.: Die klinischen Syndrome. Bd. 1 u. 2, 2. Aufl. München, Urban & Schwarzenberg 1981.

LEMPP, R.: Gerichtliche Kinder- und Jugendpsychiatrie. Bern–Stuttgart–Wien, Huber 1983.

LIEBMANN, M.: Geistig behinderte Kinder und Jugendliche. – Eine epidemiologische, klinische und sozialpsychologische Studie in Mannheim. Bern: Huber 1972.

MCEACHRON, A.E.: Mentally retarded offenders. Prevalence and characteristics. Am. J. Mental. Defic. 84, 165–176 (1979).

NISSEN, G. (Hg.): Intelligenz, Lernen und Lernstörungen. Berlin–Heidelberg, Springer 1977.

OPP, K.D.: Kriminalität und Gesellschaftsstruktur. Neuwied, Luchterhand 1968.

REMSCHMIDT, H., SCHMIDT, M. (Hg.): Neuropsychologie des Kindesalters. Stuttgart, Enke 1981.

SPECHT, F.: Dissoziales Verhalten. In: BACHMANN, K.D. u.a. (Hg.): Pädiatrie in Praxis und Klinik, B. III, Stuttgart, Fischer-Thieme 1980.

WEINSCHENK, C.: Die erbliche Lese- und Rechtschreibschwäche und ihre sozial-psychiatrischen Auswirkungen. 2. Aufl. Bern, Huber 1965.

WITTER, H.: Forensische Beurteilung des Schwachsinns. In: GÖPPINGER, H., WITTER, H. (Hg.): Handbuch der forensischen Psychiatrie, Berlin, Springer 1972.

ZEAMANN, D., HOUSE, B.J.: The role of attention in retardate discrimination learning. In: ELLIS, N.R. (Ed.): Handbook of mental deficiency. New York: McGraw-Hill 1963.

2.5.   Die alkohol- und toxinbedingten Störungen

ASMUS FINZEN

2.5.1.   Alkoholismus und Alkoholfolgeschäden

Der Alkoholgebrauch ist in unserer Gesellschaft sozial akzeptiert. Dies gilt – mit Einschränkungen – auch für den Alkoholmißbrauch. Millionen Bürger trinken täglich mehr als die kritische verträgliche Menge Alkohol pro Tag – mehr als 60–80 g Äthylalkohol. Das hat zur Folge, daß der Alkohol als Rauschmittel und als Suchtmittel in allen Bereichen des Strafrechts eine wichtige Rolle spielt.

Für die Beurteilung ist zwischen der akuten Alkoholintoxikation, dem Rausch, dem chronischen Alkoholismus und seinen Auswirkungen sowie den Alkoholfolgeerkrankungen zu unterscheiden.

2.5.1.1.   Die akute Alkoholintoxikation

Der Alkoholrausch ist eine vorübergehende, körperlich begründbare psychische Störung. Psychisch-pathologisch handelt es sich um eine vorübergehende körperlich begründbare Psychose als Folge reichlichen Alkoholgenusses. Entscheidend für die Ausprägung des Rausches ist nicht nur die Menge der Alkoholzufuhr. Von ebensolcher Bedeutung sind die Ausgangspersönlichkeit, der körperliche Zustand, die Umgebung und die jeweilige Situation. Die Höhe des Blutalkoholspiegels ist nur ein unzulängliches Hilfsmittel zur Beurteilung der Intensität eines Rausches.

Der Rausch läuft in zwei unterschiedlichen Stadien ab: dem Exitationsstadium und dem Lähmungsstadium.

Man kann versuchen, drei Ausprägungsgrade des Rausches zu unterscheiden: den leichten, den mittelschweren und den schweren Rausch. Dabei kann man den Blutalkoholwert – mit den genannten Einschränkungen – als Orientierungshilfsmittel heranziehen. Die Beschreibung ist eng an die Darstellung Feuerleins (1976) angelehnt:

(1) Leichter Rausch (Blutalkoholspiegel zwischen 0,5 und 1,5⁰/₀₀).
   Vermehrter Rede- und Tätigkeitsdrang, allgemeine Enthemmung, Beeinträchtigung der Fähigkeit zu kritischer Selbstkontrolle, erhöhte Bereitschaft zu sozialem Kontakt, subjektives Gefühl der erhöhten Leistungsfähigkeit bei gleichzeitiger Herabsetzung der objektiven psychomotorischen Leistungsfähigkeit.

(2) Mittelschwerer Rausch (Blutalkoholspiegel zwischen 1,5 und 2,5⁰/₀₀).
   Euphorische Glücksstimmung oder aggressive Gereiztheit herrschen vor, wobei die Orientierung noch ungestört ist. Umweltkorrelationen und ihre soziale Bedeutung werden noch richtig erkannt, jedoch kommt es zu einer Verminderung der Selbstkritik,

insbesondere gegenüber der eigenen Rolle in der gegenwärtigen Situation, zu Enthemmung, Benommenheit, psychomotorischer Unsicherheit. Das Erleben ist auf die unmittelbare unreflektierte Bestrebung, triebhafte Bedürfnisse zu befriedigen, eingeengt, während das Verhalten verstärkt abhängig wird von situativen Bedingungen und Außenreizen, was sich in verstärkter Sprunghaftigkeit des Handelns und des Denkens, in Ziellosigkeit und in der Bereitschaft zu primitiven, vorwiegend explosiven Reaktionsweisen äußert.

(3) Schwerer Rausch (Blutalkoholspiegel über 2,5%).

Dieser Zustand ist charakterisiert durch Bewußtseinsstörungen und Verlust des realen Situationsbezuges, Desorientiertheit, illusionäre situative Verkennung, motivlose Angst und Erregung.

Folgendes ist zu beachten: Die genannten BAK-Grenzwerte können nur Orientierungshilfsmittel sein. Es gibt Menschen, die schon bei verhältnismäßig niedrigen Werten mit schwereren Rauscherscheinungen reagieren, auf der anderen Seite müssen aber beim Alkoholgewöhnten – selbst bei einer Blutalkoholkonzentration von über 2,5% – die beschriebenen Störungen nicht auftreten. Bei solchen Menschen können demnach sehr wohl geplante und zielgerichtete Handlungen ausgeführt werden. Diese Verhältnisse kehren sich beim Alkoholgewöhnten allerdings dann um, wenn sich als Folge regelmäßigen Alkoholmißbrauchs anstelle der erhöhten Verträglichkeit eine verminderte Toleranz einstellt.

Körperliche Trunkenheitszeichen und psychische Ausfallserscheinungen müssen keineswegs parallel zueinander auftreten. Diese viel zu wenig beachtete, seit langem bekannte Tatsache führt im Gerichtssaal oft zu einander widersprechenden Zeugenaussagen. Auch bei Menschen, die im Umgang mit Angetrunkenen erfahren sind – Gastwirte, Polizisten –, kann es zu erheblichen Fehlbeurteilungen kommen, wenn sie aufgefordert werden, auf Grund der beobachteten körperlichen Ausfallserscheinungen Rückschlüsse auf den Trunkenheitsgrad zu ziehen.

Vom normalen Rausch sind die abnorme Alkoholreaktion und der pathologische Rausch zu unterscheiden.

2.5.1.2. Abnorme Alkoholreaktion

Die abnorme Alkoholreaktion kann bei unterschiedlichem Blutalkoholspiegel auftreten, wobei Erregung und Erschütterung der Persönlichkeit starke Formen annehmen. Sie ist gekennzeichnet durch die Inkongruenz zwischen psychischen und körperlichen Ausfallserscheinungen, die rasch einsetzt und zu einer intensiven, länger dauernden vitalen Erregung führt.

Zugleich kann auffälliges, inadäquates Affektverhalten beobachtet werden, wobei Affektexpansionen mit unmotivierten Angriffen gegen Personen oder Dinge vorkommen. Grundlage ist häufig eine gereizt-aggressive oder eine ängstlich-gespannte Grundstimmung, bei der eine Überreaktion auf Reize das Resultat ist: die Gefühle werden unkontrollierbar. Gleichzeitig sind Situationsverkennungen und wahnhafte Einfälle möglich. Handlungen, die im Rahmen einer abnormen Alkoholreaktion zustande kommen, sind oft nicht mit dem sonstigen Verhalten des Betroffenen in Einklang zu bringen. Sie muten persönlichkeitsfremd an: «Die Hemmungssysteme und die regierenden Willensschichten der nüchternen Persönlichkeit sind so völlig abgebaut, daß die Person grundlegende Wesenzüge vorübergehend gänzlich eingebüßt hat; deswegen stehen die Taten eines Menschen im komplizier-

ten Rausch oft in grellstem Gegensatz zu seinem sonstigen Charakter» (Binder, 1935).
Beim komplizierten Rausch fehlen oft körperliche Ausfallserscheinungen, die einem so
schweren psychischen Bild beim einfachen Rausch entsprechen würden. Für die Handlungen, die im Rahmen der abnormen Alkoholreaktion ablaufen, besteht oft eine Gedächtnislücke.
Forster und Joachim (1975) definieren die abnorme Alkoholreaktion mithin durch folgende Merkmale:
«Inkongruenz zwischen psychischer und physischer Ausfallserscheinung,
inadäquate Affekte und Affektexpansionen,
‹wesensfremd› anmutende Handlungen,
Erinnerungslosigkeit mit mehr oder weniger großen Erinnerungsinseln.»

2.5.1.3. Pathologischer Rausch

Der pathologische Rausch ist außerordentlich selten. Ihm liegt fast immer eine Hirnschädigung oder eine schwerwiegende körperliche Erkrankung zugrunde und hat einen strengen,
fast gesetzesmäßigen Ablauf: rasches, gleichzeitiges Einsetzen von vitaler Erregung und
Bewußtseinsstörung mit massiver Affektexpansion, die durch Angst oder Wut gekennzeichnet ist. Dieses anfallsartige Geschehen endet in der Regel in einem narkoseähnlichen
Schlaf, aus dem der Betroffene fast immer ohne Erinnerung an das Geschehen erwacht.
Der pathologische Rausch weist gewisse Ähnlichkeiten mit einem epileptischen Dämmerzustand auf.
Die Seltenheit des pathologischen Rausches steht im Gegensatz zum Streben von Straftätern
und Sachverständigen, diesen für die Begutachtung in Anspruch zu nehmen. Dazu mag
beitragen, daß seit der ersten Beschreibung des pathologischen Rausches die Behauptung
in der Literatur immer wiederkehrt, daß dieser auch bei «sehr kleinen Alkoholdosen» oder
bei «sehr geringem Blutalkoholspiegel» auftrete. Diese Feststellung ist korrekturbedürftig.
Der pathologische Rausch kann höchstens in Ausnahmefällen auch einmal bei verhältnismäßig niedrigerem Blutalkoholspiegel auftreten, wenn besondere Voraussetzungen vorliegen. Die wenigen Fälle eines echten pathologischen Rausches, die ich gesehen habe oder
die mir unmittelbar bekanntgeworden sind, standen sämtlich nicht unerheblich unter
Alkoholeinfluß: BAK 2,0 °/oo und höher. Venzlaff bekräftigt diese Beobachtung in einer
persönlichen Mitteilung ebenfalls.

2.5.2. Der chronische Alkoholismus

Nach langzeitigem, übermäßigem und regelmäßigem Alkoholmißbrauch treten Gewöhnung und Abhängigkeit auf. Unter dem Einfluß des Amerikaners Jellinek (1946, 1960) hat
die Weltgesundheitsorganisation eine Typologie des Alkoholismus vorgeschlagen, die von
Feuerlein (1975) wie folgt beschrieben wird:

«Der Alpha-Alkoholismus ist gekennzeichnet durch eine starke psychologische Anfälligkeit, während
die soziologischen und sozioökonomischen Elemente als Bedingungen zurücktreten. Es findet sich noch
kein Kontrollverlust. Die Abhängigkeit ist ausschließlich psychologischer Art. Die Progressivität ist
relativ gering. Die Hauptschäden liegen auf sozioökonomischem und psychischem Gebiet. Dieser Trinkertyp ließe sich vielleicht als Konflikttrinker charakterisieren.

Beim Beta-Alkoholismus besteht eine relativ geringe psychologische und physiologische Gefährdung. Dagegen spielen soziokulturelle Elemente bei seiner Entstehung eine wesentliche Rolle. Auch hier besteht kein Kontrollverlust und keine sichere Abhängigkeit, weder in psychischer noch in physischer Hinsicht. Trinker dieses Typs werden als Gelegenheits- bzw. Verführungstrinker gekennzeichnet.

Beim Gamma-Alkoholismus besteht eine erhebliche psychische und physische Abhängigkeit, während soziokulturelle und wirtschaftliche Faktoren in dem Bedingungsgefüge zurücktreten. Der Kontrollverlust ist ausgeprägt. Im Vordergrund steht die psychische Abhängigkeit und die später fortschreitende Toleranzentwicklung, die mit einer physischen Abhängigkeit einhergeht. Der Gamma-Alkoholismus weist eine ausgeprägte Neigung zur Progression auf, er führt zu körperlichen, psychischen und sozioökonomischen Schäden. Trinker dieses Typs können als süchtige Trinker bezeichnet werden.

Beim Delta-Alkoholismus spielen soziokulturelle und sozioökonomische Faktoren im Bedingungsgefüge eine Hauptrolle, während psychologische Faktoren zurücktreten. Das Verhalten des Delta-Alkoholikers ist durch gleichmäßige Aufnahme von großen Mengen Alkohol gekennzeichnet, die über den Tag verteilt konsumiert werden. Es besteht die Unfähigkeit, sich des Trinkens zu enthalten, während die Kontrolle über den Alkoholkonsum noch relativ lange aufrechterhalten werden kann. Dementsprechend steht im Vordergrund die physische Abhängigkeit, während die psychische Abhängigkeit sich relativ spät entwickelt. Auch dieser Trinkertyp zeigt eine Progression. Die psychischen und körperlichen Folgeerscheinungen sind ebenso massiv wie die sozioökonomischen. Delta-Alkoholiker sind vor allen Dingen unter Angehörigen von Alkoholberufen und in alkoholtoleranten Kulturen verbreitet.

Jellinek fügte später noch einen fünften Alkoholismustyp hinzu, den Epsilon-Alkoholismus. Er ist vorwiegend durch episodisches Trinken gekennzeichnet.»

Nur der Gamma- und der Delta-Alkoholismus sind im allgemeinen als Krankheiten aufzufassen. Beim episodischen Trinken ist eine individuelle Prüfung geboten.

Nach einer Anfangsphase, von Jellinek als Prodromalphase bezeichnet, tritt der Alkoholmißbrauch in ein kritisches Stadium und wird danach zum chronischen Alkoholismus. Nach Jellinek dauert die Anfangsphase sechs Monate bis fünf Jahre.

Die Einteilung von Jellinek versucht Ordnung in die Vielfalt des Krankheitsbildes des Alkoholismus zu bringen. Naturgemäß wird dieses Schema dem einzelnen Betroffenen nur unvollständig gerecht. Es gibt Übergänge zwischen den verschiedenen Formen des Alkoholismus sowie atypische Erscheinungsformen. Schließlich ist zu beachten, daß die Unterschiede sich mit fortschreitendem Persönlichkeitsabbau bei alkoholbedingter Hirnschädigung verwischen und das Gesamtbild jenem des unspezifischen, organischen Psychosyndroms mit den entsprechenden Ausfallserscheinungen weicht.

2.5.3. Das Alkoholentzugssyndrom und das Delirium tremens

2.5.3.1. Das Alkoholentzugssyndrom

Bei chronischem Alkoholmißbrauch kommt es zu einem Entzugssyndrom, wenn Alkohol nicht regelmäßig zugeführt wird. Das Entzugssyndrom ist gekennzeichnet durch psychische und physische Ausfälle. Unter den psychischen Symptomen sind Angst, Halluzinationen, vermehrte Reizbarkeit, Gedächtnis- und Schlafstörungen von besonderer Bedeutung. Physisch kommt es zu Tremor, Schweißausbrüchen, Blutdruckerhöhungen, Magen- und Darmbeschwerden und im Extremfall zu epileptischen Anfällen.

Tabelle 1: Alkoholikertypen nach Jellinek (aus: Jellinek, E. M.: Canad. med. Assoc. J. 83 [1960] 1341–1346, Feuerlein 1975).

Art des Alkoholismus	Psychologische Anfälligkeit	Soziokulturelle Elemente	Suchtkennzeichen	Abhängigkeit kennzeichen	Versuch einer Typisierung
β	+ + + − + + + +	+ − (+ + + +)	○ kein Kontrollverlust, aber undiszipliniertes Trinken	*nur* psychisch	Konflikttrinker
α	+	+ + + (Wochenendtrinker)	○ kein Kontrollverlust	keine, außer soziokulturelle	Gelegenheitstrinker
γ	+ + + − + + + +	+ − (+ + +)	+ + + + Kontrollverlust, jedoch Fähigkeit zur Abstinenz	zuerst psychische Abhängigkeit, später physische Abhängigkeit	Süchtige Trinker
δ	+	+ + + − + + + +	+ + + + Unfähigkeit zur Abstinenz aber kein Kontrollverlust	physische Abhängigkeit	Gewohnheitstrinker

2.5.3.2. Das Alkoholdelirium

Das Alkoholdelirium ist die schwerste Form des Alkoholentzugssyndroms. Allerdings tritt es auch ohne vorhergehenden Alkoholentzug auf. Das gilt vor allem bei interkurrenten körperlichen Erkrankungen, nach Unfällen oder nach Operationen. Insbesondere im Gefolge von epidemischen Grippeerkrankungen kommt es zu einer Häufung von Alkoholdelirien.

Die Symptome des Entzugssyndroms treten in gesteigerter Form auf. Der Kranke ist zeitlich und örtlich desorientiert und bis zur Erregung unruhig. Er nestelt mit den Händen, greift nach nicht vorhandenen Gegenständen, verläßt das Bett, läuft umher, ohne sich zurechtzufinden. Optische Halluzinationen sind häufig, z. B. wenn meist kleine, farblose Gegenstände gesehen werden («weiße Mäuse»). Auch akustische Halluzinationen treten auf, indem der Kranke Stimmen von Angehörigen hört, die ihm Vorwürfe machen. Seine Stimmung ist durch Angst gekennzeichnet; manchmal aber auch durch kritiklose Euphorie.

Das Delirium hat schwerwiegende physische und vegetative Begleitsymptome: es tritt ein heftiges grobschlägiges Zittern auf, der Kranke schwitzt, der Puls ist beschleunigt, die Temperatur und der Blutdruck ist erhöht. Je schwerer der Verlauf, desto ausgeprägter sind diese Symptome. Nicht selten treten unter dem Delirium epileptische Anfälle auf.

Das Delirium dauert unbehandelt etwa vier bis zehn Tage und endet gemeinhin in einem tiefen, terminalen Schlaf. Es ist eine lebensgefährliche Erkrankung und führt manchmal unbehandelt bis zu 30 % zu Todesfällen. Beim Auftreten ist eine Krankenhausbehandlung angezeigt.

Unter forensischen Aspekten muß beachtet werden, daß Alkoholentzugssyndrom und Delirium gar nicht selten bei «zwangsweisem Alkoholentzug» auftreten, etwa im Gefolge eines Unfalls, nach einer Straftat oder bei Inhaftierung.

2.5.4. Psychiatrische Alkoholfolge- und -begleiterkrankungen

2.5.4.1. Alkoholhalluzinose

Die Halluzinose ist eine seltene, alkoholbedingte, exogene (körperlich begründbare) Psychose. Sie ist vor allem durch akustische Halluzinationen gekennzeichnet, die ohne Behandlung oft lange Zeit andauern.

2.5.4.2. Eifersuchtswahn

Der Eifersuchtswahn der Alkoholiker ist keine Krankheitseinheit. Feuerlein (1976) beschreibt drei Typen:
(1) Eifersuchtsideen von Alkoholikern, die häufig sind aber keinen wahnhaften Charakter tragen;
(2) Wahnbildung mit Eifersuchtsinhalten, die im Rahmen von Delirium und Entzugssyndrom mit Abklingen des körperlich begründbaren psychotischen Zustandes wieder verschwinden;
(3) den chronischen Eifersuchtswahn der Alkoholiker, der auch ohne exogene Psychose entsteht und unter Abstinenz erhalten bleibt:
«Er ist durch groteske Eifersuchtsideen gekennzeichnet, die auch dann erhalten bleiben, wenn der Situation nach irgendwelche sexuellen oder sonstigen erotischen Akte des Partners höchst unwahrscheinlich und kaum möglich sind.»

2.5.4.3. Persönlichkeitsveränderungen infolge Alkoholmißbrauchs

Langjähriger Alkoholmißbrauch führt zu Persönlichkeitsveränderungen und -vergröberungen mit den Merkmalen eines organischen Psychosyndroms:
Verminderung der Leistungsfähigkeit und Vitalität, Störungen von Konzentrationsfähigkeit, Aufmerksamkeitsleistungen, Merkfähigkeit, Gedächtnis, Abnahme der Urteilsfähigkeit und der Kritikfähigkeit, Verminderung der persönlichen Interessen, Affektlabilität, depressive Verstimmungszustände, Mißtrauen gegenüber der Umgebung.

2.5.4.4. Kriminologie

Die Kriminologie des Alkoholmißbrauchs ist so vielfältig, daß eine besondere Zuordnung nicht sinnvoll erscheint. Alkohol spielt bei einem hohen Anteil aller Straftaten als Begleitfaktor eine Rolle. Von besonderer Bedeutung ist er im Bereich von Angriffen auf andere Menschen als affektbegünstigender Faktor. Der Alkohol wirkt demaskierend auf die Persönlichkeit und begünstigt deswegen eine Reihe von Straftaten. Das gilt in besonderem Maße für die Gewaltdelinquenz aber auch für die Sexualdelinquenz. So sind bei fast 50% aller Vergewaltigungen und Sexualdelikte die Täter zur Tatzeit alkoholisiert. Die Bedeutung des Alkohols für die Verkehrsdelinquenz ist allgemein bekannt. Auf das Kapitel «Verkehrspsychiatrie» von I. Barbey sei verwiesen.

2.5.4.5. Die Beurteilung der Schuldfähigkeit

Die Beurteilung der Schuldfähigkeit bei Alkoholmißbrauch, Alkoholabhängigkeit und akuter Alkoholintoxikation ist ein weites Feld. Zwar bewirkt der Alkohol in erster Linie eine hirnorganisch bedingte Bewußtseinsstörung. Hier besteht die Gefahr einer Begriffsverwirrung, denn die vom Alkohol herbeigeführte Bewußtseinsstörung ist im Sinne des Merkmalskataloges des § 20 StGB eine seelische Krankheit. Liegt ein exkulpierungsrelevanter Alkoholisierungsgrad vor, so ist rechtssystematisch immer das Merkmal «krankhafte seelische Störung» anzuwenden, da es sich ja hier um eine zentralnervöse Intoxikation handelt. Das Merkmal «tiefgreifende Bewußtseinsstörung» erfaßt *nur* die sogenannten psychologischen Bewußtseinsstörungen wie Panik, Schreck, Affekt, Schlaftrunkenheit usw. Diese unterschiedliche Bedeutung des gleichen Begriffes führt auch im forensischen Alltag und in der Literatur zu einer falschen Einordnung (vgl. z.B. Forster und Joachim, 1975). Diese universelle Rolle des Alkohols in der forensischen Psychiatrie macht es schwer, einfache verbindliche Regeln aufzustellen. Gerade wenn Alkohol bei einer Straftat eine wesentliche oder eine konstellierende Rolle spielt, ist es notwendig, den Einzelfall besonders sorgfältig zu prüfen. Die Diagnostik der Gesamtpersönlichkeit ist dabei von ebenso großer Bedeutung wie die Untersuchung der körperlichen Verfassung zum Zeitpunkt des Geschehens und die Analyse der Situation.

Mit verhältnismäßiger Sicherheit kann man feststellen, daß der pathologische Rausch, die alkoholbedingten Psychosen im akuten Stadium und der Vollrausch die Schuldfähigkeit ausschließen. Hier geht es bei der Begutachtung vor allem um diagnostische Probleme. Der pathologische Rausch ist extrem selten; der Vollrausch darf nicht allein aufgrund des Blutalkoholspiegels angenommen werden. Vor allem beim Vollrausch aber ergibt sich ein diagnostisches Problem. Es handelt sich um einen so schweren Rausch, daß ein einsichtsvolles gesteuertes Handeln unmöglich ist. Die Dissoziation zwischen körperlichen und psychischen Ausfallserscheinungen aber führt dazu, daß der Vollrausch vor Gericht, je nach unterschiedlicher Interessenlage der Parteien, behauptet oder bestritten werden kann. Selbst Sachverständige kommen keineswegs ohne weiteres zu übereinstimmenden Ergebnissen. Diese gibt es nur in jenem Extremfall, wenn jemand so betrunken ist, daß für alle Beteiligten: Psychiater, Juristen wie Laien, die Unfähigkeit zum gesteuerten Handeln evident ist. Im allgemeinen aber wird der Sachverständige, der einen schweren Rausch diagnostiziert hat – dieser Begriff ist dem des Vollrausches vorzuziehen – Argumente hinzuziehen müssen, um zu belegen, ob und in welchem Maße der Rausch sich auf die Schuldfähigkeit ausgewirkt hat.

2.5.4.6. Schuldfähigkeitsbegutachtung bei normalem Rausch

Der sogenannte normale Rausch mag als Beispiel für die Schwierigkeit der Beurteilung dienen. Gemeinhin wird angenommen, daß der leichte Rausch die Steuerungsfähigkeit des Angetrunkenen nicht erheblich beeinträchtigt, daß der mittelschwere Rausch zu einer erheblichen Verminderung der Steuerungsfähigkeit führt, und daß der schwere Rausch Steuerungs- und Einsichtsfähigkeit aufheben kann.

Die Unterscheidung zwischen einfachem, mittelschwerem und schwerem Rausch ist jedoch problematisch. Wenn man der jeweiligen Rauschintensität bestimmte Blutalkoholwerte zuordnet, und wenn entsprechende Blutproben vorliegen, gibt es keine Probleme. Die Zuordnung enthält einen breiten Ermessensspielraum. Ist diese nicht möglich, wird dieser Ermessensspielraum durch die Ungenauigkeit von Zeugenaussagen noch erweitert. Auf der anderen Seite trägt die Zuordnung von Blutalkoholwerten zur Rauschintensität der individuellen Empfindlichkeit und dem Maß der Gewöhnung ebensowenig Rechnung wie den situativen Rahmenbedingungen des Alkoholgenusses oder der Geschwindigkeit des Anstiegs des Alkoholspiegels im Blut.

2.5.4.7. Alkoholeinfluß und Persönlichkeit

Aber es gibt nicht nur das diagnostische Problem des Ausmaßes eines Rausches, sondern es muß auch die Persönlichkeit des Betroffenen in die Schuldfähigkeitsbegutachtung mit einbezogen werden. Die Wirkung des Rausches auf eine innerlich ausgeglichene Persönlichkeit ist anders als auf einen verstimmten Menschen, sei er nun gereizt oder depressiv. Der Ausgeglichene kann seine gestörten Persönlichkeitsanteile im nüchternen Zustand unter Kontrolle halten. Für ihn ist die Gefahr, unter Alkoholeinfluß zu entgleisen, ungleich größer. Für den Depressiven steigt unter Alkoholeinfluß die Gefahr des Suizids, ggf. sogar die des Mitnahmesuizids. Die reizbare Persönlichkeit ist unter Alkoholeinfluß verstärkt durch aggressive Handlungen gefährdet.

Mit anderen Worten, auch beim einfachen Rausch kann eine erhebliche Beeinträchtigung der Steuerungsfähigkeit vorliegen, wenn entsprechende Persönlichkeitsfaktoren hinzutreten. Ähnlich kompliziert kann eine schlechte körperliche Verfassung wirken, sei es eine körperliche Erkrankung, Erschöpfung oder große Müdigkeit.

2.5.4.8. Affekthandlungen unter Alkoholeinfluß

Besondere Probleme wirft die Beurteilung der Affekthandlung unter Alkoholeinfluß auf. Die Behandlung als abnorme Alkoholreaktion löst das Problem nur scheinbar. Sie läßt mit Eindringlichkeit die Frage nach der Zuverlässigkeit der diagnostischen Einordnung aufkommen. Tatsächlich ist ja die Affekthandlung durch ähnliche Merkmale charakterisiert wie die abnorme Alkoholreaktion: Die Affektexpansion ist inadäquat, die Handlung mutet oft «wesensfremd» an, für den Handlungsablauf besteht – zumindest teilweise – eine Gedächtnislücke.

Gerade bei einer Affekthandlung unter Alkoholeinfluß stellt sich die Frage nach der Art der Erinnerungslosigkeit. Es kann eine echte Amnesie bestehen, es ist aber auch möglich, daß die Erinnerung an die Tat auf neurotischem Wege verdrängt wird. Eine dritte Möglichkeit – und das wird häufig übersehen – besteht darin, daß das Geschehen einfach vergessen worden ist: die Alkoholintoxikation beeinträchtigt Merkfähigkeit und Kurzzeitgedächtnis. Die Erinnerung, die Stunden nach dem Geschehen noch präsent ist, kann nach dem Ausschlafen des Rausches verschwunden sein. An solche Zusammenhänge ist zu denken, wenn die Erinnerung unmittelbar nach dem Geschehen noch vorhanden ist, später aber eine Amnesie vorliegt oder doch behauptet wird. Zusammenfassend ist im Hinblick auf die Affektbeurteilung «unter Alkoholeinfluß» festzuhalten, daß dieser möglicherweise zur Erhärtung der Diagnostik des pathologischen Affektdurchbruchs dienen kann, daß aber generell die gleichen Kriterien gelten wie bei der Beurteilung einer Affekthandlung ohne Alkoholeinfluß: er ist ein konstellierender Faktor wie die Persönlichkeit, wie das Interaktionsfeld, wie die körperliche und psychische Verfassung zum Zeitpunkt des Geschehens (zur Affektbeurteilung vgl. Venzlaff, 1975).

2.5.5. Organisches Psychosyndrom, chronischer Alkoholismus und aktueller Alkoholeinfluß

Auch beim organischen Psychosyndrom, sei es nun alkoholbedingt oder anderen Ursprungs, ist der Alkohol ein zusätzlicher Faktor. Bei ihm ist, ebenso wie beim geistig Behinderten, die Zuordnung leichter Rausch – erhaltene Steuerungsfähigkeit, mittelschwerer Rausch – erheblich verminderte Steuerungsfähigkeit, nicht möglich. Ausgangspunkt für die Beurteilung muß das Ausmaß der zugrunde liegenden Behinderung sein. (Solche Zusammenhänge sind bei der Begutachtung des chronisch Abhängigen von besonderer Bedeutung. Bei ihm spielt das aktuelle Ausmaß des Suchtmitteleinflusses oft eine geringere Rolle als etwa hirnorganische Ausfallserscheinungen infolge chronischen Suchtmittelmißbrauchs.)

2.5.5.1. Gibt es bei Suchtkranken einen fahrlässigen Vollrausch

Ist bei alkoholbedingten Straftaten Schuldunfähigkeit festgestellt worden, so muß man fragen, ob ein vorsätzlicher oder fahrlässiger Vollrausch vorliegt (§ 330a StGB). Bei Alkoholkranken steht man immer wieder vor dem Problem, ob einem Suchtkranken der Gebrauch seines Suchtmittels zum Vorwurf gemacht werden kann. Das ist zum beträchtlichen Teil eine juristische Frage, die aber erheblich an psychiatrischer Bedeutung gewinnt, wenn die Sucht bereits eine Persönlichkeitsstörung bewirkt hat, so daß der Betroffene nicht mehr in der Lage ist, eine Entscheidung zu treffen, auch nicht, eine Entziehungskur anzutreten. Von psychiatrischer Bedeutung ist sie auch beim episodischen Trinker, dem sogenannten Quartalstrinker, der seine Sucht über längere Zeit unter Kontrolle hat und dann einer neuen Episode des Alkoholmißbrauchs unterliegt.

2.5.6. Medikamenten- und Drogenabhängigkeit

Medikamenten- und Drogenabhängigkeit haben im letzten Jahrzehnt erheblich zugenommen. Hier sind aus praktischen Gründen die klassischen Abhängigkeiten (Medikamentenabhängigkeit) von der Drogenabhängigkeit – vor allem Jugendlicher – im engeren Sinne zu unterscheiden.

2.5.6.1. Medikamentenabhängigkeit

Grundlage der Medikamentenabhängigkeit ist ein weitverbreiteter Mißbrauch von Schmerzmitteln, Beruhigungsmitteln und Schlafmitteln. Vor allem auf solche Medikamente erstreckt sich die Entwicklung von Abhängigkeit. Der klassische Opiat-Typ spielt dabei inzwischen quantitativ eine untergeordnete Rolle.

Die Entstehungsbedingungen der Medikamentenabhängigkeit entsprechen jenen der Sucht überhaupt. Dabei ist anzumerken, daß Angehörige der Heilberufe wegen der erhöhten Verfügbarkeit im Hinblick auf Betäubungsmittel besonders gefährdet sind.

Im Rahmen der Abhängigkeit wird mit Hilfe des Medikaments nicht mehr das ursprüngliche therapeutische Ziel gesucht, also: Schmerzbekämpfung, Erreichung von Schlaf oder Beruhigung, sondern es wird ein Rauschzustand, eine Euphorisierung angestrebt. Dabei kommt es rasch zu Gewöhnung mit physischen und psychischen Ausfallserscheinungen. Im psychiatrischen Bereich fallen Leistungsabfall, Affektlabilität und Stimmungsschwankungen auf. Der Antrieb erlahmt, die Patienten vernachlässigen sich, sie werden unzuverlässig und bauen ein Betrugssystem auf, um ihren Medikamentenmißbrauch zu verdecken. Bei Betäubungsmittelmißbrauch sind fast immer kriminelle Handlungen (Rezeptfälschung) die Folge, um das Suchtmittel zu beschaffen. Bei Mißbrauch von rezeptpflichtigen Medikamenten werden häufig verschiedene Ärzte aufgesucht, um das Suchtmittel zu erlangen.

Das Entzugssyndrom wird bei Schulte und Tölle (1977) wie folgt beschrieben: «Die Entziehungserscheinungen sind vergleichsweise stark ausgeprägt und äußerst quälend. Sie können bis zu zwei Wochen anhalten. Jedes Absetzen der Mittel bringt krisenhaft einen Umschlag der vegetativen Erscheinungen zur Gegenseite mit sich: Tachykardie, Kreislaufdekompensation, Polyurie, Schweißausbrüche, Spasmen, Diarrhöen, Übelkeit, Erbrechen, Unruhe, Angst, Schlaflosigkeit, Suizidimpulse. Amentielle und delirante Psychosen sind selten. Die Erfahrungen der letzten Jahre und Jahrzehnte gehen dahin, daß die Entziehungserscheinungen – zumal bei den Ersatzmitteln – vielfach nicht mehr so ausgeprägt sind wie früher.

Sowohl die Auswirkungen der Sucht wie die Erscheinungen unterscheiden sich bei den unterschiedlichen Medikamenten nur graduell. Eine Sonderstellung nehmen allerdings die Stimulantien und die psychoseinduzierenden Substanzen ein.

Die *Stimulantien* – am bekanntesten sind die Amphetamine – steigern zunächst Leistung und Antrieb. Die leistungssteigernde Wirkung läßt jedoch nach mit der Folge von Dosenerhöhung und Mißbrauch. Bei langzeitiger Anwendung führen sie wie andere Suchtmittel zur Persönlichkeitsveränderung. Im Rahmen des Mißbrauchs von Amphetaminen treten aber auch psychotische Epidosen auf, sogenannte pharmakogene Psychosen.

Zuwenig bekannt ist, daß die meisten Appetitzügler eine stimulierende Wirkung haben. Sie sind den klassischen Stimulantien chemisch verwandt und haben entsprechend gefährliche Begleitwirkungen mit allen Konsequenzen. Ähnliches gilt für andere Medikamente, z. B. ephedrinhaltige Asthmamittel.

Die sogenannten *Psychodysleptika*, wie LSD oder Mescalin, bewirken Halluzinationen und illusionäre Verkennungen. In ihrem Gefolge treten nicht selten chronisch rezidivierende Psychosen auf, die wie Schizophrenien verlaufen, ohne daß eine eindeutige Zuordnung möglich ist.

2.5.6.2. Drogenabhängigkeit

Die Drogenabhängigkeit, vor allem Jugendlicher, ist ein soziostrukturelles Phänomen unserer Zeit, das vielfältige, hier nicht zu erörternde Ursachen hat. Die Entwicklung der Drogenabhängigkeit ist u. a. auch dadurch gekennzeichnet, daß nicht ein Suchtmittel im Mittelpunkt steht, sondern daß immer neue Substanzen auf den illegalen Markt kommen und dort mißbraucht werden. Die moderne Drogenwelle begann mit dem Gebrauch von LSD 25 von amerikanischen Collegestudenten. Es folgten das Haschisch und schließlich das Heroin. In jüngerer Zeit soll das Kokain auf dem Vormarsch sein. Daneben werden Amphetamine und Inhalationsnarkotika mißbraucht. Dazu kommen Tranquilizer und andere Substanzen, die die Medikamentensucht des Erwachsenen offenlegen. Diese werden vor allen Dingen als Ersatzmittel eingesetzt, wenn das Suchtmittel, meist Heroin, nicht zu erhalten ist.
Die Klinik der Drogenabhängigkeit ist zum einen durch die Wirkung der Substanzen charakterisiert, zum anderen durch die Besonderheiten des illegalen Drogenmarktes. Neben den Symptomen der klassischen Opiatabhängigkeit wie sie oben beschrieben worden sind, treten ungewollte Intoxikationen, Psychosen und Todesfälle auf, weil die Substanzen nicht in reiner Form verkauft werden, weil die Dosierung oft ungenau ist, weil unsaubere Injektionen zu Infektionskrankheiten führen, vor allem zu Hepatitiden. Zu Todesfällen kommt es auch dann, wenn Abhängige, die längere Zeit clean waren, beim Rückfall mit der gleichen Dosis beginnen wie vor dem Entzug.

2.5.6.3. Kriminologie

Die Kriminologie der Toxikomanie ist in erster Linie durch die Illegalität des Handels mit den Drogen gekennzeichnet. Vor allem bei der Abhängigkeit von harten Drogen steht die Beschaffungskriminalität ganz im Vordergrund – Handel mit Drogen, Apothekeneinbrüche, Raub, Prostitution, Urkundenfälschung (Rezeptfälschung).

2.5.6.4. Die Beurteilung der Schuldfähigkeit

Bei Toxikomanen ist für die Beurteilung der Schuldfähigkeit maßgeblich, ob die Straftaten bei beginnendem Entzug als Beschaffungsdelikte zur Vermeidung heftiger Entzugserscheinungen durchgeführt wurden oder nicht. Außerdem ist zu klären, in welchem Maße die Persönlichkeit durch den Drogengebrauch bereits verändert ist. Liegen diese Voraussetzungen vor, so kann die Steuerungsfähigkeit in der Drogenabhängigkeit erheblich vermindert, in Einzelfällen auch aufgehoben sein.
Für Straftaten, die bei chronischer Drogen- oder Medikamentenabhängigkeit unter anderen Voraussetzungen begangen werden, gelten andere Maßstäbe.
Treten beim Gebrauch von Amphetaminen, LSD oder anderen Substanzen Psychosen auf, so sind diese zu beurteilen wie andere körperlich begründbare Psychosen auch. Hier dürfte das Problem der Diagnosensicherung im Vordergrund stehen. Wird durch Medikamente oder Drogen eine starke, rauschartige Euphorisierung erreicht, gelten für die Beurteilung ähnliche Kriterien wie bei der Beurteilung des Alkoholrausches.

2.5.7. Schlußbemerkung

Die psychiatrische Begutachtung der Schuldfähigkeit bei Alkohol- und Medikamentenintoxikation und bei Abhängigkeit kann sich nicht in der Berechnung von Blutalkoholspiegel oder Serumkonzentrationen von psychotropen Substanzen erschöpfen. Eine sorgfältige Beurteilung des Abhängigen und des Intoxikierten verlangt die Berücksichtigung der Umstände im Einzelfall: Persönlichkeit, Verhalten, individuelle Empfindlichkeit, körperlicher Zustand, vorhandene oder nicht vorhandene hirnorganische Beeinträchtigung, andere zugrunde liegende oder begleitende psychische Erkrankungen, schließlich das situative Umfeld. Mit anderen Worten: die Begutachtung des Intoxikierten und des Abhängigen verlangt Kenntnisse und Erfahrungen im gesamten Bereich der Psychiatrie.

Literatur

BINDER, H.: Über alkoholische Rauschzustände. Schweiz. Arch. Neurolog. Psychiat. 35, 209, 17 (1935).

BLEULER, E.: Lehrbuch der Psychiatrie. 13. Aufl. Berlin–Heidelberg–New York, Springer 1975.

FEUERLEIN, W.: Alkoholismus – Mißbrauch und Abhängigkeit. Stuttgart, Georg Thieme 1975, 3. erw. Aufl. 1984.

FORSTER, B., JOACHIM, H.: Blutalkohol und Straftat. dtv 5208. Stuttgart, Georg Thieme 1975.

JELLINEK, E. M.: Phases in the drinkinghistory of alcoholics; Analysis of a survey conducted by the official organ of A. A. Quart. J. Stud. Alcohol 7, 1–88 (1946).

JELLINEK, E. M.: Alcoholism, a genus and some of its species. Canad. Med. Ass. J. 83, 1341–1346 (1960).

SCHULTE, W., TÖLLE, R.: Psychiatrie. 4., überarb. Aufl. Berlin–Heidelberg–New York, Springer 1977.

VENZLAFF, U.: Die pathologischen Alkoholreaktionen – Ätiologie, Klinik und forensisch-psychiatrische Beurteilung. Med. Welt 60, 2623–2631 (1965).

VENZLAFF, U.: Aktuelle Probleme der forensischen Psychiatrie. In: Psychiatrie der Gegenwart – Forschung und Praxis. K. P. KISKER, J.-E. MEYER, C. MÜLLER, E. STRÖMGREN (Hrsg.). Band III, 2. Aufl. Springer Verlag Berlin–Heidelberg–New York, Springer S. 883–928, 1975.

2.6. Die sexuellen Deviationen und sexuell motivierte Straftaten

EBERHARD SCHORSCH

Die Sexualdelinquenz nimmt innerhalb der allgemeinen Kriminalität eine gewisse Sonderstellung ein. Die Kriminalstatistik der letzten Jahrzehnte zeigt, daß sich die Sexualdelinquenz in die Entwicklung der Kriminalität nicht einreiht: An der deutlichen Zunahme der Kriminalität hat die Sexualdelinquenz – mit Ausnahme der Vergewaltigung – keinen Anteil; sie ist konstant geblieben bzw. rückläufig. Die sexuelle Delinquenz ist offenbar von aktuellen sozialen Veränderungen nicht so unmittelbar und eingreifend tangiert wie die allgemeine Kriminalität. Eine andere Besonderheit ist – zumindest bei oberflächlicher Betrachtung – die, daß manche Sexualdelikte von einer Motivation getragen sind, die, im Unterschied zu anderer Kriminalität wie z.B. Diebstahl, den meisten unverständlich, uneinfühlbar und «fremd» anmutet, z.B. Exhibieren, Aneignung von Wäsche zu sexueller Befriedigung etc. Diese Besonderheiten machen darauf aufmerksam, daß Sexualität überhaupt, speziell auch sexuelle Devianz von besonderer Funktion und Bedeutung sind, die man im Auge haben muß, will man sexuelle Devianz in der psychiatrischen Begutachtung verstehen, d.h. richtig einordnen und adäquat beurteilen.

2.6.1. Das Sexualitätskonzept und die Bedeutung sexueller Devianz

2.6.1.1. Methodische Vorbemerkungen

Innerhalb der Wissenschaften von der menschlichen Persönlichkeit und den Persönlichkeitsstörungen gibt es unterschiedliche Richtungen und Betrachtungsweisen, die jeweils ihre eigene wissenschaftliche Methodik und ein spezifisches Modell von der Persönlichkeit und ihren Störungen zugrunde legen. Diese verschiedenen Ansätze sind Ausdruck dafür, daß die Wissenschaften von der menschlichen Persönlichkeit keine ausschließlich exakten Naturwissenschaften sind. Sie können es deshalb nicht sein, weil ihr Gegenstand, die menschliche Person, dieses nicht zuläßt: Auch in der wissenschaftlichen Beschäftigung mit dem anderen Menschen spielen Phänomene wie Interpersonalität, Beziehung, Verstehen, Einfühlen und Interpretation immer eine entscheidende Rolle. Deshalb gehören wissenschaftstheoretisch die Wissenschaften von der menschlichen Person ebenso zu den hermeneutischen Wissenschaften wie zu den Naturwissenschaften.

Insbesondere zwei Betrachtungsweisen und ihre wissenschaftliche Methodik sind für die forensische Beurteilung von Bedeutung:

(1) Die wissenschaftliche Methodik der *deskriptiven Psychopathologie* besteht, vereinfacht gesagt, darin, daß Eigenschaften und Eigenschaftsgruppierungen einer Persönlichkeit herausgearbeitet werden, die aus ihren verschiedenen Verhaltensweisen abstrahiert werden. Das zugrundeliegende Konzept der Persönlichkeit ist derart, daß es als zusammengesetzt gedacht wird aus einer Reihe von Eigenschaften. Das Persönlichkeitsmodell ist eher statisch; es wird vorgestellt als eine angeborene Anlage, die sich im Laufe der Entwicklung entfaltet und durchsetzt. Diese Methodik führt zu eines deskriptiven *Typologie*

von Persönlichkeitsvarianten und Abnormitäten; am bekanntesten ist die in der Folgezeit wiederholt abgewandelte Typologie von Kurt Schneider.

(2) Die *psychodynamische Methode* basiert auf dem Modell der Neurosenlehre. Die wissenschaftliche Methodik besteht ebenfalls, wie in der deskriptiven Psychopathologie, in der Verwertung von Beobachtbarem und dessen Interpretation; dieses Beobachtbare stammt aus verschiedenen Bereichen: einmal ist – wie bei der Psychopathologie – das äußere Verhalten des Patienten, zum anderen die interaktionelle, interpersonale Beziehung einschließlich der emotionalen Reaktionen, die der Patient im Untersucher auslöst, von diagnostischer Relevanz. Die Grundannahme der psychodynamischen Methode liegt darin, daß äußeres Verhalten Ausdruck und Resultante komplexer intrapsychischer Vorgänge ist – einer innerpsychischen Dynamik von Konflikten, Ängsten und ihrer Abwehr. Das zugrundeliegende Persönlichkeitsmodell ist nicht statisch, sondern dynamisch: die Persönlichkeitsstruktur wird im wesentlichen geprägt und geformt durch eine Fülle unterschiedlicher Erfahrungen, wobei besonders frühe Erfahrungen prägend sind. Das Resultat einer Untersuchung mit der psychodynamischen Methodik ergibt ebenso wie bei der deskriptiven Psychopathologie eine Diagnose, die aber nicht als Subsumierung unter eine deskriptive Typologie zu verstehen ist, sondern als *psychodynamische Strukturdiagnose*. Diese stellt das hinter der äußeren Erscheinung und dem Verhalten liegende Wechsel- und Kräftespiel von Konflikten, Ängsten und Abwehrmechanismen dar.

Die Verschiedenartigkeit beider Ansätze ist im übrigen nicht so, daß sie einander ausschließen. Die lange Zeit strikte Trennung von Psychiatrie und Psychodynamik in Gestalt der Psychoanalyse ist in Deutschland historisch bedingt. In den letzten drei Jahrzehnten wurde sie in vielen Bereichen weitgehend aufgehoben: Psychodynamisches Denken und seine Methodik hat auch bei uns Eingang in psychiatrisches Denken und Handeln gefunden, weil es den deskriptiven Ansatz sinnvoll ergänzt und erweitert.

Die Anwendung des psychodynamischen Ansatzes im forensischen Bereich ist bei uns heute noch nicht sehr verbreitet. Er kann für forensische Fragestellungen deswegen wichtig sein, weil dieser Ansatz eine tiefere Einsicht in die Verstehbarkeit menschlichen Handelns ermöglicht. Die Kategorie des Verstehens ist auch forensisch von Bedeutung, weil es in einer Gerichtsverhandlung nicht allein und isoliert um die Tat, sondern auch um die Täterpersönlichkeit und die Hintergründe, die Tatmotivation geht.

Im folgenden werden Sexualität und sexuelle Devianz zunächst unter psychodynamischen Gesichtspunkten diskutiert. Später, bei der Behandlung der einzelnen Deliktformen, wird dieser Aspekt durch die Deskription der Phänomene ergänzt.

2.6.1.2. Zum Sexualitätskonzept

Abhandlungen über Sexualität pflegen mit der ebenso trivialen wie richtigen Feststellung eingeleitet zu werden, daß Sexualität an bestimmte biologische Rahmenbedingungen, an somatische Radikale gebunden ist, z.B. die Anatomie der Geschlechtsorgane, hormonelle Gegebenheiten, physiologische Abläufe, zerebrale Steuerungen etc. Obwohl eine Fülle von Erkenntnissen vorliegt, die deutlich zeigt, daß – in fundamentalem Unterschied zu der Sexualität der Tiere – die Verbindung menschlicher Sexualität zu diesen biologischen Radikalen sich weitgehend gelockert hat und sich über diese Rahmenbedingungen in gewissen Grenzen sogar hinwegsetzen kann, wird in fast allen Sexualitätstheorien der biologische Anteil weit überschätzt. Theorien von Sexualität leiten sich fast ausnahmslos von einem biologisch vorgegebenen, konstanten, autochthonen, endogenen Sexualtrieb her, der als ein mehr oder weniger vehementes Energiebündel vorgestellt wird. Diese «*Dampfkesseltheorie*» geht davon aus, daß biologische Prozesse im Körper ständig sexuelle Spannungen erzeugen, die von selbst immer stärker werden, auf Abfuhr und Entladung drängen und so den Menschen zu sexueller Aktivität treiben. Das spezifisch Menschliche liegt danach allein darin, wie mit diesem vom Tier ererbten Energiequantum, welches als primär asozial und gefährlich angesehen wird, umzugehen ist, wie es veredelt werden kann.

Wie wenig dieses Dampfkesselmodell der Sexualität gerecht wird, sollte man schon deswegen argwöhnen, weil es offenbar eine spezifisch männliche Sicht von Sexualität darstellt und auf die Sexualität der Frau nicht mehr so recht übertragbar erscheint.

Dieses biologische Konzept ist weit mehr vorwissenschaftliches Vorurteil als belegbare Theorie und deshalb wissenschaftlich nicht haltbar. Sexualität ist nicht reduzierbar auf Geschlechtstrieb, verstanden als ein mehr oder minder konstantes Energiereservoir. Sexualität ist eine sicherlich angelegte und auch im Biologischen verankerte Möglichkeit des Erlebens, die vollkommen in Beschlag genommen wird von dem, was das Menschliche ausmacht: sie wird in den Dienst genommen von Phantasie, Erinnerung, Innenwelt, wird zu einer Funktion von eigenen und individuellen Gefühlen, Wünschen, Sehnsüchten, Hoffnungen, Ängsten, Konflikten, die alle in der eigenen Geschichte wurzeln. In der sexuellen Erregung und Lust werden die essentiellen Ereignisse der eigenen frühen Geschichte momentan in der Regression des Orgasmus wieder lebendig – dazu gehören die Wunden, die Traumata und Ängste ebenso wie Zustände von Glück und Erfüllung. Das Zusammenfallen von den polaren Erlebnismöglichkeiten: Ich-Auflösung und Verschmelzung einerseits, Sich-selbst-Erleben in narzißtischem Hochgefühl andererseits ist das Wesentliche des Orgasmus. Sexuelle Lust kann so zu einem intensiven Sich-selbst-Erleben und Sich-selbst-Erfahren werden von den eigenen Wurzeln und Ursprüngen und von den eigenen Grenzen her. Zugleich ist Sexualität ein Bereich, in dem der Mensch am intensivsten mit anderen Menschen in Beziehung tritt bzw. treten kann. In der Sexualität kommen folglich die Eigenarten und Besonderheiten, aber auch die Schwierigkeiten, Ängste und Störungen eines Menschen am deutlichsten zum Ausdruck. Weil es in der sexuellen Lust unbewußt auch um eine momentane Angstabwehr, Konfliktlösung, Wunscherfüllung geht und keine reale dauerhafte Verarbeitung geleistet wird, deshalb kommt Sexualität nie zu einem Ende, sondern sexuelle Erregung und Befriedigung werden immer wieder gesucht und gefunden – eine ständige Erneuerung, die in Analogie zum Wiederholungszwang zu sehen ist. Dies erklärt die Periodik von Sexualität einleuchtender und kommt der psychischen Realität näher als das biologisch-energetische Konzept des Dampfkessels. Dadurch wird z.B. erklärbar daß «Triebstärke» keine Konstante ist, sondern daß sie intraindividuell starken Schwankungen unterworfen ist. Man kann z.B. beobachten, daß sexuelle Bedürfnisse in Zeiten psychischer Krisen und Labilität erheblich ansteigen oder auch abnehmen; Libido und Potenz können extrem schwanken je nach Situation, Partner, Praktik etc. Die inneren Spannungen, die sich im Orgasmus lösen, sind eben keine quasi-physikalischen Triebkräfte, die gleichsam vorgefunden werden und wie auch immer auf Abfuhr drängen.

Gerade im forensischen Bereich, wenn es um «Triebtaten» und «Triebtäter» geht, spielt das energetische Dampfkesselmodell eine große und beherrschende Rolle; die Metapher von Natur-Kultur, Tier-Mensch bestimmt die Vorstellung weitgehend. Immer wieder begegnet man Formulierungen der Art, ein starker «Triebdruck» habe vorgelegen, der sich gleichsam des kultivierten Überbaus der Person bemächtigt habe. Dieses Konzept wird nicht nur und nicht in erster Linie im Sinne von Exkulpierungstendenzen eingesetzt. Gerade die Metapher von Natur-Kultur, Tier-Mensch wird häufig dazu benutzt, moralische Forderungen zu stellen, der kultivierte Anteil habe die Pflicht, den tierischen Naturanteil an die Kandare zu nehmen und zu bändigen.

Der Begriff der «Triebstärke» im Sinne einer energetischen Konstanten sollte deshalb fallen gelassen werden; er ist ebenso irreführend wie die daraus abgeleitete Vorstellung einer «Hypersexualität», weil das zum Verständnis Wichtigste übergangen wird, nämlich die

Antwort auf die Frage, welche Funktion und Bedeutung es für eine bestimmte Persönlichkeit hat, wenn Sexualität (der Abwehrmechanismus der Sexualisierung) derart stark zum Tragen kommt.

Ein 25-jähriger Patient, wegen wiederholter Exhibition vor Kindern in Haft, masturbiert in einer Frequenz von 8–10mal täglich bis zur physischen Erschöpfung. In dem Maße, in dem es gelingt, seine Probleme psychotherapeutisch zu bearbeiten, reduziert sich fast schlagartig die Masturbationsfrequenz auf zwei- bis viermal pro Woche. Ganz offensichtlich ist die exzessive Masturbationsfrequenz, seine Hypersexualität nicht Ausdruck einer besonderen «Triebstärke»; die Funktion dieser hohen sexuellen Aktivität ist vielmehr die, daß sie für den Patienten einen letzten Rest von Sich-selbst-Fühlen darstellt als eine Art Schutz gegen die innere Leere.

Gegenüber dem triebenergetischen Konzept von Sexualität stellt sich unter psychodynamischen Gesichtspunkten die *Sexualität* als ein *Erlebnisbereich* dar, *in dem es* auch *um Angstabwehr, Konfliktbewältigung und Wunscherfüllung geht*. Diese beiden Aspekte von Angstabwehr und Wunscherfüllung erklären die Wichtigkeit der Sexualität für das psychische Gleichgewicht, ihre Stabilisierungsfunktion. Die großen Unterschiede innerhalb der «normalen» Sexualität, was Partnerwahl, Technik, Präferenzen, Phantasien, aber auch «Triebstärke» angeht, erklären sich aus der individuellen Geschichte: die essentiellen Ereignisse des individuellen Schicksals, die in der sexuellen Erregung und Lust momentan wiederaufleben, sind von Person zu Person andere. Ebenso unterschiedlich ist der Anteil von Angstabwehr und Wunscherfüllung: Je mehr die Sexualität der Angstabwehr und Konfliktbewältigung dient, desto geringer wird die partnerschaftliche Beziehungsfähigkeit, desto stärker treten im allgemeinen aggressive Anteile und Feindseligkeit in den Vordergrund. Aus diesem Konzept ergeben sich fließende Übergänge von der nicht-devianten Sexualität zu den sexuellen Deviationen, bei denen – wie wir sehen werden – die Abwehraspekte eindeutig überwiegen.

2.6.1.3. Die Beziehung von sexuellen Deviationen zu neurotischen Störungen allgemein

Den Bereich neurotischer Störungen kann man, idealtypisch vereinfachend, je nach der Art der Symptombildung, in zwei große Gruppen einteilen:
(1) Neurotische Störungen mit überwiegend *intrapsychischer Symptombildung*. Der Austragungsort von Konflikten ist das eigene Erleben; die Symptombildung betrifft und beeinträchtigt primär das eigene Innenleben. Diese Gruppe umfaßt den größten Teil der Patienten, mit denen der Psychiater und Psychotherapeut zu tun hat: Patienten mit neurotischen Depressionen, Angstsymptomen, Phobien, Arbeitsstörungen, Zwängen etc.
(2) Die zweite Gruppe neurotischer Störungen ist die mit *extrapsychischer Symptombildung*, d.h. der Austragungsort innerer Konflikte ist nicht das eigene Erleben; es wird gleichsam ein Bereich gesucht, auf den die eigenen Konflikte projiziert und in dem sie ausgelebt werden. Innerhalb dieser Gruppe lassen sich drei Formen unterscheiden:
– Die *psychosomatische Symptombildung*: Sie ist dadurch charakterisiert, daß die inneren Spannungen und Konflikte gegen die eigene Person gerichtet sind; die Umwelt als Adressat wird erst sekundär einbezogen. Das Austragungsfeld ist der eigene Körper: Intrapsychisches Leiden wird zum körperlichen Schmerz, psychischer Konflikt zur Körperkrankheit. Das Spezifische ist das *Somatisieren von Konflikten*.
– Intrapsychische Spannungen und Konflikte werden in die soziale Umwelt hinausgetragen und dort ausgelebt unter Einbeziehung anderer Menschen und zumeist gegen sie gerichtet.

Eine dieser Formen des Projizierens und Abreagierens eigener intrapsychischer Anteile in der Außenwelt – neben vielen anderen – ist z. B. *kriminelles Handeln* dort, wo es ein gegen andere gerichtetes Ausagieren intrapsyhischer Ängste, Konflikte, Spannungen, Impulse darstellt. In solchen Fällen hat die kriminelle Aktion den Stellenwert eines Symptoms, d. h. die Aktion stellt den Versuch dar, intrapsychische Ängste zu reduzieren, Konflikte zu mildern oder (scheinbar) zu lösen, innere Impulse freizusetzen und Spannungen abzubauen mit dem Ziel, eine Art Entlastung und Stabilisierung zu erreichen. Das Spezifische ist das *soziale Ausagieren von Konflikten gegen die Umwelt.*

– Eine dritte Form extrapsychischer Symptombildung ist die *sexuelle Perversion*[1] – sei es als stabiles inneres Gebilde von der Art einer konstanten abweichenden sexuellen Orientierung, sei es als momentaner, in einer bestimmten Situation oder einer kritischen Lebensphase auftauchender, passagerer perverser Impuls. Perversion als Symptombildung bedeutet ganz allgemein, daß sich spezifische Ängste, Konflikte, Impulse im perversen Wunsch, in der perversen Phantasie verdichten und auch dort abreagiert werden. Gemeinsam mit der kriminellen Aktion wird der perverse Impuls in der Tendenz immer auf einen anderen Menschen gerichtet und zumeist – wenn auch nicht notwendig – gegen einen anderen. Eine Verwandtschaft zur psychosomatischen Symptombildung besteht insofern, als der eigene Körper partiell in die Symptombildung einbezogen wird – und zwar dadurch, daß Körperfunktionen und Leibempfindungen sich in der Symptombildung ausdrücken. Das Spezifische an der Perversion als Symptombildung ist das *Sexualisieren von Konflikten.*

2.6.1.4. Die sexuelle Perversion als psychische Abwehrformation

Wenn sexuelle Deviationen strukturell in einen Zusammenhang gestellt werden mit Neurosen und Psychosomatosen, dann liegt darin zugleich die Aussage, daß Perversionen oder perverse Impulse den Charakter einer psychischen Symptombildung haben. Eine psychische *Symptombildung* ist dadurch charakterisiert, daß sie die Bedeutung und Funktion hat, bestimmte intrapsychische Ängste abzuwehren, innere Konflikte zu bewältigen, Persönlichkeitsdefekte auszugleichen. Eine Symptombildung stellt einen Konsolidierungsversuch dar und hat eine Stabilisierungsfunktion für das Persönlichkeitsgefüge.

Es stellt sich die Frage, welche spezifischen Arten von *Ängsten, Konflikten, inneren Spannungen und Impulsen* es sind, die *der Perversionsbildung zugrundeliegen* und sie bedingen. Diese Frage läßt sich nur sehr generell beantworten; denn wie bei einer jeden Symptombildung stellt die jeweils individuelle Lebensgeschichte erst den Schlüssel dar, der zur Dechiffrierung eines Symptoms und dessen Bedeutungsgehalt führt.

Entwicklungs- und neurosenpsychologisch liegen die Persönlichkeitsstörungen, die zur Perversionsbildung führen, in genetisch frühen Entwicklungsprozessen, sind also in der Regel tiefgreifende Störungen und Defekte. Es würde zu weit führen, hier die komplizierten Prozesse der psychischen Entwicklung darzustellen. Ganz allgemein läßt sich nur so viel sagen: bei den Perversionen resultieren die zentralen Traumatisierungen, Störungen, Defekte daraus, daß die Prozesse der inneren Ablösung von der Mutter unvollständig

---

[1] Wir verwenden sowohl die Begriffe Deviation, Devianz als auch den Begriff Perversion, die Adjektive deviant und pervers. Sie stellen keine Synonyme dar. Von Devianz, *Deviation* sprechen wir, wenn es um die *äußere Beschreibung eines Verhaltens* geht, von *Perversion*, wenn aus der psychodynamischen Perspektive eine *intrapsychische Symptombildung* gekennzeichnet werden soll.

durchlaufen wurden und die Übernahme der *männlichen Identität problematisch* geblieben ist. Die *unvollständige innere Trennung von der Mutter* bedingt in der Regel eine zweispältige, ambivalente Gefühlseinstellung zu ihr, die typischerweise im späteren Leben auf Frauen überhaupt übertragen wird. Das Gefühl des inneren Gebunden-Seins an die Mutter, ohne sie gleichsam unvollständig zu sein, führt einerseits zu Wünschen und Phantasien, die alte Einheit, das Verschmelzen mit der Mutter wiederherzustellen; andererseits wird das innere Angebunden-Sein an die Mutter als Behinderung erlebt. Diese läßt Gefühle von Selbständig-, Erwachsen-, Autonom-Sein und Gefühle, der eigenen männlichen Identität gewiß sein zu können, nicht aufkommen. Als Resultat können Gefühle wie Feindseligkeit, Wut, Haß der Mutter und generell der Frau gegenüber auftreten. Charakteristisch ist folglich eine problematische Gefühlseinstellung zur erwachsenen Frau: ein Gemisch aus Angst, Unsicherheit, Wut und infantilen Zuwendungswünschen.

Die perverse Phantasie oder der perverse Akt – und darin liegt der Abwehrcharakter und der Stabilisierungsversuch – stellen gleichsam eine Dramaturgie dar, in der die frühen Wunden, Traumatisierungen, Ängste rekonstruiert und wieder in Szene gesetzt werden, und zwar in einer solchen Weise, daß die Kränkungen und Niederlagen jetzt momentan verleugnet, gleichsam ungeschehen gemacht und – verbunden mit einem Hochgefühl von Befriedigung – punktuell überwunden werden. Daß die spezifische Art eines perversen Rituals jeweils die Übersetzung und Überwindung typischer Traumen und deren Ängste darstellt, läßt sich nur im Einzelfall jeweils nachzeichnen. Perversionen und ihre periodische Inszenierung nach Art eines Wiederholungszwanges sind im Interesse des psychischen Gleichgewichts notwendig, um Defekte im Selbst, in der Persönlichkeitsstruktur gleichsam aufzufüllen und Gefühle des Beschädigt-Seins zu überwinden.

Diese allgemeine Formulierung und Zusammenhänge sollen anhand von Beispielen verdeutlicht werden. Sinn, Funktion und Bedeutung des monotonen Rituals bei einem *Exhibitionisten* sind häufig leicht zugänglich. Ein Mann mit starken Männlichkeitsproblemen, Potenzängsten, immer in der Position des Unterlegenen, Frauen gegenüber voller Hemmungen und Ängste, sucht immer wieder die für ihn kritische Situation auf, die normalerweise, d.h. außerhalb des perversen Rituals, mit Niederlagen verbunden ist: die Konfrontation mit der erwachsenen Frau. Das Ritual des Exhibierens jedoch garantiert ihm sozusagen, daß nicht Niederlage und Demütigung, sondern Sieg und Triumph das Ergebnis dieser Konfrontation sind. Ruft er durch das überraschende Präsentieren seines Genitales bei der Frau Erschrecken hervor, dann deutet er dies für sich um – etwa in der Art: mein Genitale, meine Männlichkeit, an der ich so stark zweifle, ist so eindrucksvoll und mächtig, daß eine Frau in die Flucht geschlagen wird; nicht ich habe Angst vor der Frau, sondern die Frau vor mir. Diese momentane illusionäre Umdeutung ist verbunden mit einem Hochgefühl von Befriedigung und Entspannung. Im perversten Akt ist die Grundproblematik momentan überwunden und gelöst; deswegen muß er immer neu wiederholt werden.

Ein analoger Ausdrucksgehalt läßt sich bei jeder Perversion aufdecken. In vielen *pädophilen Beziehungen* ist nachweisbar, daß der erwachsene Mann sich in dem Kind wiedererkennt; es sind zumeist stark identifikatorische Beziehungen. Der Mann ist häufig bestrebt, in der Beziehung zu dem Kind Teile seiner eigenen frühen Mutter-Kind-Beziehung wiederherzustellen, wieder in Szene zu setzen. Es sind in der Regel Männer, denen die innere Lösung von der Mutter nur unzureichend gelungen ist, die bis ins Erwachsenenalter hinein eine starke Sehnsucht haben, in die frühe, kleinkindhafte Beziehung zur Mutter zurückzukehren und dieses infantile Beziehungsmuster in all ihre Beziehungsversuche hineintragen. Solche regressiven Wünsche nach Rückkehr in die Mutter-Kind-Beziehung werden aber deswegen als konflikthaft erlebt, weil sie mit der eigenen Kindlichkeit, dem Unmännlich-, Unerwachsen-Sein, der eigenen Kleinheit und Schwäche konfrontieren. In der pädophilen Beziehung wird genau diese kritische Situation wieder aufgesucht: In der identifikatorischen Beziehung zum Kind werden Anteile der eigenen Mutter-Kind-Beziehung wieder rekonstruiert. Das perverse Ritual hat auch hier wieder die Funktion einer Umdeutung – etwa in der Art: die Ängste, klein, abhängig, kindlich, schwach, unmännlich zu sein, wenn ich den Wünschen nachgebe, die alte Mutter-Kind-Beziehung wieder herzustellen, sind unbegründet; denn in der Beziehung zum Kind erlebe ich mich im Gegenteil stark, mächtig, männlich, potent, unabhängig und überlegen. Diese Uminterpretation ist wieder verbunden mit einem Hochgefühl von Befriedigung.

Als letztes Beispiel sei ein *Kleiderfetischist* angeführt, der vaterlos aufgewachsen von seiner Mutter und Tante erzogen worden ist, die, wie er es erlebt, ein Mädchen aus ihm machen wollten. Er erinnert sich an Kindheitsszenen, die für ihn in seinem Wunsch, ein richtiger Junge zu sein und männlich zu werden, sehr beschämend und erniedrigend gewesen sind: wie ihm Mädchenkleider angezogen wurden. In dem perversen Akt sucht er genau diese problematischen Situationen wieder auf, setzt sie in Szene – aber in einer Weise, daß der Ausgang von ihm positiv umgedeutet wird: obwohl ich immer Kleider anziehen mußte, ist es euch dennoch nicht gelungen, ein Mädchen aus mir zu machen. Im Gegenteil, gerade wenn ich Frauenkleider anlege, fühle ich mich besonders männlich und potent und erlebe eine orgastische Befriedigung mit einem intensiven Hochgefühl. Die traumatische Szene wird rekonstruiert und so inszeniert, daß statt Niederlage Sieg, statt Erniedrigung und Demütigung jetzt Triumpf und Mächtigkeit erleben werden. Er «beweist» sich auf diese Weise und muß sich immer wieder beweisen, daß seine Ängste unbegründet sind. Zu diesem «Beweis» dient das ständig wiederholte perverse Ritual.

Es sind somit 4 Charakteristika, die das perverse Symptom kennzeichnen:

1. Die Sexualisierung, das heißt die thematische Bindung eines Konflikts an die Sexualität. Dies stellt insofern eine Entlastung und Stabilisierung dar, als die Persönlichkeit in ihrem sozialen, nicht-sexuellen Verhalten von den im Symptom gebundenen Ängsten, Impulsen gleichsam freigestellt ist. Es sei nur daran erinnert, daß Persönlichkeiten mit einer aggressiven Perversionsbildung wie einem Sadomasochismus im sozialen Bereich überaus kontrolliert, friedfertig, unaggressiv sein können; die Destruktivität ist in der Perversion gleichsam aufgesogen.

2. Die Ritualisierung: Perverse Inszenierungen sind auffallend starr, unflexibel, die Realität des anderen, sofern er überhaupt vorkommt, findet kaum Eingang und Berücksichtigung. Ritualisierung meint die imaginäre Struktur der perversen Handlung, es ist die inszenierte «magische» Phantasie. Der Sinn der Ritualisierung ist die Entschärfung destruktiver Impulse – am deutlichsten ablesbar etwa am sadomasochistischen Ritual, das durch strenge Regeln charakterisiert wird, die die destruktiven Impulse überwiegend ins Symbolische wenden, damit in Schach halten und entschärfen.

3. Die Prädominanz des narzißtischen Aspekts des Sexuellen; der Beziehungsaspekt fehlt entweder ganz wie im Fetischismus, ist sehr rudimentär wie im Exhibitionismus oder deformiert wie in der sadomasochistischen Beziehung.

4. Die Prädominanz der Aggressivität; sie wird zum vorherrschenden Thema; Aspekte der Wunscherfüllung fallen entweder heraus, sind rudimentär oder deformiert.

Wenn die perverse Symptombildung unter einem reparativen Aspekt zu betrachten ist, also unter dem Aspekt der Stabilisierungsfunktion, stellt sich die Frage, welche Ängste, Störungen, Impulse usw. in die Symptombildung eingehen. Diese Frage läßt sich nur insoweit beantworten, als sich in perversen Symptomen verschiedene Grundthemen und Ängste häufig wiederkehrend ausdrücken: das Gefühl einer momentanen Wiederherstellung einer beschädigten männlichen Identität, ein triumphales Erleben von Potenz und Mächtigkeit in einem Lebensgefühl von Ohnmacht und Nichtigkeit; Suche nach Bewunderung, nach Nähe, Wärme, Geborgenheit, Fürsorge und Versorgt-Werden z.B. in pädophilen Beziehungen; ein Erleben infantiler Allmachtsgefühle; Abwehr von Männlichkeitsängsten, von Ängsten, von der Frau entmachtet, verschlungen, vernichtet zu werden; Phantasien, jemanden ganz für sich zu haben und zu dominieren als Überwindung der Angst vor Verlassen-Werden – und vieles andere mehr. Hinter dem scheinbar so unproblematischen Konstrukt «zur Befriedigung des Geschlechtstriebs», das im juristischen Denken häufig als zureichendes «Motiv» für Sexualstraftaten angesehen wird, verbirgt sich eine Komplexität nicht-rationaler Motivationen. Definiert man «neurotische Kriminalität» als ein solches Handeln, für das rational nicht recht faßbare Beweggründe, die in der individuellen Biographie verankert und dort aufzeigbar sind, maßgebend sind, dann stellen viele Sexualdelikte – zumindest dort, wo sie eine perverse Phantasie zum Hintergrund haben – den Prototyp der «neurotischen Delinquenz» dar. Damit ist jedoch über die Schwere der zugrundeliegenden Persönlichkeitsstörung noch nichts ausgesagt: Perversionen, perverse Symptombildungen sind *keine* Krankheitseinheiten – weder im klinischen noch im psychogenetischen Sinne. Die zugrundeliegende Persönlichkeitspathologie kann außerordentlich heterogen sein. Sie reicht, neurosenpsychologisch gesprochen, von relativ reifen Strukturen mit einem umgrenzten ödipalen Konflikt bis hin zu schweren psychosenahen strukturellen Ich-Störungen und auch bis in die Psychose hinein (vergl. Schorsch et al., 1985). Es ist von daher einleuchtend, daß sich eine generelle, pauschale forensische Beurteilung allein aus dem Vorliegen einer perversen Symptombildung nicht ableiten läßt.

2.6.1.5. Ätiologische Konzepte

Der *psychodynamischen Betrachtungsweise* liegt die *Hypothese von der individuellen*, in der jeweiligen Lebensgeschichte verankerten *Genese* sexueller Deviationen zugrunde. *Andere*, differenzierter ausgebaute *ätiologische Konzepte* liegen nicht vor. Die *klassische Psychiatrie* sieht in der Deviation eine anlagebedingte Besonderheit, eine nicht weiter zurückführbare Gegebenheit (z.B. Witter, 1972). Wenn auch ein nicht näher zu präzisierender konstitutioneller Faktor als mitbedingendes Agens keineswegs auszuschließen ist, bedeutet die psychiatrische Hypothese, die im Grunde einen Verzicht auf Erklärung und Herleitung darstellt, einen zu weit getriebenen Agnostizismus, der die Fülle dessen, was über die psychodynamische Entstehung von Deviationen bekannt ist, nicht zur Kenntnis nimmt. Spezifische *biologisch-somatische Ursachen* oder Bedingungen sexueller Deviationen sind nicht gefunden worden; es sind weder *hormonelle Auffälligkeiten* noch Abweichungen in der Hirnfunktion bekannt, die für Deviationen einigermaßen spezifisch sind oder durchgängig gefunden werden. Im *EEG* finden sich zwar gelegentlich unspezifische Abnormitäten, Hinweise auf einen frühkindlichen Hirnschaden, wie man sie auch bei anderen auffälligen Persönlichkeiten findet. Der Aussagegehalt dieser Befunde ist jedenfalls unspezifisch. Frühere Vermutungen, daß *Chromosomenanomalien*, vor allem die xyy-Kontellation, eine besondere Bedeutung haben könnten, haben sich nicht bestätigt.

Es bleibt noch eine auffallende Besonderheit zu diskutieren: von der Homosexualität abgesehen sind *sexuelle Deviationen bei Frauen* eine Rarität, Sexualstraftaten von Frauen spielen praktisch keine Rolle. Weiblicher *Masochismus* als sexuelle Deviation ist, soweit bekannt, sehr selten; seine angebliche Verbreitung scheint mehr das Produkt von Männerphantasien zu sein, Projektionen, die in der (männlichen) sadomasochistischen Subkultur verbreitet werden. Ähnliches gilt für den weiblichen *Sadismus*, der überwiegend als Entsprechung männlicher Wünsche in der Prostitution angeboten wird und selten einem devianten Interesse bei der Frau entspringt. Einen weiblichen *Exhibitionismus* gibt es nicht. Was als Analogie zum männlichen Exhibitionismus häufig angeführt wird, z.B. Entblößungsrituale, Zurschaustellen des Busens im Dekolleté, ist qualitativ etwas anderes. Es hängt mit dem weiblichen Geschlechtsrollenstereotyp zusammen, mit kulturellem Anreizverhalten, ist aber nicht, wie beim männlichen Exhibitionismus, mit orgastischem Erleben verbunden. Ob es eine weibliche *Pädophilie* im Sinne einer Fixierung auf Kinder gibt, ist umstritten. Fälle von weiblichem *Fetischismus* sind beschrieben, bleiben aber seltene Einzelfälle.

Für diese Auffällige Besonderheit gibt es mehrere *Erklärungshypothesen:*

(1) Die *kulturelle Flexibilität für Äußerungen weiblicher Sexualität* ist deutlich *größer* als die für männliche Sexualität. Die sicher nicht so seltene Verführung eines pubertierenden Jungen durch eine erwachsene Frau endet gewöhnlich nicht in einem Strafverfahren, ebensowenig die seltenen aggressiven Verführungen eines Mannes durch Frauen. Zärtliche körperliche Kontakte von Frauen zu Kindern gehören zum Geschlechtsrollenstereotyp und sind nicht, wie bei Männern, «verdächtig». Ungewöhnliche sexuelle Wünsche von Frauen können in der Subkultur der Prostitution straffrei befriedigt werden etc.

(2) Die *Verbindung von Sexualität und Aggression*, ein Charakteristikum der meisten Sexualstraftaten, ist bei Frauen offenbar sehr viel *seltener*, wobei dahingestellt bleiben kann, ob hier mehr biologische oder mehr kulturelle Faktoren zugrunde liegen.

(3) *Sexualisierung als Abwehrmechanismus* ist bei Frauen offenbar *seltener*. Die psychodynamische Erklärung liegt darin, daß die frühen Prozesse, in denen sich die weibliche Geschlechtsidentität entwickelt, weniger mit Traumatisierungen und Wunden verbunden sind als bei Männern. Die klassische Psychoanalyse begründet dies damit, daß im Vorstadium der männlichen Identitätsfindung ein Rivalisieren mit dem Vater stattfindet, welches beim Jungen Kastrationsängste auslöst; die sexuelle Perversion dient zur Abwehr dieser Kastrationsängste. Einleuchtend ist die Erklärung von Stoller 1979: für Jungen wie Mädchen ist die primäre Identifikationsfigur die Mutter. Für Mädchen werden in dieser frühen Beziehung bereits die Fundamente der weiblichen Identität gelegt. Jungen dagegen finden ihre Geschlechtsidentität erst, nachdem sie sich aus dieser frühen und wichtigen Identifizierung gelöst haben; ihre Prozesse der Identitätsfindung sind folglich komplizierter und reicher an Traumatisierungen und Wunden, welche dann die Inszenierung der perversen Rituale zu ihrer Überwindung und Verarbeitung notwendig machen.

2.6.1.6. Die intrapsychische Verarbeitung sexueller Deviationen

Für die Beurteilung, vor allem auch für Überlegungen bezüglich therapeutischer Maßnahmen fast wichtiger als die Art einer sexuellen Deviation ist die *innere* Auseinandersetzung bzw. *Verarbeitung der Deviation* und das *Ausmaß ihrer Determiniertheit*. Die Erfahrungen mit Patienten dieser Art zeigen, daß die bewußte Auseinandersetzung mit der Deviation zumindest vorübergehend krisenhaft verläuft: in sehr unterschiedlichem Ausmaß werden die devianten Triebwünsche mit Schuldgefühlen, mit Scham und Angst beantwortet, die in irgendeiner Form beschwichtigt und besänftigt werden müssen. Die Art und Weise der bewußten Auseinandersetzung hängt wesentlich von der Summe der neurotischen Begleiterscheinungen ab, mit der sich die Deviation manifestiert. In dem einen Extrem finden sich Patienten, die starke Ängste, Schuld- und Schamgefühle haben, die unter der Deviation leiden, sie als *ich-dyston* mit ihrem Selbstbild nicht in Einklang bringen können. In dem anderen Extrem sind Patienten, bei denen die Deviation konflikt- und angstfrei in Erscheinung tritt, die sie als *ich-synton* erleben und als einen Teil von sich selbst akzeptieren.

Ebenso wie es das Kontinuum in der bewußten Auseinandersetzung zwischen den Extremen ich-dyston/ich-synton gibt, lassen sich unterschiedliche *Grade der Determiniertheit*, des Festgelegtseins auf eine Deviation beobachten: in dem einen Extrem Menschen, die Sexualität gar nicht anders erleben können als in Verbindung mit der Deviation; dann sehr viel häufiger Menschen, bei denen deviante Anteile und Impulse nur in besonderen Krisen auftauchen und die sich außerhalb solcher Krisen devianter Wünsche gar nicht bewußt zu sein brauchen. Ein solches Gebundensein an besondere Lebenskrisen, an Zeiten innerer Labilisierung erklärt die Häufung devianter Handlungen in lebensphasischen Krisen wie Pubertät und Involution.

2.6.1.7. Verlaufsformen sexueller Deviationen

Es sollen zwei Verlaufsformen beschrieben werden, die in der forensischen Praxis immer wieder begegnen: progrediente Verlaufsformen und sexuelle Impulshandlungen.

Die progredienten Verlaufsformen

Es gibt Männer mit einer sexuellen Deviation – und dies ist die überwiegende Mehrzahl – denen es genügt, hin und wieder in periodischen Abständen eine deviante Phantasie oder Handlung zu inszenieren. Dadurch sind sie in ihrem inneren Gleichgewicht ausreichend stabilisiert und werden zwischenzeitlich von devianten Bestrebungen und Wünschen weder bedrängt noch beunruhigt. Demgegenüber gibt es Verlaufsformen – und dies ist eher die Ausnahme – bei denen ein gelegentliches Realisieren des devianten Rituals als nicht ausreichend erlebt wird, weil es nicht genügend stabilisiert. In solchen Fällen kann man eine Progredienz in der Weise beobachten, daß das sexuelle Bedürfnis, die deviante Phantasie immer häufiger auftreten und mehr und mehr Raum im Erleben beanspruchen. Ferner nimmt der Drang zu, solche devianten Rituale immer häufiger zu realisieren – bis hin zu dem subjektiven Gefühl, sich gegen diese dranghaft erlebten Bedürfnisse nicht mehr zur Wehr setzen zu können. Diese Verlaufsformen wurden von Giese (1962) nicht sehr glücklich «sexuelle Süchtigkeit» genannt, für die Giese charakteristische «*Leitsymptome*» herausgearbeitet hat: der «Verfall an die Sinnlichkeit», d. h. die Beobachtung, daß spezifische Sinnesreize einen Signalcharakter für den Devianten haben, z. B. die Kinderstimme für den Pädophilen; die im Laufe der Zeit zunehmende Frequenz der devianten Vollzüge bei abnehmender Befriedigung; der Trend zur Promiskuität und Anonymität; ein immer weiterer Ausbau von devianter Phantasie, Praktik und Raffinement; und schließlich eine spezifische innere Verfassung, die Giese das «süchtige Erleben» nennt.

Dieses Syndrom läßt sich mit der neuropsychologischen, psychodynamischen Sichtweise sexueller Perversionen in Einklang bringen. Wenn die Perversion als psychische Abwehr-

formation, als Symptombildung zur Milderung intrapsychischer Ängste und Spannungen, zur momentanen (Schein-)Lösung spezifischer innerer Konfliktkonstellationen betrachtet wird, so ist die Annahme einleuchtend, daß je nach Intensität der zugrundeliegenden Ängste, je nach der Schwere des Konflikts, je nach der Größe des zugrundeliegenden Defekts in der Persönlichkeit die Abwehrleistung durch das perverse Ritual besser oder schlechter, nachhaltiger oder kürzer gelingt, daß also die Stabilisierung durch die Perversion gut, weniger gut oder nur sehr notdürftig gelingt. Die progressive Ausuferung des perversen Syndroms ist immer ein Zeichen dafür, daß die Entlastung durch das perverse Ritual nicht oder nicht mehr ausreicht. Die Ängste, Konflikte, Spannungen sind so intensiv oder zu intensiv geworden, die Defekte in der Persönlichkeitsstruktur zu ausgeprägt, als daß der in der Perversion inszenierte «Beweis des Gegenteils» noch ausreichend beruhigen könnte. Die Progredienz signalisiert, daß die spezifische Abwehrstrukturen vom Zusammenbruch bedroht sind. Die innere Spannung wächst und dies hat ein immer häufigeres, als immer drängender erlebtes, rastloses Bemühen zur Folge, durch ständige Wiederholung des perversen Rituals Entlastung zu schaffen, was immer weniger gelingt. Hier wird nochmals deutlich, daß das Konstrukt eines übermäßigen biologischen «Triebdrucks» entbehrlich ist. Eine «Hypersexualität», d.h. eine weit über das übliche Maß hinausgehende Frequenz der sexuellen Betätigung ist nicht – quasi physikalisch gedacht – Folge eines zu hohen Triebdrucks; die steigenden inneren Spannungen sind vielmehr Ausdruck von nicht mehr abzuwehrenden Ängsten, nicht auflösbaren Konflikten, gleichsam von nicht mehr überbrückbaren Rissen im Persönlichkeitsgefüge. Sexualität wird dann sekundär eingesetzt, um sich dieser Spannung zu entledigen.
Progrediente Verlaufsformen stellen eine klinische Realität dar. Kontroversen um dieses Syndrom sind mehr durch den Begriff der «Süchtigkeit» entstanden, der eher eine Analogie und weniger ein einheitliches psychopathologisches Syndrom bezeichnet. Die Progredienz ist ein Phänomen, das generell in der Psychopathologie anzutreffen ist und nicht nur das perverse Syndrom charakterisiert. Bei jeder neurotischen Symptombildung kann man eine ähnliche Progredienz beobachten; man denke z.B. an die progrediente Zwangsneurose, die vorkommt, wenn die Abwehrfunktion des Zwangs zu versagen droht, wenn die innere Angst und Beunruhigung durch das anankastische Ritual nicht mehr ausreichend gebunden werden kann.

Sexuelle Impulshandlungen

Hier fehlt die spannungsgeladene, konfliktreiche, unruhevolle und dranghafte Auseinandersetzung, die für die progredienten Verlaufsformen so charakteristisch ist. Wenn es zu devianten Handlungen kommt, dann tragen sie den Charakter plötzlicher, unvorbereiteter, momentaner Durchbrüche; sie muten an wie Impulshandlungen. Solche Impulshandlungen spielen bei den sexuellen Deviationen besonders im forensischen Bereich eine größere Rolle. Häufig lassen sich dann in der Situation als unspezifische Auslöser belastende, den Durchbruch begünstigende Faktoren herausexplorieren: z.B. emotionale Belastungen, Kränkungen, akutere Spannungen und Sorgen und nicht zuletzt Alkoholeinwirkung. Charakteristisch ist, daß bei solchen Handlungen auch nachträglich eine innere Auseinandersetzung mit dem devianten Akt nicht möglich ist. Die Patienten stehen hinterher ratlos und befremdet vor dieser Handlung, die ihnen unbegreiflich ist, weil sie solche Wünsche nie zugelassen haben und sie daher von ihnen gleichsam unvorbereitet getroffen werden. Solche momentanen Durchbrüche oder Impulshandlungen können, aber müssen nicht einmalige Handlungen sein; sie können sich auch wiederholen und zur Reihenbildung führen. Man findet sie z. B. bei manchen Exhibitionisten, die unter bestimmten Umständen, in wiederkehrenden Situationen bei gewissen Belastungen unter meist schon geringer Alkoholeinwirkung exhibieren. Eine perverse Symptomatik kann im Sinne einer «perversen Reaktion» zu einem immer wiederkehrenden *habituellen Konfliktlösungsmuster* werden. Ähnlich wie bei progredienten Verlaufsformen haben sie in der Situation das Gefühl des «Zwanghaften», sich gegen den Impuls nicht wehren zu können. Auch sind sie wie jene durch rationale Argumente oder durch die sozialen Konsequenzen dieser Handlungen nicht belehrbar. Was sie aber von jenen grundsätzlich unterscheidet, ist das Fehlen des Dranghaften, Ausufernden im weiteren Vorfeld der Handlung. Im Gegenteil versichern sie mit Nachdruck, daß sie bewußt sonst keine devianten Bedürfnisse verspüren, sich damit in der Phantasie, bei der Masturbation nie beschäftigen, daß sie im Gegenteil z. B. eine befriedigende heterosexuelle Beziehung haben etc. Der in der Situation auftauchende deviante Impuls mutet ihnen «fremd» an. Sexuelle Impulshandlungen sind momentane, aus der Situation heraus entstehende Durchbrüche devianter Triebwünsche, die im übrigen verleugnet, bewußt nie zugelassen und registriert werden. Solche impulsiven Durchbrüche werden häufig durch belastende und labilisierende, ichschwächende Faktoren begünstigt.

2.6.2. Strafrechtlich relevante sexuelle Deviationen und Sexualhandlungen

2.6.2.1. Homosexualität

Seitdem homosexuelle Handlungen unter Erwachsenen keinen Straftatbestand mehr darstellen, braucht die Homosexualität in einem Lehrbuch der forensischen Psychiatrie nicht mehr breit erörtert zu werden. Die Änderung der Gesetzgebung ist zugleich ein gutes Beispiel dafür, daß der «Sexualstraftäter» nicht in erster Linie durch seine Psychopathologie, sondern durch gesetzliche Normen definiert wird. Das Thema Homosexualität bedürfte in diesem Zusammenhang überhaupt keiner Erwähnung mehr, wäre nicht die Strafrechtsreform in ihrer Intention auf dem halben Wege stehengeblieben. Die frühere Zielsetzung der Strafgesetzgebung, das Scham- und Sittlichkeitsgefühl zu schützen und die Sittenordnung zu regeln, sollte aufgegeben werden und nur noch sexuelle Handlungen bestraft werden, die schwerwiegend sozialschädlich sind. Dennoch sind homosexuelle Handlungen nach wie vor strafbar, wenn der männliche Partner noch keine 18 Jahre alt ist. Die Begründung für diesen Straftatbestand ist der Jugendschutz, besonders die Vorstellung, ein Junge könne durch ein homosexuelles Erlebnis zur Homosexualität verführt werden. Diese *Verführungshypothese* ist wissenschaftlich nicht haltbar und gilt allgemein als widerlegt. Ganz unabhängig von der jeweiligen Lehrmeinung, von dem wissenschaftlichen Standpunkt, von dem aus Homosexualität betrachtet wird – ob sie als Resultat der Persönlichkeitsentwicklung in den ersten Lebensjahren gesehen wird, als Ausdruck einer abnormen angeborenen Veranlagung, als pränatale Prägung im Zwischenhirn durch die Einwirkung von Hormonen, als genetisch verursacht –, stimmen alle Ansichten in einem überein, daß Homosexualität als sexuelle Orientierung bereits vor Eintritt in die Pubertät determiniert ist und die Möglichkeit einer dauerhaften Veränderung der sexuellen Orientierung durch spätere Erfahrungen nicht besteht. Wenn der psychiatrische Sachverständige bei diesem Tatbestand eingeschaltet wird, hat er es in der Regel mit gewöhnlicher Homosexualität zu tun; denn die Idolisierung der Jugendlichkeit spielt in der homosexuellen Subkultur eine noch größere Rolle als bei Heterosexuellen.

Da der forensische Psychiater indeß mit dem Phänomen Homosexualität auch dann konfrontiert werden wird, wenn der § 175 StGB ersatzlos gestrichen werden sollte, dann nämlich, wenn homosexuelle Frauen oder Männer Straftaten welcher Art auch immer begehen, soll hier kurz der Stand der Forschung zusammengefaßt werden.

Kein sexuelles Phänomen hat die wissenschaftliche Literatur in solchem Maße beschäftigt wie die Homosexualität. Es gibt inzwischen eine kaum noch zu überblickende Literatur. Der Hauptakzent liegt auf den Fragen der «Verursachung». Für die klassische *Psychiatrie* ist Homosexualität gleich bedeutend mit unreifer, gestörter Persönlichkeitsentwicklung, basierend auf einer konstitutionellen Disposition, auf einer «Veranlagung». Es gab und gibt verschiedene vergebliche Versuche, ein *biologisches Substrat* näher zu identifizieren. Demgegenüber gab es eine Vielzahl *psychoanalytischer Erklärungsansätze*. Die klassische Vorstellung, nach der Homosexualität durch eine pathologische Auflösung des ödipalen Konfliktes entsteht, wurde durch vielfältige Hypothesen einer präödipalen Entstehung der Homosexualität ergänzt.

All diesen Ansätzen ist gemeinsam, daß Homosexualität, ob ausgesprochen oder nicht, als ein defizienter Modus begriffen wird, der in Abgrenzung gesehen wird vor dem Hintergrund der gesunden Heterosexualität. Dies impliziert einen normativen Ansatz.

Die *Sexualwissenschaften* formulierten die These, Homosexualität sei eine Befriedigungsform wie andere auch. Kindsey hat, ausgehend von der Verhaltensbeschreibung, eine Skala von 0–6 aufgestellt, wobei 0 ausschließlich heterosexuell, 6 ausschließlich homosexuell, 3 bisexuell bedeutet, die Stufen 1, 2 und 4, 5 die Übergänge. 4–5 % der Männer und Frauen verhalten sich ausschließlich homosexuell; diese Zahl scheint konstant zu sein. Nach Kinsey haben 50 % der Männer, 20 % der Frauen homosexuelle Erfahrungen gemacht. Diese hohen Zahlen kommen dadurch zustande, daß es in der Pubertät zu einer sogenannten homosexuellen Durchgangsphase kommen kann. Die Einteilung von Kinsey entspricht einer Transponierung der These von der ursprünglichen Bisexualität der Libido auf die Verhaltensebene. Diese «Gleichgewichtstheorie» Kinseys vom fließenden Übergang, so wichtig sie auch für den Prozeß der Umbewertung der Homosexualität gewesen sein mag, suggeriert eine Beliebigkeit der sexuellen Objektwahl, die keineswegs besteht. Es wird übersehen, daß es, ungeachtet der konkreten Verhaltensmöglichkeiten, so etwas wie eine homosexuelle bzw. heterosexuelle Orientierung gibt. Von schweren Pubertätskrisen und kritischen Phasen des coming-out abgesehen, die mit schweren Unsicherheiten der Orientierung und Identitätskonfusionen einhergehen können, ist jeder Mensch spätestens am Ende der Pubertät der sexuellen Objektwahl sicher.

Neuere Denkansätze lehnen die implizit normative Betrachtung einer pathologischen homosexuellen Konstellation vor dem Hintergrund einer reifen, normalen Heterosexualität ebenso ab wie die Beliebigkeitshypothese, wie sie in Kinseys Skalen enthalten ist. Eine homosexuelle wie heterosexuelle Orientierung wird als Resultat von Entwicklungsbedingungen begriffen, d. h. als eine Kompromißbildung, die bezüglich «reif» oder «neurotisch» zunächst gleichwertig ist. Homosexualität ist bei einer präzisen Begriffsverwendung auch nicht unter die sexuellen Perversionen zu zählen, weil die für Perversionen kennzeichnende Prädominanz der narzißtischen und aggressiven Elemente für Homosexualität nicht zutrifft; Homosexualität ist ebenso wie Heterosexualität im Unterschied zu den sexuellen Perversionen mit Objektkonstanz, mit einer reifen Beziehungsfähigkeit vereinbart. Morgenthaler (1980) spricht von geglückten und mißglückten Entwicklungen zur Heterosexualität oder Homosexualität, jede Entwicklung hat ihre charakteristischen Risiken und Chancen. Nach Morgenthaler ist eine starke Besetzung der Autoerotik in der narzißtischen Entwicklung im Prozeß der Ablösung die charakteristische Weichenstellung für homosexuelle Entwicklungen mit deren spezifischen Formen der Auflösung der ödopalen Konstellation. Die Verbreitung von Potenzängsten und -störungen, die bei homosexuellen Entwicklungen von weit geringerer Bedeutung sind, weisen auf spezifische Risiken in der Entwicklung zur Heterosexualität, während Homosexualität wie Heterosexualität gleichermaßen offen sind für perverse Symptombildungen. Die besonderen Risiken der homosexuellen Entwicklung liegen nicht zuletzt in der Akzeptanz der eigenen sexuellen Orientierung, den Schwierigkeiten der sozialen Integration als Minorität.

Für die *forensische Psychiatrie* ergibt sich daraus folgende Konsequenz: Homosexualität als möglicher Hintergrund einer strafbaren Handlung bedeutet nicht per se eine pathologische Konstellation. Für die Beurteilung eines konkreten «Falles» ist es aber wichtig, die besonderen Risiken, Identitätskrisen, mögliche Besonderheiten homosexueller Beziehungen z. B. bei Partnertötungen usw. zu kennen und zu berücksichtigen.

2.6.2.2. Exhibitionismus

Der Exhibitionismus ist das harmloseste aller Sexualdelikte und macht etwa ein Fünftel aller Sexualdelikte aus. Sieht man einmal von den hinsichtlich der Auswirkungen gemeinhin weit überschätzten Exhibitionen vor Kindern und den sehr seltenen und atypischen Übergängen in manifeste Aggressionen ab, dann ist die Exhibition nicht mehr als eine unschickliche Belästigung. Dieser Harmlosigkeit ist in der Strafrechtsreform Rechnung getragen worden: Die Handlung wird in der Regel nur auf Antrag verfolgt; der Begriff der «Heilbehandlung» ist in den Gesetzestext eingegangen.

Die *typische Exhibition* besteht im stummen Präsentieren des meist erigierten Genitales mit oder ohne Masturbation – und zwar überwiegend vor Frauen und Mädchen oder speziell vor Kindern, seltener vor Jungen und äußerst selten vor Männern. Gelegentlich wird die Aufmerksamkeit der Frau durch Zeichen oder Zurufen auf die Entblößung gelenkt. Ein Übergehen in ein aggressives Attackieren kommt nur sehr selten vor (3–5%). Die *subjektive Intention* von Exhibitionisten, soweit sie verbalisierbar ist, geht meist auf ein Erschrecken der Frau hinaus oder beinhaltet den geheimen Wunsch nach positiver *Reaktion*, die Frau möge neugierig oder fasziniert zusehen. Das Gelingen der Befriedigung ist auf eine dieser Reaktionen angewiesen. Die meisten Exhibitionisten vermögen solche Situationen zu schildern, in denen eine ausbleibende Reaktion, eine neutrale Objektivität, eine herablassend-abschätzige Bemerkung, eine mitleidige Zuwendung seitens der Frau den Spannungszustand schlagartig lösten und nur noch Beschämung zurücklassen.

Dem Akt des Entblößens geht eine offenbar schwer verbalisierbare *innere Ausgangsverfassung* voraus, die neben der sexuellen Spannung durch Rastlosigkeit, Unruhe, Getriebensein gekennzeichnet ist. Von den Exhibitionisten wird immer wieder die «Zwanghaftigkeit» dieses Tuns angeführt. Nach der sexuellen Entspannung folgt schlagartig die Ernüchterung, in der das «Absurde» der Handlung mit Scham und Reue ins Bewußtsein gelangt. Schilderungen von Exhibitionisten über ihre innere Verfassung mit der extremen Einengung der Aufmerksamkeit auf den Akt der Entblößung, deren Unkorrigierbarkeit durch die realen Umstände, die Unfähigkeit zur Einfühlung in die Reaktion des Gegenüber wirken eigenartig realitätsfern. Vor allem in der älteren Literatur ist von «tranceartigen» Zuständen die Rede, vielfach wurde die Exhibition fälschlicherweise als ein epileptisches Äquivalent gewertet.

Bei dem *psychodynamischen Bedeutungs- und Ausdrucksgehalt des devianten Rituals* lassen sich drei Aspekte unterscheiden: einmal ein Erleben und Demonstrieren von *Potenz*, Mächtigkeit, Männlichkeit, eine Vergewisserung genitaler Vollwertigkeit als momentane Überwindung von Ängsten, klein, ohnmächtig, unmännlich zu sein. Auf einer anderen Ebene finden sich *aggressive Gefühle und Impulse*, die in irgendeiner, meist verdeckter Form immer auch enthalten sind, z.B. als symbolische Bedrohung der Frau mit dem «mächtigen» Phallus, der die als stark und überlegen erlebte Frau beeindrucken, einschüchtern, faszinieren, in die Flucht schlagen soll; diese oft nur projizierten Reaktionen dienen als Bestätigung für die Macht der Männlichkeit und als Vergewisserung, daß die Angst vor Frauen unbegründet ist. Der dritte Aspekt schließlich liegt in einem in der Exhibition enthaltenen ritualisierten *Kontaktangebot*, das gleichzeitig Distanz garantiert. Exhibitionsimus ist das Delikt des jüngeren und mittleren Lebensalters; jenseits des 40. Lebensjahres kommt es selten vor. Teils sind es fixierte Deviationen auch mit Phantasiebeteiligung, bei denen man dann eine progrediente Verlaufsform häufig beobachten kann; teils sind es periodische, situative Impulshandlungen in Krisen. *Typologisch* lassen sich *drei Gruppen* unterscheiden, die auch statistisch voneinander abgrenzbar sind (Schorsch, 1971):

(1) Der typische Exhibitionist des mittleren Lebensalters

Es sind in der Regel sozial gut eingeordnete, nach außen hin unauffällige Männer; über die Hälfte ist verheiratet, nicht selten beginnt die Exhibition erst nach der Eheschließung. Die Partnerschaften sind unerotisch, die Ehefrau häufig der dominierende Teil. Bei etwa einem Fünftel bestehen Potenzstörungen oder -unsicherheiten als Ausdruck der schwachen männlichen Identität, die sich auch darin zeigt, daß sie allgemein unsicher, unterlegen, passiv angepaßt und gehemmt sind. Die unscheinbare Durchschnittlichkeit der Lebensführung ist oft Ausdruck einer geringen Eigenständigkeit. Exhibitionen geschehen etwa bei einem Drittel unter der kontrollmindernden Wirkung von Alkohol. Bei genauer Exploration lassen sich häufig kritische, mit Kränkungen verbundene Situationen herausarbeiten, die den Hintergrund für die Exhibitionen darstellen, z.B. Ärger in der Ehe, am Arbeitsplatz bei einer allgemeinen Unfähigkeit, Ärger auszudrücken und sich durchzusetzen. Bei solchen Persönlichkeiten ist die Exhibition ein Ausbruch aus einem Leben voll Kränkung, Unterlegenheit und Schwäche in die (vermeintliche) Stärke der Exhibition zur Wiederauffüllung des männlichen Selbstgefühls. Daß auch eine Lust am Sprengen von Schranken eine Rolle spielt, wird bei solchen Exhibitionisten deutlich, die zur Exhibition eine besonders kontrastreiche Lokalität aufsuchen, z.B. Friedhof, Kirche etc.

(2) Der jugendliche Exhibitionist

Es besteht hier keine scharfe Grenze zum erwachsenen, «typischen» Exhibitionisten; beide können ineinander übergehen, wenngleich sich beim Erwachsenen die Vorgeschichte des Exhibierens gar nicht so häufig bis in die Jugend zurückverfolgen läßt. Die unauffällige Ordentlichkeit der Lebensführung, ein scheuer, einzelgängerischer, unfreier Zug gilt ganz besonders für den jugendlichen Exhibitionisten, der vielfach als retardierter Spätentwickler bezeichnet wird und sexuell unerfahren ist. Der Unterschied zur ersten Gruppe besteht vor allem darin, daß der Exhibitionismus nicht den Stellenwert eine fixierten Deviation hat; die Funktion als hilfloses Kontaktangebot ist deutlicher als etwa verdeckt aggressive

Impulse. Die Exhibition ist hier eine Art «Flucht nach vorn». Den altersentsprechenden Anforderungen gegenüber voller Insuffizienzgefühle, verbergen sich diese Exhibitionisten hinter einer anonym präsentierten männlichen Potenz, die sie in Verbindung mit ihrer Person und in Beziehungen gerade nicht zu leisten vermögen.

(3) Exhibitionismus bei instabilen, sozial wenig integrierten Persönlichkeiten

Die Exhibition bei dieser sozial randständigen Gruppe ist seltener auf die rein anstarrende Passivität beschränkt und zeigt häufiger aggressive Züge der verschiedensten Intensität. Es fehlt häufig das spannungsgeladene Vorfeld eines dranghaften Erlebens, das sich dann bei den «typischen» Exhibitionisten in Form eines Ausbruchs in ein zur übrigen Lebensführung antithetisches Verhalten befreit. Bei diesen Persönlichkeiten kann aus einer anderen psychischen Problematik heraus als bei der Kerngruppe soziale Vereinsamung, Beziehungsleere als Hintergrund exhibitionistischer Wünsche resultieren. Alkoholismus und hirnorganische Veränderungen können hier zusätzlich eine Rolle spielen.

2.6.2.3. Voyeurismus

Von einer sexuellen Deviation ist nur dann zu sprechen, wenn das heimliche Belauschen und Beobachten von Intimitäten anderer zum hauptsächlichen Bestandteil der sexuellen Befriedigung wird. Ebenso wie beim Exhibitionismus, der häufig gemeinsam mit Voyeurismus auftritt (ein Fünftel der Exhibitionisten hat Erfahrung im «Spannen»), geht es um den Bereich des Optischen: das Sehen bzw. Gesehen-Werden. Zentraler Kern beider Deviationen ist die strikte Anonymität. Der Voyeur sieht nicht nur einfach zu, sondern die wesentlichen Bedingungen der voyeuristischen Situation sind Anonymität und Heimlichkeit, das damit verbundene Prickelnde eines potentiellen Entdeckt-Werdens oder Sichbemerkbarmachens. Voyeure klettern deshalb Fassaden hoch, bohren Löcher in die Wände und ähnliches mehr, sind aber nicht durch einen Striptease oder durch Teilnahme am Gruppensex zu befriedigen – ebensowenig wie der Exhibitionist durch Teilnahme an Freikörperkultur. Die Passivität, Anonymität, das Sich-Heraushalten ist noch ausgeprägter als beim Exhibitionismus. Von erfahrenen Voyeuren kann man hören, daß der Voyeurismus offenbar durchaus keine Rarität ist; sie berichten von Gruppen von Männern, die sich in bestimmten Terrains sammeln, die voneinander wissen, aber nie kommunizieren, weil die Vereinzelung, Heimlichkeit, Anonymität eine zentrale Bedingung dieser Deviation darstellt.

Psychodynamisch geht es im voyeuristischen Ritual einmal um die Abwehr von Kastrationsängsten. Das zwanghafte Aufsuchen des Anblicks vom weiblichen Genitale dient der Vergewisserung der eigenen männlichen Vollständigkeit. Zum anderen ist eine durch Distanzierung abgewehrte aggressive Aufladung für die voyeuristische Situation charakteristisch. Die Aggressivität liegt z. B. in dem «bohrenden Blick». Das Hochgefühl des Voyeurs in der prickelnden Sitiation wird von manchen als eine Art Allmachtsgefühl und Triumph verbalisiert, das belauschte Gegenüber in der Hand zu haben, über es verfügen zu können als Objekt und Spielball der eigenen Phantasien und sexuellen Wünsche.

Die *forensische Bedeutung* des Voyeurismus ist gering. Selten kommt der Voyeur aus der anonymen Heimlichkeit hervor, z. B. wenn er auf seinem nächtlichen Streifzug dazu übergeht, in Wohnungen einzudringen, dort zu lauschen und auch Gegenstände fortzunehmen. Von einfachen Einbruchsdiebstählen sind solche Handlungen zu unterscheiden: typischerweise nimmt der Voyeur dann nicht einfach brauchbare Gegenstände fort, sondern er durchwühlt Wohnungen, stöbert besonders in intimen Bezirken herum wie Handtaschen, Wäscheschrank, Schubladen. Solche Handlungen sind dann als voyeuristische Äquivalente zu werten: ein heimliches Herumstöbern in den Intimitäten anderer. Extrem selten mischen sich Voyeure aktiv aggressiv in das belauschte Geschehen ein – wenn, dann vor allem in solchen Momenten, wenn sie entdeckt werden, um die für sie beschämende Position durch Aggressivität und Bedrohung zu verdecken. Immerhin zeigen solche Übergänge, daß psychodynamisch im Voyeurismus auch eine, wenn auch meist verdeckte und heimliche Aggressivität enthalten ist.

2.6.2.4. Sexuelle Handlungen mit Kindern (Pädophilie)

Vorbemerkung

Wie abnorm eine pädophile Handlung bewertet wird, ist noch mehr als bei anderen sexuellen Abweichungen von der Art des kulturellen erotischen Leitbildes abhängig. Es sei nur daran erinnert, daß bis in die deutsche Klassik hinein erotische Beziehungen zu Mädchen im heutigen Schutzalter keineswegs eine Seltenheit waren oder gar als abnorm oder strafwürdig galten. Daß Kinder, nicht nur pubertierende, sondern auch vorpubertäre auch für den nichtdevianten Mann ein reizvolles Sexualobjekt darstellen, hat Freund (1972) experimentell gezeigt mit Hilfe der Phallographie. Das unmittelbare Nebeneinander von akzeptierter Kinderliebe und strafbarer Kindererotik erfordert ein mächtiges Tabu und starke kollektive Abwehrmechanismen. Die Vorstellung von der Reinheit und Asexualität des Kindes dient dazu, das Gefälle zwischen Erwachsenen und Kindern zu festigen, weil dieses Gefälle eine sexuelle Neutralität im gegenseitigen Umgang garantiert. Die Verletzung dieses Tabus wird, auch außerhalb der gerichtlichen Verfolgung, mit starken gesellschaftlichen Sanktionen verbunden, mehr noch als bei anderen Sexualstraftaten. Den «Kinderschänder» treffen die moralischen Abwertungen und Stigmatisierungen am stärksten, er steht in der Bewertung weit unter den Exhibitionisten, Spannern.

Phänomenologie des Delikts

Im Sammelbegriff Phädophilie verbergen sich außerordentlich heterogene Phänomene. Die Möglichkeiten, wie sexuelle Beziehungen zwischen Erwachsenen und Kindern im gesetzlichen Schutzalter zustandekommen können, sind vielfältig: gegenseitige Liebesbeziehungen, erotisierte pädagogische Beziehungen, gewaltlose Verführung von Kindern durch Erwachsene und von Erwachsenen durch Kinder, gewaltsame vergewaltigungsähnliche Attacken, Gelegenheitshandlungen von sozial unintegrierten Außenseitern, aber auch andere sexuelle Abweichungen, die mehr oder weniger zufällig an Kindern realisiert werden. Es gibt Exhibitionisten, die sich vorzugsweise vor Kindern entblößen, sadistische Handlungen, die sich des Kindes bedienen; bei der Fixierung auf kleine Kinder findet sich nicht selten eine Tendenz zur Vergegenständlichung und Partialisierung des kindlichen Körpers mit fetischistischen Zügen etc. Oft sind sexuelle Handlungen mit Kindern Ersatz- und Ausweichhandlungen von nicht devianten Männern, zu denen besondere Gelegenheiten disponieren. Das Delikt «sexuelle Handlungen mit Kindern», das ein Viertel bis ein Drittel aller Sexualdelikte ausmacht, ist ein Phänomen, das zunächst einmal durch eine im Strafgesetzt enthaltene Definition bestimmt wird: durch die relativ willkürlich anmutende Festlegung des Schutzalters bei 14 Jahren. Psychologisch und sexualwissenschaftlich macht es einen erheblichen Unterschied, ob der *Adressat einer sexuellen Handlung ein(e) Pubertierende(r)* oder ein kleines, vorpubertäres Kind ist. Alle wissenschaftlichen Untersuchungen, die eine Unterteilung nach dem Alter des Kindes vornehmen (Gebhard, 1965; Schorsch 1971) zeigen diese Unterschiede eindrucksvoll. Als Tendenz und grobe Faustregel läßt sich formulieren: Je älter und damit erwachsenennäher der Adressat, desto partnerschaftlicher und reifer ist die Beziehung und desto unauffälliger, «normaler» ist die Persönlichkeit des Erwachsenen in sozialer wie psychologischer Hinsicht; je jünger das Kind, desto «pathologischer» ist die Beziehung und die Persönlichkeit des Erwachsenen. Bei sexuellen Handlungen mit Pubertierenden kennen sich beide in $^{3}/_{4}$ der Fälle, in etwa der Hälfte besteht eine längere, gegenseitige, *emotional getragene Beziehung*. Bei *aggressivem Vorgehen* (5–10%) handelt es sich um ein der Vergewaltigung verwandtes Vorgehen.

Je nach dem Geschlecht der bevorzugten Kinder unterscheidet man *heterosexuelle* (die häufigste), *homosexuelle* und «*bisexuelle*» (die seltenste) *Pädophilie*, bei der das Geschlecht gegenüber dem Alter eine untergeordnete Rolle spielt. Ein *aggressives Vorgehen* ist bei *Handlungen mit vorpubertären Kindern* deutlich häufiger: rechnet man leichte Aggressivität.ohne grobe physische Gewaltanwendung mit ein, dann geschieht dies in 40% der Fälle. Es sind hier häufiger anonyme Handlungen ohne eine emotionale Beziehung (etwa die Hälfte). Ein Entgegenkommen der Kinder ist nur in 15–20% zu beobachten im Gegensatz zu Handlungen mit Pubertierenden (etwa 50%). Der Tendenz nach sind Anonymität und Aggressivität bei den «bisexuellen» am verbreitetsten, bei den heterosexuellen am seltensten.

Pädophilie als sexuelle Deviation

Von Pädophilie als sexueller Deviation kann man nur dann sprechen, wenn eine vorwiegende oder ausschließliche Fixierung auf Kinder vorliegt und meistens nur dann, wenn der intendierte Partner ein vorpubertäres Kind ist. Eine solche Deviation findet sich nur bei etwa der Hälfte der sexuellen Handlungen mit kleinen Kindern (bei denjenigen mit Pubertierenden bei ca. einem Sechstel). Das eigentlich *pädophile Erleben* zentriert sich auf das Empfinden, daß die Welt des Kindes die dem Pädophilen angemessene ist: nur hier fühlt er sich gelöst, frei und nicht bedrängt durch Erwartungen, die ihn ängstigen. Gerade weil es hier nicht einfach nur um die Triebbefriedigung mit bevorzugten Objekten geht, sondern um die erlebte Illusion der kindlichen Welt, suchen Pädophile so häufig kindliche Gruppen und Environs auf: Ihr Auftauchen an Kinderspielplätzen, auf der Kirmes, in Pfadfinderzirkeln, Sportclubs etc. ist nicht einfach dadurch zu erklären, daß dort am meisten Kinder zu finden sind; charakteristisch ist das Bemühen, Mitglied solcher Gruppen zu werden, um dort mit den Kindern als Kind zu leben. Bei dem Sich-Einfädeln in solche Gruppen geht es nicht allein um geschickte Präliminarien einer intendierten sexuellen Verführung; es ist bereits ein wesentliches Moment der erotischen Befriedigung, so daß sexuelle Handlungen im Sinne des Gesetzes sogar überflüssig werden können. Erstaunlich ist immer wieder, wie schnell und reibungslos sich solche Menschen durch ihre Bereitschaft zur illusionären Verwandlung in Richtung des Kindlichen in die betreffende Atmosphäre einleben. Man findet unter diesen Phädophilen kaum je im engeren Sinne aggressive Handlungen, die bei den pädophilen Ersatzhandlungen sehr viel häufiger auftreten. Die Erotik solcher Pädophilen ist gekoppelt an diese Situation, entfaltet sich nicht ohne dieses Hineinillusionieren in die Kindheit. Von den Pädophilen selbst wird häufig als Motivation ein Gefühl angegeben, die eigene Jugend versäumt zu haben, die Sehnsucht nach der Kindheit, um die sie sich betrogen glauben.

Der psychodynamische Ausdruck- und Bedeutungsgehalt

Die kindliche Partnerwahl hat im wesentlichen *zwei Wurzeln*: die eine ist die *Abwehr von Ängsten, die von der Frau ausgehen*. Diese Ängste können sich in verschiedener Weise äußern: z.B. in dem Gefühl, genital minderwertig zu sein, einen zu kleinen Penis zu haben, eine Frau nicht befriedigen zu können, also in Form von Potenzängsten. Die Konfrontation mit dem kindlichen Genitale gibt dem Pädophilen das Gefühl, genital vollwertig zu sein und mindert diese Ängste. Oder die Angst geht von dem weiblichen Genitale aus, welches mit Attributen wie unsauber, minderwertig, verletzt, versehrt, ekelerregend versehen wird. Eine Motivation für die kindliche Partnerwahl ergibt sich dann dadurch, daß der kindliche Körper als sauber und rein erlebt wird.

Das Charakteristische der pädophilen Deviation – und dies ist die zweite Wurzel – liegt darin, daß jeweils *die eigene kindliche Situation regressiv wiederhergestellt* wird: In der pädophilen Situation erkennt der Pädophile sich in dem Kind wieder und identifiziert sich mit ihm. Was er als Erwachsener mit dem Kind tut, ist die Erfüllung seiner Wunschphantasien: er tut das, von dem er sich wünschte, die Mutter hätte es mit ihm getan, Es ist eine *narzißtische Partnerwahl*; der Pädophile befriedigt identifikatorisch in dem Kind seine Bedürfnisse, indem er zugleich unbewußt die Mutterrolle übernimmt. Die Befriedigung eigener Bedürfnisse betrifft Wünsche nach Zärtlichkeit, Hautkontakt, Verwöhnung, Geborgenheit und liebevoller Beschäftigung mit seinem Genitale.

Bei *aggressiven Handlungen* an Kindern, Verletzungen, Tötungen, werden qualitativ verschiedene Aspekte der frühen Mutter-Kind-Beziehung wiedererlebt und stehen oft unverbunden nebeneinander: sadistische Impulse sind häufig eingelagert in zärtliche Regungen und Handlungen; die Übergänge sind abrupt. Identifikationen mit den guten mütterlichen Anteilen stellen eine liebevoll-zärtliche Beziehung zum Kind her; die aggressiven Handlungen sind gleichsam Aktionen der bösen mütterlichen Anteile. Es kommt zu einer oszillierenden Identifikation, in der der Pädophile einmal mit der bösen Mutter identifiziert ist und Momente später mit dem geängstigten Kind, um Sekunden später wieder wie die böse und haßerfüllte Mutter zu empfinden. In das kindliche Opfer wird häufig ein abgelehntes und gehaßtes Stück des eigenen Selbst hineinprojiziert: das Schwache, Kindliche, Abhängige; diese eigenen Anteile werden in der aggressiven Aktion attackiert und gleichsam vernichtet.

Typologie
Wenn «Typen» von Pädophilen herausgestellt werden, dann ist selbstverständlich zu berücksichtigen, daß solche Typen immer eine Schematisierung darstellen. Solche Vereinfachungen dürfen nicht den Blick für die Besonderheit eines jeden Einzelschicksals trüben. Ferner ist gerade bei pädophilen Handlungen in Betracht zu ziehen, daß sich viele nicht in «Typen» zwängen lassen. Wegen des didaktischen Wertes als Orientierungsrahmen sind Typologien dennoch hilfreich.

(1) Der kontaktarme, retardierte Jugendliche
Der selbstunsichere, kontaktarme, retardierte Jugendliche ist am ehesten durch psychologische Auffälligkeiten zu beschreiben: sexuell meist unerfahren leidet er unter mangelndem Anschluß an das weibliche Geschlecht, fühlt sich allein und ist ein isolierter Einzelgänger. In Schule oder Beruf ist er gut eingeordnet, eher ausdrucksgehemmt und aspontan. Die sexuelle Handlung mit Kindern entspringt dem Wunsch, überhaupt einmal sexuelle Kontakte zu haben; Kinder sind für ihn leichter zugänglich als Gleichaltrige. Vielfach ist – unabhängig von sexuellen Intentionen – die Kindergruppe der einzige Kreis, in dem er sich wohl fühlt, Anschluß und Bestätigung findet. Die Tat selbst ist selten aggressiv, meist wird sie durch ein regressives Verhalten eingeleitet, z.B dadurch, daß er sich quasi als Kind in eine Spielsituation hineinbegibt. Nach Willes Katamnesen (1967) ist die Prognose gut; es sind typische Ersatzhandlungen infolge Retardierung und Partnerlosigkeit, die sich meist nicht wiederholen, wenn es gelingt, die lebensphasische Krise zu überwinden.

(2) Der sozial randständige Jugendliche
Diesen Typ kennzeichnet eine soziale Randständigkeit; es sind wenig intelligente, aggressive, zu Alkoholexzessen neigende Jugendliche. Eine soziale Randständigkeit findet sich oft schon im Elternhaus und charakterisiert ihre Jugendzeit und Kindheit. Das pädophile

Delikt ist ebenfalls eine Ersatzhandlung, weil soziale Bindungen nicht vorhanden sind. Sie nähern sich meist kleinen Kindern beiderlei Geschlechts; ein regressives Verhalten ist selten, zumal sich die sexuellen Handlungen oft unvermittelt aggressiv gegen fremde Kinder richten; d. h. es fehlt bei ihnen das eigentlich pädophile Erleben.

(3) Instabilität und soziale Desintegration im mittleren Lebensalter

Charakteristisch sind Züge sozialer und psychischer Desintegration. Die Lebensführung ist unstet, die Arbeitsanamnese lückenhaft, der Lebensstil ungebunden, Vorstrafen wegen nichtsexueller Delikte sind häufig, der Alkohol spielt nicht nur bei den Delikten eine große Rolle. Vielfach sind die «Opfer» selbst Jungen und Mädchen aus einem randständigen Milieu, für die der sexuelle Umgang mit Erwachsenen keine Besonderheit mehr bedeutet. Teils sind es auch Pädophile der Kerngruppe, die wegen häufiger Bestrafung aus der Bahn geworfen worden sind.

(4) Erotisierte pädagogische Beziehungen

Es sind die leidenschaftlich an Kinder engagierten, pädagogisch interessierten Lehrer, Gruppenleiter, Erzieher, Sportwarte, gelegentlich auch Musiker, Priester, die ihre Aufgabe in der Heranbildung und Formung von Kindern und Pubertierenden sehen. Darunter zählen meist gut intelligente, ausgesprochen phantasiebegabte, mehr emotional als rational gesteuerte, kontaktbereite, extravertierte Persönlichkeiten mit vielseitigen Aktivitäten. Auffallend ist häufig das Interesse für musisch-ästhetisch-künstlerische Betätigung auf welchem Niveau auch immer, mit der sie die Jugendlichen auch über die Schule oder den Verein hinaus zu begeistern verstehen. Die Fähigkeit, sich in die Mentalität des Kindes hineinzuversetzen, führt bei einem großen pädagogischen Engagement dazu, daß sie es verstehen, die Kinder mitzureißen. All dies begründet das im allgemeinen große Vertrauen, das sie bei den Kindern genießen, weil sie nicht Zwang und Autorität einsetzen, um ihre pädagogischen Ziele zu erreichen, sondern Überzeugungskraft und Begeisterungsfähigkeit. Das Vertrauensverhältnis kann zur Folge haben, daß der Lehrer von den Schülern auch über den beruflichen Bereich hinaus in Anspruch genommen wird: Besuche zu Hause, ein privater Umgang mit den Kindern, der gar nicht einer sexuellen Verführungsintention entsprungen zu sein braucht, leiten oft die sexuellen Beziehungen ein, besonders, wenn das Vertrauensverhältnis dazu führt, daß – gleich auf wessen Initiative hin – sexuelle Probleme besprochen werden. Es ist hier nicht von Fällen die Rede, in denen zwischen einem Lehrer und einer Schülerin eine gegenseitige partnerschaftliche Liebesbeziehung besteht; gemeint sind vielmehr solche sexuellen Handlungen, die von den Kindern als irgendwie inadäquat empfunden werden, ganz gleich, ob sie mit Entgegenkommen, Passivität oder Widerstand beantwortet werden.

(5) Die Alterspädophilie

Die Alterstäter machen ein Viertel aller pädophilen Delikte aus. Männer mit einer ausgeprägten hirnorganischen Abbausymptomatik sind in der Minderzahl gegenüber den (noch) nicht faßbar hirnorganisch veränderten Männern. Die intellektuell (noch) nicht abgebauten, körperlich meist gesunden, noch vitalen Männer im Involutionsalter stellen ein Problem für die forensische Beurteilung dar. Neben intraindividuellen, psychologischen Aspekten kommen Gesichtspunkte zum Tragen, die die Verflechtung der involutiven Veränderung mit der Umwelt des alternden Menschen berücksichtigen. Ähnlich wie beim Klimakterium der Frau können beim Mann Schwierigkeiten und Konflikte in diesem

Lebensalter dadurch entstehen, daß sich die Aufgaben, der von außen herangetragene Anspruch wandeln. Diese äußeren Veränderungen betreffen nicht allein eine Lockerung oder einen Verlust der Partnerbeziehung, die Vereinsamung, Einbuße des Interessenbereichs, der Arbeit und der bisherigen Lebensinhalte. Es sind Männer mit erhaltener Vitalität, deren mitalternde Frauen in eine Lebensphase eintreten, in der man ihnen erotische Attraktion nicht mehr zumutet. Sodann stammt es noch aus einer Zeit intakter Großfamilien, daß das Stereotyp des Alten in besonderem Maße mit Eigenschaften wie Güte und Kinderliebe behaftet ist. Früher entsprach dem die Aufgabe und die soziale Verpflichtung, sich in der Großfamilie um die Kinder zu kümmern. Die innere Verpflichtung zur Kinderliebe hat sich erhalten, die soziale Aufgabe ist mehr und mehr geschwunden. Auch von daher ist die Tendenz alternder und alter Männer, sich fremden, nicht zur Familie gehörigen Kindern zuzuwenden, verständlich. Den Kindern wird eine teils vertrauensselige, teils respektvolle Haltung zum «gütigen alten Mann» anerzogen, die eine Annäherung begünstigt. Für den alternden Mann werden die Möglichkeiten zu einem emotionalen Engagement in seinem gewohnten Umfeld immer spärlicher; so verlagert sich das Bedürfnis in eine emotionale Zuwendung zum Kind, die dann, wie jedes starke emotionale Engagement, für erotische Zuflüsse offen ist.

Die Auswirkungen von sexuellen Erfahrungen mit Erwachsenen auf Kinder

Die wenigen methodisch stichhaltigen Untersuchungen (Burton, 1968) lassen gemeinsame Trends erkennen: Über die Schädlichkeit und nachhaltig traumatisierende Wirkung von gewalttätigen Akten gibt es keine Meinungsverschiedenheiten. Problematischer ist die Frage nach der Wirkung nicht-gewaltsamer sexueller Erlebnisse von Kindern mit Exhibitionisten und Pädophilen. Überblickt man die Forschungsergebnisse, läßt sich folgendes resümieren:

(1) Kinder, die sexuelle Erfahrungen mit Erwachsenen machen, stellen eine Auslese dar: Man findet darunter gehäuft minderbegabte Kinder aus niedrigen Sozialschichten, oft aus unvollständigen, gestörten Familien. Es wurde beobachtet, daß solche Kinder als Kompensation einer geringen Geborgenheit im Elternhaus und eines Liebesdefizits vor allem seitens der Mutter ein erhöhtes Zuwendungsbedürfnis äußern, das auch erotische und sexuelle Kontakte mit Erwachsenen erleichtert.

(2) Eine direkte Kausalität zwischen solchen Erlebnissen und einer Fehlentwicklung der Persönlichkeit konnte nicht nachgewiesen werden. Die empirischen Untersuchungen sprechen dafür, daß Dauerschäden nicht vorkommen. Wenn sich diese Kinder später fehlentwickeln, dann wird der sexuelle Kontakt als Symptom einer bereits angelaufenen Fehlentwicklung und nicht als deren Ursache gewertet. Ein gesundes Kind in einer intakten Umgebung verarbeitet nicht-gewalttätige sexuelle Erlebnisse mit Erwachsenen ohne Folgen.

(3) Von den meisten Autoren wird darauf hingewiesen, daß ein solches Erlebnis erst sekundär zum Trauma werden kann – und zwar durch eine unangemessene Reaktion der Umgebung, sodann, eng damit zusammenhängend, durch die wiederholte Aktualisierung und isolierte Hervorhebung solcher Erlebnisse durch polizeiliche Vernehmungen und Gerichtsverhandlungen.

Abgesehen von den methodischen Schwierigkeiten bei der Beantwortung dieser Fragen sagen solche Ergebnisse im Einzelfall wenig aus. Es gibt sicherlich alle möglichen Formen von Auswirkungen positiver wie negativer Art. Positiv kann sich eine solche Beziehung auswirken, wenn ein verwahrloster Junge im Rahmen einer pädophil-pädagogischen

Beziehung erstmals eine emotional stabile Zuwendung erfährt und ein positives Leitbild bekommt. Negativ wirken sich nicht nur Enttäuschungen, abrupte Entidealisierungen von Erwachsenen etc. aus. Gerade auch bei solchen Kindern und Pubertierenden, die ein aktives Entgegenkommen zeigen, ist häufig zu bedenken, ob die Erfahrung, mit sexueller «Leistung» nicht-sexuelle Gratifikationen der verschiedensten Art erlangen zu können, nicht eine bedenkliche Einstellung zur Sexualität als Ware und einzusetzendes Tauschobjekt zur Folge haben kann. Keinesfalls können die referierten wissenschaftlichen Ergebnisse eine Propagierung sexueller Beziehungen zwischen Erwachsenen und Kindern begründen, wie dies heute von Pädophilengruppen geschieht.

2.6.2.5. Inzest

Kriminalstatistisch ist das Inzestdelikt deutlich rückläufig, seine forensische Bedeutung ist gering. Das Phänomen soll deshalb hier auch nur gestreift werden. Einzelheiten sind in der Monographie von Maisch (1968) nachzulesen. Über die Dunkelziffer ist Genaueres nicht bekannt. Nach der Erfahrung von Psychotherapeuten dürfte der Inzest gar nicht so selten vorkommen. Zur Anzeige gelangen überwiegend Inzesthandlungen in der sozialen Unterschicht – und zwar ganz überwiegend Vater-Tochter-Inzest; sexuelle Handlungen unter Geschwistern und zwischen Mutter und Kind spielen im forensischen Bereich praktisch keine Rolle. Inzesthandlungen sind selten gewaltsam, meist sind die sexuellen Handlungen in eine langdauernde Beziehung eingebunden; sie beginnen in der Regel dann, wenn die Töchter in die Pubertät kommen. Eine Beziehung zu sexuellen Deviationen besteht so gut wie nie. Inzesthandlungen entstehen in einer spezifischen Familiendynamik und sind das Symptom einer familienneurotischen Desintegration. Es finden sich zwei typische Konstellationen:
(1) Die Tochter wird zum Liebespartner. Der Vater wendet sich der Tochter liebevoll zu; oft ist es eine gegenseitige Liebesbeziehung (etwa 40 %).
(2) Der Vater verhält sich der Tochter gegenüber kontrollierend, eifersüchtig, einengend, fordert Unterwerfung von ihr und drängt die Tochter in die Rolle einer untreuen Geliebten; die emotionale Beziehung ist oft einseitig vom Vater (etwa 50 %).
In fast allen Fällen haben sich die Eltern voneinander entfernt oder ihre Beziehung ist sehr gespannt. Oft ist auch die Beziehung zwischen Mutter und Tochter gestört. Die Töchter verhalten sich dem Vater gegenüber überwiegend passiv duldend oder emotional beteiligt und aktiv. In einem Viertel der angezeigten Fälle kommt es zur Schwängerung.

2.6.2.6. Fetischismus

Der Fetischismus ist in mancher Hinsicht der Prototyp der sexuellen Deviation, weil hier das die Deviation kennzeichnende Ausweichen vor der genitalen partnerschaftlichen Heterosexualität am konsequentesten verwirklicht wird: der Partner ist ersetzt durch einen Gegenstand, den Fetisch. Will man die klinischen Erscheinungsformen des Fetischismus aufzählen, läuft man Gefahr, sich ins Uferlose zu verlieren. Es gibt kaum einen Gegenstand, der nicht irgendwann einmal zum Fetisch geworden ist. Will man ein klassifikatorisches Bedürfnis befriedigen, kann man verschiedene Kategorien von Fetischen unterscheiden: der Fetisch ist ein Körperteil (am häufigsten Brust, Gesäß, Füße), oder wird am Körper getragen (z.B. Unterwäsche, Strümpfe, Stiefel, Schürze); oder der Fetisch wird repräsentiert durch bloßes Material (am häufigsten Leder, Gummi, Pelz) oder stellt ein von der Person unabhängiges Objekt dar (Stock, Peitsche). Seltene Formen des Fetischismus sind die *Monumentophilie*, die *Exkrementophilie* oder die *Nekrophilie*, die sehr selten einmal forensische Bedeutung bekommen kann. Eine besondere Form des Fetischismus ist der *Transvestitismus*, den man als generalisierten Kleiderfetischismus auffassen kann. Die fetistische Symptombildung hat psychodynamisch mehrere Aspekte: Auf einer vordergründigen Ebene ist der Fetisch Surrogat für die Frau, zu der kein Zugang gefunden wird. Auf einer tieferen Ebene signalisiert das Symptom Unzulänglichkeiten und Brüche in der männlichen Identität. In einer infantilen Abhängigkeit von der Mutter verhaftet, fühlt sich der Fetischist nur dann gleichsam vollständig, wenn er sich mit dem Fetisch als einem Stück der Mutter umhüllt; nur so ist Männlichkeit in Gestalt von Potenz, Orgasmus erlebbar. Die im Symptom gebundene Aggressivität drückt sich in dem häufig zu beobachtenden Haß auf den Fetisch aus, der vernichtet, zerrissen, weggeworfen wird.

Die forensische Bedeutung des Fetischismus ist gering. Am häufigsten begegnet er dort, wo Fetischisten beim *Diebstahl* ihres Fetisch (meistens weibliche Unterwäsche) ertappt werden. Nicht immer ist der Fetischismus eine fixierte Deviation. Wäschefetischistische Episoden sind nicht ganz selten bei neurotischen, gehemmten, isolierten Jugendlichen als erster Annäherungsversuch an das weibliche Geschlecht. Sie sind dann meist passager, können aber auch Initialsymptom schwerer devianter Entwicklungen sein, zumal der Fetischismus nicht selten mit Sadomasochismus kombiniert ist. Aus ärztlich-therapeutischer Sichte sollte man die jugendliche fetischistische Episode nicht bagatellisieren, da sie zumindest Ausdruck einer deutlichen neurotischen Störung ist. Bei Kleiderschlitzern, Attacken auf die weibliche Brust u. ä. handelt es sich häufig um fetischistische Akzentuierungen im Rahmen einer sadomasochistischen Deviation.

2.6.2.7. Transsexualität

Transsexualität kommt bei Frauen und Männern gleichermaßen vor (im Verhältnis von etwa 2 : 3). Das Wesentliche an der Transsexualität ist die vollständige psychische Identifikation mit dem anderen Geschlecht: z.B. Männer, deren körperliche Beschaffenheit eindeutig männlich ist, fühlen sich in jeder Hinsicht dem weiblichen Geschlecht zugehörig und leben diese Zugehörigkeit so gut es geht aus: sie tragen nicht nur weibliche Kleidung, sondern intendieren ein soziales Leben als Frau und wünschen sich von der Umwelt die Anerkennung ihres «eigentlichen» Geschlechts. Sie haben das Gefühl, irrtümlich in einem falschen Körper zu leben und verfolgen mit aller Beharrlichkeit das Ziel, diesen Körper mit seinen gehaßten männlichen Attributen loszuwerden. Sie kommen zum Arzt mit dem drängenden Wunsch nach Geschlechtsumwandlung, streben eine gesetzliche Personenstandsänderung an und reagieren vehement z. T. auch mit Suiziddrohungen, wenn ihrem Bestreben nicht nachgekommen wird. Es handelt sich um eine Diskrepanz zwischen dem angelegten körperlichen und dem erlebten und gelebten Geschlecht, um ein Auseinanderklaffen der psychischen und physischen Geschlechtsidentität. Transsexualität ist mithin streng genommen keine sexuelle Deviation. Überhaupt weniger ein Problem der Sexualität als vielmehr ein tiefergreifendes Problem der Geschlechtsidentität.

Strafrechtlich ist die Transsexualität so gut wie bedeutungslos. Wenn es zu Straftaten kommt, besteht oft ein hochkomplizierter Zusammenhang mit der Identitätsproblematik. Zivilrechtlich bekommt die Transsexualität zunehmend Bedeutung, da nach dem neuen Transsexuellengesetz Namens- und Personenstandsänderungen von ärztlichen Gutachten abhängig gemacht werden.

2.6.2.8. Sadomasochismus

Es sind vor allem zwei wesentliche Kennzeichen, die den Sadomasochismus als sexuelle Deviation charakterisieren:

(1) Sadismus ist die Ausdrucksform einer auf den anderen gerichteten, destruktiven Dynamik, die sich triebhaft äußert und lustvoll entlädt: Sadismus ist *sexualisierte Destruktivität*.

(2) Sadistische Intentionen zielen auf die Bemächtigung des anderen, auf ein totales Verfügen über ihn, die Aufgabe seiner Eigenständigkeit. Dominanz/Subordination in extremer Zuspitzung wird zum sexualisierten Thema. Sadismus und Masochismus sind die beiden Seiten einer zusammengehörigen sexuellen Situation mit zwei komplementären Rollen.

Es geht explizit um ein *sexualisiertes Herrschaftsverhältnis*: entscheidend für den Sadismus ist die Auslieferung des anderen, für den Masochismus die Tatsache, sich in des anderen Gewalt und Verfügung zu begeben. Das Zufügen oder Erleiden von physischem Schmerz kann dabei fehlen, ist aber deshalb ein häufiger Bestandteil, weil das Hinnehmen-Müssen von Schmerz, das Erleiden von Qual der deutlichste Ausdruck von Selbstaufgabe und Ohnmacht ist.

Die *Erscheinungsweisen des Sadomasochismus* sind vielgestaltig. Sie reichen von komplimentären Partnerbeziehungen – der Begriff der «Hörigkeit» kann in diesem Zusammenhang einen Sinn bekommen – bis zu eher flüchtigen Begegnungen oder anonymen Überwältigungen. Sadomasoschistische Wünsche können sich nur in aktiver, nur in passiver oder alternierend passiv/aktiv äußern. Es gibt sie in heterosexuellen, homosexuellen, pädophilen, sodomitischen Beziehungen oder auf die Autoerotik beschränkt. Ebenso vielgestaltig sind die sexuellen Praktiken: sie können sich auf verbale Erniedrigung beschränken; häufiger Bestandteil ist das physische Wehrlos-Machen in Form von Einschnüren, Fesseln, Einsperren, ferner das Schlagen. Auffallend bei vielen Devianten ist eine geringe Flexibilität, ein starres Festgelegt-Sein auf ein bestimmtes Ritual, auf bestimmte Utensilien und Requisiten, die eine fetischartige Isolierung erfahren können, z.B. Stock, Peitsche, bestimmte Kleidungsstücke oder Materalien wie Leder, Gummi; eine wichtige Rolle können Exkremente, seltener auch Blut spielen. Wichtiger als bestimmte Praktiken oder Gegenstände sind gelegentlich ritualisierte Situationen, die immer wieder durchgespielt werden, z.B. Herr/Sklave, Bestrafung in der Schule, eine Gefängnisszene, eine Vergewaltigung oder eine gespielte Hinrichtung. Die Äußerungsformen sind also sehr vielfältig und von unterschiedlichem gesellschaftlichen Interesse.

(1) Es gibt *komplementäre Partnerbeziehungen*, die auch stabil sein können, weil es sich um Beziehungen zwischen Abhängigen, aufeinander Angewiesenen handelt. Indem der Sadist sich des Masochisten bemächtigt und versucht, dessen Autonomie zu zerstören, deligiert er zugleich seine eigenen Unterwerfungswünsche an den anderen, wie auch der Masochist seine Bemächtigungswünsche in den anderen hineinverlagert.

(2) Oft bleiben die schwer realisierbaren sadomasochistischen Wünsche auf die *heimliche Phantasie* beschränkt.

(3) Wenn Sadomasochismus gelebt wird, dann geschieht dies meist in *sadomasochistischen Gruppenarrangements in der Subkultur* in Salons, Privatzirkeln, Bordellen. Diese Arrangements haben den Charakter eines ritualisiert ablaufenden Spiels, dessen Spielregeln festgelegt und vereinbart sind. Die Kenntnis über die sadomasochistische Subkultur sind spärlich, weil sich diese Gruppen nach außen hin stark abschirmen. Das subkulturelle Ausleben hat eine entlastende Funktion. Teilnehmer an dieser Subkultur verüben kaum jemals sadistische Straftaten, umgekehrt haben sadistische Delinquenten keinen Anteil an der Subkultur.

(4) Sehr selten tritt der Sadomasochismus als *kriminelles Delikt* in Erscheinung. Einen deutlichen Hinweis auf einen devianten Hintergrund stellen dann meistens *ritualisierte Handlungsabläufe* dar. Bei *sadistischen Handlungen an Kindern, Abhängigen* sind es z.B. Männer, die sich als Polizisten, Geistliche u.ä. ausgeben, Kinder für Übertretungen, «Sünden», die sie inquisitorisch herausexplorieren, zu bestrafen legitimiert zu sein vorgeben oder scheinbar legitimiert sind, wenn sie als Lehrer oder Erzieher tätig sind. Bei den seltenen *sadistisch devianten Vergewaltigungen* machen in der Regel besondere Rituale des Fesselns, Knebelns, des Schlagens und Schmerzzufügens auf diesen besonderen motivationalen Hintergrund aufmerksam. Ähnliches gilt für *sadistische Körperverletzungen*,

Tierquälereien, Kleiderschlitzen. Selten sind schließlich *sadistisch deviante Tötungshandlungen* (siehe dort).

Bezüglich der *Psychodynamik des Sadomasochismus* soll nur auf ein zentrales Grundthema hingewiesen werden. Die komplizierte Psychogenese kann hier im einzelnen nicht dargestellt werden (siehe Schorsch und Becker 1977). In der sadomasochistischen Perversion ist das Grundthema eine pathologische Beziehung zur Mutter mit der Problematik von Ablösung und Verschmelzung: Einerseits finden sich starke Wünsche nach Verschmelzung mit der Mutter, nach lustvoller Selbstaufgabe. Andererseits lösen solche Verschmelzungswünsche starke Ängste aus, weil Verschmelzung Selbstverlust bedeutet.

Ablösungstendenzen aus dem unbewußten Wunsch, sich aus der die eigene Selbständigkeit bedrohenden mütterlichen Umklammerung zu lösen, wecken zugleich Ängste vor Trennung und Liebesverlust. Das Gefühl des Umklammert- und Vereinnahmt-Seins erklärt, warum die Mutter derart bedrohliche Aspekte hat, warum im Sadismus das aggressive Abwehren, Beherrschen, Kontrollieren der Frau bei einer gleichzeitig starken Abhängigkeit von ihr so intensiv ist. In der sadomasochistischen Aktion gelingt punktuell ein Kompromiß: einerseits führen die regressiven Tendenzen in Richtung auf Verschmelzung dazu, daß – begrenzt auf das sadomasochistische Ritual – analog der Symbiose mit der Mutter eine duale Einheit von Sadist und Masochist bzw. Opfer hergestellt wird, in der die Grenzen zwischen beiden verschwimmen und Abgrenzung zwischen Subjekt und Objekt, zwischen Männlichem und Weiblichem unscharf werden. In dieser dualen Einheit als dem Urbild einer narzißtischen Beziehung wird eine oszillierende Identifizierung von Sadist und seinem Opfer möglich. Daraus erklärt sich, warum der Sadist masochistische, der Masochist sadistische Anteile auslebt. Andererseits führen die Ängste vor Regression und Verschmelzung zu einer aggressiven Konfrontation, zu einer Unterwerfung, Entmachtung und Kontrolle des Opfers. Der Mann muß sich durch das aggressive Sich-Abgrenzen von der Frau immer wieder seiner Selbständigkeit, seiner körperlichen Vollständigkeit und Autonomie vergewissern, muß sich immer wieder bestätigen, daß er den anderen kontrolliert, in der Hand hat und über ihn verfügt. Den Hintergrund bildet das Gefühl von Unsicherheit in bezug auf die eigene Autonomie und Männlichkeit, ferner eine starke Abhängigkeit von der Frau, die er deswegen immer wieder aggressiv abwehren muß. In der sadistischen Aktion versichert sich der Deviante, daß er keine Angst zu haben braucht, unterworfen zu werden. Er verleugnet seine brüchige männliche Identität dadurch, daß er sich potenziert «männlich», übersteigert phallisch-aggressiv verhält; er umgibt sich mit Gegenständen, die den Charakter von Phallussymbolen haben, wie Stock, Peitsche, Messer, Waffen etc. Indem es in der sadistischen Aktion oder Phantasie um Beherrschung, magisches Kontrollieren, omnipotentes Verfügen-Können über das Opfer geht, werden punktuell Größenselbstphantasien aktualisiert.

2.6.2.9. Die aggressiven Sexualdelikte

Unabhängig von der juristischen Qualifikation einer Tat machen die aggressiven Sexualstraftaten etwa 20 % aller Sexualdelikte aus. In der überwiegenden Mehrzahl sind es sexuelle Nötigungen, Vergewaltigungen, aber auch etwa 10 % der pädophilen und etwa 3 bis 5 % der exhibitionistischen Delikte. *Vergleicht* man die *Gruppe der aggressiven mit den nicht-aggressiven Tätern*, ergibt sich folgendes: Das soziale Niveau der aggressiven Täter ist signifikant niedriger als in der Gegengruppe. Kindliche Verhaltensstörungen (40 %), Heimaufenthalte (30 %) sind sehr viel häufiger, ein geringes Bildungsniveau (etwa ein Fünftel Sonderschüler), Tendenzen zu Verwahrlosung und unsteter Lebensführung verbreitet. Es sind fast ausnahmslos Angehörige der unteren Sozialschichten, welche gewaltlose Konfliktlösungen weniger gelernt haben. Ferner sind unter den aggressiven Tätern viele Jugendliche, deren Persönlichkeit als unausgeglichen und verstimmbar bezeichnet wird. Die Bereitschaft zu aggressiven Eruptionen (abgesehen vom Delikt) ist sehr viel größer als bei den nicht-aggressiven Tätern, ebenso die Neigung zu Alkoholabusus. Das Intelligenzniveau ist niedriger (etwa ein Drittel ist unterdurchschnittlich intelligent).

Bemerkenswert ist die verhältnismäßig große Verbreitung von residualen Hirnschädigungen unter den aggressiven Tätern (etwa ein Drittel). Das Delikt ist nur selten Ausdruck einer devianten sadistischen Fixierung (etwa 5%), sondern meist ein Gelegenheitsdelikt an anonymen Opfern, bei dem Alkohol (zu über 50%) eine große Rolle spielt. Es ist vielfach die wegen plötzlich einsetzender Impotenz ausbleibende oder durch den Widerstand des Opfers verhinderte sexuelle Entspannung, die die Gewalttätigkeit steigert. Nur etwa 40% kommen bei der Tat zur Ejakulation. Eine genauere Analyse des Tatgeschehens ergibt gar nicht selten Impotenzreaktionen (unvollständige oder ausbleibende Erektion, ausbleibender Orgasmus). Dies ist bemerkenswert, denn es widerspricht der gängigen Vorstellung, das Sexualdelikt, besonders das aggressive, geschehe unter hohem «Triebdruck», diene zur rücksichtslosen Befriedigung des Geschlechtstriebes. Die häufige Impotenz zeigt einmal mehr, daß die simple machanistische Vorstellung von zu hohem Innendruck, der sich ein Ventil schafft, unzutreffend ist, daß auch beim aggressiven Sexualdelikt eine komplexe Motivation wie: ein Abreagieren innerer Wut auf Frauen, aggressive Abwehr eigener Männlichkeitsängste u.ä. viel bedeutsamer ist.

Phänomenologisch lassen sich die aggressiven Sexualhandlungen Frauen gegenüber in eine *Intensitätsskala* bringen, was die geäußerte Aggressivität angeht:

Am wenigsten aggressiv verhält sich der *Frotteur*; dieses gar nicht so seltene Verhalten wird nur selten angezeigt. Es sind Männer, die sich in dichtem Gedränge an Frauen heranmachen und ihr Genitale, ohne es zu entblößen, an eine Frau pressen, es reiben und so zur Befriedigung kommen.

Unter Jugendlichen gar nicht selten ist das Syndrom des *anonymen Anfassens*: Jungen um die Pubertät herum, sexuell meist unerfahren, hilflos und orientierungslos in heterosexuellen Situationen, fassen vorübergehenden Frauen an die Brust, unter den Rock und laufen fort. Wenn es aus Gruppen heraus erfolgt, hat es gelegentlich den Stellenwert von Mutproben. Es ist meist ein passageres Verhalten, das mit Überwindung der Pubertätskrise verschwindet; gelegentlich steht es aber auch am Beginn einer eskalierenden Aggressivität Frauen gegenüber.

In diesem Zusammenhang ist das relativ häufige Delikt des *Handtaschenwegnehmens* von Jugendlichen zu erwähnen. Es kann, aber muß nicht über die Bereicherungsabsicht hinaus eine weitergehende Motivation haben: ein Impuls, der Frau etwas zu entwenden, sie zu beschädigen, zu entmachten, zu entwaffnen; es sind symbolische Aggressionen der Frau gegenüber, besonders deutlich dann, wenn sie im Zusammenhang mit anderen Sexualhandlungen vorkommen.

In der Skala oben stehen dann *sexuelle Nötigung und Vergewaltigung* als die häufigsten sexuellen Aggressionsdelikte. Sie machen 10 bis 15% aller Sexualdelikte aus. Es sind Delikte von Jugendlichen, Heranwachsenden und jungen Erwachsenen; der Altersgipfel liegt zwischen 20 und 25 Jahren; jenseits des 35. Lebensjahres sind diese Delikte sehr selten. Wie eingangs erwähnt, nimmt die Vergewaltigung insofern eine Sonderstellung innerhalb der Sexualdelikte ein, als sich ihre kriminalistische Zunahme dem Trend der allgemeinen Kriminalität anpaßt. Eine Belastung mit nicht-sexueller Kriminalität ist mit $2/3$ im Vergleich zu den anderen Sexualdelikten sehr hoch.

Was die *Rolle und Bedeutung der Aggressivität* bei der Vergewaltigung angeht, lassen sich generell zwei Arten unterscheiden:

Einmal ein *instrumentelles Einsetzen der Aggressivität*, um etwas, hier: den Geschlechtsverkehr, zu erreichen. Dieses trifft zu auf den Typ des «Macho», der Frauen einfach benutzt. In der Wahrnehmung von Frauen, die sich neuerdings gegen Vergewaltiger formieren, wird in der Tendenz jeder Mann, der eine Vergewaltigung begeht, zu einem «Macho». Dies ist unberechtigt und trifft nur auf einen kleineren Täterkreis zu, am ehesten noch auf *Gruppen-vergewaltigungen*, bei denen eine besondere Gruppendynamik zu beachten ist. Es wird dort ein Feindbild von geringschätziger Frauenverachtung aufgerichtet. Die Aggressivität eskaliert, weil einer den anderen an «Männlichkeit» und Stärke übertrumpfen will.

Sicherlich häufiger als das instrumentelle Einsetzen ist die *Sexualisierung von Aggression*. Bei der überwiegenden Mehrzahl zumindest der zur Begutachtung kommenden Täter (eine möglicherweise durch diese Selektion verzerrte Optik) hat die Aggression der Frau gegenüber Abwehrcharakter. Es finden sich mehr oder minder ausgeprägte Männlichkeits-probleme, Unsicherheiten in der männlichen Identität; Frauen werden als überlegen, stark, gefährlich, ausnutzend, kontrollierend, einengend erlebt. Ein solches neurotisch verzerrtes Bild von der Frau ist meistens biographisch zurückzuführen auf eine konflikthafte, gestörte Beziehung zur Mutter.

Analog zu den übrigen Deliktgruppen lassen sich auch bei den Vergewaltigungstätern statistisch gefundene *Typen* unterscheiden:

Der sozial randständige Täter

Auf ihn treffen die Daten zu, die bei der Charakterisierung des aggressiven Täters genannt worden sind. In der sexuellen Entwicklung fällt über die schichtspezifischen Standarts hinaus auf, daß eine autoerotische Entwicklungsstufe häufig übersprungen wird: Sexuelle Phantasien, Masturbation sind sehr viel seltener (etwa ein Fünftel hat überhaupt keine Masturbationserfahrung). Stattdessen sind anonyme sexuelle Kontakte, Bordellbesuche, oft wechselnde Partner sehr viel häufiger. Eine Tendenz zur Vernachlässigung zwischen-menschlicher Beziehungen, eine mangelnde Ausbildung von Zärtlichkeit und Bindungs-bereitschaft scheinen charakteristisch zu sein. Die Kriminalitätsquote ist – wie erwähnt – außerordentlich hoch, wobei Eigentums- und Aggressionsdelikte unter Alkohol führend sind. Dem ersten Sexualdelikt gehen häufig kriminelle Handlungen voraus, im Gegensatz etwa zu den Exhibitionisten, die primär meist sozial gut eingegliedert sind und erst im Gefolge wiederholter Bestrafungen sozial abgleiten und dann kriminell werden können. Als Motivationshintergrund findet sich oft ein negatives, durch Geringschätzung, Ver-achtung und Wut geprägtes Frauenbild; die Tat selbst wird nicht selten mit «Rache» an der Frau für irgendwelche Kränkungen rationalisiert.

Der retardierte Spätentwickler

Ein sehr ähnlicher Typ findet sich auch bei den Exhibitionisten und den Pädophilen. Der familiäre Hintergrund ist nicht in gleichem Maße ungünstig wie bei der ersten Gruppe: Es sind eher intakte Unterschichtsfamilien, in denen der Täter meist ohne gröbere Auffällig-keiten nach außen hin aufwächst. Auffälligkeiten treten meist erst nach der Pubertät zutage: es sind retardierte Spätentwickler, die sich in die Gruppe Gleichaltriger nicht hineinfinden, an das Elternhaus gebunden sind, schüchterne Einzelgänger, die nicht aus sich herausgehen. Die sexuelle Erfahrung ist gering und beschränkt sich – wenn überhaupt – auf gelegentliche anonyme Kontakte. Das Delikt, das mehr noch als in der ersten Gruppe in abrupten, wortlosen Überfällen besteht, scheint in krassem Widerspruch zu der von der Umgebung als ordentlich und schüchtern eingestuften Persönlichkeit zu stehen. Die Kontaktlosigkeit, ein geringes Einfühlungsvermögen und vor allem die Unkenntnis des anderen Geschlechts können zu projektiven Verkennungen und realitätsfernen Motivationen führen, in denen das redensartliche Renommieren unter Jugendlichen mit der Realität verwechselt wird – etwa in der Art: die Mädchen «mögen das», sie wollen nur hart angefaßt sein, sträuben sich nur, aber träumen davon, «genommen» zu werden.

Vergewaltigung als Folge geschlechtsspezifischer Situationsverkennung

Es ist hier ein Aspekt angesprochen, der bei einigen Vergewaltigungen zumindest eine gewisse Rolle spielen kann, wenn sich die Situation in den Augen des Mannes und der Frau anders darstellt. Diesen Fällen geht eine Beziehung zwischen Täter und Opfer voraus – meist eine kurze Bekanntschaft, ein gemeinsamer Besuch eines Lokals mit Unterhaltung, Tanz, Flirt. Ein wichtiger animierender Faktor ist der Alkohol, der beim Mann eine sexuelle Gestimmtheit fördert, die er in die Situation projiziert. Die freundliche Zuwendung des Mädchens wird als sexuelles Interesse mißdeutet. Das Abwehren von Annäherungsversuchen wird als «konventionelles», nicht ernst gemeintes Sträuben gesehen. Meist kommt dem Mann im Verlaufe der intimer werdenden Annäherungsversuche sein «Mißverständnis» zum Bewußtsein. Geschieht dies erst spät im Zustand hoher sexueller Aufladung, dann schlägt die sexuelle Erregung möglicherweise in massive Aggression um. Gelegentlich überdauert die projektive Verkennung noch den sexuellen Vollzug. Es sind Fälle, in denen der Mann sich mit dem Mädchen erneut zu verabreden sucht, auch nach objektiv, d.h. mit den Augen des Mädchens gesehen, eindeutigen Vergewaltigungen. Auf diesen Aspekt ist besonders bei Vergewaltigungen durch Ausländer zu achten, bei denen Fehlinterpretationen durch eine mangelnde Vertrautheit mit den kulturspezifischen Verhaltensweisen begünstigt werden können.

2.6.2.10. Sexuell motivierte Tötungen

Es zeichnen sich zwei relativ prägnante Typen ab. Wie immer ist auch hier zu berücksichtigen, daß es sich um Stilisierungen handelt, die vielfältige Überschneidungen und Übergänge zulassen.

Sadistisch perverse Entwicklungen

Die Persönlichkeiten sind, äußerlich betrachtet, oft sozial gut integriert, wenn auch ihre sozialen Beziehungen auffallend farblos und unlebendig erscheinen. Die soziale Anpassung besteht vorwiegend in einem passiven Sich-Einfügen; dadurch haben sie mit ihrer Umwelt keine oder kaum Konflikte. Verwahrlosungssymptome, Kriminalität, Zeichen sozialer Instabilität fehlen häufig vollständig. Das Delikt steht in einem krassen Gegensatz zu der sonstigen Lebensführung und der Einschätzung der Persönlichkeit durch andere Menschen ihrer Umgebung. Sie entsprechen in keiner Weise dem gängigen Stereotyp des «Sadisten». Die Perversion ist entweder mit Eintritt in die Pubertät bereits determiniert und wird im weiteren Verlauf lediglich variiert und angereichert, oder sie wird durch krisenhafte Erfahrungen später in Gang gesetzt. Das perverse Thema: Phantasien von Überwältigung, Schlagen, Foltern ist das eigentliche Erregende. Andere sexuelle Befriedigungsformen sind entweder nicht möglich oder bleiben vergleichsweise reizlos. Die *Verarbeitung der Perversion* ist überwiegend *ich-dyston*: viele neigen dazu, die Perversion als etwas ihnen Fremdes, «Krankes», Unheimliches zu erleben. Bei den Entwicklungen, in denen es zur Tötung kommt, ist eine *progrediente Verlaufsform* außerordentlich häufig. Dies zeigt sich u.a. darin, daß sich im Vorfeld der Tötung oft rudimentäre Ansätze finden, die wie abgebrochene Vorläufer der Tötungshandlung wirken. Die *Taten* laufen oft ritualisiert ab, wirken wie ein Eindringen irrealer Phantasieinhalte in die Realität. Oft läuft das Geschehen in einem Zustand narzißtisch-rauschhafter Ich-Fremdheit ab, wobei der Eindruck entsteht, daß sich die Entwicklung vom Phantasieren bis zum Töten mit einer gewissen Zwangsläufigkeit vollzogen hat.

Der Ausgangspunkt in der *Psychogenese* liegt in starken oralaggressiven und destruktiven Impulsen als Reaktion auf traumatische Erfahrungen in dieser Entwicklungsphase. Der *erste Abwehrschritt* besteht in einem frühen *narzißtischen Rückzug* mit Aufgabe von Objektbesetzung und einem Ausweichen vor Auseinandersetzung mit den elterlichen Objekten. Der narzißtische Rückzug schützt zwar das Objekt, bietet aber kein Ventil für die Destruktivität. Die durch die Destruktivität drohende Fragmentierung des Selbst macht einen *zweiten Abwehrschritt* notwendig: die *Abspaltung und Sexualisierung* zu der als ich-fremd erlebten sadistischen Perversion. Die Sexualität tritt damit in den Dienst der Stabilisierung und Erhaltung des Selbst: Durch die Perversion, in der die archaischen Konflikte und Impulse thematisiert und gebunden sind, wird das soziale Ich von ihnen entlastet. Es resultiert eine latente Zerrissenheit und Spaltung in die sozial handelnde und die pervers phantasierende Persönlichkeit, aus deren Unvereinbarkeit eine permanente Spannung entsteht. Wird die destruktive Dynamik zu intensiv, dann gelingt das Getrennthalten von perversen imaginären Phantasien und sozialer Realität, von Primärprozeßhaftem, Archaisch-Destruktivem und Realitätsangepaßtem, Sekundärprozeßhaftem nicht mehr und es kommt zur delinquenten Aktion. Die Tötungshandlung ist oft Ausdruck für den Zusammenbruch der Abwehr. Deshalb ist der Ausdruck «Lustmord» oder die juristische Formulierung einer «Tötung zur Befriedigung des Geschlechtstriebes» irreführend; denn es geht nicht einfach um eine Steigerung der Lust. Eine solche Tat steht vielmehr häufig am Ende eines langen und oft verzweifelten Kampfes gegen eine destruktive Dynamik, die sich schließlich nicht mehr eindämmen läßt. Die Tat geschieht dann im Zustand eines momentanen Zusammenbruchs des Selbst unter dem Ansturm archaischer Impulse.

Impulshandlungen als Durchbruch einer destruktiven Dynamik

Hier finden sich in vielem gegensätzliche Biographien: die Anpassungsbemühungen sind wesentlich konfliktreicher und gelingen sehr häufig nicht. Es finden sich Verwahrlosungssymptome, kriminelle Tendenzen, eine Unstetheit und Rastlosigkeit. Die Beziehungsproblematik unterscheidet sich stark von den sadistischen Perversionen: Es ist hier weniger ein Rückzug in die Isolierung; die Instabilität der Kontakte entspringt starken, aggressiv abgewehrten Bindungsängsten. Beziehungen konfrontieren sie mit ihren Abhängigkeits- und Autonomieproblemen. Deshalb bekommen ihre Kontakte eine aggressive Tönung und haben den Charakter von Kampfbeziehungen. Die Auseinandersetzung mit der Umwelt, der die sadistischen Perversionen durch Rückzug, Inaktivität, fügsame Passivität ausweichen, ist bei ihnen aktiv, agierend, aggressiv und verbunden mit einem Bedürfnis nach ständigem motorischen Abreagieren. Eine Perversionsbildung findet sich nicht. Man sieht allenfalls passagere perverse Episoden, die aber kein stabiles inneres Gebilde werden; stattdessen äußert sich die Unreife der Sexualität eher in einer Tendenz zu polymorphen sexuellen Verhaltensweisen. Auch stabilere sexuelle Beziehungen mißlingen wegen des Einfließens haßvoll aggressiver Impulse, die schwer kontrollierbar sind. Eine permanente, sich periodisch verstärkende innere Unruhe und Anspannung kommt hier unabhängig von der sexuellen Erregung vor; die Sexualität dient der Reduzierung dieser narzißtischen Spannungen. Die Tötungsakte sind abrupte Durchbrüche sexualisierter destruktiver Impulse. Die Art der Tötungshandlung ist weniger ritualisiert, weniger festgelegt und zwangsläufig. Die Opfer, Tatsituationen und Auslöser sind zufälliger, beliebiger und auswechselbarer. Es ist mehr an objektbezogenen Affekten in diesen Handlungen enthalten, häufig gehen Beziehungsansätze zum Opfer voraus.

Der Ausgangspunkt in der *Psychogenese* ist auch hier eine archaische Destruktivität, ein starker oraler Haß, der die Entwicklungsprozesse der Trennung von Selbst und Objekt blockiert. Die Persönlichkeiten erinnern in vielem an *Borderline-Strukturen*: für sie existiert noch kein einheitliches, vom Selbst getrenntes Objekt; charakteristisch ist die Fixierung auf die *schizoide Position*. Das (mütterliche) Objekt ist gespalten in gute und böse Imagines, die nur zum Teil als Introjekte Bestandteile des lückenhaften Selbst darstellen. Versuche, Objektbeziehungen herzustellen, erinnern an die eigene frühe Mutter-Kind-Beziehung. Dabei spielen projektive Mechanismen eine große Rolle, die die Nähe zu paranoidem Erleben erklären. Da die frühen Ängste, Konflikte, Impulse kein spezifisches Thema gefunden haben wie bei den Perversionen und nicht in einem stabilen Symptom gebunden sind, wirken diese Persönlichkeiten schutzloser. Sie sind wenig kontrolliert, ständig gehetzt von dem bösen inneren Verfolger, der immer wieder nach außen projiziert wird. Charakteristisch sind eine permanente narzißtische Spannung und eine Angst vor Regression, Entspannung und Kontrollverlust. Frühe narzißtische Konfigurationen wie Größenselbstphantasien sind entweder dauerhaft aktuell oder werden in besonderen Krisen mobilisiert. Die impulsive Tötungshandlung ist eine Art Ausstoßung, eine Befreiung vom inneren Verfolger, ein gewaltsames Sprengen einer Umklammerung oder eine gewaltsame Vernichtung von Selbstanteilen.

Im Schrifttum wird häufig noch auf andere Formen von Tötungshandlungen im Zusammenhang mit der Sexualität hingewiesen: die *unbeabsichtigte*, versehentliche *Tötung im Rahmen von Vergewaltigungen*, zu der es dann kommt, wenn die Täter aufgrund unerwartet heftiger Gegenwehr oder weil sie gestört werden, «in Panik» geraten und das Opfer töten oder die Tötung deshalb ausführen, weil sie Angst haben, das Opfer könne sie identifizieren (Tötung zur Verdeckung einer Straftat). Diese Darstellung erscheint zu vordergründig. In den Begriff der «Panik» geht das ein, was hier als Durchbruch (sexualisierter) destruktiver Impulse bezeichnet wurde. Diese Form geht also weitgehend in den Impulstaten auf. Was den *sogenannten Deckungsmord* angeht, ist aus der Sachverständigenperspektive Skepsis angebracht, inwieweit dies nicht eine (oft hineingefragte) Rationalisierung darstellt für ein Tatgeschehen, für das der Täter keine rationalen Gründe anführen kann. Einen «Deckungsmord» mag es einmal geben, er ist aber zumindest im Bereich der Sexualstraftaten sicherlich sehr viel seltener, als er z.B. in Anklageschriften vorkommt (vgl. Schorsch, 1986).

2.6.2.11. Sexuelle Motivationen bei nicht-sexuellen Tatbeständen

Es ist eingangs dargelegt worden, daß Sexualisierung ein Abwehrmechanismus ist, daß also alle möglichen Konflikte, Impulse, Ängste sexualisiert werden können. Bei zwei Deliktarten scheint dieses häufiger vorzukommen: beim *Kaufhausdiebstahl* vor allem bei Frauen, seltener auch bei Männern, und bei *Brandstiftung* durch junge Männer. Vor allem dort, wo rational zugängliche Motive wie Bereicherung beim Diebstahl, Versicherungsbetrug oder Rache bei der Brandstiftung offensichtlich nicht vorhanden sind, wird häufiger angegeben, daß diese Handlungen mit sexueller Erregung und u.U. auch mit sexueller Befriedigung verbunden sind. Die Sexualisierung ist, wie gesagt, ein allgemeiner Abwehrmechanismus; es besteht deshalb auch keine Veranlassung, ein eigenes Syndrom oder Krankheitsbild zu konstruieren, wie es in den veralteten Begriffen «Kleptomanie» oder «Pyromanie» geschehen ist. Beiden scheint eines gemeinsam zu sein: Situationen, die nicht in einem sexuellen Kontext stehen, die aber spannungsvoll, angstgeladen, prickelnd, bedrängend empfunden werden, können sexuell erlebt werden, d.h. verbunden sein mit sexueller Erregung und Orgasmus. Dieses Phänomen ist bekannt in Form sog. «Angstpollutionen» bei Jungen, z.B. wenn sie in Prüfungssituationen in Angst und Zeitnot geraten. Etwas Ähnliches charakterisiert sowohl den Ladendiebstahl als auch die Brandstiftung: Es sind Situationen voll Spannung, prickelnd, angstgeladen wegen des Heimlichen und Verbotenen der Handlung. Diese Verfassung kann auch sexuell erlebt (sexualisiert) und deswegen die Tat öfters wiederholt werden. Umgekehrt ist es auch bei vielen Perversionen so, daß die Situation etwas Erregendes, Spannungsgeladenes, Prickelndes hat, ein Spiel mit dem Risiko und der Gefahr darstellt, das wahrscheinlich den besonderen Reiz und die besondere Befriedigung ausmacht. Die Sexualisierung nicht-sexueller Situationen ist nicht so außergewöhnlich und die sexuelle Motivation bei Diebstählen oder Brandstiftung ist nichts, was mit einem besonderen Geheimnis umgeben wäre.

2.6.3. Die forensische Beurteilung der Schuldfähigkeit

Bei der Darstellung des Phänomens Sexualität und der Deviationen ist immer wieder auf die psychodynamische Betrachtungsweise hingewiesen worden. Damit ist im Hinblick auf die forensische Beurteilung gar nichts präjudiziert. Psychodynamisches Denken beinhaltet das Bemühen, ein bestimmtes Verhalten einer Persönlichkeit mit ihren Eigenarten, mit ihrer individuellen Geschichte in Zusammenhang zu bringen und hier Verbindungen aufzuzeigen. Hierzu gehört die Berücksichtigung des inneren dynamischen Kräftespiels von Angst, Abwehr, Impuls im Hintergrund eines bestimmten Verhaltens – ein Bemühen, welches, wenn es gelingt, zur Folge hat, daß so etwas wie ein Verständniszusammenhang sichtbar wird. Wenn der vielschichtige Hintergrund, der Bedeutungs- und Ausdrucksgehalt eines Verhaltens sichtbar wird, kann ein angemessenes und gerechtes Urteilen beginnen. Keinesfalls beinhaltet das Aufzeigen eines solchen Zusammenhanges bereits die Aussage, jemand hätte, weil die Tendenz zu bestimmten Verhaltensweisen aus seiner biographischen Besonderheit herleitbar ist, deswegen gar nicht anders handeln können.
Es ist eines, eine Persönlichkeitsstruktur und ihr Handeln miteinander in Zusammenhang zu bringen, und ein anders, diese Befunde zu transponieren auf die in den §§ 20 und 21 StGB enthaltenen Begriffe. Diese Übersetzungsarbeit von Befunden auf Bewertungen, die an sich Sache des Gerichts ist, zu der der Sachverständige aber immer auch gefragt wird, konfrontiert mit einer anderen, der normativen Ebene. Ebenso wie es neurotische Persönlichkeitsdeformationen gibt, deren Ausprägung dem entspricht, was in den §§ 20 und 21 «schwere andere seelische Abartigkeit» genannt wird, gibt es Persönlichkeitsstörungen und ein neurotisches Verhalten, das sich in der bewertenden Beurteilung nicht de- oder exkulpieren läßt. Dies gilt für sexuelle wie für nicht-sexuelle Kriminalität.
Angesichts der Neuformulierung des alten § 51 zu den §§ 20 und 21 des Strafgesetzbuches mit der veränderten Begrifflichkeit fehlt bislang weitgehend ein differenziertes und einigermaßen verbindliches Begriffssystem von seiten der Psychiatrie/Psychologie als Orientierungsrahmen der Beurteilung. Soweit bei sexueller Devianz Alkoholeinwirkung im Spiel ist oder Minderbegabung, soweit – was selten der Fall ist – Sexualstraftaten Symptom einer psychiatrischen Krankheit darstellen, gibt es keine gesonderten Probleme bei der forensischen Beurteilung. Der Terminus «schwere andere seelische Abartigkeit», der ausdrücklich auch auf Neurosen und sexuelle Deviationen zielt, stellt die forensische Psychiatrie vor die Aufgabe, sich erneut Gedanken darüber zu machen, was als schwere und was als nicht-schwere Persönlichkeitsproblematik anzusehen ist.
Bei der Sexualdelinquenz gibt es *zwei Ansätze zu einer* differenzierenden *Klassifizierung:*
(1) Die *progredienten Verlaufsformen.* Als Giese dieses Syndrom beschrieb, es im Hinblick auf forensische Fragestellungen formulierte und in der Progredienz das wichtigste Unterscheidungskriterium zwischen nur abnormer und damit prinzipiell schuldfähiger und «krankhafter», d. h. zu de- oder selten exkulpierender Devianz sah, ist dieser Vorschlag von medizinischer wie juristischer Seite aufgegriffen worden und hat Eingang in die höchstrichterliche Rechtsprechung gefunden. Auch wenn man das phänomenologische Konzept

Gieses anders sehen und interpretieren, wenn man bezüglich des Suchtbegriffes anderer Meinung sein kann, so ist nicht zu bestreiten, daß mit diesem Syndrom eine klinische Realität erfaßt und beschrieben wird. Anhand dieses Modells kann sich der forensisch tätige Psychiater orientieren, wenn es um die Entscheidung geht, ob die einer Devianz zugrundeliegende Störung als schwer oder nicht schwer einzustufen ist. Wir haben die progredienten Verlaufsformen charakterisiert als einen zeitweisen, mehr oder weniger vollständigen Zusammenbruch der Kontroll- und Abwehrmechanismen; sie sind also als «schwere andere seelische Abartigkeit» im Sinne des Gesetzes zu werten, bei der die Schuldfähigkeit, d. h. die Kontrollmöglichkeiten in der sexuell aufgeladenen Tatsituation erheblich eingeschränkt, wenn nicht in manchen extremen Fällen sogar aufgehoben sind.

(2) Das Syndrom der Progredienz erscheint für die Beurteilung von Devianz nicht ausreichend. Wir haben eine andere Verlaufsform beschrieben, die im Einzelfall ebenfalls die Diskussion aufwerfen kann, ob die Voraussetzungen zur Anwendung der §§ 20 oder 21 des Strafgesetzbuches gegeben sind: die *sexuellen Impulshandlungen*, definiert als situativer (periodischer) Durchbruch einer devianten (oft vermischt mit einer aggressiven) Dynamik, die im übrigen nicht bewußtseinsfähig ist und häufig hinsichtlich der Persönlichkeit wie «abgespalten» anmutet. Dieses Syndrom ist weniger einheitlich und prägnant. In solchen Fällen ist immer abzuwägen, wie tiefgreifend die Persönlichkeitsstörung ist, die der Devianz zugrundeliegt.

Daraus ergibt sich, daß ein strafbares Sexualverhalten, sei es Ausdruck einer Perversion oder ein Impulsdurchbruch, bei der forensischen Bewertung immer in Beziehung gesetzt werden muß zur Persönlichkeitsstruktur. Eine Isolierung der Sexualität künstlich und unwahr. Wir haben gezeigt, daß eine perverse Symptombildung immer eine Persönlichkeitsproblematik ausdrückt, daß ferner Perversionen keine nosologische Entität darstellen, sondern qualitativ sehr unterschiedliche Persönlichkeitsstörungen zum Hintergrund haben können. Eine differenzierte Diagnostik der Persönlichkeitsstruktur ist deshalb auch bei sexueller Devianz der entscheidende Bezugspunkt der forensischen Beurteilung.

2.6.4. Die Problematik der Prognose

Im Vergleich zur Querschnittsdiagnostik und der Rekonstruktionsdiagnostik (psychische Verfassung zu einem Zeitpunkt in der Vergangenheit) ist die prognostische Diagnose am unsichersten, weil für sie weniger Daten zur Verfügung stehen und mit einer Reihe von Unabwägbarkeiten zu rechnen ist.

Beginnend mit den Arbeiten von Glueck und Glueck (1960) gibt es eine umfangreiche *empirische Forschung* zum Problem der Prognose, die zu verschiedenen Prognosetafeln geführt hat, in denen Merkmale und Merkmalskombinationen zusammengetragen sind, die für die Prognose von Straftätern bedeutsam sind. Abgesehen davon daß solche statistischen Ergebnisse im Einzelfall ohnehin von begrenztem Wert sind und lediglich grobe Orientierungshilfen darstellen, ist ihre Brauchbarkeit für die Prognose von Sexualstraftätern zusätzlich eingeschränkt, denn die für die Prognosetafeln wichtigsten Merkmale wie Dissozialität, berufliche Desintegration, das Ausmaß der geäußerten Aggressionen im sozialen Bereich sind für viele Sexualstraftäter ohne Bedeutung und deshalb keine brauchbaren Maßstäbe für die Beurteilung.

Die wichtigste Erkenntnisquelle für die Beurteilung von Sexualstraftätern stellt daher das gründliche Studium der jeweiligen Persönlichkeitsstruktur und ihrer Dynamik dar. Hier sind folgende Parameter von Bedeutung:

1. Die Schwere der *Persönlichkeitsstörung*, beschreibbar im Rahmen des Modells der Neurosenlehre.
2. Die *Ich-Nähe*, das heißt das Ausmaß der Integration *von triebhafter und aggressiver Dynamik* in das Selbstbild. Je ich-näher diese Dynamik, desto leichter ist sie kontrollierbar. Es gibt hier alle Übergänge zwischen den Extremen einer *ich-syntonen, ich-dystonen Verarbeitung* bis hin zu Patienten, die sexuelle und aggressive Impulse als von dem Selbst *abgespalten* erleben und den Einbruch dieser Dynamik als unheimlich und fremd empfinden.
3. Die *Determiniertheit einer sexuellen Deviation*. Je ausgeprägter eine Deviation determiniert ist, desto problematischer wird die Prognose.
4. Die *Intensität einer sexuellen Deviation*, insbesondere die Frage, ob es sich um eine progrediente Verlaufsform handelt.
5. Die *Abhängigkeit* sexueller Delinquenz *von Lebers- und Persönlichkeitskrisen*; je gebundener die Delinquenz an erlebbare Krisen, desto günstiger die Prognose, desto aussichtsreicher eine Therapie.
6. Die *Objektbezogenheit der Affekte, Impulse, Phantasien* bei der Straftat. Dies ist besonders bei sexuellen Aggressionsdelikten ein wichtiges Kriterium für prognostische und therapeutische Überlegungen: ob es, wenn auch noch so entstellt und verzerrt, in der Intention um so etwas wie Beziehung, Interaktion geht oder ob das Opfer wahlloses Projektionsfeld destruktiver Überwältigungs- und Zerstörungsimpulse ist; je mehr letzteres im Vordergrund steht, desto problematischer wird die Prognose.

Die Beantwortung der Frage nach der Prognose ist folglich der heikelste Bereich. In der Gutachterpraxis begegnet man häufig folgender Widersprüchlichkeit: Geht es um Fragen wie die Schuldfähigkeit, dann pflegen Richter zu recht sorgsam darauf zu achten, daß ihr Kompetenzbereich, die Entscheidung über die Anwendung von Paragraphen, nicht durch einen vorpreschenden Gutachter verletzt wird; geht es aber um Fragen der Prognose, dann besteht die Tendenz, den Sachverständigen zu drängen, exakte und präzise Angaben zu machen, die Rückfallwahrscheinlichkeit möglichst noch in Zahlen auszudrücken, die *juristische* Frage, ob eine Unterbringung, Sicherungsverwahrung notwendig sei, klar zu beantworten. Ist die Prognose unsicher, dann muß sich der Sachverständige diesem Drängen widersetzen; er hat sich auf das zu beschränken, was er mit Hilfe seiner Wissenschaft belegen kann und muß sich dann z.B. damit begnügen, die verschiedenen Aspekte, die für eine positive und negative Prognose sprechen, aufzuzählen, zu diskutieren und abzuwägen, ohne die juristischen Schlußfolgerungen zu ziehen.

2.6.5. Die Behandlung von Sexualdelinquenten

Eine Begutachtung, die auf einer Arzt-Patient-Beziehung basiert, sollte immer auch, zumindest implizit, therapeutische Perspektiven enthalten. Der Therapiegedanke hat besonders im Sexualstrafrecht eine wichtige Bedeutung. Der Hinweis auf eine Notwendigkeit von Therapie, die im juristischen Sprachgebrauch nicht sehr glücklich «Heilbehandlung» genannt wird, ist, beschränkt allerdings auf den Exhibitionismus, ausdrücklich in die

Gesetzesformulierung eingegangen. Sexualstraftaten sind, wie wir gesehen haben, der Prototyp einer «neurotischen Delinquenz», d.h. sie stellen eine psychopathologische Symptombildung dar, in der es um das Ausagieren neurotischer Konflikte und Spannungen geht. Die Sinnlosigkeit von Haftstrafen gerade bei Sexualdelinquenten, deren innere Problematik sich während der Haft häufig eher verschärft als mildert, so daß der Rückfall vorprogrammiert ist, wird auch von juristischer Seite gesehen und beklagt. Die Therapeuten jedoch haben sich bisher dieser Patientengruppe kaum zugewendet. Nach wie vor sieht die Realität so aus, daß Sexualstraftäter, wenn sie vom Gericht eine Behandlungsauflage erhalten haben, von Therapeut zu Therapeut laufen und nur selten einen Therapieplatz finden.

2.6.5.1. Die somatischen Behandlungsmethoden

Antiandrogene

Antiandrogene – das bei uns gebräuchliche Antiandrogen ist das Cyproteronacetat «Androcur» – wirken über eine kompetitive Hemmung der Androgenrezeptoren und bewirken eine dosisabhängige Reduzierung bzw. einen Verlust von Libido und Potenz für den Zeitraum der medikamentösen Verabreichung. Dies geht einher mit einem Sistieren der Spermiogenese, d.h. mit Infertilität; Ejakulation und Orgasmusintensität sind herabgesetzt. Soweit heute bekannt, sind alle Wirkungen reversibel, unerwünschte Wirkungen halten sich im Rahmen des Vertretbaren. Die «Versagerquote» wird von Laschet (1972) mit 1 % wahrscheinlich zu niedrig angegeben. Androcur gibt es in Form von Tabletten und als Depot-Injektion mit der Möglichkeit einer kontrollierten Applikation.

Angesichts der desolaten Situation, was die Therapiemöglichkeiten von Sexualdelinquenten angeht, wurde das Androcur geradzu enthusiastisch gefeiert. Es ist fast zu einem «Allheilmittel» auf diesem Gebiet geworden. Heute vergeht kaum noch eine Gerichtsverhandlung über einen Rückfalldelinquenten, bei dem nicht Androcur zur Sprache kommt. Mißbrauch und blinde Applikation sind verbreitet. Dies soll den Wert der Antiandrogene keineswegs infragestellen: Sie sind bei gezielter Indikation sehr hilfreich. Eines aber bleibt zu betonen: es ist keine Kausalbehandlung, sondern eine *symptomatische Therapie* in dem Sinne, daß das Symptom lediglich unterdrückt wird. Anzustreben ist in jedem Fall eine Kombination mit einer psychotherapeutischen Aufarbeitung der zugrundeliegenden Problematik. Sonst besteht nach Petri (1980) die Gefahr einer Scheinlösung und einer Chronifizierung der Problematik. Antiandrogene sind vor allem dann indiziert, wenn die devianten Phantasien im Rahmen einer progredienten Entwicklung so ausgeweitet sind, daß übrige Aktivitäten und Interessen wie gelähmt erscheinen; mit Hilfe der Antiandrogene können hier innere Freiräume für eine psychotherapeutische Arbeit überhaupt erst geschaffen werden. Daß teils aus Gedankenlosigkeit, teils wegen des Fehlens therapeutischer Institutionen die medikamentöse Triebdämpfung eine sehr viel breitere und ungezieltere Anwendung findet, liegt auf der Hand. Vor alleiniger Anwendung von Androcur ist besonders bei jüngeren Delinquenten zu warnen, bei denen das Delikt oft Ausdruck des Mißlingens der Sozialisation sexueller Bedürfnisse und ihrer Integration in die Persönlichkeit ist; durch eine solche Behandlung werden sie geradezu daran gehindert, diese Reifungsschritte zu vollziehen.

Die chirurgische Kastration

Der verstümmelnde Effekt dieses Eingriffs ähnelt mehr einer Abrechnung mit diesen

Menschen als einer Therapie. Es sei nur daran erinnert, daß der Hintergrund vieler Sexual-straftaten eine ausgeprägte Männlichkeitsproblematik bildet, psychoanalytisch gesprochen eine Kastrationsangst zugrundeliegt. Operative Kastration bedeutet dann, buchstäblich mit dem Messer diese Wunden zu vergrößern, bzw. dort, wo von Patienten die Kastration gefordert wird, deren Bestrafungswünsche mitzuagieren. Dies gilt mit Einschränkung auch für die Antiandrogenbehandlung. Eine Kastration wurde früher häufig durchgeführt. Ihre Legitimation fand sie in älteren Untersuchungen, die eine Rückfallquote zwischen 2 und 5 % konstatierten (z.B. Langelüddeke, 1963). Neuere kritische Untersuchungen (Heim 1977) kommen sowohl was die Rückfallquoten, als auch was die früher günstige Beurteilung von Wirkung und Nebenwirkung angeht, zu wesentlich anderen Ergebnissen. Eine Kastration ist heute – nach Einführung der Antiandrogene, die im Prinzip eine ähnliche Wirkung haben – selten geworden. Deshalb sollte ein derartiger Eingriff angesichts der Möglichkeit einer kontrollierten Applikation von Androcur in Form von Depot-Injektionen der Vergangenheit angehören.

Stereotaktische Gehirnoperationen

Vor allem in den 70er Jahren hat die stereotaktische Gehirnoperation, d.h. eine gezielte operative Ausschaltung eines Hirnareals im Zwischenhirn in einem Bereich, in dem ein sog. «Sexualzentrum» vermutet wird, als Behandlungsmethode für sexuelle Deviationen von sich reden gemacht. Dem Eingriff liegt eine sehr vage und unbelegte Vorstellung zugrunde, im Sexualzentrum sei das Sexualverhalten festgelegt. Der Effekt der Operation soll eine Veränderung des Sexualverhaltens und/oder eine Abnahme der «Triebstärke» bewirken. Eine kritische Durchsicht ihrer bisherigen Ergebnisse und der Untersuchungen über die Wirkungsweise hat ergeben, daß – abgesehen von den ethischen Bedenken bezüglich der Psychochirurgie überhaupt – sich derzeit über den Wert dieser Methode kaum etwas Verläßliches sagen läßt: Die theoretischen Grundlagen sind unklar, Wirkungen und Nebenwirkungen sind nicht hinlänglich untersucht etc. (Rieber et al. 1976). Eine von der Bundesregierung beim Bundesgesundheitsamt gebildete Kommission hat ihren Bericht vorgelegt (Fülgraff und Barbey 1978), und ist zu einer insgesamt kritischen und skeptischen Einschätzung gekommen. Angesichts einiger Rückschläge wird die Operation in jüngster Zeit bei sexuellen Deviationen nicht mehr durchgeführt; nach dem anfänglichen Aufsehen, das sie erregte, ist es wieder still um sie geworden.

2.6.5.2. Psychotherapeutische Behandlungsmethoden

Die geschilderten somatischen Behandlungsmethoden verkörpern einen reinen Pragmatismus und werden der menschlichen Sexualität und ihrer Bedeutung nicht gerecht. Eine solche Feststellung widerlegt zwar nicht die Berechtigung dieser Methoden, engt sie jedoch ein. Für die meisten Sexualstraftäter ist eine Psychotherapie die eigentliche kausale Behandlung. Im Vergleich zu der Ausweitung von Psychotherapie und Therapieforschung in den letzten Jahrzehnten ist Delinquenz nur vereinzelt zum Gegenstand der Forschung geworden. Die geringe wissenschaftliche Beschäftigung mit der Psychotherapie von Sexualstraftätern hat ihre Entsprechung darin, daß es Therapeuten in der Praxis eher vermeiden, sich dieser Patienten anzunehmen. Es bestehen Berührungsängste bei den Psychotherapeuten, die durch nicht-stichhaltige Argumente legitimiert werden, z.B. Patienten mit einer Perversion hätten wegen des mit dem Symptom verbundenen Lustgefühls keinen «echten» Leidensdruck und seien folglich nicht therapiemotiviert; oder Psychotherapie sei nur unter der Bedingung strikter Freiwilligkeit möglich, eine Behandlungsauflage stelle eine Kontraindikation dar. Diese Argumente haben sich als unzutreffend erwiesen.

Abgesehen von Einzelfasstudien gibt es nur senr wenige systematische Untersuchungen; diese kommen überwiegend aus der Verhaltenstherapie und arbeiten vorzugsweise mit aversiven Techniken, die, ähnlich wie die medizinischen Maßnahmen, durch Bestrafungscharakter gekennzeichnet sind. Zugespitzt formuliert heißt dies, daß es für Sexualdelinquenten im wesentlichen nur Bestrafung gibt – sei es in Gestalt juristischer, medizinischer oder psychotherapeutischer Maßnahmen; es ist nicht zu übersehen, daß sich darin auch Gegenaggressionen ausdrücken.

Eine Übersicht über die *verhaltenstherapeutische Literatur* findet sich in der Monographie von Schorsch et al. (1985). In der *psychoanalytischen Therapieforschung* dominieren Einzelfallstudien, bei denen es meist um eine innere Perversionsproblematik und nicht um ein delinquentes Verhalten geht. Nur vereinzelt finden sich Arbeiten zur Therapie von Straftätern (Stürup, 1963; Conn, 1949; Bräutigam, 1966; Hackett, 1971; Petri, 1980; Goudsmit und Reicher, 1980). Wichtig an diesen Untersuchungen ist, daß sie bei kritischer Einschätzung die Möglichkeiten einer psychotherapeutischen Beeinflussung positiv beurteilen. Vor allem wird gezeigt, daß die Vorurteile eines fehlenden Leidensdrucks und einer mangelnden Therapiemotivation nicht berechtigt sind. Dennoch sind diese Ansätze später kaum aufgegriffen worden.

In einer *eigenen Untersuchung* haben wir über ambulante Psychotherapie von 86 Sexualstraftätern berichtet (Schorsch eta l., 1985). Unsere Ergebnisse zeigen, daß es, auch wenn man die Therapieerfolge kritisch bewertet, möglich ist, bei etwa $^2/_3$ der Sexualstraftäter eine erfolgreiche Psychotherapie durchzuführen. Dieses Ergebnis ist ermutigend, bedenkt man die große Skepsis, die nicht nur Seitens der Justiz gegenüber Psychotherapie überhaupt, sondern auch seitens der Psychotherapeuten hinsichtlich der Therapierbarkeit von Straftätern, speziell wenn sie noch eine Perversionssymptomatik haben, geäußert wird. Unsere Ergebnisse zeigen, daß auf der Basis eines psychodynamischen Verständnisses, das der Funktionalität und Bedeutung einer perversen Symptomatik Rechnung trägt, sehr unterschiedliche therapeutische Vorgehensweisen erfolgreich eingesetzt werden können. Sicherlich ist auch Psychotherapie kein Allheilmittel, mit deren Hilfe alle Probleme zu lösen sind; aber gerade auf diesem Gebiet sind die Möglichkeiten noch keineswegs ausgeschöpft.

Literatur

ARENTEWICZ, G., SCHORSCH, E.: Verhaltenstherapie sexueller Perversionen. In: Therapie sexueller Störungen. V. Sigusch (Hrsg.). 2. Aufl. Stuttgart, New York, Thieme 1980.

BRÄUTIGAM, W.: Indikation und Prognose bei analytisch nicht behandelbaren Krankheitsbildern. Z. Psychother. Med. Psychol. 16, 105 (1966).

BURTON, L.: Vulnerable children. New York, 1968.

CONN, H.: Brief psychotherapy of the sex offenders. J. Clin. Psychopathol. 10, 347 (1949)l

FREUND, K. et al.: The female child as a surrogate object. Arch. Sex Behav. 2, 119 (1972).

FÜLLGRAFF, F., BARBEY, I.: Stereotaktische Hirnoperationen bei abweichendem Sexualverhalten. Abschlußbericht der Kommission beim Bundesgesundheitsamt. Berlin, Reimer 1978 (bga-Berichte 3/1978).

GEBHARD, P. H. et al.: Sex offenders. New York, Harper u. Row, Paul B. Hoeber, Medical Books, 1965.

GIESE, H.: Psychopathologie der Sexualität. Stuttgart, Enke 1962.

GLUECK, S., GLUECK, E.: Predicting delinquncy and crime. Cambridge/Mass., Havard University Press, 1960.

GOUDSMIT, W., REICHER, J.W.: Sozialtherapie schwerstgestörter Delinquenten auf psychoanalytischer Grundlage. In: Therapie sexueller Störungen. V. Sigusch (Hrsg.) 2. Aufl. Stuttgart–New York, Thieme 1980.

HACKETT, T.: The psychotherapy of exhibitionists in a court clinic setting. Semin. Psychiatry 3, 297 (1971).

HEIM, N.: Kastration bei Sexualstraftätern – eine kritische Betrachtung. In: Kriminalität und Prophylaxe. Abhandlungen der Akademie für kriminologische Grundlagenforschung, 5. Folge. G. Nass (Hrsg.) Gesellchaft für vorbeugende Verbrechensbekämpfung, Kassel 1977.

LANGELAÜDDEKE, A.: Die Entmannung von Sittlichkeitsverbrechern. Berlin, de Gruyter 1963.

LASCHET, U.: Schering – Symposium über Sexualdeviationen und ihre medikamentöse Behandlung. Oxford, Pergamon Press 1972.

MAISCH, H.: Inzest. Reinbek, Rowohlt 1968.

MORGENTHALER, F.: Homosexualität. In: V. Sigusch (Hrsg.): Therapie sexueller Störungen. 329–368, Thieme, Stuttgart 1980.

PETRI, H.: Analytische Kurztherapie bei sexuellen Perversionen. In: Therapie sexueller Störungen. V. Sigusch (Hrsg.) 2. Aufl. Stuttgart–New York, Thieme 1980.

RIEBER, I., MEYER, A.E., SCHMIDT, G., SCHORSCH, E., SIGUSCH, V.: Stellungnahme zu stereotaktischen Hirnoperationen an Menschen mit abweichendem Sexualverhalten. Sexualmedizin 5, 442 (1976).

SACHS, J.: Die Behandlung von Sexualdelinquenten in Dänemark. Beitr. Sexualforsch. 34, 69 (1965).

SCHORSCH, E.: Sexualstraftäter. Stuttgart, Enke 1971.

SCHORSCH, E.: Sexuelle Tötungen – Mord oder Todschlag. In: H. Jäger, E. Schorsch (Hrsg.): Sexualwissenschaft und Sexualstrafrecht. Beiträge zur Sexualforschung. Enke, Stuttgart 1986.

SCHORSCH, E., BECKER, N.: Angst, Lust, Zerstörung. Sadismus als soziales und kriminelles Handeln. Zur Psychodynamik sexueller Tötung. Reinbek, Rowohlt 1977.

SCHORSCH, E., G. GALEDARY, A. HAAG, M. HAUCH, H. LOHSE: Perversion als Straftat. Dynamik und Psychotherapie. Springer, Berlin, Heidelberg, New York, Tokyo 1985.

SIGUSCH, V. (Hrsg.): Therapie sexueller Störungen. 2. Aufl. Stuttgart–New York, Thieme 1980.

STOLLER, R.J.: Perversion. Die erotische Form von Haß. Reinbek, Rowohlt 1979.

STÜRUP, G.K.: Die Behandlung der Sexualkriminalität in Skandinavien. In: Sexualität und Verbrechen. F. Bauer u.a. (Hrsg.). Frankfurt a.M., Fischer 1963.

WILLE, R.: Tätertypen bei Unzucht mit Kindern. Dtsch. Z. Ges. Gerichtl. Med. 59, 134 (1967).

WITTER, H.: Die forensische Beurteilung der Sexualdelikte In: Handbuch der forensischen Psychiatrie. H. Göppinger, H. Witter (Hrsg.) Bd. II, S. 1050ff. Berlin–Heidelberg–New York, Springer 1972.

2.7. Die affektiven Störungen

Werner Mende

2.7.1. Klinik

2.7.1.1. Affekt – Affektivität

Der Begriff «*Affekt*» bezeichnet ein einzelnes, intensiv erlebtes Gefühl (Stimmung, Emotion). Im Begriff «*Affektivität*» ist das gesamte Gefühls- und Gemütsleben des Menschen zusammengefaßt, wobei die hervorstechendste Qualität (Freude, Trauer, Schwermut, Mißmut, Ärger, Wut, Zorn, Angst, Unheimlichkeit, Verzagtheit, Hilflosigkeit, Hoffnungslosigkeit, Verzweiflung, Schrecken, Gereiztheit, Abneigung, Feindseligkeit, Haß usw.) die jeweilige Gefühls- und Gemütslage bestimmt.

Befindet sich der Mensch in affektiver Ausgeglichenheit, dann ist er für vielfache Gefühls- und Gemütsregungen empfänglich und resonant. Wenn jedoch unter bestimmten inneren oder äußeren Einflüssen ein einzelner Affekt vorherrscht oder ein Affektsyndrom sich bildet, dann liegen affektive Störungen vor, deren Intensität und Dauer den aktuellen psychischen Zustand charakterisieren oder sogar persönlichkeitskennzeichnend sind.

Jeder Affekt
- ist mit *vegetativen Begleiterscheinungen* verknüpft (Schwitzen, Erröten, Erblassen, Herzklopfen, Blutdruckanstieg oder -abfall, Harndrang, Durchfall usw.),
- wirkt sich auf das *Ausdrucksverhalten* aus (Mimik, Gestik, Phonik) und
- beeinflußt auch das *Denken* und *Handeln* des Menschen.

Die «Schaltkraft der Affekte» (Bleuler 1982) kann
- das kritische und logische Denken beeinträchtigen,
- die Wahrnehmung verfälschen und
- auf die motorischen Abläufe kennzeichnend Einfluß nehmen.

Wenn Affekte der Angst, Wut, des Zornes usw. extreme Ausmaße erreichen, können «motorische Schablonen» (Kretschmer 1971) in Gang kommen (in Ohnmacht fallen, Totstellreflex, Bewegungssturm mit planlosem Davonlaufen – Panikverhalten –, Gewalttätigkeiten).

2.7.1.2. Affektlabilität

Unter den charakteristischen Veränderungen von Einzelaffekten, wie Gefühlsambivalenz, mangelnde affektive Schwingungsfähigkeit, Verlust der affektiven Modulationsfähigkeit, Affektinkontinenz usw., spielt die Affektlabilität in forensischer Hinsicht eine herausragende Rolle. Der rasche Stimmungswechsel schwankt zwischen heiter-hoffnungsfroh-unternehmend und mutlos-gedrückt-selbstunsicher-entschlußlos-zornmütig-ängstlich-getrieben.

Stimmungslabile Persönlichkeiten sind oft sensible Menschen, die durch äußere Einflüsse emotional stark beeindruckbar, aufwühlbar und in ihrem Selbstgefühl sehr leicht störbar sind. Ihre Affekte springen übermäßig stark an, können eine hohe Intensität erreichen und schließlich u. U. nicht mehr gebremst werden.

Auch viele organisch Hirngeschädigte weisen eine Affektlabilität auf.

Bei Kindern, Jugendlichen, Heranwachsenden und Infantilen ist sie ein Zeichen von mangelnder psychischer Reife. Die mit aggressiven Tendenzen kombinierte Affektlabilität ist vor allem bei den genannten erregbaren, stimmungslabilen Persönlichkeiten anzutreffen.

2.7.1.3. Affektsyndrome

Von den psychopathologischen Affektsyndromen – i. e. typisierte Symptomkonstellationen – werden hier das *depressive* und *manische Syndrom*, deren forensische Bedeutung zunehmend erkannt wird, ausgeklammert. Ihre Besprechung erfolgt im Kapitel «Die zyklothymen Psychosen» (1.2.2).

Reizbarkeit, Mißmut und mißtrauisch-feindselige Haltung sind die Leitsymptome des *dysphorischen Syndroms*. Es bildet vielfach den Boden für rasch aufschießende reaktive Verstimmungen.

Dysphorisch verstimmte, abnorme Persönlichkeiten, Alkoholiker, organisch Hirngeschädigte, Schwachsinnige, Epileptiker und gelegentlich auch Schizophrene können aus scheinbar geringfügigen Anlässen heraus mit aggressiven Durchbrüchen reagieren.

Bei der neurotischen Delinquenz spielen das *Angstsyndrom* wie das *phobische Syndrom* eine gewisse Rolle.

2.7.1.4. Affektentladung

Affekte drängen zur vorwiegend individuell geprägten Entladung. Wie ein Affekt abreagiert wird, hängt von persönlichkeitsgebundenen und habituellen Verhaltensmustern, aber auch von umwelt- und situationsbedingten Faktoren ab.

Die *Abreaktion* kann erfolgen

– durch ein reflexives Bearbeiten des Zustandekommens der Affektgeladenheit,
– durch willentliche Hinwendung auf ablenkende Tätigkeiten oder
– mittels Ersatz- und Symbolhandlungen.

In anderen Fällen findet ein mehr oder minder vollständiges Abdrängen der Inhalte und Erlebnisse, welche zur Affektgeladenheit geführt haben, ins Unbewußte statt. Mit der *Verdrängung* werden sie aus dem wachen Bewußtsein weggeschoben. Dieser Abwehrmechanismus birgt jedoch Risiken in sich. Mißlingt nämlich die Verdrängung, dann können die verdrängten Regungen in Form von Symptombildungen zurückkehren. Forensisch bedeutsam ist auch, daß der Verdrängungsprozeß nicht in Sekundenschnelle abläuft, sondern eine gewisse Latenzzeit hat.

Die Abreaktion eines Affekts kann auch in Form eines *Affektdurchbruchs* vor sich gehen, dem zumeist eine Sensibilisierung und Kumulierung (Affektstau), ein allmähliches Heraufschaukeln vorausgegangen ist. Mit Affektdurchbrüchen muß vor allem bei erregbaren

Persönlichkeiten (Psychopathen) gerechnet werden, deren Neigung zu explosiven Affekt-entladungen anlagemäßig mitdeterminiert ist. Bei einigen von ihnen finden sich Wellen-anomalien im Elektroenczephalogramm (z.B. paroxysmale Dysrhythmien), welche mög-licherweise mit frühkindlichen Hirnschäden in Zusammenhang stehen.

Die Abreaktionen bei extremen Affektentladungen gehen kurzschluß- oder gar explosions-artig vor sich und weisen dann kaum noch individuelle Züge auf, weshalb auch von *«überpersönlichen Affektreaktionen»* (Scharfetter 1976) oder von «Primitivreaktionen» (Kretschmer 1971) gesprochen wird. Psychopathologisch lassen sich raptusartige Wut-, Panik- und Schreckreaktionen unterscheiden. Auslösend wirken unvermittelte, überstarke Erlebnisreize. Sie können zu einem allgemeinen Bewegungssturm führen, ohne daß beson-nene Überlegungen die Motorik zu steuern vermögen. Ein Panikverhalten kommt vor allem in Katastrophensituationen in Gang, wenn eine Menschenmenge sich zusammen-drängt, zunehmend erregt wird, schreit und planlos in Bewegung gerät. Die motorischen Abläufe stehen dabei im Dienste des alles beherrschenden Gedankens an Flucht. Daneben kommt es auch zu rhythmischen motorischen Entäußerungen am ganzen Körper (Zittern, Kloni, Tics) sowie zu vegetativen Reizerscheinungen (Herz-, Gefäß-, Verdauungssysteme; sekretorische Organe). Charakteristisch für ein Panikverhalten ist die Blindheit gegenüber realen Gegebenheiten (z.B. Rettungschancen) und eine Neigung zur Gewalttätigkeit.

2.7.1.5. Bewußtseinsstörungen

Überindividuelle Affektreaktionen (Primitivreaktionen) sind forensisch vor allem dann bedeutsam, wenn sie mit Bewußtseinsstörungen einhergehen. In der forensischen Diagno-stik besteht nun die besondere Schwierigkeit, daß sowohl die hirnorganischen wie auch psychogene Bewußtseinsstörungen durchweg reversibel und nahezu regelmäßig bei der Begutachtungsuntersuchung nicht mehr vorhanden sind. Ob sie zum Tatzeitpunkt bestan-den haben, der zumeist Wochen oder Monate zurückliegt, ist nur auf dem Weg des Rück-schlusses aufgrund mehr oder minder zuverlässiger und objektivierbarer Informationen durch Zeugenbeobachtungen und Erlebnisschilderungen durch den Probanden festzu-stellen.

Differentialdiagnostisch sind zunächst die *skalaren Bewußtseinstrübungen* (Benommen-heit, Somnolenz, Sopor, Präkoma, Koma) hinsichtlich ihrer Ätio-Pathogenese auszu-grenzen.

Im Mittelpunkt des forensischen Interesses bei überindividuellen Affektreaktionen stehen die vielfach umstrittenen *psychischen Ausnahmezustände* (Synonym: psychogene Dämmer-zustände), die auch bei organisch Gesunden auftreten und kurzschluß- oder explosions-artig in Gewalthandlungen einmünden können.

Kurzschlüssiges Handeln aufgrund starken Affektdrucks entspricht der augenblicklichen heftigen Emo-tion. Kritische Überlegungen und Gegenvorstellungen, die normalerweise auch bei affektiven Antrieben die Handlungsimpulse erst noch kontrollieren und ggf. bremsen, sind mehr oder minder ausgeschaltet.
Beim *explosiven Handeln* erfolgt die Affektentladung so rasch, daß eine stellungnehmende und kontrol-lierende Steuerung auch nicht ansatzweise in Aktion treten kann (Kretschmer 1971).

Zur Unterstreichung des Ausnahmecharakters der Diagnose «psychogener Dämmerzu-stand» infolge eines hochgradigen Affekts auf nicht-krankhafter Grundlage ist es hilfreich, sich klarzumachen, daß auch im Wachzustand immer wieder Einengungen des aktuellen Bewußtseinsfeldes und Selektierungen von seelischen Inhalten stattfinden, die noch nicht als klinisch relevante Bewußtseinsstörungen zu klassifizieren sind. Erst wenn die Kommunikation mit der Umwelt deutlich erkennbar und nachhaltig beeinträchtigt ist, kann auch im klinisch-psychopathologischen Verständnis von «Bewußtseinsstörung» gesprochen werden. Innerhalb des Wachzustandes gibt es unterschiedliche Vigilanzstufen, die mehr oder minder stark fluktuieren und nicht nur von der Ermüdung, sondern auch von der Aufmerksamkeit abhängen. Beide stehen in enger Wechselbeziehung. Einen maximalen Aufmerksamkeitsgrad kann der Mensch immer nur kurzzeitig aufrechterhalten, bis Ermüdungseffekte durchschlagen. Bemerkenswert ist nun, daß sowohl die höchste Vigilanzstufe mit maximaler Aufmerksamkeit als auch die Ermüdung mit nachlassender Aufmerksamkeit zu einer Einengung des aktuellen Bewußtseinsfeldes führen.

Aufmerksamkeit und Konzentration werden auch durch Affekte ggf. maximal beansprucht: das Denken engt sich mehr und mehr ein, bis schließlich ein Gedanke beherrschend wird, z.B. in der Panik der Gedanke an Flucht, in der Wut Gedanken des Hasses und der Vergeltung, in der Erregung über erlittenes Unrecht der Gedanke an Rache, in der Verzweiflung der Gedanke an den Tod usw. Alle diese Einengungen des aktuellen Bewußtseinsfeldes und Selektierungen von seelischen Inhalten bilden sich im Wachzustand und finden ständig statt. Sie stellen noch keine klinisch relevanten Bewußtseinsstörungen dar, sondern lassen sich erst dann als solche klassifizieren, wenn die Kommunikation mit der Umwelt nachhaltig beeinträchtigt bzw. gänzlich unterbrochen ist. Diese Einschränkung oder Unterbrechung der Umweltbeziehungen kann durch Verhaltensbeobachtungen und auch explorativ hinreichend zuverlässig erfaßt werden.

Bei psychogenen Dämmerzuständen, die sich bei maximaler affektiver Zuspitzung reaktiv manifestieren können, erweist sich also die Abkehr von der Außenwelt als ein wichtiges diagnostisches Merkmal. Die Umweltabkehr ist aber auch für organische Dämmerzustände kennzeichnend.

Weitere Merkmale, die auf organische wie psychogene Dämmerzustände gleichermaßen zutreffen, sind:

- kurze Dauer mit plötzlichem Beginn und Ende;
- Einengung des Bewußtseinsfelds auf den zentralen Inhalt des Affekts, so daß andere Erlebnisreize nicht mehr durchdringen können;
- Unklarheit, bis zur Verwirrtheit reichende Veränderungen des Denkens;
- Zusammenhanglosigkeit des Verhaltens mit abrupten Gewaltakten, die in der bisherigen Biographie fehlten und daher fremdartig wirken;
- zeitlich eng begrenzte, totale Erinnerungslücke oder
- inselhafte Erinnerungsreste bzw. Erinnerungsverschwommenheit beim sog. *orientierten Dämmerzustand.* Die früher übliche Bezeichnung «besonnener Dämmerzustand» beinhaltet nach Scharfetter (1976) einen Widerspruch in sich. Die Abgrenzung von sekundären «Amnesien» im Sinn von Schutzbehauptungen oder Verdrängungen kann Schwierigkeiten bereiten.

Diese identischen Merkmale stützen die in den letzten Jahren sich verfestigende Auffassung, daß psychogene Dämmerzustände von den organischen nur im Hinblick auf die Entstehungsbedingungen, nicht aber durch die Symptomatik zu unterscheiden sind (Berner 1977). Sie eignen sich daher gut als Leitsymptome für jene Bewußtseinsstörungen auf nichtkrankhafter Grundlage, die in §20/21 StGB als «tiefgreifend» bezeichnet werden.

2.7.2. Kriminologie

Von einer Affekttat (Affektdelikt) wird üblicherweise dann gesprochen, wenn das Zustandekommen und der Ablauf der Tat darauf beruhen, daß sich affektive Impulse unter teilweiser oder vollständiger Umgehung der rationalen Steuerung direkt in die Tat umgesetzt haben. Mit dieser allgemeinen Umschreibung einer Affekthandlung ist aber in forensischer Hinsicht noch nichts Entscheidendes gesagt. Denn nicht jeder banale Affekt begründet bereits Zweifel an der Schuldfähigkeit. Vielmehr wird von jedem geistesgesunden Menschen verlangt, daß er auch im Affekt kritische Überlegungen, Hemmungs- und Gegenvorstellungen gegenüber affektiven Impulsen jederzeit steuernd und bremsend einschaltet. Dieses normative Menschenbild geht nicht vom Idealmodell des jederzeit vernünftig handelnden Menschen aus, sondern ist erfahrungswissenschaftlich gewonnen: obwohl der Mensch auf vernünftig wählendes Entscheiden hin angelegt ist, handelt er doch in der Regel unter dem Einfluß von Affekten und Trieben. Solche Triebfedern unterbinden sogar vielfach die bewußte Auseinandersetzung mit den Wertnormen von Recht und Moral; dennoch ist der zumindest limitative «Wollens-Charakter» einer Handlung im Affekt nach neueren willenspsychologischen Erkenntnissen wohlbegründet, da die auf einem Affekt beruhende Beeinträchtigung des Bewußtseins in der Regel durchaus noch im Bereich des Normalen liegt. Daher steht auch die normative Forderung einer jederzeit möglichen Steuerung und Bremsung von affektiven Handlungsimpulsen mit der Erfahrung in Übereinstimmung. Es stellt sich eine entscheidende weitere Frage nach der strafrechtlichen Bedeutung von Affekthandlungen: ist sie ganz generell und ausschließlich normativ zu beantworten oder gibt es Ausnahmefälle? Eine ganze Reihe dieser Ausnahmen sieht das Strafrecht seit jeher vor, indem starke Affekte im Tatbestand bereits berücksichtigt werden (Notwehr, Notstand, Totschlag, Kindstötung).

Die ubiquitäre Wirksamkeit von Affekten beim Handeln des Menschen erschwert bzw. verhindert das Bemühen, womöglich vorab sog. «reine» Affekttaten herauszufiltern. Erst nach einer umfassenden psychiatrisch-psychologischen Diagnostik kann gesagt werden, ob die Affektlage, welche offensichtlich die Straftat maßgeblich beeinflußt hat, durch eine endogene oder körperlich begründbare Psychose, durch hirnorganische Persönlichkeitsveränderungen, durch einen angeborenen Schwachsinn oder durch Intoxikationen verändert war oder ob es sich um einen geistesgesunden, nicht-alkoholisierten und nicht-schwachsinnigen Täter handelt, dessen Delikt sich also per exclusionem als durch eine normal-psychologisch ableitbare affektive Störung determiniert erweist. Diese diagnostische Klärung ist für die Schuldfähigkeitsbeurteilung oft von entscheidender Bedeutung. Aber auch in diesen letzteren Fällen verwischen sich dann leicht die Grenzen, wenn konstellative Faktoren zum Tatzeitpunkt in die Beurteilung mit einzubeziehen sind. Dazu gehört etwa eine geringe Alkoholisierung, die für sich allein noch keine schuldmindernde Bedeutung hat, oder ein diskreter frühkindlicher Hirnschaden und dergleichen.

Kriminologisch sind keine wesentlichen Unterschiede zwischen diesen beiden Gruppen von Affekttaten vorhanden. Hier wie dort handelt es sich in der Mehrzahl um Einzeldelikte mit geringer Wiederholungsgefahr, die überwiegend situationsbedingt in Gang kommen. Beleidigung und Körperverletzung bis zur Tötung sind am häufigsten vertreten. Suizidversuche, erweiterte Suizide und Fahrerflucht gelten als weitere Entgleisungsformen. Unter den Tötungsdelikten steht die «Tötung des Intimpartners» (Rasch 1964) im Vordergrund. Partnerkonflikte mit bevorstehender und vollzogener Trennung kehren immer wieder.

Eifersucht, Rache, Haß, verletzte Eitelkeit sind oft mehr von der Entwicklung des Partner-konfliktes her zu vermutende Motive; sie werden explorativ relativ selten erfahrbar. Psychodynamisch ist von großer Bedeutung, daß der verlassene Partner sich in einer unter-legenen Position befindet und, um den Verlust des geliebten Menschen zu vermeiden, diesen tötet. Dabei können auch belanglose Reize (z. B. Bemerkungen im Sinn eines Code-Wortes) die Handlungskette in Gang setzen (Ritzel 1980).

Bei mehr als 25 % aller Tötungsdelikte soll es sich um Affekttaten handeln (Schreiber 1981). Im eigenen strafrechtlichen Begutachtungsmaterial sind die Affekttaten in einer Größen-ordnung von rund 10 % vertreten.

Depressive Verstimmungen – zumeist als Reaktion auf chronische Überforderungs- und Belastungssituationen – bilden keineswegs selten die Basis für eine psychische Aufweichung und Labilisierung.

Bei Tötungsdelikten von Jugendlichen und Heranwachsenden ist daran zu denken, daß zunächst ein Raub, eine sexuelle Attacke oder eine andere von den eigenen Wertvorstellun-gen mißbilligte Handlung begonnen und erst sekundär in einer Art Flucht nach vorn in hoher Erregung die Tötung des Opfers angeschlossen wird. In derartigen Fällen kann die Tötungshandlung panikartig ablaufen (Lempp 1977).

Die frühere Unterscheidung sthenischer Affekte (Wut, Zorn, Haß) von asthenischen Affek-ten und Reaktionen (Schreck-Angst-Trauer-Reaktionen) ist heute durch die höchstrichter-liche Rechtsprechung obsolet geworden. Es kommt in der rechtlichen Beurteilung auch nicht mehr darauf an, ob sich der Täter zum Tatzeitpunkt in einem verschuldeten oder schuldlosen hochgradigen Affektzustand befunden hat.

2.7.3. Begutachtung

Nur die ganz schweren Affektzustände – das war die ursprüngliche Intention bei der Neu-gestaltung der Schuldfähigkeitsparagraphen 20/21 und ist auch heute die übereinstimmen-de Auffassung – kommen für eine De- oder sogar Exkulpierung in Frage, und zwar dann, wenn die hochgradige Erregung («Affektsturm», «schwere Zornesaufwallung», «Blut-rausch» usw.) zu einer «tiefgreifenden Bewußtseinsstörung» geführt hat. Die neue Termi-nologie im § 20/21 StGB hat zu lebhaften Diskussionen geführt, in denen das Merkmal der «tiefgreifenden Bewußtseinsstörung» besonders umstritten ist. Einer der vorgetragenen Gesichtspunkte nimmt zum Ausgangspunkt, daß der Terminus «tiefgreifende Bewußtseins-störung» die juristische Qualifikation eines psychischen Zustandes darstelle, die psycho-reaktive Entstehung einen grundsätzlichen Unterschied zu den «echten» Bewußtseins-störungen kennzeichne, und es daher der richterlichen Wertungskompetenz anheimgege-ben sei, darüber zu entscheiden, ob eine «tiefgreifende Bewußtseinsstörung» vorliege oder nicht.

Daß diese Auffassung nicht haltbar ist, ergibt sich aus der eingangs dargestellten Klinik der Erscheinungsformen von Einzelaffekten, Affektsyndromen sowie organisch begründeten und psychoreaktiv entstandenen Bewußtseinsstörungen. Unzweifelhaft stellt bei den Affektdelikten die spezielle psychische Verfassung des Täters einen Schwerpunkt dar, der umso gewichtiger wird, je ausgeprägter die mit jedem Affekt einhergehende Bewußtseins-beeinträchtigung ist. Wenn die Bewußtseinsstörung Form und Intensität eines Dämmer-zustands erreicht hat, dann ist der Ausnahmefall einer so schwer gestörten psychischen

Verfassung gegeben, daß von einer «tiefgreifenden Bewußtseinsstörung» gesprochen werden kann. Der komplizierte diagnostische Prozeß kann nach Lage der Dinge nur von speziell vorgebildeten Psychiatern und Psychologen bewältigt werden. In der Regel wird der Richter einer derartigen diagnostischen Aufgabe nicht gewachsen sein.

Echt problematisch ist dagegen die Frage, von welchem Ausprägungsgrad an eine Bewußtseinsstörung «tiefgreifend» und dann forensisch relevant ist. Über Meßmethoden, die das Ausmaß von psychischen Störungen exakt feststellen könnten, verfügen wir noch nicht; insbesondere ist es bislang nicht möglich, die Höhe eines Affekts oder die Enge und Weite des aktuellen Bewußtseinsfeldes messen zu können. Die Quantifizierung von Psychosyndromen, welche heute einen Schwerpunkt in der klinischen Forschung darstellt, erfolgt vorläufig noch abschätzungsweise vor dem klinischen Erfahrungshintergrund des Untersuchers. Für dieses Abschätzen können manche psychologischen Testuntersuchungen zwar wertvolle Hilfe leisten, exakte Meßdaten jedoch liefern auch sie nicht. Der psychiatrische Sachverständige sucht vergeblich nach geeigneten Methoden, um möglichst zuverlässig den tiefgreifenden Charakter einer Bewußtseinsstörung erfassen und dem Richter erläutern zu können. Daraus resultiert weithin eine Unsicherheit in den Sachverständigenaussagen, die beim Richter wiederum zu steigendem Unbehagen führt, weil das Ziel einer höchstmöglichen Einheitlichkeit der Beurteilungsmaßstäbe ins Wanken zu geraten scheint. Es bleibt aber keine andere Wahl, als zu versuchen, mit den heute zur Verfügung stehenden Methoden der klinischen psychiatrisch-psychologischen Diagnostik die forensisch relevanten, normalpsychologisch sich ableitenden Bewußtseinsstörungen von den nicht so gravierenden Formen zu unterscheiden. Dabei bleibt ein gewisser subjektiver Ermessensspielraum bestehen und wird auch in Zukunft aus der psychiatrischen Diagnostik ganz allgemein nicht gänzlich auszuräumen sein. Daß der Mensch eines Tages in allen seinen psychischen Dimensionen womöglich exakt meßbar werden könnte, stellt auch eher eine Schreckensvision als ein Forschungsziel dar. In der Gerichtspraxis wird die Quantifizierung von Psychosyndromen insofern erleichtert, als nur die schweren Ausprägungsgrade forensisch relevant sind – bei Affektdelikten erfahrungsgemäß Ausnahmefälle. Nach klinischer Erfahrung überwiegen bei weitem die leichteren Bewußtseineinengungen, die noch nicht – wie oben auseinandergesetzt wurde – als Bewußtseinsstörung von klinischem Ausmaß zu klassifizieren sind.

Wenn es gelingt, anhand einer überschaubaren Zahl von Kriterien in etwa einheitliche Beurteilungsmaßstäbe zu gewinnen, dann dürfte bereits ein Optimum für die gutachterliche Tätigkeit des psychiatrischen Sachverständigen erreicht sein. Die identischen Merkmale organischer und psychogener Dämmerzustände stellen geeignete Leitsymptome für die Annahme einer «tiefgreifenden Bewußtseinsstörung» dar. Diese Übernahme von Kriterien aus dem klinischen Erfahrungsbereich in die forensisch-psychiatrische Beurteilung ist durch die Neuformulierung der Schuldfähigkeitsparagraphen geradezu geboten. Denn die juristischen Kommentatoren weisen übereinstimmend darauf hin, daß die Vergleichbarkeit mit den krankhaften seelischen Störungen, welche eine Erschütterung oder Zerstörung des Persönlichkeitsgefüges bewirken, als Bezugspunkt zu dienen hat. Im Fall einer «tiefgreifenden Bewußtseinsstörung» wird sich also die Richtigkeit dieser Diagnose und ihre forensische Relevanz dann herausstellen, wenn der Vergleich mit den krankhaften – d.h. organisch bedingten – Bewußtseinsstörungen positiv ausfällt. Dieser Aufgabe der Vergleichbarkeit muß also das besondere Augenmerk in der Diagnostik gelten.

Für eine «tiefgreifende Bewußtseinsstörung» sprechen also folgende Kriterien:
1. Kurze Dauer mit plötzlichem Beginn und Ende.

2. Einengung des Bewußtseinsfeldes auf den zentralen Inhalt des Affekts, so daß andere Erlebnisreize nicht mehr durchdringen können.
3. Von Unklarheit bis zur Verwirrtheit reichende Veränderung des Denkens.
4. Zusammenhanglosigkeit des Verhaltens, welches wirklichkeitsfremd wirkt.
5. Zeitlich eng begrenzte totale Erinnerungslücke oder inselhaft erhalten gebliebene Erinnerungsreste bzw. Erinnerungsverschwommenheiten.

Letztere sind beim sog. orientierten Dämmerzustand anzutreffen. Die Abgrenzung von Schutzbehauptungen oder Verdrängungen kann im Einzelfall schwierig sein.

Eine derartige Zusammenstellung von Kriterien kann immer nur Vorläufigkeitscharakter haben. Sie unterliegen einer permanenten Überprüfung ihrer Validität und werden aus dem forensischen Erfahrungsbereich des jeweiligen psychiatrischen Sachverständigen ergänzt. So ist in den letzten Jahren z.B. das Kriterium der «Persönlichkeitsfremdheit» der Tat lebhaft diskutiert und kritisiert worden. Das gleiche gilt vom Kriterium der «Sinnlosigkeit» der Tat (Rasch 1980). Ritzel (1980) hält den Begriff «Persönlichkeitsfemdheit» nicht nur für wertlos, sondern behauptet, er leiste einer «pseudo-wissenschaftlichen Argumentation» Vorschub. Eine persönlichkeitsfremde Handlung im eigentlichen Sinn gebe es nicht. Dieser Kritik kann man nur zustimmen.

Jegliche forensisch-psychiatrische Diagnostik bleibt mit einem Unsicherheitsfaktor behaftet, der um so kleiner gehalten werden kann, je detaillierter die Erhebungen für die Phasen vor, während und nach der Tat angestellt werden. Deutet das Verhalten des Täters auf Abkehr von der Umwelt hin, wird blind darauflos agiert, erfolgt ein betroffenes Innehalten im Handlungsablauf, werden unmittelbar vom Täter Hilfsmaßnahmen eingeleitet oder haben Fassungslosigkeit und höchste Verzweiflung, die an der Motorik, an der Körperhaltung und an vegetativen Begleiterscheinungen kenntlich wurden, das Bild beherrscht, dann sprechen solche Erscheinungen für eine «tiefgreifende Bewußtseinsströung». Beim Abwägen dieser Details ist es auch hilfreich zu prüfen, ob auf eine nachhaltige Unterbrechung des Erlebniszusammenhangs für das gesamte Tatgeschehen geschlossen werden kann oder ob die Kontinuität des Erlebniszusammenhangs gewahrt bleibt.

Eine Vereinfachung zur Erkennung der Ausnahmefälle «tiefgreifender Bewußtseinsstörungen» ergibt sich in der Praxis dadurch, daß in sehr vielen Fällen noch weitere Einflüsse als konstellierende Faktoren zu berücksichtigen sind, wie z.B. ein gewisser Alkoholeinfluß, diskrete frühkindliche Hirnschäden, neurotische Fehlhaltungen, erlebnisreaktive Entwicklungen oder abnorme Persönlichkeitsverfassungen, die jeder für sich allein forensisch noch nicht relevant sind, bei Affekttätern aber oft die Basisbefunde bilden, während der affektive Durchbruch sich erst in der letzten Zuspitzung der Tatanlaufszeit angebahnt hat. In ihrem Zusammenwirken können diese konstellativen Faktoren die Manifestation eines psychischen Ausnahmezustands (psychogenen Dämmerzustands) mitbedingen, der dann als «tiefgreifende Bewußtseinsstörung» zu klassifizieren ist. In den meisten Fällen werden vom psychiatrischen Sachverständigen lediglich die Voraussetzungen des §21 StGB wegen erheblich verminderter Steuerungsfähigkeit bejaht oder zumindest nicht sicher ausgeschlossen werden können. Daß auch einmal die Voraussetzungen des §20 StGB vorliegen, gehört nach eigenen Erfahrungen zu den extremen Seltenheiten.

Zusammenfassend ist zu sagen, daß die psychiatrisch-psychologische Beurteilung der forensischen Relevanz von Bewußtseinsstörungen einen breitgefächerten Untersuchungsgang erfordert. Daß Fälle von «tiefgreifender Bewußtseinsstörung» zu den Ausnahmen gehören, ist durch das Erfordernis der Vergleichbarkeit mit krankhaften Bewußtseinsstörungen bedingt. Diese «tiefgreifenden Bewußtseinsstörungen» mit den ihnen zukommenden klinischen Inhalten auszufüllen, sie aber auch nicht zu überfrachten, ist eine komplizierte diagnostische Aufgabe im fließenden Übergangsbereich zwischen Psychologie und Psychopathologie. Beide Disziplinen können diese Aufgabe nur gemeinsam bewältigen. Der von Müller-Luckmann (1980) entwickelte normalpsychologische Ansatz, der das Verhalten des nichtbewußtseinsgestörten Menschen als Ausgangs- und wesentlichen Bezugspunkt herausstellt und – in Analogie zum Zusammenbruch des Coping-Systems im Streßmodell – den Handlungszerfall als Ausdruck bzw. Folge einer «tiefgreifenden Bewußtseinsstörung» beschreibt, stellt einen wichtigen diagnostischen Beitrag des Psychologen dar. Hinzukommen müssen jedoch die psychopathologischen Erkenntnisse und differential-diagnostischen Abklärungen des Psychiaters. Die Beurteilung eines jeden dieser Fälle macht die enge Zusammenarbeit des Psychologen mit dem Psychiater unentbehrlich. Dabei können sich ihre unterschiedlichen Ansätze als Vorteil erweisen, wenn sie zu gegenseitigen Ergänzungen, Anregungen und Absicherungen genutzt werden. Glückt dieses Zusammenwirken, dann läßt sich der Spielraum des subjektiven Abschätzens in der Diagnostik weiter einengen, wodurch dem Ziel einer höchstmöglichen Absicherung der Beurteilungsmaßstäbe am besten gedient ist.

Literatur

BERNER, P.: Psychiatrische Systematik. Bern, H. Huber 1977.

BLEULER, M.: Lehrbuch der Psychiatrie, 15. Aufl. Heidelberg–NewYork, Springer 1982.

KRETSCHMER, E.: Medizinische Psychologie, 13. Aufl. Stuttgart, Thieme 1971.

LEMPP, R.: Jugendliche Mörder. Bern–Stuttgart–Wien, Hans Huber 1977.

MENDE, W.: Die «tiefgreifende Bewußtseinsstörung» in der forensisch-psychiatrischen Diagnostik. In: Festschr. f. P. Bockelmann. Kaufmann, Bemann, Krauss, Volk (Hrsg.) München, Beck S. 311–322, 1979.

MENDE. W.: Entwicklungstendenzen in der forensischen Psychiatrie. Münch. Med. Wochenschr. 123, 772–774 (1981).

MIKOREY, M.: Affekt und Zurechnungsfähigkeit. Monatsschr. Kriminol. 29, 468 (1938).

MÜLLER-LUCKMANN, E.: Zur forensischen Relevanz von Bewußtseinsstörungen aus psychologischer Sicht. Vortr. 75. Nervenärztl. Koll. i. München 21. 5. 1980.

RASCH, W.: Die Tötung des Intimpartners. Stuttgart, Enke 1964.

RASCH, W.: Die psychologisch-psychiatrische Beurteilung von Affektdelikten. NJW 33, 1309–1315 (1980).

RITZEL, G.: Forensisch-psychiatrische Beurteilung der Affekttat. Münch. Med. Wochenschr. 122, 623–627 (1980).

SCHARFETTER, CH.: Allgemeine Psychopathologie. Stuttgart, G. Thieme 1976.

SCHREIBER, H.-L.: Bedeutung und Auswirkungen der neugefaßten Bestimmungen über die Schuldfähigkeit. Neue Z. Strafr. 1, 46–51 (1981).

2.8. Konfliktreaktionen, Neurosen und Persönlichkeitsstörungen im Erwachsenenalter

Ulrich Venzlaff

2.8.1. Einleitung

Den im folgenden zu besprechenden psychischen Störungen ist gemeinsam, daß ihre Symptomatik *seelisch bedingt* ist und in unmittelbarem oder mittelbarem *Zusammenhang mit einem nicht zu bewältigenden Konflikt* steht. Die *Konfliktreaktionen* sind «als Antwort bezogen auf von außen herantretende Belastungen, die aber zugleich subjektiv einen Konfliktwert haben» (Bräutigam 1972). Bei den *Neurosen* führen unbewußte, durch prägende Einflüsse in der Kindheit entstandene Konflikte in Versuchungs- und Versagungssituationen durch das Wirksamwerden von Abwehrmechanismen zur krankhaften Symptombildung, während die *Persönlichkeitsstörungen* durch das «Ausagieren» von inneren oder äußeren Konflikten bei konstant in ihrer Temperaments- oder Charakterstruktur abnormen Persönlichkeiten (Psychopathen) gekennzeichnet ist. Zwischen diesen unterschiedlich definierten Störungen gibt es aber alle fließenden Übergänge und Überschneidungen, so daß scharfe Abgrenzungen nicht möglich sind. In manchen Bereichen ist z. B. eine Unterscheidung zwischen Charakterneurosen und Persönlichkeitsstörungen mehr eine Frage der Schule und des persönlichen Standpunkts als einer exakt möglichen, ätiologischen Differenzierung. Für andere Bereiche gilt, daß z. B. neurotische Strukturelemente wesentlich darüber bestimmen, ob ein äußerer Konflikt eine protrahierte abnorme Erlebnisreaktion nach sich zieht oder nicht. Schon das Postulat einer ausschließlich psychischen Genese dieser Störungsbilder ist zu relativieren, da genetische Faktoren, frühkindliche Erkrankungen oder aber Involutionsvorgänge die Neurotisierung bzw. die Konfliktbereitschaft mitbestimmen oder aber den Boden bereiten für eine abnorme seelische Entwicklung. Eine wissenschaftlich orientierte Psychiatrie bedarf aber der begrifflichen Präzisierung nosologischer Gruppen und Einheiten und nach ätiologischen Gesichtspunkten ausgerichteter Ordnungssysteme. Aus diesem Grund wird der folgende Differenzierungsversuch unternommen, der auch von der Absicht getragen wird, ein *pragmatisch-klinisch orientiertes Verständigungsvehikel* für die gerichtspsychiatrische Gutachtertätigkeit herzugeben, dessen wissenschaftliche Grundlagen auch dem Nichtpsychiater und Nichtmediziner verständlich gemacht werden können.

2.8.2. Klinik

2.8.2.1. Die Konfliktreaktionen

(Synonyme: Psychogene Reaktionen, Situationsneurosen, Fremdneurosen, äußere Konfliktreaktionen)
Konfliktreaktionen sind Störungen des Befindens oder Verhaltens, die im engen zeitlichen Zusammenhang mit einer äußeren Belastung auftreten und nach Intensität, Symptomenvielfalt und Dauer eindeutig von normalpsychologischen Reaktionen abweichen. Obwohl sie nach Fortfall der auslösenden Situation in der Regel innerhalb kürzerer oder längerer

Zeit abklingen, können sie erhebliche Gefahren für den Patienten heraufbeschwören (z.B. Suizid bei Trauerreaktionen, Körperverletzung oder Tötung bei Primitivreaktionen, Selbstbeschädigung bei Haftreaktionen usw.) und sind daher behandlungsbedürftig. Symptomatik und Schwere der Konfliktreaktionen werden durch den *dynamischen Hintergrund* bestimmt, d.h., daß die Belastung mit einem inneren, unverarbeiteten Konflikt zusammentrifft, vitale Bedürfnisse gefährdet, widerstreitende Tendenzen angesprochen oder bereitliegende Entscheidungen inhibiert werden. Eine mitwirkende Rolle können aber auch ein längerer unspezifischer Belastungsdruck, Erschöpfung durch Erkrankung oder aber eine Unterminierung der seelischen Widerstandskraft durch anderweitige, außerhalb des aktuellen Konflikts liegende seelische Belastungen (Beruf, Ehe, Partnerschaft, Rechts- oder Behördenstreitigkeiten usw.) erlangen.

Die akuten Konfliktreaktionen

Sie sind weitestgehend identisch mit den von Kretschmer (1975) beschriebenen *Primitivreaktionen*. Eine plötzliche Belastung, eine schwere Kränkung oder eine sich ins Unerträgliche steigernde Situation mobilisiert *archaische Verhaltensmuster*, entweder im Sinn eines Bewegungssturms oder eines Flucht- oder Totstellreflexes (hypobulische Mechanismen). Die bis in den normalpsychologischen Ausdrucksbereich fallenden Erscheinungsformen reichen von Wutausbrüchen über Schreianfälle bis zu panischem Davonlaufen oder totaler Erstarrung bzw. zum Auftreten hysterisch-motorischer Störungen (Lähmungen, Zittern). Forensisch-psychiatrisch bedeutsam sind vor allem die folgenden:

1. Die *Explosivreaktionen* zeichnen sich durch abrupte motorische Entladung und Durchbruch archaisch-destruktiver Triebimpulse unter weitestgehender Ausscheidung der rationalen Handlungskontrolle aus. Sie sind der *Endpunkt einer kumulierenden Affektspannung* meist im partnerschaftlichen Bereich. Ihre Brisanz liegt darin, daß der Betroffene aufgrund seiner besonderen Struktur, einer Isolierung gegenüber dem übrigen Familienverband, eines permanenten Unterlegenheitsgefühls oder anderer Faktoren in seinen aggressiven Entfaltungsmöglichkeiten eingeschränkt ist. Möglicherweise wird er zusätzlich durch eine ambivalente Beziehung zur ständig frustrierenden Person gefühlsmäßig hin- und hergerissen, bis sich die Reaktion meist aus nichtigem Anlaß entlädt: Wenn etwa ein schnippisches Reizwort, eine höhnische Abfuhr oder eine sonstige Kränkung als letzter Tropfen das Faß zum Überlaufen bringt.

2. Auch die *Kurzschlußhandlungen* sind Durchbrüche affektiver Impulse, jedoch nach einem komplizierteren Handlungsmuster, sodaß sie im allgemeinen noch in gewissen Grenzen Planung und Zielrichtung erkennen lassen. Bei ihnen geht es um das Abreagieren sich oft über lange Zeit steigernder innerseelischer Spannungen, allerdings mehr in Form des Umsetzens in andere destruktive Handlungen, die entweder autoaggressiven (Suizid) oder fremdaggressiven (gewalttätiger Angriff, Brandstiftung, andere Formen impulsiver Racheakte) Charakter tragen. Die rationale Handlungskontrolle ist meist nicht vollständig ausgeschaltet, jedoch aufgrund der Zentrierung des gesamten Denkens auf den affektiven Komplex mitunter erheblich eingeschränkt.

3. Die *Schreck- und Panikreaktionen* führen zu «kopflosem» Verhalten auf akute Bedrohungen oder nicht zu bewältigende Schrecksituationen (Brand, Verkehrsunfall, Überfall, Naturkatastrophe usw.) mit ungezieltem Fortlaufen oder Bewegungssturm, evtl. auch weitestgehender psychomotorischer Erstarrung. Im allgemeinen trifft man ausgeprägte vegetative Begleitsymptome (Tachykardie, Tachypnoe, Blutdrucksteigerung, Schweißausbrüche, Tremor) an. Mit Schreck- und Panikreaktionen erklären sich im Bereich der forensischen Psychiatrie manche Fehlhandlungen nach Verkehrsunfällen, verweigerte

Hilfeleistung, Notwehrüberschreitung, aber auch selbstschädigendes Verhalten durch Situationsverkennung (suizidale Handlungen nach Unfall).

Ausgeprägte akute Konfliktreaktionen können *zeitlich begrenzte Amnesien* hinterlassen. Im Gegensatz zu den traumatisch-amnestischen Störungen, z. B. nach Commotio cerebri, fehlt aber im Regelfall die retrograde Amnesie (Rückerinnerungslosigkeit), so daß im allgemeinen das auslösende Ereignis (Beleidigung, Kränkung, Unfall, Brandkatastrophe) erinnert wird, während dann für den akut eintretenden Bewegungssturm eine Erinnerungslücke besteht. Bei mehrstündigen Amnesien handelt es sich in der Regel entweder um psychogene Ausblendungen oder um Schutzbehauptungen. Wer nach einem schuldhaft herbeigeführten Verkehrsunfall wegfährt, sich zwölf Stunden versteckt, sich anschließend der Polizei stellt und für den gesamten Zeitraum eine Amnesie anführt, hat im allgemeinen nur bis zum Abklingen des Blutalkoholspiegels gewartet.

Die protrahierten Konfliktreaktionen

Sie entwickeln sich subakut allmählich und sind überwiegend von *regressiven Tendenzen und Verhaltensmustern* bestimmt. Im Gegensatz zu den akuten Konfliktreaktionen stellen sie den «stillen Rückzug» vor seelisch nicht zu bewältigenden Belastungen dar. Sie sind zeitlich gedehnter, gelegentlich gibt es auch – vor allem in der zweiten Lebenshälfte – *fließende Übergänge zu den abnormen seelischen Entwicklungen.*

Die *depressiven Reaktionen* sind die seelische Antwort auf Verluste oder Trennungen, aber auch auf erhebliche Umstrukturierung der Lebens- und Umweltbedingungen (Tod eines Angehörigen, Scheidung, Fortzug der Kinder, Umzug, Pensionierung). Ihre dynamische Akzentuierung können sie durch die Mobilisierung von Schuldgefühlen gegenüber dem Verstorbenen, eine Unfähigkeit zur Trauerarbeit, durch Reaktivierung frühkindlicher Trennungsängste oder eine vorausgehende symbiotische Bindung an das verlorene Objekt (verlorene Person, aufgegebenes soziales Umfeld oder Arbeitsplatz) erhalten. Die depressive Symptomatik ist oft mit somatischen Störungen wie Appetit- und Schlaflosigkeit, Gewichtsverlust, Herz-Kreislauf- oder Magendarmsensationen vergesellschaftet. Je weniger aus inneren oder äußeren Gründen neue Objektbeziehungen hergestellt werden können, desto eher besteht die Gefahr einer Chronifizierung oder aber Vertiefung in Form der Vitalisierung, so daß sich die Symptomatik derjenigen einer endogenen Depression qualitativ und quantiativ angleichen kann. Hieraus kann auch die *Gefahr von Suizid- oder sogar erweiterten Suizidhandlungen* erwachsen, ferner leichtere kriminelle Handlungen aus Selbstbestrafungstendenzen oder unbewußter Suizidabwehr.

Erschöpfungsreaktionen zeichnen sich durch psychophysische Leistungsinsuffizienz, Apathie, Lustlosigkeit, innere Gespanntheit und Verstimmung aus. Auch sie werden oft von vegetativen Begleiterscheinungen bis zu dezenten funktionellen Organstörungen, Schlaf- und Appetitlosigkeit überformt. Sie entstehen nicht etwa durch eine reine Summation äußerer Belastungen, vielmehr wird ein Leistungskonflikt (Schwierigkeiten in der Familie oder am Arbeitsplatz, unzureichender Studienerfolg, Examensängste) auf die äußere Belastung projiziert. Enge Beziehungen bestehen zu den sogenannten *Entlastungsreaktionen* (Schulte 1951), die als Reizantwort Tage bis Wochen nach Überstehen extremer Belastungssituationen auftreten können, in denen alle psychophysischen Energien gefordert wurden.

Die *hypochondrischen Reaktionen* sind durch unbegründete Krankheitsbefürchtungen und ängstliche Selbstbeobachtung gekennzeichnet, oft verknüpft mit mehr oder weniger diffusen, funktionellen Körpersensationen. Sie können nach akuten Bedrohungen (Unfall) ebenso auftreten wie durch das Miterleben schwerer Erkrankungen oder plötzlicher Todesfälle in der Umgebung. Bei jungen Menschen entwickeln sie sich mitunter aus Masturbationsskrupeln. Prognostisch günstig sind die tendenzlosen, gelegentlich nach glimpflich abgelaufenen Gefahrensituationen oder Unfällen im motorisierten Straßenverkehr auftretenden isolierten Phobien mit mehr oder weniger starken vegetativen Begleiterscheinungen in ereignisanalogen Situationen. Andererseits kann es aber zu einer Ausweitung und Chronifizierung kommen, wenn durch einen entschädigungspflichtigen Unfall eine Situation geschaffen wurde, in der Ausweichtendenzen und Vergeltungsimpulse gegen den Unfallgegner mobilisiert werden, und sich der Betroffene autosuggestiv in die Vorstellung hineinsteigert, schwer krank und dauernd geschädigt zu sein. Hierzu kommt es im Regelfall aber nur dann, wenn als sekundärer Krankheitsgewinn gleichzeitig die Aussicht besteht, Rentenwünsche zu realisieren (sog. «Unfallneurosen»).

Die abnormen seelischen Entwicklungen

Die Zuordnung der abnormen seelischen Entwicklungen zu den Konfliktreaktionen ist deshalb berechtigt, weil sie in ihrer inhaltlichen Dynamik von einem nicht bewältigten Konflikt, einer unverarbeiteten Kränkung oder einer nicht abzuwehrenden Befürchtung getragen werden. Die Grenzen zu den Neurosen und Persönlichkeitsstörungen sind aber fließend, zumal Dynamik, Inhaltgebung und Verlauf praktisch immer sehr wesentlich von vorbestehenden neurotischen oder psychopathischen Strukturelementen mitbestimmt werden. Kretschmer (1966, 1975) sprach von *Persönlichkeitsreaktionen*, von anderen Autoren werden diese Störungen auch den neurotischen Entwicklungen zugerechnet oder als psychopathische Entwicklungen bezeichnet. Bei den seltenen sensitiven und paranoischen Entwicklungen ergeben sich zumindest in einzelnen Fällen angesichts der wahnhaften Ausweitung, der Unkorrigierbarkeit und des Verlusts der Realitätskontrolle wiederum Beziehungen zu den endogenen Psychosen. Die wichtigsten Formen sollen aber an dieser Stelle besprochen werden, weil sie aus einem Scheitern der endgültigen Verarbeitung des konstituierenden Konflikts erwachsen. Das erschütterte seelische Gleichgewicht pendelt sich hier nicht wieder ein, die Symptomatik vertieft sich in dem Circulus vitiosus eines ständigen Scheiterns an der Realität und weitet sich aus.

Fließende Übergänge bestehen insbesondere zwischen den *depressiven bzw. den hypochondrischen Reaktionen und Entwicklungen*, aber auch zwischen den *Erschöpfungsreaktionen* und den *asthenischen Entwicklungen*, wobei vielfach zugrundeliegende neurotische Strukturanteile den Verlauf akzentuieren können. Ebenso besteht im mittleren und höheren Lebensalter eher eine Bereitschaft zur Chronifizierung von Konfliktreaktionen.

Bei der *sensitiven Entwicklung* kommt es aufgrund eines tatsächlichen oder vermeintlich beschämenden Schlüsselerlebnisses bei «sensitiven Charakteren» (gefühlszarte, leicht kränkbare, gehemmte, andererseits stolze Menschen mit hohem Moralkodex) zu einem sich manchmal bis an die Grenze des Wahnhaften ausweitenden Beziehungs- und Benachteiligungskomplexes. Die Patienten glauben, daß alle Menschen von ihrer Niederlage wissen, darüber reden, sie belächeln. Deshalb werden sie mißtrauisch, abweisend, versponnen und ziehen sich zurück. Der psychodynamische Hintergrund ist vielfach die Projektion von mit Schuldgefühlen und Selbstbestrafungstendenzen besetzten sexuellen Wünschen nach außen. Extreme, schon in das Grenzgebiet der Psychosen reichende Fälle hat Kretschmer (1966, 1975) als den «sensitiven Beziehungswahn» beschrieben.

Von besonderer forensischer Bedeutung sind die *querulatorische bzw. die expansivparanoische Entwicklung.* Man trifft sie fast nur beim männlichen Geschlecht an, bei den Widersachern handelt es sich ebenfalls um Männer bzw. mit der männlichen Vaterfigur identifizierten Institutionen (Gerichte, Behörden, Vorgesetzte, Arbeitgeber usw.), wobei eine Parallele zur «normalen» Querulanz besteht. Während sich bei letzterer aber das

Agieren auf das Erlangen des tatsächlichen oder vermeintlichen Rechts und die Abwendung eventueller – durch den Rechtskampf entstandener – weiterer Nachteile beschränkt, entsteht die paranoische Entwicklung nach Dietrich (1973) regelhaft erst zwischen dem 45. und 60. Lebensjahr, und zwar bei entsprechend disponierten Menschen nach einem langen Lebenskampf voller kleinerer Beeinträchtigungen und Enttäuschungen, durch die eine fortschreitende Sensibilisierung eingetreten ist. Das *Schlüsselerlebnis* eines tatsächlichen oder vermeintlich erlittenen Unrechts wird zu einer *überwertigen Idee*, die fortschreitend das gesamte Denken und Handeln bestimmt. Das entscheidende Merkmal besteht in der *fortschreitenden Entfernung des Denkens und der Handlungsmotivationen vom ursprünglichen Anliegen* mit ausufernder kämpferischer Aggressivität unter dem Druck eines hyperthymen Affekts. Das fanatische Agieren führt dazu, daß schließlich ein absolutes Mißverhältnis zwischen dem Primäranliegen und den heraus sich ergebenden Aktionen bzw. Reaktionen vorliegt, häufig ist das gesamte Verhalten von einer Mischung aus missionarischem Sendungsbewußtsein, masochistischer Penetranz und fanatischer Aggressivität gekennzeichnet, wodurch sich der Betroffene in einem Circulus vitiosus fortschreitend schädigt und sich aus allen sozialen Bindungen löst. Am Ende einer solchen Entwicklung stellt sich gelegentlich angesichts des ausufernden wahnhaften Beeinträchtigungsgefühls die Frage, ob nicht vielleicht doch eine atypische psychotische Erkrankung vorliegt. In der älteren Psychiatrie wurde ja auch die *Paranoia* als eigenständige Psychose beschrieben, bei der sich aus einem Schlüsselerlebnis eine systematisierte, sich zwar ausweitende, aber immer an das Erlebnis gebundene Wahnsymptomatik entwickelte (Gaupp 1938).

2.8.2.2. Die Neurosen

Neurosen sind seelisch entstandene Gesundheitsstörungen, deren Symptome symbolischer Ausdruck eines inneren unbewußten Konflikts sind. Die neurotischen Konflikte sind in der Kindheitsentwicklung verwurzelt und entstehen dadurch, daß Triebwünsche bzw. primäre Antriebsqualitäten durch pathogene, von den engsten Bezugspersonen ausgehende Einflüsse Hemmungen erfahren und verdrängt werden.

Entgegen früheren Auffassungen von einem isolierten «frühkindlichen Trauma» beziehen sich die pathogenen Einflüsse aber mehr auf die atmosphärische Situation in diesem Lebensabschnitt, wobei vor allem folgende Konstellationen angetroffen werden: Vernachlässigung bis Im-Stichlassen ebenso wie übermäßige Umsorgung; inkonsequenter, durch Strafe und Verwöhnung gekennzeichneter Erziehungsstil; Sauberkeits- und Ordnungsdressur; Einengung der motorischen Entfaltung, schwere Beziehungsstörungen der Eltern untereinander. Hierdurch kommt es – je nach Entwicklungsphase – zu Hemmungen und Lückenbildungen im Bereich einer, meist aber mehrerer Antriebsqualitäten, nämlich der *Intentionalität*, des *Zärtlichkeits- und Kontaktbedürfnisses*, der *Oralität* als Repräsentanz des Besitz- und Bedürfnisstrebens, der mit Ordnungssystemen zusammenhängenden *analerotischen Qualitäten*, der für das Geltungsstreben, das Durchsetzen mit Bewältigung der Umwelt zusammenhängenden *aggressiven Bestrebungen* und der *sexuellen Potenzen*. Die normale Triebentwicklung von der Kindheit bis in die Erwachsenenphase verläuft nach dem Freudschen Es–Ich–Über-Ich-Modell in Richtung der Ausbildung einer stabilen Ich-Struktur und der Ausformung des Über-Ich als ethisch-moralische Kontrollinstanz durch Internalisierung sozialer Normen bis etwa in die Phase der Nachpubertät. Das Ich ist als zusammenhängende Organisation aller seelischen Vorgänge in einer Person zu definieren mit den Aufgaben der Realitätsprüfung, Anpassung an die Umwelt, Abgrenzung, Kontrolle der Affekte und Triebe sowie Integration des Erlebens mit der übergeordneten Prüf- und Kontrollinstanz, dem Über-Ich. Bei harmonisch verlaufender Sozialisation ist das Ich daher in der Lage, Triebe, Strebungen, Bedürfnisse und Impulse des Es zu filtern und zu kanalisieren, da sonst eine soziale Anpassung nicht möglich ist. Das Ich kann durch Zurückstellung, Nacheinanderbefriedigung, Verzicht oder Sublimierung die Trieb- und Bedürfniswelt regulieren (Übergang vom Lust- zum Realitätsprinzip im Sinn von Freud). Kommt es durch neurotisierende Einflüsse in der Kindheit zu einer Störung der Ich- oder Über-Ich-Integration («Ich- oder Über-Ich-Schwäche» oder umgekehrt dominierend-starre Über-Ich-Anforderungen), so wird die Realitätskontrolle des Ich mehr oder minder gestört, so daß die Handhabung von der Über-Ich-Zensur z.B. wegen Triebangst, Schuld- oder Schamgefühlen, nicht gebilligter Triebwünsche, Bedürfnisse oder Impulse aus dem Es nur durch den Einsatz von *Abwehrmechanismen* möglich wird. Solche Abwehrmechanismen sind z.B. Verdrängung, Konversion, Isolierung, Reaktionsbildung, Verschiebung, Verleugnung, Wendung gegen die eigene Person. Diese Überführung von Triebregungen in andere psychische Energien erfolgt wiederum unbewußt und führt zur *neurotischen Symptombildung.*

Aufbau der Neurose

Die Diagnose einer Neurose ist nicht schon dann gerechtfertigt, wenn Störungen des Befindens oder Verhaltens bestehen, die weder einer Psychose noch einer organischen Krankheit zur Last zu legen sind, sondern sie hat die folgenden von der Psychoanalyse erarbeiteten Kriterien zur Voraussetzung:

1. Eine frühkindliche Schädigung.
2. Die Entwicklung einer hieraus abzuleitenden neurotischen Struktur.
3. Das Vorliegen einer neurotischen Symptomatik, die in einer auslösenden Versuchungs- oder Versagungssituation entstanden ist.

Die Ausbildung einer *neurotischen Charakterstruktur* ist im Regelfall schon am Auftreten von *Primordialsymptomen* (sog. kinderneurotische Störungen) kenntlich: Eßstörungen, Bettnässen, Einkoten, Nägelkauen, starke Trotzphase, Ängste, Fortlaufen oder Überangepaßtheit. Diese bilden sich, sofern die Schädigung nicht besonders schwer war, spontan zurück und machen der etwa zwischen dem siebten und zehnten Lebensjahr liegenden *Latenzphase* Platz. Der Phase der *Pubertät* kommt dann eine entscheidende Bedeutung entweder für die Neutralisierung und Harmonisierung der inner-seelischen Disharmonien oder aber für die Verfestigung und Ausformung der neurotischen Strukturanteile durch negative oder positive prägende Einflüsse des sozialen Umfeldes, Orientierung an Leitbildern und Identifikationsvorgängen zu. In diesem Lebensabschnitt ist damit die Ausbildung einer neurotischen Charakterstruktur im wesentlichen abgeschlossen. Unter *neurotischer Charakterstruktur* versteht man daher die Summe der durch negativ prägende Einflüsse in der Kindheit und der dadurch gesetzten Gehemmtheiten in verschiedenen Antriebsbereichen entstandenen, erheblich veränderten Erlebens- und Verhaltensweisen. Während Freud je nach Lebensabschnitt und hiermit zusammenhängenden psychologischen Wirkungen frühkindlicher Einflüsse den oralen, den analen, den urethralen, den phallischen, den narzißtischen und den genitalen Charakter voneinander abgrenzte und beschrieb, unterscheidet die Neopsychoanalyse von Schultz-Hencke (1970) die folgenden Strukturen:

Die *schizoide Struktur* (Ausbildung im ersten Lebensjahr durch Hemmung des intentionalen Antriebserlebens): Fehlen von Gefühlen der Vertrautheit, Bekanntschaft, Störung von Objektbeziehungen, Störungen der Liebesfähigkeit und Zuwendung. Distanziertheit, Exzentrizität, Instinktlosigkeit.

Die orale (depressive) Struktur (Ausbildung im ersten bis zweiten Lebensjahr durch Hemmung oraler und aggressiver Impulse, z.B. durch Verwöhnung und Versagung): Resignation, Furcht vor Wunschregungen, Störung des Besitzstrebens, Überangepaßtheit, Gefügigkeit oder orale Überansprüche und Fehlerwartungen.

Die *zwangsneurotische Struktur* (Ausbildung im zweiten bis dritten Lebensjahr durch Härte, Dressur (insbesondere Sauberkeit), motorische Hemmung, Anerziehung von Schuldgefühlen). Übergefügigabgabebereit oder retentiv, d.h. also geizig, starr, rechthaberisch, pedantisch, langweilige Pflichtmenschen. Sexualität oft mit Schuldgefühlen verknüpft, Neigung zu Zwängen und Marotten.

Die *hysterische Struktur* (Ausbildung im vierten bis fünften Lebensjahr durch Hemmung der selbst intendierten Handlungsvollzüge und Planungen, Ablehnung früherotischer Zärtlichkeitsstrebungen, Nichtbestätigung, Zurückweisung gegenüber jüngeren Geschwistern, harte, widersprüchliche Eltern). Durch Identifikationsstörung Neigung zur Übernahme von Rollen und Schablonen, Anlehnung, Übernahme fremder Ideale, Mangel an Eigenständigkeit. Latente Erregung, überschießende Impulse, Geltungssucht («mehr Scheinen als Sein»), besondere Anfälligkeit für psychogene Körperstörungen.

Die *Mischstrukturen* bilden sich dann aus, wenn durch ungünstige Einflüsse in mehreren Entwicklungsperioden schwere Störungen verursacht wurden, so daß sich praktisch alle Möglichkeiten der Mischung neurotischer Charakterzüge ergeben. Da neurotisierende Einflüsse sich in den meisten Fällen über viele Jahre der Kindheit hinziehen, sind Mischstrukturen häufiger als die vorher beschriebenen «stilreinen Bilder».

In dieser Beschreibung der neurotischen Charakterstrukturen spiegelt sich natürlich die ganze Vielfalt menschlicher Erlebens- und Verhaltensmöglichkeiten wieder, die ganze Palette menschlicher Schwächen, Eigenarten, Marotten und Fehler. Dies hängt damit zusammen, daß jeder Mensch neurotische Anteile in seiner Person hat, die unter gewissen Bedingungen auch Anlaß zu vorübergehender Symptomenbildung geben können, und die sich genetisch aus den biographischen Entwicklungsbedingungen ableiten lassen. Von *neurotischer Charakterstruktur* spricht man aber erst *dann*, wenn die *Abweichung* vom durchschnittlichen Erleben und Verhalten *konstant und erheblich* ist und entweder mit deutlichem *Leidensdruck* oder *permanenter Störung im sozialen Umfeld* einhergeht.

Neurotische Symptomenbildung bzw. Entwicklung

Unter Frustrationen, Versuchungen, Versagungen oder Verzichtszwängen, die in spezifischer Beziehung zu den neurotischen Strukturelementen stehen, entwickelt sich im Rahmen der Abwehr von Triebimpulsen und verdrängten affektiven Energien die *neurotische Erkrankung.* Sie hat eine teils unspezifische, teils spezifische Symptomatik, die die innere Konfliktlage und Abwehrvorgänge symbolisieren. Schwidder (1972) hat die folgenden Hauptausdrucksformen unterteilt:

(1) *Überwiegend psychisch mit subjektivem Leidensdruck manifestierte Neurosen: (Psychoneurosen)*
Hierzu zählen die Angst- und Zwangsneurosen, die neurotischen Depressionen und Hypochondrien, die Depersonalisations- und Derealisationssyndrome.

(2) *Überwiegen abnormen Verhaltens*, das nicht mit Leidensdruck empfunden wird *(Charakterneurosen);* Querulanz, Verwahrlosung, süchtiges Verhalten, extremer politischer oder religiöser Fanatismus.

(3) *Überwiegend körperlich manifestierte Neurosen* (Organneurosen bzw. Psychosomatische Krankheiten)

a) *Störung erlernter motorischer Funktionen:* Stottern, psychogene Lähmungen oder Anfälle, motorische Ticks.

b) *Neurotische Organstörungen bzw. psychosomatische Krankheiten* (Asthma bronchiale, Herzphobie, Gastritis, Magenulkus, Migräne, Colitis ulcerosa usw.).

Im weiteren Sinn können dieser Gruppe auch bestimmte *sexuelle Funktionsstörungen* wie Impotenz, Ejaculatio praecox, Frigidität oder Vaginismus zugerechnet werden.

Anlage-Umweltprobleme

Die von der Psychoanalyse entwickelte triebdynamisch-biographische Betrachtungsweise verleitet immer wieder dazu, in der Neurose eine ausschließlich erworbene Krankheit zu sehen. Bereits Freud hat mehrfach betont, daß selbstverständlich auch konstitutionelle Faktoren eine mehr oder minder wichtige Rolle spielen. Schultz-Hencke (1970) betonte die Bedeutung der unterschiedlichen anlagebedingten Sensibilität und Antriebsstärke (gefährdet besonders Hypersensibilität, Hypermotorik, Hypersexualität). Ferner können das intellektuelle Ausgangspotential oder die Auswirkungen frühkindlicher Hirnschäden Kinder in Richtung einer Neurotisierung sensibilisieren. Das gleiche gilt für längerdauernde, die Entfaltung einengende oder sogar zu langem Krankenhausaufenthalt führende Krankheiten in der Kleinkindphase. Neuere Untersuchungen von Schepank u. Heigl-Evers (1980) an Zwillingen belegen die – wenn auch für die einzelnen Neurosenformen unterschiedliche – *Bedeutung genetischer Faktoren*. Dührssen (1952/53) schätzte den Anteil hereditärer Faktoren bei Neurosen auf nicht weniger als 40 % und nicht mehr als 60 %.

Verlauf

Neurosen können in günstigen Fällen spontan ohne Therapie ausheilen. Häufiger sind aber chronisch-intermittierende Verläufe, in schweren Fällen progredient-maligne Verläufe bis zu stabilen, weitestgehend unbeeinflußbaren Dauerzuständen. Wesentlich verlaufsbestimmend ist selbstverständlich eine rechtzeitig einsetzende, ausreichend lange und sachgerechte Psychotherapie. Verlaufsbestimmend sind aber auch eine Reihe weiterer Variablen, unter denen sich hohe Intelligenz, gute und stabile Anpassung und z.B. Behandlungsmotivation als günstig auswirken. Umgekehrt sind genetische Belastung, schwere Frühbedingungen, zusätzliche ungünstige äußere Entwicklungsbedingungen (Unterschichtsfamilien, defizitäre Familienstrukturen), hinzutretende frühkindliche Zerebralschäden, niedrige Intelligenz, soziale Instabilität prognostisch besonders ungünstig. Entscheidend ist mitunter auch, in welchem Umfang die Neurose zu einem *sekundären Krankheitsgewinn* geführt hat (Rückzug von untragbaren oder nicht akzeptierten Verpflichtungen, Berentung usw.).

2.8.2.3. Die Persönlichkeitsstörungen (Psychopathien, abnorme Persönlichkeiten)

Trotz zum Teil divergierender Auffassung in Einzelfragen verstand die klassische Psychiatrie unter Psychopathie eine abnorme seelische Dauerverfassung, die das Trieb-, Gefühls- oder Willensleben betrifft und unter der – wie Schneider (1950) es formulierte – entweder der Betroffene oder die Umwelt leidet. Der Begriff «psychopathische Minderwertigkeit» wurde 1891 erstmals von Koch eingeführt. Intensiveres wissenschaftliches Interesse fand die Psychopathieproblematik dann aber vor allem in den zwanziger und dreißiger Jahren unseres Jahrhunderts mit den Beiträgen von Kretschmer (1966, 1975), Schneider (1950), Gruhle (1940), Ewald (1964) usw. Dies wird aus dem historischen Kontext der Psychiatrieentwicklung verständlich. Zu Beginn unseres Jahrhunderts hatte sich im wesentlichen die nosologische Einteilung der Krankheitsentitäten konstituiert: die Trennung der endogenen und exogenen Psychosen durch Kraepelin, die psychoanalytische Neuroseninterpretation durch Freud, die Beschreibung der symptomatischen Psychosen durch Bonhoeffer und die Zusammenfassung der «Gruppe der Schizophrenien» durch Bleuler. Der Psychopathiebegriff wurde dadurch zum Sammelbecken für all jene im Verhalten oder Befinden konstant und erheblich gestörten Persönlichkeiten, deren Störung sich weder den Psychosen zuordnen noch durch körperliche Krankheiten erklären oder hinreichend psychodynamisch interpretieren ließ.

Während sich Kretschmer (1966, 1975) um eine mehrdimensionale konstitutionsbiologische und reaktionspsychologische Interpretation bemühte, und z. B. Ewald (1964) auf eine Trennung zwischen den Temperaments- und den Charaktervarianten Wert legte, stammten von Gruhle (1950) und Schneider (1950) eine rein deskriptive Psychopathielehre, von der letztere wegen ihrer anschaulichen Griffigkeit und Praxisnähe wohl die breiteste Resonanz fand. In seiner systemlosen, vorurteilsfrei-beschreibenden, an praktischen Zwecken orientierten Typologie abnormer Persönlichkeiten unterteilt Schneider (1950) die hyperthymen, die depressiven, die selbstunsicheren, die fanatischen, die geltungssüchtigen, die stimmungslabilen, die explosiblen, die gemütlosen, die willenlosen, die haltlosen und die asthenischen Psychopathen. Wie Gruhle (1940) betonte er ausdrücklich die Wertfreiheit des Psychopathiebegriffs, vor allem aber postulierte er, daß es sich um extreme Varianten von der Durchschnittsnorm, d. h. also gegenüber psychiatrischen Krankheiten im engeren Sinne scharf abzugrenzende Zustände handele. Dieses Psychopathiekonzept hat ganz entscheidend gerade die deutsche forensische Psychiatrie beeinflußt. Die Herausnahme aus dem psychiatrischen Krankheitsbegriff gab die Legitimation dazu, Straffällige auch mit schweren Abnormitäten für schuldfähig, vor allem aber auch für untherapierbar zu erklären. Das typologische Raster hat – vom Autor sicher ungewollt – für die Begutachtung eine Fundgrube von Diskriminierungsvokabeln für so manches Gutachten und manchen Terminvortrag hergegeben (haltlos, gemütsarm, willensschwach, geltungssüchtig usw.), von denen vielerorts über Jahrzehnte hinweg an Stelle einer wissenschaftlich begründeten Persönlichkeitsanalyse Gebrauch gemacht wurde. Es drängte sich auch immer wieder die Versuchung auf, an Hand eines so reichhaltigen Negativkatalogs Kriminelle überhaupt durchweg als Psychopathen zu klassifizieren, was keineswegs richtig ist.

Gerade hieraus erwachsende Einwände, aber auch der wissenschaftliche Fortschritt, führten gegenüber dem Psychopathiebegriff zu immer größerem Unbehagen. Durch Verfeinerung der neurologischen Diagnostik und Erforschung der psychischen Auswirkungen von frühkindlichen Hirnschäden, Enzephalitiden, Stoffwechselstörungen, Chromosomenaberrationen, latenten Anfallsleiden usw. wurde der Begriff von der Seite der Organmedizin ebenso eingeengt, wie durch die Verfeinerung analytisch-therapeutischer Techniken in vielen Fällen ein psychodynamisch-biographischer Hintergrund aufgedeckt werden konnte. Die sozialpsychiatrische Forschung erhellte die Bedeutung und die Einflüsse psychosozialer Faktoren auf das Befinden und Verhalten gefährdeter Persönlichkeiten. Indessen kann die Psychiatrie nach wie vor nicht darauf verzichten, unter dem *Oberbegriff der Persönlichkeitsstörung* – der besser statt des Begriffs der Psychopathie angewandt werden sollte – eine Gruppe von Störungsbildern zusammenzufassen, die das Erleben, das Verhalten und die mitmenschlichen Beziehungen betreffen, die sich durch ihre weitgehende Konstanz auszeichnen, und die nicht oder nur sehr bedingt die an die Diagnose von Psychosen, Neurosen oder hirnorganischen Störungen anzulegenden Kriterien erfüllen. Wie bei den neurotischen Strukturen gibt es auch bei den Persönlichkeitsstörungen ohne Zweifel alle fließenden Übergänge zur Normalität. Am anderen Pol stehen aber Störungen von einer Gradausprägung, die sich mitunter wie ein unabwendbares biographisches und soziales Verhängnis auswirken, und die es rechtfertigen, von einem psychiatrischen Krankheitszustand zu sprechen. Für den, der über ausreichende klinische Erfahrung verfügt, wird die Abgrenzung in der überwiegenden Zahl der Fälle keine Schwierigkeiten bereiten. Jede *typologische Einteilung* muß natürlich immer willkürlich bleiben, weil sie der Fülle der Variationsmöglichkeiten nicht gerecht werden kann. (Kolle, 1967: «Jeder hat seine eigene Psychopathie»). Die oben dargestellte Typologie von Schneider (1950) ist aber nach wie vor in ihrer Anschaulichkeit ein gutes Verständigungsvehikel, da eine wissenschaftlich orientierte Psychiatrie um eine begriffliche Präzisierung prägnanter Persönlichkeitsstrukturen bemüht sein muß (Tölle 1966, 1981). Man muß sich nur vergegenwärtigen, daß hiermit noch *keine nosologische Einheit* postuliert ist. Es dürfte von vornherein wenig wahrscheinlich sein, daß eine Gruppe so unterschiedlicher Temperaments- und Charakterstrukturen und so bunt variierender Verhaltensauffälligkeiten ein ätiologisch einheitliches Kollektiv darstellen sollte. Einleuchtend hat Tölle (1966, 1981) auf die Beziehungen verschiedener Psychopathentypen zu unterschiedlichen psychiatrischen Krankheitsgruppen hingewiesen und eine Einteilung in die folgenden drei Gruppen vorgeschlagen: Persönlichkeitsstörungen, die den *Charakterneurosen* nahestehen bzw. mit ihnen identisch sind; Persönlichkeitsstörungen als *Randformen von Psychosen*, und *dissoziale Persönlichkeitsstörungen (Soziopathien)*, über deren Ätiologie und Nosologie am wenigsten ausgesagt werden kann.

In der Tat kann man z.B. zwischen den depressiven, den anankastischen, den hysterischen und den sensitiven Persönlichkeitsstörungen sehr *enge Beziehungen zu den vergleichbaren neurotischen Charakterstrukturen* herstellen, und es ist oft mehr eine Frage der Schule und des persönlichen Standpunkts, für welche Kennzeichnung man sich entscheidet. Bei den hyperthymen, den schizoiden und den zykloiden Psychopathien im Sinn von Kretschmer (1966, 1975) drängt sich in nicht wenigen Fällen die Annahme einer *Beziehung zu den endogenen Psychosen zumindest im Sinne von Randformen* auf. Dies um so mehr, weil oft die prämorbide Persönlichkeit späterer Psychosenkranker in diesem Sinne auffällig ist, und sich z.B. schizoide oder zykloide Persönlichkeiten im Erbkreis von Psychosenkranken eindeutig gehäuft finden. Stimmungslabile und explosible Persönlichkeitsstörungen, ferner die von Kretschmer beschriebenen enechetisch-epileptoiden Charaktere imponieren in vielen Merkmalen mehr als *Folge hirnorganischer Erkrankungen*. Abzugrenzen wären hiervon die in besonderem Maße sozial störenden, auch forensisch am häufigsten auffälligen *Soziopathien*, d.h. die nach älteren Typologien haltlosen, willensschwachen, gemütsarmen, z.T. auch explosiblen und fanatischen Psychopathien. Sie werden auch als *dissoziale Persönlichkeiten* klassifiziert, zumal die Grenzziehung nach der Schneiderschen (1950) typologischen Aufgliederung hier besonders problematisch ist. Gemeinsam ist diesen dissozialen bzw. soziopathischen Persönlichkeiten, daß sie besonders häufig defizitären, darüberhinaus erziehungsunfähigen Familien der Unterschicht entstammen. Sie lassen in der Regel bereits in der Kindheit Verhaltensstörungen und Verwahrlosungssymptome erkennen, gehen durch Heime und Pflegestellen, entwickeln früh delinquentes Verhalten und können auch später in Beruf und Partnerschaft keine soziale Stabilität erreichen. Vieles spricht – auch aus der Therapieerfahrung mit Dissozialen (Rauchfleisch 1981) – dafür, daß *schwerwiegende Störungen der frühen Objektbeziehungen* das Auftreten dissozialer Verhaltensmuster begünstigen. Die Rechtfertigung, die dissozialen Persönlichkeiten als Sondergruppe innerhalb der Persönlichkeitsstörungen abzugrenzen, und sie auch nicht den Neurosen im engeren Sinne zuzuordnen, ergibt sich aus der besonderen Trieb- und Verhaltensdynamik. Von den eigentlichen Neurosen unterscheiden sie sich durch einen *Über-Ich-Defekt* bzw. eine nur schwache Über-Ich-Ausbildung, so daß durch das Fehlen einer hemmenden Instanz Konflikte nicht durch Abwehrmechanismen neutralisiert oder in Symptome umgewandelt sondern «*ausagiert*» werden. Der extravertierte Dissoziale agiert seine Konflikte, Aggressionen, Trieb- und Bedürfnisspannungen in Form von impulsiven Handlungen aus, ist unfähig zur Selbstreflexion, so daß Probleme und Schwierigkeiten

extrapunitiv auf die Umwelt projiziert werden. Er ist frustrationsintolerant, Gefühle von Ohnmacht, Angst und Hilflosigkeit werden in aggressive Verhaltensmuster umgesetzt. Im übrigen ist der Typ der dissozialen Persönlichkeitsstörung weitgehend identisch mit der *Psychopathiedefinition der US-amerikanischen Psychiatrie* (William u. Joan McCord 1964), die nicht, wie die kontinentale Psychiatrie, einen wertfreien Psychopathiebegriff postuliert, sondern hierunter nur sozial störende bzw. schädliche Persönlichkeitsstörungen subsummiert. Diese Definition hebt mehr pragmatisch erstens auf die *Kombination bestimmter Merkmale* und zweitens auf einen *psychodynamisch definierbaren Verhaltensstil* ab. (Zu (1): Asoziale Einstellung, unkontrollierte Bedürfnisse, Unbeständigkeit, Aggressivität, keine Gewissensbildung, Liebesunfähigkeit, ständige Vertrauensbrüche; zu (2): Fehlen von Abwehrmechanismen, «acting out», kein Übertragungsphänomen in der Therapie).
Eine Fortentwicklung beim Verständnis, bei der Klassifizierung, der prognostischen Einschätzung und der möglichen Therapierbarkeit von schweren Persönlichkeitsstörungen kann von den *psychoanalytischen Konzepten zum pathologischen Narißmus* (Kohut 1973, Kernberg 1978) *und zur Borderline-Persönlichkeitsstörung* (Kernberg 1978, Rohde-Dachser 1983) in Zukunft erwartet werden. Die Narißmustheorien befassen sich mit der Selbstwertregulierung und ihren Pathologien. Während der Gesunde in sich einen Unterschied zwischen seinem Real-Selbst und seinem Ideal-Selbst wahrnehmen und ertragen kann – das heißt wahrnehmen und ertragen kann, daß er eben so ideal selten ist, wie er es sich wünschen würde –, kann ein Mensch mit einer pathologischen Narißmusentwicklung eben diese Diskrepanz nicht ertragen, weil er den daraus zwangsläufig folgenden Insuffizienzgefühlen nicht gewachsen ist. Viele *geltungsbedürftige hysterische Persönlichkeiten*, die zu Hochstapelei oder Titelschwindel neigen, manche *fanatische Persönlichkeiten* und auch *dissoziale Persönlichkeiten* sind mit diesem Konzept in ihrer Motivationsstruktur verstehbar.
Das Konzept von der *Borderline-Persönlichkeitsstörung* ermöglicht ein Verständnis vieler Patienten mit «besonders schweren Neurosen». Es gibt eine – offenbar zunehmende – Gruppe von Patienten, die nicht *ein* umschriebenes Symptom zeigen, das aus der oben beschriebenen Neurosendynamik als Kompromiß zwischen Antrieb und Abwehr verständlich ist, sondern die vielfältige Symptome aus verschiedenen Neurosebereichen gleichzeitig oder in zeitlicher Folge aufweisen: schizoide, zwanghafte und hysterische Symptome, süchtiges Verhalten, polymorphe sexuelle Perversionen, multiple Phobien und frei flottierende Ängste. Bei diesen Patienten läßt sich eine Organisation der Persönlichkeit um den Mechanismus der primitiven Spaltung herum feststellen, unterstützt durch die sogenannten «primitiven Abwehrmechanismen» der Introjektion, Projektion, projektiven Identifizierung, primitiven Idealisierung und Entwertung. Diese Mechanismen werden in der normalen frühkindlichen Entwicklung bis etwa zum dritten Lebensjahr vor der Etablierung der Verdrängung eingesetzt, um die Erfahrungen befriedigender versus frustrierender Ereignisse innerseelisch zu bewältigen. Durch sie werden alle wichtigen Erfahrungen aufgespalten in «nur gute» und «nur schlechte». Gelingt es einem Menschen nicht, im Zuge seiner Entwicklung das Gute und das Schlechte in der Welt, in seinen wichtigen Bezugspersonen und besonders in sich selbst wahrzunehmen, anzuerkennen und miteinander in Einklang zu bringen, so führt das zu schwerwiegenden Persönlichkeitsstörungen mit defizitärer Ausbildung der Ich-Funktionen, insbesondere der Angsttoleranz, der Impulskontrolle, der Affektdifferenzierung und der Gestaltung der Objektbeziehungen. Unter den süchtigen und auch den dissozialen Persönlichkeiten finden sich viele, die diese Persönlichkeitsorganisation aufweisen. Insgesamt handeln Borderline-Persönlichkeiten jedoch eher selbst- als fremdschädigend.

Die Umsetzung dieser Konzepte in die psychiatrische Begutachtungspraxis steht erst am Anfang. Welche Auswirkungen diese Verstehensweise auf die Begutachtung der Schuldfähigkeit haben wird, kann noch nicht abgesehen werden. Prinzipiell läßt sich aber sagen, daß die Diagnose «pathologischer Narzißmus» wie auch «Borderline-Persönlichkeitsstörung» per se noch nichts aussagt über die Schuldfähigkeit und -unfähigkeit des Begutachteten bei der zur Verhandlung anstehenden Tat. Alles im folgenden zur Begutachtung von Persönlichkeitsstörungen und Neurosen Ausgeführte muß sinngemäß angewendet werden.

Verlauf

Die Kennzeichnung der Persönlichkeitsstörungen bzw. Psychopathien als konstante Befindens- und Verhaltensstörung heißt nicht, daß sie für den Träger grundsätzlich ein unwandelbares und unabwendbares Schicksal bedeuten. Entwicklungsbedingungen, soziale Faktoren, speziell Bezugspersonen müssen nicht nur akzentuierend, sondern können auch in manchen Fällen neutralisierend und abschwächend wirken. Katamnesen von Tölle (1966) haben gezeigt, daß es auf lange Sicht durchaus Tendenzen zur Abschwächung der Auffälligkeiten und zur Stabilisierung der Persönlichkeit gibt. Bei 31,3 % der von ihm erfaßten Probanden konnten günstige Verläufe in Form ausreichender Lebensbewältigung oder ansteigender Tendenz festgestellt werden, bei 33,9 % ungünstige Abläufe, während bei 34,8 % die Lebensläufe durch Anpassung an die gegebenen Verhältnisse und z. T. durch Einengung der Lebensbezüge gekennzeichnet waren. Bei diesem letzten Drittel kann man von einem *Residualzustand* sprechen, wie er auch im Verlauf schwerer Neurosen zu beobachten ist.

2.8.3. Kriminologie

Im Gegensatz zu den psychotischen Erkrankungen ist angesichts der Heterogenität und Vielfalt der hier abzuhandelnden Störungsgruppe eine systematische Darstellung der häufigsten störungsspezifischen kriminellen Manifestationsformen als Grundlage für leidlich verbindliche Begutachtungsregeln nicht herauszuarbeiten. Die häufigsten strafrechtlichen Komplikationen trifft man einmal bei den akuten Konfliktreaktionen und den abnormen seelischen Entwicklungen an, zum anderen bei bestimmten Formen von Persönlichkeitsstörungen. Entgegen nach wie vor verbreiteten landläufigen Vorstellungen trifft es nicht zu, daß «Psychopathen» schlechthin eine hohe Kriminalitätsbelastung haben, vielmehr ist z. B. für die depressiven, die selbstunsicheren, die asthenischen, die hypochondrischen oder die anankastischen Persönlichkeiten ihre besondere Artung eher ein Schutzwall gegen kriminelle Entgleisungen. Das gleiche gilt für die klassischen Psychoneurosen und die Organneurosen sowie die psychosomatischen Krankheiten, da die Symptomatik der Konversionsneurose, der Angstneurose, der Zwangsneurose, der psychogenen Körperstörungen oder psychosomatischer Manifestationen ja nach dem Freudschen Modell dadurch entsteht, daß von der Über-Ich-Zensur nicht zugelassene Triebwünsche und Impulse in neurotische Symptome umgewandelt werden. *Es gibt also auch keine neurotischen Delinquenten schlechthin, sondern nur unter besonderen Bedingungen und in besonderen psychologischen Situationen manifestiertes delinquentes Verhalten im Verlauf einer Neurose.* Anders liegen die Dinge natürlich bei den Charakterneurosen, wenn sie z. B. zur Verwahrlosung, zur süchtigen Entwicklung oder bei Über-Ich-Defekten zum Ausagieren von Triebimpulsen tendieren.

Die *akuten Konfliktreaktionen* führen relativ häufig aufgrund archaisch-destruktiver Durchbrüche oder triebhaft-impulsiver Handlungen auch zu strafrechtlichen Komplikationen. Vor allem die Explosiv- und Kurzschlußreaktionen sind Prototypen des psychologischen Hintergrunds von Affekt- und Konflikttaten, die von bislang unauffälligen, gut angepaßten Personen, deren Biographie keine kriminellen Tendenzen erkennen läßt, begangen werden. Die sich durch einen lange aufschaukelnden Konflikt mehr und mehr aufladenden affektiven Energien entladen sich dann in Form von Körperverletzung oder sogar Tötung aus scheinbar nichtigem Anlaß oder aber – speziell bei den Kurzschlußhandlungen – in Fahnenflucht, Diebstahlshandlungen, impulsiven Racheakten wie etwa Brandlegung, bzw. es kommt durch einen aus der besonderen seelischen Verfassung betriebenen Alkoholexzess zu weiteren Folgestraftaten. Aber auch autoaggressives Verhalten wie z.B. Suizidhandlungen können wegen hiermit einhergehender Gefährdung anderer Personen oder Sachen gerichtliche Folgen nach sich ziehen. Die *Schreck- und Panikreaktionen* können im motorisierten Straßenverkehr zu Unfallflucht führen, durch sie können aber auch einmal die Tatbestände der Notwehrüberschreitung oder verweigerten Hilfeleistung erfüllt werden. Sehr selten aber gefährlich können durch Schreck und Panik ausgelöste Situationsverkennungen sein, in denen es zu Angriffen gegen unbeteiligte Personen kommt.

Eine 42jährige Frau, die in den vorausgehenden drei Jahren zweimal das Opfer eines abendlichen Straßenüberfalls geworden war, ging seitdem abends nur noch mit einem Stilett in der Handtasche auf die Straße. Als sich auf einem abendlichen Heimweg ein Passant schnellen Schritts von hinten näherte (er war ortsfremd und wollte sie nach dem Weg fragen), geriet sie in akute panische Angst, weil sich der letzte Überfall in der gleichen Weise durch Annähern von hinten ereignet hatte, und verletzte den Passanten durch mehrere Stiche schwer.

Unter den *protrahierten Konfliktreaktionen* sind eigentlich nur die *depressiven Reaktionen* gelegentlich von forensisch-psychiatrischem Interesse. Bei fortschreitender Vitalisierung und vor allem Anreicherung mit Schuldgefühlen können durch Mobilisierung von Selbstbestrafungstendenzen oder aus Gründen einer unbewußten Suizidabwehr kleinere Delikte, meist Diebstähle begangen werden. Wie bei den endogenen Depressionen sind diese Patienten gelegentlich wegen «Selbstheilungsversuchen» durch Alkohol oder Psychopharmaka im Straßenverkehr gefährdet, insbesondere gibt es aber – wiederum genau wie bei endogenen Depressionen – entweder langsam heranreifende oder raptusartig auftretende Suizidtendenzen, in deren Rahmen auch ein erweiterter Suizid realisiert werden kann.

Ein 35jähriger Polizeihauptmeister wurde angeklagt, auf einem Polizeilehrgang aus dem Spind eines Kollegen einen Scheck gestohlen und gefälscht zu haben. Trotz Unschuldsbeteuerungen wurde er aufgrund zweier graphologischer Gutachten als überführt angesehen. Im Vorfeld der Hauptverhandlung standen schwere häusliche Auseinandersetzungen mit der Ehefrau wegen der «verpfuschten Karriere», verächtliche Äußerungen und Abweisungen durch den Vater (ebenfalls Polizeibeamter), zu dem ein besonderes Abhängigkeitsverhältnis bestand. Unter der Entwicklung einer rasch fortschreitenden depressiven Symptomatik kamen profilierte Suizidgedanken auf, in denen Überlegungen über die Suizidart plastisch-szenisch vorrealisiert wurden. Nachdem er mit der morgendlichen Post die Mitteilung der Staatsanwaltschaft erhalten hatte, wonach ein drittes graphologische Gutachten wiederum zu seinen Ungunsten ausgefallen sei, ging er scheinbar völlig unauffällig in die Stadt, um Einkäufe für die Familie zu machen. In einem Einkaufszentrum entwendete er in der Bekleidungsabteilung eine Damenbluse, die seine Ehefrau eine Woche vorher bei einem gemeinsamen Besuch des Zentrums als «besonders schick» bezeichnet hatte. Die sorgfältige Analyse von Tathergang, psychiatrischer Symptomatik im Tatvorfeld und der biographischen Anamnese ließen keinen Zweifel daran aufkommen, daß es sich bei dem Delikt um eine parasuizidale Handlung einerseits zur Abwehr von Suizidimpulsen, andererseits

auch mit apellativem Charakter handelte. Neun Monate später konnte aufgrund eines vierten grapho-
logischen Gutachtens ein anderer Beamter einwandfrei als Täter überführt werden und legte auch ein
Geständnis ab.

Ein 53jähriger Beamter einer hohen Regierungsbehörde wurde beschuldigt, Geheimakten unterschlagen
zu haben. Im Verlauf der Ermittlungen tauchte auch der Verdacht der Spionagetätigkeit auf. Trotz
beharrlichen Leugnens wurde er angeklagt. Im Rahmen einer sich in ca. sechs Wochen entwickelnden,
rasch vitalisierenden depressiven Verstimmung stand er am Tattag in den frühen Morgenstunden
(Früherwachen bei Depressiven!) auf, erschlug seine Frau und seine beiden Kinder mit einem Hammer,
beging einen ernsthaften Selbstmordversuch, den er aber überlebte. – Sechs Monate später stellte sich
heraus, daß die Akten, die versehentlich in seiner Abteilung nicht ausgetragen waren, bei einem anderen
Dezernatsleiter lagen.

Erhebliche forensisch-psychiatrische Bedeutung können die *abnormen seelischen Entwicklungen* erlangen. Relativ gefeit gegen strafbare Handlungen sind zwar die asthenischen
Entwicklungen im Sinn von Kretschmer (1966, 1975), d.h. also z.B. sensitive oder hypochondrische Entwicklungen. Gefährliche Auswirkungen können aber die *expansiven Entwicklungen* haben, und zwar insbesondere die paranoische Entwicklung und die wahnhafte
Eifersuchtsentwicklung. Während der «normale» Querulant, dessen Psychologie und Psychodynamik sehr viele Analogien zur expansiv-paranoischen Entwicklung erkennen läßt,
im Regelfall beim Kampf um sein Grundanliegen und gegebenenfalls hieraus resultierenden
weiteren nachteiligen Folgen bleibt, kommt es bei der *paranoischen Entwicklung* zur
fortschreitenden Ausweitung des Beeinträchtigungserlebens in Richtung einer systematisierten, jedoch inhaltlich stets ableitbaren Wahnbildung mit querulatorisch-kämpferischem
Ausagieren und schwerwiegenden, manchmal heimtückisch arrangierten Angriffen auf
Personen. Aufgrund der starren Verbohrtheit, der Unterordnung aller Handlungsimpulse
unter die überwertige Idee, der sich ausweitenden feindselig-sadistischen Grundeinstellung
sind die Betroffenen im Regelfall therapeutisch unbeeinflußbar. Da sie immer wieder
Niederlagen einstecken müssen, verdichtet sich das zum Komplex gewordene Gefühl des
Unrechts oder der Niederlage fortschreitend und wird mehr und mehr bewußtseins- und
handlungsdominant. Weitere Triebkräfte können Sendungsbewußtsein und missionarische
Attitüden sein. Die von diesem Personenkreis begangenen Straftaten reichen über Beleidi-
gung und üble Nachrede, über Sachbeschädigungen und Körperverletzungen bis zu
Tötungsdelikten, die im übrigen nicht selten vorher schon mehrfach angekündigt, aber
leider meist nicht hinreichend ernst genommen werden, obwohl es sich hier um den
Prototyp des gefährlichen Geisteskranken handelt.

Ein 47jähriger, aus Rumänien geflüchteter Arzt überwarf sich mehr und mehr mit dem Leiter und anderen
Mitgliedern einer Flüchtlingsorganisation aufgrund seiner sehr schwierigen Wesensart. Nachdem er
mehr und mehr gemieden wurde, entwickelte er die Vorstellung, daß seitens der Flüchtlingsorganisation,
speziell seitens des Leiters, ein Komplott gegen seine Praxis und seine Person im Gange sei. Aus verschiedenen Anzeichen, Äußerungen und Briefpassagen wähnte er schließlich, daß man seine Verlobte
als Agentin auf ihn «angesetzt» habe. Unter dem Vorwand, ihr wegen einer allergischen Reaktion eine
intravenöse Injektion zu geben, versetzte er sie in Evipannarkose, zerschnitt ihr mit einem Skalpell beide
Augäpfel, damit sie «niemals mehr auf den Gedanken kommen solle, ihn zu beobachten». – Zunächst
lag die Diagnose einer paranoiden Schizophrenie nahe, die sehr sorgfältige Analyse des überaus kompliziert gelagerten Falls zeigte aber doch, daß die gesamte wahnhafte Entwicklung aus der Biographie, der
speziellen Persönlichkeitsstruktur und einer Reihe als schwere Kränkung erlebter Vorkommnisse als
paranoische Entwicklung zu interpretieren war.

Ähnlich schwerwiegende Konsequenzen können *wahnhafte Eifersuchtsentwicklungen*,
vielfach ebenfalls ausgehend von einem «Schlüsselerlebnis» haben. Auch hier inhibiert die

steife Festgefahrenheit des psychischen Komplexes fast jede Therapie, und es kann im Rahmen einer oft langjährigen, auch für den Partner schwerstens belastenden Entwicklung am Endpunkt ebenfalls zu schweren aggressiven Handlungen sowohl gegen den Partner als auch gegen vermutete Nebenbuhler kommen.

Bei den *Neurosen im klassischen Sinne,* d.h. also den Psychoneurosen, den psychogenen Organstörungen und den psychosomatischen Manifestationen besteht an sich keine direkte kriminelle Gefährdung aus der Erkrankung als solcher. Einschränkend muß man hierzu aber sagen, daß dieser Bereich bemerkenswerterweise bisher kaum erforscht ist, und darüberhinaus verallgemeinernde Aussagen aus der praktischen forensischen psychiatrischen Erfahrung nur sehr bedingt möglich sind. Die Aufdeckung einer neurotischen Dynamik und ihrer Beziehung zur Motivations- und Handlungsstruktur eines Patienten erfordert neben großer tiefenpsychologischer Erfahrung einen erheblichen Zeitaufwand. Nur wenige forensische Psychiater haben eine ausreichende tiefenpsychologische Ausbildung, außerdem ist selbst bei voller Ausschöpfung der Sechs-Wochen-Frist nach § 81 StPO meist nicht genügend Material zu erarbeiten. Dies liegt vor allem daran, daß die psychiatrische Begutachtung eine hochartefizielle Situation ist, die von Seiten des Probanden mit Erwartungen, Ängsten und Abwehrhaltungen angereichert ist, ferner mit Tendenzen der Selbstrechtfertigung und Verleugnung, so daß schon deshalb ein tiefenpsychologischer Zugang meist nur in Ansätzen und fragmentarisch gelingt.

Von der *Psychoanalyse* selber sind bislang nur Einzelaspekte der Delinquenz untersucht worden. Als erster hat Freud das Konzept vom «Verbrecher aus Schuldbewußtsein» entwickelt, der durch die Tat und sein Strafbedürfnis eine Entlastung sucht. In ähnlicher Richtung gehen die Kriminalitätstheorien seiner Schüler Aichhorn (1953, 1959), Alexander und Staub (1931), später Friedlaender (1949) und schließlich Zulliger (1935), der «Symptomdiebstähle» bei Kindern als Ersatzhandlung für versagte Liebeszuwendung durch die Eltern deutete. Den frühen *Versuch einer umfassenden psychoanalytischen Kriminalitätstheorie* gaben Alexander und Staub (1931). Sie unterschieden erstens kriminelle Handlungen ohne Ich-Kontrolle aus unbewußten Motiven, bei denen die Handlung für viele unverstehbar bleibt, zweitens das «triebhafte, konfliktvolle Agieren des neurotischen Verbrechers», der zwar auch in seinem Handeln von unbewußten Motiven bestimmt wird, das Ich aber in deren Dienst stellt, und drittens den «normalen, nicht neurotischen Verbrecher mit kriminellem Über-Ich». Aus dieser Sicht wurden Verbrecher aus unbewußten oder überwiegend unbewußten Motiven auch generell als nicht schuldfähig angesehen, da man Unbewußtheit der Motive mit Schuldunfähigkeit gleichsetzte. Eine solche Vorstellung setzte aber die heute nicht mehr tragbare Auffassung voraus, daß das Ich gewissermaßen eine passive, im Wechselspiel zwischen den Geboten des Über-Ich und den Triebansprüchen des Es nur reagierende Instanz ist, zumal Über-Ich und Gewissen als identisch angesehen wurden. Die frühen psychoanalytischen Theorien sehen im delinquenten Verhalten daher eine *neurotische Konfliktlösung*, in deren Rahmen von der Triebzensur nicht zugelassene Impulse in ein straffälliges Verhalten transformiert werden. Für einen kleinen Bereich der neurotischen Delinquenten im engeren Sinn erscheinen solche Modellvorstellungen durchaus brauchbar, wie etwa die Analyse motivisch nicht oder nur schwer verständlicher Handlungen (z.B. exhibitionistische Akte, manche Diebstähle) oft sehr klar erweist. Insgesamt ist die Psychoanalyse jedoch bezüglich einer generellen psychoanalytischen Interpretation kriminellen Verhaltens außerordentlich zurückhaltend und räumt ein, daß es neben neurotischen Tätern mit einem Konflikt zwischen Über-Ich und Es auch einen nichtneurotischen, konfliktfrei handelnden Delinquenten gibt (Freud) bzw. den normalen Rechtsbrecher «schlechthin» (Alexander 1931). Noch 1963 schreibt Waelder: «Es gibt aber auch Kriminalität an sich, nicht als Teil anderweitig definierter, psychopathologisch einheitlicher Zustände – ein, wie man sagen könnte, normales Verbrechertum». Das heißt also, daß gerade die klassische Psychoanalyse weder jemals den Anspruch erhoben hat, kriminelles Verhalten grundsätzlich als neurotisch zu interpretieren, noch etwa ein durchgehendes therapeutisches Angebot für diesen Personenkreis liefern zu können. Kein geringerer als Eissler hat dies 1968 mit einer gewissen

Resignation wie folgt ausgedrückt: «Ist es nicht auffällig, daß die Psychoanalyse solche Fortschritte im Verständnis der Neurosen und Psychosen gemacht hat, und so weit in der Erfassung des Verbrecherischen und Verwahrlosten zurückgeblieben ist? ... Ich weiß eigentlich von niemandem, der eine leistungsfähige Psychotherapie oder Psychoanalyse des Verbrecherischen entwickelt hat.»

Etwas ganz anderes ist es, daß in bestimmten Krisensituationen bei Neurosen dynamisch kompliziert gelagerte Triebtransformationen erfolgen, in denen Aggressionen, nicht zugelassene Triebwünsche, aber auch Selbstbestrafungstendenzen oder bislang abgewehrte, autoaggressive Impulse in kriminelle Handlungen umgesetzt werden. An sich gilt die Regel, daß *auch ein unbewußter Handlungsimpuls nur dann zugelassen wird, wenn er von der Ich-Instanz selber bejaht wird*. In Krisensituationen mit vorübergehender Ich-Desintegration kann es aber zu Triebtransformationen kommen, in denen der unbewußte Impuls zwar nicht voll realisiert, aber doch abgeschwächt in eine sozial eindeutig weniger schädliche Form kanalisiert wird. Dies hat zur Folge, daß es sich im Regelfall um kleinere Rechtsbrüche wie Diebstähle, Sachbeschädigung, exhibitionistische Handlungen, geringfügige Betrügereien handelt. Es kann allerdings auch je nach Schwere der augenblicklichen Krisensituation zu nicht ungefährlichen Aktionen wie etwa Brandlegungen kommen. Unbewußt steckt in ihnen vielfach auch ein appellativer Charakter. Verhängnisvolle Auswirkungen kann bei dieser Form der Kriminalität die Wirkung fortgesetzter Frustrationen, Niederlagen und Enttäuschungen haben, die zur *Konditionierung delinquenter Verhaltensschablonen* und einem Zustand führt, der als «*Ausgeliefertsein an ein Symptom*» gekennzeichnet werden könnte. Hierzu wären manche Fälle von *triebhaftem Stehlen* zu rechnen, bei denen wie unter einem Zwang immer wieder wertlose, für den Probanden völlig unbrauchbare Gegenstände fortgenommen und unter Umständen zu reinsten Warenlagern in der Wohnung gestapelt werden. Auch bestimmte Formen *exhibitionistischer Handlungen* wären hierzu zu rechnen und mehrere uns bekannte Fälle impulsiver *Brandlegung*. Erwähnt seien ferner *Straftaten im Rahmen therapeutischer Krisensituationen*, in denen nicht erkannte oder nicht richtig verarbeitete Übertragungsphänomene Vergeltungs- oder appellative Impulse mobilisieren.

Eine 24jährige Patientin mit Anorexia nervosa, die sich in stationärer Behandlung befand, beging im Rahmen einer kritischen Spannungssituation mit der Therapeutin mehrere Kaufhausdiebstähle. Vierzehn Tage später fuhr sie mit ihrem Kfz in einer ähnlichen Situation zu einem Vergnügungspark, trank dort erhebliche Mengen Alkohol und wurde auf der Rückfahrt wegen schwerer Fahrfehler, ohne jedoch einen Unfall zu verursachen, von der Polizei sistiert (die Patientin hatte nachweislich niemals mit Alkohol irgendwelche Probleme gehabt).

Eine schwer neurotisch gestörte 32jährige Krankenschwester (in der Vorgeschichte eine Periode von Suizidversuchen, mehrere Jahre Abhängigkeit von Alkohol und Tabletten, nunmehr eine depressiv-ängstliche Symptomatik) beging während des Urlaubs ihres Psychoanalytikers mehrere Brandlegungen, durch die allerdings nur jeweils geringfügiger Schaden entstand. In ihren massiven Anklammerungstendenzen hatte sie sich bald nach Wegfahrt des Analytikers an zwei Kollegen, die ihr für evtl. Kriseninterventionen als Kontaktadressen genannt worden waren, gewandt, einer war nicht erreichbar, der andere konnte ihr keinen Termin geben. Hier wurden offensichtlich massive Trennungs- und Verlustängste (trostlose frühkindliche Situation, langjähriger Heimaufenthalt) in aggressive, aber auch appellative Impulse umgesetzt.

Außerordentlich bunt ist das delinquente Bild bei den *Persönlichkeitsstörungen*, da sich aus der großen Vielfalt der unterschiedlichen abnormen Artungen mannigfaltige Gefährdungsfaktoren für kriminelle Verhaltenweisen ergeben. Es sei aber ausdrücklich betont, daß es keine direkt-kausale Beziehung zwischen «Psychopathie» und Delinquenz etwa in dem Sinne gibt, daß aufgrund einer bestimmt gearteten Persönlichkeitsstörung gewissermaßen zwangsläufig und schicksalhaft kriminelles Verhalten vorgezeichnet wäre. Kriminalität ist ein außerordentlich komplexes sozial- und individualpsychologisches Problem mit vielfältigen Verklammerungsmöglichkeiten, für deren Zustandekommen das Vorliegen einer Persönlichkeitsstörung nur *ein* Gefährdungsfaktor ist. Die folgende Darstellung ist daher nur unter dem Gesichtspunkt zu verstehen, welche Manifestationsformen Delinquenz bei abnormen (psychopathischen) Persönlichkeiten zeigt, *wenn* diese straffällig werden.

Unter den *Persönlichkeiten mit überwiegend gestörter Temperamentsstruktur* sind insbesondere die *Hyperthymen* und die *Zykloiden* in bezug auf soziale Schwierigkeiten gefährdet. Die Ungehemmtheit der Hyperthymen bringt nicht selten Alkoholprobleme mit sich. Ihre Unbedachtheit, ihre impulsiv-augenblicksbestimmten Handlungsweisen aus ihrem überschießenden Temperament können sie leicht in Streitigkeiten und aggressive Auseinandersetzungen verwickeln; ihre narzißtische Rechthaberei stellt mitunter die Weichen zum Querulantentum, das aber nicht den sthenischen Stachel wie bei den fanatischen Persönlichkeiten hat und im allgemeinen weniger systematisiert und verbohrt als impulsives Um-Sich-Schlagen ist. Der Betätigungsdrang, die rasche Ablenkbarkeit und der Ideenzustrom können durch häufigen Berufswechsel, Geschäfts- und Firmengründungen den Boden für Wirtschaftsstraftaten (betrügerischer Bankrott, Kreditbetrug usw.) ebnen, im ganzen wird man diesen Persönlichkeitstyp aber nicht bei der Schwer- oder der Sexualkriminalität antreffen. Auch die *zykloiden Persönlichkeiten* sind relativ gering gefährdet. Ihre weitestgehend eigengesetzlichen Stimmungsschwankungen verleiten aber mitunter nach Überstehen eines depressiven Tiefs in gehobener Fassung zu kompensatorischen Handlungen mit typischem Autogratifikationsmuster wie etwa überhöhten Geldausgaben, Kreditaufnahme oder anmaßend-streitsüchtigem Auftreten, wodurch gelegentlich auch strafbare Tatbestände erfüllt sein können. Eine ganz untergeordnete Rolle in diesem Bereich spielen die *depressiven Persönlichkeiten*, die aufgrund ihrer Dauerverfassung zwar erhebliche soziale oder auch innerfamiliäre Probleme haben können, gelegentlich einmal, wenn ihnen Unrecht geschieht, zu matt-nörglerischer Querulanz neigen, aus ihrer spezifischen Struktur heraus aber kaum jemals straffällig werden.

Die *explosiblen*, die *stimmungslabilen und die enechetisch-epileptoiden Charaktere* haben in ihrer Umwelt Probleme durch ihr ungebremstes Ausagieren affektiver Erregungen, wobei vielfach gerade bei diesen noch eine zusätzlich enthemmende Wirkung von Alkohol hinzukommt. Auf sozial unterer Ebene kann sich durch Konditionierung dieser Bereitschaft zum habituellen Verhaltensstil der Prototyp des Schlägers entwickeln, zumindest der Initiatoren von Wirtshausraufereien und der stets streitsüchtigen und händelbereiten Persönlichkeiten. Weniger gefährlich, aber zumindest erheblich lästig sind die ständig sich in ihren Rechten gekürzt fühlenden, um geringfügige Konflikte randalierenden Persönlichkeiten. Meinungsverschiedenheiten arten in Schimpfkanonaden aus, Schwierigkeiten bei Behörden, am Arbeitsplatz oder in der Nachbarschaft provozieren verbale Aggressionen, mit denen oft der Tatbestand der Beleidigung erfüllt ist. Bei manchen stimmungslabilen Persönlichkeiten besteht eine ausgesprochene Periodizität des biotonischen Untergrunds (Ewald 1964), womit dipsomane Attacken, dranghaftes Fortlaufen, aber auch periodisch auftretende triebhafte Straftaten (meist Diebstähle, Betrügereien, gelegentlich aber auch Brandlegungen) erklärt sind. Im Gegensatz zu den oben beschriebenen Primitivreaktionen, bei denen die aggressiven Durchbrüche die Folge eines mehr oder minder langen, aufgestauten Affekts sind, haben sie bei dieser Gruppe die Bedeutung unmittelbarer situativer Reizantworten oder eines unabgebremsten Ausagierens autochthoner Verstimmungen.

Unter den den neurotischen Charakterstrukturen nahestehenden oder weitestgehend identischen depressiven, anankastischen, hysterischen und sensitiven Persönlichkeitsstörungen besteht für die *hysterischen (die geltungsbedürftigen) Persönlichkeiten* eine besondere Gefährdung. Die Tendenz zum «mehr Scheinen als Sein», die Bereitschaft zur Übernahme von Rollen, das Geltungsbedürfnis, die aufdringliche Unaufrichtigkeit und Neigung zur Ausdrucksüberspanntheit, schließlich die hohe Egozentrizität verleiten unter bestimmten zusätzlichen sozialen Voraussetzungen zu Betrugskriminalität oder diesem Delikt nahestehenden, anderen strafbaren Handlungen wie Hochstapelei, Heiratsschwindelei, falsche Titelführung; ferner bei Ereignissen mit hieraus abzuleitenden Entschädigungsansprüchen zu sog. unfallneurotischen Entwicklungen und Ausbildung funktioneller körperlicher Störungen. Vor allem der intelligente Betrüger ist deshalb gefährlich, weil er seine Rolle auch zur narzißtischen Selbstdarstellung spielt, sich durch seine Neigung zur Pseudologia fantastica selbsterhöhend in eine Wunschwelt hineinlebt und in dieser zum Schaden anderer agiert. Drang und Fähigkeit zum Rollenspiel sind oft mit einer besonderen Begabung verknüpft, sich auch in die Mentalität anderer hineinzuversetzen.

Die *depressiven*, die *anankastischen* und die *sensitiven Persönlichkeiten* haben gerade aus ihren spezifischen Strukturmerkmalen heraus (strenge Gewissensbildung, Neigung zu Schuldgefühlen, retentive Erlebnisverarbeitung) eigentlich keine spezifische Affinität zu strafbaren Handlungen, sodaß bei dieser Gruppe die «Psychopathie» gerade delinquenzverhütend wirkt.

Die *fanatischen Persönlichkeiten* haben zwar gewisse Züge mit den Anankasten gemeinsam (Starre, Rigidität, mangelnde Kompromißbereitschaft, Pedanterie), andererseits bilden sie durch ihren sthenischen Affekt, ihr hyperthymes Temperament und ihre Extravertiertheit sowie ihre Neigung, sich gegen Widerstände aggressiv zu entfalten, eine typologische Sondergruppe. Die häufig anzutreffende Unfähigkeit zur Realitätsprüfung, ihre Wirklichkeitsfremdheit und Verschrobenheit lassen auch Beziehungen zu den schizoiden Charakteren herstellen. Wegen ihrer Kränkbarkeit und der Bereitschaft, aufgrund eines vermeintlich oder tatsächlich erlittenen Unrechts aggressiv-querulatorisch bis zur Entwicklung einer überwertigen Idee zu reagieren, hat der Gerichtspsychiater relativ häufig mit ihnen zu tun, wenn es gilt, ihre Prozeßfähigkeit festzustellen, die Verantwortlichkeit bei zusätzlichen Beleidigungs- oder Verleumdungsdelikten oder etwa die Dienstfähigkeit eines querulierenden Beamten zu beurteilen.

Eine kriminologisch besonders wichtige Gruppe unter den Persönlichkeitsstörungen stellen die sog. *Soziopathen bzw. die dissozialen Persönlichkeiten* dar. Die Herkunft aus defizitären Familienstrukturen, die frühe Manifestation von Verhaltensstörungen, die häufig anzutreffenden «Heimkarrieren» führen sie meist schon früh als Jugendliche oder Heranwachsende in die Delinquenz. Aufgrund ihrer früh gestörten Objektbeziehungen werden sie, je nach Neigung des Gutachters, teils als gemütsarm, teils als haltlos, teils als willensschwach, vielleicht sogar als sadistisch klassifiziert, manchmal erhalten sie auch mehrere Etiketten aus diesem Fundus. Gemeinsam ist diesen Persönlichkeiten, daß sie aufgrund ihres Über-Ich-Defekts und des Fehlens von Abwehrmechanismen Triebbedürfnisse zum Teil impulsiv ausagieren. Deshalb haben sie im übrigen auch häufig Alkoholprobleme, unter dessen Wirkung sie zusätzlich enthemmt werden, und somit ihre «Karriere» meist mit impulsiven, kurzschlüssigen, aus dem Augenblick herausgeborenen strafbaren Handlungen beginnen. Kfz-Diebstähle, um bei Freunden zu imponieren oder um gemeinsame Spritztouren zu machen, Automatenaufbrüche, gezielte Kaufhausdiebstähle ebenso wie Sexualdelikte zur augenblicklichen Triebbefriedigung finden sich in dieser Gruppe häufig, wobei die mangelnde Sühnefähigkeit und Strafempfänglichkeit in Verbindung mit der raschen Übernahme subkultureller Verhaltensstile im Strafvollzug sowie das Erlernen weiterer krimineller Techniken sehr rasch eine ungünstige Entwicklung in Richtung einer immer schwereren, mit Erwachsenwerden auch systematisierterer Delinquenz mit sich bringt. Durch die früh einsetzende Delinquenz werden auch Schulabschluß und eine Berufsausbildung nicht erreicht, was in den meisten Fällen ein zusätzliches Handikap darstellt. In einem Circulus vitiosus vollzieht sich mehr und mehr ein *sozialer Ausgliederungsprozeß*, der die Gefahr eines endgültigen Übergangs in Hangkriminalität, Anschluß an kriminelle Vereinigungen, Zuhältermilieu usw. mit sich bringt. Dies ist aber nicht so zu verstehen, daß dissoziale Entwicklungen im jugendlichen und Heranwachsendenalter grundsätzlich als prognostisch schlecht anzusehen sind. Die Schwere der frühen Schädigung oder genetischen Belastung bestimmt die Prognose ebenso wie umgekehrt positive Einflüsse, etwa eine Konsolidierung des Familienmilieus, soziale Hilfen, therapeutische Maßnahmen, ein gutes Arbeitsverhältnis oder ein lebenstüchtiger Partner. Ebenso wie bei nicht zu schweren frühkindlichen Hirnschäden sind darüberhinaus auch in diesem Bereich Nachreifungen mit Konsolidierung der Persönlichkeit durchaus möglich. Gerade diese Erfahrungen stützen die Forderung nach Optimierung des therapeutisch-pädagogischen Milieus in Heimen ebenso wie im Strafvollzug, die weitere Verbesserung nachgehender Hilfen, die Intensivierung der arbeits- und sozialtherapeutischen Dienste, Anlaufstellen für entlassene Strafgefangene etc.

2.8.4. Begutachtung

2.8.4.1. Exkurs über den «Krankheitsbegriff»

Die deutsche forensische Psychiatrie der Zeit nach dem zweiten Weltkrieg wurde maßgeblich durch das Konzept des Schneiderschen (1950) Krankheitsbegriffs und seine Vorschläge zur gutachterlichen Entscheidungspraxis aus dem Jahre 1948 geprägt (s. S. 84). Daß diese eine so breite und fortwirkende Resonanz gefunden haben, ist wiederum nicht wissenschaftlich, sondern lediglich historisch begründbar: Gemeint ist hiermit die Verve, mit der von juristischer Seite diese Thesen aufgegriffen und als Grundlage für die Beurteilung der Zurechnungsfähigkeit propagiert wurden, anscheinend in der irrtümlichen Auffassung, mit einem allgemein verbindlichen psychiatrischen Konzept wissenschaftlich begründbare Aussagen über die Zurechnungsfähigkeit machen zu können. Immerhin entstand – auch mitbestimmt durch das Bekenntnis verschiedener prominenter forensisch-psychiatrischer Autoren zu diesem Krankheitsbegriff – über viele Jahre der Eindruck, als handele es sich hier um *den* Krankheitsbegriff der deutschen Psychiatrie, obwohl er schon von bedeutenden zeitgenössischen anderen Schulen wie etwa denen von Kretschmer, Bleuler, Bürger-Prinz, Ewald, um nur einige zu nennen, wegen seiner formalistischen Dogmenhaftigkeit niemals akzeptiert wurde, da er sich für die klinische Psychiatrie als nicht tragfähig erwies. Auf der anderen Seite ist schon in den fünfziger Jahren unseres Jahrhunderts anscheinend auch im juristischen Lager ein gewisses Unbehagen nicht zu übersehen, da BGH-Entscheidungen aus dieser Zeit z. B. dahin gingen, daß die Annahme von Schuldunfähigkeit auch wegen abnormer seelischer Zustände außerhalb des «engen» medizinischen Krankheitsbegriffs möglich sei. Es handelt sich um Entscheidungen, in denen es um die

Exkulpierung nach hochgradigem Affekt, aber auch bei Triebdeviationen oder psycho-
pathisch-neurotischen Störungen ging. Der Versuch, trotz aller Einwände von klinischer
Seite an diesem für den forensischen Psychiater relativ bequemen, für den Juristen in seiner
einmaligen Simplifizierung problemlos überschaubaren Krankheitsbegriff festzuhalten,
führte in der Entstehungsphase des zweiten Strafrechtsreformgesetzes zu heftigen Diskussionen. Anstatt sich Gedanken zu machen, wie dem Fortschritt der Psychiatrie auch im
Bereich der gerichtlichen Gutachtertätigkeit Rechnung getragen werden könne, wurde
geradezu beschwörend von einem «Dammbruch», einer uferlosen Ausweitung von Exkulpierungen, einer Gefährdung unseres gesamten Rechtssystems gewarnt, wenn durch
Schaffung eines weiteren Exkulpierungsmerkmals grundsätzlich die Möglichkeit gegeben
würde, auch Täter ohne psychotische oder hirnorganische Erkrankungen für schuldunfähig zu erklären. Mit diesen kriminalpolitischen Kassandrarufen wurden aber zwei
wesentliche Problemkreise verschleiert. Zunächst einmal gibt es keinen Anhalt, geschweige
denn einen wissenschaftlichen Beweis dafür, daß die jeweilige Exkulpierungspraxis – sei
sie nun restriktiv oder liberal – irgendeinen Einfluß auf die Kriminalität hat. Es ist z.B.
kaum anzunehmen, daß jemand in einem Affekt nur deshalb «leichteren Herzens» seinen
Partner tötet, weil einige Monate vorher an irgend einem anderen Ort ein Affekttäter wegen
der Annahme einer tiefgreifenden Bewußtseinsstörung zur Tatzeit freigesprochen wurde.
Ebensowenig sollte man kaum vermuten, daß die Rate von Kaufhausdiebstählen deshalb
ansteigen wird, weil in einzelnen, wahrscheinlich nicht einmal in der Presse veröffentlichten Fällen als Ursache solcher Handlungen vom Gutachter eine schuldmindernde oder
schuldausschließende reaktive Depression bzw. Anorexia nervosa diagnostiziert wurde.
Zum anderen trifft es eben nicht zu, daß es sich bei den als «Spielarten menschlichen
Seins» deklarierten Neurosen, abnormen Reaktionen und Persönlichkeitsstörungen nur
um «Varianten» handelt, die die Anforderungen an die Annahme einer psychiatrischen
Krankheit niemals erfüllen. Das Argument, daß diese Störungen alle fließenden Übergänge
bis zum Normalen zeigen, und etwa jeder Mensch psychopathische oder neurotische
Strukturanteile habe, ist deshalb nicht haltbar, weil es auch in der somatischen Medizin
kaum jemals eine scharfe und exakt definierbare Grenze zwischen normal und abnorm,
bzw. gesund und krank gibt. Vom afebrilen Schnupfen, der das Befinden nur geringfügig
beeinträchtigt, gibt es alle fließenden Übergänge zur eitrigen Sinusitis bis zum intrakraniellen Einbruch mit tödlich verlaufendem Hirnabszeß. Ebenso gibt es zwischen der bei 70 %
aller Menschen vorhandenen Längendifferenz der unteren Gliedmaßen um 0,5 bis 1 cm
alle fließenden Übergänge bis zur schweren angeborenen Beinverkrüppelung. Eine Grenze
zwischen gesund und krank zu ziehen, ist im Einzelfall sicherlich oft schwierig und mit
einem mehr oder minder großen Ermessensspielraum behaftet. Daß aber am anderen Pol
der geringfügigen Varianten Zustände vorkommen, bei denen es sich um psychiatrische
Krankheiten handelt, kann vernünftigerweise nicht bestritten werden.
Akute Panik-, Explosiv- oder Haftreaktionen laufen mitunter mit einer archaisch-destruk-
tiven Dynamik unter Ausschluß jeder rationalen Handlungskontrolle ab und können
sowohl die Betroffenen als auch die Umgebung hochgradig gefährden. Daß sie auch bei
bislang offensichtlich seelisch Gesunden, wenn auch latent aus strukturellen Gründen
Gefährdeten auftreten können, schränkt die klinisch orientierte Aussage, daß es sich um
krankhafte Zustände handelt, in keiner Weise ein. Reifungskrisen bei Jugendlichen und
Heranwachsenden mit lange persistierenden Depersonalisationssyndromen, ihrer Suizidgefährdung oder der anorektischen Symptomatik sind – wie Meyer (1976) richtig betont
hat – wegen ihrer Heftigkeit und Lebensgefährdung außerordentlich ernst zu nehmen.

Abnorme Entwicklungen, wie etwa die verhängnisvollen Folgen frühkindlicher Deprivationssituationen, in depressive Reaktionen kumulierende neurotische Verstrickungen oder die abnormen Entwicklungen des mittleren und höheren Lebensalters, also die sensitiven, querulatorischen und paranoischen Syndrome mit z. T. erheblicher kriminogener Brisanz sind gleichfalls ohne jeden Zweifel Krankheiten im Sinn der Psychiatrie. Im Rahmen der Neurosen und der Persönlichkeitsstörungen gibt es chronisch bis maligne verlaufende Entwicklungen, die die Erfüllung sozialer Aufgaben, partnerschaftlicher Beziehungen bzw. individueller Verhaltenserwartungen weitestgehend inhibieren. Erinnert sei an paranoide Reaktionen in sprachfremder Umgebung oder etwa die schweren chronischen Persönlichkeitsverformungen durch jahrelang erduldete Extrembelastungen in Kriegsgefangenen- oder Konzentrationslagern. Diese Beispiele mögen verdeutlichen, daß die generelle Etikettierung dieser Krankheitsgruppen als «Spielart menschlichen Seins» fast schon eine peinliche Verniedlichung darstellt und der klinischen Wirklichkeit nicht gerecht wird. Gerade in einer Zeit, in der die Psychiatrie durch die Pharmakotherapie der Psychosen, die prophylaktische Lithiumbehandlung, oder die weitestgehende Vermeidung epileptischer Wesensänderungen durch eine hochdifferenzierte Anfallstherapie Erfolge zu verzeichnen hat, die vor 30 Jahren überhaupt noch nicht zu erahnen waren, zeigt es sich, daß eine große Zahl von Krankheiten aus der Gruppe der abnormen Reaktionen und Entwicklungen, der Neurosen und der Persönlichkeitsstörungen in ihren Gesamtauswirkungen auf den Patienten und seine Umgebung weitaus schwerer als viele Psychosen sind, und darüberhinaus auch z. T. therapieresistenter und prognostisch ungünstiger.

Die Orientierung der forensischen Psychiatrie an einem Krankheitsbegriff, einem Diagnoseschema oder eine Beschränkung auf eine bestimmte Krankheitsgruppe ist daher nicht möglich. Es stellt sich – wenn auch mehr bei den tiefgreifenden Bewußtseinsstörungen und schweren anderen Abartigkeiten als bei den krankhaften seelischen Störungen – das *Problem der Quantifizierung und das der inhaltlichen Beziehungssetzung zwischen Störungsdynamik und Tatsituation.* Abgesehen von Extremfällen, die allerdings in der forensischen Gutachterpraxis sehr selten sind, ergibt sich ja die Annahme einer Schuldminderung oder Schuldausschließung nicht aus der Diagnose, sondern aus den Auswirkungen der festgestellten Krankheit. Eine wie auch immer formulierte Neufassung eines psychiatrischen Krankheitsbegriffs kann daher für den Juristen auch nicht hilfreicher sein als beispielsweise die Orientierung an demjenigen von Schneider (1950). Wie kompliziert die Dinge liegen, möge *der von der Weltgesundheitsorganisation erarbeitete psychiatrische Krankheitsbegriff* veranschaulichen:

«Ein Fall von psychischer Krankheit ist durch eine manifeste Störung der psychischen Funktionen definiert. Diese muß hinreichend spezifisch im klinischen Charakter, konsistent erkennbar in Übereinstimmung mit einem klar definierbaren Standardmuster und schwer genug sein, den Verlust der Arbeitsfähigkeit oder sozialer Fähigkeiten oder beider in einem Ausmaß zu verursachen, das mit dem Verlust von Arbeitszeit oder der Notwendigkeit rechtlicher oder sozialer Maßnahmen spezifiziert werden kann».

Der Jurist, der den Versuch unternimmt, sich an diesem sicherlich sehr umfassenden und alle Möglichkeiten ausschöpfenden Krankheitsbegriff zu orientieren, wird sehr bald feststellen, daß dieser, wie auch andere denkbare Formulierungen, immer nur unter Hereinnahme eines weiteren Bezugssystems praktische Konsequenzen in Bezug auf eine Aussage über den *Krankheitswert einer Störung* haben kann. Bei einer Neurose ist es einmal möglich, den Krankheitswert durch den Leidensdruck zu bestimmen, der darüber entscheidet, in welchem Umfang und wie lange Zeit welche psychotherapeutischen Methoden anzuwenden sind. Der Aspekt der «Umweltschädigung» bestimmt den Krankheitswert einer Charakterneurose danach, ob der Patient durch sein konstant abnormes Verhalten allen oder einigen Mitgliedern seiner Familie für dauernd oder lange Zeit schweren psychischen Schaden zufügt. Unter einem sozialmedizinischen Aspekt wird der Krankheitswert einer Neurose dahingehend zu prüfen sein, ob ein Heilverfahren oder gar eine Rente wegen Berufsunfähigkeit zu gewähren ist. Forensisch-psychiatrisch bestimmt sich der Krankheitswert demgegenüber aus der Frage, ob die Neurose ein konstituierender Faktor für eine Straftat war. Diese Hinweise mögen genügen, um die Relativität jedes psychiatrischen Krankheitsbegriffs zu veranschaulichen: ein wegen Erwerbsunfähigkeit berenteter Neurosenpatient kann strafrechtlich voll verantwortlich sein, umgekehrt braucht die Arbeitsfähigkeit eines in einer spezifischen Krisensituation kaum noch schuldhaft straffällig Gewordenen überhaupt nicht eingeschränkt zu sein. Wer wegen bestimmter neurotischer Symptome, unter denen er massiv leidet, jahrelanger Psychotherapie bedarf, kann ein treusorgender Familienvater und am Arbeitsplatz ein hochgeschätzter Mitarbeiter sein. Gutachter wie Juristen werden lernen müssen, damit zu leben, daß ein wie auch immer definierter abstrakter Krankheitsbegriff höchstens eine Orientierungshilfe für das «biologische Stockwerk» hergeben kann, die Prüfung der Einsichts- und Handlungsfähigkeit aber stets in einem gesonderten Akt aus der klinischen Erfahrung über die Auswirkung dieser Störung im allgemeinen und in spezifischen Situationen erfolgen muß.

2.8.4.2. Praktische Begutachtungsfragen

Aus dem Vorstehenden ergibt sich bereits, daß die Feststellung, wonach der Täter sich zur Tatzeit unter einem Konfliktdruck befand, oder bei ihm eine wie auch immer zu klassifizierende Neurose bzw. Persönlichkeitsstörung anzunehmen ist, noch kein Exkulpierungsgrund sein kann. Die Rechtsordnung muß dem Vollsinnigen spätestens bei Beginn der Strafmündigkeit zumuten, Konflikte, die ja niemandem in seinem Leben erspart bleiben, mit sozial akzeptierten Verhaltensweisen zu lösen, und sie darf ferner erwarten, daß allgemein verbindliche Normen des menschlichen Zusammenlebens eingehalten werden. Dies ist keine utopische Sollensforderung, sondern es entspricht der empirischen Erfahrung, daß ein Mensch unter leidlich normalen Lebens- und Umweltbedingungen hierzu in der Lage ist. Entsprechend der Systematik der §§ 20 und 21 StGB ist vielmehr die Vorfrage zu prüfen, ob es sich um eine *schwere* andere seelische Abartigkeit (unter die z.B. die abnormen seelischen Entwicklungen, die Neurosen und die Persönlichkeitsstörungen zu subsumieren wären) gehandelt hat oder aber, ob eine *tiefgreifende* Bewußtseinsstörung vorlag, der z.B. akute Konfliktreaktionen zuzuordnen wären. Wird diese Frage bejaht, so sind die psychologischen Voraussetzungen dahingehend zu untersuchen, ob durch eine *schwere* andere seelische Abartigkeit oder eine *tiefgreifende* Bewußtseinsstörung die Fähigkeit, das Unrecht der Tat einzusehen oder nach dieser Einsicht zu handeln, zumindest *erheblich vermindert*, gegebenenfalls aber sogar aufgehoben war. Mit dieser *«doppelten Quantifizierung»* ist vom Gesetzgeber eine vernünftige Abgrenzung gegenüber einem großen Kreis von Tätern gezogen worden, die zwar sicherlich abnorme Wesenszüge, neurotische Strukturanteile oder eine Neigung haben, im Rahmen zwischenmenschlicher Konflikte zu «entgleisen», die dessen ungeachtet aber als schuldfähig anzusehen sind, weil ihnen grundsätzlich verantwortliches, d.h. normgerechtes Verhalten zugemutet werden kann. Es ist dies keine theoretische Fiktion, sondern die Feststellung, daß ein bestimmtes Verhalten, das mit abnormen Wesenszügen oder Eigenschaften einer Person zusammenhängt, noch nicht automatisch besagt, daß sich der Betreffende in der Tatsituation nicht auch anders verhalten konnte. Neidvolle Begehrlichkeit, egoistische sexuelle Wünsche, Vergeltungsimpulse, sadistische Triebregungen oder Tötungswünsche sind ungleich häufiger als ihre Umsetzung in konkrete Straftaten. Werden sie aber in Form von delinquentem Verhalten realisiert, so in den seltensten Fällen deshalb, weil der Täter aus Gründen einer psychischen Störung nicht anders handeln kann, sondern weil die Person sie in einer tatsächlich oder vermeintlich risikofreien Situation – aus welchen Überlegungen im Augenblick auch immer – billigend zuläßt. Straftaten werden auch keineswegs nur deshalb unterlassen, weil sie von der Gewissensinstanz nicht gebilligt werden, sondern aus sehr unterschiedlichen Überlegungen und Motiven. Größere Untersuchungen über diese Frage sind aber bislang leider noch nicht angestellt, obwohl sie für die kriminologischen Wissenschaften außerordentlich wichtige Aufschlüsse erbringen würden. Zu bedenken ist nun, daß sich mit dem Instrumentarium der Tiefenpsychologie aus den Prägungsbedingungen und der gesamten biographischen Entwicklung bei Vorliegen genügender Informationen für viele Täter ihr «Anderssein» und ihre Motivationsstruktur verstehbar interpretieren läßt. So etwa die Ausbildung eines kriminellen Über-Ichs, eine zu sexuellen Gewalttaten führende Haßeinstellung gegenüber dem anderen Geschlecht oder eine rücksichtslos-egozentrische Begehrlichkeit. Dies verleitet mitunter Gutachter dazu, aufgrund dieser von der Durchschnittsnorm abweichenden Persönlichkeits- und Motivationsstruktur eine Neurose oder Persönlichkeitsstörung von forensisch-psychiatrischer Relevanz zu diagnostizieren. Man ist aber nicht schon deshalb neurotisch, weil Einstellungen, Verhaltensstil, persönliche Eigenheiten und Motivationen tiefenpsychologisch aus den Entwicklungsbedingungen und der biographischen Anamnese verstehbar zu interpretieren sind. Auch sozial positive Eigenschaften und Leistungen oder humanitäre Verdienste haben – unbeschadet der Tatsache, daß wir sie ihren Erbringern verdienstvoll zurechnen – ebenfalls ihre charakterologischen und biographischen Bezüge. Ein Täter, der zum Gutachter kommt, hat ja bereits einen strafbaren Tatbestand verwirklicht, und die Beantwortung der Frage nach der Persönlichkeits- und Motivationsstruktur gibt noch keine Auskunft über die *handelnde Person in der Tatsituation,* d.h. also z.B. die schlichte Frage, ob er auch anders handeln konnte, oder aber seine Handlungsspielräume durch Krankheit eingeengt oder sogar ohne sein Zutun in bestimmte Richtungen gelenkt wurden. Diese Frage ist aber nur bedingt allein unter Zuhilfenahme eines tiefenpsychologischen Instrumentariums zu klären, was daran liegt, daß die Psychoanalyse überwiegend Konflikt- und Motivationspsychologie ist, gegenüber welcher eine tiefenpsychologische Handlungs- und Entscheidungslehre erst in Ansätzen existiert. Die Erhellung der einem Täter innewohnenden Triebdynamik, ihrer Genese aus verfehlten Identifikationen oder etwa einer persistierenden ödipalen Haßeinstellung sagt noch nichts über die innerseelischen Entscheidungsvorgänge im situativen Tatvorfeld, den Gang des Kräftespiels in der Versuchungs- oder Versagungssituation, und den Grad der Wirksamkeit dieses triebdynamischen Untergrundes gegenüber erworbenen, sozial positiven Handlungsmustern. Hilfreich kann ein tiefenpsychologischer Ansatz allerdings gerade bei der Neurosenbegutachtung auch ohne eine eigenständige Handlungslehre aber in der Richtung sein, daß er brauchbare quantifizierende Aussagen zur Wirksamkeit innerseelischer, möglicherweise unbewußter Kräfte etwa in bezug auf die Unausweichlichkeit gegenüber einem Symptom oder das Überwältigtwerden von einem Impuls machen kann. Auch die quantifizierende Aussage über den Schweregrad einer Neurose an sich, die Ich-Stärke, die Wirksamkeit von Abwehrmechanismen, vor allem aber das Vorhandensein oder die Einschränkung von Fähigkeiten zur Ich-Abgrenzung und Realitätsprüfung können wesentliche Grundlagen

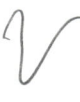

für die Abschätzung des Umfangs eines Steuerungsverlusts oder des Überwältigtwerdens von Impulsen schaffen.

Die hier zu besprechenden Krankheitsgruppen erfordern es darüberhinaus, im Einzelfall sehr unterschiedliche Parameter für die Entscheidung anzulegen.

Bei den *akuten Konfliktreaktionen*, die sich durch plötzliche aggressive Durchbrüche, Panikzustände, sinnloses Fortlaufen, Bewegungssturm oder Erstarrung auszeichnen, sind die wichtigsten Entscheidungsparameter die *Affektgenese*, die *Rekonstruktion des Tatablaufs*, und die Frage nach dem evtl. Vorliegen *konstellativer Faktoren*. Die Frage nach der Affektgenese erfordert zunächst eine sorgfältige Analyse des Gewordenseins der Täterpersönlichkeit, wobei erfahrungsgemäß gerade Explosibilität oder Neigung zur Gewalttätigkeit zu fehlen pflegen. Hingegen trifft man häufig auf zwanghaft ängstliche Facetten der Persönlichkeit mit Tendenzen zur Risikovermeidung und eine besondere Beziehung zu Ordnungssystemen. Diese gibt, gekoppelt mit Hilflosigkeit gegenüber kritischen Lebenssituationen, Frustrierbarkeit durch Verlust- und Trennungsängste, Unterlegenheitsgefühlen, aber auch einer latenten Mißtrauensbereitschaft nicht selten den Fundus für eine sich oft über lange Zeit hinziehende *Affektkumulation* her. Wo es sich um Angriffe gegen Intimpartner handelt, bedarf es einer besonders sorgfältigen *Analyse der Entwicklung von Täter-Opfer-Beziehungen*, die nach Rasch (1964) häufig durch eine ambivalente Einstellung und ein «Wechselbad» zwischen Zurückweisung und Angenommenwerden gekennzeichnet ist. Auch sollte man beachten, ob sich bereits im situativen Tatvorfeld psychopathologische Erscheinungen im engeren Sinne ausmachen lassen, wie etwa Einengung, Isolierungstendenzen, depressive Verstimmung, evtl. sogar Todes- oder Suizidvorstellungen und zunehmende Realitätsverleugnung. In Bezug auf den *Tatablauf* interessiert die Brisanz des affektiven Durchbruchs sowie das meist anzutreffende Mißverhältnis zwischen letztem Anlaß und Reaktion, aber auch ebenso, ob etwa aus einem schon vorhandenen bzw. bei sich getragenen Tatwerkzeug doch auf eine Vorkonstituierung der Tat geschlossen werden kann. Es ist auch zu differenzieren zwischen einem abrupten Anstieg der Affektkurve und solchen Durchbruchshandlungen, in denen dem Täter im Rahmen tätlicher oder verbaler Auseinandersetzungen sukzessive die Handlungskontrolle entgleitet (Unterschied zwischen akutem und protrahiertem Affekt im Sinn von Steigleder (1968)). Von gleichrangiger Bedeutung ist gerade bei *Schreck- und Panikreaktionen* die Prüfung der Frage, inwieweit eine aus früheren Erlebnissen oder konkreten Ängsten bzw. den Besonderheiten des Ereignisses gerecht werdende, verstehbare Situationsverkennung den Anstoß zu der Tat gibt. *Konstellative Faktoren* können eine wesentlich mitwirkende Rolle spielen: z.B. Übermüdung, Erschöpfung durch Krankheit, aber auch affektive Gespanntheit durch aktuelle Konflikte in anderen Bereichen (Arbeitsplatz, Behördenverfügung oder Gerichtsentscheidungen), ferner Alkohol oder Medikamentenbeeinflussung.

Für den Tatablauf besteht häufig eine *Amnesie*, die jedoch bei den akuten Konfliktreaktionen *relativ kurz* ist und im Regelfall *nicht* das zum Tatanlaß gehörende Ereignis (Beleidigung, Erschrecken usw.) mit einschließt. Gegenüber einer sehr ausgedehnten Amnesie soll man, sofern sie nicht organisch zu erklären ist, stets außerordentlich zurückhaltend sein. Fast immer handelt es sich entweder um eine Schutzbehauptung oder aber um eine autoprotektive, affektive Erinnerungsausblendung, wobei die letztere sich jedoch mit zunehmendem zeitlichem Tatabstand mehr und mehr einzuengen pflegt.

Die *Beurteilung der strafrechtlichen Verantwortlichkeit* ist stets außerordentlich problematisch. Dort indessen, wo eine sich außerhalb des Verschuldens des Täters liegende Affektkumulation schon über lange Zeit vorbereitet hat, wo die Persönlichkeitsanalyse

Hinweise auf verminderte Fähigkeiten zur Konfliktlösung ergibt, wo im situativen Tatvorfeld schon psychopathologische Erscheinungen erkennbar sind, wo Hinweise auf angestammte Gewalttätigkeit oder Explosibilität fehlen und keine Anhaltspunkte für eine Vorkonstituierung der Tat gegeben sind, wird man unter sorgfältiger Gewichtung aller tatbestimmenden Faktoren bei dieser Gruppe der Konfliktreaktionen die Voraussetzungen einer verminderten Schuldfähigkeit im Sinne von §21 StGB annehmen dürfen. Das ist insbesondere dann der Fall, wenn die Analyse der Täterpersönlichkeit auch keine kriminellen Tendenzen und keine primär destruktive Einstellung zum Tatopfer erkennen läßt. Bei Hinzutreten wichtiger konstellativer Faktoren, in Einzelfällen aber auch bei einer Verdichtung vieler Indizien, die für ein praktisch außerpersonales Geschehen sprechen, wird man die Voraussetzungen des §20 StGB im Sinne eines Ausschlusses von Einsichts- und Handlungsfähigkeit durch eine tiefgreifende Bewußtseinsstörung annehmen müssen. Es braucht kaum erwähnt zu werden, daß derartige Entscheidungen stets besonders schwierig und verantwortungsvoll sind, und daß ein mehr oder minder großer Ermessensspielraum niemals auszuräumen ist. Andererseits wird man die einfach nicht auszuräumende Tatsache berücksichtigen müssen, daß auch organisch gesunde und «geistig normale» Menschen unter besonderen biographischen Konstellationen und zusätzlichem Affektdruck vorübergehende seelische Störungen entwickeln können, die sowohl quantitativ als auch qualitativ die gleichen Auswirkungen haben können wie die psychiatrischen Krankheiten im engeren Sinne.

Die Parameter für die Begutachtung der *protrahierten Konfliktreaktionen und der abnormen seelischen Entwicklungen* sind bei den depressiven Syndromen der Grad der *Vitalisierung*, und bei den expansiven Entwicklungen die *psychotischen Qualitäten*, aus denen Rückschlüsse über die *Einschränkung oder den Verlust von Ich-Abgrenzung und Realitätsprüfung* zu ziehen sind. Reaktive bzw. neurotisch-depressive Syndrome können sich bei Scheitern einer Konfliktverarbeitung, einer Unfähigkeit, nach Trennungen und Verlusten neue Objektbeziehungen herzustellen oder sich zuspitzender Selbstwertproblematik im Sinne einer Vitalisierung derart vertiefen, daß die Symptomatik sich der der endogenen Depressionen mit ihren Vitalstörungen weitestgehend angleicht (Tagesschwankungen mit morgendlichem Stimmungstief und Antriebsstörung, Durchschlafstörungen mit Früherwachen und erdrückender Grübelsucht, Appetit- und Gewichtsverlust, diffuse somatische Beschwerden, Selbstentwertungstendenzen, Aufkommen von Suizidgedanken). Psychopathologisch sind schwere reaktive Depressionen vielfach nicht von endogenen zu differenzieren, wobei sich darüberhinaus in manchen Fällen die Frage stellt, ob nicht in Wirklichkeit eine «reaktiv-ausgeklinkte» endogene Depression vorliegt. Solche reaktiven Auslösungen sind besonders häufig bei Erstmanifestationen von Depressionen, vor allem bei solchen der zweiten Lebenshälfte. Bei der Begutachtung von Straftaten im Rahmen depressiver Reaktionen oder Entwicklungen ist daher allein das *Ausmaß und die Qualität der depressiven Symptomatik* entscheidungsrelevant, da von einem bestimmten Grad der depressiven Einengung und Selbstentwertung an, evtl. mit ausgeprägter Schuldbesetzung, das Handeln ausschließlich durch den depressiven Affekt bestimmt wird. Die Annahme einer Schuldunfähigkeit im Sinne des §20 StGB ist daher unbeschadet der mutmaßlichen Genese der depressiven Störung immer dann gerechtfertigt, wenn die Straftat auch die typischen Merkmale des Verhaltens Endogen-Depressiver, etwa im Rahmen eines erweiterten Suizids oder kleinerer Straftaten, in denen sich Selbstbestrafungstendenzen, ein Appell oder eine unbewußte Suizidabwehr manifestieren, aufzeigt. Selbstverständlich muß der Gutachter seine Entscheidung auch graduell abstufen und quantizieren, so daß in leichteren

Fällen, besonders wenn sie keine deutlichen Vitalisierungserscheinungen zeigen, nur die Voraussetzungen der verminderten Schuldfähigkeit im Sinne von § 21 StGB gegeben sind. Freilich müssen auch hier die Kriterien einer depressiven Symptomatik erfüllt sein oder wahrscheinlich gemacht werden, so daß dort gegenüber einer Dekulpierung Zurückhaltung geboten ist, wo lebenstypische Fehl- und Schicksalsschläge zeitlich mit Straftaten zusammenfallen, und sie dadurch mehr den Charakter einer gezielten Autogratifikation zur Kompensation von Ärger, Enttäuschung oder Kränkung tragen.

Als Beispiel hierfür könnte der Fall einer 24jährigen Lehramtskandidatin angeführt werden, die aus Ärger und Enttäuschung über eine schlecht zensierte Examensarbeit in einem Supermarkt die Preisetiketten einer teuren Weinmarke mit denen eines billigen Sonderangebots vertauschte und hiermit durch die Kasse ging.

Die *expansiven Entwicklungen*, und zwar sowohl die *paranoische Entwicklung* als auch die *wahnhafte Eifersuchtsentwicklung* gleichen sich mit weiterem Fortschreiten oft auch qualitativ den wahnbildenden Psychosen mehr und mehr an. Dies betrifft insbesondere das *absolute Gewißheitsbewußtsein für die wahnhaften Inhalte* und die regelhaft anzutreffende *Unkorrigierbarkeit*. Obwohl sich diese abnormen Entwicklungen durch ihren Ursprung aus einem realen Schlüsselerlebnis psychologisch verstehbar ableiten lassen, ist im Gegensatz zur «normalen» Querulanz oder Eifersucht im weiteren Verlauf vielfach schon die Ausweitung des Systems und die fortschreitende Einbeziehung weiterer Personen und Ereignisse normal psychologisch nicht mehr verstehbar und auch nicht mehr einfühlbar. Ist jedenfalls hierdurch der *Verlust der Fähigkeiten zur Realitätsprüfung und Ich-Abgrenzung* evident, so sind solche Fälle analog den wahnbildenden Psychosen bei Straftaten, die aus den Wahninhalten motiviert sind, für schuldunfähig im Sinne von § 20 StGB anzusehen. Auch für diese Gruppe gilt, daß die Exkulpierung nicht von der mutmaßlichen Ursache, also «endogen» oder «reaktiv» abhängig gemacht werden kann, da die an sich relativ selten Endzustände expansiver Entwicklungen de facto wesentlich schwerere Krankheiten sind, als die pharmakologisch mehr oder minder gut zu beeinflussenden endogenen Psychosen. Hat der Täter einen schwereren Rechtsbruch begangen, so ist bei der steifen Festgefahrenheit expansiver Entwicklungen auch stets mit weiteren aggressiven Handlungen gegen vermeintliche Nebenbuhler, Schädiger usw. zu rechnen, so daß die Konsequenz dann auch die Empfehlung einer Unterbringung nach § 63 StGB sein muß.

Besonders schwierig ist es, verbindliche Richtlinien für die *Beurteilung der strafrechtlichen Verantwortlichkeit der Neurosen* aufzustellen. Neurosen stellen mit einer Prävalenz von rund 12 % der Allgemeinbevölkerung die mit Abstand größte Gruppe psychischer Krankheiten dar. Berücksichtigt man, daß in der BRD jährlich mehr als zwei Millionen Straftaten angezeigt werden, so müssen sich schon nach statistischer Wahrscheinlichkeit unter den Straftätern eine nicht unerhebliche Anzahl von Neurosenkranken befinden. Ehe daher die Frage einer evtl. Einschränkung der strafrechtlichen Verantwortlichkeit ventiliert werden kann, muß geprüft werden, ob überhaupt *spezifische Beziehungen zwischen der individuellen neurotischen Konfliktdynamik und der Straftat* bestehen. Hierauf allein kann sich indessen aber eine Dekulpierung oder Exkulpierung nicht stützen, vielmehr bedarf es weiter der Prüfung, ob die *Neurose hinreichend schwer war, um zumutbare Handlungsdeterminanten erheblich einzuschränken*. Zu untersuchen sind daher weiter die Stabilität oder Instabilität des Ich und die Wirksamkeit oder das Versagen von Abwehr- und Kontrollmechanismen. Allein die Hypothese, daß der strafbaren Handlung ein unbewußtes neurotisches Motiv zugrundeliegt, kann die Verantwortlichkeit deshalb nicht einschränken, weil gerade kriminelle oder asoziale Impulse von der Ich-Instanz nur zugelassen werden, wenn sie von der Person, und sei es auch nur in einer bestimmten Situation, bejaht werden. *Erst eine erhebliche Deformierung oder Desintegration des Ich bei gleichzeitigem Versagen von Abwehr- und Kontrollmechanismen erlaubt daher die Annahme, daß ein zumutbares Anderskönnen in der Tatsituation nur noch mit Einschränkung oder nicht mehr möglich war.*

Derartige Feststellungen sind aber in der Begutachtungssituation mit der erforderlichen Wahrscheinlichkeit oft sehr schwierig zu treffen, weil nur wenige Gutachter über eine ausreichende tiefenpsychologische Ausbildung verfügen. Selbst unter gegebenen Voraussetzungen ist dies auch bei Ausschöpfung der vollen Sechs-Wochenfrist rein zeitlich nicht möglich. Zudem macht die Besonderheit der Begutachtungssituation mit ihren Übertragungsproblemen, sowie den Rechtfertigungs- und Verleugnungstendenzen des Probanden einen tiefenpsychologischen Zugang nur sehr bedingt möglich. Zumindest kann man aber den Versuch unternehmen, *anhand von Indizien den Schweregrad einer Neurose abzuschätzen.* Ferner ist durch *Vergleiche mit Erfahrungen aus dem klinisch-therapeutischen Bereich* an ähnlichen Fällen und deren Handlungsmöglichkeiten zu einem Resultat zu kommen. Auch hier wie bei den Konfliktreaktionen muß die *Frage des Mitwirkens konstellativer Faktoren* gepüft werden. Bei letzteren kann es sich um situative Faktoren wie Alkohol oder Medikamentenbeeinflussung, Übermüdung und Erschöpfung handeln, zum Teil aber auch um zusätzliche Dauerbeeinträchtigungen wie etwa ein Residualzustand von kindlicher Hirnschädigung oder eine ätiologisch nicht definierbare Unterbegabung.

Bezüglich der «*Schwere» einer Neurose* herrscht in der psychoanalytischen Forschung Übereinstimmung dahin, daß sie nicht aus dem Symptombild oder einer nosologischen Zuordnung abzuleiten ist. Es besteht sogar eher ein umgekehrt proportionales Verhältnis zwischen der «Schwere» des Symptoms und der Neurose. Die Schwierigkeit für die forensische Psychiatrie besteht weiter darin, daß psychoanalytische Untersuchungen über die Neurosenschwere bislang ausschließlich auf Aspekte der Therapie und Prognose, nicht aber auf die Gefährdung in Bezug auf situative Handlungseinschränkungen zielen. Eine gute Orientierungshilfe sind aber für die Begutachtung aus den von Heigl (1972) aufgestellten «Schwere-Kriterien» die folgenden:

– alle länger anhaltenden Verhaltensstörungen wie Perversionen, Süchte und Verwahrlosungserscheinungen sind Ausdruck einer schweren Neurose.
– im allgemeinen spricht eine lärmende psychogene Symptomatik eher für eine leichte Neurose.
– je länger eine neurotische Symptomatik besteht, desto schwerer ist sie zu behandeln. Als chronisch ist – wie auch sonst in der Medizin – ein Symptom anzusehen, das länger als 1 oder $1^1/_2$ Jahre besteht.
– Wenn die Primordialsymptomatik über die Pubertät (etwa 13. bis 17. Lebensjahr) hinaus bestehen bleibt, dann hat der Träger dieser Symptome mit größter Wahrscheinlichkeit eine schwere Neurose.
– Um eine schwere Neurose handelt es sich auch dann, wenn der Patient weniger an seiner realen Behinderung bzw. an seinen Symptomen und ihren objektiven Folgen sondern an der irrealen rein subjektiven Bedeutung seines Symptoms leidet.
– Ist die neurotische Symptomatik durch eine leichte Versuchungs- und Versagungssituation ausgelöst worden, entstand sie bereits unter der Einwirkung leichter, vielleicht sogar ubiquitärer Belastungsmomente, dann handelt es sich um eine schwere Neurose.

Aus der *Krankheits- und soziobiographischen Vorgeschichte* können sich weitere *indizielle Hinweise auf die Schwere der Neurose* und damit den Grad der Ich-Einschränkung ergeben: Hierzu zählen insbesondere die frühkindlichen Deprivationssyndrome im Sinne von Spitz (1967), d. h. also sehr frühe und langdauernde Abbrüche der frühkindlichen Objektbeziehungen, die schwere Deformierungen der Persönlichkeit hinterlassen haben. Sie zeichnen sich – wie auch manche anderen Formen besonders früher und schwerer Schädigungen –

spätestens von der Pubertät ab durch eine konstant verfehlte soziale Anpassung mit sich wiederholenden selbstschädigenden Verhaltensweisen aus. Für eine schwere Neurose spricht auch ein rasch progredienter oder maligner Verlauf einer Symptomatik, vor allem eine sich fast wie ein verhängnisvolles Schicksal vollziehende Verwahrlosung, süchtige oder sexuelle perverse Entwicklungen. Schließlich sei auf die Konditionierung neurotischer Wiederholungszwänge hingewiesen, die bis zum Ausgeliefertsein an ein triebhaft ausagiertes Verhalten reichen kann. Nicht zuletzt fallen hierunter aber auch Neurosen mit erheblicher vitaler Gefährdung wie beispielsweise die Anorexia nervosa oder solche mit sich immer wieder aufdrängenden, und sei es auch nur in zunächst appellativen Versuchen manifestierten Suizidimpulsen.

Im Rahmen der Beurteilung der Einsichts- und Handlungsfähigkeit ist aufbauend auf den Überlegungen zur Schwere und Struktur der Neurose die *Frage der tatbezogenen inneren Konfliktdynamik* besonders sorgfältig zu untersuchen. Wo ein zwanghaftes Agieren, eine Transformation von Triebimpulsen, ein Versagen von Abwehr- und Kontrollmechanismen evident wird, wo Mechanismen der Realitätsprüfung offensichtlich versagt haben, wo Selbstbestrafungstendenzen oder Reaktionen auf nicht abzuwehrende Trennungs- oder Verlustängste manifest werden, wird man – soweit eine solche Bewertung auch durch klinische Erfahrungen in anderen Fällen gerechtfertigt erscheint – die Voraussetzungen des § 21 StGB im Sinne einer erheblichen Einschränkung der Handlungsfähigkeit als gegeben unterstellen können. Die Frage, ob in besonders gelagerten schweren Fällen auch die Voraussetzung des § 20 StGB, d. h. also die volle Schuldunfähigkeit, angenommen werden kann, ist ganz grundsätzlich zu bejahen. Im Einzelfall stellt sich diese aber als besonders schwierig dar und kann wiederum nur auf einem großen Kenntnis- und Erfahrungshintergrund entschieden werden. Besonders reiflich ist sie aber bei Jugendlichen und Heranwachsenden mit noch sehr unausgereifter Ich-Struktur und früh einsetzender, schwerer neurotischer Symptomatik zu prüfen, ferner überall dort, wo ein in besonderem Maße selbstschädigendes, sich zwanghaft wiederholendes Verhalten oder schließlich ein einmaliger schwerer aggressiver Durchbruch unter einem besonderen situativen Affektdruck vorliegt. Ebenso kann das Pendel dann zur Annahme einer Schuldunfähigkeit ausschlagen, wenn besondere konstellative Faktoren eine sonst noch zumutbare begrenzte rationale Handlungskontrolle nach vernünftiger Überlegung praktisch ausschalten.

Problematisch ist die Beurteilung der strafrechtlichen Verantwortlichkeit auch bei Persönlichkeitsstörungen. Während bei den Reaktionen, den Entwicklungen und Neurosen sich wichtige Hinweise für die Beurteilung der Einsichts- oder Steuerungsfähigkeit aus den Parametern der Prägungs- und Entwicklungsbedingungen, des dynamischen Hintergrunds, der aktuellen Konfliktdynamik und der Ich-Struktur, ferner der Wirksamkeit von Abwehr- und Kontrollmechanismen ergeben, handelt es sich ja hier um einen Personenkreis, der sich durch eine weitgehende Konstanz der Störungen des Verhaltens oder Befindens auszeichnet, der darüberhinaus auch nicht als ätiologische Einheit im Sinne der früheren Vorstellung einer «Variation» nach irgendeiner charakterlichen oder temperamentsmäßigen Richtung anzusprechen ist. Die teilweise in der älteren Literatur vertretene Auffassung, wonach «Psychopathen» – weil sie eben «nicht krank» sind – grundsätzlich für ihr Handeln verantwortlich gemacht werden müssen, ist sicherlich nicht richtig. Die Problematik einer solchen Denkweise hat schon Lange (1934) aufgezeigt, wenn er schreibt:

«Bei allen philosophischen und anthropologischen Bemühungen, die geneigt sein könnten, den Tatbestand zu verschleiern, wird man sich darüber klar sein müssen, daß es nicht mehr als eine schlichte praktische Abmachung ist, wenn heute die psychopathischen Persönlichkeiten ebenso bestimmt für

strafrechtlich verantwortlich erklärt werden, wie es als abgemacht gilt, daß, bis auf wenige Einschränkungen, die Psychose exkulpiert.» ... «Bei allen Wandlungen wird die Aufgabe des psychiatrischen
Sachverständigen aber die gleiche bleiben: Zunächst bedarf es der sauberen und begründeten Unterscheidung zwischen psychopathischer Persönlichkeit und Psychose ..., dann wird es dem Sachverständigen obliegen, Art und Grad der Abweichung vom Durchschnitt zu beschreiben, die Reichweite der
Anomalien auf die gesamten Lebensbeziehungen des Betroffenen darzulegen, und schließlich aus der
Persönlichkeit und ihrer Wechselwirkung mit Schicksal und besonderer Lage die Tat verständlich abzuleiten. Nur so wird sich der Sachverständige in dem vom Gesetz gebotenen Rahmen halten können und
weder in den Verdacht kommen, er wolle den psychopathischen Kriminellen dem Staatsanwalt entziehen, noch auch in Widerspruch zu seinem sachverständigen Wissen zu geraten. Der Aufgabe der psychologischen Zergliederung wird er sich schon deshalb nicht entziehen, weil er viel mehr als der Strafrichter
diese Seite des Sachverhalts zu beurteilen vermag. Die Kenntnis gerade der in jedem Falle besonderen
seelischen Verwicklungen aber darf dem Strafrichter nicht vorenthalten werden, wenn wir dereinst zu
einer Regelung kommen wollen, die nach Möglichkeit Täter und Gesellschaft gerecht wird. Die Anschauungen über Schuld und Sühne wechseln ... der Sachverständige aber braucht gerade bei der
Begutachtung psychopathischer Persönlichkeiten empirische, wertungsfreie Betrachtung nicht zu
verlassen.»

Gruhle (1940) hat vorgeschlagen, dann verminderte Zurechnungsfähigkeit anzunehmen,
*wenn ein Täter ausgeprägte psychopathische Charaktereigenschaften hat und die Tat aus
diesen Eigenschaften entsprang.* So etwa bei einer Neigung zu dauernder hochradiger
Reizbarkeit, die nach Herausforderung des Tatopfers zu einer Gewalttat führte, bei Straftaten aus abnormer Eifersucht oder bei Verleitung einer nachgiebigen, widerstandsunfähi-
gen und suggestiblen Persönlichkeit zu einem Verbrechen, ferner in Fällen von Kurzschlußhandlungen mit jähem, unüberlegtem Entschluß und kriminellen Folgen. Nur sehr selten
dürfe jedoch einmal die Bejahung der Schuldunfähigkeit in Frage kommen.
Bei den *Temperamentsstörungen*, also den hyperthymen und zykloiden Persönlichkeiten,
aber auch manchen Fällen von depressiver Dauerverfassung dürften die Dinge relativ
einfach liegen, da hier das *mitwirkende biologische Moment* noch am ehesten evident ist.
Stehen Straftaten jedenfalls in eindeutiger innerer Beziehung zur gestörten Temperaments-
verfassung wie etwa periodische Verstöße bei zykloiden Persönlichkeiten, querulatorische
Aggressivität oder Delikte aus dranghafter Getriebenheit rasch durch Fremdreize zu stimu-
lierender Hyperthymer, so rechtfertigen sie die Annahme verminderter Schuldfähigkeit im
Sinne von § 21 StGB. In besonders schweren, sich schon in der Nähe psychotischer Verhaltensweisen bewegender Fälle, kann nach sorgfältigem Abwägen wiederum unter Berücksichtigung der soziobiographischen Anamnese auch einmal die Annahme von Schuldunfähigkeit aus § 20 StGB gerechtfertigt sein.
Nicht wesentlich anders liegen die Dinge bei den *explosiblen, den stimmungslabilen und
den enechetisch-epileptoiden* Charakteren mit ihrem oft ungebremsten Ausagieren affektiver Erregungen. Freilich darf man sich nicht ausschließlich am aggressiven Verhaltensstil
orientieren, wenn man eine Persönlichkeitsstörung auf diesem Gebiet diagnostizieren will,
da es gerade in Subkulturen und Randgruppen außerhalb des Bereichs der Persönlichkeitsstörungen negative Verhaltensprägungen durch Gruppeninduktion in Richtung fortgesetzter Gewalttätigkeit von Schlägertypen bis zum Einschleifen aggressiver Verhaltensmuster zum Zweck der Verbrechensbegehung gibt. Stehen aggressive Verhaltensmuster
oder explosible Entladungen ebenso wie ausgeprägte Stimmungslabilität aber in einem
deutlichen Mißverhältnis zu auslösenden Situationen oder sind sie motivisch kaum noch
verständlich, so ist mit besonderer Sorgfalt zu untersuchen, ob ihnen organische Ursachen
zugrundeliegen oder sie hierdurch erheblich mitbestimmt werden: bisher nicht diagnosti-

zierte oder latente Epilepsie, Zustand nach frühkindlicher Hirnschädigung, inzipiente Chorea Huntington, beginnender Hirntumor oder zerebraler Altersabbau, um nur einige Beispiele zu nennen. Wiederum ist das evtl. Mitwirken konstellativer Faktoren (Alkohol und Medikamentenbeeinflussung, konsumierende Erkrankung, Schlafentzug usw.) ebenso bei der Beurteilung mit zu berücksichtigen wie eine Überlappung angeborener oder früh erworbener Verstandesmängel.

Die den *Charakterneurosen nahestehenden Persönlichkeitsstörungen* werfen in der Beurteilung ebenfalls eine Reihe z. T. schwieriger Probleme auf. *Kriminologisch bedeutsam unter ihnen sind eigentlich nur die hysterischen und fanatischen Persönlichkeiten*, aus denen sich eine Gruppe besonders unerfreulicher Delinquenten und im Rechtsleben besonders lästiger Personen rekrutiert. Gemeint sind einmal die hysterischen Persönlichkeiten, die ein erhebliches Kontingent der Hangbetrüger, Hochstapler, Heiratsschwindler stellen, die nicht unerheblich in der im engeren Sinne betrügerischen Wirtschaftskriminalität in Erscheinung treten oder z. B. wegen Verleumdung, falscher Anschuldigungen, oder Falschaussagen vor Gericht kommen. Die *fanatischen Persönlichkeiten* sind hier gegenüber zu stellen mit ihrer Neigung zur Streitsucht bis Querulanz, dem oft arroganten Sendungsbewußtsein und den daraus sich ergebenden Komplikationen vornehmlich in Form von Beleidigungen, aber auch Körperverletzung, Widerstand usw. Im Gegensatz zu den beiden erstgenannten Gruppen ist das *kriminelle Verhalten hysterischer Persönlichkeiten* nicht unmittelbar von biologischen Schwankungen oder aber explosiblen Ausagieren akut aufkommender Impulse gestimmt, sondern die Person selber stellt sich, z. B. durch vielfach mit hoher Intelligenz eingefädelter Betrugsmanöver in den Dienst des treibenden abnormen Geltungsstrebens. Ein Betrüger ist nur dann erfolgreich, wenn er intelligenter als seine Tatopfer ist. In einer großen Zahl von Straftaten hysterischer Persönlichkeiten werden jedenfalls die sozial schädlichen Antriebe nicht nur bewußt gelebt sondern intelligent kultiviert und in den Dienst einer narzißtischen Befriedigung gestellt. In Ausnahmefällen mag einmal die Annahme einer verminderten Zurechnungsfähigkeit naheliegen, speziell dort, wo es sich um die seltenen Fälle von unterbegabten oder sogar leicht debilen Persönlichkeiten handelt, die oft Realität und Wunschwelt auch in sich selbst nicht mehr trennen können. Im ganzen dürfte aber angesichts der weitestgehenden personalen Bestimmung des Handelns bei der überwiegenden Zahl der Fälle dieser Persönlichkeiten die strafrechtliche Verantwortlichkeit nicht eingeschränkt sein.

Bei den *fanatischen Persönlichkeiten* dürfte die *Grenze zur Einschränkung der Verantwortlichkeit dort liegen, wo die Person in ihren Handlungsbezügen weitestgehend von einer sich mehr und mehr entwickelnden überwertigen Idee bestimmt wird*, das querulatorische Betreiben irgend eines Zieles zum selbstschädigenden Lebensinhalt wird und die freien Handlungsspielräume eindeutig hierdurch erheblich eingeschränkt sind. *Querulanz ist kein einheitliches psychopathologisches Phänomen* und keineswegs nur auf fanatische Persönlichkeiten beschränkt. Auch hyperthyme, hysterische und sogar depressive Persönlichkeiten können in verschiedener Form mit querulatorischen Verhaltensweisen z. T. erheblich lästig werden. Das gemeinsame Merkmal dieser Gruppe ist aber im allgemeinen eine mehr oder minder zu konstatierende zeitliche Begrenztheit des querulatorischen Verhaltens, die Beschränkung auf einen bestimmten Rechtsgegenstand, die fehlende Systematisierung, aber auch das fehlende Durchhaltevermögen. Es kann nur davor gewarnt werden, querulierendes Verhalten allzu leichtfertig einer Psychopathie zuzuordnen oder es bereits als psychiatrische Störung zu qualifizieren. Querulanz ist auch das Produkt einer überaus komplizierten, kaum noch überschaubaren Rechtsordnung bzw. eines schon annähernd undurchdringlichen Dickichts amtlicher Verordnungen. In der angloamerikanischen Psychiatrie ist angesichts der völlig anderen und in vielen Beziehungen sehr einfach überschaubaren Rechtsordnung das Phänomen der Querulanz praktisch unbekannt. Für Behörden und Gerichte ist die «Psychiatrierung» des Querulanten oft der einfachste Weg, sich der durch ihn verursachten Schwierigkeiten zu entledigen, die forensische Psychiatrie hat aber nicht die Aufgabe, durch leichtfertige Hergabe ihrer Waffen öffentliche Konflikte aus der Welt zu schaffen. Hinzu kommt als weiterer Entscheidungsparameter ein *arztethisches Problem*, das darin zu sehen ist, daß in nicht wenigen Fällen durch psychiatrische Etikettierung eines querulierenden Bürgers dieser in eine verhängnisvolle und schließlich pathologische Entwicklung gewissermaßen hineingetrieben werden kann, während die geduldige und maßvolle Behandlung seiner Anliegen umgekehrt in sehr vielen Fällen doch irgendwann erreicht, daß er sich mit der Unerreichbarkeit bestimmter Ziele einmal abfindet.

Besonders schwierige Probleme kann die *Begutachtung dissozialer Persönlichkeiten* aufwerfen. Sie stellen ein erhebliches Kontingent der gerichtspsychiatrisch zu begutachtenden Patienten, und zwar sind sie besonders stark schon in der Gruppe der Jugendlichen und Heranwachsenden vertreten. Aus rein tiefenpsychologischer Betrachtung des Gewordenseins dieser Tätergruppe könnte sich natürlich die Frage aufdrängen, inwieweit man solchen Menschen mit katastrophalen Entwicklungsbedingungen, in deren Rahmen z. T. jede Internalisierung von Normen und Wertbegriffen im Keim erstickt wurde, Verantwortlichkeit bzw. Schuldfähigkeit zusprechen kann. Vorgeworfen wird hier aber nicht das Abweichen von ethisch-moralischen Postulaten, sondern der *Verstoß der handelnden Person gegen soziale Normen, obwohl sie sich auch anders hätte verhalten können.* Das Ich als handelnde Instanz exkulpiert sich zwar gewissermaßen selber für sein Handeln wegen des mangelhaft ausgebildeten Über-Ichs oder gar wegen der frühen Internalisierung eines negativen Wertsystems. Dies heißt aber nicht, daß die handelnde Person nicht in der Lage wäre, aufgrund des regelhaft vorhandenen Wissens um soziale Normen bzw. Verbote, sich auch nach ihnen zu richten, und hierauf alleine kommt es bei der Beurteilung der strafrechtlichen Verantwortlichkeit an. Die Orientierung an einem negativen Wertsystem und die Begehung von Straftaten unter mehr oder minder durchdachter Risikoabsicherung, wofür im Rahmen einer «kriminellen Karriere» ein immer größerer Erfahrungsschatz zur Verfügung steht, kann zwar in manchen Fällen Anlaß geben, vom Quantitativen her von einer schweren seelischen Abartigkeit zu sprechen, ohne daß hieraus bereits der Schluß gerechtfertigt wäre, der Täter sei aus Gründen dieser schweren seelischen Abartigkeit auch in seiner Einsichts- und Steuerungsfähigkeit erheblich eingeschränkt gewesen. Im subkulturellen Milieu lebende Dissoziale zeigen im übrigen dort häufig einen erstaunlichen Grad von Anpassungsfähigkeit an andere, oft viel rigorosere Normen solcher Gruppen. Darüberhinaus ist gerade bei dieser Tätergruppe die Delinquenz nicht eine einlinige Funktion einer bestimmten innerseelischen Strukturdynamik, sondern erwächst aus zusätzlichen sozialen Faktoren wie etwa den stilprägenden Einflüssen des subkulturellen Milieus, den besonderen Verführungs- und Versuchungssituationen in sozialer Randständigkeit, dem Mangel an Übersicht und Lebensklugheit durch unzureichende Schul- und Berufsausbildung, was zwar ein «Anderssein» erklärt, nicht aber automatisch ein «Nicht-Anders-Können» nach sich zieht.

Unter rein pragmatischer Sicht wird man sich vergegenwärtigen müssen, daß sich das Strafrecht mit seinem generalpräventiven Aspekt speziell gegen den Personenkreis der vorsätzlich aus entsprechender innerer Einstellung gemeinschaftswidrig Handelnden richtet, und niemandem, am allerwenigsten den Betroffenen selbst damit gedient ist, daß sie nur deshalb, weil sie anders als der Durchschnitt sind, im Gerichtssaal «krankgeschrieben» werden. Daß auch dieser Personenkreis – vielleicht sogar ganz besonders – der sozial-therapeutischen Hilfe bedarf, steht auf einem anderen Blatt. Die psychiatrischen Institutionen können aber mit ihrer derzeitigen Struktur, an der sich in absehbarer Zeit kaum etwas ändern wird, am wenigsten Hilfe geben. Gerade aus diesem Grund ist es bedauerlich, daß das Projekt der sozialtherapeutischen Anstalten gem. §65 StGB auf lange Sicht hin offenbar nicht zu realisieren ist, da hier ja gerade z. B. Täter mit Persönlichkeitsstörungen – die der Gesetzgeber demnach prinzipiell als voll verantwortlich sieht – einer speziellen Therapie zugeführt werden sollten. Nach den ermutigenden Erfolgen der Sozialtherapie bei Schwer- und Rückfallskriminellen in Dänemark, Holland und Österreich kann es nur zutiefst bedauert werden, daß die Intention im Ansatz steckengeblieben ist. Aber auch ein gut ausgestatteter, fortschrittlicher Strafvollzug kann mit Arbeitstraining, Berufsausbildung, Nachholen von Hauptschul- oder Realschulabschluß, gruppen- und gemeinschafts-therapeutischen Veranstaltungen bei diesem Personenkreis weit mehr ausrichten, als wenn sie einzeln oder in kleinen Gruppen in den therapeutisch ganz anders orientierten psychiatrischen Krankenanstalten untergebracht werden.

Das soll nicht heißen, daß bei dissozialen Entwicklungen oder den Persönlichkeiten, die entsprechend der Terminologie der US-amerikanischen Psychiatrie als «asoziale Psychopathen» zu bezeichnen sind, außer der Annahme einer vollen strafrechtlichen Verantwortlichkeit keine Alternativen bestehen. Unter Verweis auf die Kriterien für die Neurosenbeurteilung wird dort ein zumutbares Anderskönnen in der Tatsituation zweifellos in Frage gestellt werden müssen, wo besonders schwere frühe Schäden, etwa in Form der frühkindlichen Deprivationssyndrome zu tiefgreifenden Persönlichkeitsstörungen und zusätzlich erheblich eingeschränkter Ich-Kontrolle geführt haben. Vor allem aber ist die Kombination einer dissozialen Persönlichkeitsstörung mit Oligophrenie eine schwer belastende Hypothek für den Patienten, da hierdurch sowohl die Einsicht in Normen als auch die planende Übersicht und hierdurch die Steuerungsfähigkeit im Regelfall erheblich beeinträchtigt werden. Man sollte schließlich bedenken, daß im Gegensatz zu vorsätzlich begangenen Straftaten affektive Entgleisungen in aktuellen Krisensituationen nach der Dynamik akuter Konfliktreaktionen bei diesem Personenkreis häufiger vorkommen und ein mitunter auch forensisch-psychiatrisch relevanter Gefährdungstatbestand sind. Eine Exkulpierungsrelevanz wird bei diesem Personenkreis demnach dann erreicht, wenn die Dissozialität mit einer besonders ausgeprägten neurotischen Komponente verknüpft ist, wenn zusätzliche, die Einsichts- und Handlungsfähigkeit beeinträchtigende Faktoren durch deutliche Verstandesmängel hinzutreten, oder aber eine im wesentlichen außerpersonal bedingte Krisensituation impulsiv-konflikthaftes Reagieren nach sich zieht.

Literatur

AICHHORN, A.: Verwahrloste Jugend. Bern, Huber 1953.

AICHHORN, A.: Erziehungsberatung und Erziehungshilfe. Bern, Huber 1959.

ALEXANDER, F.: Psychische Hygiene und Kriminalität. Imago 17, 145 (1931).

ALEXANDER, F., STAUB, N. H.: Der Verbrecher und seine Richter. Wien, Intern. Psychoanal. Verlag 1931.

BRÄUTIGAM, D.: Forschungsrichtungen und Lehrmeinungen in der Psychoanalyse. In: Handbuch der forensischen Psychiatrie. H. Göppinger und H. Witter (Hrsg.). Berlin–Heidelberg–New York, Springer 1972.

BRÄUTIGAM, D.: Reaktionen, Neurosen, Psychopathien. 3. Aufl. Stuttgart, Thieme 1972.

DIETRICH, H.: Querulanten. Stuttgart, Ferd. Enke 1973.

DÜHRSSEN, A.: Zur Frage der Anlagefaktoren, welche die Persönlichkeitsentwicklung gefährden. Psyche (Heidelberg) 6, 67 (1952/53).

EISSLER, U.R.: Zur Notlage unserer Zeit. Psyche 22, 641 (1968).

EWALD, G.: Neurologie und Psychiatrie. 5. Aufl. München–Berlin, Urban & Schwarzenberg 1964.

FREUD, S.: Gesammelte Werke, Bd. X, S. 364 ff. und Bd. XI S. 282. Frankfurt, Fischer 1965.

FRIEDLAENDER, K.: Latent delinquency and ego development. In: Searchlights on delinquency. K.R. Eissler (Hrsg.). New York, Int. Univ. Press 1949.

GAUPP, R.: Krankheit und Tod des Massenmörders. Hauptlehrer Wagner, eine Epikrise. Z. Ges. Neurol. Psychiat. 48, 163 (1938).

GRUHLE, H.W.: Der Psychopathiebegriff. Allg. Z. Psychiat. 114, 233 (1940).

HEIGL, F.: Indikation und Prognose in Psychoanalyse und Psychotherapie. Göttingen, Verl. f. Med. Psychologie im Verlag Vandenhoeck & Ruprecht 1972.

HEIGL-EVERS, A., SCHEPANK, H.: Ursprünge seelisch bedingter Erkrankungen. Bd. I u. II. Göttingen, Vandenhoeck & Ruprecht 1980/81.

KERNBERG, O.F.: Borderline-Störungen und pathologischer Narzißmus. 2. Aufl. Frankfurt/M., Suhrkamp, 1978.

KOCH, J.L.A.: Die psychopathischen Minderwertigkeiten. Ravensburg, Maier 1891.

KOHUT, H.: Narzißmus. Frankfurt/M., Suhrkamp, 1973.

KOLLE, K.: Psychiatrie. 6. Aufl. Stuttgart, Thieme 1967.

KRETSCHMER, E.: (1918) Der sensitive Beziehungswahn. 4. Aufl. Berlin–Heidelberg–New York, Springer 1966.

KRETSCHMER, E.: Medizinische Psychologie. 14. Aufl. Stuttgart, Thieme 1975.

LANGE, J.: Spezielle gerichtliche Psychopathologie. In: Handbuch der gerichtlichen Psychiatrie. A. Hoche (Hrsg.) 3. Aufl. Berlin, Springer 1934.

McCORD, W. u. J.: The Psychopath. N.Y., Princeton 1964.

MEYER, J.E.: Psychiatrische Diagnosen und ihre Bedeutung für die Schuldfähigkeit im Sinne der §§ 20/21. Z. Ges. Strafrechtswiss. 26, 46 (1976).

RASCH, W.: Tötung des Intimpartners. Stuttgart, F. Enke 1964.

RAUCHFLEISCH, U.: Zum Agieren «dissozialer» Persönlichkeiten. Psyche 35, 527 (1981).

RHODE-DACHSER, C.: Das Borderline-Syndrom. 3. Aufl. Bern, Stuttgart, Wien; Huber, 1983.

SCHEPANK, H. et al.: Erb- und Umweltfaktoren bei Neurosen. Berlin–Heidelberg–New York, Springer 1974.

SCHNEIDER, K.: Die psychopathischen Persönlichkeiten. 9. Aufl. Wien, Deuticke 1950.

SCHULTE, W.: Die Entlastungsreaktion als Wetterwinkel für Pathogenese und Manifestation neurologischer und psychiatrischer Erkrankungen. Nervenarzt 22, 114 (1951).

SCHULTZ-HENCKE, H.: Lehrbuch der analytischen Psychotherapie. 2. Aufl. Stuttgart, Thieme 1970.

SCHWIDDER, W.: Klinik der Neurosen. In: Psychiatrie der Gegenwart. Hrsg.: Kisker, K.P. et al. Bd. II, 1. 2. Aufl., Berlin–Heidelberg–New York, Springer 1972.

SPITZ, R.A.: Vom Säugling zum Kleinkind. Stuttgart, E Klett 1967.

STEIGLEDER, E.: Mörder und Totschläger. Stuttgart, F. Enke 1968.

TÖLLE, R.: Persönlichkeitsstörung und Neurose. In: Neurosen. H. Master u. R. Tölle (Hrsg.). Berlin–Heidelberg–New York, Springer 1981, S. 106.

TÖLLE, R.: Klinik der Neurosen. Ebenda, S. 2.

TÖLLE, R.: Katamnestische Untersuchungen zur Biographie abnormer Persönlichkeiten. Berlin–Heidelberg–New York, Springer 1966.

WAELDER, R.: Die Grundlagen der Psychoanalyse. Bern–Stuttgart, Huber–Enke, 1963.

ZULLIGER, H.: Schwierige Schüler. Bern, Huber 1935.

2.9. Neurotische Störungen und Entwicklungskrisen im Jugendalter

Friedrich Specht

2.9.1. Abgrenzung des Jugendalters

Jugendalter ist ein *zeitlich unbestimmter* Begriff für den Entwicklungsabschnitt zwischen Kindheit und Erwachsenenalter. Die Definitionen, mit denen die Rechtsstellung junger Menschen festgelegt wird, sind demgegenüber *zeitlich bestimmt*. Die folgende Abbildung 1 stellt die einzelnen Zeitabschnitte dar und ordnet ihnen den Anteil der Altersgruppen an der Gesamtbevölkerung zu (Bundesrepublik Deutschland 1980).

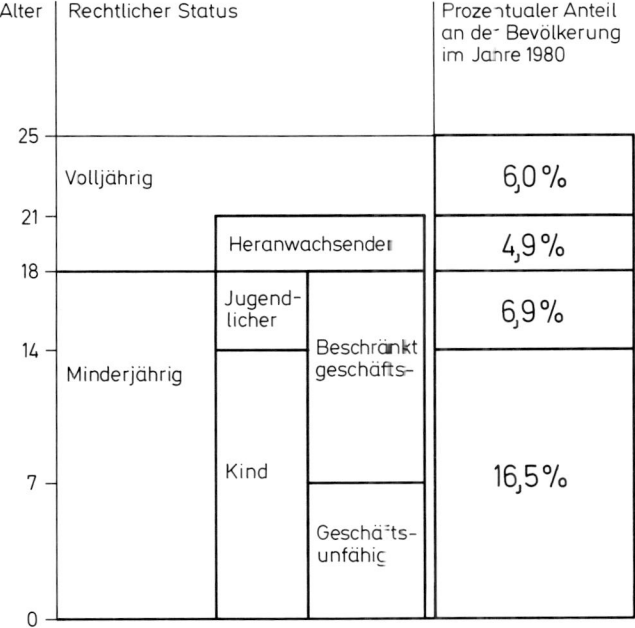

Abb. 1: Altersgruppen: Rechtlicher Status und prozentualer Anteil an der Gesamtbevölkerung.

Die für die Sachverständigentätigkeit wesentlichen Rechtsfolgen der Zugehörigkeit zu den einzelnen Altersgruppen sind in der folgenden Tabelle zusammengefaßt.

Tabelle 1: Lebensaltersabschnitte und ihre rechtliche Bedeutung

Lebensalter (= vollendetes Lebensjahr)	Rechtsfolgen in der Bundesrepublik Deutschland
Beginn des Geburtsvorganges	Srafrechtliche Menschheitsqualität (§§ 217 Abs. 1, 211 ff. StGB)
Vollendung der Geburt	Beginn der Rechtsfähigkeit (§ 1 BGB) Einsetzen einer vor der Geburt angeordneten Pflegeschaft für Angelegenheiten nach § 1706 BGB (§ 1708 BGB)
5	Entscheidungsbefugnis des nichtehelichen Kindes über Erstreckung der Änderung des Mutternamens auf das Kind (§ 1617 II BGB)
6	Beginn der Schulpflicht
7	Beschränkte Geschäftsfähigkeit (§ 106 BGB)
10	Bei Änderung des religiösen Bekenntnisses ist das Kind unter bestimmten Voraussetzungen (§ 2 RelKErzG), bei Bestimmung durch Vormund oder Pfleger (§ 3 RelKErzG) stets zu hören.
12	Das religiöse Bekenntnis kann nicht gegen den Willen des Kindes geändert werden (§ 5 RelKErzG).
14	Rechtliche Qualifizierung als Jugendlicher (§ 1 Abs. 2 JGG, § 2 Abs. 2 JugArbSchG). Uneingeschränkte Bekenntnisfreiheit (§ 5 RelKErzG). Strafrechtliche Verantwortlichkeit bei vorhandener Einsichtsfähigkeit (§§ 1 u. 3 JGG). Vorschlagsrecht für die Verteilung der elterlichen Sorge nach einer Scheidung (§ 1671 III BGB) Persönliches Anhörungsrecht des Kindes oder Mündels im Sorgerechtsverfahren sowie im Verfahren der Ehelichkeitserklärung oder der Annahme als Kind (§§ 50 b, 55 c FGG) Eigenes Beschwerderecht des Kindes oder Mündels vor Vormundschafts- und Familiengericht in allen seine Person betreffenden Angelegenheiten nach dem FGG; eigener Anspruch auf Bekanntmachung der Entscheidung (§§ 59 u. 63 FGG)
15	Vergütungsanspruch aus Berufsausbildungsverhältnis (§ 10 BBiB) Geltung des Jugendarbeitsschutzes (§§ 7 ff. JugArbSchG) Anträge auf Sozialleistung können selbständig gestellt und Sozialleistungen entgegengenommen werden (§ 36 SGB-AT) Prozeßfähigkeit des Minderjährigen im sozialgerichtlichen Bereich (§ 71 Abs. 2 SGG)
16	Befreiung vom Erfordernis der Volljährigkeit für eine Eheschließung durch das Vormundschaftsgericht möglich, sofern der künftige Ehegatte volljährig ist (§ 1 II EheG) Eine Vereidigung ist möglich (§§ 393, 455 ZPO, §§ 60, 1 u. 61, 1 StPO) Testierfähigkeit für notarielles Testament (§§ 2229 I, 2247 BGB) Personalausweispflicht (§ 1 PersAusG) Selbständiger Gaststättenbesuch, Besuch von Tanzveranstaltungen, Biergenuß und Rauchen in der Öffentlichkeit sind gestattet (§§ 21, 4 u. 9 JÖschG)

17	Ende der Möglichkeit zur Anordnung von freiwilliger Erziehungshilfe oder Fürsorgeerziehung (§§ 62f. u. 64ff. JWG)
	Entfallen des Paßersatzes für Kinder durch Lichtbildausweis (§ 2 Abs. 1, 2 DVPaßG)
18	Beginn der Volljährigkeit (§ 2 BGG)
	Unbeschränkte Prozeß- und Geschäftsfähigkeit (§§ 104ff. BGB, 52 ZPO), Testier- und Erbvertragsfähigkeit (§§ 2247, 2275 BGB), Möglichkeit des Erb- oder Pflichtteilverzichtsvertrags (§§ 2346, 2347 BGB)
	Ende der elterlichen Sorge sowie der Erziehungshilfen nach dem JWG
	Unbeschränkte zivilrechtliche Deliktsfähigkeit (§ 828 BGB)
	Volle Ehefähigkeit (§ 1 EheG)
	Allgemeine Wahlmündigkeit (Art. 38 Abs. 2 GG)
	Beginn der Wehrpflicht für Männer (§ 1 WPflG)
	Möglichkeit der Anwendung von allgemeinem Strafrecht oder Jugendstrafrecht (§§ 1, 105 u. 106 JGG)
	Strafantragsrecht (§ 77 Abs. 3, 2 StGB)
	Bestellbarkeit als Vormund oder Pfleger (§§ 1781, 1 und 1915 BGB)
	Zeugenfähigkeit bei der Beurkundung (§ 26 Abs. 2, 2 BeurkG)
21	Ende der strafrechtlichen Sonderstellung als Heranwachsender (§ 1 Abs. 2 JGG)
	Annahme eines nichtehelichen Kindes oder des Kindes vom Ehegatten möglich (§ 1743 III BGB)

Die an Lebensjahren verflossene Zeit liefert zwar einen einfach zu ermittelnden, praktisch brauchbaren Maßstab zur Abgrenzung der rechtlich bedeutsamen Lebensabschnitte. Dieser Maßstab wird aber der Verschiedenartigkeit individueller Entwicklungen nicht gerecht, da diese selten parallel zu der verflossenen Zeit verlaufen. Soweit der Sinn gesetzlicher Bestimmungen am tatsächlichen Ergebnis geistiger und sozialer Entwicklungsvorgänge orientiert ist, wird es deswegen oft notwendig, diesen tatsächlichen Entwicklungsstand zu ermitteln, zu beschreiben und seine Auswirkungen auf die Rechtsstellung zu beurteilen. Allerdings beruhen Bestimmungen über die Rechtsstellung junger Menschen verschiedenen Alters oft auf bloßen Annahmen oder auf rechtspolitischen Absichten und weniger auf gesicherten entwicklungspsychologischen Erkenntnissen.

Entwicklungspsychologische Beschreibungen und Abgrenzungen des Jugendalters gehen nicht vom Lebensalter, sondern von biologischen und sozialen Merkmalen aus. Als fachsprachlicher Begriff hat sich dabei international *Adoleszenz* eingebürgert. Auch dieser Begriff wird allerdings nicht ganz einheitlich verwandt. Übereinstimmung besteht aber darüber, daß der Beginn der Adoleszenz sich am ehesten durch biologische Merkmale kennzeichnen läßt. Es entstehen sichtbare, oft sehr rasche körperliche Veränderungen, die nicht nur die psychischen Veränderungen begleiten, sondern Veränderungen der sozialen Wechselwirkungen auslösen. Das Ende der Adoleszenz läßt sich dagegen eher durch soziale Merkmale bestimmen, und zwar durch die Übernahme von Aufgaben, Beziehungsformen und Verantwortung, wie sie für Erwachsene innerhalb des maßgeblich sozialen Systems üblich sind. *Rechtliche* Volljährigkeit – nach dem Lebensalter bestimmt – hat dabei für junge Menschen unterschiedliche Bedeutung: für den einen bestätigt sie einen bereits erlangten Status; für den anderen stellt sie den Freiraum her, der es möglich macht, sich diesem Status zu nähern.

Die verbreitete Bezeichnung *Pubertät* sollte ausschließlich für die körperlichen Vorgänge verwandt werden. Pubertas (= Mannbarkeit) stimmt dem Wortsinn nach bei Jungen überein mit dem ersten Ausscheiden reifer Samenzellen (Spermarche), bei Mädchen mit dem Eintritt der ersten Periodenblutung (Menarche). Auch die Begriffe *Reifung* und *Entwicklung* sind zu unterscheiden. Zwar werden in der Umgangssprache und auch in der Gesetzessprache mit «Reifung» und «Reife» häufig psychische Vorgänge bzw. Zustände bezeichnet. In der medizinisch-psychologischen Fachsprache bedeutet Reifung (maturation) indessen die Ausgestaltung des Körpers und seiner Organe (u.a. auch des Zentralnervensystems), wie sie nach einer biologisch determinierten Abfolge vor sich geht. Unter

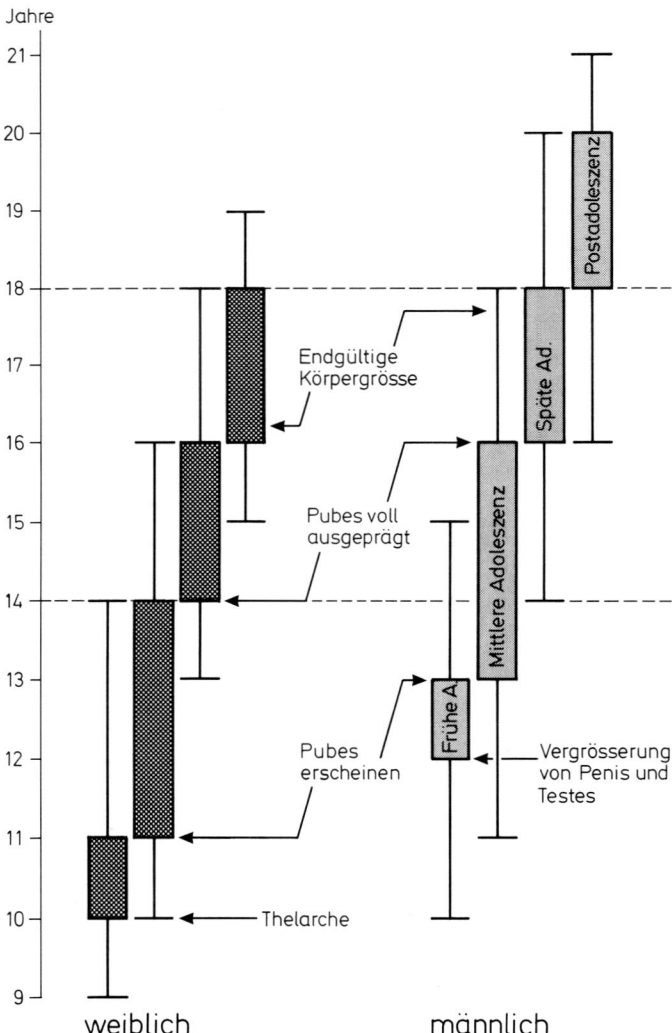

Abb. 2: Altersstreuung des Auftretens körperlicher Reifemerkmale bei männlichen und weiblichen Jugendlichen (nach Angaben bei Schonfeld 1971).

Entwicklung (development) wird dagegen das fortschreitende Ineinandergreifen von Reifung und Lernvorgängen verstanden. Die Entwicklungsmöglichkeiten zu einem bestimmten Zeitpunkt (Dispositionen) ergeben sich dabei aus den bis dahin stattgefundenen Reifungs- und Lernprozessen.

Die sichtbaren körperlichen Merkmale, die den Beginn der Adoleszenz kennzeichnen und ihren Verlauf begleiten, treten mit sehr großen zeitlichen Spielräumen in Erscheinung. Die Abbildung 2 soll dies verdeutlichen. Die durch Säulen gekennzeichneten Zeiträume schließen jeweils den Spielraum ein, innerhalb dessen das betreffende Merkmal bei 50% der jungen Menschen erscheint. Durch Linien begrenzte größere Zeitabschnitt trifft für insgesamt 80% der jungen Menschen zu. Von abnorm verfrühter oder verspäteter Reifung (Pubertas praecox bzw. Pubertas tarda) sollte erst dann gesprochen werden, wenn die entsprechenden Merkmale außerhalb der gekennzeichneten Zeiträume auftreten. Die ausgedehnten zeitlichen Spielräume zeigen, wie sehr gleichaltrige Jugendliche sich hinsichtlich ihrer körperlichen Reifung und ihres Längenwachstums unterscheiden können. Während der letzten 150 Jahre hat in den Ländern westlicher Zivilisation die Pubertät ständig früher eingesetzt. Gleichzeitig hat die durchschnittliche Körpergröße zugenommen. Die Menarche z. B. ist nach jeweils zehn Jahren im Durchschnitt um drei Monate früher eingetreten. Die durchschnittliche Körpergröße war nach jeweils zehn Jahren um 1 cm gestiegen. Für die ersten Jahre der Adoleszenz liegt dieser Zuwachs noch höher, da der Wachstumsschub der Pubertät jeweils früher eingesetzt hat. Unter den vermuteten Gründen für diese Veränderungen hat nach den gegenwärtigen Kenntnissen die Umstellung der Ernährungsweise am meisten Gewicht.

Diese *Akzeleration*, die bei den einzelnen Jugendlichen natürlich sehr unterschiedlich ausgeprägt ist, wurde zunächst aus der Sicht der jeweils älteren Generation als eine Abweichung mit erhöhten Risiken aufgefaßt. Unter der Vorstellung, daß die psychische Entwicklung eine gleichmäßige Differenzierung von Eigenschaften und ein kontinuierliches Ansammeln von Erkenntnissen und Erfahrungen ausmachte und damit an einen bestimmten Zeitablauf gebunden sei, wurde ein bedenkliches Auseinanderweichen körperlicher Reifung und geistig-seelischer Entwicklung angenommen. Bei einzelnen Jugendlichen läßt sich zwar eine derartige Diskrepanz als Bedingung besonderer Schwierigkeiten und Krisen feststellen. Doch erklärt sich diese Diskrepanz im allgemeinen durch individuell besondere psychosoziale Bedingungen oder durch besondere Reifungsabweichungen des Zentralnervensystems. Im übrigen aber ist die Akzeleration eine Erscheinung, deren Bedeutung für die individuelle Entwicklung vor allem abhängt

– von den Verhaltensmöglichkeiten und -spielräumen, die jungen Menschen in ihrer Gesellschaft zur Verfügung stehen,
– von Wechselwirkungen zwischen dem rasch veränderten äußeren Erscheinungsbild und dem Verhalten der verschiedenen sozialen Partner in Familie, Schule und Öffentlichkeit.

So hat sich u.a. gezeigt, daß frühreife männliche Jugendliche verglichen mit spätreifen Jugendlichen im Durchschnitt selbstsicherer und ausgeglichener waren und blieben (Mursen und Jones 1957).

Mit den Veränderungen des körperlichen Erscheinungsbildes sind verbunden
– ein rascher Zuwachs an Körperkräften,
– hormonelle Veränderungen mit Auswirkungen auf die genital-sexuelle Reaktionsfähigkeit (somatosexuelle Maturität) und die Folgen genitalsexueller Kontakte (Fortpflanzungsfähigkeit),
– Ausreifung des Zentralnervensystems (vermutlich mit einem Zuwachs an Verarbeitungs-

und Speicherungskapazität). Die kognitiven Möglichkeiten erweitern sich dabei offensichtlich in Richtung formal-logischer Denkvorgänge, hypothetischer Überlegungen, erweiterter Zeitperspektiven und konsistenterer Planungen.

Die körperlichen Reifungsvorgänge sind allen gesunden Jugendlichen gemeinsam. Sie sind indessen lediglich die Grundlage für Entwicklungsvorgänge und Verhaltensweisen, die im Zusammenhang mit der individuellen Lebensgeschichte, der kleineren und größeren Bezugsgruppen sowie unter epochalen und aktuellen gesellschaftlichen Bedingungen große Unterschiede aufweisen. Alle Versuche, zu einer Systematik von Phasen und Verhaltensbeschreibungen der Adoleszenz zu gelangen und dafür allgemeine Erklärungen zu liefern, haben deswegen nur zu begrenzt gültigen Ergebnissen geführt. Aussagen über «die Jugendlichen» hatten schon im Altertum eher die Bedeutung von Zuschreibungen, mit denen Erwachsene, denen es um die Stabilität ihrer Lebensformen ging, sowohl Wünsche wie Unwillen ausdrückten. Aber auch in wissenschaftlichen Betrachtungen der Gegenwart wird das Jugendalter oft wie ein schlechthin abweichender oder pathologischer Zustand behandelt. Es geht jedoch darum, die «normale» Lebensweise junger Menschen unter den Bedingungen und Notwendigkeiten eines besonderen Lebensabschnittes zu verstehen (vgl. auch Roth).

2.9.2. Bedeutung des Jugendalters

Der Weg vom abhängigen Kleinkind bis zum Status und zu den Arbeits- und Beziehungsformen der Erwachsenen ist in allen Kulturen unterschiedlich vorgezeichnet. Weg und Ziel bedingen sich dabei wechselseitig unter den Einflüssen von ökonomischen Lebensgrundlagen, Lebenserwartung und Alterszusammensetzung einer Bevölkerung. Dabei lassen sich vor allem folgende Formen der Übergänge erkennen:
- kontinuierlich zunehmende Beteiligung an der Arbeits- und Lebensweise der Erwachsenen nach einer nur kurzen Kindheit,
- Einweisung in die Erwachsenenrollen durch rituelle Handlungen (Initiationsriten),
- vorübergehende Zugehörigkeit zu selbstorganisierten Gruppen von Kindern und Jugendlichen.

Diese Übergangsformen sind auch in der Geschichte unserer Zivilisation mehr oder weniger ausgeprägt vertreten. Eine für alle Bevölkerungsanteile längerdauernde *Kindheit* als Zeitraum einer bedingungslosen Versorgung und des Schutzes vor Ausbeutung, aber auch als Zeitraum beabsichtigter pädagogischer Einwirkungen hat sich erst seit dem 16. Jahrhundert herausgebildet (Aries 1960, de Mause 1977). Bei einer später als heute einsetzenden Pubertät (s.o.) blieben junge Menschen lange in Halbabhängigkeit eines Hausstandes oder einer Lehre, fanden sich aber auch in selbstorganisierten Gruppen (z.B. Brüderschaften) zusammen (Gillis 1980).

Jugendalter als ein längerdauerndes Moratorium ist erst mit den Ausbildungs- und Beschäftigungsformen der industriellen Gesellschaft entstanden. Die Freistellung von der Verpflichtung, wirtschaftliche Verantwortung für sich selbst und für andere zu übernehmen, ist dabei mit hohen Erwartungen an Bildungs- und Ausbildungsanstrengungen und natürlich mit einem Fernerrücken des aufgewerteten ökonomischen Erwachsenenstatus verbunden. Dauer der Bildung und Ausbildung sind es, von denen im einzelnen die unterschiedliche Länge des Moratoriums abhängt. Einfluß haben dabei aber auch die Altersgruppenstärke und die Beschäftigungslage.

Der Vorteil, den die industrielle Gesellschaft durch die Ausschöpfung des kognitiven Potentials der Adoleszenz hat, verbindet sich mit einer Erweiterung ihres Innovationspotentials. Das bedeutet allerdings auch eine Zunahme an kritischer Beurteilung von Verhaltensformen und Problemlösungen der Erwachsenen, die beunruhigend wirkt und unterschiedliche Bemühungen um Befriedung oder Ausgrenzung der jugendlichen Minorität hervorruft.

Ein derartiges Jugendalter verschafft dem einzelnen die Möglichkeit zur Neubestimmung seiner Identität und zur Überprüfung seines Verhältnisses zu Werten, Normen und Rollen. Er hat die Chance, in Auseinandersetzungen mit sich selbst und mit den Erwartungen und Anforderungen anderer ein höheres Maß an Autonomie zu erlangen. Das Risiko liegt in unserer Gesellschaft darin, daß Gelingen oder Scheitern von der Gunst oder Ungunst individueller Voraussetzungen abhängen.

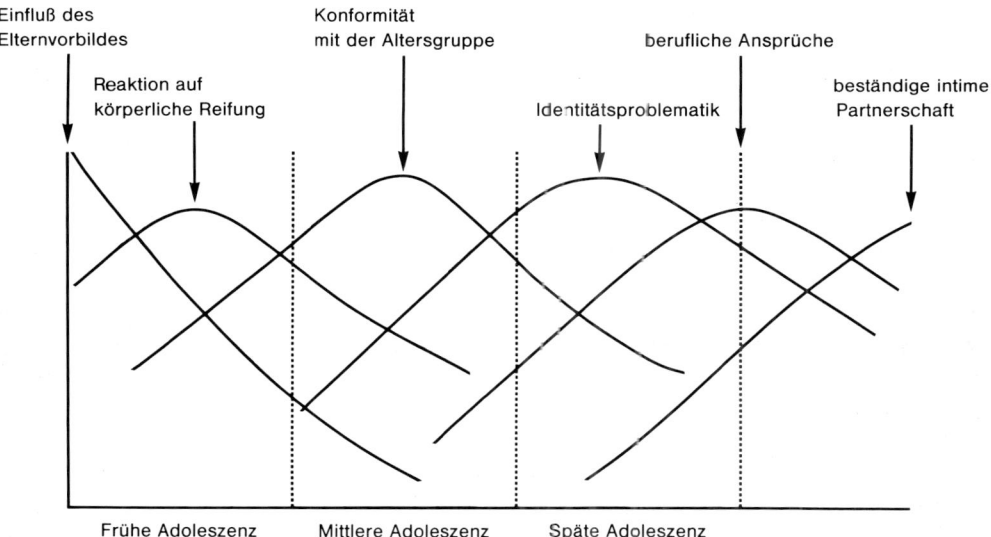

Abb. 3: Abbfolge von Entwicklungsproblemen der Adoleszenz (nach Muuss).

Abbildung 3 (nach Muuss 1979) stellt die Abfolge, Kumulation und Verknüpfung von Problemen im Verlauf der Adoleszenz dar, ohne Phasen voneinander abzugrenzen (s. o.). Der mögliche individuelle Gewinn der Adoleszenz:
– Verläßlichkeit für sich selbst und für andere (prinzipiengeleitete flexible Identität),
– Befreiung von beeinträchtigenden inneren und äußeren Festlegungen,
– Sicherheit der Orientierungsmöglichkeiten,
– Erweiterung der Behauptungsmöglichkeiten,
– Erweiterung der Beziehungsmöglichkeiten und -formen,
ist nur über innere und äußere Auseinandersetzungen zu erreichen.
Bei diesen Auseinandersetzungen geht es um:
– Selbstbild (Für wen halte ich mich selbst? Für wen halten mich die anderen?),
– Identität (Bleibe ich im Verlauf körperlicher Veränderungen der gleiche? Erkenne ich

mich selbst in der Vielfalt neuer Rollen und neuer Beziehungen wieder? Vergewisserung in der Geschlechtsrolle),
– Selbstschätzung (Wie kann ich mit mir selber einverstanden sein?),
– Veränderung der Beziehungen zu Eltern und Familie,
– Umgang mit außerfamiliären Beziehungen,
– Umgang mit sexuellen Bedürfnissen und Möglichkeiten,
– Bedeutung und Anerkennung von Werten und Normen.

Der individuelle Verlauf dieser Auseinandersetzungen, ihre Schwierigkeit und ihre Zuspitzung zu interventionsbedürftigen Krisen oder Dekompensationen hängen ab von:
– konstitutionellen Bedingungen (Belastungsfähigkeit, insbesondere Frustrations- und Spannungstoleranz; Stabilisierung von Stimmung und Antrieb),
– Verletzbarkeiten als Folge von Beziehungsstörungen in der frühesten Entwicklungszeit,
– Unsicherheit (Angstbereitschaft, Zwiespältigkeit) und Festlegungen (Bedürfnisse, Erwartungen und Vermeidungen) durch einseitige Erfahrungen und Verdrängungen im Zusammenhang neurotischer Entwicklungen,
– aktuelle familiäre Entwicklungshindernisse und Konflikte.

2.9.3. Entwicklungsabweichungen im Jugendalter

2.9.3.1. Abgrenzung von behandlungsbedürftigen oder gefährdenden Entwicklungsabweichungen

Bei der Kumulierung von Problemen und den damit verbundenen Konflikten sind Beeinträchtigungen des Befindens, Schwankungen der Leistungsmöglichkeiten und Auffälligkeiten des Verhaltens in der Adoleszenz nichts Ungewöhnliches. Deswegen ist es oft nicht einfach zu erkennen, ob es sich um vorübergehende Erscheinungen als Ausdruck notwendiger innerer und äußerer Auseinandersetzungen handelt oder ob es um Signale eines behandlungsbedürftigen Zustands oder einer anhaltenden Gefährdung der Entwicklung geht.

So werden z.B. depressive und manische Zustände bei Jugendlichen und deren Behandlungsbedürftigkeit oft erst spät erkannt. Dies läßt sich verstehen, wenn man berücksichtigt, daß bei einer Zufallsstichprobe etwa 40% der männlichen und weiblichen Jugendlichen mitteilen, daß sie sich unglücklich fühlen (Rutter u.a. 1976), daß andererseits aber auch überschwengliches Verhalten und ausgefallene Unternehmungen in der ersten Zeit der Adoleszenz nicht selten sind.

Wenn Verhaltensweisen von Jugendlichen oft verallgemeinernd mit stigmatisierenden oder pathologischen Begriffen verbunden werden, kann das aber auch bewirken, daß besorgte Angehörige bei Auffälligkeiten zu einer Beratung oder Behandlung drängen, obwohl gar kein ungewöhnliches Problem vorhanden ist.

Zur Kennzeichnung interventionsbedürftiger oder gefährdender Zustände erscheint an sich der Begriff «Krise» geeignet.

Im Zusammenhang mit der Adoleszenz wird er indessen so unterschiedlich verwandt, daß mit der Bezeichnung allein noch keine einheitliche und eindeutige Bewertung des Zustands gegeben ist. Krise bedeutet im weitesten, nämlich im geisteswissenschaftlichen Sinn ja auch lediglich, daß es sich um eine Entscheidungssituation handelt. Im psychosozialen Bereich kann von einer Krise gesprochen werden, wenn ein Konflikt nicht mehr mit den bisher erlernten Konfliktstrategien bewältigt werden kann (Uchtenhagen

1980). Ob eine derartige Krise zu einer anhaltenden Störung, Abweichung oder Beeinträchtigung führt, hängt davon ab, inwiefern neue Möglichkeiten der Konfliktbewältigung rechtzeitig entdeckt, angeboten oder angeraten und genutzt werden können. Krisen in einem solchen Sinn können sich unter den Entwicklungsbedingungen der Adoleszenz allenthalben ergeben. Damit erklärt es sich, daß in den Erziehungs- und Sozialwissenschaften oft von der Adoleszenzkrise als einer allgemeinen Erscheinung gesprochen wird oder daß zumindest einzelne Abschnitte der Adoleszenz fest mit dem Begriff Krise verbunden werden (Busemann 1953: Jugendkrise). Demgegenüber ist in der Jugendpsychiatrie der Begriff «Krise» von jeher in einer engeren Bedeutung verwandt worden, die an der medizinischen Fachsprache orientiert ist. Dort wird mit dem Begriff «Krise» die lebensentscheidende Zuspitzung eines Krankheitsverlaufs gekennzeichnet. Auf Entwicklung übertragen bedeutet Krise dann eine Zuspitzung der nicht gelösten inneren und äußeren Konflikte zu einer Bedrohung der Entwicklung durch Beharren bei gefährdenden Lösungsversuchen (Magersucht, suizidales Verhalten, Drogenmißbrauch), durch bleibende Deformierung, durch psychotischen Zusammenbruch oder durch Stagnation. Die zunächst gewählten Bezeichnungen «Pubertätskrise» (Kretschmer 1949) oder «Reifungskrisen» (Meyer 1962) waren nicht korrekt, weil sie die Bezeichnung Krise mit den Begriffen für die *körperlichen* Vorgänge verbinden.

Weitgehend ist aber Einigkeit darüber vorhanden, daß von *Entwicklungskrisen in der Adoleszenz* nur dann gesprochen werden soll, wenn für den Zustand des Jugendlichen die besondere Psychodynamik dieses Lebensabschnitts ausschlaggebend ist (Abb. 4).

	Disposition während der bisherigen Entwicklung	Manifestation während der bisherigen Entwicklung	Psychodynamik der Adoleszenz	Psychopathologisch relevante Abweichung
A	−	−	+	−
B	−	−	+	+
C	+	−	+	+
D	+	+	+	+
E	+	+	−	+

Abb. 4: Psychische Auffälligkeiten und Störungen während der Adoleszenz: Bedingungen und Bedeutung (nach einer Klassifizierung von Wilson).

Dem trägt auch ein von Wilson (1971) stammender Vorschlag zur Klassifizierung psychischer Auffälligkeiten und Störungen während der Adoleszenz Rechnung. Abbildung 4 zeigt in Anlehnung an Wilson, auf welche Weise Bedingungen zusammentreffen und sich auswirken können. Berücksichtigt werden bei dieser Klasifizierung:
- *Dispositionen*, die vor der Adoleszenz zustande gekommen sind, z.B. Verletzbarkeiten, Festlegungen, Einschränkungen durch frühe Beziehungsstörungen oder neurotische Entwicklungen, eingeschränkte Leistungs- oder Belastungsfähigkeit zentralnervöser Funktionen,
- *Manifestation psychischer Störungen* vor der Adoleszenz, z.B. Auffälligkeiten des Verhaltens (z.B. im sozialen Bereich), emotionale Beeinträchtigungen (z.B. beständige Ängste), psychosomatische Symptome, Erscheinungen von Funktionsstörungen des Zentralnervensystems (z.B. hirnorganische Anfallserscheinungen),

– *Psychodynamik der Adoleszenz*, z. B. Abhängigkeitsprobleme, Orientierungsprobleme, psychosexuelle Probleme, Identitätsprobleme, Beziehungsprobleme (Partnerprobleme),
– *Nachhaltige Beeinträchtigung psychischer Funktionen*, z. B. Beeinträchtigung der Stabilisierung von Stimmung und Aktivität, Beeinträchtigung der Kontrolle über Wirklichkeitsbeziehungen und Verhalten, Einschränkungen oder Verwirrung der sozialen Orientierung, Einschränkung der Beziehungsmöglichkeiten oder der Unabhängigkeit, Beeinträchtigung der Lern- und Leistungsmöglichkeiten, psychosomatische Störungen.

Von den in der Abbildung 4 aufgeführten Möglichkeiten bedeuten
– A   Reaktionen auf Probleme der Adoleszenz ohne nachhaltige Beeinträchtigung psychischer Funktionen.
– B   Ausschließlich Reaktionen auf Probleme der Adoleszenz, jedoch mit nachhaltigen Beeinträchtigungen psychischer Funktionen *(Behandlungsbedürftige Entwicklungskrise in der Adoleszenz)*
– C   Reaktionen auf Probleme der Adoleszenz, beeinflußt durch bereits vorher zustandegekommene Dispositionen, mit nachhaltigen Beeinträchtigungen psychischer Funktionen *(Behandlungsbedürftige Entwicklungskrise in der Adoleszenz oder Dekompensation einer latenten Entwicklungsstörung bei Konfliktbelastungen in der Adoleszenz)*
– D   *Dekompensation* oder *Zunahme einer Entwicklungsstörung* oder *vermehrte Beeinträchtigung psychischer Funktionen* im Zusammenhang mit Konfliktbelastungen oder Adoleszenz.
– E   Entwicklungsstörung, die vor der Adoleszenz zustandegekommen ist und mit derartigen Beeinträchtigungen psychischer Funktionen verbunden ist, daß keine für die Adoleszenz spezifische Psychodynamik entsteht.

2.9.3.2. Erscheinungsformen und Bedingungen von Entwicklungskrisen in der Adoleszenz

Krisen mit nachhaltigen, behandlungsbedürftigen Beeinträchtigungen von Befinden, Verhaltensorientierung, Leistungs- und Beziehungsmöglichkeiten (s. B und C der Abbildung 4 unter 2.9.3.1) treten in der Adoleszenz zum Teil mit besonderen, für den Entwicklungsabschnitt eigentümlichen Verarbeitungsformen in Erscheinung. Diese sind zwar nicht ausschließlich auf diesen Entwicklungsabschnitt beschränkt, häufen sich aber während der Adoleszenz oder wirken zu diesem Zeitpunkt nach einer zuvor oft wenig auffälligen Entwicklung besonders alarmierend und eindrucksvoll. Das trifft u. a. zu für:
– Anorexia nervosa (Pubertätsmagersucht) und Pubertätsfettsucht,
– Entfremdungserscheinungen (Depersonalisationssyndrome),
– Rückzug und Verweigerung,
– suizidales Verhalten bei Selbstwert- und Beziehungskrisen,
– psychotische Dekompensation (psychotische Episoden).

Im Rahmen dieser Erscheinungsformen können delinquentes Verhalten und Drogengebrauch vorkommen.

Es ist auf verschiedene Weise versucht worden, die psychischen Störungen der Adoleszenz systematisch zu ordnen. Im Multiaxialen Klassifikationsschema nach Rutter, Shaffer und Sturge (Remschmidt u. Schmidt 1977) sind sie der Gruppe: «Spezifische emotionale Störungen des Kindes- und Jugendalters» zugeordnet und nach vorherrschenden Erscheinungen untergliedert (Angst und Furchtsamkeit; Niedergeschlagenheit und Unglücklichsein; Empfindsamkeit, Scheu und Abkapselung; Beziehungsschwierigkeiten).

Remschmidt (1975) zählt auf:
1. Störungen der Sexualentwicklung und des Sexualverhaltens
2. Identitätskrisen

3. Autoritätskrisen
4. Depersonalisationssyndrome
5. Pubertätshypochondrie
6. Konversionssyndrome
7. Zwangssyndrome
8. Narzißtische Krisen und Suizidversuche
9. Anorexia und Pubertätsfettsucht
Ergänzt wird diese Aufzählung u. a. noch durch neurotische Dissozialität und Drogenabhängigkeit.

Wie diese und ähnliche Aufzählungen (z. B. Nissen 1971 u. 1980) zeigen, ist es schwierig, durchgehende Gliederungsgesichtspunkte zu berücksichtigen. Die Begriffe leiten sich teils aus der spezifischen Psychodynamik der Adoleszenz her (Identität, Autorität), teils kennzeichnen sie Dispositionen (Neurotische Entwicklungen), teils Verarbeitungsformen (Anorexia nervosa) oder sekundäre Verhaltensweisen (Delinquenz, Drogenabhängigkeit). In Abbildung 5 wird hier versucht, Erscheinungen und Bedingungen in ihrer Bedeutung und ihren Zusammenhängen mit einem Diagramm darzustellen.

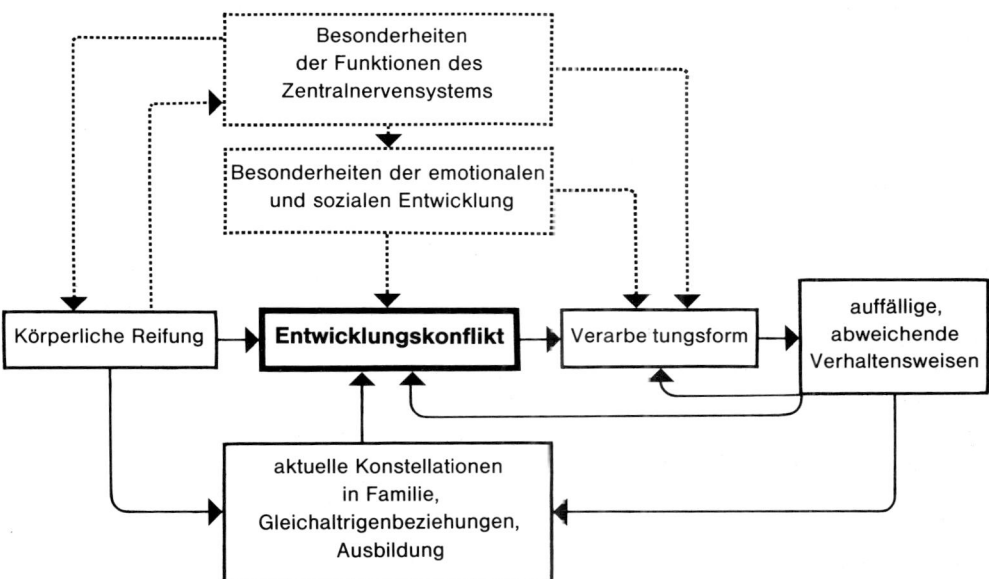

Abb. 5: Erscheinungen und Bedingungen bei Entwicklungskrisen der Adoleszenz.

Die Darstellung soll verdeutlichen, daß bestimmte Dispositionen an der Entstehung und Ausprägung einer Entwicklungskrise beteiligt sein können (geringe Belastungsfähigkeit für Spannungen und Frustrationen; Labilität der Regulierung von Stimmung und Aktivität; früh erworbene Verletzbarkeiten des Selbstwertgefühls, neurotische Festlegungen und Vermeidungen). Sie zeigt außerdem, daß Rückwirkungen zwischen Verhaltensweisen und der Bezugsgruppe wie dem Selbsterleben zu einer Verfestigung und zu einem ungünstigen Ausgang der Krise führen können. Die Kenntnis der Bedingungen und ihrer Wechselwirkungen ist im Einzelfall die Voraussetzung für eine zutreffende Einschätzung der Bedeutung des auffälligen Verhaltens. Auch für die differentialdiagnostische Abgrenzung gegenüber Entwicklungsproblemen, die keiner Intervention bedürfen, so wie gegenüber Krankheitserscheinungen, deren Verlauf in keinem ausschlaggebenden Zusammenhang mit der Adoleszenz steht, ist dieses Wissen von Bedeutung.

Aus der Kenntnis der Bedingungen ergibt sich auch die *Beurteilung der Behandlungsbedürftigkeit* und die Wahl des therapeutischen Vorgehens. Hier gibt es vielfältige Möglichkeiten:

- Individuelle, selbstbestimmte Beratung für den Jugendlichen,
- Individuelle Psychotherapie,
- Beratung der Familie,
- Familientherapie,
- Gruppentherapie,
- Unterstützung bei der Lösung äußerer Konfliktsituationen in Beziehung und Ausbildung,
- medikamentöse Unterstützung bei der Stabilisierung von Stimmung und Aktivität oder zur Festigung der Spannungstoleranz.

Die Beteiligung verschiedenartiger Bedingungen macht oft ein Vorgehen auf mehreren Wegen notwendig (z.B. individuelle Psychotherapie, Familienberatung und medikamentöse Unterstützung). Allerdings ergeben sich bei psychischen Störungen während der Adoleszenz häufig besondere Probleme der Therapieakzeptanz sowohl beim Jugendlichen als auch bei seiner Familie.

Bei psychotischen Dekompensationen, bei bedrohlich anorektischem Verhalten, bei anhaltend suizidalem Verhalten aber auch bei unberechenbarem Agieren werden Schutz, äußere Entlastung und Intensität einer stationären Behandlung notwendig.

Die unterschiedliche Beteiligung der Bedingungen und deren Gewicht hat auch wesentliche Bedeutung dafür, ob die Entwicklungskrise bewältigt wird, ob es zu einer Verfestigung gefährdender Verhaltensweisen (Magersucht, Drogengebrauch, suizidales Verhalten) oder zu bleibenden Einschränkungen der Beziehungs- und Erlebensmöglichkeiten kommt, ob Entgleisungen der Regulierung von Stimmung und Aktivität als zyklothyme Störungen bestehen bleiben und ob psychotische Störungen der Beziehungen zur Wirklichkeit zurückbleiben.

2.9.3.3. Verlauf neurotischer Entwicklungen in der Adoleszenz

Unter den Dispositionen für das Auftreten behandlungsbedürftiger psychischer Störungen in der Adoleszenz haben neurotische Entwicklungen eine besondere Bedeutung (s. auch 2.9.3.1). Ihre Entstehungsbedingungen reichen zurück bis in den Zeitraum erster Auseinandersetzungen des kleinen Kindes mit seinen Beziehungspersonen. Der Begriff «neurotische Entwicklung» sollte nach mancherlei Bedeutungswandel der Bezeichnung «Neurose» solchen Besonderheiten der Entwicklung vorbehalten bleiben, bei denen unbewältigte Konflikte einerseits nicht mehr zur Kenntnis genommen werden – verdrängt sind – andererseits jedoch das Erleben und Verhalten durch spezifische Empfindlichkeiten und Befürchtungen sowie durch Vermeidungen und Einschränkungen wesentlich beeinflussen. Je mehr ein Kind auf solche Weise festgelegt ist, umso mehr beeinträchtigt dies seine Beziehungsmöglichkeiten sowie seine Fähigkeit, mit Anforderungen umzugehen und Belastungen zu ertragen.

Die zugrundeliegenden Konflikte beruhen auf Gegensätzlichkeiten, die sich zwischen Kindern und ihren Bezugspersonen während des Zeitraums vorwiegend innerfamiliärer Sozialisation ergeben und bei den

Kindern von einem inneren Widerstreit zwischen verschiedenartigen Grundbedürfnissen begleitet sind. Expansive Aktivität, Verwirklichung eigener Einfälle, Selbstbestimmungswünsche, Geschwisterkonkurrenz, ausgeprägte Zuwendungswünsche gegenüber einem Elternteil können Kinder mehr oder weniger in Gegensatz zu den Erwartungen, Verhaltensforderungen und Rollenzuweisungen ihrer Bezugspersonen bringen und deswegen den Verlust von Wohlwollen, Zuwendung, Schutz und Sicherheit fürchten lassen. Bei den meisten Kindern führen die äußeren und inneren Auseinandersetzungen zu einem Kompromiß: Kinder lernen ihre Bedürfnisse zur rechten Zeit anzumelden und zu befriedigen, sich auf eine angemessene Weise zu behaupten, aber auch unvermeidliche Verzichte zu ertragen. Eltern lernen die Besonderheiten und die Eigenständigkeit ihres Kindes zu akzeptieren und ihre Ansprüche zu modifizieren. Wenn dieser Kompromiß mißlingt, wird ein Kind entweder in einer ständigen Auseinandersetzung mit seinen Bezugspersonen verharren oder es wird den Konflikt mehr und mehr nach innen verlagern, d.h. es wird sich, um Zuwendung und Sicherheit nicht zu gefährden, die Ansprüche der Erwachsenen zu eigen machen und dafür wesentliche eigene Bedürfnisse zurückstellen oder unterdrücken. Zu den Auswirkungen gehören:
(1) Festlegung auf Verhaltensvermeidungen mit unrealistischen Hoffnungen auf Belohnung durch Zuwendung und Sicherheit.
(2) Ständige Abwehrmaßnahmen gegen die unterdrückten und dadurch mangelhaft integrierten – deswegen beunruhigenden oder beängstigenden – Antriebe mit entsprechenden Einschränkungen im Erleben und im zwischenmenschlichen Umgang.
(3) Spezifische, objektiv oft geringfügig erscheinende Anlässe und Probleme, die von anderen Kindern hingenommen werden, können eine Provokation der unterdrückten Antriebskräfte (Versuchung) bedeuten oder durch eine Versagung erwarteter Zuwendung bzw. Anerkennung den innerpsychischen Konflikt verschärfen. Dadurch werden Verhaltensauffälligkeiten oder auch körperliche Erscheinungen hervorgerufen, in denen sich Beunruhigungen und Ängste ausdrücken. Es kann zu vermehrten Bemühungen um Abwehr oder auch zu ungesteuerten Durchbrüchen verdrängter Antriebe mit darauffolgenden Schuldgefühlen kommen.

Neurotische Entwicklungen können durch verschiedenartige Umstände begünstigt werden. Beim Kind sind es u.a.: Besondere Sensibilität (konstitutionell oder bei leichten Entwicklungsstörungen des Nervensystems) für Ängste und für Schuldgefühle; Sensibilisierung gegenüber Zuwendungsverlusten durch vorangegangene Trennungen; ungünstige Geschwisterposition; Abweichungen der Anpassungs- und Steuerungsmöglichkeiten. Bei den Bezugspersonen können u.a. ausschlaggebend werden: Emotionale Bedürfnisse, deretwegen z.B. das Kind einen Partner ersetzen oder unerfüllte eigene Wünsche verwirklichen soll, als Sündenbock oder Parteigänger benötigt wird oder die Bedeutung der Eltern bestätigen soll; unangemessene Vorstellungen von den Möglichkeiten und Bedürfnissen eines Kindes; Abhängigkeit von Beurteilungen durch Außenstehende; Überzahl von Erwachsenen mit u.U. widersprüchlichen Vorstellungen; willkürliche Handhabung von Belohnung und Bestrafung.
Unterschiedliche Schwerpunkte und Verläufe neurotischer Entwicklungen lassen sich erklären mit der Art der Bedürfnisse, die besonders betroffen sind, und mit der Art und Weise, wie Spannungen und Beunruhigungen dabei verarbeitet werden. Solche Schwerpunkte finden sich vor allem:
– im Bereich der Bedürfnisse nach Zuwendung und Schutz, deretwegen Selbständigkeit und Unabhängigkeit vermieden werden; Anklammerungswünsche, Trennungs- und Verlustängste, Gefügigkeit und Schuldgefühle bei Wünschen nach Behauptung oder Abgrenzung beherrschen das Erleben (depressive Strukturierung).
– im Bereich der Bedürfnisse nach Sicherheit gegenüber unberechenbaren Verhaltensweisen und gegenüber unerwünschten eigenen Impulsen, deretwegen Verhaltenserwartungen und Normen eine hohe Bedeutung gewinnen; Regeln und Ordnungen werden

betont, Spontaneität und Risiken vermieden; aggressive und sexuelle Regungen werden als beunruhigend erlebt (zwanghafte Strukturierung).

- Besonders weit in die frühe Kindheit reichen vermutlich die Entstehungszusammenhänge von Entwicklungen zurück, bei denen die eigene Bedeutung ungewiß bleibt; Selbstwerterleben und Selbstschätzung sind leicht zu verletzen oder hängen weitgehend von Beachtung und Bestätigung durch andere ab; hohe Erfolgserwartungen, Vermeiden von Be- und Entwertungssituationen, kompensatorische Phantasien, unrealistische Wünsche und Kränkbarkeit in Beziehungen nehmen großen Raum im Erleben ein (narzißtische Entwicklung).

Die allgemeine Psychodynamik der Adoleszenz stellt für die neurotische Entwicklung besondere Versuchungs- und Versagungsrisiken her: Es kommt zu einem Zuwachs an Antriebskräften mit Aktivitätsbedürfnissen und sexuellen Wünschen, denen die zuvor entwickelte Abwehr weniger gut gewachsen ist. Das System der Erwartungen und Bestätigungen in der Familie, das den neurotischen Festlegungen entsprach, verliert an Bedeutung. Neue Beziehungsangebote und -wünsche stoßen auf neurotische Einschränkungen des Erkennens und Verhaltens. Die Notwendigkeit und das Bedürfnis, unabhängig über sich selbst verfügen zu können, stößt auf entgegengerichtete innere Festlegungen. Das kann zu Verstrickungen in Schuldgefühle wie zu radikalen Befreiungsversuchen führen.

Neurotische Entwicklungen brauchen solange nicht als ungünstig oder behandlungsbedürftig in Erscheinung zu treten, wie nicht spezifische auslösende Situationen zu ungewöhnlichem Verhalten, Beeinträchtigungen der Leistungsfähigkeit oder körperlichen Symptomen führen. Deswegen ist es möglich, daß bei einem Jugendlichen erst in der Adoleszenz offenkundig wird, auf welche Weise weit zurückreichende Einflüsse zu Verletzbarkeit, Zwiespältigkeit, Vermeidungen und Einschränkungen geführt haben. Wenn zugleich aktuelle Konstellationen die Bewältigung der Entwicklungsprobleme des Jugendalters (s. 2.9.1.) erschweren – z.B. strukturelle oder kommunikative Defizite der Familie; ungünstige Bildungs- oder Ausbildungsbedingungen; soziale Benachteiligungen – dann läßt sich oft kaum beurteilen, welches Gewicht die vorher entstandenen, neurotischen Dispositionen an sich eigentlich haben. Je nach der Gewichtung, zu der man gelangt, kann man dann von einer «Entwicklungskrise in der Adoleszenz bei neurotischen Bereitschaften» oder von der «Dekompensation einer neurotischen Entwicklung in der Adoleszenz» sprechen.

Wenn beim *einzelnen* Jugendlichen aktuelle Bedingungen *seiner* Adoleszenz den Ausschlag dafür geben können, ob und wie neurotische Anteile aus der vorangegangenen Entwicklung zum Vorschein kommen, dann trifft dies wohl in ähnlicher Weise für allgemeine epochale Einflüsse zu. Einstellungen gegenüber Jugendlichen, Entwicklungschancen für junge Menschen, Gruppeneinflüsse von Jugendlichen untereinander haben Einfluß darauf, welche neurotischen Bereitschaften sich am ehesten im Verhalten ausdrücken oder ins Blickfeld geraten. Es erscheint aber nicht gerechtfertigt, wenn daraus Schlüsse auf eine ganze «Generation», auf einen «neuen Sozialisationstyp» oder auch auf «die Jugend» gezogen werden. Abgesehen davon, daß dadurch abgelenkt wird von den Lebensbedingungen und Zukunftsaussichten, die eine Gesellschaft für junge Menschen bereitgestellt hat, können damit Zuschreibungen erfolgen, die sich schließlich durch entsprechend verzerrte Selbst- und Fremdwahrnehmungen junger Menschen zu bestätigen scheinen.

2.9.4. Delinquentes Verhalten in der Adoleszenz

2.9.4.1. Delinquente Handlungen in der Adoleszenz

In fast allen Ländern der westlichen Zivilisation werden für Jugendliche und Heranwachsende deutlich höhere *Kriminalitätsbelastungszahlen* festgestellt als für die übrige Bevölkerung. Man muß dabei allerdings berücksichtigen, daß die Anzahl der als tatverdächtig ermittelten Personen nicht den Anteil tatsächlicher Täter in der entsprechenden Altersgruppe wiedergibt. Abgesehen davon, daß eine Quote von 20–25 % an Mehrfachnennungen in die unbereinigten Zahlen eingeht, haben Tatbewertung, Anzeigeverhalten und selektive Tataufklärung der Strafverfolgungsbehörden sowie deren selektive Aufmerksamkeit für bestimmte Gruppen einen Einfluß auf die Kriminalitätsbelastungszahl, der gerade bei der Gruppe der Jugendlichen und Heranwachsenden von Bedeutung sein dürfte. Auch wenn man dies berücksichtigt, läßt sich aber nicht bezweifeln, daß während des Jugendalters ein höherer Anteil von Personen Delikte begeht als in anderen Lebensabschnitten (s. Tab. 2). Die sogenannten *Dunkelfelderhebungen* zeigen, daß der Anteil von nichtentdeckten Straftaten, vor allem natürlich von weniger schwerwiegenden Delikten, wesentlich höher ist. Fast alle Jungen und auch fast alle Mädchen aus allen sozialen Schichten begehen z. T. mehrfach Handlungen, die gegen Strafrechtsnormen verstoßen, aber unentdeckt bleiben. Sie fallen hauptsächlich in den Zeitraum vom 13. bis zum 16. Lebensjahr (Remschmidt et al. 1975, Walter et al. 1979).

Tabelle 2: Kriminalitätsbelastungszahlen (Anteil der Tatverdächtigen an der gesamten Altersgruppe). Bundesrepublik Deutschland 1984

Erwachsene:	1,9 %	Männliche Erwachsene:	3,1 %
		Weibliche Erwachsene:	0,9 %
Heranwachsende:	4,6 %	Heranwachsende Männer:	7,3 %
		Heranwachsende Frauen:	1,7 %
Jugendliche:	4,0 %	Männliche Jugendliche:	6,0 %
		Weibliche Jugendliche:	1,9 %
Kinder über acht Jahre:	1,5 %	Jungen:	2,3 %
		Mädchen:	0,8 %

Die Wahrscheinlichkeit, entdeckt zu werden, wächst natürlich mit der Zahl, der Vielfalt und dem Schweregrad der Delikte. Sie ist bei gleicher Deliktbelastung außerdem für Jungen mehr als dreimal so hoch als für Mädchen und für Angehörige der Unterschicht höher als für alle anderen Gruppen.

Delinquente Handlungen am Ende der offiziellen Kindheit und im Jugendalter sind also nicht ungewöhnlich. Dafür gibt es vor allem zwei Erklärungen:

– Das Abweichen von verhaltensregelnden Normen und deren Notwendigkeit sind miteinander verbunden. Normen nehmen Situationsbeurteilungen vorweg, deren Aneignung und Anwendung auf vielfältige tatsächliche Situationen erlernt werden muß, jedoch nie vollkommen gelingen kann. Der Prozeß einer selbständigen Prüfung und Anwendung vorgegebener Situationsbeurteilungen während des Jugendalters ist dewegen von delinquenten Handlungen begleitet.

– Die Bedingungen der Adoleszenz stellen Handlungskonstellationen her, die delinquente Problemlösungen nahelegen können. Es wird anschließend noch erläutert, welche Umstände dabei von Bedeutung sind.

Die Gründe und die Bedeutung delinquenter Handlungen in der Adoleszenz haben dazu geführt, daß im Strafrecht der meisten Länder besondere Regelungen für diesen Altersabschnitt vorgesehen sind. Sie berücksichtigen auf unterschiedliche Weise, daß zwischen dem Status von Kindern, die noch nicht von öffentlichen Instanzen zur Rechenschaft gezogen werden sollen, und dem Status von erwachsenen Personen, auf deren Handlungen die jeweiligen Strafgesetze unterschiedslos angewandt werden sollen, ein Entwicklungszustand liegt, der modifizierte öffentliche Reaktionen auf delinquente Handlungen rechtfertigt.

Das kann grundsätzlich auf zweierlei Weise geschehen: Entweder wird strafrechtliche Verantwortlichkeit bis zu einer verhältnismäßig hoch angesetzten Altersgrenze, u.U. bis zur Volljährigkeit ausgeschlossen, d.h. über Maßnahmen wird von öffentlichen Instanzen (Jugendbehörden, Jugendgerichte) nur aufgrund von Erziehungs- oder Aufsichtsnotwendigkeiten und ohne eine Altersschwelle entschieden. Oder es wird Verantwortlichkeit nach den Strafgesetzen bei einer verhältnismäßig niedrig angesetzten Altersschwelle angenommen, das System der Reaktionen jedoch unter Erziehungsgesichtspunkten erweitert und verändert. Die erste Lösung hat für sich, daß sie junge Menschen nicht mit schwerwiegenden Schuldzuschreibungen belastet und eine Vielfalt flexibler Reaktionen zuläßt. Ihre Nachteile liegen darin, daß sie das Verhältnis zwischen Tätern und Tatbetroffenen kaum berücksichtigt und daß sie wenig Verfahrenssicherheiten bietet, die davor schützen, daß anstelle von nachprüfbaren Schuldfeststellungen objektiv kaum nachprüfbare Werturteile über Persönlichkeit, Entwicklung und Familie des jungen Menschen für eingreifende Maßnahmen ausschlaggebend werden. Die zweite Lösung konfrontiert junge Menschen u.U. schon früh damit, daß Recht auch Zwang notwendig machen kann, sie gesteht ihnen aber gleichzeitig die Sicherheit eines nachprüfbaren Verfahrens zu. Ihre Nachteile liegen darin, daß die grundsätzliche Übereinstimmung des Verfahrens und eines Teils der vorgesehenen Sanktionen mit den allgemeinen Strafgesetzen zu unangemessenen Schuldzuweisungen und zu einer Vernachlässigung der Erziehungsgesichtspunkte verleiten kann.

Da keine der beiden Lösungen der Entwicklungssituation vollkommen gerecht werden kann, wird weder die erste Grundrichtung (wie z.B. in den angelsächsischen, einem Teil der skandinavischen Länder und Belgien) noch die zweite Grundrichtung (wie z.B. in der Bundesrepublik Deutschland) ohne Abwandlungen und Einschränkungen eingehalten. In der Bundesrepublik Deutschland kann über Reaktionen auf delinquentes Verhalten nicht nur aufgrund des Jugendgerichtsgesetzes von 1953 sondern auch aufgrund des Jugendwohlfahrtsgesetzes von 1961 entschieden werden. Bei den Vorbereitungen für ein neues Jugendhilferecht sind verschiedene Vorschläge – Vereinheitlichung zu einem «Jugendkonfliktrecht» oder teilweise Anhebung der Altersgrenze für die Anwendung des Jugendgerichtsgesetzes – erörtert worden, mit denen die Zweigleisigkeit überwunden werden sollte.

Es kommt vor allem darauf an, daß erkannt und unterschieden wird, ob die entdeckten delinquenten Handlungen keine andere Bedeutung haben als der überwiegende Teil der im Dunkelfeld verbleibenden Delinquenz oder ob sie Anzeichen einer schwerwiegenden Krise, einer Störung der Entwicklung oder einer sozialen Beeinträchtigung sind. Handelt es sich um Aktivitäten, die sich mit der allgemeinen Psychodynamik der Adoleszenz erklären lassen, können die Feststellung des Verschuldens und eine richterliche Reaktion, die auf Stabilisierung des inneren Gleichgewichts zwischen Bedürfnissen und Orientierung und des äußeren Gleichgewichts zwischen Jugendlichen und tatbetroffener Gemeinschaft zielt, entwicklungsgerecht sein. Signalisieren Taten – unabhängig von ihrem Gewicht – jedoch Krise, Störung oder Beeinträchtigung, werden therapeutische oder soziale Hilfsangebote erforderlich, deren Gestaltung nicht schematisiert werden kann.

2.9.4.2. Allgemeine Bedingungen der Adoleszenz und delinquentes Verhalten

Die mehrdimensionale Erklärung delinquenter Handlungen aus besonderen Bedingungskonstellationen läßt sich schematisch in Anlehnung an Opp wie in Tabelle 3 darstellen (s. a. Tabelle 4 in Kapitel 2.4.).

Tabelle 3: Handlungsbedingungen bei normenkonformen und normabweichenden Handlungsweisen (in Anlehnung an Opp).

Handlungsbedingungen	Handlungsweise	
	normenkonform	normabweichend
1. Problemintensität subjektive Intensität eines Bedürfnisses oder Konflikts, resultierend aus allgemeinen Zielbewertungen und individueller Spannungstoleranz	+	+ +
2. Verfügbarkeit normenkonformer Lösungsmöglichkeiten Kenntnisse, soziale Kompetenz, erlangte bzw. zugelassene Handlungsspielräume	+	(+)
3. Zuverlässigkeit der Orientierung an Verhaltensnormen von Außenkontrolle unabhängige Sicherheit der Orientierung, flexible Übertragung auf unterschiedliche Situationen	+ +	(+)
4. Modelle oder Verstärkungen für normenabweichende Handlungen	+	+ +

Die Tabelle läßt erkennen, daß sich Konstellationen, die normabweichende Handlungen begünstigen, wohl im Verlauf jeder Entwicklung ergeben werden und daß dies ganz besonders für das Jugendalter zutrifft.

Der Zuwachs an Körperkräften, die Zunahme somatosexueller Ansprechbarkeit und entsprechender Anregungen lassen Bedürfnisse von hoher unmittelbarer Intensität entstehen, aus denen sich wiederum das Verlangen nach entsprechender Erweiterung der Handlungsspielräume ergibt. Die sozialen Grundbedürfnisse nach Entfaltung der eigenen Aktivität und nach neuen Erfahrungen erreichen ebenso wie die Grundbedürfnisse nach Zuwendung, Anerkennung und Übereinstimmung eine neue Dimension, teils weil sich das Blickfeld auf neue Möglichkeiten der Verwirklichung erweitert, teils weil die bisherigen Verhaltens- und Beziehungsformen der Kindheit keine Befriedigung mehr versprechen. Wenn gleichzeitig die angestrebten Ziele schwer zu erreichen sind, weil die notwendig erscheinenden Handlungsspielräume noch nicht zugestanden werden (z. B. für Selbstbestimmung des Aufenthaltes, sexuelle Partnerschaften, Benutzung von Kraftfahrzeugen), die notwendige Kompetenz noch nicht vorhanden ist (z. B. zu Verhandlungen, zur geduldigen Beziehungsgestaltung) oder materielle Mittel fehlen, kann delinquentes Verhalten durch *Zieleinengung* oder *Zielverschiebungen* begünstigt werden. Zieleinengung bedeutet, daß eines der angestrebten Ziele stellvertretend für die übrigen, unerreichbar erscheinenden Ziele (z. B. materielle Mittel oder absolute Unabhängigkeit) eine besonders hohe Bedeutung gewinnt. Zielverschiebung kann sich in konformer und in abweichender Weise auswirken. Konforme Zielverschiebung findet statt, wenn eine Gruppe Ziele setzt, die wie z. B. sportliche Leistungen eine Entfaltung der eigenen Aktivität mit erlaubten Mitteln möglich macht.

Als Beispiel abweichender Zielverschiebung kann die Gruppe gelten, die sowohl vermeintlich unerreichbare Ziele verächtlich macht, als auch Normen, die das Erreichen der Ziele
von erlaubten Mitteln abhängig machen, und die stattdessen Anerkennung für Aktionen
verspricht, bei denen man sich unerlaubter Mittel bedient.

2.9.4.3. Delinquentes Verhalten bei Entwicklungskrisen und bei der Dekompensation neurotischer Entwicklungen

Die in der Tabelle 3 unter 2.9.4.2 dargestellten Handlungsbedingungen (Problemintensität;
Verfügbarkeit normenkonformer Lösungsmöglichkeiten; Zuverlässigkeit der Orientierung; Modelle oder Verstärkungen für normabweichendes Handeln) können – abgesehen
von den allgemeinen Konstellationen der Adoleszenz – in Entwicklungskrisen und bei
neurotischen Entwicklungen derart beschaffen sein, daß sich die Möglichkeiten sozial
zugelassener Problemlösungen wesentlich verringern und die Wahrscheinlichkeit delinquenter Handlungen wächst.

Sowohl bei neurotischen Entwicklungen als auch bei Entwicklungskrisen kann es zu einer
spezifischen Zunahme der *Problemintensität* kommen. Einschränkungen der Beziehungsmöglichkeiten und des Selbstbehauptungsvermögens oder unrealistische Erwartungen im
Zusammenhang neurotischer Entwicklungen können unerträgliche emotionale Versagungen zur Folge haben. Zu deren Ausgleich können delinquente Handlungen geeignet erscheinen. Einfach zu durchschauen ist dies zumeist noch dann, wenn materielle Ersatzbefriedi-
gungen gesucht und schließlich – zumal sie niemals dauerhafte Zufriedenheit zur Folge
haben – durch Entwendungen gefunden werden. Entwendungen kommen bei bestimmten
Versagungen vor, um durch Geschenke oder durch «Trophäen» Zuneigung oder Ansehen
unter Gleichaltrigen zu erreichen. Dies kann durchsetzungsschwache Jugendliche wiederum
Erpressungen ausliefern, bei denen weitere Delikte von ihnen verlangt werden. Delinquente
Handlungen erscheinen manchmal auch das letzte Mittel zu sein, um andere Menschen
(Eltern, Lehrer oder aber sonst unerreichbar erscheinende Personen) auf sich aufmerksam
zu machen. Als «pars-pro-toto»-Besitzergreifung werden Personen, deren Zuneigung
gewünscht wird, aber unsicher erscheint, Gegenstände – oft mit symbolischer Bedeutung –
entwendet. Nicht leicht zu erkennen sind manchmal die Hintergründe von Entwendungen,
bei denen das Entwenden und Horten von «Trophäen» der vorübergehenden Beschwichti-
gung von Versagungen dient. Bei Jugendlichen, die schon in der frühen Kindheit erfahren
haben, daß aufgeschobene Befriedigung von Bedürfnissen zumeist endgültige Versagung
bedeutet, kann sich die daraus resultierende Neigung zu unmittelbarer Bedürfnisbefriedigung mit dem Antriebszuwachs der Adoleszenz verstärken.

In Entwicklungskrisen kann die Notwendigkeit, sich seiner selbst, der eigenen Bedeutung,
Entscheidungs- und Handlungsfreiheit zu vergewissern, zu delinquenten Handlungen
führen, die dann manchmal besonders schwerwiegend oder ungewöhnlich ausfallen:
aufsehenerregende Überfälle, Gewalttaten, Brandstiftungen. Derartige Handlungen können auch dazu dienen, Gefühle der Beziehungslosigkeit, Nichtigkeit und Leere zu überwinden.

Ein nach frühem Heimaufenthalt adoptierter Jugendlicher, der keinerlei Auseinandersetzung mit seinen
Adoptiveltern wagte, erlebte bei serienweisem Aufschlitzen von Autoverdecken erstmalig das Gefühl,
unabhängig von anderen handeln zu können. Dabei entwendete Gegenstände wurden von ihm lediglich
gehortet. Er legte dabei schließlich eine Spur, die zu ihm führen mußte.

Ein hochbegabter, aber außerordentlich beziehungsarmer Jugendlicher fand in Brandstiftungen, die er in großer Zahl wiederholte, eine süchtig erlebte Möglichkeit, die sonst nur noch als «leer» empfundene Umwelt belebt und sich selbst statt als «Null» bedeutungsvoll zu erfahren.

Bei neurotischen Entwicklungen kann die *Verfügung über normenkonforme Problemlösungsmöglichkeiten* auf verschiedene Weise eingeschränkt sein. Wenn die sozial zugelassenen Wege der Kontaktaufnahme und der Selbstbehauptung durch neurotische Vermeidungen und Festlegungen versperrt oder ungewohnt sind, können delinquente Handlungen ein vermeintlicher Ausweg sein oder als unvermittelter Durchbruch eintreten (z.B. überraschend ungezügelte Aggression als völlig unangemessene Verteidigung; mißverständliches, aggressives oder sexuell eingeengtes Annäherungsverhalten bei Beziehungswünschen). In Entwicklungskrisen kann die Wahrnehmung für vorhandene erlaubte Problem- und Konfliktlösungsmöglichkeiten verstellt sein oder es werden solche Lösungsmöglichkeiten verworfen, weil sie nicht mit den gerade entwickelten Selbstvorstellungen und Wertrangfolgen vereinbart werden können (z.B. Unterwerfung, Verletzung des eigenen Stolzes, Verrat an Freunden usw.).

Die Zuverlässigkeit der Orientierung an Verhaltensnormen ist in Entwicklungskrisen vor allem dann in Frage gestellt, wenn deren Einhaltung nicht als Grundlage eigener Vertrauenswürdigkeit und Selbstachtung angesehen wird, ihre Gültigkeit vielmehr noch abhängig von den vermittelnden, nun aber angezweifelten Autoritäten erscheint. Bei neurotischen Entwicklungen sind manchmal derart starre, die Bedürfnisbefriedigung einschränkende Verhaltenserwartungen vermittelt worden, daß gerade dadurch delinquente Handlungen auf verschiedene Weise begünstigt werden: (1) Identifikation mit den aggressiven Anteilen im Verhalten der Bezugspersonen; (2) Strafbedürfnisse aufgrund ständiger Schuldgefühle; (3) Entlastung von den unerfüllbaren verinnerlichten Ansprüchen durch Entwicklung eines inneren Gegensystems, das delinquentes Verhalten gutheißt (antisoziales Ich-Ideal).

Sowohl bei neurotischen Entwicklungen als auch bei Entwicklungskrisen entstehen nicht ganz selten Verkettungen von Problemen und Delikten: Handlungsbedingungen, die neurotisch oder im Zusammenhang mit einer Entwicklungskrise zustandegekommen sind, begünstigen ein delinquentes Verhalten von geringer strafrechtlicher Bedeutung. Dies hat jedoch neue Probleme zur Folge (z.B. Entdeckungsängste; tatsächliche oder vermeintliche Mitwisser; Selbst- oder Fremdvorwürfe; Zunahme von Identitätsproblemen), deren Lösung zunehmend schwieriger wird, weil die spezifischen Handlungsbedingungen durch die emotionalen Folgen der vorangegangenen Tat zumeist noch an Gewicht gewinnen und einen anwachsenden Problemdruck bei zunehmender Ausweglosigkeit zur Folge haben. Von Jugendlichen begangene Tötungshandlungen stehen nicht selten am Ende einer derartigen Verkettung (s.a. Lempp 1977).

2.9.4.4. Einflußnahme bei delinquentem Verhalten in der Adoleszenz

Eine wirkungsvolle Einflußnahme bei delinquentem Verhalten in der Adoleszenz setzt eine Klärung der Zusammenhänge voraus, wobei es darum geht, ob die delinquenten Handlungen Anzeichen eines Zustandes sind, der als solcher einer Behandlung bedarf, oder ob sie sich als vorübergehende Verhaltensweisen mit den allgemeinen Bedingungen der Adoleszenz erklären lassen.

Zu den Handlungen selbst ergeben sich dabei Fragen, die für die rechtliche Beurteilung der

Taten nur teilweise Bedeutung haben: Auf welche Weise sind die Taten aufgefallen oder entdeckt worden? Welches Problem sollte mit der Handlungsweise gelöst werden? Worin liegt ihr tatsächlicher oder vermeintlicher Vorteil für den Jugendlichen? Geht es um vorübergehende oder fortbestehende Probleme? Stehen erlaubte Lösungsmöglichkeiten zur Verfügung oder sind sie eingeschränkt? Worauf beruhen gegebenenfalls solche Einschränkungen? Wodurch wird die Orientierung an konformen Normen gestützt oder geschwächt? Sind besonders wirksame Modelle für delinquentes Verhalten vorhanden? Wodurch ist ein entsprechender Kontakt entstanden? Welche Auswirkungen haben schon erfolgte Reaktionen auf delinquentes Verhalten gehabt (Stigmatisierung, Isolierung, Veränderung des Selbstbildes)?

Stellt sich das delinquente Verhalten als vorübergehender Problemlösungsversuch dar, geht es vor allem darum, negative Zuschreibungen zu vermeiden und soziales Lernen zu unterstützen. Der Tataufklärung sollte möglichst rasch eine für den Jugendlichen verständliche Wertung seines Handelns folgen, die auch die Bedeutung seiner Vertrauenswürdigkeit und seiner Selbstachtung berücksichtigt und unterstreicht. Soweit Voraussetzungen dafür vorliegen, sollte er Anstrengungen unternehmen, um einen Schaden unmittelbar auszugleichen oder durch helfende Aktivitäten seine Achtung vor den Bedürfnissen anderer zu bekunden.

Bei neurotischen Entwicklungen und bei Entwicklungskrisen ergibt sich die Art der Einflußnahme aus der Besonderheit der Entstehungs- und Verfestigungsbedingungen. Behandlungsindikationen und Behandlungsformen sollen hier nicht weiter dargestellt werden. Eine therapeutische Zusammenarbeit setzt voraus, daß dem Jugendlichen verständlich gemacht werden kann, daß – unabhängig von der rechtlichen Beurteilung und Beantwortung seiner Handlungsweisen – Veränderungen für ihn selber notwendig sind, bei denen nicht Symptome wegbehandelt werden sollen, sondern eine Befreiung von Einschränkungen, bessere Selbstkenntnis, Zugewinn an innerer Sicherheit und Erweiterung der Handlungsmöglichkeiten angestrebt werden.

Bestimmte Zielsetzungen sind dabei nicht nur für neurotische Entwicklungen und Entwicklungskrisen von Bedeutung, sondern überhaupt für Jugendliche, bei denen es wiederholt zu delinquentem Verhalten gekommen ist:

Erweiterung der Fähigkeit Beziehungen aufzunehmen, Verhaltensweisen und Erwartungen anderer zutreffend einzuschätzen und eigene Bedürfnisse deutlich auszudrücken. Aneignung von Möglichkeiten zum Austragen von Konflikten ohne destruktives Agieren. Erfahrungen, die das Vertrauen in die eigenen Fähigkeiten und den eigenen Wert stärken. Aneignung von Fähigkeiten zur besseren Bewältigung sozialer Alltagsprobleme mit Personen und Instanzen. Einsicht in die Unzulänglichkeit übernommener Rechtfertigungen für dissoziales Verhalten. Anschluß an Gruppen, in denen Vertrauenswürdigkeit hinsichtlich sozial akzeptierten Verhaltens erwartet und bestätigt wird. Oft ist auch der Ausgleich von Bildungs- und Ausbildungsrückständen und eine Einflußnahme auf Lern- und Arbeitsstörungen von großer Bedeutung.

Unklar ist manchmal, ob es bei der Auswahl der Fachrichtung und der Einrichtung für die notwendige Einflußnahme auf ein *sozialpädagogisches* oder ein *therapeutisches* – zumeist psychotherapeutisches – Vorgehen ankommt. Beide Vorgehensweisen sollen hier nur in allgemeiner Weise kurz gekennzeichnet werden. Gemeinsam ist ihnen, daß Veränderungen durch beabsichtigte Lernvorgänge bewirkt werden. *Sozialpädagogisches Vorgehen* ist an der wünschenswerten Entwicklung der Persönlichkeit zu Mündigkeit und Selbstverwirklichung orientiert. Es strukturiert Lebens-, Erfahrungs- und Übungsfelder, die dem Kind oder Jugendlichen zu einer solchen Entwicklung fehlen oder gefehlt haben, in Einzelbeziehungen, Gruppen oder Institutionen. *Therapeutische Verfahren* sind Formen der Einflußnahme, die sich an individuellen Einschränkungen und Beeinträchtigungen orientieren. Sie werden auf der Grundlage bestimmter Bedingungskonzepte geplant, finden in methodisch strukturierten Beziehungen statt und müssen hinsichtlich ihrer beabsichtigten und nichtbeabsichtigten Wirkungen überprüfbar sein. – Sozial-pädagogisches Vorgehen läuft manchmal Gefahr, die Beeinträchtigungen eines Jugendlichen nicht ausreichend zu berücksichtigen und ihn zu überfordern. Therapeutisches Vorgehen läßt umgekehrt manchmal Selbsthilfe- und Selbstbestimmungsmöglichkeiten nicht genügend zur Geltung kommen. In der tatsächlichen Anwendung sind beide Vorgehensweisen nicht immer so deutlich voneinander abzugrenzen wie es nach diesen Definitionen scheinen mag. Ohnehin müssen sich beide Vorgehensweisen zumeist ergänzen. *Sozialtherapie* ist eine Bezeichnung, die für vielfältige Verknüpfungen von therapeutischen, pädagogischen und sozialpädagogischen Ansätzen in einem institutionellen Rahmen gebraucht wird. Sie macht eine multidisziplinäre Zusammenarbeit notwendig.

Die Einflußnahme auf Schwierigkeiten, Störungen und Krisen der Entwicklung, durch die delinquentes Verhalten begünstigt wurde, wird wesentlich schwieriger, wenn sich der Jugendliche oder Heranwachsende nicht mehr in Freiheit befindet. Die Auseinandersetzung mit der Unfreiheit und ihrer Berechtigung kann dann andere Problembereiche überlagern. Die Ausgrenzung aus den übrigen Lebens- und Erfahrungszusammenhängen steht einer Erweiterung sozialer Kompetenz im Wege. Bei vergleichbaren Gruppen verurteilter Jugendlicher hat sich deswegen auch gezeigt, daß nach therapeutischem oder sozialpädagogischem Vorgehen in Freiheit oder bei offener Unterbringung Rückfälle seltener waren als nach Freiheitsentzug. Allerdings kann Freiheitsentzug bei wiederholten, schwerwiegenden schädigenden Handlungen zunächst die einzige Möglichkeit sein, andere Menschen vor der Fortsetzung derartiger Handlungen zu schützen und dem jugendlichen Täter zu vermitteln, daß er seine Vertrauenswürdigkeit erst wieder gewinnen muß.

2.9.5. Begutachtung bei delinquentem Verhalten in der Adoleszenz

2.9.5.1. Gesetzliche Grundlagen, Verfahrensfragen und Aufgaben des Sachverständigen im Jugendstrafrecht

Allgemeine Probleme der Tätigkeit und der Rolle des Sachverständigen werden an anderer Stelle erörtert. Hier geht es um Besonderheiten, die den Sachverständigen im Jugend-gerichtsverfahren betreffen. Seine Stellung, seine Beziehung zu den betroffenen jungen Menschen und sein Aufgabenrahmen sind verschiedentlich diskutiert worden (Focken u. Pfeiffer 1980, Schönfelder 1979, Förster 1979, Lempp 1983).

Das Jugendgerichtsgesetz enthält besondere Fragestellungen und besondere Vorschriften für den Sachverständigen, die über die Fragestellung aus dem Strafgesetzbuch hinausgehen und die neben den Bestimmungen der Strafprozeßordnung seine Tätigkeit regeln. Aus §3 JGG ergibt sich die Frage nach der strafrechtlichen Verantwortlichkeit unter dem Gesichtspunkt der Entwicklung und aus §105, Abs. 1 JGG die Frage nach dem tatsächlichen Entwicklungsstand eines über 18 Jahre alten Heranwachsenden. In §10, Abs. 2 ist die heilerzieherische Behandlung durch einen Sachverständigen vorgesehen. Sie macht in der Regel auch die Klärung der Indikation durch einen Sachverständigen erforderlich. §43, Abs. 3 JGG verlangt im Ermittlungsverfahren soweit erforderlich eine Untersuchung des Beschuldigten «namentlich zur Feststellung seines Entwicklungsstands oder anderer, für das Verfahren wesentlicher Eigenschaften». Sie soll u. a. erfolgen, wenn ein Zusammenhang der Verfehlung mit einer Geistes- oder Gemütskrankheit zu vermuten ist, wenn der Jugendliche durch seelische, geistige oder körperliche Besonderheiten auffällt und wenn er ohne erkennbare Ursachen «erheblich verwahrlost» ist (Brunner 1981). Mit verschiedenen Aufzählungen (u.a. Focken u. Pfeiffer 1980, Lempp 1983) ist versucht worden, weitere Anhaltspunkte für die Notwendigkeit einer kinder- und jugendpsychiatrischen Untersuchung zu geben. Dabei wird bereits berücksichtigt, daß es nicht nur um die strafrechtliche Verantwortlichkeit und Schuldfähigkeit geht, sondern ebenso darum, ob durch das delinquente Verhalten ein behandlungsbedürftiger Zustand in Erscheinung getreten ist. Deswegen sind u. a. auch genannt: Ängstlichkeit in der Kindheit, Störungen der sprachlichen und motorischen Entwicklung, auffälliges Einzelgängertum, isolierte Lernschwächen oder anhaltendes Lern- und Leistungsversagen, inadäquat aggressives Verhalten, auffällige Erscheinungen wie Stottern, Einnässen, Einkoten und Tics sowie Fehlreaktionen auf objektive oder vermeintliche Körpermängel (Focken u. Pfeifer 1980). Zweifel an der Schuldfähigkeit sind begründet, wenn Alkohol oder Rauschdrogen zur Zeit der Tat deutliche Auswirkungen zeigten, sowie dann, wenn aus der Vorgeschichte Schädelunfälle, Gehirn- oder Hirnhautentzündungen, erheblichere Vergiftungen, schwere Krankheiten mit Bewußtseinsveränderungen und Anfallserscheinungen bekannt sind (Lempp 1983).

In §73 JGG ist vorgesehen, daß auch dann, wenn es nur um ein Gutachten zum Entwicklungsstand geht, die Unterbringung des Beschuldigten in einer «für die kriminalbiologische Untersuchung Jugendlicher geeigneten Anstalt» angeordnet werden kann. Außer dem Verteidiger muß dazu zuvor ein Sachverständiger gehört werden. Ob dieser sich ausnahmsweise auch allein aufgrund des aus den Akten bekannten Sachverhalts äußern darf, ist umstritten (s.u.a. Brunner 1981). Unabhängig von den rechtlichen Problemen würde der Sachverständige sich aber durch ein «blindes» Vorgehen dem Betroffenen gegenüber in Frage stellen, sofern dieser nicht selbst auf die Unterbringung drängt. Für körperliche Untersuchungen ist eine Anordnung nach §§81a, 81b StPO erforderlich. Soll sich das Gutachten auf die Frage der Schuldfähigkeit erstrecken – was in der Regel der Fall sein dürfte – gilt §81 StPO. Die Unterbringung darf höchstens für die Dauer von sechs Wochen angeordnet werden. Es ist allerdings nicht ausgeschlossen, nacheinander eine Unterbringung ausschließlich nach §73 und ausschließlich nach §81 StPO mit jeweils sechs Wochen Dauer anzuordnen. Zwar ist eine stationäre Untersuchung grundsätzlich so kurz wie möglich zu halten. Kommt als Alternative jedoch nur die Untersuchungshaft in Betracht, dann sollte geprüft werden, ob nicht nach Art und Eignung der Einrichtung, nach den Erziehungs- und Behandlungsbedürfnissen des Jugendlichen und nach seiner Entwicklung während der Unterbringung der weitere stationäre Aufenthalt statt einer «Verwahrung» (§73 Abs. 3 JGG) die weniger einschneidende und für die weitere Entwicklung des Jugendlichen günstigere Maßnahme darstellt und entsprechende Anordnungen rechtfertigt (§116 StGB, §§71 u. 72 Abs. 3 JGG). Der Wortlaut des §73 JGG erscheint sehr von Vorstellungen beeinflußt, bei denen die betroffenen jungen Menschen lediglich als Objekte diagnostischer Maßnahmen erscheinen. Wo dies tatsächlich der Fall ist, muß ein solcher Zustand natürlich so schnell wie möglich beendet werden. Daß aber eine der Klärung dienliche Beziehung zwischen jungen Menschen und dem Sachverständigen anderer Art sein sollte, wird hier noch ausgeführt.

Besondere Bestimmungen des Jugendgerichtsgesetzes betreffen auch den Ausschluß von Verfahrensbeteiligten. Wird gegen Jugendliche verhandelt, ist die Öffentlichkeit für Verhandlung und Urteilsverkündung ausgeschlossen (§48 JGG). Dies gilt allerdings nicht, wenn im gleichen Verfahren auch Heranwachsende oder Erwachsene angeklagt sind. Abgesehen von den allgemeinen Gründen, die dann einen Ausschluß der Öffentlichkeit erlauben, ist dies auch möglich, wenn es «im Interesse der Erziehung des jugendlichen Angeklagten geboten ist» (§ 48 Abs. 3 JGG). Auch im Verfahren gegen Heranwachsende kann die Öffentlichkeit ausgeschlossen werden, wenn dies «im Interesse des Heranwachsenden geboten ist» (§ 109 JGG). Der Sachverständige hat damit grundsätzlich die Möglichkeit, sein mündliches Gutachten in der Verhandlung vorzutragen, ohne befürchten zu müssen, daß dessen Inhalt von anderen Personen zum Nachteil des Jugendlichen oder Heranwachsenden verwandt oder umgedeutet wird. Bei einem Heranwachsenden wird das Gericht allerdings dessen Interesse gegenüber dem Rechtsgrundsatz der Öffentlichkeit jeweils abwägen. Es kann deswegen dazu kommen, daß der Sachverständige bei der Formulierung seines mündlichen Gutachtens auch die Auswirkungen auf nicht verfahrensbeteiligte Zuhörer bedenken muß. Besonders problematisch wird dies dann, wenn zur Begründung der Ergebnisse z.B. auch innerfamiliäre Beziehungsschwierigkeiten beschrieben werden müssen.

Im Jugendgerichtsverfahren können sowohl der Angeklagte als auch Angehörige und Erziehungsberechtigte zeitweilig von der Verhandlung ausgeschlossen werden (§ 51 JGG). Für Heranwachsende gelten allerdings nur die allgemeinen Verfahrensvorschriften (§ 247 StPO). Die Vernehmung des Sachverständigen gilt im allgemeinen als ein besonderer Grund, den Jugendlichen, unter Umständen auch seine Erziehungsberechtigten von der Verhandlung auszuschließen (s. u. a. Brunner 1981, Lempp 1983). Sicherlich sollte dies dann geschehen, wenn es unerläßlich erscheint, Feststellungen mitzuteilen, die den Jugendlichen ängstigen müssen (z.B. körperliche Mängel, die ihm noch nicht erklärt werden konnten), die von ihm oder den Eltern als Anschuldigungen mißverstanden werden können (z.B. Entwicklungs- und Erziehungsbedingungen) oder die von den Beteiligten gegeneinander verwandt werden könnten. Grundsätzlich sollte der Sachverständige indessen zweierlei abwägen: (1) Ob und wieweit die Mitteilung derart problematischer Sachverhalte in der mündlichen Verhandlung zur Erklärung und zur Begründung des Ergebnisses wirklich notwendig sind, (2) Ob es der Selbstachtung und dem Selbstverständnis des Jugendlichen nicht eher dient, wenn er auch während des Gutachtens tatsächlich «Beteiligter» der ihn betreffenden Angelegenheit bleibt. Hält der Sachverständige den zeitweiligen Ausschluß des Jugendlichen für unumgänglich, dann sollte er dies möglichst noch während der Vorbereitung mit dem Jugendlichen erörtern und auch in der Verhandlung selber noch einmal erläutern.

Wird im Jugendgerichtsverfahren ein Sachverständiger hinzugezogen, hat dies fast immer eine Verzögerung des Verfahrens zur Folge. Es liegt jedoch grundsätzlich im Interesse der weiteren Entwicklung des Jugendlichen, daß er so schnell wie möglich mit der rechtlichen Wertung seiner Handlungen konfrontiert wird und daß notwendige Maßnahmen aus ihrem zeitlichen Zusammenhang mit den auslösenden Ereignissen verstanden werden können. Vor der Beauftragung eines Sachverständigen wird deswegen grundsätzlich das Verhältnis zwischen den damit verbundenen Verzögerungen, natürlich auch anderen Belastungen des Jugendlichen und den möglichen Auswirkungen des Gutachtens auf Rechtsfolgen und Maßnahmen abzuwägen sein (Schüler-Springorum 1979). Die Beschränkung der Verfahrensverzögerung auf ein unvermeidliches Mindestmaß sollte grundsätzlich die Zusammenarbeit zwischen Auftraggeber und Sachverständigem bestimmen. Allerdings darf dies nicht zu Lasten einer gründlichen und stichhaltigen, d. h. für den Sachverständigen u. U. zeitaufwendigen Klärung gehen. Insofern wird sich die Tätigkeit des jugendpsychiatrischen und psychologischen Sachverständigen ja auch gar nicht von dem unterscheiden, was er für Menschen tut, die sich ihm aus eigener Entscheidung anvertrauen. Der Unterschied und auch ein wesentlicher Grund für Verzögerungen liegt bei der Organisation und dem Zeitaufwand für die schriftliche Ausarbeitung des Gutachtens. Die Form des ausführlichen, wissenschaftlich begründeten schriftlichen Gutachtens wird in Verfahren, in denen die Ergebnisse des Sachverständigen von sehr weittragender Bedeutung sind und zudem Auseinandersetzungen darüber zu erwarten sind, unvermeidlich sein. Jedoch ist dies keineswegs immer notwendig. Es kann genügen und sollte dann auch bei der Beauftragung vereinbart werden, daß der Sachverständige seine Feststellungen in der gleichen Weise wie sonst bei seinen Patienten in einer überprüfbaren Weise dokumentiert (dazu gehört auch die Benennung der Aktenteile, von denen er ausführlich Kenntnis genommen hat). Es sollten eine Zusammenfassung der wesentlichen Ergebnisse sowie die Schlußfolgerungen dem Auftraggeber im Umfang eines ausführlicheren Berichts mitgeteilt und dieser dann in der Hauptverhandlung erläutert und begründet werden.

Die Rolle, die dem jugendpsychiatrischen und psychologischen Sachverständigen im Jugendgerichtsverfahren zukommt, ist formal eindeutig bestimmt. Er ist an einen Auftrag und bestimmte Fragestellungen gebunden, wodurch er lediglich als Gehilfe des Verfahrens auftritt. Mit der Annahme des Gutachtenauftrages ist er verpflichtet, dem Gericht seine Feststellungen und seine Schlußfolgerungen zu den ihm vorgelegten Fragen «unparteiisch und nach bestem Wissen und Gewissen» (§ 79 StPO) mitzuteilen. Das ihm sonst zustehende Zeugnisverweigerungsrecht entfällt mit Ernennung zum Sachverständigen für ihn und seine Mitarbeiter. Das bedeutet, daß auch diejenigen Mitteilungen an den Sachverständigen, deren Weitergabe im Zusammenhang mit der Fragestellung nicht unbedingt notwendig ist, dennoch rechtlich nicht vor einer Offenbarung im Verfahren geschützt sind. Der Sachverständige wird dem betroffenen jungen Menschen erläutern müssen, auf welche Weise er selbst in das Verfahren eingebunden ist und wie er damit umzugehen gedenkt. So weit, wie es zunächst scheinen mag, braucht ihn dieser Sachverhalt aber gar nicht von seinem beruflichen Selbstverständnis und Handeln zu entfernen. Das hat vor allem zwei Gründe: Zum einen steht sein Sachverständigenauftrag nicht in einem von anderen Beweggründen freien Vakuum. Er ist vielmehr eingebunden in die Absichten des Jugendgerichtsgesetzes und vor allem in dessen Orientierung an den Entwicklungsbedürfnissen des Jugendlichen. Das verpflichtet den Sachverständigen nicht nur dazu, seine Ergebnisse, sondern vor allem auch seine Beziehungen zu dem Jugendlichen und seine Handlungen als Sachverständiger unter diesem Kriterium zu sehen. Zum anderen wird die Beziehung zwischen dem Sachverständigen und dem Jugendlichen von beiden Seiten gestaltet. Das kann im günstigen Fall bedeuten, daß eine gemeinsame, von beiden Seiten gewünschte Arbeit an der Klärung von Zusammenhängen entsteht, in der die Beziehung zugleich ein Instrument der Erkenntnis ist. Vom Sachverständigen verlangt dies den gleichen Wechsel zwischen Hineinversetzen und distanziertem Prüfen und Abwägen, die gleiche Beachtung der Kommunikationshindernisse und der eigenen Reaktionen wie sie ihm auch sonst geläufig sind. Die Forderung unparteiisch zu sein, bezieht sich auf seine Schlußfolgerungen. Als «unbeteiligt» verstanden, würde diese Forderung eine Sammlung von Feststellungen zur Folge haben, die es vielleicht möglich macht, den Jugendlichen diagnostischen Kategorien zuzuordnen, die aber nicht geeignet ist, seine «Eigenart» (§ 43 JGG), die Dynamik seiner Entwicklung und die Notwendigkeit individueller Maßnahmen zu erklären und verständlich zu machen (s. a. Schönfelder 1979). Tatsächlich wird traditionell nicht selten vom Sachverständigen eine Einstellung und ein Gutachten erwartet, für die der Jugendliche das Objekt distan-

zierter Betrachtung sowie statischer Beschreibung und Zuschreibung bleibt. Dies würde
nicht nur den Zugang zu notwendigen Erkenntnissen einschränken, sondern dem Jugendlichen außerdem eine Erfahrung vermitteln, die seine Entwicklung nur belasten kann. Das
betrifft vor allem seine Selbstachtung aber auch seine Vorstellungen von der Achtung, die
man anderen entgegenbringt. Im ungünstigen Fall wird der Jugendliche selbst dem Sachverständigen schon mit entsprechenden Befürchtungen begegnen, der Klärung ein schwer
auszuräumendes Mißtrauen entgegensetzen und zum Schutze seines Selbstwerts Kommu-
nikationsbarrieren aufrichten, die man dann auch respektieren sollte.

Ist das Gutachten des Sachverständigen das Ergebnis gemeinsamer Bemühungen um eine
Klärung, dann kann er auch in der Hauptverhandlung nicht über den Kopf des angeklagten
Jugendlichen in einer Weise hinwegreden, als hätte er noch nie etwas mit ihm zu tun
gehabt. Wenn nicht schwerwiegende Gründe (s. o.) – zu denen auch der Entwicklungsstand
und die augenblickliche Belastungsfähigkeit des Jugendlichen rechnen – dafür sprechen,
ihn zeitweilig von der Verhandlung auszuschließen, dann sollte sich der Sachverständige
nicht nur an das Gericht wenden, sondern den angeklagten Jugendlichen als Haupt-
beteiligten vor allem dann einbeziehen und ansprechen, wenn es um gemeinsam erarbeitete
Erkenntnisse geht.

Der Aufgabenrahmen des Jugendgerichtsgesetzes fordert den Sachverständigen im übrigen
dazu auf, sich über die künftige Gestaltung der Entwicklungsbedingungen des Jugendlichen zu äußern und auf welche Art und Weise dies gegebenenfalls bewerkstelligt werden
kann. Zu seinen Aufgaben in der Hauptverhandlung gehört es auch, Eigentümlichkeiten
im Verhandlungsverhalten des Jugendlichen (z. B. Mangel an verbalen Äußerungsmöglichkeiten, paradox erscheinende Reaktionen, spezifische Betroffenheit) zu erklären.

2.9.5.2. Entwicklungsstand und Jugendgerichtsgesetz

Strafrechtliche Verantwortlichkeit (§ 3 JGG)
Unter 2.9.4.2. ist bereits erörtert worden, daß offizielle Reaktionssysteme die allgemeinen
Bedingungen der Adoleszenz bei delinquenten Handlungen auf unterschiedliche Weise
berücksichtigen können. In der Bundesrepublik Deutschland sehen Strafgesetzbuch und
Jugendgerichtsgesetz vor, daß für Handlungen junger Menschen nach Vollendung des
14. Lebensjahres die Maßstäbe des Strafgesetzbuches gelten sollen. Zwar ist in § 10 StGB
festgelegt, daß für Taten von Jugendlichen und Heranwachsenden das Strafgesetzbuch
nur gilt, soweit im Jugendgerichtsgesetz nichts anderes bestimmt ist. Die Bestimmungen
des Jugendgerichtsgesetzes erstrecken sich indessen nicht auf die Wertung und rechtliche
Einordnung der Straftatbestände, sondern auf die Folgen von Verfehlungen, auf das Verfahren sowie auf die Vollstreckung und den Vollzug der Jugendstrafe.

Für die rechtliche Bedeutung der Altersgrenze von 14 Jahren, die Kinder von Jugendlichen
trennt, gibt es verschiedene Begriffe. Im Gesetz werden Kinder als «*schuldunfähig*» bezeichnet (§ 19 StGB). Das steht zwar in Einklang mit dem Schuldbegriff des Gesetzes, indessen
nicht mit dem allgemeinen Sprachgebrauch. Das Jugendgerichtsgesetz verlangt, daß geprüft wird, ob ein Jugendlicher seiner Entwicklung nach tatsächlich als «*strafrechtlich
verantwortlich*» gelten kann (§ 3 JGG). Allgemein ist von «*Strafunmündigkeit*» bei Kindern und von «*bedingter Strafmündigkeit*» bei Jugendlichen die Rede. Diese beiden Begriffe erscheinen allerdings wiederum nicht in den Gesetzestexten.

Bei Strafunmündigen haben delinquente Handlungen grundsätzlich andere Folgen als bei

Strafmündigen. Bei einem Kind oder bei einem Jugendlichen, der seiner Entwicklung nach noch nicht als strafrechtlich verantwortlich angesehen werden kann, ist es möglich, Erziehungsmaßnahmen anzuordnen (§ 3 u. § 34 Abs. 2 u. 3 JGG). Eine derartige Anordnung trifft – in der Regel – der Vormundschaftsrichter nach den Vorschriften des Bürgerlichen Gesetzbuches (§ 1631 Abs. 3, § 1666 u. § 1666 a BGB) und des Jugendwohlfahrtsgesetzes (§ 57 – Erziehungsbeistandsschaft, §§ 64 und 65 bzw. 67 – Fürsorgeerziehung). Dabei ist für entsprechende Entscheidungen ausschließlich das Erziehungsbedürfnis maßgeblich. Die von einem strafunmündigen Minderjährigen begangenen Taten können zwar darauf hinweisen, daß die Möglichkeiten einer Familie nicht ausreichen, um Gefährdungen oder Störungen der Entwicklung abzuwenden. Dies kann jedoch nicht einfach unterstellt werden. Selbst schwerwiegende Taten – etwa im Zusammenhang mit einer ungewöhnlichen Situation oder einer vorübergehenden Krise – müssen keineswegs die Notwendigkeit öffentlicher Erziehungshilfe anzeigen. Da sich die Maßnahmen nicht nach der Tat, sondern nach dem Erziehungsbedürfnis zu richten haben, können Anordnungen unterbleiben, wenn die Familie sich selbst in der Lage sieht, mit dem Problem umzugehen oder von sich aus die notwendigen Schritte (z.B. Aufsuchen einer Beratungseinrichtung) unternimmt. Für die Beurteilung, ob die Entwicklung eines Minderjährigen «gefährdet oder geschädigt» ist (§§ 55 u. 62 JWG), und für die Auswahl der Maßnahmen gibt es keine verbindlichen Kriterien. Deswegen kann leicht die soziale Lage einer Familie zum vorherrschenden Gesichtspunkt werden (s. u. a. Heltzel 1979). Einschneidende Anordnungen – wie etwa eine Fremdunterbringung – können dann von den betroffenen Minderjährigen und ihren Familien umso eher als unverhältnismäßige Bestrafung ohne nachprüfbare Gründe statt als notwendige Hilfe erlebt werden. Dies gilt ganz besonders dann, wenn in einem Jugendgerichtsverfahren durch den Jugendrichter Fürsorgeerziehung (§§ 64, 65 JWG und § 12 JGG) angeordnet wird. Das ist unabhängig von der strafrechtlichen Verantwortlichkeit möglich, sofern der Jugendliche das 17. Lebensjahr noch nicht vollendet hat. Als Voraussetzung gilt nach dem Jugendwohlfahrtsgesetz immer noch, daß der Minderjährige «zu verwahrlosen droht oder verwahrlost ist» (§ 64 JWG). Der negative Bedeutungswechsel – vom «verwahrlosen» = einen anderen ungenügend umsorgen zum «verwahrlosen» = Entwicklung oder Aneingung unerwünschter Verhaltensweisen und Eigenschaften – hat zur Folge, daß die Anordnung von Fürsorgeerziehung ganz besonders mit negativen Zuschreibungen belastet erscheint. Aus verschiedenen Gründen findet sie inzwischen immer seltener statt.

Bei den Vorbereitungen für ein *Jugendhilfegesetz*, mit dem das Jugendwohlfahrtsgesetz abgelöst werden sollte, war daran gedacht worden, das Verhältnis zwischen Jugendhilfe und Jugendgerichtsbarkeit klarer zu beschreiben. Außerdem sollten die Leistungen der Jugendhilfe von negativen Zuschreibungen und unnötigen Eingriffen befreit werden. Das im Mai 1980 vom Deutschen Bundestag angenommene Gesetz hat indessen nicht mehr die notwendige Zustimmung des Bundesrats erhalten.

Bei strafrechtlicher Verantwortlichkeit gibt für die Folgen delinquenter Handlungen die Wertung der Tat den Ausschlag. Dem Jugendgerichtsgesetz liegt zwar ein Erziehungsauftrag zugrunde, der seinem Sinn nach nur auf den Täter und nicht auf die Tat bezogen werden kann. Dieser Erziehungsauftrag setzt allerdings nur ein bei vorwerfbaren Handlungen und drückt sich vor allem darin aus, daß die rechtlichen Folgen solcher Handlungen die individuelle Entwicklungssituation eines Jugendlichen berücksichtigen sollen. Die Reaktionen brauchen sich nicht nach der Unterscheidung von Vergehen und Verbrechen (§ 12 StGB) zu richten. Grundsätzlich besteht sogar bei jeglicher Verfehlung die

Möglichkeit, von der Verfolgung abzusehen (§45 JGG). Eine längerdauernde freiheitsentziehende Reaktion, die Jugendstrafe, kommt nur in Betracht, wenn sie durch sogenannte
«schädliche Neigungen» begründet erscheint, allerdings auch, wenn die «Schwere der
Schuld» dies zu erfordern scheint (§17 JGG). Gerade die Vorschrift des §17 JGG über die
Voraussetzungen der Jugendstrafe läßt deutlich das im Jugendgerichtsgesetz angelegte
Spannungsverhältnis zwischen Tatbewertung und Erziehungsauftrag erkennen. Dem ent-
spricht aber auch die innere Verfassung, in der sich ein strafrechtlich verantwortlicher
Jugendlicher befindet: einerseits wünscht er sich möglichst wenig als Objekt pädagogischer
Maßnahmen zu sehen, sondern als Subjekt, das seine Handlungen bestimmt und verantwortet. Andererseits wird die Art und Weise, wie er selbst seine Handlungen bewertet und
wie er sich die Wiederherstellung eines Vertrauensgleichgewichts vorstellt, von seiner
Entwicklungssituation bestimmt.
Die Vorschriften des §3 JGG sind vor diesem Hintergrund zu sehen. Die Begriffe, mit denen
die Voraussetzungen strafrechtlicher Verantwortlichkeit gekennzeichnet werden, gleichen
denjenigen, die im Strafgesetzbuch im Zusammenhang mit der Schuldfähigkeit verwandt
werden. Der Jugendliche muß seiner Entwicklung nach in der Lage sein, «das Unrecht der
Tat einzusehen und nach dieser Einsicht zu handeln» (§3 JGG). Die Frage, ob dies zutrifft,
ist für den Zeitpunkt der Tat und gegebenenfalls für jede einzelne Tat zu prüfen. Es geht
nicht um allgemeine Feststellungen zum Entwicklungsstand – etwa ob die bei einem
14-jährigen zu erwartenden geistigen Fähigkeiten vorhanden sind –, sondern es ist jeweils
die Beziehung zwischen dem individuellen Entwicklungsstand und einer bestimmten Verfehlung zu prüfen.
Bei dem überwiegenden Teil delinquenter Handlungen von Jugendlichen wird mit guten
Gründen angenommen, daß die Voraussetzungen vorhanden sind, von denen das Reak-
tionssystem des Jugendgerichtsgesetzes ausgeht. So sind für Eigentumsübergriffe und
gefährliche Gewaltanwendung gegen Menschen zumeist lange vor Erreichen des strafmündigen Alters sowohl Unrechtsbewußtsein als auch Vorstellungen von alternativen
Problemlösungsmöglichkeiten vorhanden. Für manchen anderen strafbaren Tatbestand
und für komplexere Tatumstände läßt sich indessen bezweifeln, ob die Wertung der Tat
ein geeigneter und berechtigter Ausgangspunkt für Maßnahmen ist.
Für eine Beurteilung der strafrechtlichen Verantwortlichkeit ist es notwendig, die abstrakten Formulierungen von der Einsicht in das Unrecht der Tat und von der Fähigkeit nach
dieser Einsicht zu handeln, auf Entwicklungssachverhalte zu übertragen. Die notwendige
Einsicht in das Unrecht einer Handlungsweise ist dann gegeben, wenn ein Jugendlicher
verstehen kann, daß dieses bestimmte Verhalten sich gegen schutzwürdige Interessen anderer Menschen oder der Gemeinschaft richtet. Kenntnis der entsprechenden Strafbestimmungen ist dazu nicht erforderlich. Einsicht in das Unrecht hat auch nicht einfach
schon jeder Jugendliche, dem bewußt ist, daß er etwas Verbotenes tut, wie es u.a. vom
Bundesgerichtshof formuliert worden ist. Zumindest dann, wenn «Verbot» in seiner
allgemeinen Bedeutung verstanden wird, gehört es zu der Erfahrung von Kindern und
Jugendlichen, daß sie es im Laufe ihrer Entwicklung mit nicht wenigen Verboten zu tun
haben, die für die Rechtsordnung ohne Bedeutung sind. Zu einer Einsicht, die auch ohne
unmittelbare Außenkontrolle des Verhaltens wirksam bleibt, gehört gerade die Fähigkeit,
zu unterscheiden zwischen jenen Handlungsweisen, die von Erwachsenen aus mehr oder
weniger einleuchtenden Gründen mißbilligt werden (z.B. Verstöße gegen Disziplin, Ruhe,
«anständiges Benehmen», aber auch Selbstgefährdung, Gesundheitsgefährdung usw.) und
solchen Handlungsweisen, die – sogar trotz Billigung durch einzelne Erwachsene (negative

Vorbilder, Anstifter) – gegen die Ordnungs- und Vertrauensgrundlagen des Zusammenlebens verstoßen.

Probleme der Einsicht in das Unrecht einer Tat, die sich aus allgemeinen oder umschriebenen Verzögerungen der geistigen Entwicklung ergeben, sind bereits im Abschnitt über
früh erworbene und angeborene Beeinträchtigungen der geistigen Entwicklung (2.4.)
erörtert worden. Die Möglichkeit einer entsprechenden Einsicht kann aber auch bei alters-
entsprechend entwickelten Fähigkeiten zum Erkennen und Beurteilen zweifelhaft sein,

– wenn für die Strafbarkeit Tatbestandsmerkmale maßgeblich sind, die in den Unrechts-
   vorstellungen eines Jugendlichen noch ohne Bedeutung sind (z.B. Altersgrenze bei Vergehen gegen die sexuelle Selbstbestimmung – § 176 und 181 StGB),
– wenn ungewiß erscheint, ob und welche schutzbedürftigen Interessen oder Vertrauensgrundlagen verletzt werden (z.B. bei exhibitionistischen Handlungen oder Erregung
   öffentlichen Ärgernisses, aber auch Strafvereitelung, Hehlerei sowie verschiedenen, dem
   Abschnitt Urkundenfälschung des StGB zugeordneten Tatbeständen),
– wenn wesentliche Tatumstände nicht überblickt werden (z.B. falsche Verdächtigung –
   § 164 StGB),
– wenn die Bedeutung übernommener oder übertragener Pflichten für einen besonderen
   Vertrauensschutz nicht ausreichend vermittelt worden ist (z.B. Schutz von Privatge-
   heimnissen – § 203 Abs. 3 StGB).

Besonders geartete Zweifel an der Einsicht in das Unrecht einer Tat müssen dann entstehen,
wenn sie dem Jugendlichen durch Vorschriften außerhalb unserer gesetzlichen Ordnung
gerechtfertigt oder geboten erschien. So kann für Jugendliche, die in anderen Ländern
aufgewachsen sind oder deren Familien aus anderen Ländern stammen, die Rangfolge
zwischen der hiesigen Rechtsordnung und den Anweisungen ihrer Eltern oder Regelungen
und Bräuchen, mit denen in ihrer Kultur Vertrauen und Ehre geschützt werden, vollkommen ungewiß sein.

Die Situation von Jugendlichen ausländischer Herkunft muß auch unter dem Gesichtspunkt der *Fähigkeit
und Möglichkeit nach der vorhandenen Einsicht in das Unrecht zu handeln*, besonders berücksichtigt
werden. Es können nämlich auch kulturell bedingte Abhängigkeiten innerhalb eines Familienverbandes
während des Jugendalters in einer Weise fortbestehen, die eine unabhängige Entscheidung gegen die
Zumutung rechtswidrigen Handelns unmöglich macht. Der Frage nach derartigen, auf besonderen
Entwicklungsumständen beruhenden Abhängigkeiten muß allerdings auch grundsätzlich nachgegangen
werden, wenn Jugendliche gemeinsam mit Angehörigen oder älteren Personen Delikte begangen haben
und wenn Loyalitätskonflikte die Handlungsspielräume einengen.

Um sich in einer bestimmten Situation so zu verhalten, wie es der Einsicht in das Unrecht
möglicher Handlungsweisen entspricht, müssen außer der Erkenntnisfähigkeit weitere
Entwicklungsvoraussetzungen vorhanden sein:

– Fähigkeit zu vorwegnehmend-prüfendem Denken, das bestimmten, aktuellen Beweggründen zu delinquentem Handeln die Gefährdung der eigenen Vertrauenswürdigkeit
   und Selbstachtung entgegensetzen kann,
– Möglichkeiten, in einer bestimmten Lage auch andere als delinquente Lösungsmöglichkeiten zu finden und anzuwenden,
– Erfahrungen im Umgang mit affektiven Belastungen, die vernünftiges Handeln im Verhältnis zu der tatsächlichen Gefühlsbeteiligung in einer bestimmten Situation erwarten
   lassen können.

Unterschätzt wird oft die Auswirkung von partiellen Retardierungen der sozialen Orientierung, bei denen Jugendlichen in besonderen Konflikt- und Belastungssituationen eine

wirklichkeitsentsprechende Beurteilung ihrer Lage oft nicht mehr möglich ist. Die Überzeugung, daß es keinen sozial zulässigen Ausweg mehr gibt, kann dann zur Folge haben, daß entweder suizidale Handlungen unternommen werden oder daß sich ihre Vorstellungen zunehmend auf eine delinquente Lösung einengen. Derartige partielle Retardierungen der sozialen Entwicklung kommen im Zusammenhang neurotischer Entwicklungen vor, etwa bei einer schizoiden Strukturierung mit erheblichen Kontakteinschränkungen. Das traf z. B. bei einem noch nicht 15-Jährigen zu, der einer Mitschülerin auflauerte und sie erstach, weil er sich gegenüber ihren vermeintlichen Anschuldigungen völlig rat- und hilflos fühlte. Auch depressive Zustände am Ende der Kindheit können der Grund solcher partiellen Retardierungen mit Einengungen der Situationsbeurteilung und Handlungsalternativen sein. So hatte ein 15-Jähriger aus seiner ihm hoffnungslos erscheinenden Beziehungssituation Fortlaufen als den einzigen noch möglichen Ausweg gesehen und eine Taxifahrerin überfallen, um sich das dafür nötige Geld zu beschaffen.

Die beiden Beispiele weisen darauf hin, daß es einer sehr eingehenden Klärung des Entwicklungsverlaufs bedarf, um entscheiden zu können, ob eine partielle Retardierung (§ 3 JGG) oder eine aktuelle seelische Störung (§ 20 StGB) für die Einschränkung der Situationsbeurteilung und der Handlungsmöglichkeiten ausschlaggebend ist. Die beiden Definitionen schließen einander allerdings weder tatsächlich noch rechtlich aus. Jede der beiden Voraussetzungen muß deswegen auch unabhängig von der anderen geprüft werden. Dieses Vorgehen kann für die Folgen der Verfehlung bedeutsam werden. Bei einem ausschließlich wegen seines Entwicklungsstandes strafrechtlich nicht verantwortlich zu machenden Jugendlichen kommen nur Maßnahmen auf der Grundlage des BGB bzw. des JWG (s. o.) in Betracht; Maßregeln der Besserung und Sicherung (§ 7 JGG, § 63 ff. StGB) können nicht angeordnet werden. Liegen aber zugleich auch in §§ 20, 21 StGB aufgeführte Voraussetzungen für eine Einschränkung der Schuldfähigkeit vor, so ist – wie der Bundesgerichtshof entschieden hat – gegebenenfalls die Unterbringung in einem psychiatrischen Krankenhaus nicht ausgeschlossen.

Anwendung des Jugendstrafrechts auf Heranwachsende (§ 105 JGG)
Der Anwendungsbereich des Jugendgerichtsgesetzes (§ 1 JGG) schließt grundsätzlich alle Personen ein, die zur Zeit der Einführung des Gesetzes minderjährig waren, d. h. Jugendliche bis zum Alter von 18 Jahren und die Heranwachsenden bis zum Alter von 21 Jahren. Allerdings wurde die Anwendung bei den 18–21-Jährigen davon abhängig gemacht, ob der Entwicklungsstand noch einem Jugendlichen entspricht oder ob es sich um eine Jugendverfehlung handelt. Es wurde also angenommen, daß zumindest ein Teil der Heranwachsenden hinsichtlich seiner Beziehungen, Entscheidungen und Verantwortung bereits den erwachsenen Bürgern gleichgestellt werden kann. Der späteren Herabsetzung des Volljährigkeitsalters von 21 auf 18 Jahre war damit teilweise vorgegriffen worden. Jetzt haben die Vorschriften der §§ 1 und 105 JGG umgekehrt die Bedeutung, daß ein Teil der Volljährigen von der Anwendung der Strafbestimmungen des allgemeinen Strafrechts ausgenommen bleiben soll.

Der § 105 JGG besagt in jedem Fall, daß die wesentlichen Absichten des Jugendgerichtsgesetzes nicht ausschließlich mit einem festgelegten Lebensalter ihre Grenze finden sollen. Vielmehr sollen Entwicklungsbedingungen auch über das Jugendalter hinaus berücksichtigt werden, damit nicht unangemessene Reaktionen zur Verfestigung von Entwicklungsproblemen beitragen, sondern die Einflußmöglichkeiten beweglicher Maßnahmen genutzt werden können.

Ob es sich «nach der Art, den Umständen oder den Beweggründen der Tat um eine Jugendverfehlung handelt» (§ 105 Abs. 1 Pkt. 2 JGG) wird im allgemeinen nicht zum Problem, das der Mitwirkung eines Sachverständigen bedarf. Dagegen wird die Frage, ob ein Heranwachsender zur Zeit der Tat «nach seiner sittlichen und geistigen Entwicklung noch einem Jugendlichen gleichstand» (§ 105 Abs. 1 Pkt. 1 JGG) häufiger an einen Sachverständigen gestellt, oft allerdings in Verbindung mit der Frage nach seiner Schuldfähigkeit (§§ 20, 21 StGB).

Bei einem nicht geringen Teil der Verfehlungen Heranwachsender handelt es sich um Verkehrsdelikte. In diesen Fällen werden offenbar häufig ohne nähere Prüfung die Voraussetzungen des § 105 Abs. 1 JGG ausgeschlossen und das allgemeine Strafrecht angewandt, weil es die Möglichkeit bietet, das Verfahren durch einen Strafbefehl zu vereinfachen (§ 407 ff. StPO).

Die Tatsache, daß das Jugendalter als Entwicklungsabschnitt gar nicht durch Altersgrenzen bestimmt ist (2.9.1. Abgrenzung des Jugendalters), erschwert es, Kriterien zur Kennzeichnung der «sittlichen und geistigen Entwicklung eines Jugendlichen» anzuführen. Das Bemühen darum hat bereits 1953 zu den «Marburger Richtlinien» geführt. Die Aufzählung der dort genannten Einstellungs- und Verhaltensmerkmale hinterläßt den Eindruck, als sei die «sittliche und geistige Entwicklung» von Jugendlichen ein Zustand, der sich nur in Defiziten und Psychopathologie beschreiben läßt (Fehlen von Lebensplanung, selbständigem Urteil und Entscheiden, zeitlich überschauendem Denken, rationaler Unterbauung von Gefühlsurteilen, Ernsthaftigkeit der Arbeitseinstellung; ungenügende Ausformung der Persönlichkeit, naive Vertrauensseligkeit, starkes Anlehnungsbedürfnis, Neigung zum Tagträumen, zu abenteuerlichen Handlungen, Hineinleben in selbsterhöhende Rollen, mangelhafter Anschluß an Altersgenossen). Abgesehen davon, daß ein Teil dieser Kriterien entwicklungspsychologisch gar nicht nur das Jugendalter kennzeichnet, lassen sie einen erheblichen Spielraum für subjektive Wertung.

Beschreibt man anstattdessen junge Menschen mit einer weitgehend abgeschlossenen Adoleszentenentwicklung, also junge Erwachsene, in positiven Begriffen (Eigenständigkeit in Beziehungen und Verantwortungen; selbständige, vernunftmäßig begründete Beurteilungen und Entscheidungen; längerfristig planende Orientierungen) dann wird verständlich, daß Verfehlungen der 18–21-Jährigen überwiegend in den Anwendungsbereich des Jugendgerichtsgesetzes fallen. Bei Heranwachsenden, die den positiven Kriterien entsprechen, dürfte nämlich die Wahrscheinlichkeit, daß sie überhaupt straffällig werden, wesentlich geringer sein.

Um dem tatsächlichen Verlauf der Entwicklung sozialer Fähigkeiten zu entsprechen und um den Unwägbarkeiten subjektiver Bewertung von Eigenschaften ein Ende zu setzen, hat die Deutsche Vereinigung für Jugendgerichte und Jugendgerichtshilfe deswegen 1977 vorgeschlagen, Heranwachsende ohne Ausnahme in das Jugendstrafrecht einzubeziehen und dieses gegebenenfalls um besondere Vorschriften für diese Altersgruppe zu erweitern.

2.9.5.3. Einschränkungen der Schuldfähigkeit bei Entwicklungskrisen und neurotischen Entwicklungen

Die Schuldfähigkeit Jugendlicher kann – wenn man von den Auswirkungen altersbedingter zerebraler Abbauvorgänge absieht – aus den gleichen Gründen eingeschränkt sein wie bei Erwachsenen. Akute und chronische hirnorganische Erkrankungen, Psychosen schizophrener Ausprägung und zyklothyme Veränderungen der affektiven Grundlagen des

Erlebens und Verhaltens treten auch bei Kindern und bei Jugendlichen auf. Die Erscheinungen entsprechen allerdings nur teilweise denjenigen bei Erwachsenen, so daß das Erkennen und Zuordnen Schwierigkeiten bereiten kann. Ganz besonders gilt dies für die Art und Weise, wie Jugendliche die grundlegenden Veränderungen ihres Befindens (Stimmung, Aktivität und vegetative Funktionen) bei depressiven und manischen Zuständen verarbeiten und in ihrem Verhalten zum Ausdruck bringen. Daß dies auch durch delinquente Handlungen geschehen kann, wird im allgemeinen zu wenig bedacht. Zwar läßt sich zumeist noch verständlich machen, daß in einem manischen Zustand Gegenvorstellungen gegenüber strafbaren Handlungen völlig bedeutungslos erscheinen können. Doch werden manische Zustände bei Jugendlichen oft der Entwicklungssituation zugeschrieben und erst bei Wiederholung oder bei Wechsel mit depressiven Zuständen erkannt. Bei delinquenten Handlungen als Ausdruck depressiver Zustände werden die tatsächlichen Zusammenhänge nicht selten auch dann noch mißdeutet, wenn dem Jugendlichen seine depressive Verfassung deutlich anzumerken ist. Sie wird dann nämlich als Reaktion auf die Tat, deren Entdeckung und die bevorstehenden Folgen erklärt. Ein anhaltend depressiv verändertes Erleben kann die Vorstellungen derart auf quälende Unzufriedenheit, ängstigende Unsicherheit oder Ausweglosigkeit einengen, daß delinquente Handlungen als die einzige Möglichkeit einer Veränderung erscheinen. Sie können auch den depressiven Vorstellungen der eigenen Schlechtigkeit entspringen und mit der Absicht unternommen werden, diese so offenbar werden zu lassen, daß es zu den vermeintlich längst verdienten Bestrafungen kommt. Zumeist sind es Eigentumsdelikte, die in depressiven Zuständen begangen werden. Sie erfolgen manchmal ganz unvermittelt oder auch unvorsichtig und können dann Jugendliche dazu veranlassen, daß sie – eigentlich zu ihrem Nachteil – Erklärungen weniger für ihre Tat, als für ihre Ungeschicklichkeit nachträglich konstruieren. Es kommen aber auch aggressive Handlungen gegen Personen in depressiven Zuständen vor, unter anderem dann, wenn eine paranoische Verarbeitung stattfindet, bei der die Umgebung oder einzelne Personen für die quälenden Veränderungen des Befindens, des Selbst- und Fremderlebens verantwortlich erscheinen. Es handelt sich dabei um krankhafte seelische Störungen (§§ 20, 21 StGB), die – sofern sie richtig erkannt und zugeordnet werden – zumeist auch eindeutige Aussagen zur Einsichtsfähigkeit und zur Fähigkeit einsichtsgemäßen Handelns erlauben. Es kann deswegen auch auf die entsprechenden Ausführungen in anderen Abschnitten verwiesen werden.

Hier sollen vor allem die Probleme der Schuldfähigkeit bei Entwicklungskrisen und neurotischen Entwicklungen in der Adoleszenz erörtert werden. Besondere Probleme sind deswegen vorhanden, weil einmal die Bedeutung von Entwicklungskrisen gegenüber allgemeinen Entwicklungsproblemen abgehoben werden muß und weil zum anderen Entwicklungskrisen und neurotische Entwicklungen andere seelische Störungen nicht ausschließen, sondern mit ihnen in Zusammenhang stehen können (Dispositionen, Auslösung usw.). Im einzelnen ist dies bereits in Abschnitt 2.9.3. ausgeführt worden.

Finden delinquente Handlungen Jugendlicher ihre Erklärung als Erscheinungen im Zusammenhang einer Entwicklungskrise oder einer neurotischen Entwicklung, dann reicht diese Feststellung allein noch nicht hin, Einschränkungen der Schuldfähigkeit anzunehmen. Grundsätzlich braucht die jeweilige Besonderheit der seelischen Verfassung nicht auszuschließen, daß einem Problem, einem Konflikt oder einer Belastung – bei zumeist ohnehin erhaltener Unrechtseinsicht – auch mit anderen als delinquenten Lösungsmöglichkeiten begegnet werden kann. Wenn dies zutrifft, verwahren sich die betreffenden Jugendlichen selbst auch häufig dagegen, daß ihre Entscheidungsfähigkeit in Zweifel gezogen wird. Sie wehren sich teilweise allerdings auch dann, wenn tatsächlich Gründe für Einschränkungen der Schuldfähigkeit zur Zeit der Tat vorhanden waren.

Das Ergebnis der Untersuchung durch einen Sachverständigen kann bei Entwicklungskrisen und neurotischen Entwicklungen jedenfalls darauf hinauslaufen, daß dem Gericht zwar ein wesentlicher Einblick in die Motivationszusammenhänge vermittelt wird, die Schuldfähigkeit des Jugendlichen dabei jedoch nicht in Frage gestellt wird. Die Erhellung der Entwicklungsgeschichte und Entwicklungssituation, der für die Handlungskonstellation bedeutsamen Umstände und der möglichen Auswirkung von Maßnahmen, erweitern indessen die Grundlagen richterlicher Entscheidungen, so daß die vielfältigen und differenzierten Möglichkeiten des Jugendgerichtsgesetzes sinnvoll angewandt werden können.

Ob im Zusammenhang einer neurotischen Entwicklung oder einer Entwicklungskrise nicht doch ein Zustand eingetreten ist, der Einschränkungen der Schuldfähigkeit hinsichtlich bestimmter Taten bedingt, muß jedoch gründlich geklärt werden. Es kann dies vor allem auf zweierlei Weise – unter Umständen miteinander verbunden – der Fall sein:

1. Krise oder Neurose werden ausschlaggebend für eine Lage, in der es zu einem affektiven Ausnahmezustand kommt, der das Ausmaß einer «tiefgreifenden Bewußtseinsstörung» (§§ 20, 21 StGB) annimmt.

2. Neurotische Entwicklung oder Entwicklungskrise haben zu einer Einengung und Verfestigung von Vorstellungen geführt, bei der für ganz bestimmte Probleme keine sozial zulässigen Lösungsmöglichkeiten mehr vorhanden zu sein scheinen. Ein derartiger Zustand sollte im Jugendalter immer dem Oberbegriff «krankhafte seelische Störung» (§§ 20, 21 StGB) zugeordnet werden. Mit Lempp 1983 wird die Auffassung vertreten, daß der unglückliche Begriff «schwere andere seelische Abartigkeit» (§§ 20, 21 StGB) für psychische Abweichungen des Jugendalters kaum anzuwenden ist. Dem allgemeinen Wortsinn nach schließt er nämlich sowohl die Zuschreibung unbeeinflußbar negativer Eigenschaften, als auch eine ausgesprochene Abwertung der betroffenen Person ein.

zu (1): *Affektive Ausnahmezustände* im Zusammenhang einer Entwicklungskrise oder einer neurotischen Entwicklung treten vor allem dann ein, wenn unvermittelt oder in einer unglücklichen Verkettung von Ereignissen und Handlungen ein ungelöstes inneres Problem (spezifischer neurotischer Komplex; entwicklungsspezifischer Bedürfniskonflikt) berührt wird. Dabei werden dann einerseits sehr starke, zuvor meist abgewehrte Gefühlsbewegungen hervorgerufen, während andererseits ausreichende Erfahrungen für einen angemessenen Umgang mit der eingetretenen Lage noch nicht vorhanden oder verarbeitet worden sind.

Es liegt nahe, daß sich solche Situationen ergeben können, wenn tabuisierte sexuelle Bedürfnisse angewachsen sind und unmittelbar angeregt werden, bislang aber aufgrund neurotischer Vermeidungen oder Isolierung ein flexibles Annäherungsverhalten nicht erlernt werden konnte. Nicht selten stellt sich auch heraus, daß die bisherige Entwicklung zu einer hochgradigen Verletzbarkeit gegenüber ganz bestimmten Kränkungen geführt hat, gleichzeitig aber ein Umgehen mit Verteidigungs- und Durchsetzungsstrategien kaum erlernt wurde, die entsprechenden Bedürfnisse vielmehr ständig zurückgehalten worden sind. Es kann dann bei spezifischen Kränkungen zu einem Zusammenbruch der errichteten Hemmungen und zu einem nicht mehr zu beherrschenden Durchbruch aggressiver Handlungsimpulse kommen.

Am Ende einer solchen Verkettung stand das Tötungsdelikt eines Heranwachsenden, der die Großmutter seiner Freundin durch eine Vielzahl von Stichen mit einem Haushaltsmesser getötet hat. Als Vertrauensperson, die sie für ihn geworden war, hatte er sie nachts aufgesucht. Zu dem aggressiven Ausbruch kam es, als sie ihm mit Vorwürfen und Vorhaltungen begegnete, statt ihn zu ermutigen und zu trösten. Es traf ihn dies weit über eine Enttäuschung hinaus deswegen so tief, weil er die Situation als Wiederholung von Beziehungsstörungen erlebte, wie sie seine Entwicklung mehrfach vorwies und geprägt hatte. Zudem rührten die Vorhaltungen an die Selbstzweifel, die ihn – nach gescheiterten Bemühungen um Beziehungen und Ausbildung – in einer anhaltenden depressiven Verfassung beschäftigten. Der vorausgegangene Tag war gekennzeichnet durch Kränkung und Unterliegen in der Auseinandersetzung mit einem Gleichaltrigen. Die unerledigten Gefühle von Feindseligkeit hatten ihn weiter beschäftigt, waren aber, während er vor dem Aufsuchen der alten Frau länger auf einem Zweirad umhergefahren war, der Hoffnung auf Befriedigung und Übereinstimmung – wie in frühen Kinderzeiten, vor allen Beziehungszerstörungen – gewichen. Der Tatimpuls war ihm noch erinnerlich, Einzelheiten des Tathergangs dagegen nicht.

Bei der Feststellung und Beurteilung eines affektiven Ausnahmezustandes müssen geklärt werden:
– Bedeutung der Tatkonstellation im Zusammenhang mit der bisherigen Entwicklung (Herkunft und Gewicht von Verletzbarkeiten, Verdrängungen und Gehemmtheiten)
– Bedeutung der Tatsituation in Zusammenhang mit vorangegangenen Ereignissen (Verkettungen)
– Mitwirkung zusätzlicher Einflüsse auf Belastungsfähigkeit, Orientierungsfähigkeit und Handlungskontrolle (Alkohol, Drogen, Medikamente, Hypoglykämie, Schlafentzug usw.)
– Hinweise auf das Ausmaß und die Dauer der zeitweiligen Veränderung von Orientierung und Handlungskontrolle.

Die affektive Veränderung des Bewußtseins hat zumeist zur Folge, daß die Wahrnehmung und Einprägung der Ereignisse unvollständig, lückenhaft, räumlich oder zeitlich eingeengt oder zusammenhanglos ist. Dabei kann es sein, daß Einzelheiten des Tathergangs überhaupt nicht mehr oder aber in tatsächlich oder scheinbar genauen «Momentaufnahmen» erinnert werden. Die Unterbrechung des räumlichen und zeitlichen Wahrnehmungszusammenhangs braucht nur von kurzer Dauer zu sein. Begrenzt zweckmäßiges oder scheinbar «kühles» Handeln nach der Tat spricht nicht gegen einen affektiven Ausnahmezustand. Es kann sich durchaus an eine affektive Entladung anschließen. Allerdings erweist sich oft, daß die folgenden Handlungen dann doch weniger zweckmäßig sind, als sie zunächst scheinen mögen.

Bei fortbestehender affektiver Einengung des Bewußtseins sind solche Handlungen vor allem auf eine Wiederherstellung des inneren Gleichgewichts gerichtet und deswegen weniger von den äußeren Umständen als wiederum von den Besonderheiten der Entwicklungsstörung oder Entwicklungskrise beeinflußt. Handlungen, die anscheinend eine Entdeckung verhindern sollen, können deswegen so angelegt sein, daß sie zwangsläufig zur Entdeckung führen müssen.

zu (2): *Neurotische Einengungen der Vorstellungen und Handlungsmöglichkeiten* können vor allem in Form von Ängsten und Zwängen ein Gewicht haben, bei dem zulässige Auswege aus Problemsituationen – für den Außenstehenden ganz unverständlich – versperrt erscheinen oder überhaupt nicht mehr wahrgenommen werden. Angst wie Zwänge liegen dabei nicht immer offen zu Tage. Gerade weil sie oft nicht ausreichend bemerkt und berücksichtigt werden, können sie der Anlaß zu ungewöhnlichen Handlungen werden (z.B. Brandstiftung aus Vereinsamungsängsten). Die Verhinderung oder Unterbrechung von Zwangshandlungen kann zu affektiver Beunruhigung führen, aus der sich eine delinquente Umgestaltung oder Durchsetzung der Zwangshandlungen ergeben kann (z.B.

durch Entwendungen). Ängste und Zwänge können der Grund dafür sein, daß erwartete oder notwendige Handlungen unterlassen werden (z.B. wegen irrationaler Ängste oder wegen verzögernder Zähl- oder Handlungszwänge) oder daß auffällige und störende Handlungen unternommen werden (z.B. unbegründete Verteidigungsmaßnahmen). Gelegentlich erfüllen diese Handlungen unmittelbar einen Straftatbestand. Vor allem aber können sie Konflikte heraufbeschwören, die am Beginn einer Verkettung stehen, die dann mit einem affektiven Ausnahmezustand endet.

Bei der Feststellung und Beurteilung von derartigen Einengungen der Vorstellungen und Handlungsmöglichkeiten müssen geklärt werden:
– Entstehung und Bedeutung im Entwicklungszusammenhang,
– Bedingungen und Ausmaß der Verfestigung,
– Auswirkungen und Rückwirkungen auf die verschiedenen Lebensbereiche,
– Zusammenhang zwischen Tatkonstellation und der Verfestigung.

2.9.5.4. «Schädliche Neigungen» (§ 17 JGG)

Im Jugendgerichtsgesetz erscheint der Begriff «schädliche Neigungen» zur Kennzeichnung der wesentlichen Voraussetzung für die Verhängung einer Jugendstrafe. Eine weitere Voraussetzung ist die Schwere der Schuld. «Der Richter verhängt eine Jugendstrafe, wenn wegen der schädlichen Neigungen des Jugendlichen, die in der Tat hervorgetreten sind, Erziehungsmaßregeln oder Zuchtmittel zur Erziehung nicht ausreichen oder wenn wegen der Schwere der Schuld Strafe erforderlich ist» (§ 17 Abs. 2 JGG).

«Schädliche Neigungen» – sofern sie durch eine oder mehrere Taten erwiesen scheinen – dienen als Begründung für einen Freiheitsentzug von wenigstens sechs Monaten Dauer. Wirklicher Ausgangspunkt sind deswegen auch gar nicht Feststellungen, mit denen die «schädlichen Neigungen» belegt werden könnten, sondern Wertungen, die sich auf die Notwendigkeit eines Freiheitsentzugs oder auf die Drohung mit einem Freiheitsentzug beziehen. Diese sind allein Angelegenheit des Gerichts. Es hat sich gezeigt, daß dabei die Häufigkeit und die Bedeutung oder die Gefährlichkeit der Delikte ausschlaggebende Gesichtspunkte sind und daß in einem solchen Zusammenhang wohl auch an die Abschreckung Dritter gedacht wird (u.a. Schütze u. Reinhardt 1979). Die Überzeugung, daß vorerst nur der Entzug der Freiheit einen Jugendlichen an der Fortsetzung delinquenter Handlungen hindern kann, bedarf indessen von den Absichten des Jugendgerichtsgesetzes her einer erzieherischen Rechtfertigung. Sie erfolgt durch die Zuschreibung «schädlicher Neigungen».

«Schädliche Neigungen» festzustellen oder auszuschließen kann deswegen auch nicht Auftrag eines Sachverständigen sein. Versteht man diesen Begriff allerdings in seiner wörtlichen – nämlich prognostischen Bedeutung – oder nach seiner Erläuterung als «erhebliche Anlage- oder Erziehungsmängel», dann weist er auf Fragen hin, die im einzelnen durchaus in die Zuständigkeit eines Sachverständigen fallen können. Verständlicherweise stimmen dabei aber häufig die sachverständige Entwicklungsprognose und die richterliche Feststellung «schädlicher Neigungen» nicht miteinander überein.

Wenn das Jugendgerichtsgesetz die Möglichkeit herstellt, trotz der Feststellung «schädlicher Neigungen» den damit begründeten Freiheitsentzug zur Bewährung auszusetzen, dann läßt auch dies erkennen, daß der Begriff vor allem die Anwendung eingreifender Sanktionen rechtfertigen soll. Es wäre besser, wenn dies auf eine durchsichtigere, für

Jugendliche verständliche und weniger belastende Weise geschehen würde. Während in Wirklichkeit die Tat und das bisherige Verhalten des Jugendlichen bewertet werden, belastet ihn der Begriff der «schädlichen Neigungen» mit negativen Zukunftserwartungen. Schütze u. Reinhardt (1979) haben deswegen für den § 17 Abs. 2 JGG eine andere Formulierung vorgeschlagen: «Der Richter verhängt Jugendstrafe, wenn wegen der bisherigen Entwicklung eines Jugendlichen Erziehungsmaßnahmen oder Zuchtmittel zur Erziehung nicht ausreichen oder wegen der Schwere der Schuld Strafe erforderlich ist.»
Unter solchen Umständen sollte ein Sachverständiger sich zu dem mit «schädlichen Neigungen» bezeichneten Sachverhalt unmittelbar überhaupt nicht äußern. Seine eigenen Feststellungen zur Entwicklung des Jugendlichen und zur Bedeutung seiner Tat im Entwicklungszusammenhang sowie daraus hergeleitete prognostische Einschätzungen sollten jedoch zu der Erkenntnis beitragen, ob Voraussetzungen für einen Freiheitsentzug überhaupt zutreffen und welche Wirkungen ein Freiheitsentzug haben würde.

2.9.5.5. Heilerzieherische Behandlung (§ 10 Abs. 2 JGG)

Unter den Erziehungsmaßregeln, die das Jugendgerichtsgesetz vorsieht, steht an erster Stelle die Erteilung von Weisungen. Eine Weisung kann sich auch darauf erstrecken, daß sich der Jugendliche in eine «heilerzieherische Behandlung» begibt. Der Wortlaut der entsprechenden Bestimmung des Jugendgerichtsgesetzes läßt bereits eine Reihe von Problemen erkennen, die mit dieser Weisung verbunden sind:
«Der Richter kann dem Jugendlichen auch mit Zustimmung des Erziehungsberechtigten und des gesetzlichen Vertreters auferlegen, sich einer heilerzieherischen Behandlung durch einen Sachverständigen oder einer Entziehungskur zu unterziehen. Hat der Jugendliche das 16. Lebensjahr vollendet, so soll dies nur mit seinem Einverständnis geschehen» (§ 10 Abs. 2 JGG).
Der Begriff «heilerzieherische Behandlung» bezeichnet kein bestimmtes Verfahren, sondern ist mit dem Zusatz «durch einen Sachverständigen» als ein Oberbegriff zu verstehen. Gemeint sein dürften alle Möglichkeiten der Einflußnahme, die auf eine methodisch strukturierte Weise bei der individuellen Entwicklungsstörung ansetzen. Eingeschlossen sind damit sowohl planmäßige und kontinuierliche sozialpädagogische Beratungen, heilpädagogische Maßnahmen bei umschriebenen Entwicklungsrückständen auf kognitivem und sozialem Gebiet, als auch Verhaltenstherapie, nichtdirekte Gesprächstherapie und tiefenpsychologisch fundierte oder psychoanalytische Psychotherapie. Da es nicht um allgemeine pädagogische Einflußmöglichkeiten geht, sondern um ein Vorgehen mit einer bestimmten methodischen Grundlage, ist ein Sachverständiger nicht erst für die Durchführung der Behandlung, sondern bereits für die Indikation erforderlich. Wenn er nicht überhaupt selbst die Behandlung übernimmt, sollte er sich nicht darauf beschränken, die Notwendigkeit einer bestimmten Behandlung festzustellen, sondern auch auf entsprechende Behandlungsmöglichkeiten hinweisen und am besten die Behandlung unmittelbar in die Wege leiten.
Es bleibt bei alledem aber fraglich, ob bei den Beteiligten: Gericht, Jugendlicher, Erziehungsberechtigte, Sachverständiger übereinstimmende Vorstellungen von den Gründen, den Zielsetzungen und den möglichen Ergebnissen einer angeordneten Behandlung vorhanden sind oder erreicht werden können. Sind Erwachsene gegenüber den Entwicklungsschwierigkeiten eines Jugendlichen ratlos, dann wird nicht selten von «Therapie» (welcher

auch immer) erwartet, daß sie alles im gewünschten Sinne ändern kann. Es werden dann u. U. bestimmte therapeutische Maßnahmen gefordert und in die Wege geleitet, wo weniger aufwendige Interventionen (Klärung, Beratung, Änderungen im Lebensfeld) ausreichen oder auch wo wesentliche Voraussetzungen für eine Psychotherapie gar nicht vorhanden sind. Bei Jugendlichen kann sich mit dem Begriff «Behandlung» die Befürchtung verbinden, zum Objekt undurchsichtiger, fremdbestimmter Einflüsse zu werden.

Fraglich ist vor allem aber, wie die Beziehung zwischen dem Anlaß der Anordnung – einer bestimmten Tat – und der Behandlung verstanden wird. Soll die Behandlung verhindern, daß weitere gleichartige Taten begangen werden? Soll sie auf eine Entwicklungsstörung Einfluß nehmen, die zwar durch delinquente Handlungen offenbar geworden ist, die aber bei dem Jugendlichen wesentlich bedeutsamere Auswirkungen für seine Beziehungen, für sein Erleben und für sein Befinden hat? – Lediglich tatbezogen verstanden, kann die Behandlungsanordnung einerseits vom Jugendlichen als eine nach Zeitaufwand und Dauer ganz unangemessene Belastung erlebt werden; andererseits wird sie weitere delinquente Handlungen zumindest im Anfang häufig gar nicht verhindern können. Entwicklungsbezogen aufgefaßt, kann die Behandlungsanordnung vom Jugendlichen und von seiner Familie als Eingriff in einen Bereich empfunden werden, in dem Selbstbestimmung unverzichtbar erscheint.

Für alle als Psychotherapie definierten Methoden gilt im übrigen, daß ihre Wirksamkeit auf einem gemeinsamen Handeln beruht. Die Formen dieses gemeinsamen Handelns werden zwar nach bestimmten Regeln strukturiert, die sich an der ausgewählten Methode orientieren. Doch kann eine derartige Beziehung nur zustande kommen, wenn eine auf eigener Entscheidung beruhende Zustimmung der Beteiligten erreicht werden kann. Dies wiederum setzt bei Jugendlichen voraus, daß sie das vorgeschlagene Vorgehen als eine auf ihr Befinden und ihren Zustand bezogene Veränderungsmöglichkeit verstehen können.

Wenn die für das Zustandekommen einer wirksamen Psychotherapie notwendigen Voraussetzungen vorhanden sind, dann macht dies aber eine richterliche Weisung eigentlich überflüssig. In manchen Situationen kann die Weisung eher die Entwicklung der therapeutischen Beziehungen belasten. Allerdings kann eine Weisung unter Umständen auch dazu dienen, die Notwendigkeit einer Behandlung gegenüber Dritten zu unterstreichen und ihren Verlauf vor störenden Eingriffen zu schützen. Das könnte z.B. erforderlich werden, wenn Erziehungsberechtigte ihre Zustimmung offensichtlich nur unter Vorbehalten erteilen oder unrealistische Erwartungen an den Behandlungsverlauf haben, deretwegen mit Enttäuschungsreaktionen zu rechnen ist. Das Einverständnis des Jugendlichen selbst ist eine Voraussetzung, die unabhängig von seinem Alter – d.h. nicht wie im Jugendgerichtsgesetz vorgesehen erst nach Vollendung des sechzehnten Lebensjahres (§ 10 Abs. 2 JGG) – auf jeden Fall notwendig ist. – Eine Weisung nach § 10 Abs. 2 JGG erscheint auch dann begründet, wenn dem Jugendlichen damit bestätigt wird, daß seine eigene Entscheidung für eine Behandlung als wesentliche und ausreichende Folgerung aus seiner Verfehlung akzeptiert wird. Das kann von Bedeutung sein, wenn in einer Entwicklungskrise vorübergehend delinquente Handlungen begangen worden sind und ein Jugendlicher selbst entdeckt hat, daß er einer Unterstützung bei der Lösung seiner Probleme bedarf.

Kommt es aus Gründen, von denen bereits die Rede war, statt zu einer Anregung zu einer Weisung, entstehen weitere Probleme, wenn die Befolgung der Weisung überwacht werden soll (z.B. durch die Jugendgerichtshilfe – § 38 Abs. 2 JGG) und besonders dann, wenn die Ahndung von Nichtbefolgung angekündigt worden ist (§ 11 Abs. 2 JGG). Auf gar keinen Fall kann der «Sachverständige» (i.S. von § 10 Abs. 2 JGG), der die «heilerzieherische

Behandlung» übernommen hat, in die Kontrolle einbezogen werden. Ein unmittelbarer Mitteilungsweg zu anderen Instanzen, d. h. hier zum Gericht oder zur Jugendgerichtshilfe, würde eine wesentliche Voraussetzung jeder Behandlung und Beratung bei seelischen Problemen beseitigen, das Vertrauen nämlich in den uneingeschränkten Schutz der mitgeteilten persönlichen Angelegenheiten vor einer Offenbarung ohne Kenntnis und Einwilligung des Betroffenen. Wenn es im Einzelfall unumgänglich erscheint, zu kontrollieren, daß ein Jugendlicher der Weisung zur Beratung und Behandlung nachkommt, dann kann dies nur über ihn selbst geregelt werden, d. h. daß ihm auferlegt wird, Nachweise (Bescheinigungen) darüber zu erbringen. Vom Behandler dagegen sind weder unmittelbare Bestätigungen über das Erscheinen und auch keine Mitteilungen über das Fernbleiben des Jugendlichen zu verlangen.

Bei allen Überlegungen und Regelungen zur Durchführung von Weisungen nach § 10 Abs. 2 JGG ist in erster Linie an ambulante Maßnahmen gedacht. Grundsätzlich ist auch die Weisung zu einer stationären Behandlung möglich. Alle bereits erörterten Probleme spitzen sich dabei zu. Verständnis für die Behandlungsnotwendigkeiten und die eigene Entscheidung des Jugendlichen erhalten eine umso größere Bedeutung.

Literatur

Aries, P.: Geschichte der Kindheit. München–Wien, Hanser 1975. (Originalausgabe: L'enfant et la vie familiale sous l'ancien régime. Paris, Plon 1960).

Brunner, R.: Jugendgerichtsgesetz. Kommentar. 6. Aufl. Berlin, de Gruyter 1981.

Busemann, A.: Krisenjahre im Ablauf der menschlichen Jugend. Ratingen, 1953.

Bundeskriminalamt, Kriminalistisches Institut (Hrsg.): Polizeiliche Kriminalstatistik 1982. – Wiesbaden 1983.

De Mause, L.: Evolution der Kindheit. In: Hört ihr die Kinder weinen. L. De Mause (Hrsg.). Frankfurt, 1977.

Focken, A., Pfeiffer, C.: Thesen zur Zusammenarbeit des Jugendrichters mit dem jugendpsychiatrisch-psychologischen Sachverständigen. Z. Kinder-Jugendpsychiat. 8, 93–103 (1980).

Förster, E.: Die Skrupel des Kinder- und Jugendpsychiaters als Gutachter. In: Jugendpsychiatrie und Recht. H. Remschmidt u. H. Schüler-Springorum (Hrsg.). Köln, Heymanns 1979.

Gillis, J.R.: Geschichte der Jugend. Weinheim, Beltz 1980.

Heltzel, R.: Zur Arbeit des Jugendamtes mit sogenannten auffälligen, störenden oder abweichenden Kindern und Jugendlichen. – Eine Untersuchung von Jugendamtsakten. Med. Dis.. Göttingen 1979.

Kretschmer, E.: Psychotherapeutische Studien. 1949.

Lempp, R.: Jugendliche Mörder. Bern–Stuttgart, Huber 1977.

Lempp, R.: Gerichtliche Kinder- und Jugendpsychiatrie. Bern–Stuttgart, Huber 1983.

Meyer, J E.: Reifungskrisen der Adoleszenz, ihre Entstehungsbedingungen und ihre Prognose. Arch. Psychiatr. Nervenkr. 203, 235–247 (1962).

Mursen, P.E., Jones, M.C.: Self conceptions, motivations, and interpersonal attitudes of late and early maturing boys. Child Dev. 28, 243 (1957).

Muuss, R.E.: Eine Taxonomie der Psychologie der Adoleszenz. Kinderarzt 10, 1801–1809 (1979).

Nissen, G.: Konflikte und Krisen in der Pubertät und Adoleszenz In: Lehrbuch der speziellen Kinder- und Jugendpsychiatrie. H. Harbauer, R. Lempp, G. Nissen, P. Strunk (Hrsg.). Heidelberg–Berlin, Springer 1. Aufl. 1971, 4. Aufl. 1980.

Opp, K.D.: Kriminalität und Gesellschaftsstruktur. Neuwied, Luchterhand 1968.

Remschmidt, H.: Neuere Ergebnisse zur Psychologie und Psychiatrie der Adoleszenz. Z. Kinder-Jugendpsychiat. 3, 67–101 (1975).

REMSCHMIDT, H., MERSCHMANN, W., WALTER, R.: Zum Dunkelfeld kindlicher Delinquenz. Eine Erhebung an 493 Probanden. Monatsschr. Kriminol. 58, 133–153 (1975).

REMSCHMIDT, H., SCHMIDT, M. (Hrsg.): Multiaxiales Klassifikationsschema für psychiatrische Erkrankungen im Kindes- und Jugendalter nach Rutter, Shaffer und Sturge. Bern, Huber 1977.

ROTH, L.: Die Erfindung des Jugendlichen. München, Juventa 1983.

RUTTER, M., GRAHAM, P., CHADWICK, O. F. D., YULE, W.: Adolescent turmoil: fact or fiction? J. Child. Psychol. Psychiat. 17, 35–56 (1976).

SCHONFELDER, T.: Zur Identität des jugendpsychiatrischen Sachverständigen. In: Recht–Behörde–Kind. M. Müller-Küppers, F. Specht (Hrsg.). Bern–Stuttgart, Huber 1979.

SCHONFELD, W. A.: Adolescent development: Biological, psychological, and sociological determinants. In: Adolescent psychiatry. S. C. Feinstein, P. L. Giovacchini, A. A. Miller (Eds.). Vol. 1. New York, Basic Books 1971.

SCHÜLER-SPRINGORUM, H.: Problematik und Perspektiven gesetzlicher Voraussetzungen für die Behandlung delinquenter Jugendlicher. In: Recht–Behörde–Kind. M. Müller-Küppers, F. Specht (Hrsg.). Bern–Stuttgart, Huber 1979.

SCHÜTZE, G., REINHARDT, G.: Jugendpsychiatrischer Aspekt des Begriffs der schädlichen Neigungen. In: Recht–Behörde–Kind. M. Müller-Küppers, F. Specht (Hrsg.). Bern–Stuttgart, Huber 1979.

UCHTENHAGEN, A.: Intervention und Prävention. In: Prävention. K. Gerlicher (Hrsg.). Göttingen, Vandenhoeck & Ruprecht 1980.

WALTER, R., REMSCHMIDT, H., HÖHNER, G.: Untersuchungen zur Delinquenz Strafunmündiger. In: Jugendpsychiatrie und Recht. H. Remschmidt, H. Schüler-Springorum (Hrsg.). Köln, Heymanns 1979.

WILSON, M. R. jr.: A proposed diagnostic classification for adolescent psychiatric cases. In: Adolescent psychiatry. S. C. Feinstein, P. L. Giovacchini, A. A. Miller (Eds.) Vol. 1. New York, Basic Books 1971.

3. Besonderheiten der psychiatrischen Begutachtung in den anderen deutschsprachigen Ländern

3.1. Rechtsgrundlagen und die Methodik der psychiatrisch-psychologischen Begutachtung in der DDR

Hans Szewczyk

3.1.1. Strafgesetzbuch

Das *Strafgesetzbuch der DDR* wurde 1968 nach einer jahrelangen Diskussion in Kraft gesetzt. Der großen Strafrechtskommission gehörte ein doppelt ausgebildeter Psychiater-Psychologe als Vollmitglied an. Einzelne Unterkommissionen, die sich mit dem Schuldbegriff, Schuldformen, Zurechnungsfähigkeit, Schuldfähigkeit sowie Therapie und Rehabilitation geschäftigen, besaßen mehrere Psychiater bzw. Psychologen als Mitglieder. Ein neues *Einweisungsgesetz* wurde zur gleichen Zeit verabschiedet, so daß sich die Paragraphen der Zurechnungsfähigkeit hierauf beziehen konnten. Verschiedene Novellierungen des StGB seit dieser Zeit beinhalten keine Probleme, die für die psychiatrisch-psychologische Tätigkeit von Bedeutung sind.

Das Oberste Gericht der DDR in Berlin als Organ der höchstrichterlichen Rechtsprechung arbeitet sehr eng mit der Arbeitsgemeinschaft für forensische Psychiatrie zusammen (vor der Umprofilierung der Gesellschaft für Psychiatrie und Neurologie der DDR «Sektion für forensische Psychiatrie»). Probleme mit psychiatrisch-psychologischem Interesse, z.B. Fragen des Affekts, der Rechtsprechung bei Taten unter Alkohol oder durch Alkoholabhängige, sowie Fragen der Begutachtung werden innerhalb der Konsiliarräte des 3. und 5. Strafsenats diskutiert, um dann – wenn notwendig – innerhalb der Vorstände der Arbeitsgemeinschaft oder sogar bei Tagungen der forensischen Psychiater diskutiert zu werden, bis eine Vorlage dem Obersten Gericht zur Verfügung gestellt werden kann.

Gemeinsame Arbeiten zwischen den führenden Richtern des Obersten Gerichtes und Mitgliedern der AG forensische Psychiatrie in der juristischen Fachzeitschrift «Neue Justiz» bzw. in der Zeitschrift für Psychiatrie, Neurologie und Medizinische Psychologie sollen die Diskussion anregen bzw. Grundsatzurteile oder gemeinsame bzw. unterschiedliche Standpunkte erläutern. So wurde 1980 ein «Gemeinsamer Standpunkt zur Anforderung und Gestaltung forensisch-psychiatrischer Gutachten des Obersten Gerichtes der DDR und der Generalstaatsanwaltschaft der DDR» durch die Arbeitsgemeinschaft forensischer Psychiatrie in der psychiatrischen Fachzeitschrift veröffentlicht. Dies geschah erst nach längerer Diskussion in den juristisch-psychiatrischen Gremien in der «Neuen Justiz» und mit einer gleichzeitigen Empfehlung zur «Durchführung und zum Aufbau forensisch-psychiatrischer Gutachten» (Szewczyk 1981). In gleicher Form wurden auf Grund längerer wissenschaftlicher Ausarbeitungen und Diskussionen zur Frage der Durchführung, des Aufbaus des Gutachtens und der Kriterien der Glaubwürdigkeitsbegutachtung in der juristischen Fachzeitschrift «Neue Justiz» zuerst eine psychologische Arbeit (Szewczyk 1981) und ein entsprechender juristischer Anschlußartikel hinsichtlich der Folgerungen für die Gerichte und Staatsanwaltschaften bei der Einholung forensisch-psychologischer

Glaubwürdigkeitsgutachten (Schlegel und Amboss 1982) in der gleichen Zeitschrift veröffentlicht. Der Zusammenarbeit kommt zugute, daß zumindest dann, wenn das erstinstanzliche Urteil durch Bezirksgerichte gesprochen wurde (in der DDR besteht eine hierarchische Gliederung von Kreisgerichten, Bezirksgerichten und dem Obersten Gericht), das Oberste Gericht als Tatsacheninstanz fungieren kann, also im Berufungsverfahren eine neue Hauptverhandlung möglich ist. Da die DDR nicht wie die Bundesrepublik in einzelne Länder mit teilweiser Rechtshoheit geteilt ist und bereits die künftigen Richter, Staatsanwälte, Rechtsanwälte und leitenden Kriminalisten relativ ausführlich in forensischer Psychiatrie und Psychologie im Studium unterrichtet werden, ist die Zusammenarbeit auf allen juristisch-psychiatrisch-psychologischen Grenzgebieten relativ eng.

3.1.2. Schuldformen

Bei der Diskussion zum StGB 1968 ging der Gesetzgeber vom *psychologischen Entscheidungsbegriff* aus (Schmidt 1966/1977). Dementsprechend formuliert der §6 Abs. 1: «Vorsätzlich handelt, wer sich zu der im gesetzlichen Tatbestand bezeichneten Tat bewußt entscheidet.» Nach Absatz 2 handelt auch derjenige vorsätzlich, «der zwar die Verwirklichung der im gesetzlichen Tatbestand bezeichneten Tat nicht anstrebt, sich jedoch bei seiner Entscheidung zum Handeln bewußt damit abfindet, daß er diese Tat verwirklichen könnte». Bei der Formulierung der Grundsätze der Schuld stehen nun neben den objektiven die subjektiven Umstände im Vordergrund.

Schulddefinition §5 Abs. 2

Bei der Feststellung der Art und Schwere der Schuld sind alle objektiven und subjektiven Umstände sowie die Ursachen und Bedingungen der Tat zu berücksichtigen, die den Täter zum verantwortungslosen Handeln bestimmt haben.

Aus diesem Grundsatz ergibt sich, daß Störungen hinsichtlich der subjektiven Seite der Schuld nicht nur bei der Frage der Zurechnungsfähigkeit (s. u.), sondern auf verschiedenen psychischen Ebenen des Entscheidungsprozesses auftreten können. Dies gilt auf der psychischen Ebene der Alternativwahrnehmung und -auswahl, wenn der Handelnde z. B. einer psychischen Zwangsvorstellung unterliegend auf ein einziges Ziel ausgerichtet ist, ebenfalls auf der Ebene der Berechnung der objektiven Konsequenzen, einschließlich der Erfassung des sozialen Wertes und der Realisierungswahrscheinlichkeit der Handlung, wenn der Handelnde sich als unfähig erweist, eine echte soziale Selbstkontrolle des geplanten Verhaltens vorzunehmen. Auf der Ebene der subjektiven Nutzeneinschätzung tritt sie dergestalt auf, daß der Handelnde jede Fähigkeit vermissen läßt, den subjektiven Nutzen mit den sozialen Konsequenzen so zu konfrontieren, daß die soziale Erkenntnis der Bedeutung des Verhaltens auch entscheidungswirksam werden kann. In der Frage der Entschlußfassung, d. h. auf der voluntativen Ebene, zeigt sie sich schließlich darin, daß der Handelnde trotz aller Erkenntnisse unfähig ist, sein Verhalten nach diesen Erkenntnissen zu bestimmen, daß er vielmehr seinen Trieben ausgeliefert ist, die ihn unwiderstehlich zur Tat drängen und zwingen. Eventuell kann sich die fehlende Zurechnungsfähigkeit auch erst in dem den Handlungsprozeß als Aufmerksamkeit begleitenden Willensbestimmungeprozeß bemerkbar machen (Schmidt 1966, 1977; Lekschas und Renneberg 1976).

3.1.3. Zurechnungs- und Schuldfähigkeit

Der Gesetzgeber ist in der DDR bei dem Begriff der Zurechnungsfähigkeit geblieben, hat aber im Gegensatz zum alten Strafgesetzbuch die Paragraphen der Zurechnungsfähigkeit und der erheblich verminderten Zurechnungsfähigkeit getrennt ausgestaltet.

§ 15 Zurechnungsfähigkeit

(1) Strafrechtliche Verantwortlichkeit ist ausgeschlossen, wenn der Täter zur Zeit der Tat wegen zeitweiliger oder dauernder krankhafter Störung der Geistestätigkeit oder wegen Bewußtseinsstörung unfähig ist, sich nach den durch die Tat berührten Regeln des gesellschaftlichen Zusammenlebens zu entscheiden.

(2) Das Gericht kann die Einweisung in psychiatrische Einrichtungen nach den dafür geltenden gesetzlichen Bestimmungen anordnen.

(3) Wer sich schuldhaft in einen die Zurechnungsfähigkeit ausschließenden Rauschzustand versetzt und in diesem Zustand eine mit Strafe bedrohte Handlung begeht, wird nach dem verletzten Gesetz bestraft.

§ 16 Verminderte Zurechnungsfähigkeit

(1) Strafrechtliche Verantwortlichkeit ist gemindert, wenn der Täter zur Zeit der Tat infolge der in § 15, Abs. 1 genannten Gründe oder wegen einer schwerwiegenden abnormen Entwicklung seiner Persönlichkeit mit Krankheitswert in der Fähigkeit, sich bei der Entscheidung zur Tat von den dadurch berührten Regeln des gesellschaftlichen Zusammenlebens leiten zu lassen, erheblich beeinträchtigt war.

(2) Die Strafe kann nach den Grundsätzen über die außergewöhnliche Strafmilderung herabgesetzt werden. Dabei sind die Gründe zu berücksichtigen, die zur verminderten Zurechnungsfähigkeit geführt haben. Das gilt nicht, wenn sich der Täter schuldhaft in einen die Zurechnungsfähigkeit vermindernden Rauschzustand versetzt hat.

(3) Das Gericht kann anstelle oder neben einer Maßnahme der strafrechtlichen Verantwortlichkeit die Einweisung in psychiatrische Einrichtungen nach den dafür geltenden gesetzlichen Bestimmungen anordnen.

In beiden Paragraphen regelt je ein Absatz die Fragen der eigentlichen Zurechnungsfähigkeit, ein zweiter die Tatsache, daß das «Hineinversetzen in einen Rauschzustand» nicht entschuldigt (siehe unten). Ein dritter Absatz regelt bei aufgehobener und verminderter Zurechnungsfähigkeit die Einweisung, wobei die Einzelheiten nach dem geltenden Einweisungsrecht erfolgen (siehe unten).

Die Paragraphen der Zurechnungsfähigkeit (Zf) gelten für Erwachsene und für Jugendliche vom Beginn des Strafmündigkeitsalters, also vom 14. Lebensjahr an. Voraussetzung ist, daß die entsprechende Störung eine Krankheit darstellt oder einen Krankheitswert hat. Hieraus folgt wiederum, daß für die Beurteilung der Zf ausschließlich der Arzt, hier also der forensische Psychiater, zuständig ist. Der Diplom-Psychologe wird danach genauso wenig wie Ärzte anderer Fachgebiete mit der Begutachtung der Zf beauftragt.

Wie auch in anderen Gebieten der Medizin bietet der Krankheitsbegriff Schwierigkeiten, da es eine einheitliche Definition nicht gibt und z B. das Sozialversicherungsrecht hierfür ganz andere Voraussetzungen kennt als der forensische Bereich. Bei Jugendlichen, d.h. vom vollendeten 14. bis zum Beginn des 18. Lebensjahr wird zusätzlich die *Schuldfähigkeit* geprüft. Zusammengefaßt ist die Voraussetzung der Schuldfähigkeit eines Jugendlichen ein besonderer Entwicklungszustand der Persönlichkeit. Der Jugendliche muß bei seiner Entscheidung zur konkreten Tat- und tatzeitbezogen fähig gewesen sein, sich von den hierfür geltenden Regeln des gesellschaftlichen Zusammenlebens leiten zu lassen (§ 66

StGB). Diese Schuldfähigkeit ist in jedem Verfahren zuerst vom Juristen ausdrücklich festzustellen. Bestehen Zweifel, so ist ein Fachmann, und zwar wegen der entwicklungs- und sozialpsychologischen Voraussetzungen der entsprechend ausgebildete Diplom-Psychologe mit einer Begutachtung zu beauftragen. Bei der Schuldfähigkeit geht es also definitionsgemäß nicht um krankheitsbedingte, sondern entwicklungsbedingte Voraus-setzungen mit ihren persönlichkeits- und psychosozialen Voraussetzungen. Diese Rege-lung hat am Anfang zu Schwierigkeiten geführt, da die Frage, ob eine aus der Vorge-schichte oder aus der Tat selbst vermutete Normabweichung krankheitsbedingt oder entwicklungsbedingt ist – damit also der Psychiater oder der Psychologe zu beauftragen ist – erst am Ende der Untersuchung festgestellt werden kann. Außerdem gibt es Fälle, bei denen ein zerebraler Schaden zu einer Entwicklungsstörung mit einer Retardation führt (z.B. der frühkindliche Hirnschaden bzw. die minimale zerebrale Dysfunktion), der orga-nische Schaden nach dem 14. Lebensjahr aber ohne direkte tatbezogene Bedeutung ist. Darüber hinaus gibt es nicht selten Fälle wie bei der Oligophrenie, bei denen es eine Ermessensentscheidung ist, ob man den organisch nachweisbaren Schaden oder nach der WHO-Definition die «geistige Retardation» in den Vordergrund stellt.

Die Mehrzahl der begutachtenden Diplom-Psychologen arbeitet in Kliniken. Trotzdem ist der Gesetzgeber nicht dem Vorschlag der forensischen Psychiater gefolgt, bei Jugendlichen das Gutachten grundsätzlich als psychiatrisch-psychologisches Kollegialgutachten anzu-fordern. Das Präsidium des Obersten Gerichtes der DDR hat als Beschluß nach langer Konsultation Voraussetzungen veröffentlicht, in welchen Fällen der Jugendbegutachtung ein Diplom-Psychologe, ein Psychiater oder beide zu einem Kollegialgutachten zu beauf-tragen sind (1973). Ein solches Kollegialgutachten soll als ein gemeinsames Gutachten – nicht als zwei getrennte – abgegeben werden. Die teilweise sehr unterschiedliche Termino-logie von Psychiatern und Psychologen kann sonst auch bei gleicher Auffassung zu Ver-wirrung im Prozeß führen. Können sich Psychologe und Psychiater nicht einigen, so müssen sie ihre voneinander abweichenden Ergebnisse unter Angabe ihrer jeweiligen Argumente dem Gericht mitteilen.

Bei sowohl krankheitsbedingten oder krankheitswertigen Ursachen als auch Fehlentwick-lungen muß der Gutachter sich bei Jugendlichen entscheiden, ob er nach den §§ 15 und 16 StGB, also der Zurechnungsfähigkeit, oder nach § 66 StGB, also der Schuldfähigkeit, abschließend beurteilt. In der Praxis machen wir dies davon abhängig, ob nach gutachter-lichem Ermessen die Voraussetzungen so intensiv sind, daß sie auch nach Erreichung des 18. Lebensjahres die Zurechnungsfähigkeit unter gleichen sonstigen Voraussetzungen noch vermindern würden. Hier wenden wir die §§ 15 oder 16 an. Eine erheblich verminderte Schuldfähigkeit analog des § 16 der Zf gibt es nicht.

Nach § 65 Abs. 3 StGB sind jedoch die entwicklungsbedingten Besonderheiten eines Jugend-lichen auch dann zu berücksichtigen, wenn die Schuldfähigkeit bejaht wird. In der Praxis bedeutet dies, daß auch bei einer vorhandenen Schuldfähigkeit Entwicklungsbesonder-heiten (das Aufwachsen in einer dissozialen Familie, Verführung zur Straftat durch andere usw.) vom Gericht in Form einer *Graduierung der Schuld* strafmildernd berücksichtigt werden. Liegen die Ursachen des Kriminellwerdens vorzugsweise in der Familie, ist also die Erziehung des jugendlichen Täters nicht gewährleistet, so kann bei bejahter oder verneinter Schuldfähigkeit durch die Abteilung Jugendhilfe des Ministeriums für Volks-bildung die Einweisung in einen Jugendwerkhof veranlaßt werden. Voraussetzung hierfür sind aber nicht die Besonderheit der Straftat oder die Schuldunfähigkeit, sondern aus-schließlich ungenügende familiäre Verhältnisse.

Unter einer *«zeitweiligen oder dauernden krankhaften Störung der Geistestätigkeit»* werden analog zum alten Strafgesetzbuch alle Zustände oder Funktionen verstanden, die durch Schädigungen des Gehirns bedingt sind, aber auch endogene Psychosen, Oligophrenien aller Genesen und der pathologische Rausch.

Zu den *Bewußtseinsstörungen*, die im Gegensatz zur Bundesrepublik ausschließlich vom Psychiater beurteilt werden, gehören vor allem der Affekt und die Trunkenheit durch Alkohol. Während ca. 30 % aller Straftaten in der DDR in Verbindung mit Alkohol geschehen, spielt das Drogenproblem keine Rolle.

Die Feststellung einer erheblich verminderten oder aufgehobenen Zurechnungsfähigkeit durch Alkohol führt in der Regel nicht zu einer Strafmilderung, da das *«Hineinversetzen in den Rausch»* als schuldhaft betrachtet wird. Ausnahmen gibt es nur beim pathologischen oder pathologisch gefärbten Rausch und bei Unkenntnis der Alkoholwirkung z.B. dann, wenn die Alkoholwirkung – was bei Erwachsenen kaum vorkommt – nicht bekannt war, dem Jugendlichen z.B. konzentrierter Alkohol in das Bier gegossen wurde usw. Den alten § 330a StGB, also die verbrecherische Trunkenheit als Vergehen gibt es nicht mehr, so daß die Strafe also nicht auf fünf Jahre begrenzt wird, sondern trotz Volltrunkenheit nach dem verletzten Gesetz ausgesprochen werden kann.

Genauso wie bei der «krankhaften Störung der Geistestätigkeit» die organische Verursachung keine Voraussetzung mehr ist, braucht auch ein Affekt nicht organisch begründet zu sein. Die psychosoziale Genese kann so erheblich sein, daß hierdurch die Entscheidungsfähigkeit tatbezogen aufgehoben ist. Hat ein Täter sich aber schuldhaft in den Affekt gleiten lassen, indem er z.B. so lange ein Opfer provozierend behandelte, bis dieses zurückschlug und er dann das Opfer tötete, so wird dies nicht als strafmildernd anerkannt.

Der jetzige § 16 StGB ist wie der alte § 51 Abs. 2 ein Kannparagraph, d.h. das Gericht kann ein entsprechendes Gutachtenergebnis zwar anerkennen, ohne hieraus aber die Schlußfolgerung einer Strafmilderung ziehen zu müssen. Dies muß es allerdings im Urteil begründen.

Im neuen Strafgesetzbuch der DDR ist ähnlich wie in der Bundesrepublik eine zusätzliche Voraussetzung aufgenommen worden. Die *«schwerwiegende abnorme Entwicklung der Persönlichkeit von Krankheitswert»* kann die Zf erheblich vermindern (§ 16 Abs. 1 StGB). Eine längere Diskussion beschäftigte sich mit der Frage, ob dieser Begriff auch in den Paragraphen der Zurechnungsunfähigkeit aufgenommen werden sollte. Man einigte sich darauf, diesen Begriff für den § 16 StGB zu reservieren mit dem Hinweis, daß eine derartig schwere abnorme Entwicklung, die die Entscheidungsfähigkeit aufhebt, unter dem Begriff der krankhaften Störung der Geistestätigkeit genommen werden kann, zumal die Voraussetzungen eines organischen Postulats hierfür aufgehoben worden sind.

Bei der Diskussion lag den Psychiatern daran, einen Begriff zu finden, der weder disqualifiziert noch statisch ist. Der Begriff soll sich auf die Entwicklung des Menschen selbst beziehen ,wobei im Laufe der Rechtsprechung der Gedanke auf unseren Vorschlag hin aufgegeben worden ist, daß die abnorme Entwicklung der Persönlichkeit bereits vor der Tat dem Laien erkennbar gewesen sein muß.

Diesem Begriff der *«schwerwiegenden abnormen Entwicklung der Persönlichkeit mit Krankheitswert»* werden alle abnormen Persönlichkeiten – teilweise auch noch als Psychopathen bezeichnet – Persönlichkeitsentwicklungen und die hierdurch entstandenen abnormen sozialen Situationen untergeordnet, also auch Neurosen, Folgen frühkindlicher Störungen, Taten in einem Kulminationspunkt abnormer seelischer Entwicklungen, abnorme Triebstrukturen, die abnormen Entwicklungen des mittleren und höheren Lebensalters in Form von sensitiven, querulatorischen und paranoischen Syndromen usw. Die abnorme Entwicklung gilt dann als *schwerwiegend*, wenn allgemein oder in bestimmten Bereichen der Persönlichkeit erhebliche, von der Norm abweichende Veränderungen bestehen, die davon abhängige, diese kennzeichnende Verhaltensweisen prägen, welche die Lebensbewältigung erschweren und zu Störungen in den zwischenmenschlich-gesellschaftlichen Beziehungen führen.

Sie ist dann als *krankheitswertig* zu beurteilen, wenn sie psychopathologisch so stark ausgeprägt ist, daß sie in ihren Auswirkungen auf die Entscheidungsfähigkeit einer krankhaften Störung der Geistestätigkeit oder einer Bewußtseinsstörung im Sinne der ersten Alternative des § 16 StGB Abs. 1 gleichkommt. Dies ist jedoch *tatbezogen* zu prüfen und an Hand der Besonderheiten und Bedingungen des jeweiligen Falles zu begründen. So besagt die Diagnose einer Triebstörung noch nichts über eine Zugehörigkeit zum § 16 StGB. Eine Handlung, die sadistische Züge trägt, kann z. B. auf ein entwicklungsbedingtes Fehlverhalten zurückzuführen sein; sie kann durch eine bestimmte Situation provoziert werden, Ausdruck eines sexuellen Fehlverhaltens als Folge gestörter Sozialisation sein, Ausdruck einer primären oder sekundären Fehlentwicklung, aber auch Zeichen einer süchtigen Triebentartung.

Noch intensiver als sonst in der Psychiatrie wird der Forensiker sich fragen müssen, ob das sexuell abweichende Verhalten lediglich der Erreichung eines maximalen Lustgewinns dient und der Täter auch zu anderen Formen des Lustgewinns fähig ist, oder ob es die einzig mögliche Form des Lustgewinns für ihn darstellt, so daß hierdurch der Wiederholungszwang begründet ist. Hier muß man das Normengefälle berücksichtigen, also die Tatsache, daß neben der Fehlentwicklung auch anerzogene gesellschaftliche Normen bei der einzelnen Persönlichkeit in unterschiedlichem Umfang existieren und bereits die Kinder diese Beziehungsmuster ihres Verhaltens erlernen. Der Fehlentwicklung stehen also anerzogene und verinnerlichte gesellschaftliche Normen gegenüber, zumindest soweit, daß die Fehlentwicklung nicht ohne weiteres zu einer Handlung zu führen braucht.

3.1.4. Besondere Problemgebiete innerhalb der Begutachtung der Zurechnungs- und Schuldfähigkeit

Aus der Schulddefinition geht hervor, daß Störungen der Entscheidungsfähigkeit auch dort vorliegen können, wo sie noch keinen Krankheitswert erreichen. Entsprechend wird in einer Reihe von Paragraphen des StGB auf die subjektive Seite der Schuld abgehoben. Dementsprechend erhält ein Gutachter zwar nur den offiziellen Auftrag, die Zurechnungsfähigkeit und/oder Schuldfähigkeit zu bestimmen; gleichzeitig hat er aber die Verpflichtung, alle Voraussetzungen darzulegen und zu begründen, die vom Gericht als besonderer subjektiver Umstand gewürdigt werden müssen. In mehreren Arbeiten (z.B. Szewczyk und Wittenbeck 1979) wurde von Psychiatern und Juristen herausgearbeitet, daß ein psychiatrisches oder psychologisches Gutachten wesentlich sein kann für die Beantwortung der *Schuldform*, also Vorsatz oder Fahrlässigkeit. Bei einem bedingten Vorsatz muß der Täter – z.B. im Affekt – in der Lage sein, auch die Möglichkeit von Nebenfolgen zu erkennen im Gegensatz zum unbedingten Vorsatz, bei dem er das Ziel bewußt ansteuert.

Ein weiteres wesentliches Gebiet ist die Frage des Motivationshintergrunds bzw. des aktuellen *Motivs*.

Ein Motivhintergrund kann z.B. in einem Dauerkonflikt zwischen Täter und Opfer bestehen, der nur unter Kenntnis der besonderen Beschaffenheit beider Persönlichkeiten verständlich wird. Für das Motivationsgefüge einer Tat kann auch die Stellung eines Jugendlichen in seinen Gruppen und seinem dadurch besonders gearteten Selbstwertgefühl eine Rolle spielen. (Hier wird z.B. der aktuelle Anlaß bzw. das aktuelle Motiv evtl. nicht von der Gruppe bestimmt worden sein. Die von der Gruppe bestimmten Normen haben aber einen Motivationshintergrund geschaffen, der dann aktuell den Jugendlichen zur strafbaren Handlung führte.)

Wesentlich ist fernerhin die Frage, wie weit ein Täter von seiner Persönlichkeit her fähig ist, über die aktuelle Motivation und über den Motivhintergrund seines Handelns Aussagen zu machen, vor allem dann, wenn es sich um einen erheblich denkungewohnten Täter handelt, der kaum in der Lage ist, zur Zeit der Tat über seine Motive zu reflektieren und der dann später dazu neigen wird, sogenannte Kulissenmotive oder Scheinmotive zu produzieren.

Eine Motivkonstellation und Tatanalyse, zu der der Sachverständige von seiner Kenntnis der Persönlichkeit beitragen kann, ist für die Frage des Schuldausschlusses (§ 10 StGB) oder der Notwehr (§ 17 StGB) wesentlich. So ist die «Nichterkennung der Pflichten» z.B. zu diskutieren, wenn ein schwachsinniger 18jähriger Beziehungen zu einer erheblich frühentwickelten 13jährigen aufnahm, bei denen die Aktivität von dem Mädchen ausging, und zu diskutieren ist, ob dieser Schwachsinnige auf Grund des Aussehens und des Verhaltens des Mädchens zumindest ein Problembewußtsein entwickeln kann, daß er sich von dem Alter des Mädchens zu überzeugen hat.

Nicht selten entsteht die Frage, ob das Motivationsgefüge tatsächlich zu einem ernsthaften Entscheidungsverhalten geführt hat. Das gilt vor allem für Jugendliche, bei denen Aufschneidereien, Prahlereien und sich gegenseitig steigernde Behauptungen häufig dazu führen, daß mit Worten eine Zielsetzung angegeben wird, die noch keinen Beweis für einen echten Vorsatz bedeutet.

In ähnlicher Weise hat die forensische Psychiatrie den Begriff der «seelischen Notlage» geschaffen, der später als «psychische Zwangslage» bezeichnet wurde und zwar als Tatumstand, der die strafrechtliche Verantwortlichkeit mindert. Es muß sich hier um einen langzeitigen Konfliktzustand handeln, dem eine Entwicklung zugrunde liegt, die vom Täter in entsprechender Weise subjektiv verarbeitet wird, wobei die Tat dann dem Versuch einer Konfliktlösung dient. Diese psychische Zwangslage muß zur Tatzeit bestehen und die aktuelle Zuspitzung der Konfliktsituation zur Zeit der Tat den Täter überfordern.

Diese psychische Zwangslage ist ein besonderer Fall der «*subjektiven Umstände*», die die Entscheidungsfähigkeit eines Täters beeinflussen können, ohne daß sie bereits Krankheitswert erreichen.

Der § 14 StGB spricht von «unverschuldetem Affekt und anderen außergewöhnlichen objektiven und subjektiven Umständen», die die Entscheidungsfähigkeit des Täters beeinflußt haben, so daß die Strafe herabgesetzt oder darauf verzichtet werden kann. Sein Spezialfall ist der § 113 StGB, der aus einem Mord einen Totschlag werden läßt, wenn eine Frau ihr Kind während oder gleich nach der Geburt tötet (und zwar nicht nur wie der alte § 217 StGB bei einer unehelichen Geburt), wenn der Täter ohne eigene Schuld in einen Zustand hochgradiger Erregung (Affekt) versetzt und dadurch zur Tötung hingerissen wurde bzw. wenn besondere Tatumstände vorliegen, die die strafrechtliche Verantwortlichkeit mindern. In all diesen Fällen wird der mit der Begutachtung der Zurechnungsfähigkeit beauftragte forensische Psychiater z.B. formulieren, daß die Voraussetzungen der §§ 15 und 16 nicht vorhanden sind, er dem Gericht aber empfiehlt, bei der Diskussion des § 14 StGB (bzw. § 113 StGB) die entsprechenden von ihm geschilderten besonderen Tatumstände und den Affekt zu berücksichtigen.

Während nun die Feststellung der Schuld- und Zurechnungsfähigkeit primäre Aufgabe des Psychiaters bzw. Diplom-Psychologen ist, das Gericht also über ihre Feststellungen nicht einfach hinweggehen kann, ist das Gericht nicht gezwungen, die Hinweise des Gutachters über die Voraussetzungen der Schuldminderung durch außergewöhnliche Umstände entsprechend §§ 14 und 113 StGB, zum Schuldausschluß § 10 StGB oder zur Notwehr § 17 StGB anzuerkennen oder zu berücksichtigen. Ähnliches gilt hinsichtlich der «*Schuldhaftigkeit des Sich-in-den-Rauschzustand-Versetzens*» oder für die Frage des Hineinversetzens in einen Affekt.

Eine längere Diskussion galt der Frage der *abnormen Rauschverläufe*. Hierzu gibt es in der Literatur eine Reihe von Bezeichnungen, z.B. dämmeriger, narkotischer, komplizierter, abnormer, epileptoider Rausch usw. Diese Bezeichnungen sind phänomenologische Beschreibungen, sie gehören also zu einer psychiatrischen Klassifikation. Sie sagen etwas über eine bestimmte Ablaufform, sagen aber nichts darüber, ob auf Grund dieses bestimmten abnormen Zustands die Zurechnungsfähigkeit erheblich vermindert, aufgehoben oder voll vorhanden ist. Innerhalb einer längeren Diskussion haben wir versucht (Ochernal und Szewczyk 1979), uns auf solche Kriterien zu konzentrieren, die etwas über die Entscheidungsfähigkeit des Täters hinsichtlich der konkreten Tat bei abnormen Rauschverläufen aussagen und die weitgehend den phänomenologisch unterschiedlichen Formen zugrunde liegen. Wir haben auf diese Weise in unserer Arbeitsgemeinschaft sowohl den Begriff eines pathologischen als auch den eines pathologisch gefärbten Rausches aufgestellt, in Einzelheiten definiert und so zu beschreiben versucht, daß hiermit eine möglichst einheitliche Anwendung in der DDR angestrebt wird. Diese Begriffe sind von der Rechtsprechung übernommen worden.

Anlaß für derartige Arbeiten, wie die Aufstellung der Begriffe des pathologischen und pathologisch gefärbten Rausches unabhängig von Ätiopathogenese und psychiatrischer Klassifikation, einer Kriterienliste von Affektzuständen in ihrer Tatbezogenheit, die Beschreibung einer «psychischen Zwangslage», war folgende Überlegung: Das Gericht geht vom Gesetz und von der höchstrichterlichen Rechtsprechung aus. Insofern ist eine wesentliche Einheitlichkeit in jedem Rechtssystem gesichert. Die Psychiater und Psychologen werden als *Wissenschaftler* persönliche oder schulbedingte Auffassungen entwickeln und wissenschaftlich miteinander diskutieren. Als *Gutachter* müssen der forensische Psychiater und Psychologe nach allgemein anerkannten gleichen Kriterien arbeiten. Die Folge wäre sonst der Verlust an Rechtssicherheit.

In einer ähnlichen Form ist die Freiheitsfrage diskutiert worden, also die Frage, ob der Gutachter dem Gericht lediglich Diagnosen geben soll. Wir sind hier zu dem Ergebnis gekommen, daß man das philosophische Problem der Willensfreiheit und den Determinismusstreit nicht auf die Ebene des naturwissenschaftlich-psychologischen Bereichs übertragen kann. Wir sind der Auffassung, daß der durchschnittliche Mensch im Laufe seiner sozialen Lernprozesse einen ausreichend breiten Spielraum von Entscheidungsmöglichkeiten erwirbt, der ihn unterhalb der Ebene einer absoluten Willensfreiheit nach empirischer Erfahrung befähigt, sich an gesetzlichen und sozialen Normen zu orientieren, so daß wir einen für die forensische Psychiatrie brauchbaren empirisch-sozialen Verantwortlichkeitsbegriff bejahen, der sich an der Erfahrungstatsache der Entscheidungsmöglichkeit zu normorientiertem Verhalten ausrichtet.

Wir vertreten also nicht die Auffassung wie Kurt Schneider in seinem berühmt gewordenen Vortrag 1948, daß die psychologischen Fragen des § 51 StGB nicht beantwortet werden könnten, sondern meinen, daß nicht nur das Gesetz von der prinzipiellen Entscheidungsfähigkeit zum Handeln bzw. Unterlassen ausgeht, sondern auch von unserem Fachgebiet aus beurteilt werden muß. Es gilt hier zu berücksichtigen, daß die gesellschaftlichen Normen in der Entwicklung des Menschen sich ebenfalls entwickeln, gesellschaftliche, individuell biographische Bezüge haben, während dieser Entwicklung der Person aber auch eine die ganze Person oder Teile betreffende Fehlentwicklung einsetzen kann, woraus das Motivationsbündel zur Tat und schließlich der Tatentschluß entstehen.

3.1.5. Der Sachverständige und das Gutachten im Strafprozeß

Das *Gutachten ist im Strafprozeß ein Beweismittel* wie jedes andere. Es unterliegt also der richterlichen Würdigung. Das Gericht ist sogar verpflichtet, jedes Gutachten sorgfältig zu prüfen, wobei naturgemäß die Prüfungsmöglichkeit sich im wesentlichen auf die Schlußfolgerungen erstreckt und kaum den diagnostischen Prozeß einbeziehen kann. Das Gericht kann ein Gutachten aber nicht einfach verwerfen. Es muß – wenn Unklarheiten verbleiben – vor dem Prozeß den Gutachter zu einer schriftlichen Stellungnahme auffordern bzw. ihn während des Prozesses befragen. Bleiben auch dann noch Zweifel an der Richtigkeit, so wird es einen Zweit- und evtl. einen Drittgutachter beauftragen. Ein «Obergutachten» gibt es vom Begriff her nicht, da der Wert eines Zweitgutachtens nicht automatisch höher ist als der des ersten. In seinem Urteil muß das Gericht sich dann mit den Gutachten auseinandersetzen und begründen, warum es das eine und nicht das andere akzeptierte.
Nicht selten wird ein Gutachter sich auf den Standpunkt stellen, daß Feststellungen der Staatsanwaltschaft oder Rechtsanwaltschaft mit seinen Auffassungen nicht kongruent laufen. Er wird z.B. bei einem Diebstahl von gebrauchter Wäsche als Motiv nicht die Bereicherungsabsicht, sondern eine sexuelle Deviation annehmen. In einem anderen Fall kann er zur Frage des Affekts andere Auffassungen vertreten als Anklage oder Verteidigung. In solchen Fällen ist er angehalten, ein Alternativgutachten abzugeben, wobei er einmal dem Ermittlungsergebnis bzw. der Auffassung der Verteidigung Rechnung trägt, das zur Zeit der Gutachtenbeauftragung besteht, darüber hinaus aber feststellt, zu welcher abweichenden Meinung er hinsichtlich Motivation, Affekt, Schuldform usw. gekommen ist. Diese hat er zu begründen und anschließend zu beschreiben, wie das Resultat einer Zf-Begutachtung aussieht, wenn das Gericht sich seinen Auffassungen hinsichtlich Motivation usw. anschließt. Dies erspart dem Gericht die Vorladung oder einen erneuten Begutachtungsauftrag dann, wenn es den anders gearteten Auffassungen des Sachverständigen folgt.
Die *Ladung* des Gutachters zum Termin ist nur dann notwendig, wenn Zweifel verbleiben, eine andere Prozeßsituation während der Verhandlung erwartet wird oder es sich um einen Prozeß von besonderer Bedeutung handelt.
Die Begutachtungen werden in der Mehrzahl *ambulant* durchgeführt. Hierzu sind dem Sachverständigen sämtliche Sachakten zur Verfügung zu stellen. Der Sachverständige ist berechtigt, Nachermittlungen zu verlangen, wenn sie für die Begutachtung notwendig sind.
Der Sachverständige hat gegenüber dem Gericht und den Prozeßbeteiligten kein *Schweigerecht*, er muß also alles mitteilen, was er innerhalb der Begutachtung Wesentliches erhoben

hat und was ihm mitgeteilt worden ist. Die Grenze der Schweigepflicht liegt zwischen dem Arzt und Psychologen als Behandler und dem Arzt und Psychologen als Gutachter. Das heißt, daß der Gutachter nicht ohne Einverständnis des Begutachteten ärztliche Unterlagen zur Verwendung im Gutachten anfordern kann. Der Gutachter wird seine Kenntnisse an andere Institutionen in der Regel nicht weitergeben, auch nicht an Massenmedien, es sei denn zu einer Behandlung z. B. nach einer Einweisung. Für den Psychologen gilt das gleiche, zumal er im Paragraphen über die ärztliche Schweigepflicht ausdrücklich miteinbezogen worden ist.

Die *Weiterbildung der Psychiater* in der forensischen Psychiatrie geschah bisher unsystematisch auf freiwilliger Basis durch Fortbildungskurse, veranstaltet von der Akademie für Ärztliche Fortbildung der DDR zusammen mit der Arbeitsgemeinschaft für Forensische Psychiatrie. In Zukunft wird es ähnlich wie für die Elektroenzephalographie und für eine größere Anzahl von Spezialgebieten in der Medizin eine *«funktionsbezogene Qualifizierung»* geben. Von der Ausbildung zum Facharzt unterscheidet diese sich dadurch, daß der funktionsbezogen Qualifizierte in seinem Gesamtgebiet – hier der Neurologie und Psychiatrie – tätig bleiben kann, sich aber auf ein Gebiet spezialisiert, indem er entsprechende Voraussetzungen erfüllt. Diese bestehen in der forensischen Psychiatrie aus dem Absolvieren einer Reihe von Fortbildungskursen, einer bestimmten Zeit der praktischen Tätigkeit und einer größeren Anzahl selbständiger Begutachtungen sowie aus Hospitationen in hierfür zugelassenen Einrichtungen. Zur Zeit der Korrektur dieses Manuskripts ist der letzte Fortbildungskurs der ersten Ausbildungsreihe abgeschlossen. Die Anträge von ca. 100 Psychiatern zur Anerkennung als selbständig begutachtende funktionsbezogen qualifizierte forensische Psychiater werden geprüft.

Unabhängig von diesen Fortbildungskursen werden *wissenschaftliche Tagungen* durchgeführt, wobei versucht wird, bestimmte Probleme durch forensische Psychiater, Psychologen, aber auch Juristen, Kriminologen und Kriminalisten vorzutragen. Bei 300 bis 600 Zuhörern aus verschiedensten Fachgebieten darf man von einem größeren Interesse an der forensischen Psychiatrie und Psychologie sprechen.

3.1.6. Aufbau des Gutachtens

Der psychiatrische Gutachter muß angeben, worauf er sein Gutachten stützt. Er muß sodann unterscheiden:
– die Feststellung von Tatsachen, die mit der Zurechnungsfähigkeit zu tun haben und
– die Bewertung der festgestellten Tatsachen, die sich während des Begutachtungsvorgangs ergeben.
Aktenauszug, Wiedergabe der Explorationen und Untersuchungsbefunde sind zweifellos in den einzelnen Rechtsgebieten ähnlich. Seine Schlußfolgerungen wird er im Hinblick auf das, was wir über Schulddefinition, Schuldformen, Motivationen und die sonstigen Aufgaben des Gutachters über die Beantwortung der Zurechnungsfähigkeit hinaus gesagt hatten, in der Regel folgendermaßen gliedern:
(1) Beurteilung der Persönlichkeit
– die Phänomenologie, also die Beschreibung der Persönlichkeit, und damit eine Querschnittsanalyse
– die Erforschung der Entwicklungsbedingungen eines Menschen, damit also die Konditionalgenese seiner Entwicklung und eine Beurteilung, also Kausalanalyse, welche

Bedingungen auf die Entwicklung der speziellen Persönlichkeit tatsächlich Einfluß hatten und welche nicht.

Hieraus ergibt sich die psychiatrische Diagnose in typisierender Form.

(2) Das Motivationsgefüge im Hinblick auf die tatspezifischen Faktoren ist zu klären.

Hieraus ergibt sich das Entscheidungsverhalten des Täters im Hinblick auf die konkrete Tat.

(3) Der Gutachter hat unter psychiatrisch-psychologischem Aspekt die Tat zu analysieren.

Hieraus hat er schließlich die Antwort zu formulieren über das Verhältnis dieser gewordenen Persönlichkeit zum Zeitpunkt der Tat und zur speziellen Tat im Hinblick auf die Zurechnungs- und Schuldfähigkeit.

Für die Beurteilung der entwicklungsbedingten *Schuldfähigkeit* gilt ähnliches. Probleme ergeben sich daraus, daß zwischen Tat und Begutachtung häufig nicht unerhebliche Zeiträume liegen und durch eine Mehrzahl von Vernehmungen usw. die Kenntnis der sozialen Normen, teilweise aber auch die Verinnerlichung dieser Normen durch Jugendliche zur Zeit der Begutachtung nicht mehr mit der Zeit der Tat übereinstimmen.

Vor allem der Psychologe bei der Begutachtung von Jugendlichen, aber auch der Psychiater auf seinem Gebiet sind gehalten, Vorschläge zu unterbreiten, was man zu einer *Resozialisierung* des Täters unterstützend tun könnte.

3.1.7. Einweisung und Therapie

Ein zurechnungsunfähiger Täter kann nach § 15 StGB Absatz 2 eingewiesen werden. Das gleiche gilt bei einer verminderten Zurechnungsfähigkeit entsprechend § 16 Abs. 3 StGB, wobei statt oder nach Beendigung der Strafverbüßung der Täter in eine psychiatrische Klinik eingewiesen wird. Die Entscheidung des Gerichts erfolgt nur hinsichtlich der Einweisung selbst. Von diesem Zeitpunkt an übernimmt der Ärztliche Direktor die volle Verantwortung, der die entsprechende geschlossene oder offene Station zur Aufnahme bestimmt und der gemäß § 13 Abs. 2 Einweisungsgesetz berechtigt ist, dem Kranken sogar Ausgang und Urlaub zu gewähren.

In der Regel wird der Eingewiesene stufenweise in die Freiheit überführt, d. h. er bekommt Urlaub, ihm wird schließlich eine Arbeitsstelle vermittelt, wobei er nach der Arbeit wieder in das Krankenhaus zurückkehrt usw. Das Gericht trifft erst dann wieder eine Entscheidung, wenn auf Antrag des Leiters des Krankenhauses die Einweisung wieder aufgehoben werden kann (§ 14 Einweisungsgesetz).

Das Gericht hat ebenfalls die Möglichkeit, nach § 27 StGB den Täter zu einer *fachärztlichen Heilbehandlung* zu verpflichten, und zwar auf Vorschlag eines Gutachters, wenn dies zur Verhütung weiterer Rechtsverletzungen notwendig ist. Dies kann bei voller oder verminderter Zurechnungsfähigkeit geschehen. In der Regel soll der Sachverständige dem Gericht mitteilen, wo eine entsprechende Behandlung möglich ist. Kommt der Täter der Verpflichtung nicht nach, so kann dies bei einer erneuten Straffälligkeit als straferschwerender Umstand berücksichtigt werden.

Literatur

DETTENBORN, H., FRÖHLICH, H. H. und SZEWCZYK, H.: Lehrbuch der forensischen Psychologie. Verlag d. Wiss. Berlin 1984.

LEKSCHAS, J., RENNEBERG, J.: Lehrbuch Strafrecht. Allgemeiner Teil. Staatsverlag der DDR, Berlin 1976.

OCHERNAL, M., SZEWCZYK, H.: Pathologischer und pathologisch gefärbter Rausch. In: Der Alkoholiker. H. Szewczyk (Hrsg.) S. 177–195, Jena, Fischer 1979. 2. Aufl. Berlin, Volk u. Gesundheit 1986.

ROEHL, U., SZEWCZYK, H.: Probleme der Minderung der strafrechtlichen Verantwortung bei Totschlag. Neue Justiz 24, 762–765 (1969).

SCHLEGEL, J., AMBOSS, M.: Zur Glaubwürdigkeit der Aussagen von Kindern und Jugendlichen. Neue Justiz 36, 156–159 (1982).

SCHMIDT, H. D.: Leistungschance, Erfolgserwartung und Entscheidung. Berlin, Verlag d. Wiss. 1966.

SCHMIDT, H. D.: Zum Problem der Kongruenz psychologischer und juristischer Verhaltensmodelle. In: Kriminalität und Persönlichkeit. H. Szewczyk (Hrsg.) 3. Aufl. 155–174. Jena, Fischer 1977.

SZEWCZYK, H.: Empfehlungen zur Durchführung und zum Aufbau forensisch-psychiatrischer Gutachten. Psychiatr. Neurol. Med. Psychol., 33, 689–694 (1981).

SZEWCZYK, H.: Zur Glaubwürdigkeitsbegutachtung in Strafprozessen. Neue Justiz 35, 402–404 (1981).

WITTENBECK, S., SZEWCZYK, H.: Der Beitrag des forensischen Psychiaters bei der Feststellung strafrechtlicher Schuld. Psychiatr. Neurol. Med. Psychol. 31, 101–107 (1979).

OBERSTES GERICHT DER DDR und GENERALSTAATSANWALTSCHAFT DER DDR: Gemeinsamer Standpunkt zur Anforderung und Gestaltung forensisch-psychiatrischer Gutachten vom 14. August 1980. Psychiatr. Neurol. Med. Psychol. 33, 795–797 (1981).

Gesetz über die Einweisung in stationäre Einrichtungen für psychisch Kranke vom 11. Juni 1968. Gesetzblatt I Nr. 13, 1968, S. 273 ff.

PRÄSIDIUM DES OBERSTEN GERICHTES DER DDR: Zur Arbeitsweise bei der Einholung und Prüfung psychiatrischer und psychologischer Gutachten. Beschluß des OG vom 7. 2. 1973, Neue Justiz, Beilage 2/1973.

PRÄSIDIUM DES OBERSTEN GERICHTES DER DDR: Beschluß des OG vom 30. 10. 1972 über die Beiziehung von forensischen Gutachten zur Prüfung der Zurechnungsfähigkeit (§§ 15, 16 StGB) und der Schuldfähigkeit (§ 66 StGB) von Tätern. Neue Justiz, Beilage 4/1972.

3.2. Forensische Psychiatrie in Österreich

Gerhart Harrer, Chr. Frank

Die in Österreich, in der BRD, DDR und in der Schweiz vorkommenden psychiatrischen Erkrankungen und psychischen Störungen gleichen sich in ihrem Erscheinungsbild ebenso wie die zu ihrer diagnostischen Abklärung angewandten Methoden. Auch die in der Psychiatrie gebräuchlichen Begriffe und Fachausdrücke stimmen in diesen Ländern weitgehend überein. Unterschiede in der forensischen Begutachtung sind somit fast ausschließlich auf die verschiedenen gesetzlichen Bestimmungen zurückzuführen. Eine gewisse Annäherung im Sinne einer Angleichung der Rechtsprechung in den westeuropäischen Ländern könnte durch die Empfehlungen des Europarates zur Vereinheitlichung der Rechtsbegriffe zustande kommen.

3.2.1. Sachverständigenrecht

Die *Sachverständigen-Tätigkeit* in Österreich ist durch das Sachverständigen- und Dolmetschergesetz 1975 geregelt. Üblicherweise werden von den Gerichten «allgemein beeidete gerichtliche Sachverständige» herangezogen, die in der Sachverständigenliste der zuständigen Gerichte eingetragen sind. Die Aufnahme in die Liste ist an bestimmte persönliche und sachliche Voraussetzungen gebunden. So wird zum Beispiel für einen psychiatrischen Sachverständigen eine mindestens fünfjährige berufliche Tätigkeit in verantwortlicher Stellung in seinem Fachgebiet verlangt. Ein Rechtsanspruch auf Eintragung in die Sachverständigenliste besteht nicht, ebenso auch kein Anspruch auf Beschäftigung als Gutachter. Der Umfang der Liste richtet sich nach dem vom Gericht festzustellenden Bedarf (Emberger 1985a).

Die *Gebühren* für die Gutachtertätigkeit werden nach dem Gebührenanspruchsgesetz 1975 bestimmt.

Nach den Bestimmungen des § 13 über die *Begrenzung der ärztlichen Tätigkeit* auf ein Sonderfach (Ärztegesetz 1984) darf der praktische Arzt alle ärztlichen Handlungen setzen, soweit er sie fachlich beherrscht, während sich indes der Facharzt auf sein Sonderfach beschränken muß. Bei Fachüberschreitung in einer Gutachtenerstellung können sich dann zusätzliche Probleme der Haftung ergeben (Emberger 1985 b).

Die *Funktion des Sachverständigen* wird im allgemeinen als eine Kombination von «Helfer des Gerichtes» und «Beweismittel» aufgefaßt. Der Arzt hat somit aufgrund seines medizinischen Fachwissens und seiner Erfahrungen dem Richter die prozessual erheblichen medizinischen Umstände so darzulegen, daß es diesem möglich wird, sich mit Hilfe des Experten in die ihm fremden Sachfragen einzuarbeiten und sich ein eigenes Urteil zu bilden.

Gemäß § 134 StPO ist bei *Verdacht auf eine Geistesstörung* bzw. bei Zweifeln an der Zurechnungsfähigkeit die Zuziehung eines oder nötigenfalls zweier ärztlicher Sachverständiger vorgeschrieben. Dabei gilt nach der Ansicht der ständigen Judikatur des OGH, «daß die bloße Behauptung einer Geistesstörung das Gericht noch nicht zur Einholung des Gutachtens eines psychiatrischen Sachverständigen verpflichte, sondern daß vielmehr objektive Momente (Anhaltspunkte, Symptome) wie etwa behauptete Erkrankungen besonderer Art vorliegen müßten, die auf einen geistigen Defekt im Sinne des § 11 StGB hinweisen», welcher die Zurechnungsfähigkeit des Täters in Frage stellt (Rieder 1981). So ist nach der Judikatur zum Beispiel im Falle von «Monomanien wie Kleptomanie oder Pyromanie, bei Schädel- oder Gehirnverletzungen des Beschuldigten, bei der Beurteilung der verzögerten Reife gemäß § 10 JGG, bei seniler Demenz oder bei Alkoholisierung des Angeklagten zur Zeit der Tat» die Beiziehung eines psychiatrischen Sachverständigen notwendig. Die bloße Behauptung einer Psychopathie hingegen genügt nicht zur Bestellung eines psychiatrischen Sachverständigen, da diese psychische Normvariante noch keine Geisteskrankheit darstellt, es sei denn, es handle sich aufgrund der erheblichen Ausprägung um eine «gleichwertige seelische Störung» im Sinne des § 11 StGB. Ferner ist nach der Judikatur das Gericht aufgrund eigener Sachkenntnis grundsätzlich in der Lage, eine «volle Berauschung» zu beurteilen; dagegen wird beim sogenannten pathologischen Rausch (S. 419) die Zuziehung eines Sachverständigen angeraten. In der Praxis werden jedoch fast immer – nach unseren Erfahrungen zu Recht – medizinische Sachverständige zu der selbst für Experten oft sehr schwierigen Beurteilung der psychopathologischen Auswirkungen einer Alkoholisierung und deren Rechtsrelevanz herangezogen.

Zwingend vorgeschrieben wird die Untersuchung durch einen psychiatrischen Sachverständigen im Bereich des Maßnahmenrechts (S. 421 f.).

Wer vor Gericht als Sachverständiger «einen falschen Befund oder ein falsches Gutachten erstattet, ist mit Freiheitsstrafe bis zu drei Jahren zu bestrafen» (§ 288 StGB). Wird der falsche Befund oder das falsche Gutachten vor einer Verwaltungsbehörde abgelegt, so wird dies gemäß § 289 StGB mit Freiheitsstrafe bis zu einem Jahr bestraft.

Die Mitwirkung *psychologischer* Sachverständiger beschränkt sich vor allem auf die Beurteilung der Reife Jugendlicher oder der Glaubwürdigkeit minderjähriger Zeugen sowie auf verkehrspsychologische Fragestellungen. In den Gesetzestexten der Strafprozeßordnung wird – im Unterschied zu den Ärzten – ein psychologischer Sachverständiger nirgendwo ausdrücklich erwähnt. Im Kommentar zu § 134 über die Beurteilung des Geistes- und Gemütszustandes eines Beschuldigten wird jedoch ausgeführt: «Eine psychologische oder psychiatrische Untersuchung von Zeugen ist im Gesetz zwar nicht vorgesehen, jedoch auch nicht verboten» (SSt 27/38, EvBl 1972/69, 1975/120).

Eine österreichische Besonderheit ist die Einrichtung des sogenannten «*Fakultäts-Gutachtens*» (in ärztlichen oder chemischen Belangen), das bei gravierenden, durch Ergänzungen nicht aufhebbaren Mängeln oder Widersprüchen innerhalb eines oder zwischen zwei Gutachten oder bei einem besonderen Schwierigkeitsgrad des Sachverhaltes von einer österreichischen medizinischen Fakultät angefordert werden kann. Die Fakultäts-Gutachten werden kostenlos erstellt. Eine Ladung oder persönliche Vernehmung jener Personen, die am Zustandekommen des Gutachtens mitgewirkt haben, ist nicht möglich; ebenso ist die Überprüfung des – im Grunde anonym bleibenden – Fakultäts-Gutachtens unzulässig.

3.2.2. Strafrecht

3.2.2.1. Zurechnungsfähigkeit

Das neue österreichische Strafgesetzbuch, das am 1.1.1975 in Kraft getreten ist, hat das im Jahre 1852 wirksam gewordene alte österreichische Strafgesetz abgelöst, dessen Abschnitt über die Zurechnungsfähigkeit aus dem Jahre 1787 stammte. Es war das Ziel des neuen österreichischen StGB, anstelle einer von Vergeltungs- und Sühnegedanken getragenen Strafrechtspflege ein brauchbares rationales Zweckstrafrecht als wirksames Instrument des gesellschaftlichen Rechtsgüterschutzes zu schaffen. Wie in der BRD und in der Schweiz ist auch das österreichische Strafrecht ein Schuld-Strafrecht. Nach § 4 «ist strafbar nur, wer schuldhaft handelt».

Zurechnungsunfähig und damit strafrechtlich nicht verantwortlich ist nach § 11 StGB, «wer zur Zeit der Tat wegen einer Geisteskrankheit, wegen Schwachsinns, wegen einer tiefgreifenden Bewußtseinsstörung oder wegen einer anderen schweren, einem dieser Zustände gleichwertigen Störung unfähig ist, das Unrecht seiner Tat einzusehen oder nach dieser Einsicht zu handeln ...» Der Sachverständige hat nicht nur das Vorliegen einer der genannten biologischen Merkmale zum Tatzeitpunkt festzustellen, sondern sich nach § 134 der österreichischen Strafprozeßordnung auch mit den *Auswirkungen* einer Krankheit bzw. einer Störung auf den Erlebnis- und Erkenntnisbereich sowie auf die zu beurteilenden Handlungsabläufe gründlich auseinanderzusetzen und darüber im Gutachten zu äußern.

Im Gesetz werden taxativ *vier verschiedene «biologische» Gründe* der Zurechnungsunfähigkeit angeführt. Eine Ausweitung auf weitere Möglichkeiten ist damit nicht vorgesehen. Das Vorliegen einer der vier biologischen Merkmalsgruppen wird aber bei der Beurteilung der strafrechtlichen Verantwortlichkeit eines Täters nur dann relevant, wenn die Störung zur Zeit der Tat zur Unfähigkeit führte, das Unrecht der Tat einzusehen, somit das Einsichts- oder Unterscheidungsvermögen (Diskretionsfähigkeit) aufhob, oder unfähig machte, nach entsprechender Einsicht zu handeln, somit eine Aufhebung des Steuerungs- oder Hemmungsvermögens (Dispositionsfähigkeit) bewirkte.

Die im österreichischen StGB angeführten vier biologischen Merkmalsgruppen stimmen mit den im § 20 des deutschen Strafgesetzes genannten Voraussetzungen der Unzurechnungsfähigkeit weitgehend überein. Lediglich die Zuordnung bestimmter psychiatrischer Krankheitsbilder zu den einzelnen Gruppen weicht zum Teil deutlich ab (Harrer 1978a).

a) **Geisteskrankheit.** Der im österreichischen StGB genannte Begriff «Geisteskrankheit» umfaßt die endogenen Psychosen, d.h. die Schizophrenie sowie die manisch-depressiven Erkrankungen, aber auch die exogenen Psychosen und sonstige hirnorganische Störungen. Das deutsche Gesetz hingegen verwendet anstelle des Begriffes der «Geisteskrankheit» den Begriff der «krankhaften seelischen Störungen». Darunter werden nach Entscheidungen des BGH (zit. nach Maurach und Zipf 1977) neben den exogenen und endogenen Psychosen auch abnorme geschlechtliche Triebhaftigkeiten subsumiert, soweit sie nicht lediglich auf Charaktermängeln oder sittlicher Schwäche beruhen.

b) **Schwachsinn.** Der Schwachsinn wird deshalb gesondert behandelt, weil ihm das Prozeßhafte der Geisteskrankheit fehlt. Unter Schwachsinn im Sinne des § 11 wird eine Geistesschwäche verstanden, die sich in Störungen der Auffassung und besonders des Kombinations- und Urteilsvermögens äußert. Bei der psychiatrischen Beurteilung der Zurechnungsfähigkeit Schwachsinniger ist das Augenmerk indes nicht ausschließlich auf die Frage einer intellektuellen Unzulänglichkeit und Urteilsschwäche zu richten. Schwachsinn bedeutet vielmehr eine «die ganze Persönlichkeit betreffende und nicht entsprechend kompensierbare Beeinträchtigung» (Frank 1977). Ob es sich beim Schwachsinnigen um eine Debilität (leichte Ausprägung des Schwachsinns), Imbezillität (mittelschwerer Schwachsinn) oder Idiotie (schwerstes Ausmaß des geistigen und Persönlichkeitsdefektes) handelt, d. h. ob die Oligophrenie «erheblich oder bloß leichten Grades ist, spielt an sich keine Rolle» (Leukauf und Steininger 1979). Entscheidend für die Aufhebung der strafrechtlichen Verantwortlichkeit ist vielmehr, daß die Auswirkungen auf das Urteilsvermögen und/oder die affektive Steuerung der Persönlichkeit von solcher Intensität sein müssen, daß sie den Täter konkret unfähig machten, das Unrecht seiner Tat einzusehen oder einsichtsgemäß zu handeln.

In Österreich werden unter die Gruppe des Schwachsinns neben der angeborenen nicht-krankhaften Minusvariante der Verstandesbegabung auch Schwachsinnszustände als Folge eines intrauterinen, geburtstraumatischen oder frühkindlichen Hirnschadens subsumiert. In der BRD werden diese den «krankhaften seelischen Störungen» zugeordnet, da sich der Schwachsinnsbegriff des § 20 dStGB auf die «angeborene Intelligenzschwäche ohne nachweisbare Ursache» beschränkt (Schönke/Schröder 1976). Es erscheint uns sachlich nicht gerechtfertigt, daß im Gesetzeskommentar zum § 11 öStGB vorzeitige Alterungserscheinungen des Gehirns mit einem entsprechenden Abbau der geistigen Kräfte dem Schwachsinn zugeordnet werden. Demenzen, die durch Intelligenzverlust und Persönlichkeitsveränderungen gekennzeichnet sind, wären aufgrund ihrer hirnorganischen Verursachung aus medizinisch-psychiatrischer Sicht konsequenterweise besser unter die «Geisteskrankheiten» einzuordnen.

c) **Tiefgreifende Bewußtseinsstörung.** Zur tiefgreifenden Bewußtseinsstörung zählen die krankhaften und auch nicht krankhaften Dämmerzustände sowie Bewußtseinsstörungen, wie sie bei Schlaftrunkenheit, Erschöpfung oder schwerer Übermüdung vorkommen können. Für Strafhandlungen im Zustand der Berauschung (S. 418 ff.) gibt es noch besondere Bestimmungen.

Pathologische Bewußtseinsstörungen, wie z. B. epileptische Dämmerzustände, zählen im österreichischen Recht zu den «tiefgreifenden Bewußtseinsstörungen», hingegen im deutschen Recht zu den «krankhaften seelischen Störungen».

d) **Gleichwertige seelische Störungen.** Im Merkmalskatalog des österreichischen StGB sind schließlich noch «andere schwere, einem der drei angeführten Zustände gleichwertige seelische Störungen» angeführt. Dazu gehören laut Kommentar alle jene schweren seelischen Störungen, die zwar nicht einer Geisteskrankheit, einem Schwachsinn oder einer tiefgreifenden Bewußtseinsstörung zugeordnet werden können, aber in ihren Auswirkungen auf die Diskretions- oder Dispositionsfähigkeit einem dieser Zustände gleichwertig sind. Darunter werden vor allem hochgradige Neurosen, Psychopathien, Triebstörungen, aber auch schwerste Affektzustände subsumiert. Sofern diese zu einem seelischen Ausnahmezustand führen, können sie u. U. einen Schuldausschließungsgrund bewirken, auch wenn sie nicht auf krankhafter Grundlage beruhen. Eine bloße asoziale Veranlagung, Charakterschwäche, Haltlosigkeit, grobe Charakteranomalien sowie eine verminderte

Hemmfähigkeit gegenüber sexuellen Antrieben und dergleichen werden in der Regel nicht eine «seelische Störung» im Sinne des § 11 StGB darstellen. Die im Gesetz geforderte «Gleichwertigkeit» ist dabei keine psychiatrisch-psychologische Frage, sondern eine Rechtsfrage (Bertel 1975).

Die genannten Unterschiede hinsichtlich der Zuordnung von Krankheitsbildern zu den in Österreich und in der BRD doch fast gleichlautenden Merkmalsgruppen dürften vor allem auf die verschiedenen Gesetzes-Kommentare zum gleichen Merkmalsbegriff zurückzuführen sein.

3.2.2.2. Partielle Zurechnungsfähigkeit

Auch das österreichische Recht kennt eine «*partielle* Zurechnungsunfähigkeit», d.h. ein Täter kann nur in einem bestimmten Teilbereich seines geistigen bzw. seelischen Lebens zurechnungsunfähig, im übrigen aber durchaus zurechnungsfähig sein (z.B. Querulantenwahn).

3.2.2.3. Verminderte Zurechnungsfähigkeit

Eine *verminderte* Zurechnungsfähigkeit, wie sie § 21 des deutschen StGB, Art. 11 des schweizerischen und § 16 des DDR-Strafrechtes vorsehen, kennt das österreichische Strafrecht nicht. Das österreichische Recht geht hier vielmehr einen völlig anderen Weg, indem es unabhängig von den vier Merkmalsgruppen des § 11 StGB eigenständige Kriterien im § 34 StGB einführt, die – neben anderen Milderungsgründen – zu einer Strafmilderung innerhalb des gesetzlichen Strafrahmens, nicht jedoch zu einer Strafsatzänderung führen können. So heißt es im § 34 Ziffer 1: «Ein Milderungsgrund ist es insbesondere, wenn der Täter die Tat nach Vollendung des achtzehnten, jedoch vor Vollendung des einundzwanzigsten Lebensjahres oder wenn er sie unter dem Einfluß eines abnormen Geisteszustands begangen hat, wenn er schwach an Verstand ist oder wenn seine Erziehung sehr vernachlässigt worden ist». Dies bedeutet, daß neben den vier biologischen Merkmalen des § 11 StGB ein weiteres Kriterium: «unter dem Einfluß eines abnormen Geisteszustandes» eingeführt wird. Im deutschen Recht hingegen gehen die Bestimmungen des § 21 über die «verminderte Schuldfähigkeit» von den Merkmalsgruppen des § 20 über die Schuldunfähigkeit aus. Zudem muß die Fähigkeit des Täters, das Unrecht der Tat einzusehen oder nach dieser Einsicht zu handeln, *erheblich* vermindert gewesen sein. Im österreichischen § 34 Ziffer 1 hingegen wird keine erhebliche Verminderung verlangt, auch muß sich der Einfluß nicht notwendigerweise auf die Diskretions- bzw. Dispositionsfähigkeit auswirken. Ein bestimmtes Maß an «Abnormität des Geisteszustandes», die auch z.B. in einer Besonderheit der Persönlichkeitsstruktur bestehen kann, wird nicht gefordert. Es genügt vielmehr, wenn sie «den Willen des Täters im Zusammenhang mit der Tatbegehung beeinflußt hat» (Leukauf/Steininger 1979). Die verminderte Schuldfähigkeit ist somit – gegenüber dem deutschen Strafrecht – von den Voraussetzungen her wesentlich weiter gefaßt, die Auswirkungen auf die Strafzumessung hingegen sind wesentlich geringer.

Ein weiterer Strafmilderungsgrund liegt nach § 34 Ziffer 11 StGB vor, wenn der Täter «die Tat unter Umständen begangen hat, die einem Schuldausschließungs- oder Rechtfertigungsgrund nahekommen».

Man wird Zipf (1978, 1980) zustimmen, wenn er in der österreichischen Regelung bezüglich der verminderten Schuldfähigkeit den Vorteil der größeren «Flexibilität und Variabilität» sieht; zudem sei sie «sowohl für den Richter als auch für den Sachverständigen» ausgesprochen «anwendungsfreundlich». Außerdem kann die verminderte Zurechnungsfähigkeit nach österreichischem Recht durch andere erschwerende Umstände (z.B. verschuldete Berauschung) verwirkt werden, während dieser Weg dem deutschen Recht aufgrund der Strafsatzänderung weitgehend verschlossen ist.

Trifferer (1985) weist mit Recht darauf hin, daß sich in den Fällen, in denen die Einsichtsfähigkeit in das Unrecht der Tat betroffen ist, «der Regelungsgehalt des § 11 StGB mit dem des § 9 (Rechtsirrtum) überschneidet. Während dabei für § 11 wesentlich ist, daß eine der in dieser Vorschrift genannten Störungen zur Zeit der Tat vorlag, kommt es für einen Schuldausschluß gemäß § 9 entscheidend darauf an, daß der Rechtsirrtum dem Träger nicht vorwerfbar war».

3.2.2.4. Straftaten unter Rauscheinfluß

Bei der rechtlichen Beurteilung einer Straftat unter Einfluß von Alkohol (oder anderen berauschenden Mitteln) ist einerseits zwischen einer *unverschuldeten* und einer *verschuldeten* Berauschung, andererseits zwischen einer *vollen Berauschung* und einem die *Zurechnungsfähigkeit nicht ausschließenden Rauschzustand* zu unterscheiden. Durch die entsprechenden Gesetzesbestimmungen wird sowohl dem rechtlich verankerten Schuldprinzip als Voraussetzung für eine Strafe als auch dem Schutz der Allgemeinheit und dem Gedanken der Spezial- und Generalprävention Rechnung getragen.

Wurde ein Rauschzustand weder vorsätzlich noch fahrlässig, somit unverschuldet herbeigeführt, etwa wenn einem Glas Bier – unbemerkt vom trinkungewohnten Betroffenen – harte Getränke beigemengt wurden, und geriet der Täter in einen die *Zurechnungsfähigkeit nicht ausschließenden Trunkenheitszustand*, kommt diesem nicht eine *strafsatzerhöhende* Wirkung zu, wie ansonsten zum Beispiel bei einer fahrlässigen Tötung unter Alkoholeinfluß (§ 81 Z. 2 StGB) oder einer fahrlässigen Körperverletzung gemäß § 88 Abs. 3. Auch für einen selbstverschuldeten, die Zurechnungsfähigkeit nicht ausschließenden Rauschzustand bestünde nach § 35 StGB ausnahmsweise ein *Milderungsgrund*, wenn die «Herabsetzung der Zurechnungsfähigkeit nicht durch den Vorwurf aufgehoben wird, den der Genuß oder Gebrauch des berauschenden Mittels den Umständen nach begründet», d.h., wenn es für den Täter nicht vorhersehbar war, daß er in alkoholisiertem Zustand eine strafbare Handlung begehen könnte. Eine konkrete Gefährdung der körperlichen Sicherheit eines anderen in einem die Zurechnungsfähigkeit nicht ausschließenden Rauschzustand des Täters wirkt gemäß § 89 StGB *strafbegründend*.

Bei einer *vollen Berauschung* ist die Zurechnungsfähigkeit durch eine tiefgreifende Bewußtseinsstörung im Sinne des § 11 StGB ausgeschlossen. Der Täter kann somit nicht für die rechtswidrige Tat bestraft werden, weil er schuldunfähig handelte. Gegenstand des Schuldvorwurfes ist jedoch die vorsätzliche oder fahrlässige Herbeiführung des Rauschzustandes und die damit generell verbundene Gefahr für die Allgemeinheit. Die volle Berauschung ist somit ein abstraktes Gefährdungsdelikt. Objektive Bedingung der Strafbarkeit nach § 287 StGB ist allerdings die in diesem Zustand der Volltrunkenheit begangene rechtswidrige Handlung oder Unterlassung (ohne daß dabei die Verwirklichung des Tatbildes vorhersehbar war). Wurde ein Vollrausch etwa entsprechend dem oben angeführten

Beispiel nicht schuldhaft herbeigeführt, hat nicht eine Bestrafung nach § 287 StGB, sondern eine Exkulpierung nach § 11 StGB zu erfolgen.

Ansonsten gilt nach § 287 StGB: «Wer sich, wenn auch nur fahrlässig, durch den Genuß von Alkohol oder den Gebrauch eines anderen berauschenden Mittels in eine die Zurechnungsfähigkeit ausschließenden Rausch versetzt, ist, wenn er im Rausch eine Handlung begeht, die ihm außer diesem Zustand als Verbrechen oder Vergehen zugerechnet würde, mit Freiheitsstrafe bis zu drei Jahren oder mit Geldstrafe bis zu 360 Tagessätzen zu bestrafen. Die Strafe darf jedoch nach Art und Maß nicht strenger sein, als sie das Gesetz für die im Rausch begangene Tat androht.»

Versetzt sich jemand in einen die Schuldfähigkeit ausschließenden Rausch mit dem Vorsatz, in diesem Zustand der verminderten Hemmungen ein Delikt, etwa einen Mord zu begehen *(vorsätzliche actio libera in causa)*, oder führt jemand diesen Zustand fahrlässig herbei, obwohl er unter Alkoholeinfluß gewalttätig zu werden pflegt und daher damit rechnen mußte, eine schwere Körperverletzung zu begehen *(fahrlässige actio libera in causa)*, wird die Beurteilung der Straftat bzw. der Schuldfähigkeit auf einen Zeitpunkt vorverlagert, in dem der Täter in seinem Entschluß noch frei war, und haftet er für das begangene Delikt so, als wäre er nicht berauscht gewesen.

Das Schaubild (Triffterer 1985) verdeutlicht die verschiedenen Wege der rechtlichen Beurteilung von Straftaten unter Rauscheinfluß (s. S. 420).

Der sogenannte *pathologische Rausch* – ein in der psychiatrischen Praxis extrem seltenes Ereignis – wird in rechtlicher Hinsicht grundsätzlich einer vollen Berauschung gleichgestellt. «Der pathologische Rausch ist ein häufig schon bei geringer Blutalkohol-Konzentration plötzlich und unvermittelt einsetzender Dämmerzustand mit vitaler Erregung und blindem Angriffs-, Abwehr- oder Fluchtverhalten bei hochgradigem Verkennen der Umgebung unter dem Einfluß von exzessiven Affekten der Angst oder Wut neben wahnhaften Ideen sowie nicht selten bedrohlichen Halluzinationen. Die psychische Störung ist schwer und steht in auffälligem Gegensatz zur Geringfügigkeit oder dem Fehlen körperlicher Trunkenheitszeichen. Diese Dissoziation ist ein sehr wesentliches Merkmal. Mag auch die kaum merkliche oder fehlende Beeinträchtigung der motorischen und koordinativen Funktionen des Zentralnervensystems aufgrund der meist geringen Menge des genossenen Alkohols verständlich sein, so läßt sich damit nicht die gestörte Relation zwischen Trinkmenge und Trinkfolgen im Hinblick auf die abnorme Bewußtseinslage erklären.» (Frank 1982).

War die abnorme Alkoholreaktion erstmals aufgetreten, kann dem Täter bei diesem ersten Mal, weil der Zustand nicht vorhersehbar war, kein Verschulden angerechnet werden.

Die retrospektive Beurteilung von Schweregrad und Auswirkung einer Alkoholisierung kann für den forensischen Psychiater sehr schwierig sein. Eine *Blutentnahme* zum Nachweis einer Alkoholbeeinträchtigung ist in Österreich gemäß § 5 Abs. 6 der StVO nur dann zwingend vorgesehen, wenn ein Verkehrsunfall mit Todesfolge oder erheblicher Körperverletzung verschuldet wurde. Erzwingbar ist die Blutentnahme indes nicht (Sorgo 1983). Eine Verweigerung des Betroffenen stellt nach § 99 Abs. 1 lit. b StVO eine Verwaltungsübertretung dar.

Psychische Folgeschäden im Rahmen eines *chronischen Alkoholismus* sind je nach Erscheinungsbild gegebenenfalls den Störungen des § 11 StGB zuzuordnen.

Straftaten unter Rauscheinfluß
(Schaubild)

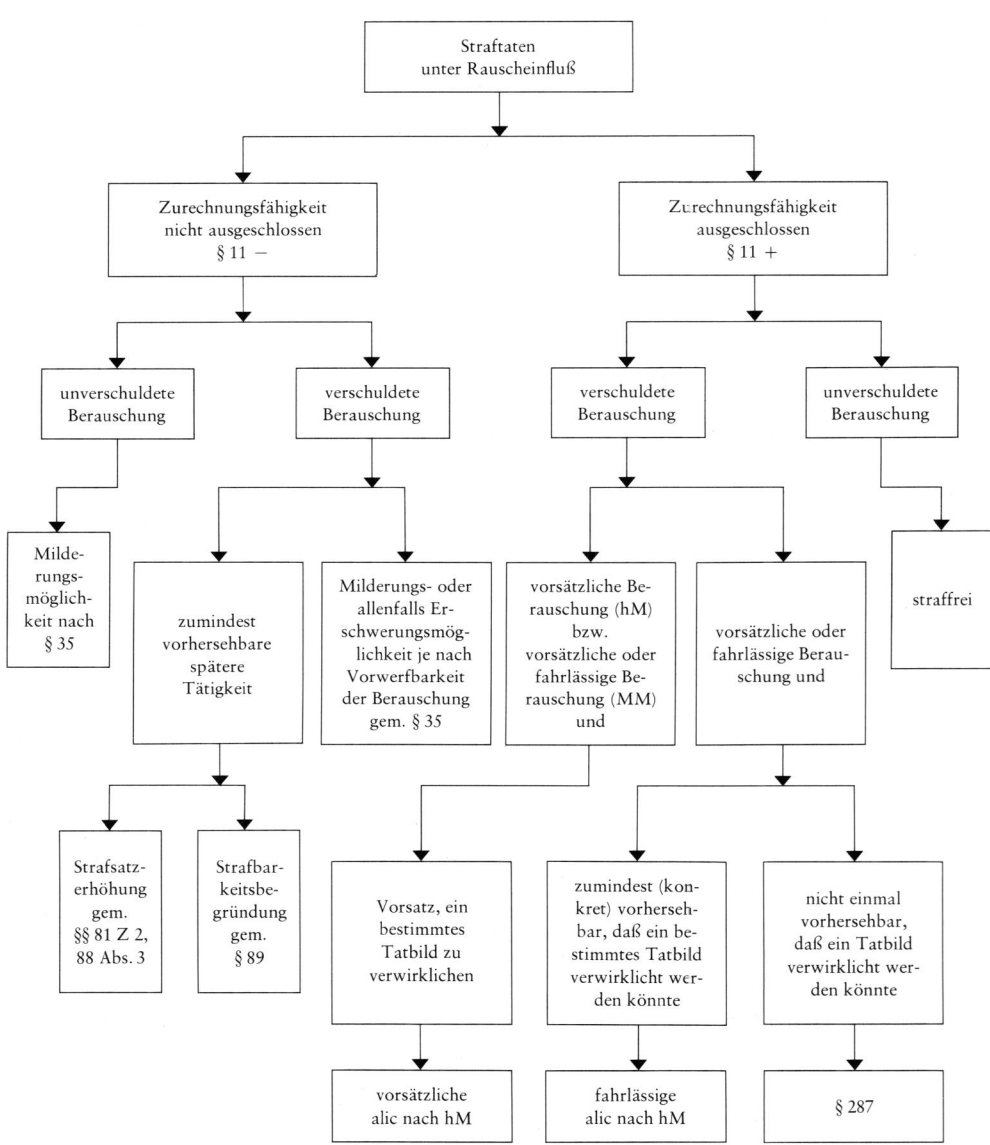

aus: TRIFFTERER, O.: Österreichisches Strafrecht.
Allgem. Teil. Springer Verlag Wien, New York 1985, S. 269.
Abkürzungen:
alic = actio libera in causa, hM = herrschende Meinung, MM = Minder-Meinung

3.2.2.5. Vorbeugende Maßnahmen

Im neuen Strafgesetzbuch 1975 sind folgende vorbeugende Maßnahmen vorgesehen:
1. Die Unterbringung in einer Anstalt für geistig-abnorme Rechtsbrecher (§ 21)
2. Die Unterbringung in einer Anstalt für entwöhnungsbedürftige Rechtsbrecher (§ 22)
3. Die Unterbringung in einer Anstalt für gefährliche Rückfalltäter (§ 23).

Nach § 21 (1) ist in eine *Anstalt für geistig abnorme Rechtsbrecher* einzuweisen, wer eine Tat begangen hat, die mit einer ein Jahr übersteigenden Freiheitsstrafe bedroht ist und nur deshalb nicht bestraft werden kann, weil er sie unter dem Einfluß eines die Zurechnungsfähigkeit ausschließenden Zustandes begangen hat, der auf einer geistigen oder seelischen Abartigkeit von höherem Grade beruht. Es muß ferner nach seiner Person, nach seinem Zustand und nach der Art der Tat als naheliegend zu befürchten sein, daß er unter dem Einfluß seiner geistigen oder seelischen Abartigkeit eine weitere mit Strafe bedrohte Handlung mit schweren Folgen begehen werde.

Nach § 21 (2) ist in eine Anstalt für geistig abnorme Rechtsbrecher auch einzuweisen, wer, ohne zurechnungsunfähig zu sein, unter dem Einfluß einer geistigen oder seelischen Abartigkeit von höherem Grad eine Tat begeht, die mit einer ein Jahr übersteigenden Freiheitsstrafe bedroht ist. Zudem müssen wie nach § 21 (1) weitere Taten mit schweren Folgen zu befürchten sein. Die Unterbringung ist zugleich mit dem Ausspruch über die Strafe anzuordnen. Die Unterbringung in der Anstalt für geistig abnorme Rechtsbrecher ist *vor* der Freiheitsstrafe zu vollziehen, wobei die Zeit der Anhaltung in der Anstalt auf die Strafe anzurechnen ist.

Im § 21 begegnen wir der wichtigsten vorbeugenden Maßnahme des österreichischen Strafgesetzbuches. Die unzurechnungsfähigen geisteskranken Rechtsbrecher nach § 21 (1) StGB sind in der Sonderanstalt Göllersdorf (NÖ) untergebracht. Diese Anstalt umfaßt derzeit 120 Betten (Sluga 1977). Allerdings befinden sich Täter mit der Maßnahme nach § 21 (1) StGB vereinzelt auch noch in den psychiatrischen Krankenanstalten der Bundesländer.

Täter, denen die Maßnahme nach § 21 (2) auferlegt wurde, werden in die Sonderanstalt Wien/Mittersteig eingewiesen. Die Maßnahme ist zeitlich unbeschränkt bzw. so lange zu vollziehen, wie es ihr Zweck erfordert, doch haben alljährlich Nachuntersuchungen durch psychiatrische Sachverständige zur Frage der weiteren Gefährlichkeit zu erfolgen.

In eine Anstalt für *entwöhnungsbedürftige Rechtsbrecher* werden nach § 22 (1) StGB Personen untergebracht, die dem Mißbrauch eines berauschenden Mittels oder Suchtmittels ergeben sind und wegen einer im Rausch oder sonst im Zusammenhang mit ihrer Gewöhnung begangenen strafbaren Handlung oder wegen Begehung einer mit Strafe bedrohten Handlung im Zustand voller Berauschung (§ 287) verurteilt wurden, wenn nach ihrer Person und nach Art der Tat zu befürchten ist, daß sie im Zusammenhang mit ihrer Gewöhnung eine weitere mit Strafe bedrohte Handlung mit schweren Folgen oder doch mit Strafe bedrohte Handlungen mit nicht bloß leichten Folgen begehen werden. (Anhaltedauer maximal zwei Jahre, Prüfungsfrist alle sechs Monate.)

Von der Unterbringung ist jedoch abzusehen (§ 22 (2), wenn der Rechtsbrecher mehr als zwei Jahre in Strafhaft zu verbüßen hat, die Voraussetzungen für seine Unterbringung in einer Anstalt für geistig abnorme Rechtsbrecher vorliegen oder der Versuch einer Entwöhnung von vornherein aussichtslos erscheint.

Schließlich sieht der § 23 StGB in besonderen Fällen die Unterbringung in einer *Anstalt für gefährliche Rückfalltäter* vor. Diese Unterbringung soll die Allgemeinheit hinreichend vor

Berufs- und Gewohnheitsverbrechern schützen. Voraussetzung für diese Maßnahme sind eine entsprechend schwere Anlaßtat, zwei Vorverurteilungen und eine entsprechende Gefährlichkeitsprognose. Neben der Sicherung vor Rückfall soll im Rahmen der Unterbringung auch eine Resozialisierung versucht werden. Die Unterbringung ist auf höchstens zehn Jahre beschränkt, die Prüfung muß mindestens alljährlich erfolgen (Rieder 1976). In der Praxis ist dieses Rechtsinstitut des § 23 StGB weitgehend bedeutungslos.

3.2.2.6. Schuldfähigkeit Jugendlicher

Die strafrechtliche Verantwortlichkeit von Personen unter 18 Jahren wird nach dem Jugendgerichtsgesetz (JGG) geregelt. Unmündige, d.h. Personen, die das 14. Lebensjahr noch nicht vollendet haben (§ 1 Z 1 JGG), können in keinem Fall bestraft werden (§ 9 JGG). Jugendliche (im Geltungsbereich des JGG nach § 1 Z 2 Personen, die zwar das 14., aber noch nicht das achtzehnte Lebensjahr vollendet haben) können bei Begehung einer Straftat grundsätzlich rechtlich zur Verantwortung gezogen werden, d.h. sie sind strafmündig.

Eine Ausnahme bildet – sofern nicht die Voraussetzungen der Zurechnungsunfähigkeit gemäß § 11 StGB vorliegen – die Aufhebung strafrechtlicher Verantwortlichkeit durch eine *erheblich verzögerte Reife* gemäß § 10 JGG: Ein Jugendlicher, der eine mit Strafe bedrohte Handlung oder Unterlassung begeht, ist nicht strafbar, wenn er «aus besonderen Gründen noch nicht reif genug» ist, das Unrecht der Tat einzusehen oder einsichtsgemäß zu handeln. Der Täter muß das Unerlaubte, das materielle Unrecht seines Handelns einzusehen vermögen. Die Einsicht in das Sittenwidrige oder Unmoralische des Handelns genügt dabei nicht (Leukauf und Steininger 1979). Mit anderen Worten läßt sich – ausgehend von der Bestimmung des § 10 JGG – die strafrechtliche Verantwortlichkeit eines Jugendlichen positiv so umschreiben:

Ein Jugendlicher, bei dem weder eine Geisteskrankheit noch ein Schwachsinn, eine tiefgreifende Bewußtseinsstörung oder eine diesen Zuständen gleichwertige seelische Abartigkeit als möglicher Schuldausschließungsgrund im Sinne des § 11 StGB vorliegt, ist in bezug auf die von ihm begangene oder unterlassene Handlung strafrechtlich verantwortlich, «wenn zum Zeitpunkt der Tat keine ausgeprägte Reifeverzögerung seiner seelisch-geistigen und sittlichen Entfaltung vorlag, wenn der Reifungsablauf nicht durch gravierende entwicklungshemmende Faktoren gestört war, die ihn gehindert haben könnten, das Sozialschädliche und mit einem geordneten menschlichen Zusammenleben nicht vereinbare Rechtswidrige der Tat oder Unterlassung zu erkennen sowie den Sinn und Zweck der gesetzlichen Normen zu Richtlinien seines Handelns zu machen und unrechtmäßiger Gegenvorstellungen und Tendenzen Herr zu werden.» (Frank und Harrer 1978).

Die Unreife des Jugendlichen muß, soll sie schuldausschließend wirken, ihre Ursache in einer durch besondere Umstände ungünstig beeinflußten Entwicklung haben und das normale Maß übersteigen (EvBl 1964/137). § 11 StGB und § 10 JGG schließen einander aus (EvBl 1977/75). Eine Maßnahme etwa nach § 21 (1) StGB, d.h. eine Unterbringung in einer Anstalt für geistig abnorme Rechtsbrecher bei Vorliegen der Voraussetzungen nach § 11 StGB sowie einer entsprechenden Anlaßtat und Gefährlichkeitsprognose, kommt in der Rechtspraxis bei Jugendlichen so gut wie nicht vor.

Für schuldfähige Jugendliche ist die gesetzliche Strafdrohung nach § 11 Z 1 JGG generell um die Hälfte herabgesetzt. Personen nach Vollendung des 18. Lebensjahres sind, sofern nicht die Voraussetzungen des § 11 StGB vorliegen, grundsätzlich zurechnungsfähig.

Heranwachsende werden jedoch insoweit besonders berücksichtigt, als nach § 34 Z 1 StGB ein besonderer Milderungsgrund vorliegt, wenn die Tat nach Vollendung des 18., jedoch vor Vollendung des 21. Lebensjahres begangen wurde.

Grundsätzlich entspricht eine sinnvoll-restriktive Haltung hinsichtlich der Bescheinigung einer fehlenden strafrechtlichen Verantwortungsreife eines Jugendlichen nicht nur der Bestimmung des § 10 JGG, sondern ist sie letztlich auch – um nicht zu leicht aus dem vom Gesetz gewährten Schutz die Berechtigung zu weiteren Rechtsbrüchen abzuleiten – im Interesse des Täters, ebenso wie eine behutsame Anwendung des § 11 StGB zur Vermeidung eines vorzeitigen Kainsmals.

3.2.3. Zivilrecht

3.2.3.1. Begutachtung der Fahrtauglichkeit

Die rechtlichen Grundlagen für die Begutachtung der Fahrtauglichkeit finden sich im Kraftfahrgesetz 1967 (KFG) und in der Straßenverkehrsordnung 1960 (StVO). Die Bestimmungen über die geistige und körperliche Eignung zum Lenken von Kraftfahrzeugen sind in der Kraftfahrgesetz-Durchführungsverordnung 1967 (KDV) enthalten.

Gem. § 64 KFG 1967 darf die Lenkerberechtigung nur Personen erteilt werden, die – abgesehen von einem Mindestalter von 18 Jahren – die entsprechende «*Verkehrszuverlässig-keit*», die *geistige* und *körperliche Eignung* sowie die *fachliche Befähigung* zum Lenken von Kraftfahrzeugen der entsprechenden Gruppe besitzen.

Für die Entscheidung über die Fahrtauglichkeit ist in Österreich – im Gegensatz zur BRD – in jedem Falle nur die *Verwaltungsbehörde* zuständig. Zudem ist vor Erteilung der Fahrerlaubnis eine amtsärztliche Untersuchung vorzunehmen, bei der die geistige und körperliche Eignung, insbesondere auch das Vorliegen einer Anfallskrankheit oder einer Psychose usw. zu überprüfen ist.

Die Beurteilung der Rechtsfrage der Verkehrs-*Zuverlässigkeit* (§ 66 KFG) liegt demgegenüber ausschließlich in den Händen der Verwaltungsbehörde und bedarf keines ärztlichen Gutachtens. Die Verkehrszuverlässigkeit ist beispielsweise nicht gegeben, wenn die Verkehrssicherheit durch rücksichtsloses Verhalten im Straßenverkehr oder durch Trunkenheit gefährdet wird oder sich jemand aufgrund der erleichternden Umstände, die durch ein Kraftfahrzeug gegeben sind, sonstige schwere strafbare Handlungen zuschulden kommen läßt.

Die Verwaltungsbehörde hat die charakterliche Veranlagung des Betroffenen zu ergründen. Denn es geht um die Frage des voraussichtlichen Verhaltens einer Person im Straßenverkehr.

Die *geistige Eignung* liegt nach § 31 KDV bei «geistesgesunden» Personen vor, d.h., es dürfen «weder Geisteskrankheiten noch schwere geistige oder seelische Störungen, noch wesentliche Störungen der Beobachtungs-, Konzentrations- und Reaktionsfähigkeit sowie des Erinnerungsvermögens vorliegen». Personen, die sich in stationärer Behandlung einer psychiatrischen Krankenanstalt befunden haben, bedürfen einer fachärztlichen Bestätigung, wonach «bei ihnen keine Zeichen einer bestehenden Geisteskrankheit oder einer dieser gleichzuhaltenden geistigen oder seelischen Störung unter Berücksichtigung der Möglichkeit von Remissionen oder Rezidiven» mehr vorliegen.

Die *körperliche Eignung* (§§ 32 bis 35 KDV) setzt eine bestimmte Körpergröße und Körperkraft voraus. Nicht geeignet sind unter anderem Personen mit «organischen Erkrankungen des zentralen oder peripheren Nervensystems, die das sichere Beherrschen des Kraftfahrzeuges und das Einhalten der für das Lenken des Kraftfahrzeuges geltenden Vorschriften beeinträchtigen könnten. ... ebensowenig Personen, bei denen «Erkrankungen mit Bewußtseinsstörungen (Anfallsleiden), Trunksucht und andere Süchtigkeiten u.a.m.» vorliegen.

Die *fachliche Eignung* ist durch die Lenkerprüfung nachzuweisen.

Gem. § 69 KFG muß im ärztlichen Gutachten eine definitive Feststellung: «geeignet», «bedingt geeignet», «beschränkt geeignet» oder «nicht geeignet» enthalten sein.

In besonderen Fällen ist gem. § 67 Abs. 2 KFG (z.B. bei Zweifeln hinsichtlich der Erteilung der Lenkerberechtigung wegen des hohen Lebensalters oder wegen Auffälligkeiten im Straßenverkehr) der Befund einer verkehrspsychologischen Untersuchungsstelle vorzulegen. Dieser Befund kann jedoch ein ärztliches Gutachten nicht ersetzen.

Die gesetzlichen Grundlagen als Sicherungsmaßnahme gegen Trunkenheit am Steuer sind im § 5 StVO geregelt. In einem durch Alkohol beeinträchtigten Zustand darf man «ein Fahrzeug weder lenken noch in Betrieb nehmen. Bei einem Blutalkoholgehalt von 0,8 ‰ und darüber gilt der Zustand einer Person als vom Alkohol beeinträchtigt» (§ 5 (1) StVO 1960). Ein Gegenbeweis ist nicht möglich (Sorgo 1983).

Bei der Beurteilung der Fahrtauglichkeit ist stets von den konkreten Gegebenheiten des Einzelfalles auszugehen. In der medizinischen Beurteilung der Auswirkung verschiedener Krankheiten dürften gegenüber den Usancen in der BRD keine prinzipiellen Unterschiede bestehen (Harrer 1986).

3.2.3.2. Schmerzengeld*

Der Anspruch auf Schmerzengeld ist im § 1325 ABGB geregelt: «Wer jemanden an seinem Körper verletzt, bestreitet die Heilungskosten des Verletzten; ersetzt ihm den entgangenen, oder, wenn der Beschädigte zum Erwerb unfähig wird, auch den künftig entgehenden Verdienst und bezahlt ihm auf Verlangen überdies ein den Umständen angemessenes Schmerzengeld».

Das Schmerzengeld soll weder Ersatz für einen Vermögensnachteil noch Strafe, Buße oder Sühne, sondern eine echte Entschädigung für einen immateriellen Schaden sein. Daher bleiben der Verschuldensgrad sowie die Vermögenslage des Beschädigers und die des Geschädigten in der Regel ohne Einfluß auf die Höhe des Schmerzengeldes.

Schmerzengeld ist Genugtuung für alles Ungemach, das der Verletzte erduldete. Auch seelische Leiden, die Folge einer körperlichen Beschädigung sind, sollen abgegolten werden. «Es soll die durch die Schmerzen entstandenen Unlustgefühle ausgleichen und den Verletzten in die Lage versetzen, sich als Ersatz für die Leiden und anstelle der ihm entgangenen Lebensfreude auf andere Weise gewisse Annehmlichkeiten und Erleichterungen zu schaffen.» (Stohanzl 1985). Der Beschädigte muß das Schmerzengeld selbst ansprechen und dessen Höhe beziffern.

Schmerzengeld hat definitionsgemäß eine Verletzung am Körper zur Voraussetzung, «Körperverletzung» bedeutet aber Verletzung der körperlichen *oder* geistigen Unversehrtheit. Die Verletzung muß dabei nicht schmerzhaft sein und kann z.B. auch im Abschneiden

---

* In Österreich nicht Schmerzensgeld, sondern Schmerzengeld

der Haare gegen den Willen des Betroffenen bestehen. Das Verursachen von Schmerzen gilt aber auch dann als eine Körperverletzung (z. B. bei Schlägen), wenn am Körper keine entsprechenden Veränderungen festgestellt werden können. Der Anspruch auf Schmerzengeld besteht z. B. auch bei einem mit einer Körperverletzung verbundenen rechtswidrigen Freiheitsentzug.

Nach der allgemeinen Spruchpraxis ist bei der Schmerzengeldbemessung der Gesamtkomplex der Schmerzempfindungen nach Dauer und Intensität der körperlichen und der seelischen Schmerzen, der Kompliziertheit des Heilungsverlaufes und der Dauerfolgen einschließlich der Minderung der Erwerbsfähigkeit zu berücksichtigen. Das Schmerzengeld ist somit um so höher zu bemessen, je schwerer die körperliche Verletzung, je länger die Heilung, je intensiver die mit der Verletzung verbundenen Schmerzen und die damit einhergehenden Unlustgefühle und je empfindlicher die üblen Folgen für das Leben und die Gesundheit des Verletzten sind.

Obwohl im Gesetz nicht eigens geregelt, wird das Schmerzengeld, das global durch den Richter zu bemessen ist, üblicherweise anhand eingeschätzter «Schmerzperioden» berechnet. Dabei wird vom Sachverständigen erwartet, daß er die Dauer von Perioden mit starken, mittelstarken und leichten Schmerzen nach Tagen einschätzt. Diese Schmerztage werden dann als «Entscheidungshilfe» vom Richter in einen Schillingwert (als unverbindliche Richtschnur etwa: ein Tag mit starken Schmerzen = S 1800, ein Tag mit mittelstarken Schmerzen = S 1200 und ein Tag mit leichten Schmerzen = S 800) umgerechnet (Grabherr 1985).

Üblicherweise werden die nur zeitweise auftretenden Schmerzen in Schmerzperioden «zusammengerafft» dargestellt. Nach einer Faustregel ist im allgemeinen die Zahl der Tage mit mittelstarken Schmerzen doppelt oder dreimal so hoch wie die Anzahl der Tage mit starken Schmerzen. Eine Sammlung von Entscheidungen des OGH über Schmerzengeldansprüche der Höhe nach erleichtert die Vereinheitlichung der Rechtsprechung und erlaubt auch dem Sachverständigen Vergleiche mit ähnlich gelagerten Fällen (Jarosch et al. 1980). Allerdings gibt es auch oberstgerichtliche Entscheidungen, wonach es keine «üblichen Sätze» gibt und die vergleichsweise Heranziehung anderer Fälle im Hinblick auf die – ungeachtet vorhandener Ähnlichkeiten – doch immer wieder auftretende Verschiedenheit in der Regel nicht zielführend ist (Stohanzl 1985).

Die Globalbemessung umfaßt auch die Vergütung noch weiterer, in Zukunft zu erwartender Schmerzen.

Bei der gutachterlichen Bewertung der drei Grade von Schmerzzuständen haben sich folgende Richtlinien bewährt (Holczabek 1976):

1. Ein *starker* Schmerzzustand wird dann anzunehmen sein, wenn Schmerz und Krankheitsgefühl den Verletzten so beherrschen, daß er trotz Behandlung oder wegen dieser Behandlung nicht in der Lage war oder ist, sich von diesem Zustand zu abstrahieren. Er kann sich nicht ablenken, an nichts erfreuen und war oder ist schwer krank.

2. Ein *mittelstarker* Schmerz-Leidenszustand wird dann anzunehmen sein, wenn sich der Leidenszustand mit der Fähigkeit, sich von ihm zu abstrahieren, die Waage hält, wenn der Kranke also schon zu Interessenverwirklichungen bereit und fähig war.

3. Der *leichte* Schmerz-Leidenszustand behindert den Patienten nicht, sich zu zerstreuen und sich abzulenken; er kann sogar einer geeigneten Arbeit nachgehen. Doch ist er keineswegs frei von Schmerzen oder Unlustgefühlen.

Zu beurteilen ist dabei nicht nur der reine Schmerz, sondern der Leidenszustand, die Behinderung und Beeinträchtigung des ganzen Menschen.

Einige in den Bereich der *psychiatrischen* Begutachtung fallende Umstände, die von der Rechtsprechung berücksichtigt wurden, sind z.B.:

Todesangst des Verletzten; die Sorge um die Wiederherstellung der Gesundheit; schwere Existenzsorgen; die Ungewißheit über das künftige Schicksal der Kinder; die seelischen Schmerzen eines Kleinkindes, das bei einer stationären Behandlung von der Mutter getrennt war; die durch Schlaflosigkeit bedingte Minderung des Allgemeinbefindens; die psychische Belastung durch eine bevorstehende Operation; das Bewußtsein eines Dauerschadens und der Gefahr seiner Verschlechterung; das niederdrückende Gefühl und Bewußtsein einer Verunstaltung; Störungen in der Sexualsphäre; das Unlustgefühl infolge Minderung der Erwerbsfähigkeit; die Zerstörung der Integrität von Körper und Geist und die damit verbundene Einbuße an Daseinsinhalten; eine Intelligenzminderung; die Tatsache, daß der Verletzte infolge schwerer Dauerfolgen haltlos, weichlich, egozentrisch und asozial wurde; die psychischen Kränkungen infolge dauernder Zurücksetzung durch die Umwelt wegen körperlicher und geistiger Behinderung; der Umstand, daß ein Querschnittsgelähmter kaum Aussicht hat, einen Ehepartner zu finden und eine Familie zu gründen; das Bewußtsein, körperlich nicht mehr voll einsatzfähig zu sein, Sport nur mehr beschränkt ausüben zu können und in der Berufsausübung beeinträchtigt zu sein, was gerade junge Menschen stark belastet.

Interessant erscheinen auch richterliche Entscheidungen, wonach es nicht erforderlich ist, daß der Verletzte seine Schmerzen bei klarem Bewußtsein erlebt und rationell verarbeitet hat (Laubichler 1985).

Von den Ostblockstaaten wird prinzipiell eine Schmerzengeldvergütung abgelehnt. Es handelt sich dabei ja auch fraglos um ein wirklich schwieriges Grundsatzproblem. «Überspitzt formuliert wird also nicht weniger gefordert als die Lösung einer grundsätzlich unlösbaren Aufgabe, geht es doch darum, die trennende Kluft zwischen den Dimensionen **Immateriell-Materiell** und **Subjektiv-Objektiv** zu überwinden» (Harrer 1978 b).

3.2.3.3. Rechtsfürsorge für psychisch Kranke und geistig Behinderte

Das am 1.7.1984 in Kraft getretene Bundesgesetz über die *Sachwalterschaft* für behinderte Personen hat die aus dem Jahre 1916 stammende Entmündigungsordnung zugunsten einer den individuellen Bedürfnissen angemessenen Rechtsfürsorge abgelöst. Wer a) an einer psychischen Krankheit leidet oder geistig behindert ist und b) alle oder einzelne Angelegenheiten nicht ohne Gefahr eines Nachteiles für sich selbst zu besorgen vermag, dem ist auf eigenen Antrag oder von Amts wegen dazu ein Sachwalter zu bestellen (§ 273 ABGB). Somit genügt – analog zur strafrechtlichen Regelung der Zurechnungsunfähigkeit nach § 11 StGB – als Grund zur Sachwalterbestellung nicht nur das Vorliegen einer psychischen Krankheit oder geistigen (bzw. auch körperlichen) Behinderung, sondern ist vor allem die Auswirkung maßgeblich, d.h. die Unfähigkeit des Kranken, innerhalb seiner konkreten Lebensverhältnisse seine Angelegenheiten ohne Gefahr für sich selbst zu besorgen. Sofern er durch entsprechende Hilfe etwa im Rahmen seiner Familie seine Belange in erforderlichem Ausmaß wahrnehmen kann oder keine besonderen Angelegenheiten zu regeln sind, etwa weil weder Vermögen noch nennenswertes Einkommen vorliegen und die volle Versorgung in einer sozialen Institution gewährleistet ist, besteht kein Anlaß für die Bestellung eines Sachwalters. Verschwendung und Trunksucht bzw. der gewohnheitsmäßige Mißbrauch anderer Nervengifte, deretwegen nach der früheren Rechtslage beschränkt entmündigt werden konnte, sind kein Grund mehr für die Bestellung eines Sachwalters, sofern sie nicht das Symptom einer – unter Umständen durch den Mißbrauch erworbenen – psychischen Krankheit sind und diese eine Rechtsfürsorge erfordert.

Im Gegensatz zu der aufgehobenen Entmündigungsordnung mit der nur alternativen Möglichkeit einer a) vollen oder b) beschränkten Entmündigung (durch die der Betreffende in seinen rechtlichen Fähigkeiten a) einem Kind unter sieben Jahren gleichgestellt wurde, somit geschäftsunfähig war, oder b) seine Handlungs- bzw. Geschäftsfähigkeit wie die eines mündigen Minderjährigen zwischen 14 und 19 Jahren beschränkt war), erlaubt die neue rechtliche Regelung der Sachwalterschaft eine differenzierte Abstufung von Rechtsfürsorgemaßnahmen mit vielfältigen Formen einer Teilbetreuung in Angelegenheiten (besonders rechtlicher Art), in denen jemand konkret einer Hilfe bedarf, bis hin zu einer (im Ausmaß der früheren Vollentmündigung entsprechenden) umfassenden Rechtsfürsorge. Diese soll indes nur die Extremvariante einer Skala von Möglichkeiten sein. Es gibt nun, dies ist besonders zu betonen, keine gerichtliche Verfügung mehr, durch die ein unter Sachwalterschaft stehender psychisch Kranker oder geistig Behinderter als Folge dieser Maßnahme – wie vormals stets bei der vollen Entmündigung – rechtlich einem Kind unter sieben Jahren gleichgestellt wird.

Der auf die individuellen Umstände abzustimmende Wirkungskreis des Sachwalters umfaßt nach § 273 ABGB

1. entweder die Besorgung einer *Einzelangelegenheit* (z.B Vertragsabschluß oder Vertretung in einem Verfahren) oder
2. eines bestimmten *Kreises von Angelegenheiten* (z.B. Verwaltung des Vermögens, Vermittlung ärztlicher und sozialer Betreuung) bis hin zur
3. rechtsfürsorgerischen Betreuung in *sämtlichen Angelegenheiten.*

Das Gericht hat im Rahmen seiner Fürsorgepflicht in angemessenen Zeitabständen zu überprüfen, ob die Aufhebung oder Änderung einer Sachwalterschaft angezeigt ist (§ 283 ABGB).

Während von der im Wirkungskreis ähnlich abgestuften bundesdeutschen Regelung der Gebrechlichkeitspflegschaft (§ 1910 BGBG) die Geschäftsfähigkeit sowie das Wahlrecht des Pflegebefohlenen unberührt bleiben, ist die (in Österreich an die Stelle einer Entmündigung getretene) Sachwalterschaft diesbezüglich mit Einschränkungen verknüpft:

3.2.3.4. Geschäftsfähigkeit

Die volle Geschäftsfähigkeit, d.h. die Fähigkeit, durch eine Willenserklärung selbständig Rechtsgeschäfte vorzunehmen, beginnt mit Einsetzen des Volljährigkeitsalters, d.h. nach Vollendung des 19. Lebensjahres. Zwar sind Kinder über sieben Jahren und Jugendliche beschränkt geschäftsfähig und Kinder unter sieben Jahren an sich geschäftsunfähig. Jedoch wird der Grundsatz, daß Minderjährige, die unter der Gewalt des Vaters oder eines Vormundes stehen, nach § 151 Abs. 1 ABGB ohne ausdrückliche oder stillschweigende Einwilligung des gesetzlichen Vertreters rechtsgeschäftlich weder verfügen noch sich verpflichten können, von vielen Ausnahmen durchbrochen (Welser 1973). So können nun unter den Minderjährigen selbst Kinder vor Vollendung des siebten Lebensjahres bestimmte Rechtsgeschäfte in bezug auf geringfügige Angelegenheiten des täglichen Lebens (z.B. Kauf eines Lutschers, Lösen eines Fahrscheines) selbständig wirksam tätigen (§ 151 Abs. 3 ABGB).

Personen, denen ein Sachwalter nach § 273 ABGB bestellt ist, haben – sofern ihnen der Gebrauch der Vernunft als Folge schwerer psychischer Erkrankung oder geistiger Behinderung nicht überhaupt fehlt – nur eine beschränkte Geschäftsfähigkeit (§ 865 ABGB). Die Beschränkung der Geschäftsfähigkeit soll aber nur so weit gehen, wie es das Wohl der behinderten Person erfordert. Der Betroffene kann innerhalb des Wirkungskreises des Sachwalters ohne dessen Einwilligung rechtsgeschäftlich weder verfügen noch sich verpflichten, sondern nur ein zu seinem Vorteil gemachtes Versprechen annehmen. Wenn er aber eine damit verknüpfte Last übernimmt oder selbst etwas verspricht, hängt die Gültigkeit der Rechtshandlung – mit Ausnahme der geringfügigen Angelegenheiten des täglichen Lebens nach § 151 Abs. 3 ABGB – in der Regel von der Einwilligung des Sachwalters oder zugleich des Gerichtes ab (§ 865 ABGB). Wie alle Erklärungen bedürfen die selbständigen Regelungen eines Betreffenden außerhalb des Wirkungskreises des Sachwalters zur Rechtswirksamkeit der wahren Einwilligung. Diese muß gemäß § 869 ABGB frei, ernstlich, bestimmt und verständlich erklärt werden. Ein in alkoholisiertem Zustand geschlossener Vertrag kann mangels Ernstlichkeit des Willens ungültig sein.

3.2.3.5. Testierfähigkeit

Unter Sachwalterschaft stehende Personen können nur mündlich vor Gericht oder vor dem Notar testieren (§ 568 ABGB). Wie bei Minderjährigen, die das 19. Lebensjahr noch nicht vollendet haben, hat sich der Richter bzw. Notar davon zu überzeugen, daß die Erklärung des letzten Willens frei und mit Überlegung und im Zustand der Besonnenheit geschehe (§ 569 ABGB). Die vormals mit der Vollentmündigung stets verbundene Folge der Testierunfähigkeit ist dagegen im neuen Sachwaltergesetz nicht mehr vorgesehen.

3.2.3.6. Wahlrecht

Bedauerlicherweise sind generell alle Personen, für die eine Sachwalterschaft errichtet wurde, nach § 24 NRWO (Nationalratswahlordnung 1971) vom Wahlrecht ausgeschlossen. Diese pauschale Rechtsbeschränkung der Aberkennung des Wahlrechts, unabhängig vom erforderlichen Umfang des Wirkungsbereiches des Sachwalters bzw. von den psychischen Fähigkeiten der Betroffenen, steht in auffälligem Kontrast zu der sonstigen individuellen Ausrichtung bei der Rechtsfürsorge durch das Sachwaltergesetz mit seinen jeweils den Bedürfnissen des Kranken oder Behinderten möglichst angepaßten Maßnahmen (Frank et al. 1985).

3.2.3.7. Ehefähigkeit

Männliche Personen werden mit Vollendung des 19. Lebensjahres, die Frau mit der Vollendung des 16. Lebensjahres ehemündig (§ 1 Abs. 1 EheG). Auf Antrag der Ehewerber kann das Gericht Männer, die das 18. Lebensjahr, und Frauen, die das 15. Lebensjahr vollendet haben, für eine bestimmte Ehe als mündig erklären, wenn sie für diese reif erscheinen (§ 1 Abs. 2 EheG). Abgesehen von den Voraussetzungen der Ehemündigkeit ist die Ehefähigkeit nach § 2 EheG an die Geschäftsfähigkeit gebunden. Unter Sachwalterschaft Stehende bedürfen wie Minderjährige oder aus anderen Gründen in der Geschäftsfähigkeit Beschränkte zur Eingehung einer Ehe der Zustimmung des gesetzlichen Vertreters (§ 3 EheG), d. h. des Sachwalters. Liegen im Falle der Verweigerung seitens des gesetzlichen Vertreters dafür keine gerechtfertigten Gründe vor, hat das Gericht die Zustimmung auf Antrag des Betroffenen zu ersetzen.

Eine bereits geschlossene Ehe ist bei Mangel an Geschäfts- oder Urteilsfähigkeit, d. h. «wenn einer der Ehegatten zur Zeit der Eheschließung geschäftsunfähig war oder sich im Zustand der Bewußtlosigkeit oder vorübergehenden Störung der Geistestätigkeit befand»

(§ 22 EheG), nichtig. Gibt der Ehegatte nach dem Wegfall der Geschäftsunfähigkeit, der Bewußtlosigkeit oder der Störung der Geistestätigkeit zu erkennen, daß er die Ehe fortsetzen will, so ist sie doch als von Anfang an gültig anzusehen.

3.2.3.8. Scheidungsrecht

Unter den Ehescheidungsgründen der als Verschulden angerechneten Eheverfehlungen (§ 47 EheG: Ehebruch; § 48: Verweigerung der Fortpflanzung) kann vor allem § 49 (andere Eheverfehlungen) forensisch bedeutsam werden, z. B. im Rahmen einer Trunksucht. «Ein Ehegatte kann Scheidung begehren, wenn der andere durch eine sonstige schwere Eheverfehlung oder durch ehrloses oder unsittliches Verhalten die Ehe schuldhaft so tief zerrüttet hat, daß die Wiederherstellung einer ihrem Wesen entsprechenden Lebensgemeinschaft nicht erwartet werden kann.» Kein Eheverschulden liegt bei einem auf geistiger Störung beruhenden Verhalten vor. Indes kann eine Scheidung nach § 50 EheG begehrt werden, «wenn die Ehe infolge eines Verhaltens des anderen Ehegatten, das nicht als Eheverfehlung betrachtet werden kann, weil es auf einer geistigen Störung beruht, so tief zerrüttet ist, daß die Wiederherstellung einem dem Wesen der Ehe entsprechenden Lebensgemeinschaft nicht erwartet werden kann.»
Unter die «geistige Störung» sind dabei nicht nur Geisteskrankheiten geringeren Schweregrades subsumiert, sondern auch z. B. Zwangsneurosen.
Im Falle einer erheblichen Geisteskrankheit (etwa einer schweren schizophrenen Psychose oder eines alkoholischen Eifersuchtswahns) kann nach § 51 EheG ein Ehegatte die Scheidung begehren, wenn die Geisteskrankheit «einen solchen Grad erreicht hat, daß die geistige Gemeinschaft zwischen den Ehegatten aufgehoben ist und eine Wiederherstellung dieser Gemeinschaft nicht mehr erwartet werden kann.» Anders als vielleicht im Rahmen anderer Psychosen erscheint uns bei der Gemütskrankheit in Form einer endogenen Depression (Melancholie) die Anwendung dieser Regelung nur in besonderen Ausnahmefällen vertretbar (Frank und Harrer 1985).

3.2.4. Schlußbetrachtung

In einer Zeit, in der im Strafrecht die Täterpersönlichkeit bei der Beurteilung der Schuldfähigkeit, bei der Strafzumessung und bei der Verhängung von Maßnahmen im Vordergrund steht und auch im Zivilrecht das Individuum, seine Belange und Rechtsansprüche zunehmend im Zentrum der Überlegungen stehen, gewinnt die sich ausweitende Begutachtung der Betroffenen als Entscheidungshilfe für das Gericht und damit auch die Tätigkeit des forensischen Psychiaters immer mehr an Bedeutung. Dadurch ergibt sich zweifellos eine zunehmende Verantwortung, der man nur durch intensives Eingehen auf den Begutachtungsfall, durch Gedankenaustausch mit juristischen Fachkollegen zur Erweiterung der Kenntnisse über die Folgen und Tragweite eines psychiatrischen Gutachtens sowie durch laufende Vertiefung der Erfahrungsbasis über intensives Literaturstudium und entsprechende Fortbildung gerecht werden kann. Die forensisch-psychiatrische Disziplin stößt bei jüngeren medizinischen Fachkollegen bedauerlicherweise nicht auf das ihr gebührende Interesse. Dies wirkt sich auch in einer geringen Repräsentation im Bereich der österreichischen Universitäten aus. So gibt es bei uns nur eine einzige Lehrkanzel für forensische Psychiatrie, die der Rechtswissenschaftlichen Fakultät der Universität Salzburg zugeordnet ist. Es ist zu hoffen, daß sich die universitären Einrichtungen für forensische Psychiatrie in Zukunft erweitern und damit auch das Fach als solches aufgewertet wird.

Literatur

BERTEL, CHR.: Die Zurechnungsfähigkeit. ÖJZ 30, 622 (1975).

EMBERGER, H.: Wie wird man allgemein beeideter gerichtlicher Sachverständiger? In: EMBERGER, H. und A. SATTLER: Das Ärztliche Gutachten. Bd. 1. Verlag Öst. Ärztekammer, 19–26 (1985).

EMBERGER, H.: Die Stellung des Sachverständigen nach dem Ärztegesetz 1984. In: EMBERGER, H. und A. SATTLER: Das Ärztliche Gutachten, Bd. 1. Verlag Öst. Ärztekammer, 39–45 (1985).

FRANK, CHR.: Schwachsinn und Zurechnungsfähigkeit. Forensia 2, 36–43 (1978).

FRANK, CHR.: Der pathologische Rausch. Der prakt. Arzt 36, 1693–1702 (1982).

FRANK, CHR. und HARRER, G.: Zur Problematik der Reifebeurteilung jugendlicher Delinquenten. Forensia 2, 44–49 (1978).

FRANK, CHR. und HARRER, G.: Forensisch-psychiatrische Probleme bei Depressionen. Wien. klin. Wschr. 97, 196–201 (1985).

FRANK, CHR., HARRER, G. und STOLZLECHNER, H.: Das Wahlrecht psychisch Kranker im Spannungsfeld zwischen Rechtsfragen und psychiatrischen Problemen. Juristische Blätter 107, 335–348 (1985).

GRABHERR, H.: Die ärztliche Begutachtung im Rahmen des Schadenersatzrechtes. In: EMBERGER, H. und A. SATTLER: Das Ärztliche Gutachten. Bd. 1. Verlag Öst. Ärztekammer, 165–171 (1985).

HARRER, G.: Die Beurteilung der Schuldfähigkeit in Österreich. In: GÖPPINGER, H. und H. WALDER: Kriminologische Gegenwartsfragen, 13, 121–131 (1978).

HARRER, G.: Einführung zu: Schmerz und Schmerzengeld. Forensia 2, 1–2 (1978).

HARRER, G.: Neurologische Begutachtung in Österreich. In: SUCHENWIRTH, R. M. A. und G. WOLF: Praxis der neurologischen Begutachtung. Verlag G. Fischer, Stuttgart (1986).

HOLCZABEK, W.: Gerichtsmedizinische Grundlagen der Schmerzengeldbestimmung. Forschung und Praxis der Begutachtung, Heft 12, 24–29 (1976).

JAROSCH, K., MÜLLER, O. F. und PIEGLER, J.: Das Schmerzengeld. 4. Auflage. Manzsche Verlags- und Universitätsbuchhandlung, Wien, 1980.

LAUBICHLER, W.: Schmerzengeld aus neurologisch-psychiatrischer Sicht. In: EMBERGER, H. und A. SATTLER: Das Ärztliche Gutachten. Bd. 1. Verlag Öst. Ärztekammer, 187–195 (1985).

LEUKAUF, O. und STEININGER, H.: Kommentar zum Strafgesetzbuch. 2. Auflage. Prugg Verlag Eisenstadt, 1979.

MAURACH, R. und ZIPF, H.: Strafrecht. Teilband 1. C. F. Müller, Heidelberg, Karlsruhe, 1977.

RIEDER, M. A.: Die Unterbringung in einer Anstalt für gefährliche Rückfalltäter. ÖJZ 31, 390–395 (1976)

RIEDER, M. A.: Der psychiatrische Sachverständige im Strafprozeß. ÖJZ 36, 63–72 (1981).

SCHÖNKE, A. und SCHRÖDER, H.: Strafgesetzbuch. Kommentar. C. H. Beck, München, 1976.

SLUGA, W.: Geisteskranke Rechtsbrecher. Manz Verlag Wien – C. H. Beck München 1977.

SORGO, G.: Die kritischen Bereiche der Alkoholbegutachtung im Verwaltungs- und Strafrecht. Forensia 4, 25–42 (1983).

STOHANZL, R.: Schmerzengeld in der Praxis der Gerichte. In: EMBERGER, H. und A. SATTLER: Das Ärztliche Gutachten. Bd. 1. Verlag Öst. Ärztekammer, 173–180 (1985).

TRIFFTERER, O.: Österreichisches Strafrecht. Allgemeiner Teil. Springer-Verlag, Wien New York, 1985.

WELSER, R.: Die Neuordnung der Geschäftsfähigkeit und ihre Problematik. Die Versicherungsrundschau, Heft 5, 3–19 (1973).

ZIPF, H.: Juridische Aspekte der verminderten Zurechnungsfähigkeit. Forensia, 2, 4–10 (1977/78).

ZIPF, H.: Verminderte Zurechnungs- oder Schuldfähigkeit – Vergleich der österreichischen und der deutschen Regelung. In: GÖPPINGER, H. und P. H. BRESSER: Kriminologische Gegenwartsfragen, 15, 157–168 (1980).

3.3. Besonderheiten im Schweizerischen Recht

Jean-Pierre Pauchard

3.3.1. Einleitung

In der Schweiz gehört das Abfassen von Gerichtsgutachten, also die forensisch-psychiatrische Tätigkeit, zu den Pflichten eines jeden Psychiaters und muß im Rahmen der Ausbildung für die Erlangung des Spezialarzttitels in Psychiatrie erlernt werden. Nur ausnahmsweise werden Psychologen als Experten von den Gerichten anerkannt. Insbesondere ist die Begutachtung zur Feststellung des Geisteszustandes eines Delinquenten bei strafrechtlichen Tatbeständen Sache eines Facharztes (BGE 84 IV 138). Jeder freipraktizierende Psychiater kann zu einer Begutachtung verpflichtet werden, doch werden in der Regel Ärzte in psychiatrischen Institutionen damit beauftragt (Psychiatrische Kliniken, Polikliniken, Forensisch-psychiatrische Dienste). Auftraggeber ist im allgemeinen die untersuchende oder die richterliche Behörde. Es ist nicht üblich, daß die Parteien (Ankläger oder Angeklagter) Gutachten beibringen, doch können sie jederzeit beim zuständigen Gericht eine Begutachtung beantragen. Es steht den Gerichten frei «Privatgutachten» als Beweismittel anzuerkennen, doch lehnen sie dies in der Regel wegen des Verdachts der Voreingenommenheit der Parteienexperten ab. Aus denselben Gründen und zur Vermeidung von Rollenkonflikten wird nur in Ausnahmefällen der behandelnde Arzt eines Exploranden mit einer Begutachtung betraut.

– Der Auftraggeber formuliert in seinem Gutachtenauftrag in der Regel eine Reihe von Fragen, denen der Wortlaut des entsprechenden Gesetzesparagraphen zugrunde liegt. Der Experte erstattet sein Gutachten in schriftlicher Form, kann aber in besonderen Fällen (z.B. in Prozessen, die dem Unmittelbarkeitsprinzip folgen) verpflichtet werden, dem Gericht mündlich Bericht zu erstatten.

– Das Verfahren bei militärgerichtlichen Expertisen, welche ebenfalls von zivilen Psychiatern erledigt werden, ist das gleiche wie in zivilen Prozessen, ebenso Form und inhaltliche Gestaltung des Gutachtens.

– Im übrigen gelten für die Gutachten in der Schweiz die gleichen Prinzipien, wie sie im vorliegenden Buch beschrieben werden.

Die Besonderheiten im Schweizerischen Recht sowie die Bedeutung für die psychiatrische Begutachtung sollen nachfolgend am Beispiel des Schweizerischen Strafgesetzbuches (StGB) und des Schweizerischen Zivilgesetzbuches (ZGB) skizziert werden.

3.3.2. Das Schweizerische Strafgesetzbuch

Das *Schweizerische Strafgesetzbuch* (StGB) ist seit dem 1.1.1942 in Kraft. Es entstand aus dem Bedürfnis, die bis anhin sehr unterschiedliche strafrechtliche Gesetzgebung der

Kantone zu vereinheitlichen. Der Vorentwurf stammt von Carl Stoos (1849–1934), Professor für Strafrecht in Bern, dem der Bundesrat schon im Jahr 1889 den Auftrag dazu erteilt hatte. Stoos gelang es in kurzer Zeit, ein für damalige Begriffe sehr modernes Strafrecht zu entwerfen, doch verzögerte sich dessen Beratung im Parlament aus vielerlei Gründen, nicht zuletzt wegen der stark föderalistisch geprägten Opposition in vielen Landesteilen, welche einer Vereinheitlichung des Strafrechts entgegenstand. Gegen das Gesetz wurde das Referendum ergriffen, und es wurde denn auch vom Schweizervolk am 3. 7. 1938 in einer Abstimmung nur sehr knapp angenommen. Es ist seit seiner Inkraftsetzung mehrmals revidiert worden, wobei die zweite Teilrevision 1971 u. a. auch die Behandlung geistig abnormer, respektive trunk- oder rauschgiftsüchtiger und arbeitsscheuer Täter neu regelte (Art. 43, 44 und 100 bis StGB). Das Strafgesetz versucht, sowohl dem Sühnegedanken, als auch dem Zweckgedanken des Strafrechts gerecht zu werden. So weist das Bundesgericht zwar immer wieder auf den «Sühne- und Abschreckungszweck der Strafe» (1968), doch ist andernseits im Art. 37 Ziff. 1 StGB die Bedeutung der Spezialprävention eindeutig festgehalten

«der Vollzug der Zuchthaus- und Gefängnisstrafe soll erzieherisch auf den Gefangenen einwirken und ihn auf den Wiedereintritt in das bürgerliche Leben vorbereiten. Der Gefangene ist zur Arbeit verpflichtet, die ihm zugewiesen wird. Er soll womöglich mit Arbeiten beschäftigt werden, die seinen Fähigkeiten entsprechen und die ihn in den Stand setzen, in der Freiheit seinen Unterhalt zu erwerben».

Auch die Neufassung der Bestimmungen über Maßnahmen an Tätern mit psychischen Störungen (Art. 43 und 44 StGB) im Jahre 1971, ebenso wie die zunehmende Bedeutung der psychiatrischen Sachverständigen im Gerichtsverfahren weisen darauf hin, daß in der schweizerischen Rechtssprechung dem Anliegen der Resozialisierung der Straftäter besondere Bedeutung zugemessen wird. Die *Frage der Zurechnungsfähigkeit* ist in den Art. 10 (Unzurechnungsfähigkeit)˙ und 11 StGB (verminderte Zurechnungsfähigkeit) geregelt.

Art. 10

Wer wegen Geisteskrankheit, Schwachsinn oder schwerer Störung des Bewußtseins zur Zeit der Tat nicht fähig war, das Unrecht seiner Tat einzusehen oder gemäß seiner Einsicht in das Unrecht der Tat zu handeln, ist nicht strafbar. Vorbehalten sind Maßnahmen nach den Artikeln 43 und 44.

Art. 11

War der Täter zur Zeit der Tat in seiner geistigen Gesundheit oder in seinem Bewußtsein beeinträchtigt oder geistig mangelhaft entwickelt, so daß die Fähigkeit, das Unrecht seiner Tat einzusehen oder gemäß seiner Einsicht in das Unrecht der Tat zu handeln, herabgesetzt war, so kann der Richter die Strafe nach freiem Ermessen mildern (Art. 66). Vorbehalten sind Maßnahmen nach den Artikeln 42–44 und 100 bis.

Die Zurechnungsfähigkeit muß nach zwei Gesichtspunkten geprüft werden, demjenigen der Einsichtsfähigkeit in das Unrecht (intellektueller Anteil) und demjenigen der Fähigkeit gemäß der an sich vorhandenen Einsicht zu handeln (voluntativer Anteil). Hervorzuheben ist, daß das Wissen um das Unrecht einer Tat nicht genügt, sondern daß diesbezüglich Einsicht gefordert wird. Das kann bei der Beurteilung hochgradig infantiler oder schwachsinniger Straftäter eine Rolle spielen, indem hier u. U. eine Minderung der Einsichtsfähigkeit vorliegen kann. Doch «kann auch eine Person mit mangelhaftem Schulwissen und geringer Fähigkeit zu abstraktem Denken und zur Umschreibung scharfer Begriffe einsehen, daß es unrecht ist, erlogene Kaufverträge zu unterzeichnen» (BGE 77 IV 214).
Die in Art. 10 genannten Voraussetzungen für die Unzurechnungsfähigkeit umfassen einmal die Geisteskrankheiten im engeren Sinn (Schizophrenie, Zyklothymie, Epilepsie, Demenz), aber auch schwerste Formen von Charakterstörungen, also «Psychopathen,

deren Gemütsverfassung nach Art und Grad so stark vom Durchschnitt nicht nur der Rechts- sondern auch der Verbrechensgenosse abweicht, daß ihre Träger als nicht oder nicht voll verantwortlich scheinen» (BGE 100 IV 130). Bei den Begriffen «Schwachsinn» und «schwere Störung des Bewußtseins» weicht die schweizerische Auffassung nicht von der deutschen ab, insbesondere kann auch ein sehr schwerer Affekt ohne Vorliegen einer eigentlichen psychiatrischen Erkrankung zu einer derartig erheblichen Bewußtseinseinengung führen, daß der Tatbestand der «schweren Störung des Bewußtseins» durchaus erfüllt ist. Die Voraussetzungen von Art. 10 erfüllt nicht, wer die Unzurechnungsfähigkeit selbst verschuldet (Art. 263 StGB), oder wer die schwere Störung oder Beeinträchtigung des Bewußtseins in der Absicht herbeiführt, in diesem Zustand die strafbare Handlung zu verüben (vorsätzliche oder fahrlässige «actio libera in causa»: Art. 12 StGB).

Art. 263

Wer infolge selbstverschuldeter Trunkenheit oder Betäubung unzurechnungsfähig ist und in diesem Zustand eine als Verbrechen oder Vergehen bedrohte Tat verübt. wird mit Gefängnis bis zu sechs Monaten oder mit Buße bestraft.

Hat der Täter in diesem selbstverschuldeten Zustand eine mit Zuchthaus als einziger Strafe bedrohte Tat verübt, so ist die Strafe Gefängnis.

Art. 12

Die Bestimmungen der Artikel 10 und 11 sind nicht anwendbar, wenn die schwere Störung oder die Beeinträchtigung des Bewußtseins vom Täter selbst in der Absicht herbeigeführt wurde, in diesem Zustande die strafbare Handlung zu verüben.

Bei den Gründen, die zu einer Verminderung der Zurechnungsfähigkeit führen (Art. 11 StGB) weist das Bundesgericht darauf hin, daß nicht jede Abweichung von der Norm genügt für die Annahme verminderter Zurechnungsfähigkeit (BGE 102 IV 226 bezügl. neurotischer Fehlentwicklung oder BGE 91 IV 48 bezügl. leichter Angetrunkenheit). Nicht ganz unbestritten ist die Ablehnung der Verminderung der Zurechnungsfähigkeit durch das Bundesgericht bei Psychopathie und niedriger Intelligenz.

Liegt ein Zweifel an der Zurechnungsfähigkeit vor oder kommt es voraussichtlich zu einem Entscheid über die Anordnung einer sichernden Maßnahme, ist die Untersuchungs- oder urteilende Behörde verpflichtet, den Beschuldigten auf dessen Geisteszustand untersuchen zu lassen (Art. 13 StGB). Maßgebend für die Beurteilung ist der Geisteszustand im Zeitpunkt der Tat und in bezug auf diese Tat.

Ähnlich wie in der deutschen Rechtsprechung, wo die Zurechnungsfähigkeit «bei genügendem Anlaß» oder beim Vorliegen «begründeter Zweifel» von Amtes wegen zu prüfen ist, muß für die Anordnung einer psychiatrischen Untersuchung genügen, daß ernsthafter Anlaß zu Zweifeln an der Zurechnungsfähigkeit des Angeschuldigten besteht (BGE 98 IV 157). Nach Ansicht des Bundesgerichtes bedeutet dies nun aber nicht, daß der Richter die Meinung des Sachverständigen unbesehen zu übernehmen habe. Der Sachverständige habe den biologisch-psychologischen Tatbestand zu erläutern, nicht über Rechtsfragen zu entscheiden. Der Richter sodann würdige das Gutachten in tatsächlicher Hinsicht auf seine Beweiskraft hin und ziehe aus den Tatsachen, die er als bewiesen erachtet, die rechtlichen Schlußfolgerungen. Insbesondere stehe es ihm, nicht dem Sachverständigen zu, den festgestellten Tatbestand als Verminderung der Zurechnungsfähigkeit des Beschuldigten zu würdigen oder zu erklären, daß er die gesetzlichen Merkmale dieses Begriffes nicht erfülle (BGE 75 IV 148). Zu Recht bemerkt Schultz in seiner «Einführung in den allgemeinen Teil des Strafrechts», daß indessen die Ausführungen des Arztes, welche meistens Fachausdrücke nicht vermeiden können, ihre volle Bedeutung für den Richter erst erlangen, wenn sie sich über die Zurechnungsfähigkeit selber aussprechen. Zwar stehe es dem Richter zu, den Begriff der Zurechnungsfähigkeit als einen Rechtsbegriff richtig anzuwenden, doch sollte der Sachverständige einen Hinweis auf die Anwendung dieses Begriffes im Einzelfall geben. Im übrigen weist das Bundesgericht darauf hin, daß sich aus Art. 13 StGB kein Anspruch des Beschuldigten auf eine ausreichende Begutachtung und damit auch kein Anspruch auf eine Oberexpertise bei Mangelhaftigkeit des ersten Gutachtens ableiten lasse (BGE 106 IV 99). Außerdem gelten neue Gutachten nach der Rechtsprechung des Bundesgerichtes nicht als neues Beweismittel im Sinne des Art. 397 StGB (Wiederaufnahme des Verfahrens), wenn sie als Revisionsgrund angerufen werden, um eine im früheren Verfahren geltend gemachte, aber nicht als erwiesen angenommene Tatsache darzutun. Damit werden der Tendenz, in Appellationsverfahren immer wieder Gegen- und Obergutachten zu verlangen, klare Grenzen gesetzt.

Art. 13

Die Untersuchungs- oder die urteilende Behörde ordnet eine Untersuchung des Beschuldigten an, wenn sie Zweifel an dessen Zurechnungsfähigkeit hat oder wenn zum Entscheid über die Anordnung einer sichernden Maßnahme Erhebungen über dessen körperlichen oder geistigen Zustand nötig sind.
Die Sachverständigen äußern sich über die Zurechnungsfähigkeit des Beschuldigten sowie auch darüber, ob und in welcher Form eine Maßnahme nach den Artikeln 42 bis 44 zweckmäßig sei.

Art. 13 StGB verpflichtet die Untersuchungs- oder die urteilende Behörde nicht nur eine Untersuchung des Beschuldigten anzuordnen, wenn sie Zweifel an dessen Zurechnungsfähigkeit hat, sondern auch, wenn es um die Frage geht, ob und in welcher Form sichernde Maßnahmen nach Art. 42 bis 44 StGB notwendig sind.

Art. 42 (Verwahrung)
Art. 43

1. Erfordert der Geisteszustand des Täters, der eine vom Gesetz mit Zuchthaus oder Gefängnis bedrohte Tat begangen hat, die damit im Zusammenhang steht, ärztliche Behandlung oder besondere Pflege und ist anzunehmen, dadurch lasse sich die Gefahr weiterer mit Strafe bedrohter Taten verhindern oder vermindern, so kann der Richter Einweisung in eine Heil- oder Pflegeanstalt anordnen. Er kann ambulante Behandlung anordnen, sofern der Täter für Dritte nicht gefährlich ist.
Gefährdet der Täter infolge seines Geisteszustandes die öffentliche Sicherheit in schwerwiegender Weise, so wird vom Richter seine Verwahrung angeordnet, wenn diese Maßnahme notwendig ist, um ihn vor weiterer Gefährdung anderer abzuhalten. Die Verwahrung wird in einer geeigneten Anstalt vollzogen.
Der Richter trifft seinen Entscheid auf Grund von Gutachten über den körperlichen und geistigen Zustand des Täters und über die Verwahrungs-, Behandlungs- oder Pflegebedürftigkeit.
2. Wird vom Richter Einweisung in eine Heil- oder Pflegeanstalt oder Verwahrung angeordnet, so schiebt er im Fall einer Freiheitsstrafe deren Vollzug auf.
Zwecks ambulanter Behandlung kann der Richter den Vollzug der Strafe aufschieben, um der Art der Behandlung Rechnung zu tragen. Er kann in diesem Falle entsprechend Artikel 41 Ziffer 2 Weisungen erteilen und wenn nötig eine Schutzaufsicht anordnen.
3. Wird die Behandlung in der Anstalt als erfolglos eingestellt, so entscheidet der Richter, ob und wieweit aufgeschobene Strafen noch vollstreckt werden sollen.
Erweist sich die ambulante Behandlung als unzweckmäßig oder für andere gefährlich, erfordert jedoch der Geisteszustand des Täters eine ärztliche Behandlung oder besondere Pflege, so wird vom Richter Einweisung in eine Heil- oder Pflegeanstalt angeordnet. Ist Behandlung in einer solchen Anstalt unnötig, so entscheidet der Richter, ob und wieweit aufgeschobene Strafen noch vollstreckt werden sollen.

An Stelle des Strafvollzugs kann der Richter eine andere sichernde Maßnahme anordnen, wenn deren Voraussetzungen erfüllt sind.

4. Die zuständige Behörde beschließt die Aufhebung der Maßnahme, wenn ihr Grund weggefallen ist.

Ist der Grund der Maßnahme nicht vollständig weggefallen, so kann die zuständige Behörde eine probeweise Entlassung aus der Anstalt oder der Behandlung anordnen. Sie kann den Entlassenen unter Schutzaufsicht stellen. Probezeit und Schutzaufsicht werden von ihr aufgehoben, wenn sie nicht mehr nötig sind.

Die zuständige Behörde hat ihren Beschluß dem Richter vor der Entlassung mitzuteilen.

5. Der Richter entscheidet nach Anhören des Arztes, ob und wieweit aufgeschobene Strafen im Zeitpunkt der Entlassung aus der Anstalt oder nach Beendigung der Behandlung noch vollstreckt werden sollen. Er kann insbesondere vom Strafvollzug ganz absehen, wenn zu befürchten ist, daß dieser den Erfolg der Maßnahme erheblich gefährdet.

Die Dauer des Freiheitsentzugs durch Vollzug der Maßnahmen in einer Anstalt ist auf die Dauer einer bei ihrer Anordnung aufgeschobenen Strafe anzurechnen.

Die zuständige Behörde äußert sich bei der Mitteilung ihres Beschlusses zur Frage, ob sie der Ansicht ist, der Vollzug von Strafen sei für den Entlassenen nachteilig.

Art. 44

1. Ist der Täter trunksüchtig und steht die von ihm begangene Tat damit im Zusammenhang, so kann der Richter seine Einweisung in eine Trinkerheilanstalt oder, wenn nötig, in eine andere Heilanstalt anordnen, um die Gefahr künftiger Verbrechen oder Vergehen zu verhüten. Der Richter kann auch ambulante Behandlung anordnen. Artikel 43 Ziffer 2 ist entsprechend anwendbar.

Der Richter holt, soweit erforderlich, ein Gutachten über den körperlichen und geistigen Zustand des Täters sowie über die Zweckmäßigkeit der Behandlung ein.

2. Die Trinkerheilanstalt ist von den übrigen Anstalten dieses Gesetzes getrennt zu führen.

3. Zeigt sich, daß der Eingewiesene nicht geheilt werden kann oder sind die Voraussetzungen der bedingten Entlassung nach zwei Jahren Aufenthalt in der Anstalt noch nicht eingetreten, so entscheidet nach Einholung eines Berichtes der Anstaltsleitung der Richter, ob und wieweit aufgeschobene Strafen noch vollstreckt werden sollen.

An Stelle des Strafvollzuges kann der Richter eine andere sichernde Maßnahme anordnen, wenn deren Voraussetzungen erfüllt sind.

4. Hält die zuständige Behörde den Eingewiesenen für geheilt, so beschließt sie dessen Entlassung aus der Anstalt.

Die zuständige Behörde kann ihn für ein bis drei Jahre bedingt entlassen und ihn für diese Zeit unter Schutzaufsicht stellen.

Die zuständige Behörde hat ihren Beschluß dem Richter vor der Entlassung mitzuteilen.

5. Der Richter entscheidet, ob und wieweit aufgeschobene Strafen im Zeitpunkt der Entlassung aus der Anstalt oder der Behandlung noch vollstreckt werden sollen. Die zuständige Behörde äußert sich hierüber bei der Mitteilung ihres Beschlusses. Die Dauer des Freiheitsentzuges durch den Vollzug der Maßnahme in einer Anstalt ist auf die Dauer der bei ihrer Anordnung aufgeschobenen Strafe anzurechnen.

6. Dieser Artikel ist sinngemäß auf Rauschgiftsüchtige anwendbar.

Die zuständige Behörde bestimmt die für die Behandlung geeignete Anstalt.

Vorschläge und Empfehlungen in bezug auf sichernde Maßnahmen gehören nebst der Feststellung der Zurechnungsfähigkeit zur wichtigsten Aufgabe des Gutachters. Die Bestimmungen über Maßnahmen gegenüber geistig Abnormen (Art. 43 StGB) und diejenigen über die Behandlung von Trunk- und Rauschgiftsüchtigen (Art. 44 StGB) ordnen verwandte Gebiete und ergänzen sich. In ihrem Verhältnis zueinander ist Artikel 43 umfassender als Artikel 44. So kann z.B. ein Rauschgiftsüchtiger, dessen Sucht bereits Persönlichkeitsveränderungen zur Folge hatte, Anzeichen eines Geisteszustandes aufweisen, der sich unter den sehr weiten, in seinen Grenzen unbestimmten Begriff der geistigen Anomalie

(Schultz ZStR 1972, S. 28) einordnen läßt. Wenn der Gesetzgeber dennoch für Trunk- und Rauschgiftsüchtige in Artikel 44 eine besondere Ordnung geschaffen hat, so folgt daraus, daß dieser Vorschrift gegenüber jener des Artikels 43 der Charakter einer Sondernorm zukommt, die in erster Linie anzuwenden ist, wenn ihre Voraussetzungen erfüllt sind (BGE 102 IV 234). Die Maßnahmen können auch bei Unzurechnungsfähigkeit und verminderter Zurechnungsfähigkeit des Täters für die begangene Tat angeordnet werden, sie sind jedoch bei Übertretungen nur beschränkt anwendbar. Voraussetzung für eine Maßnahme ist, daß der Gutachter die Tat mit dem Geisteszustand in Zusammenhang zu bringen vermag. Außerdem muß glaubwürdig gemacht werden, daß die anzuordnende Maßnahme geeignet ist, die Rückfallgefahr des Täters zu vermindern oder zu verhindern oder dessen Sozialgefährlichkeit zu beschränken oder zu beheben.

Welche der vorgesehenen Maßnahmen nach Art. 43 angeordnet werden sollen, ist Ermessensfrage und liegt in der Kompetenz des Richters. Geht es bei der gutachtlichen Empfehlung bloß um Gespräche mit dem Psychiater während der Vollstreckung einer Freiheitsstrafe, kann von einer Maßnahme nach Art. 43 abgesehen werden.

Währenddem die Handhabung von Art. 43 Ziff. 1 in bezug auf Einweisung in eine Heil- oder Pflegeanstalt keine besonderen Schwierigkeiten bietet, gibt der Begriff der ambulanten Behandlung immer wieder zu Diskussionen Anlaß. Das Bundesgericht weist mehrmals unmißverständlich darauf hin, daß die ambulante Behandlung nicht Mittel sein kann, die ausgesprochene Strafe zu umgehen oder deren Vollzug ohne Not auf unbestimmte Zeit aufzuschieben (BGE 100 IV 13). Vielmehr betrachtet das Gesetz den sofortigen Strafvollzug in Verbindung mit der ambulanten Behandlung als die Regel. Der Strafvollzug soll nur aufgeschoben werden, wenn er den Erfolg der Behandlung in Frage stellen würde. Der Aufschub des Strafvollzuges muß also aus Gründen der Heilbehandlung hinreichend gerechtfertigt sein. Ob die Therapie aber mit dem Strafvollzug vereinbar ist oder nicht, hat der Sachrichter nach dem Gesamtzustand des Angeschuldigten zur Zeit der Urteilsfällung zu beurteilen. Bei der ambulanten Behandlung kommt im übrigen nur eine vom Arzt oder unter ärztlicher Kontrolle durchgeführte Behandlung in Betracht, nicht hingegen eine bloß fürsorgerische Betreuung (BGE 103 IV 1).

Gefährdet der Angeschuldigte infolge seines Geisteszustandes die öffentliche Sicherheit in schwerwiegender Weise, kann der Richter seine Verwahrung anordnen. Neben der besonderen Sozialgefährlichkeit wird verlangt, daß die Verwahrung den Täter vor weiterer Gefährdung anderer abzuhalten vermag. Mit dieser Voraussetzung wird zum Ausdruck gebracht, daß die Verwahrung angesichts der Schwere des Eingriffs in die persönliche Freiheit des Verurteilten subsidiären Charakter hat und nur als ultima ratio zur Anwendung gelangen darf (BGE 101 IV 427). Interessant ist, daß auch nicht mehr heilbare Süchtige nach Art. 43 verwahrt werden können (BGE 102 IV 234). Die Notwendigkeit der Verwahrung heißt im übrigen nicht, daß der Täter pflege- oder behandlungsbedürftig sein muß. Gerade der nicht beeinflußbare Täter soll wegen seiner nicht behebbaren Gemeingefährlichkeit verwahrt werden können (BGE 81 IV 8).

Ähnlich wie in Artikel 43 verlangt Artikel 44, daß die vom Täter begangene Tat mit dessen Trunksucht in Zusammenhang steht. Die Anordnung einer ambulanten Behandlung rechtfertigt sich nur, wenn auch diese weniger einschneidende Maßnahme als die Einweisung in eine Trinkerheilanstalt zum Erfolg führt. Erweist sich die ambulante Behandlung als erfolglos, kann der Behandelte nachträglich in eine Trinkerheilanstalt eingewiesen werden. Bei Aussichtslosigkeit einer Behandlung kann auch ohne vorherige Einweisung des Süchtigen in eine Heilanstalt eine Verwahrung nach Artikel 43 ausgesprochen werden.

Diese Bestimmungen gelten für Rauschgiftsüchtige sinngemäß. So wird vom kantonalen Richter ausdrücklich verlangt, daß er sich dazu äußert, ob bei einem Drogensüchtigen, der Straftaten begeht, die Untersuchung des Täters hinsichtlich seiner Zurechnungsfähigkeit und der Maßnahmebedürftigkeit erforderlich ist.

Das *Jugendstrafrecht* ist im schweizerischen Strafgesetzbuch in den Artikeln 82 bis 99 festgelegt. Ihm liegt der Gedanke zu Grunde, daß nicht so sehr die Vergeltung der begangenen Tat im Vordergrund zu stehen habe, sondern Erziehung und Betreuung. Daneben ist die Möglichkeit zur Bestrafung weiterhin gegeben, sofern besondere erzieherische Betreuung oder anderweitige besondere Behandlung nicht in Frage kommen. Nachdem schon das schweizerische Strafgesetzbuch in seiner ursprünglichen Fassung von 1937 die Möglichkeit vorgesehen hatte, den jungen Rechtsbrecher einer «vertrauenswürdigen fremden oder auch der eigenen Familie zu behördlich überwachter Erziehung zu übergeben bzw. zu überlassen, also die Unterbringung eines Kindes oder eines Jugendlichen in einer Erziehungsanstalt oder einem Heim nur als ultima ratio anzuwenden, hat die Teilrevision des Strafgesetzbuches von 1971 die Tendenz zu erzieherischer Betreuung des jugendlichen Delinquenten in Freiheit, d.h. zu «ambulanten» Maßnahmen noch verstärkt. Das Gesetz faßt die Kinder und Jugendlichen in zwei Altersgruppen, 7- bis 14jährige, und 15- bis 18jährige, für welche unterschiedliche Strafen und Maßnahmen vorgesehen sind. Kinder unter sieben Jahren sind nicht straffähig, für junge Erwachsene (zwischen 18 und 25 Jahren) bestehen besondere Bestimmungen, vor allem bezüglich Arbeitserziehungsmaßnahmen (Art. 100 bis 100er StGB).

Auch im Jugendstrafrecht macht die Behörde «Erhebungen über das Verhalten, die Erziehung und die Lebensverhältnisse des Kindes und zieht Berichte und Gutachten über dessen körperlichen und geistigen Zustand ein. Sie kann auch die Beobachtung des Kindes während einer gewissen Zeit anordnen» (Art. 83 StGB). Als Erziehungsmaßnahmen gelten Erziehungshilfen, Unterbringung in eine Pflegefamilie, Einweisung in ein Erziehungsheim (Art. 84, resp. Art. 91 StGB), als besondere Behandlung Anordnung geeigneter stationärer oder ambulanter Behandlungen (Art. 85 resp. 92 StGB), und als Disziplinarstrafe der Verweis, die Verpflichtung zu einer Arbeitsleistung, Schularrest (für Kinder, Art. 87), außerdem zusätzliche Buße und Einschließung bis zu einem Jahr (für Jugendliche, Art. 95 StGB). Zu erwähnen bleibt, daß sich die verschiedenen Formen von Erziehungshilfen in den letzten Jahren bewährt haben und daß auch die Heimerziehung wesentlich fortschrittlicher geworden ist. Es fehlen nach wie vor geeignete Unterbringungsmöglichkeiten für außerordentlich schwererziehbare Jugendliche und für solche, die sich in einem Erziehungsheim als untragbar erweisen und nicht in ein Therapieheim gehören, sogenannte Anstalten für Nacherziehung.

3.3.3. Das Schweizerische Zivilgesetzbuch

Auch im *Schweizerischen Zivilgesetzbuch* (ZGB) ist in einigen Fällen die Meinung des psychiatrischen Experten für die Meinungsbildung des urteilenden Richters erforderlich. Das ZGB, dessen Entwurf von Herrn Prof. Eugen Huber (1849 bis 1923) stammt, trat am 1. Januar 1912 in Kraft, ohne daß dagegen das Referendum ergriffen worden wäre. Huber wählte für dieses Gesetzeswerk eine bewußt einfache Sprache, so daß auch ein juristischer Laie damit zurecht kommen konnte. Er scheute sich auch nicht, volkstümliche Redeweisen oder Rechtssprichwörter aufzunehmen. Er verabscheute den papierenen Juristenstil, der einige Jahre zuvor in einem Entwurf zum deutschen Bürgerlichen Gesetzbuch zum Gespött der Nation geworden war. Erst in jüngster Zeit erwiesen sich Revisionen, bedingt durch gesellschaftliche Veränderungen, als notwendig, so 1985 die Einführung eines neuen Eherechts (wegen der Rechtsgleichheit von Mann und Frau). Die Revision des übrigen Familienrechts ist in Gang.

Die Begriffe, die die Einschränkung der Urteilsfähigkeit definieren (Art. 16 ZGB) wie Geisteskrankheit, Geistesschwäche, Trunkenheit sind gleich zu verwenden wie im Strafgesetz. Dazu präzisiert das Bundesgericht, daß Geisteskrankheit und Geistesschwäche nicht notwendig gemeinhin die Urteilsfähigkeit aufheben. Auch eine geisteskranke Person könne noch urteilsfähig, im konkreten Fall prozeßfähig sein. Andernseits brauche die Urteilsunfähigkeit keine Allgemeine zu sein; sie könne auch nur ein bestimmtes Gebiet beschlagen, so beispielsweise beim psychopathischen Querulanten einen bestimmten Komplex von Rechtsstreitigkeiten in die er verwickelt ist (BGE 76 IV 143, 88 IV 114). Diese Differenzierung zu machen und in die Beurteilung einzubeziehen, ist wie im Strafrecht Sache des Richters, doch kann der psychiatrische Experte hier Entscheidungshilfe leisten.

Im Bereich des Eherechts kann es im Zusammenhang mit der Frage der Ehefähigkeit zum Einbezug des Psychiaters kommen. Verlangt wird Urteilsfähigkeit (gemäß Art. 16 ZGB). Ausdrücklich wird hier noch erwähnt, daß Geisteskranke in keinem Falle ehefähig seien (Art. 97 ZGB). So hat beispielsweise das Bundesgericht in einem Fall eines hebephrenen Patienten entschieden, daß er auf keinen Fall ehefähig sei trotz des Einwandes, er vermöge sich trotz seiner Krankheit von der Bedeutung der Ehe Rechenschaft zu geben, denn das Gesetz sehe in der Geisteskrankheit in jeden Fall einen Grund zur Eheunfähigkeit, ohne Rücksicht darauf, ob Urteilsunfähigkeit vorliege (BGE 47 II 127, 73 I 170). Im Falle von Geistesschwäche ist der Richter gehalten, nachzuweisen, daß ein genügend ernsthafter Krankheitszustand vorliegt, der eine solche Maßnahme rechtfertigt (BGE 48 II 179).

Eine schon geschlossene Ehe kann angefochten werden, wenn ein Ehegatte bei der Trauung aus einem vorübergehenden Grunde nicht urteilsfähig gewesen ist (Art. 123 ZGB), ein eher seltener Fall, dessen Nachweis auch für den psychiatrischen Sachverständigen nicht ganz einfach sein dürfte. Schließlich kann nach Art. 141 ZGB eine Ehe wegen Geisteskrankheit eines Ehegatten geschieden werden, sofern auf Grund des psychischen Zustandes eine eheliche Gemeinschaft nicht mehr zugemutet werden darf. Bedingung ist hier, daß die Krankheit nach dreijähriger Dauer vom Sachverständigen für unheilbar erklärt wird.

Im Bereich des Vormundschaftsrechts hat sich der psychiatrische Experte vor allem mit den Artikeln 369 (Geisteskrankheit und Geistesschwäche), eventuell auch 370 (Verschwendung, Trunksucht, lasterhafter Lebenswandel, Mißwirtschaft) zu befassen.

Art. 369

Unter Vormundschaft gehört jede mündige Person, die infolge von Geisteskrankheit oder Geistesschwäche ihre Angelegenheiten nicht zu besorgen vermag, zu ihrem Schutze dauernd des Beistandes und der Fürsorge bedarf oder die Sicherheit anderer gefährdet.

Die Verwaltungsbehörden und Gerichte haben der zuständigen Behörde Anzeige zu machen, sobald sie in ihrer Amtstätigkeit von dem Eintritt eines solchen Bevormundungsfalles Kenntnis erhalten.

Art. 370

Unter Vormundschaft gehört jede mündige Person, die durch Verschwendung, Trunksucht, lasterhaften Lebenswandel oder durch die Art und Weise ihrer Vermögensverwaltung sich oder ihre Familie der

Gefahr eines Notstandes oder der Verarmung aussetzt, zu ihrem Schutze dauernd des Beistandes und der Fürsorge bedarf oder die Sicherheit anderer gefährdet.

Bei der Entmündigung wegen Geisteskrankheit oder Geistesschwäche darf nur nach Einholung des Gutachtens von Sachverständigen entschieden werden (374 ZGB). Dasselbe gilt in diesen Fällen für die Aufhebung der Vormundschaft (436 ZGB). Währenddem die Handhabung von Art. 369 weder dem Richter noch dem psychiatrischen Experten besondere Probleme bietet, ist dies bei «lasterhaftem Lebenswandel» schon eher der Fall. Vor allem in Fällen von chronischem Alkoholismus muß sich der Psychiater dazu äußern. Ein solcher «lasterhafter Lebenswandel» kann nach Art. 370 ZGB nur dann zur Entmündigung führen, wenn die betreffende Person sich oder ihre Familie dadurch der Gefahr eines Notstandes oder der Verarmung aussetzt oder wenn sie deswegen zu ihrem Schutze dauernd des Beistandes und der Fürsorge bedarf oder die Sicherheit anderer gefährdet (BGE 83 II 275).

Am 1. Januar 1981 trat eine wichtige Änderung des Schweizerischen Zivilgesetzbuches in Kraft, nämlich die Einführung eines Abschnittes über «die fürsorgerische Freiheitsentziehung» (Art. 397a bis 397f) im Rahmen des Vormundschaftsrechts. Diese Revision war notwendig geworden, weil die Schweiz, welche 1974 die europäischen Menschenrechtskonvention ratifiziert hatte, in ihrem Zivilgesetzbuch den im Artikel 5 ERMK erwähnten Bestimmungen über die Voraussetzungen und das Verfahren bei Freiheitsentziehung nicht in allen Teilen entsprach, und deshalb bei der Ratifizierung der Konvention einen entsprechenden Vorbehalt anbringen mußte. Mit diesem Gesetz ist die Schaffung einer für die ganze Schweiz einheitlichen und abschließenden Regelung der fürsorgerischen Freiheitsentziehung sowohl gegenüber Mündigen wie auch gegen Entmündigten geschaffen worden. Für den Psychiater ist das Gesetz insofern von Interesse, als einerseits Freiheitsentzug wegen Geisteskrankheit, Geistesschwäche, Trunksucht und andern Suchterkrankungen möglich ist (Art. 397a), andernseits bei Unterbringung oder Zurückbehaltung von Psychischkranken nur unter Beizug von Sachverständigen entschieden werden darf (Art. 397e Abs. 5). Dies bedeutet, daß sich die gutachtliche Tätigkeit des Psychiaters nun auch auf Fälle von Freiheitsentziehung bei Psychischkranken erstreckt. Obschon sich im Umgang mit diesem Gesetz vor allem im Zusammenhang mit Psychischkranken schon eine Reihe von praktischen Problemen ergeben haben, hat sich bisher kaum eine bundesgerichtliche Rechtssprechung ausbilden können, weil das Bundesgesetz und die entsprechenden kantonalen Ausführungsgesetze noch zu neu sind.

Abkürzungen: StGB = Strafgesetzbuch
ZGB = Zivilgesetzbuch
BGE = Bundesgerichtsentscheid
ZStR = Zeitschrift für Strafrecht

Literatur

HAUSER, R., REHBERG, J.: «Schweiz. Strafgesetzbuch». Orell Füssli Verlag, Zürich 1983.

SENN, R.: «Die großen Kodifikationen» in «Die Schweiz», Flüeler N. et al. (Hrsg.), Exlibris Verlag, Zürich 1975.

SCHULTZ, H.: «Einführung in den Allgemeinen Teil des Strafrechts» 2. Bd., Verlag Stämpfli & Cie, Bern 1977.

SENN, R.: «Personenrecht» in «Die Schweiz», Flüeler N. et al. (Hrsg.), Exlibris Verlag, Zürich 1975.

STRATENWERTH, G.: «Schweizerisches Strafrecht» 2. Bd., Verlag Stämpfli & Cie, Bern 1978.

STRATENWERTH, G.: «Die Entwicklung des schweizerischen Jugendstrafrechts», Pro Juventute, 3-85 (16-19).

STAUFFACHER, W. †, AEPPLI, H.: «Schweizerisches Zivilgesetzbuch», Orell Füssli Verlag Zürich, 1982.

4. Psychiatrische Manifestationen im Strafvollzug

Gerhard Schleuss

4.1. Einleitung

Psychiatrisch relevante Krankheitszustände treten unter Haftbedingungen relativ häufig auf. Dabei ist das jeweilige Erscheinungsbild – an der allgemeinen Psychopathologie gemessen – allerdings oft als atypisch zu bezeichnen. Eine genauere diagnostische Einordnung erfordert daher mehr Zeit, insbesondere, wenn unliebsame Überraschungen vermieden werden sollen. Auch an Simulationsversuche ist zu denken, obwohl diese selten sind und zumeist leicht durchschaut werden können. Entscheidende differentialdiagnostische Schwierigkeiten liegen an anderer Stelle und werden später noch näher definiert (vgl. 4.2.4.4.–8.). Gewisse Zustandsbilder stehen in unmittelbarem Zusammenhang mit der Haftdauer. Alkoholentziehungsdelirien z. B. entwickeln sich gleich nach der Inhaftierung, während etwa ein Begnadigungswahn erst nach vielen Jahren zu Tage treten kann.

Zahlenmäßig stehen die abnormen Haftreaktionen mit ihren oft extremen Erscheinungsformen weitaus im Vordergrund. Schizophrene Psychosen kommen immer wieder vor und werden mitunter erst erstaunlich spät als solche richtig erkannt. Auch hier ist das Krankheitsbild gewöhnlich als atypisch zu bezeichnen und eher symptomarm. Endogene Depressionen sind dagegen ebenso wie Manien äußerst selten.

Da bei jedem Delikt ohnehin und ausnahmslos ein erhebliches Ausmaß an Aggressivität beteiligt war, ist es nicht verwunderlich, daß nahezu jedes psychische Krankheitsbild bei Delinquenten durch ein hohes Aggressionspotential gekennzeichnet ist und dadurch kompliziert wird. Dabei muß die Aggressivität durchaus nicht immer durch Grobheiten erkennbar und nach außen gerichtet sein. Sie kann sich ebenso höchst selbstgefährlich gegen die eigene Person wenden, zu Selbstmordhandlungen führen oder in depressive Reaktionsbildungen münden. Je schwerer das Delikt, um so eher besteht ernsthafte Suizidalität.

4.2. Allgemeines über die Verarbeitung der Haftsituation

Bei jeder Inhaftierung kommt psychisch eine verhältnismäßig große Kraft in Bewegung. Je plötzlicher das Ereignis eintritt, je unerwarteter die Verhaftung erfolgt und je größer die Affektbeteiligung beim Delikt war, umso eher sind pathologische Reaktionen zu erwarten. Heftigere Gegenwehr bei der Festnahme oder andere kurzschlüssige Handlungen resultieren in der Regel aus hochgespannter Affektbesetzung. Fremdaggression kann augenblicklich in Autoaggression umschlagen, wenn die Situation aussichtslos verfahren erscheint, («die letzte Kugel ist für mich bestimmt»).

In jedem Falle ist mit der Inhaftierung eine enorme Umstellung aller bisherigen Lebensgewohnheiten verbunden, gleichgültig ob sich nun ein «Selbststeller» freiwillig zum
Strafantritt in der Justizvollzugsanstalt meldet oder die Verhaftung unter dramatischen
Umständen erfolgt. Eine ausreichende Vorbereitung auf den Verlust der Bewegungs- und
Entscheidungsfreiheit, auf den weitgehenden Verzicht wesentlicher Einflußmöglichkeiten,
vor allem aber eine Anpassung an das Abreißen aller integrierenden Sozialbeziehungen
scheint dem Menschen nur sehr schwer möglich zu sein. Stets kommt es zu erheblichen
Frustrationen, deren individuelle Auswirkungen vorher nicht sicher abgeschätzt werden
können.

4.2.1. Inhaftierungsschock

Unmittelbar nach erfolgter Festnahme tritt gelegentlich ein Zustand totaler Resignation
auf, in dem sich der Verhaftete scheinbar schicksalsergeben völlig mutlos hängen läßt und
so widerstandslos abgeführt werden kann. Die Menschen wirken dabei wie betäubt, sind
in ihren Bewegungen schlaff und in ihrem Ausdruck völlig stumpf. Derartig abnorme
Zustände mit dem Mangel jeder psychischen und körperlichen Aktivität können sich
stuporartig bis zu einer hochgradigen Denk- und Willenshemmung steigern und körperlich
von totaler Anästhesie (völliger Empfindungslosigkeit auch auf Schmerzreize) und Bewe-
gungsstarre begleitet sein.

4.2.2. Die biologische Parallele zum Inhaftierungsschock

Stoffwechselchemisch werden hierbei, wie sonst auch in überstarken Streß-Situationen,
unter starker Angstbelastung etc., geradezu schlagartig größere Mengen Adrenalin und
Noradrenalin freigesetzt. Diese Nebennierenrindenhormone überschwemmen den Körper
und blockieren die normalen Funktionen der Nervenzellen so weitgehend, daß keine
emotionale Regung mehr erkennbar ist, der Verhaftete auf keine Versuche mehr reagiert,
mit ihm in Beziehung zu treten. Subjektiv reicht das Gefühl dabei bis zur völligen Leere,
anschließend ist meist nur mehr eine summarische Erinnerungsfähigkeit gegeben.
Gewöhnlich klingt das Zustandsbild längstens binnen Stunden wieder ab oder geht in einen
Erschöpfungszustand mit größerem Schlafbedürfnis über. Es kann aber auch raptusartig
und insofern höchst gefährlich zu einem momentanen Umschlag in einen Erregunssturm
kommen. Berechnen läßt sich das im voraus kaum, doch scheinen jüngere und sehr aktive
Menschen eher mit so einem «Tobsuchtsanfall» zu reagieren.

4.2.3. Warnender historischer Seitenblick

Zum Tode Verurteilte, die später begnadigt wurden, tragen eine dauernde Persönlichkeitsveränderung davon. Das läßt sich nicht nur literarisch (z.B. Dostojewski) beweisen. Es
leben genügend ehemalige Häftlinge, an denen diese Persönlichkeitsveränderung auch heute noch jederzeit nachprüfbar ist. Daß es sich hierbei keineswegs um Einbildungen handelt,

sondern derartige Todesängste zum völligen Sistieren der Keimdrüsenfunktionen binnen weniger Tage führen kann, hat Stieve (1952) sogar histologisch nachgewiesen. Venzlaff (1967) hat höchst eindrucksvoll das Überlebens-Syndrom von KZ-Häftlingen mit all ihren Auswirkungen beschrieben, für das Eissler (1963) und viele andere Autoren überzeugende Kasuistiken lieferten. Hacker (1964, 1971, 1973) hat selbst für die Nachkriegszeit mit vielen Beispielen dokumentiert, daß die Bereitschaft nach wie vor anhält, anderen Menschen so Extremes anzutun.

4.2.4. Erste Hafttage

In den ersten Tagen der Untersuchungshaft häufen sich psychiatrisch relevante Krankheiten. Bereits wenige Stunden nach der Verhaftung ist bei chronischen Alkoholikern mit den ersten Entziehungserscheinungen zu rechnen. Vom Delikt her gesehen, ist eine «Verletzung der Unterhaltspflicht» bei Trinkern offenbar überrepräsentiert. Gewöhnlich setzen die ersten Entzugssymptome dann ein, wenn der nächste Trunk fällig gewesen wäre. Das Krankheitsbild soll hier nur kurz skizziert werden: Subjektiv tritt ein zunehmender «Gieper» auf, innere Unruhe gesellt sich dazu, Herzbeschleunigung kann als erstes Zeichen auf eine Kreislaufbeteiligung hindeuten. Zunehmend wird ein immer stärker werdendes Händezittern sichtbar («Mandolinenfieber»), das sich gelegentlich bis zu grobschlägigen Flatterbewegungen steigern kann. Teilweise wird dabei die Gesichtsmuskulatur als «mimisches Beben» mit erfaßt. Schweißausbrüche, die oft profus auftreten, Fieber, Herzjagen, starke motorische Unruhe, zunehmende Desorientiertheit und starke Angst mit immer lebhafter werdenden Halluzinationen, die vor allem optisch und haptisch («Spinnenfäden und lauter Kleingetier») in Erscheinung treten, kennzeichnen schließlich das volle Krankheitsbild. Nur anfänglich sind die Patienten noch abzulenken und suggestibel. Seltener treten epileptische Anfälle auf, die prognostisch als ungünstig zu werten sind.

4.2.4.1. Das Alkoholdelirium

Das Krankheitsbild ist lebensgefährlich. Unbehandelt beträgt die Todesrate bis zu 20 % der Patienten. Es gilt daher, bereits das Prädelirium zu erkennen und eine entsprechende Therapie einzuleiten. Diese hat in einem Haftkrankenhaus zu erfolgen. Notfalls muß der Kranke in ein öffentliches Krankenhaus, z.B. in eine psychiatrische Klinik gebracht und auf einer Station für Akutkranke behandelt werden. In diesen Fällen erübrigt sich meist eine ständige Überwachung durch Vollzugsbedienstete. In Verkennung der Gefahr wurden prädelirant Unruhige auch schon über weite Strecken transportiert («verschubt») und das volle Alkoholentziehungsdelirium bildete sich unterwegs im Gefangenentransportwagen (der «Minna») aus. Neben einer entsprechenden Herz-Kreislaufbehandlung gilt Clomethiazol (Distraneurin) als Mittel der Wahl. Die Dosierung muß dem jeweiligen Krankheitszustand angepaßt werden, ist gewöhnlich am dritten Tag am höchsten und läßt sich danach meistens sehr schnell wieder reduzieren. Eine Weiterverordnung über den zehnten Behandlungstag hinaus muß bereits als Kunstfehler angesehen werden, da hierdurch eine neue Abhängigkeit von diesem Medikament entstehen kann. Natriumvalproinat (Ergenyl) ist obsolet, obwohl es früher sogar propagiert wurde (z.B. Rote Liste 1980).

4.2.4.2. Entziehungserscheinungen bei Rauschgiftsüchtigen

Auch Rauschgiftsüchtige, zumeist Polytoxikomane, vor allem aber Heroinkonsumenten («Fixer») bekommen sehr schnell ihre – allerdings anders gearteten – Entziehungserscheinungen (ihren «Turkey»). Das Zustandsbild sei gleichfalls nur kurz beschrieben, im übrigen auf die entsprechenden psychiatrischen Lehrbücher hingewiesen. Spätestens wenn sonst die nächste Injektion, (der intravenöse «Schuß») fällig gewesen wäre, beginnen quälende Unruhezustände (der «Lechz» nach dem «flash»), die sich subjektiv bis zur Unerträglichkeit steigern können. Glieder- und Rückenschmerzen sowie heftiges Schwitzen stehen weit im Vordergrund, etwas später stellen sich auch Durchfallerscheinungen ein. Die Patienten wälzen sich hin und her und sind manchmal schwer zu halten. Im Haftbefehl steht meist: «Verstoß gegen das BTM-Gesetz», doch bedarf es dieses Hinweises kaum, weil schon der erste Blick den Verdacht in die richtige Richtung drängt: ausgemergelt-reduzierter Allgemeinzustand, mangelhafte Körperpflege, Ohrstecker (oft einseitig und dann meist links), Halskettchen (evtl. mit Löffelanhänger!). Entsprechende «Fixervenen», verhärtete und dunkel gefärbte Venenbezirke (nicht nur im Ellbogenbereich, sondern auch an den Pulsadern, auf dem Handrücken und an den Füßen) sind schnell gefunden und die Diagnose steht praktisch fest. Die Leber findet sich häufiger als bei Alkoholikern (klinisch, laborchemisch und histologisch) pathologisch verändert. Mit einer Gelbsucht («Gilp») oder Hepatitis («Hippatitis = Hippie-Hepatitis») muß immer gerechnet werden, sie wird oft anamnestisch genannt.

4.2.4.3. Mittel der Wahl zur Behandlung des Rauschgiftentzugsyndroms

Auch bei den Süchtigen empfiehlt sich die stationäre Entziehung in einem Haftkrankenhaus, gegebenenfalls auf einer Isolierstation. Dabei Methadon zu verordnen, ist ein ärztlicher Kunstfehler. Andere Opiate sind gleichfalls obsolet. Ganz im Gegensatz zu Alkoholikern sind – auf den Arbeiten von Kerr aufbauend – Antiepileptika, Natriumvalproinat (Ergenyl) oder Carbamazepin (Tegretal) indiziert. Bei dem subjektiv als äußerst quälend erlebten Entzugssyndrom ist noch am ehesten Flupentixolconat (Fluanxol Depot) empfehlenswert. Sobald die akuten Entziehungserscheinungen jedoch abgeklungen sind, ist mit allen Medikamenten (auch Hustensäften) Zurückhaltung ratsam, vor allem natürlich mit codeinhaltigen. Sämtliche Hypnotika und Sedativa sind streng kontraindiziert.

4.2.4.4. BTM-Süchtige unter Haftbedingungen

BTM-Süchtige haben ein großes Geschick, selbst unter Haftbedingungen erneut an «Stoff» etc. heranzukommen. Schlaf- und Beruhigungsmittel werden ebenso wie Schmerztabletten zerbröselt und zu einer Zigarette («Lulle») gedreht. Erstaunlich viel von der pharmakologisch wirksamen Substanz kann so inhaliert werden. Das haben Versuche mit Rauchmaschinen und anschließendem Auswaschen des Inhalats ergeben. Die Wirkung beim Rauchen, beispielsweise von Rebuso, kommt einem pharmakologischen k.o.-Schlag gleich – zwei tiefe Lungenzüge genügen zum Umfallen. Alkohol kann aus Hefe, Früchten, Brot etc., ein paar Tage an einen warmen Ort, z.B. die Zentralheizung gestellt, selbst angesetzt werden. Dieser «Fiffi» wird nur durch ein Tuch gefiltert und hemmungslos getrunken. Das Ergebnis ist dann ein ausgesprochener Vollrausch.

4.2.4.5. Rausch- und Intoxikationszustände

Weil das alles schon vorgekommen ist, ist auch in der Haft jederzeit mit akuten Rauschzuständen zu rechnen. Selbst Haschisch oder LSD werden immer wieder in Justizvollzugsanstalten eingeschmuggelt. Dabei kann es auch zu einem «bad-Trip» kommen. Derartige
«horror-trips» sind oft mit schweren Angst- und Panikreaktionen verbunden und stimu-
lieren zu aggressivem Verhalten. Auch mit akuten Intoxikationszuständen ist also zu
rechnen.

4.2.4.6. Flash-back, Echo- oder Nachhallpsychosen

Ähnlich abnorme Zustände treten aber auch ohne erneuten Konsum, in Form sog. «flash-
backs», Echo- oder Nachhallpsychosen auf. Solch eine Psychose kann Tage, Wochen, ja
sogar Monate (bis zu einem halben Jahr) nach der letzten Einnahme von Haschisch etc.
ganz akut einsetzen. Nach Stunden oder ein bis zwei Tagen sind diese Erscheinungen
wieder von alleine abgeklungen.

4.2.4.7. Andere psychoseähnliche Zustände

Gelegentlich können aber im Anschluß an erneute Haschisch- oder LSD-Zufuhr ganz
andere psychoseähnliche Zustände längere Zeit bestehen bleiben. Viele Beobachtungen
deuten inzwischen darauf hin, daß eine latente schizophrene Anlage durch LSD oder
Haschisch gleichsam ausgeklinkt und somit manifest werden kann. Die differentialdiagnostische Abgrenzung gegen eine endogen schizophrene Psychose bereitet dabei mitunter
große Schwierigkeiten. Manchmal muß die Frage zunächst sogar offen gelassen werden,
obwohl der vorausgegangene Halluzinogen-Mißbrauch den Verdacht in eine bestimmte
Richtung lenkt. Schließlich sind aber auch «User» nicht gegen eine spontan auftretende
endogene Psychose geschützt.

4.2.4.8. Wahnsymptome – differentialdiagnostische Abgrenzung zur Schizophrenie

Wie bei endogenen Psychosen treten auch bei den durch Halluzinogene induzierten Krankheitszuständen Wahnsymptome ersten oder zweiten Ranges auf und es bestehen lebhafte
akustische, öfter auch körperbezogene Halluzinationen. Gedankenentzug bis zum Gedankenabreißen wird erlebt, über stärkste Beeinflussungserlebnisse berichtet. Paranoische
Ideen scheinen dabei über den Verlust der Kritikfähigkeit durch Droge und Delikt vorbereitet zu sein. Gefühlsverarmung, Ratlosigkeit und manche Wahneinfälle sind weniger
charakteristisch, die Stimmung ist eher furchtsam als depressiv oder gehoben zu bezeichnen. Endogen depressive Zustandsbilder sind offenbar nie die Folge von halluzinogen
wirksamen Substanzen.

4.3.   Endogene Psychosen

4.3.1. Schizophrenie

Schizophrene Psychosen werden zu allen Haftzeiten beobachtet, mitunter erst nach Jahren, sind aber schon in der Untersuchungshaft diagnostizierbar. Auch oder gerade Kapitaldelikte sind dabei nicht ausgeschlossen. So manche Eifersuchtstat ist wahnhaft bedingt. Ganz allgemein läßt sich sagen: je sonderbarer, uneinfühlbarer oder absurder eine Straftat angelegt ist, desto eher resultiert diese aus einer Wahnkrankheit. So hatte ein Schizophrener von seinem Motorrad aus Feldsteine auf wildfremde Frauen geschleudert und diese z.T. erheblich verletzt. In der Haft meldete er sich monatelang nur jeweils abends bei seinem Stationsbeamten mit der Bitte, dem Herrn Ministerpräsidenten mitzuteilen, daß er noch lebe. Das wurde belächelt und als bloße Marotte angesehen. Schließlich wurde er doch zur Untersuchung gebracht und eine zwar «stille», gleichwohl aber «blühende» Schizophrenie diagnostiziert. Die «Stimmen» hatten ihm Sprechverbot erteilt. Der Patient fühlte sich unter dem Eindruck von zahlreichen sexuell-haptischen und anderen akustischen Halluzinationen total eingeschüchtert und verängstigt. Derartige Vorkommnisse gibt es des öfteren. Es muß bei zunächst unentdeckt bleibenden Psychosen mit einer stärkeren Hemmung der Patienten durch ihren Wahn gerechnet werden. Bei Wegfall dieser Hemmung kann es geradezu explosionsartig zu verheerenden Entladungen kommen. So kam es schon wiederholt zu plötzlichen Angriffen, scheinbar aus nichtigstem Anlaß, de facto aber schizophren krankheitsbedingt. Einen Beamten wurde durch einen unvermuteten Schlag das Nasenbein zertrümmert, ein Anstaltspfarrer mit Benzin übergossen und angesteckt.
Die Haftsituation spielt bei diesen endogenen Krankheiten eher eine untergeordnete Rolle. Es gibt ja überall in der Bevölkerung Wahnkranke, die zunächst als bizarre Einzelgänger oder nur als verschrobene Originale angesehen werden.

4.3.2. Konsequenzen

Geisteskranke sind nach § 455 (1) StPO nicht haftfähig und müssen, sobald die Diagnose feststeht, zur Behandlung in ein psychiatrisches Krankenhaus verlegt werden. Es ist einfach widersinnig, eine Haftstrafe an einem Geisteskranken vollziehen zu wollen. Ähnliches gilt für Untersuchungsgefangene. Da der Haftrichter aus zeitlichen Gründen und wegen seiner völlig anders gearteten Interessenlage häufig nicht in der Lage ist, eine Geisteskrankheit in Erwägung zu ziehen, sollte jeder Verdachtsfall als solcher mitgeteilt und eine Begutachtung entsprechend §§ 81 resp. 126a StPO vorgeschlagen werden.

4.3.3. Gemütskranke

Zyklothymien sind in der Haft extrem selten zu beobachten. Zumeist werden derartige Kranke (etwa im Zusammenhang mit einem erweiterten Selbstmordversuch) vorher schon als solche richtig erkannt und kommen gar nicht erst in Haft. Im Zuge einer manischen

Fahrt können aber Gemütskranke dieser Art gegen eine Fülle von Strafparagraphen verstoßen, etwa, um sich die Arbeit beim Abriß von einem Schuppen zu ersparen, ein ganzes Anwesen in Brand stecken o. ä. – Sie werden als besonders gefährliche Normale verkannt und kommen unter schwerster Sicherheitsbedeckung erst zum Arzt und dann zu ihrer richtigen Diagnose. Larvierte Depressionen werden mitunter als hypochondrische Vorstellungen verkannt.

4.4. Suizid und Suizidgefahr

Neben grob sichtbaren, ins Auge springenden und akuten Krankheitserscheinungen können andere, deswegen aber nicht weniger lebensgefährliche Syndrome leicht übersehen werden, z. B. eine drohende Selbstmordgefahr. Es gibt Stimmen, die grundsätzlich jeden Untersuchungshäftling für suizidgefährdet halten. Das ist gewiß übertrieben, doch bei 1 bis 5 % (!) der U-Gefangenen ist – je nach Anstalt – eine Selbstmordgefährdung sogar aktenkundig. Die praktische Erfahrung zeigt, daß in den ersten Tagen der U-Haft ernste Selbstmordversuche vor allem von jenen Inhaftierten begangen werden, denen ein Kapitaldelikt zur Last gelegt wird. Ringel (1953), wohl einer der führendsten Suizidforscher, hat nachgewiesen, daß Selbstmörder ihren Verzweiflungsschritt zumeist und sogar auf verschiedene Weise ankünden. Es ist ein völlig verkehrtes, offenbar aber kaum auszurottendes Vorurteil, daß Menschen die davon sprechen, sich schon nichts antun werden. Das Gegenteil ist der Fall!

4.4.1. Hinweise auf Suizidalität

Suizidhandlungen und Selbstbeschädigungen kündigen sich durchaus vorher an. Das muß nicht nur direkt verbal erfolgen. Auch indirekte Äußerungen, daß *alles* (!) keinen Zweck mehr habe, alles verloren oder hoffnungslos sei, sich die Angehörigen endgültig losgesagt hätten oder die Braut Schluß gemacht habe, lassen erfahrene Vollzugsbeamte diesbezüglich sehr hellhörig werden. Auch vorbereitende Handlungen, wie das offene Hinlegen einer Rasierklinge, Probierschnitte am Arm, oberflächliche Ritzer der Haut, bis hin zum Verbarrikadieren der Zelle sind kaum mehr verdeckte Signale. Erfahrungsgemäß muß ein zur Spiegelglatze geschorener Kopf gleichfalls als ernstes Alarmzeichen für eine Auto- (oder Fremd-) Aggression verstanden werden. Das gilt selbst dann, wenn noch so rationalisierende Begründungen für den erfolgten «Kahlschlag» genannt werden sollten.

4.4.2. Präsuizidales Syndrom

Gerade in Justizvollzugsanstalten muß auf das von Ringel, Wien, 1953 definierte präsuizidale Syndrom: Einengung des seelischen Lebensbereichs, Vereinsamung und Stagnation der seelischen Kräfte, Aggressionshemmung und Aggressionen, die sich nicht nach außen richten können, sowie Selbstmordphantasien besonders geachtet werden, weil in Haftanstalten diese Bedingungen häufiger erfüllt sind.

Allein schon das Aussprechen von Suizidgedanken macht offenkundig, daß sich ein Mensch zumindest mit Selbstmordabsichten trägt, auch wenn die Beschäftigung damit zunächst auf der verbalen Ebene erfolgt und nicht selten von dem unterschwelligen Wunsch getragen wird, doch noch entscheidende Hilfe von außen zu bekommen. Gefährlich ist das allemal und signalisiert zumindest Suizidnähe.

4.4.3. Psychodynamische Interpretation der Selbstmordtendenz

Psychodynamisch läßt sich der Suizid und Suizidversuch von Delinquenten als konsequente Fortsetzung einer vorher schon bestehenden Aggressivität verstehen, die sich jetzt nur in totalerer Form gegen die eigene Person richtet. Selbstbestrafungstendenzen kommen hier zum Tragen. In der Straftat war die Aggressionstendenz noch vor allem nach außen gerichtet, bedrohte aber gleichermaßen schon zu diesem Zeitpunkt die Interessen der eigenen Person – und sei es lediglich als Bedrohung der bürgerlichen Existenz respektive der persönlichen Freiheit. So gesehen trägt tatsächlich manche Straftat schon das Zeichen eines Va-banque-Spiels, bei dem *alles* auf eine Karte gesetzt und damit alles in Frage gestellt wird, bis hin zur eigenen, auch physischen Existenzgefährdung.

Beim genaueren Hinsehen handelt es sich um Menschen, die ihr Selbst nicht oder nur besonders schlecht auf normale Weise zu realisieren vermögen und die von daher allein schon zu Straftaten tendieren. Die Gefährdung ist also doppelläufig.

4.4.4. Vorbeugemaßnahmen bei Selbstmordgefährdeten

Selbstmordkandidaten sollen nicht lediglich sediert werden. Ganz abgesehen davon, daß sie die Medikamente horten und dann gerade damit einen Suizidversuch begehen könnten, läßt sich pharmakologisch das zugrunde liegende Problem nicht lösen. Höchstens in akut krisenhaften Zuspitzungen, etwa um einen unmittelbaren Selbstmordimpuls abzublocken, sollte medikamentös eingegriffen werden, am besten mit einer Injektion, z.B. einer Ampulle Prothipendyl-HCl-Hydrat (Dominal forte) i.m. oder einem ähnlich wirksamem Medikament. Auf keinen Fall dürfen in der Haft Opiate gegeben werden, da diese als obsolet gelten. Ferner würden sich derartige Maßnahmen allzu schnell herumsprechen und weidlich ausgenutzt werden.

Mit Selbstmordgefährdeten muß gesprochen werden. Sie sind in Zweifelsfällen besser in einer Gemeinschaftszelle aufgehoben, müssen notfalls in einen besonders gesicherten Haftraum gebracht und über einen Monitor im Auge behalten werden. Häufig reichen aber intensive Gespräche allein schon aus, um den Suizidgefährdeten aus seiner seelischen Isolierung zu befreien und ihn klärend wieder neue Hoffnung und Lebensmut schöpfen zu lassen.

4.4.5. Vorgeschobene Drohungen

Mitunter werden Suiziddrohungen ebenso wie Nahrungsverweigerungen bis hin zum totalen Hunger- und Durststreik nur dazu benutzt, um diese oder jene Forderung durchzusetzen. Auch hierauf muß ernsthaft eingegangen werden. Die Frage, was eigentlich angestrebt wird oder erreicht werden soll, schafft gewöhnlich schnell Klarheit. Manchmal sind diese Forderungen sogar berechtigt. In anderen Fällen kann ein klares Wort über die Aussichtslosigkeit das angestrebte Ziel auf dem eingeschlagenen Weg zu erreichen, zu einem realitätsgerechteren Verhalten führen. Durch ein genaueres Eingehen auf die individuelle Problematik lassen sich auch manch andere Schwierigkeiten abbauen und abnormen Haftreaktionen vorbeugen. Allerdings muß man sich Zeit dazu nehmen. Mit ein paar billigen Worten des Trostes oder gar mit Lügen ist es nicht getan. Das führt eher zu einem dauerhaften Zerbrechen der ohnehin meist nicht sonderlich großen Vertrauensbasis.

4.5. Abnormes Reagieren auf den Freiheitsentzug

4.5.1. Krankmeldung

Abnorme Haftreaktionen treten in der verschiedensten Weise auf. Unverhältnismäßig viel Inhaftierte, weit mehr als es dem normalen Klienten der freien Bevölkerung entspricht, melden sich zur Arztsprechstunde. Dies geschieht durchaus nicht nur, um einmal aus der Zelle herauszukommen. Dafür gibt es genügend andere Möglichkeiten, obwohl natürlich jede Gelegenheit auch dazu benutzt wird (im Wartezimmer kann man auch Tatgenossen treffen). Die Isolation auf der Zelle richtet vielmehr die Aufmerksamkeit fast zwangsläufig auf den eigenen Körper. Vermeintliche, vorgeschobene oder tatsächliche Krankheiten werden dem Arzt geklagt, auch psychosomatische Krankheitszustände (Herzneurosen, Hautkrankheiten, z.B. akutes Exazerbieren einer bis dato harmlosen Psoriasis) treten in Erscheinung. Zudem bietet die Haftsituation Gelegenheit, womöglich früher versäumte oder aufgeschobene Behandlungen nachzuholen (neue Brille, neues Gebiß) und den Gesundheitszustand einmal gründlich kontrollieren zu lassen. Groß ist dabei der Wunsch nach Röntgen-Untersuchungen und das Drängen zum Spezialisten. Bei Erhebung der Anamnese werden erstaunlich häufig Ordinarien oder andere Kapazitäten namhaft gemacht. Das scheint mit dem besonderen Narzißmus der Delinquenten sowie mit ihrer oft geringen Frustrationstoleranz zusammenzuhängen.

4.5.2. Selbstbeschädigungen

4.5.2.1. Tätowierungen

Vielleicht die harmloseste Art der Selbstbeschädigung und zudem oft Ausdruck einer Solidarisierung mit anderen Inhaftierten ist die meist primitive Tätowierung. Besonders typisch ist die «Knastträne», ein schwarz-ovaler Punkt unterhalb des äußeren Augenwinkels oder die drei Punkte am Grundgelenk zwischen Daumen und Zeigefinger (denen die Bedeutung «kriminell, schwul und arbeitsscheu» beigelegt wird, ursprünglich aber Erkennungs- und Rangabzeichen der Störtebeker-Bande war).

4.5.2.2. Schnittverletzungen

Das Beibringen von oberflächlichen Schnitten in der Pulsadergegend oder im Ellenbogenbereich, zum Teil serienmäßig, kommt wohl am häufigsten vor. Halsschnitte sind außerordentlich gefährlich (Unterdruck in der Vena jugularis!) und keine ganz seltene Ausnahme. Andere Schnittverletzungen kommen kaum vor, gelegentlich wird das Genitale beschädigt.

4.5.2.3. Fremdkörperschlucker

Das Verschlucken von Fremdkörpern, meist sind es Besteckteile, Nägel oder Schrauben, ist durch die Verordnung von rohem Sauerkohl und Kartoffelbrei (Schluckerkost) gut beherrschbar. Peritoneale Reizerscheinungen, auf die natürlich immer zu achten sein wird, treten so gut wie nie auf. Nach wenigen Tagen erfolgt der Abgang per vias naturales. Auch Stecknadeln werden schachtelweise auf natürlichem Wege wieder ausgeschieden. Das gilt auch für Rasierklingen, die unter Röntgenkontrolle erstaunlich schnell den Magen-Darm-Kanal passieren. Etwas schwieriger ist das schon bei Nähnadeln, die gewöhnlich etwas längere Zeit brauchen, bis sie wieder sämtlich zum Vorschein gekommen sind. Es ist immer wieder überraschend, was alles wie schnell vom Körper ausgeschieden wird, ohne daß Komplikationen eintreten. Selbstverständlich müssen alle Fremdkörperschlucker stationär aufgenommen und entsprechend überwacht werden. Manche verschlucken die gerade ausgeschiedenen Fremdkörper gleich noch ein zweites Mal. Um eine Operation zu erzwingen, werden mitunter Nadeln mit einem Gummiband verdreht und in Papier eingewickelt. Nach dem Schlucken weicht das Papier im Magensaft auf und der «Sputnik» geht auf. In diesen Fällen muß operiert werden, ebenso wenn Gipsbrei getrunken wurde, der im Magen erstarrt. Verschluckte Kondome, in denen sich doppelt verknotet, größere Mengen Heroin in die Haftanstalt schmuggeln läßt, scheinen eher einmal zu Ileuserscheinungen zu führen, während mit einer Beschädigung durch Magensäure offenbar nicht zu rechnen ist. Schließlich gelangten aber diese Gegenstände auch ohne Operation wieder an das Tageslicht.
Im Gegensatz zu Patienten der psychiatrischen Klinik steckt kaum jemals eine Psychose hinter noch so grotesken Formen von Selbstbeschädigungen. Das gilt auch in dem Fall eines Häftlings, der sich viele Teile von Büroklammern in die Armvene geschoben hatte und die dann teils am Herzen, teils in der Lunge hängenblieben. Es sind meist äußerst aggressive Naturen, die selbst ein besonders hohes Eigenrisiko nicht scheuen.

4.5.2.4. Fremdkörper an anderem Ort

In Mastdarm und Scheide findet sich manchmal ein «Engelshaar» (eine spezielle Stahlsaite zum Durchsägen der Gitterstäbe), 50 gr.-Gläser mit Pulverkaffee o. ä., in der Harnröhre Feuersteine. Das kann gelegentlich zu Komplikationen führen und die Extraktion ist schwierig. Unfälle sind möglich. So rutschte ein homosexueller Fremdenlegionär mit dem Pflanzholz ab und perforierte sich die Darmwand im Rektum. In manchen Haftanstalten werden häufiger abgebrochene Kopierstift-Minen unter die Augenlider praktiziert. Das führt zu üblen Verätzungen und gefährdet immer das Augenlicht. Schleunigste Verlegung in eine Augenklinik (mit Bewachung!) ist hierbei erforderlich.

4.5.3. Andere Aggressionen

4.5.3.1. Aggressionsstau

Nicht immer richten sich die Aggressionen gegen die eigene Person. Manchmal wird die «Hütte» (Zelle) zerstört, das gesamte Mobiliar, Fensterscheiben, Wasch- und Toiletten-becken zerschlagen, teilweise auch die Rohr- oder Elektroleitungen herausgerissen oder alles in Brand gesteckt. Früher nannte man das «Zuchthausknall» oder «Gefängniskoller», heute spricht man von «Bambule». Erfahrene Gefängnisbeamte sind zwar anderweitig angewiesen, warten aber lieber ab, bis es nicht mehr scheppert und treten erst einmal gegen die Tür, ob sich noch etwas rührt, ehe sie die Zelle öffnen. Andernfalls kann ihnen noch etwas entgegenfliegen. Ist der Tobsuchtsanfall jedoch vorbei, hockt der Häftling gewöhn-lich völlig echauffiert am Boden und läßt sich willenlos abführen.

4.5.3.2. Spontane Abhilfe

Manche Inhaftierte merken vorher noch die aufkommende Wut, den sich anbahnenden Aggressionsstau und melden sich rechtzeitig freiwillig in die Beruhigungszelle. Das soll man respektieren und dem Wunsch nachkommen. Mit Worten, Spritzen oder Pillen ist nämlich gewöhnlich nichts auszurichten.

4.5.3.3. Angriffe

Handgreifliche Auseinandersetzungen bis hin zu schweren Prügeleien kommen unter Ge-fangenen immer wieder einmal vor. Manchmal wird in diesem Zusammenhang eine alte Rechnung beglichen und die Kontrahenten lassen sich nur schwer voneinander trennen. Direkte Angriffe gegen Beamte sind relativ selten, obwohl es auch schon Tote gegeben hat. Drohungen sind da schon häufiger, Verbalinjurien oder Götz-Zitate in jeder größeren Anstalt schon eher an der Tagesordnung. Das wird aber von beiden Seiten nicht sonderlich ernst genommen. Höchst gefährlich hingegen ist die Drohung von AIDS- (HTLV III-Virus) Infizierten andere zu beißen!

4.5.3.4. Sublimere Aggressionen

Auf das Beschwerdeschreiben sind manche Inhaftierte geradezu eingeschworen. Sie setzen sich auf diese Art gegen alles und jeden zur Wehr. Das reicht manchmal bis zum lächerlich, oligophren anmutenden Detail. Da sei eine Gärfliege im Kompott gewesen, in einem ablehnenden Bescheid habe man zwei Kommata falsch gesetzt. Es sind durchaus nicht nur Querulanten, die das schon draußen so gemacht haben und in der Haft ihr Tun nur weiter fortsetzen. Erfolgs- und Flüsterpropaganda animiert dazu und vermittelt die Adressen: Alle Staatsanwaltschaften und Gerichtsbehörden, das Bundeskriminalamt, Justizministe-rium und der Petitionsausschuß des Landtags, die Landes- und Bundesregierung, der Kanzler, der Bundespräsident, der Papst, die UNO und die Menschenrechtskommission in Genf, alle werden angeschrieben. Das Vielschreiben wird manchmal auch durch amtliche Bescheide mit den regelmäßig am Ende aufgeführten Hinweisen auf Rechtsmittel und Beschwerdemöglichkeiten angebahnt, was mitunter als direkte Aufforderung absichtlich mißverstanden wird – man hat ja nichts zu verlieren.

Der Begriff des «Vielschreibers» ist in jeder Vollzugsanstalt bestens bekannt.

Manchmal wird die Aufmerksamkeit auf diese Weise auch auf einen echt Geisteskranken gerichtet, der an den Verfassungsschutz schreibt, daß er von einer Geheimorganisation verfolgt wird oder sich beim Rundfunk darüber beschwert, daß endlich seine Straftat nicht mehr täglich im Radio abgehandelt werden soll. Derartig schizophren Geistekranke fallen sonst kaum auf, ihr Wahn ist oftmals schon systematisiert, die Erkrankung chronisch geworden.

4.5.3.5. Haftphantasien

Das vielleicht unscheinbarste Reagieren auf die Inhaftierung, dabei so allgemein verbreitet, daß das Attribut «abnormal» fast fehl am Platze ist – dabei aber nicht ungefährlich – sind Phantasien über neue, perfekter angelegte Straftaten: «wenn ich rauskomme, dann ...» Diese Phantasien werden nicht völlig geheim gehalten, vor Mitgefangenen doch ausgesprochen und von diesen gegebenenfalls mit eigenen phantasierten Absichten verbunden. So wird manche Straftat in Form eines gedanklichen Probehandelns der späteren Verwirklichung und Durchführung näher gebracht. Das trifft vor allem für Eigentumsdelikte zu (vom schweren Diebstahl bis hin zum Bankraub), schließt insbesondere den Drogenhandel ein, wo während der Haft manch eine neue Adresse erfahren, manch neue Verbindung geknüpft wurde.

4.5.3.6. Innerpsychische Ökonomie der Phantasien

Für den Inhaftierten selbst bedeuten die Phantasien über neue Straftaten innerpsychisch eine doppelte Entlastung: Ungeschehenmachen des vorausgegangenen Mißerfolgs und Vorwegnahme künftiger Erfolge mit entsprechend narzißtischer Aufblähung in der Gegenwart. Die Vorstellung, daß es das nächste Mal besser klappen werde, weil es geschickter angelegt würde, läßt die begangene Straftat in den Hintergrund treten. Nur mehr die Entdeckung wird gesehen, was dann eher als eine Art Künstlerpech eingestuft werden kann. Das tröstet über vieles hinweg und erspart jede wahrhafte Auseinandersetzung mit den tieferen Antrieben, die zum Delikt geführt haben. Alles bleibt oberflächlich.

4.5.4. Abschalten

Manche Inhaftierte ziehen sich total zurück, schalten einfach ab. In diesem Zustand (er kommt auch später vor) verbringen nicht wenige Untersuchungsgefangene ganze Tage oder Wochen im Bett und entwickeln ein fast säuglingshaftes Schlafbedürfnis. Manche sprechen wochenlang kein einziges Wort, lassen sich verkommen, gehen nicht zur Dusche, nicht zur Freistunde. Andere wiederum entwickeln geradezu eine orale Gier und nehmen in kurzer Zeit um zweistellige Kilowerte zu. Es läßt sich sogar ganz allgemein sagen, daß die meisten Inhaftierten relativ viel an Gewicht gewinnen. Das liegt mit Sicherheit nur zum Teil an der regelmäßigeren Lebensweise oder an der recht guten Kost. Ausschlaggebend sind hierfür sehr viel tiefere seelische Regressionstendenzen: nicht zufällig schaukeln sich viele Gefangene abends in den Schlaf und zeigen auch sonst eine Reihe von Verhaltensweisen, wie sie Spitz (1967) für die ananklitische Depression beschrieben hat. In der Haft erfolgt ja ein sehr erheblicher Entzug affektiver Zufuhr – und viele Inhaftierte waren ungeliebte Heimkinder.

Das in der Haftsituation bei fast allen Gefangenen mehr oder minder lang anhaltende Gefühl tiefer Verlassenheit und innerer Hilfsbedürftigkeit (OHM), wird je nach Vorleben, persönlicher Wesensart (und unterschiedlichem Schuldvorwurf) verschieden beantwortet. Wohl kaum ein Inhaftierter vermag sich aber jener allgemeinen Regressionstendenz in kleinkindhafte Ohnmachts- und Hilflosigkeitsempfindungen völlig zu entziehen. Sehr viele rauchen exzessiv, vertauschen ihre Wertsachen, Uhr und Ehering gegen ein paar Päckchen Tabak («Koffer») oder gegen große Gläser mit Pulverkaffee («Bomben»). Wieder andere verschlingen ein Buch nach dem anderen, lesen zwei dicke Schwarten oder mehr an einem einzigen Tag. Manche dagegen verweigern die Nahrungsaufnahme. Hier spielen schlechte Mutter-Erfahrungen anderer Art (auf die «man» nach wie vor «sauer» ist) aus der frühen Kindheit eine maßgebende Rolle, leisten derartigen Ablehnungshaltungen Vorschub. Es gibt aber auch Gefangene, die sich mit Arbeit betäuben, eine regelrechte Arbeitswut entwickeln und geradezu hektisch am Werk sind.

Von Zeit zu Zeit kommt es auch kontraphobisch zu massiven Reaktionsbildungen mit großen Worten und ausgemacht frechen Reden.

4.5.5. Auslösende Momente bei Haftreaktionen

Bestimmte Zeitpunkte und besondere Situationen sind für das Auftreten abnormer Haftreaktionen charakteristisch. Gleich nach der Festnahme ist es die Vorführung zum Haftrichter zur Verkündung des Haftbefehls, an die sich besondere Hoffnungen knüpfen, die sich dann aber nicht erfüllen. Weiterhin wird alles, was mit dem Inhaftierungsgrund zusammenhängt zum Anlaß genommen für solche Ausbrüche: also Haftprüfungstermine, polizeiliche Vernehmungen, Konfrontation mit den Aussagen von Tatgenossen, insbesondere wenn diese eine Generalbeichte (die «große Gestehe») abgelegt haben, Abschluß der Voruntersuchung mit Zustellung der Anklageschrift, Terminfestsetzung zur Hauptverhandlung und die Zeit bis zur schließlichen Verkündung des Urteilspruchs. Inzwischen spielen Besuche vom Rechtsanwalt oder von Angehörigen eine besondere Rolle, vor allem, wenn diese kurzfristig abgesagt werden. Auch wenn es mit dem festen Wohnsitz nicht klappen will, eine polizeiliche Anmeldung bei einer festen Adresse abgelehnt wird und so ein Haftgrund weiter bestehen bleibt, ein Tatgenosse mit der ganzen Sore durchgegangen ist oder die ganze Beute beschlagnahmt wurde, ist mit entsprechenden Reaktionen zu rechnen. Schließlich spielen auch in der Haft selbst bestimmte Umstände eine Rolle: die Verlegung in eine andere Zelle, die Entlassung von Mitgefangenen, Geburtstage, die Wiederkehr des Tattags oder die letzte Zeit vor dem Einkauf, wenn die Tabakvorräte zu Ende gehen.

Erfahrene Vollzugsbeamte kennen diese Attitüden und registrieren selbst feine Verhaltens-

änderungen genau. Sie fragen dann, was eigentlich los ist und bieten damit eine Klärungs-
möglichkeit auf der verbalen Ebene an.

4.5.6. Resümee abnormer Haftreaktionen

Gemessen am freien Leben sind die oben angeführten Reaktionen schwerlich als «normal»
zu bezeichnen. Es bleibt die große Frage, ob der Mensch überhaupt so angelegt ist, daß er
den Entzug seiner Freiheit unbeschadet verkraften könnte. Leider gibt es offenbar keine
andere Möglichkeit, aggressive und für andere Menschen gefährliche Naturen besser in
Verwahrung zu nehmen, ihnen selbst und der Gemeinschaft aus der aggressiven Verelen-
dung herauszuhelfen, eine gezieltere Défense Sociale zu betreiben. Zu früh setzen oft die
Schäden ein, zu tief waren vorher die seelischen Wunden, die erlittenen Mißhandlungen,
ertragenen Lieblosigkeiten, um dem ganzen Haß und den aggressiven Racheimpulsen noch
vernünftig begegnen zu können.

4.6.   Sexualität in der Haft

Ein besonderes Problem bringen die sexuellen Frustrationen mit sich, die schon bald nach
der Inhaftierung beginnen und die gesamte Strafzeit andauern. Hiervon wird selten spontan berichtet und ebenso selten danach gefragt. Die sogenannte Notonanie ist die Regel,
der Einsamkeitssex wird gelegentlich exzessiv praktiziert. Ähnlich wie beim Militär sind
die Spindwände entsprechend bebildert und Porno-Hefte im Umlauf. Nicht nur bei Sexualstraftätern, sondern auch bei anderen Inhaftierten können besondere Verhaltensweisen
auftreten. Diese nehmen offenbar im Verlauf der Haftzeit an Zahl und Intensität zu. Um
sich von dem ständig wiederkehrenden Sexualdruck auf Dauer zu befreien, sind von
Langzeitinhaftierten schon Selbstkastrationen versucht worden, doch bleibt es durch den
starken Blutverlust, etwaigen Kollaps und Schmerz gewöhnlich bei der Semikastration.
(Von diesem Aspekt her betrachtet ist dem Wunsch nach Entmannung bei Inhaftierten mit
gewisser Zurückhaltung zu begegnen). Ein Exhibitionist z.B. hat sich mit einer Stanzma-
schine alle Finger amputiert.
Abgesehen von so extremen Beispielen, die hier nicht weiter aufgezählt werden sollen, sind
andere abnorme Erlebnisse und Reaktionsbildungen in der Haftsituation erwähnenwert.
So gewinnen Sexualträume im Laufe der Zeit manchmal besonders groteske Ausgestaltungen, die teilweise bis in den Wachzustand und Phantasievorstellungen hinüberreichen.
Im Halbdunkel der Zelle können an der Wand sexuell getönte, oft übergroße Bilder wahrgenommen werden, männermordende Furien oder Erinnyen, scheunentorweit klaffende
Vulvae, die alles verschlingen oder eine Vagina dentata, haifischmaulgroß.
Derartig projizierte Phantasiegebilde, illusionäre Verkennungen oder auch Pareidolien
sind öfter von einem starken Unheimlichkeitsgefühl begleitet. Selbst tagsüber können sich
die Betroffenen manchmal nur schwer von diesen Vorstellungen lösen. Ausgesprochen
sadistische Sexualtäter quälen sich mitunter zwanghaft durch phantasierte Greulichkeiten,
an denen sie teils aktiv, teils passiv beteiligt sind. Doch selbst unter sexuell Normalen

kommt es unter Haftbedingungen im Laufe der Zeit zu abnormen Praktiken – zumeist homosexueller Art – die weiter verbreitet sind als allgemein bekannt. Öfter entwickeln sich sogar eheähnliche Freundschaften, die mitunter jahrelang andauern, nach der Haftentlassung aber schnell beendet werden. Junge Burschen sind gelegentlich regelrechten Verfolgungen und Eifersüchteleien ausgesetzt.

Delinquente Menschen sind selten «treu», neigen eher zur Promiskuität. Sucht-Tests auf Lues und AIDS sind daher angebracht.

4.7.   Haftpsychose

Die Bezeichnung «Haftpsychose» ist kein fest definierbarer Begriff. Eine exakte Diagnose läßt sich damit nicht stellen. Zu viele verschiedene Krankheitsbilder, auch unterschiedlicher Pathogenese, die nichts miteinander zu tun haben, werden dabei in einen gemeinsamen Topf geworfen. Die Palette reicht vom Haftstupor über paranoide Zustandsbilder bis hin zum Begnadigungswahn. Schon die Wortbildung in der Zusammensetzung Haft-Psychose ist in sich eigentlich widersprüchlich und damit falsch, ist doch unter dem Begriff «Psychose» streng genommen eine echte Geisteskrankheit zu verstehen, die von innen heraus nach besonderer Eigengesetzlichkeit auftritt und eben nicht durch äußere Einflüsse entsteht, also auch nicht durch eine Haft.

Wenn dennoch in der Praxis immer weiter an dem schillernden Begriff «Haftpsychose» festgehalten wird, so mag das mehrere Ursachen haben. Einmal lassen sich so die verschiedensten ernsthaften Zweifel an der normalen geistigen Verfassung des Inhaftierten auf einen gemeinsamen Nenner bringen. Zum anderen lassen sich die in der Haft auftretenden unterschiedlichen Reaktionen zusammenfassen, die durch das Erlebnis der Haft oder der Straftat auftreten. Zudem wird damit der (oft uneingestanden) Wunsch des Inhaftierten nach Haftentlassung und Exkulpierung mit der stillschweigenden Erwartung verbunden, daß der normale Geisteszustand bald wieder eintritt, wenn man den Häftling nur auf freien Fuß setzt.

Ähnlich wie sich auf die Frage, was Intelligenz sei, scherzhaft und doch treffend antworten läßt: «das, was im Intelligenztest gemessen wird,» so ließe sich hier sagen: unter Haftpsychose werden alle psychischen Auffälligkeiten verstanden, die einer psychiatrischen Klärung bedürfen.

Am ehesten entspricht eine Haftpsychose noch einer sog. psychogenen Pseudopsychose, die oft hysterisch gefärbt, auf den bestimmten Zweck der Befreiung von aller Schuld hinausläuft. Zeigt ein Inhaftierter ein pseudodementes Verhalten, ein absichtliches Nichtwissenwollen und Vorbeireden auf einfachste Fragen (Wie viel Beine hat die Kuh? Fünf), gepaart mit kindlichem Benehmen, und ist die Bewußtseinslage noch etwas traumhaft eingeengt, dann spricht man von einem sog. Ganser-Syndrom.

4.8.   Strafhaft und Langzeithaft

4.8.1. Nach dem Urteil

Ist das Strafverfahren erst einmal endgültig abgeschlossen, so setzt gewöhnlich eine längere Beruhigungsphase ein. Die Anstrengungen vor dem Prozeß und während der Hauptverhandlung fördern allein schon den Wunsch auf Nachlassen der Anspannungen. Mitunter ist der Urteilsspruch sogar günstiger ausgefallen, als befürchtet worden war. Dann wird der Anwalt gelobt und der Prozeßausgang als geheimer Sieg gefeiert. Um so eher gibt man sich dann der Ruhe dieser Konsolidierungsphase hin.

Steht das Urteil erst einmal endgültig fest, so sind jedenfalls genaue Daten vorgegeben, die Strafsituation wird überschaubar, der Entlassungstag steht fest und der $^2/_3$-Termin läßt sich berechnen. Für den abgesteckten Zeitraum und die anschließende Zukunft lassen sich Pläne schmieden, womöglich eine Ausbildung (beliebt sind Schweißer-Kurse!) anzielen, zumindest ein Schulabschluß nachholen etc. Das alles trägt sehr zur Entlastung bei, alle vorausgegangenen Schwierigkeiten in der Haft verschwinden geradezu schlagartig, der Umgangston wird moderater. Abnorme Haftreaktionen treten in dieser Phase der Haft kaum auf. Falls ein Inhaftierter gleichwohl verstimmt und atypisch reagiert, so sollte geprüft werden, ob nicht eine Psychose dahintersteckt. Es darf nicht vergessen werden, daß auch Geisteskranke zumindest ein Stück weit in der Realität eingebettet bleiben und so ebenfalls von einem Strafprozeß gefordert sind. Die polizeilichen Ermittlungen, die Prozeßvorbereitung, das alles stellt ja gleichfalls eine – wenn auch reale – Verfolgung dar. Behauptet etwa ein Inhaftierter, daß in den Nachbarzellen permanent über seine Straftat getuschelt wird und er fürchtet, umgebracht zu werden, so ist das allein schon eine höchst suspekte Äußerung, der unbedingt nachgegangen werden muß.

4.9.   Selbststeller und Festgenommene

Selbststeller zeigen in der Regel während der Strafhaft weniger häufig ein abnormes Reagieren als polizeilich Festgenommene, vor allem wenn längere Zeit nach ihnen gefahndet werden mußte. Fluchttendenzen signalisieren allein schon eine geringere Bereitschaft, sich mit der Haftsituation abzufinden.

4.10.   Persönlichkeitswandel

Es versteht sich praktisch von selbst, daß ausgesprochene Persönlichkeitsveränderungen während der Haft erst im Verlauf längerer Zeiträume allmählich auftreten. Wann sich ein solcher Wandel jeweils entwickelt, ist sehr individuell und läßt sich nicht voraussagen. Die Anfänge können auch vom Inhaftierten selbst nicht wahrgenommen werden. Erst im Nachhinein wird ein Persönlichkeitswandel zunehmend sichtbar.

4.10.1. «labeling approach»

Am ehesten treten wohl noch Veränderungen in der Grundhaltung der Gefangenen ein, die zu einer unerwartet langen Haftstrafe verurteilt wurden oder bei denen hohe Schulden jede Hoffnung als illusorisch erscheinen lassen, je wieder aus der Misere herauszukommen. In einer Mischung aus fatalistischer Hoffnungslosigkeit mit einem sthenischen Aufbegehren gerade dagegen, resultiert die sogenannte «labeling approach». Wenn man schon so ein ganz schlimmer Mensch ist, als der man dargestellt wurde – vielleicht ist man es ja tatsächlich, dann kann man auch getrost so weitermachen wie bisher, womöglich das nächste Mal sogar den ganz großen Coup landen.

Der innerpsychische Gewinn scheint dabei im «Sich-Entheben» aller persönlichen Anstrengung zur Veränderung des eigenen Selbst zu liegen. Die Auseinandersetzung mit der eigenen Schuld wird so praktisch erspart, der Blick auf das eigene Versagen bleibt zwangsläufig oberflächlich. Wird im vertrauten Kreis unter Mitgefangenen über neue Straftaten gesprochen, so hemmt der dabei auftretende Solidarisierungseffekt jedes vertiefte Nachdenken über die wahren Ursachen. Der Kreis ist geschlossen. Mit diesem kurzen Hinweis auf die «labeling-Theorie» sei auf eine höchst bedenkliche Persönlichkeitsveränderung unter Haftbedingungen aufmerksam gemacht. Bezüglich weiterer Einzelheiten muß auf die umfangreiche Spezialliteratur zu diesem Thema verwiesen werden.

4.10.2. Vollzugsmüdigkeit

Die Bereitschaft zu anderen strukturellen Persönlichkeitsveränderungen scheint sich öfter über ein Zwischenstadium anzukündigen, das mit dem Begriff «Vollzugsmüdigkeit» bezeichnet werden kann. Eine allgemeine Lustlosigkeit und das interesselose «Dreinschicken» in den Alltagstrott mit relativem Verlust des Zeitgefühls, leiten diese Entwicklung ein. Ein Tag ist wie der andere. Persönliche Aktivität wird kaum noch entfaltet. Der Gang zur Freistunde, zum Duschen oder anderen Veranstaltungen wird nur noch nach Aufforderung angetreten. Alles läuft automatisch. Der Häftling bleibt lieber auf seiner Zelle. Alle Veränderungen werden als lästig empfunden, plötzliche Zellenkontrollen dumpf hingenommen, aber auch aggressiv quittiert. Mitunter kommt es ohne äußerlich erkennbaren Anlaß zu einem momentanen Raptus, in dem alles zerschlagen wird. Meist ist das Zustandsbild aber durch eine depressive Grundströmung gekennzeichnet, wird subjektiv von dem Gefühl eines allgemeinen Abgestumpftseins, von Initiativelosigkeit getragen. Die Arbeit macht keinen Spaß mehr, Briefe bleiben tagelang liegen. Alles läuft offensichtlich auf eine wesentliche Einschränkung der Ich-Funktionen hinaus.

Es ist schwierig, dieser Vollzugsmüdigkeit angemessen zu begegnen. Zu viel Aktivität von außen bringt gewöhnlich nichts. Es gilt, die Betreffenden im Auge zu behalten und ein offenes Ohr für die Reste eigener Initiative oder Mitteilungswünsche zu haben. Medikamentös sollte man nicht vorgehen, lieber den Zustand als vorübergehend deklarieren und eine 14-tägige Arbeitspause («Ferien») verordnen. Die Bereitschaft auf individuelle Signale zu achten und auf Mitteilungswünsche entsprechend einzugehen, verspricht noch am meisten. Das gilt selbst bei eher moros-abweisendem Verhalten.

4.10.3. Hospitalismus?

Ein Vergleich mit dem früher in psychiatrischen Krankenhäusern zu beobachtenden Hospitalismus-Syndrom ist möglich, obwohl die Erscheinungen im Vollzug letztlich anders gestaltet sind. Der Unterschied ist auch atmosphärisch gegeben. In der Nervenklinik dreht sich alles um die psychische Krankheit (bei sich und anderen), in einer Justizvollzugsanstalt kreist alles um das unausgesprochene Schuld- (und Sicherheits-) Problem. Niemand kann ewig büßen, auch nicht der Mörder. Nach fünf bis acht Jahren erscheint (zumindest subjektiv) alles in einem völlig anderen Licht. Die Rückkehr von ehemaligen Mitgefangenen kann die Resignation aufkommen lassen, daß es doch kein Entrinnen gibt.

Lange Haftstrafen machen lebensuntüchtig. Selbstverantwortliche Entscheidungen werden den Inhaftierten weitgehend abgenommen. Für Nahrung, Kleidung, Unterkunft etc. ist ja «von Amts wegen» gesorgt. Die Gestaltung des eigenen Lebensraums ist eng begrenzt. Auch «Langstrafer» können ihre Zelle kaum eigenen Wünschen entsprechend einrichten. Vorschriften stehen dagegen. Alles ist geregelt, die Wege vorgeschrieben, um jede Kleinigkeit muß in einem Anliegen «nachgesucht» werden. Zudem besteht praktisch ein Befehlsmonopol. Die Inhaftierten müssen allen Anweisungen zunächst einmal folgen. Obwohl im Nachhinein eine Beschwerde und Nachprüfung möglich ist (auch hier sind die Wege vorgeschrieben), resultiert doch spontan – und zumal auf die Dauer – eine «fraglose Anerkennung seitens derer, denen Gehorsam abverlangt wird» (Arendt 1970).

So unverzichtbar gewisse Sicherheitsmaßnahmen auch immer sind, so unvermeidlich ist damit auch eine depravierende Wirkung verbunden. Die Eigeninitiative wird gelähmt und das bleibt im Laufe der Zeit nicht ohne Folgen.

Deswegen wurden gewisse Vollzugslockerungen eingeführt, werden Hafturlaube gewährt und länger Inhaftierte möglichst vor der Entlassung in «Freigang» gegeben.

4.10.4. «Begnadigungswahn»

Nach längerer, insbesondere vieljähriger Haft verdichtet sich die Hoffnung auf baldige Entlassung manchmal allzu stark. Der Blick auf andere Gefangene, die tatsächlich freigesetzt werden, schürt natürliche Erwartungen, selbst bald an der Reihe zu sein. Zeitvergleiche werden angestellt, neue Gesetze, jüngere Rechtsprechungen gesammelt und neue Vergleiche mit ähnlichen Urteilen im eigenen Sinne umgedeutet. Zeitliche Fixpunkte werden gesetzt, Staatsjubiläen oder die Wahl eines neuen Bundespräsidenten gewinnen übergroße Bedeutung. Bleibt das Ergebnis aus, werden neue Fristen phantasiert, womöglich zur Gewißheit: dann! –

Schließlich wird der Vergleich mit anderen, die Freilassung ehemaliger Mitgefangener als schreiendes Unrecht gewertet. Neid führt zu dem Vorwurf, die dafür Zuständigen hätten sich nicht genügend Mühe gegeben, den eigenen Fall nicht richtig vorgetragen. Verbitterung und Verhärtung treten auf, mitunter wird mit Hungerstreik gedroht und die Nahrungsaufnahme tatsächlich ein paar Tage verweigert. Die Rechtsanwälte werden bestürmt, Druck zu machen, Angehörige eingespannt, vorstellig zu werden und die entsprechenden Schritte einzuleiten.

Schließlich kann sich die Befürchtung einstellen, schlichtweg vergessen worden zu sein.

Paranoische Vorstellungen gesellen sich dazu, daß die Akte absichtlich irgendwo liegen geblieben sei, eine Begnadigung längst beschlossen wurde, der Beschluß aber vorsätzlich zurückgehalten wird, nur um die Freisetzung hinauszuzögern.

So wahnhaft die Einfälle und Vorstellungen dabei auch immer sein mögen, als Symptome einer echten Wahnkrankheit sind diese nicht zu werten.

Manche Gefangene, deren Gnadengesuche immer wieder abgelehnt wurden, wenden sich gleichsam höheren Instanzen zu und werden entsprechend «fromm». Es ist dies keine echte Religiosität, sondern mehr jene bigotte Form der Reaktionsbildung, die unter dem Deckmantel des Glaubens all das kaschiert, was innerlich und äußerlich auf keine andere Art verarbeitet werden kann. Abergläubische Menschen, die vorher schon eine Bereitschaft zu spiritistischen oder anderen parapsychologischen Vorstellungen hatten, entwickeln offenbar am ehesten die Fähigkeit, ihre Hoffnungen an so übergeordnete Stellen zu delegieren.

Daß jemand wirklich zu echtem Glauben und damit zu Trost und wahrer Versöhnung findet, ist eine seltene Ausnahme. Nicht häufig wird aus einem Saulus auch ein Paulus, so oft die Not auch immer beten lehrt.

4.10.5. Entlassungsschwierigkeiten

Auch wenn für die Zeit danach für Unterkunft und Arbeit gesorgt wurde, erfordert nach wie vor die Entlassung in Freiheit eine ganz erhebliche Umstellung. Auch wenn es heute kaum mehr geschieht, daß ein nach vieljähriger Haft Entlassener völlig weltfremd im hektischen Großstadtverkehr quer über die Kreuzung läuft, weil er das noch nicht kennt, beim Einkaufen in Selbstbedienungsläden oder in öffentlichen Verkehrsmitteln nicht zurechtkommt, schließlich völlig durcheinander gerät, verwirrt reagiert und am Ende wieder vor dem Gefängnistor steht, um dort um Einlaß zu bitten – die Fähigkeit zur normalen Alltagsbewältigung stellt sich nach langer Haft erst wieder allmählich ein.

Literatur

ARENDT, H.: Macht und Gewalt. München, 1970.

BAUER, F.: Das Verbrechen und die Gesellschaft. München–Basel. Ernst Reinhardt 1957.

BÖSEL, R. et al.: Streß. Hamburg, Hoffmann u. Campe 1978.

EISSLER, K.R.: Die Ermordung von wie vielen seiner Kinder muß ein Mensch symptomfrei ertragen können, um eine normale Konstitution zu haben? Psyche XVII. 241–291 (1963).

FREUD, A.: Das Ich und die Abwehrmechanismen, London, Imago 1958.

FREUD, S.: Gesammelte Werke. London, Imago 1940–1952.

    (1900): Die Traumdeutung. Bd. II/III.

    (1905): Drei Abhandlungen zur Sexualtheorie. Bd. V.

    (1914): Zur Einführung des Narzißmus. Bd. X.

    (1917): Trauer und Melancholie. Bd. X.

    (1938): Die Ichspaltung im Abwehrvorgang. Bd. XVII.

HACKER, F.: Versagt der Mensch oder die Gesellschaft? Wien, Europa-Verlag 1964.

HACKER, F.: Aggression, Wien, Molden-Verlag 1971.

HACKER, F.: Terror. Wien, Molden-Verlag 1973.

HARTMANN, H.: Ich-Psychologie, Stuttgart, Klett 1972.

HERRWIGH, L.: Menschen ohne Schlüssel. Witten, Luther 1955.

JASPERS, K.: Allgemeine Psychopathologie, Berlin, Springer 1953.

KRAFFT-EBING, R. von: Gerichtliche Psychopathologie. Stuttgart, Ferdinand Enke 1900.

KREUZER, A.: Jugend – Rauschdrogen – Kriminalität. Wiesbaden, Akademische Verlagsgesellschaft 1978.

OHM, A.: Haltungstile Lebenslänglicher. Berlin, Walter de Gruyter & Co. 1959.

OHM, A.: Persönlichkeitswandlung unter Freiheitsentzug. Berlin, Walter de Gruyter & Co. 1964.

SCHNEIDER, K.: Klinische Psychopathologie, Stuttgart, Georg Thieme 1955.

REIK, TH.: Geständniszwang und Strafbedürfnis. Wien, Int. Psychoanalytischer Verlag 1925.

RINGEL, E.: Der Selbstmord. Wien, Kaudrich 1953.

STIEVE, H.: Der Einfluß des Nervensystems auf Bau und Tätigkeit der Geschlechtsorgane des Menschen. Stuttgart, Georg Thieme 1952.

SPITZ, R.: Vom Säugling zum Kleinkind. Stuttgart, Klett 1967.

STRINGARIS, M.: Die Haschischsucht, Berlin, Springer 1972.

TÄSCHNER, K.-L.: Rausch und Psychose. Stuttgart, Kohlhammer 1980.

VENZLAFF, U.: Erlebnishintergrund und Dynamik seelischer Verfolgungsschäden. In: Psychische Spätschäden nach politischer Verfolgung. H. Paul, H. J. Herberg (Hrsg.) 2. Aufl. Basel (Schweiz)–New York, S. Karger 1967.

5. Zivilrecht

5.1. Juristische Voraussetzungen

Uwe Diederichsen

5.1.1. Einleitung

5.1.1.1. Die Bedeutung des psychiatrischen Gutachtens in der zivilrechtlichen Praxis

In den verschiedenen zivilrechtlichen Verfahren taucht der psychiatrische Sachverständige für den Außenstehenden wie ein Komet auf, oft unvermutet, aber berechenbar. Entsprechend stellt sich für den Psychiater selbst das ihn angehende Zivilrecht als eine unzusammenhängende Masse von Rechtsvorschriften, als unsystematisierter Rechtsstoff dar. In der Tat besteht zwischen den verschiedenen Fragen, in denen der Jurist den Psychiater um seine sachverständige Hilfe bittet, kein unmittelbarer Zusammenhang. Zwar handelt es sich immer um Probleme psychischer Störungen bei irgendeinem Verfahrensbeteiligten; aber Fragen der Psychiatrie tauchen im Zivilrecht an den verschiedensten Stellen auf, und allenfalls lassen sich Schwerpunkte setzen danach, in welchem Fragenbereich der psychiatrische Sachverständige am häufigsten hinzugezogen wird.

Der Sache nach geht es natürlich stets um die Beurteilung der Selbstbestimmung einer Person und ihre durch Veranlagung oder Krankheit hervorgerufene Beeinträchtigung. Ist sie zur Selbstbestimmung insgesamt oder in wesentlichen Teilbereichen ihres Lebens nicht in der Lage, geht es privatrechtlich um die Entmündigung (5.1.2.) oder öffentlich-rechtlich um die Unterbringung (5.1.2.6.). Vormundschaft und Pflegschaft (5.1.3.) sind Privatrechtsinstitute, mit deren Hilfe die Wirkungen der Entmündigung ausgeglichen werden oder dem Pflegebefohlenen die erforderliche Unterstützung zuteil wird; Vormund und Pfleger sind dazu da, die fehlende rechtliche Handlungsfähigkeit des Entmündigten bzw. Pfleglings auszugleichen und an seiner Stelle tätig zu werden, insbesondere also ihn zu vertreten. Mit einer Entmündigung wird dem Entmündigten zugleich ganz oder doch in beschränktem Umfang die Geschäftsfähigkeit genommen (s. S. 464), während sie im Falle der Pflegschaft bestehen bleibt. Da zum Schutz eines Geisteskranken eine solche Beschränkung aber auch schon vor der Entmündigung erforderlich sein kann, sieht das Gesetz den gänzlichen oder teilweisen Wegfall der Geschäftsfähigkeit auch schon vor und überhaupt unabhängig von seiner Entmündigung vor (s. S. 482f.), so daß der psychiatrische Sachverständige hier unmittelbar in die Frage der Wirksamkeit von Rechtsgeschäften, die eine Person eingegangen ist, hineingezogen wird. Von hier aus erscheinen Prozeßfähigkeit, Testier- und Ehefähigkeit als bloße Sonderfälle der Geschäftsfähigkeit (5.1.5., 5.1.6. und 5.1.7.), wenn sie auch jeweils ganze Komplexe rechtsgeschäftlichen Verhaltens betreffen können, wie etwa die Prozeßführung sich eben aus vielen einzelnen Prozeßhandlungen zusammensetzt, während darüber hinaus in der Frage der Aufhebbarkeit einer Ehe wiederum mehr charakterologische Persönlichkeitsstrukturen eine Rolle spielen (s. S. 495ff.).

Schließlich ist der Jurist auf den Psychiater als Sachverständigen angewiesen, wo es um die psychische Vermeidbarkeit weiterfressender Schäden geht, also um die seelische Nichtbewältigung eines einmal eingetretenen Schadens in Form von Rentenneurosen (s. S. 504 ff.).

5.1.1.2. Gesetzliche Vertreter

Ein Zentralbegriff der folgenden Darstellung ist der des gesetzlichen Vertreters. Eine natürliche Person, der die für die Erledigung ihrer Angelegenheiten erforderliche Reife auf Grund ihres Alters oder aus Krankheitsgründen fehlt, erhält von Gesetzes wegen jemanden, der diese Angelegenheiten wahrnimmt. Gesetzliche Vertreter des minderjährigen Kindes sind die Eltern gemeinsam (§ 1629 Abs. 1 S. 2 BGB). Steht der Minderjährige nicht unter elterlicher Sorge, ist der gesetzliche Vertreter sein Vormund (§§ 1773, 1793 BGB), wobei man von Amtsvormundschaft spricht, wenn das Jugendamt Vormund ist (§ 1791 b BGB, §§ 37 ff., 54 JWG). In Verhinderungsfällen wird dem Minderjährigen ein Pfleger bestellt (§§ 1795 ff., 1909 BGB). Der gesetzliche Vertreter des Volljährigen ist ebenfalls ein Vormund (§§ 1793, 1896 BGB) oder ein Pfleger, der bei verschiedenen Gelegenheiten bestellt wird (vgl. S. 476) und der ebenfalls gesetzlicher Vertreter des Pflegebefohlenen ist (§ 1915 BGB).

5.1.2. Entmündigung und Unterbringung

5.1.2.1. Begriff und Bedeutung

Die Entmündigung ist der gerichtliche Akt, durch den die Geschäftsfähigkeit eines Menschen aufgehoben oder beschränkt wird. Zum Ausgleich erhält der Entmündigte einen Vormund (vgl. 5.1.3.2.). Die Entmündigung ist von der Feststellung gesetzlich ganz genau festgelegter Voraussetzungen abhängig, den sogenannten Entmündigungsgründen (§ 6 BGB); insbesondere erfolgt sie bei bestimmten geistigen Erkrankungen einer Person. Wegen der mit einer Entmündigung verbundenen oder ihr nachfolgenden Einschränkungen für das Leben des Entmündigten ist das Verfahren der Entmündigung mit ganz besonderen rechtsstaatlichen Garantien ausgestattet und hat im Zivilprozeß eine besondere Regelung bekommen (vgl. 5.1.2.3.). Vor allem darf eine Entmündigung wegen Geistesstörung nicht ohne Hinzuziehung eines oder mehrerer Sachverständiger erfolgen (§ 655 ZPO).

5.1.2.2. Die Entmündigungsgründe

Die Entmündigungsgründe, das heißt die Voraussetzungen, unter denen eine Entmündigung stattfinden darf, sind in § 6 Abs. 1 Nr. 1–3 BGB abschließend aufgeführt. Danach kommt eine Entmündigung nur wegen Geisteskrankheit, Geistesschwäche, Verschwendung, Trunk- oder Rauschgiftsucht in Betracht. Den völligen Verlust der Geschäftsfähigkeit hat nur die Entmündigung wegen Geisteskrankheit zur Folge, während die Entmündigung wegen Geistesschwäche, Verschwendung, sowie Trunk- und Rauschgiftsucht nur zur beschränkten Geschäftsfähigkeit führt, den Entmündigten also Minderjährigen über sieben Jahren gleichstellt (vgl. 5.1.5.2. und 5.1.5.3.). Wer entmündigt ist, erhält einen Vormund (§ 1896 BGB); dabei ist es auch möglich, einen Geistesschwachen oder Süchtigen vorsorglich vor Erreichung der Volljährigkeit zu entmündigen (Enneccerus-Nipperdey 1959, § 93 III, S. 537; Larenz 1983, § 6 Ib, S. 98). Zu den Entmündigungsgründen im einzelnen ist folgendes zu bemerken:

Geisteskrankheit und Geistesschwäche

(§ 6 Abs. 1 Nr. 1 BGB) unterscheiden sich nur dem Grade nach (RG 130, 71; OGH DRZ 1950, 495). Nicht entscheidend sind auch die in der Medizin üblichen Begriffsbestimmungen (RG Recht 1913, 458; OGH DRZ 1950, 495). Im allgemeinen ist nicht einmal eine geistige Erkrankung im eigentlichen Sinne erforderlich, so daß eine unvollkommene Entwicklung der geistigen Kräfte für die Entmündigung ausreichen kann (RG JW 1917, 846, 847; MünchKomm/Gitter, § 6 Rdn. 12). Geisteskrankheit liegt vor, wenn die geistige Störung so hochgradig ist, daß die Fähigkeit vernünftiger Willensbildung derjenigen eines Kindes unter sieben Jahren gleich zu erachten ist; dementsprechend bedeutet Geistesschwäche, daß die intellektuellen Fähigkeiten denen eines über sieben Jahre alten Minderjährigen gleichstehen. Daß der Betroffene trotz seiner Störungen dazu imstande ist, einzelne Angelegenheiten zu besorgen, schließt weder die Annahme von Geisteskrankheit noch diejenige von Geistesschwäche aus (Larenz 1983, § 6 Ib, S. 98). Umgekehrt ist Geistesschwäche nicht gleichbedeutend mit Schwachsinn. Die «krankhafte Störung der Geistestätigkeit», die nach § 104 Nr. 2 in Verbindung mit § 105 Abs. 1 BGB zur Unwirksamkeit der abgegebenen Willenserklärung führt (vgl. S. 482), ist nicht gleichbedeutend mit der Geisteskrankheit, die für die Entmündigung vorausgesetzt wird, denn die krankhafte Störung der Geistestätigkeit kann auch einmal bei bloßer Geistesschwäche vorliegen (RG JW 1911, 179). Allerdings wird bei der Testierfähigkeit neben der Geistesschwäche nur die krankhafte Störung der Geistestätigkeit angeführt (vgl. § 2229 Abs. 4 BGB), so als ob diese für die Geisteskrankheit stünde (dazu S. 491); das braucht aber für die Entmündigung nicht maßgebend zu sein. Das entscheidende Problem ist, ob die Willenserklärung eines nur wegen Geistesschwäche Entmündigten, der also beschränkt geschäftsfähig bleibt, daran hindert, im Einzelfall volle Geschäftsunfähigkeit anzunehmen. Diese Frage ist zu verneinen: wer bei der Entmündigung den schwachen Grad einer bloßen Beschränkung in der Geschäftsfähigkeit zuerkannt bekommen hat, dessen Erklärung kann gleichwohl völlig unwirksam sein, wenn der Richter zu dem Ergebnis kommt, daß er in der Sache doch wohl völlig geschäftsunfähig ist (RG 130, 71; OLG München JW 1938, 1244). Die Entmündigung wegen Geisteskrankheit oder Geistesschwäche setzt ferner voraus, daß der Betroffene *seine Angelegenheiten nicht mehr zu besorgen vermag* (§ 6 Abs. 1 Nr. 1). Dafür reicht es grundsätzlich nicht aus, wenn nur in Teilbereichen eine solche Unfähigkeit festgestellt wird, etwa eine Unfähigkeit zur Besorgung einzelner oder eines Kreises von Angelegenheiten (OGH MDR 1950, 668). Zum Beispiel stellt die Weigerung, sich ärztlich behandeln zu lassen, keinen ausreichenden Entmündigungsgrund dar (LG Düsseldorf, Rechtspfleger 1977, 166). Andererseits steht die isolierte Fähigkeit, einzelne Angelegenheiten doch noch sinnvoll zu erledigen, wie zum Beispiel die richtige Verwaltung des Vermögens, einer Entmündigung nicht entgegen (RG Warn. 1937, Nr. 5; OGH DRZ 1950, 495). Grundsätzlich erfordert § 6 Abs. 1 Nr. 1 BGB, daß der Kranke die Gesamtheit seiner Belange nicht mehr wahrzunehmen versteht (RG 65, 201); worin sich diese Unfähigkeit dann zeigt und in wievielen Bereichen sie zutage tritt, ist dagegen gleichgültig.

Zu entmündigen ist deshalb auch ein *Querulant*, wenn ihn als Auswirkung seiner geistigen Erkrankung die Wahnvorstellungen daran hindern, sich in und gegenüber der Allgemeinheit richtig zu verhalten (BGH FamRZ 1959, 237). Allerdings sollten dabei auch immer die Auswirkungen auf den Querulanten selbst in Rechnung gestellt werden, der schon durch die Drohung mit der Entmündigung in seinem Verhalten korrigiert werden kann oder umgekehrt seine vorherige «träge» Querulanz erst richtig entfacht (vgl. Langelüddeke–Bresser 1976, S. 386 ff.).

Intensitätsmäßig genügt die *Gefährdung* der gesamten persönlichen Lebensverhältnisse; es braucht noch kein Schaden eingetreten zu sein. Auch brauchen sich die drohenden Nachteile nicht auf das Vermögen zu beziehen (RG DR 1939, 1520). Für die Entmündigung wegen Geisteskrankheit scheiden dagegen im Gegensatz zur Entmündigung wegen Trunk- oder Rauschgiftsucht (vgl. S. 466 und S. 467) *polizeiliche* Gesichtspunkte aus: ein Geisteskranker kann nicht entmündigt werden, wenn er nur die Sicherheit anderer gefährdet, dagegen sehr wohl in der Lage ist, seine Angelegenheiten selbst zu besorgen.

Verschwendung

Die Entmündigung wegen Verschwendung (§ 6 Abs. 1 Nr. 2 BGB) setzt nach neuerer medizinischer Erkenntnis ebenfalls einen psychopathologischen Zustand voraus. Aus diesem Grund wäre Nr. 2 entbehrlich und würden Nr. 1 und 3 als Entmündigungsgründe ausreichen (Palandt–Heinrichs, § 6 Anm. 3), weil auch die Notstandsgefahr als zusätzliches, über die medizinische Begutachtung hinausgehendes Tatbestandskriterium in Nr. 3 vorausgesetzt wird. Für die Verschwendung reichen einmalige Ausgaben, die über die Einkommens- und Vermögensverhältnisse des Betreffenden hinausgehen, nicht aus; vielmehr muß ein Hang zu solchen Ausgaben, verbunden mit der Gefahr von Wiederholungen, vorliegen (Larenz 1983, § 6 Ib, S. 99). Verschwendung ist der Hang zu unvernünftigen Ausgaben oder unwirtschaftlichem Gebaren, das auch im Verkommenlassen wirtschaftlicher Werte – etwa durch Vernachlässigung eines landwirtschaftlichen Gutes – liegen kann (RG JW 1914, 862), aber auch in bestimmten Liebhabereien oder allgemein in der Lebensführung. Der Grund der Verschwendung ist gleichgültig. Ob sie auf einer leichtsinnigen Lebensführung, Prunkliebe oder ähnlichem beruht (RG HRR 1932, 929), zum Beispiel in einer unangebrachten Vertrauensseligkeit (RG LZ 1917, 966), ja selbst in verständlichen oder gar altruistischen Motiven, spielt keine Rolle. Für die Entmündigung wegen Verschwendung wird weiter vorausgesetzt, daß der Betroffene selbst oder seine ihm gegenüber unterhaltsberechtigte Familie durch die Verschwendung der *Gefahr des Notstands* ausgesetzt wird.

Trunksucht

Der dritte Entmündigungsgrund ist nach § 6 Abs. 1 Nr. 3 BGB die Trunksucht, das heißt der Alkoholismus. Hierfür reicht ein häufiger, auch übermäßiger Genuß geistiger Getränke nicht aus. Erforderlich ist vielmehr auch hier die Abhängigkeit vom Alkoholkonsum, dem zu widerstehen der Betroffene nicht mehr die Kraft besitzt (RG SeuffA 68, 116). Worin die Trunksucht ihre psychische Ursache hat, darauf kommt es nicht an. Zur Entmündigung kann es ausreichen, wenn lediglich festgestellt wird, daß der Trinker alle ihm aus öffentlichen Mitteln zufließenden Gelder in Alkohol anzulegen pflegt (OLG Stuttgart JW 1936, 2242).

Die Trunksucht ist als solche noch kein ausreichender Entmündigungsgrund. Hinzukommen muß entweder, wie in Nr. 1, die Unfähigkeit, seine eigenen Angelegenheiten zu besorgen (dazu S. 465 f.) oder, wie in Nr. 2, die Gefahr des Notstands für sich oder die Familie (dazu S. 466) oder schließlich die *Gefährdung der Sicherheit anderer* durch Gewalttätigkeit u. ä.

Rauschgiftsucht

Auf Grund eines Gesetzes vom 31. 7. 1974 (BGBl. I, S. 1713) ist schließlich ab 1. 1. 1975 auch die Rauschgiftsucht ein Entmündigungsgrund. Zu den Rauschgiften zählen außer den im Betäubungsmittelgesetz genannten Stoffen alle Drogen, die Rauschzustände, das heißt Zustände zentraler Erregung oder Lähmung, hervorrufen und die zu einer Sucht führen können (OLG Celle FamRZ 1979, 80). Eine Sucht liegt erst vor bei physischer oder psychischer Abhängigkeit von Rauschgiften; der bloße Mißbrauch solcher Präparate reicht nicht aus (MünchKomm/Gitter, §6 Rdn. 33).

Auch hier muß die Rauschgiftsucht dazu führen, daß der Süchtige seine Angelegenheiten nicht mehr besorgen kann, daß er sich oder seine Familie der Gefahr der Notlage aussetzt oder eine Gefahr für die Sicherheit anderer bildet (vgl. S.466 mit Weiterverweisungen).

5.1.2.3. Das Entmündigungsverfahren

Einleitung

Das Entmündigungsverfahren ist wegen seiner einschneidenden Wirkungen für den Betroffenen in den §§645ff. ZPO besonders geregelt und mit besonderen rechtsstaatlichen Sicherungen ausgestattet, da es um den Entzug des Grundvermögens einer Person geht, den eigenen Willen zu betätigen und am rechtsgeschäftlichen Verkehr teilzunehmen. Aus diesem Grund ist der zu Entmündigende für das Verfahren voll prozeßfähig und kann auch selbst einen Prozeßbevollmächtigten bestellen (vgl. 5.1.5.3.). Das Entmündigungsverfahren ist von dem den Regeln der freiwilligen Gerichtsbarkeit folgenden Verfahren zur Anordnung der vorläufigen Vormundschaft gemäß § 1906 BGB (dazu S. 474f.) und von der landesgesetzlich geregelten zwangsweisen Unterbringung in Pflegeanstalten (dazu 5.1.2.6.) zu unterscheiden.

Das Entmündigungsverfahren findet vor dem *Amtsgericht* statt, und zwar ist gemäß §§ 12, 13, 648 ZPO das Amtsgericht *zuständig*, bei dem der zu Entmündigende seinen allgemeinen Gerichtsstand hat, der seinerseits wiederum durch seinen Wohnsitz bestimmt wird (dazu S.470 sowie S.473). Das Gericht kann nach Einleitung des Verfahrens, aber nicht mehr, wenn es den zu Entmündigenden vernommen hat, die Verhandlung und Entscheidung dem Amtsgericht überweisen, in dessen Bezirk der zu Entmündigende sich aufhält, wenn es dies mit Rücksicht auf die Verhältnisse des zu Entmündigenden für erforderlich hält (§650 ZPO). Damit soll insbesondere erreicht werden, daß das Verfahren vor das Amtsgericht kommt, in dessen Bezirk die psychiatrische Klinik liegt, in der sich der zu Entmündigende aufhält.

Das Entmündigungsverfahren wird nur auf Antrag eingeleitet, den freilich nicht jeder daran Interessierte stellen kann. *Antragsberechtigt* sind gemäß §646 ZPO vielmehr nur die Staatsanwaltschaften des dem Amtsgericht übergeordneten Landgerichts, und diese auch nur eingeschränkt, das heißt nicht bei Entmündigung lediglich wegen Verschwendung, Trunk- oder Rauschgiftsucht (§680 Abs.3, 4 ZPO); vornehmlich aber und in allen Fällen dürfen den Entmündigungsantrag der Ehegatte des zu Entmündigenden, seine Verwandten, der personensorgeberechtigte gesetzliche Vertreter, also Eltern und Vormünder stellen, nie dagegen Verwandte des Ehegatten. Und auch im übrigen wird das Antragsrecht von Verwandten durch das der Eltern oder des Vormunds verdrängt, wenn der zu Entmündigende noch unter elterlicher Sorge oder unter Vormundschaft steht, sowie bei einem Verheirateten durch das Antragsrecht des Ehegatten, sofern dieser nicht seinerseits zur Stellung des Antrags dauernd außerstande oder sein Aufenthalt dauernd unbekannt ist oder wenn schließlich die häusliche Gemeinschaft der Ehegatten nicht mehr besteht.

Form und Inhalt des *Antrags* sind ebenfalls gesetzlich vorgeschrieben. Der Antrag ist beim Amtsgericht schriftlich einzureichen bzw. kann zu Protokoll der Geschäftsstelle des Gerichts angebracht werden und soll eine Angabe der ihn begründenden Tatsachen und die Bezeichnung der Beweismittel enthalten

(§ 647 ZPO), außerdem die Art der Entmündigung (Thomas–Putzo 1985, Anm. zu § 647). Es besteht kein Anwaltszwang (vgl. §§ 78 Abs. 1, 79 ZPO).

Durchführung

Eine der besonderen rechtsstaatlichen Garantien zeigt sich im *Untersuchungsgrundsatz*: Das Gericht kann schon vor Einleitung des Verfahrens die Beibringung eines ärztlichen, also auch von einem privaten Arzt stammenden, Zeugnisses anordnen (§ 649 ZPO). Es hat im übrigen in einem nicht öffentlichen Verfahren (§ 171 Abs. 2 GVG) unter Benutzung der in dem Antrag angegebenen Tatsachen und Beweismittel von Amts wegen die zur Feststellung des Geisteszustands des zu Entmündigenden erforderlichen Ermittlungen durchzuführen und die erheblich erscheinenden Beweise aufzunehmen. Zuvor ist dem zu Entmündigenden Gelegenheit zur Bezeichnung von Beweismitteln zu geben, desgleichen, soweit vorhanden, seinem sorgeberechtigten gesetzlichen Vertreter, sofern dieser nicht selbst die Entmündigung beantragt hat. Im übrigen gelten die allgemeinen Vorschriften über die Vernehmung und Beeidigung von Zeugen und Sachverständigen (§ 653 Abs. 1 und 2 ZPO). Der zu Entmündigende und sein gesetzlicher Vertreter haben das Recht, bei der Beweisaufnahme *anwesend* zu sein (Thomas–Putzo 1985, Anm. zu § 653). Darüber hinaus ist der zu Entmündigende im Verfahren der Entmündigung wegen Geistesstörung auch unter Zuziehung eines oder mehrerer Sachverständiger, also eines Psychiaters oder eines Gerichtsarztes, *persönlich zu vernehmen*, wofür seine Vorführung angeordnet werden kann. Die Vernehmung, die auch durch einen ersuchten Richter erfolgen kann, darf nur unterbleiben, wenn sie mit besonderen Schwierigkeiten verbunden ist oder nicht ohne Nachteil für den Gesundheitszustand des zu Entmündigenden durchführbar ist (§ 654 ZPO), wofür eine weite Entfernung für sich genommen nicht ausreicht.

Die Entmündigung darf nicht ausgesprochen werden, bevor das Gericht einen oder mehrere *Sachverständige* über den Geisteszustand des zu Entmündigenden gehört hat (§ 655 ZPO), die zu diesem Zweck auch zu der persönlichen Vernehmung des zu Entmündigenden hinzugezogen werden müssen. Dagegen braucht das Gericht keinen Sachverständigen zu hören, wenn es die Entmündigung ablehnt (Thomas–Putzo 1985, Anm. zu § 655). Mit Zustimmung des Antragstellers kann das Gericht anordnen, daß der zu Entmündigende auf die Dauer von höchstens sechs Wochen in eine Heilanstalt gebracht wird, wenn dies nach ärztlichem Gutachten zur Feststellung des Geisteszustands geboten erscheint und ohne Nachteil für den Gesundheitszustand des zu Entmündigenden ausführbar ist. Diese *Unterbringung zur Beobachtung* soll vom Gericht so kurz wie möglich bemessen werden, die sechs Wochen dürfen nur äußerstenfalls ausgeschöpft werden. Vor der Entscheidung sind die nach § 646 ZPO antragsberechtigten Personen, soweit möglich, zu hören. Die Unterbringung wird durch *Beschluß* angeordnet, gegen den dem zu Entmündigenden, dem Staatsanwalt (bei Entmündigung wegen Geistesstörung) und den antragsberechtigten Personen die binnen zwei Wochen einzulegende *sofortige Beschwerde* zusteht. Wird sie eingelegt, so hat dies aufschiebende Wirkung (§ 572 ZPO). Gegen den die Unterbringung ablehnenden Beschluß ist die einfache, also unbefristete Beschwerde gegeben.

Sobald das Gericht die Anordnung einer Fürsorge für die Person oder das Vermögen des zu Entmündigenden für erforderlich hält, hat es dem Vormundschaftsgericht Mitteilung zu machen, damit dieses die Voraussetzungen für eine *vorläufige Vormundschaft* gemäß § 1906 BGB (s. S. 474 f.) oder für eine Ergänzungspflegschaft gemäß § 1909 BGB (s. S. 476) prüfen kann (vgl. § 657 ZPO).

Entscheidung

Die endgültige Entscheidung des Amtsgerichts über die Entmündigung ergeht durch *Beschluß* (§§ 645 Abs. 1, 680 Abs. 1 ZPO). Das Gericht spricht die Entmündigung aus, wenn der Antrag auf Entmündigung zulässig und begründet war, das heißt, wenn die Voraussetzungen für eine Entmündigung gemäß § 6 BGB (vgl. 5.1.2.2.) nach Untersuchung des zu Entmündigenden (vgl. §§ 653, 654 ZPO) und einer entsprechenden Würdigung der Beweise (§ 286 ZPO) gegeben sind. Andernfalls wird der Antrag und damit die Entmündigung abgelehnt. Eine dritte Möglichkeit liegt in der Einstellung des Verfahrens, wenn der Antrag zurückgenommen wird oder der zu Entmündigende nach Einleitung des Verfahrens stirbt. Die *Kosten* des Verfahrens hat grundsätzlich im Falle der Entmündigung der Entmündigte, andernfalls die Staatskasse bzw. bei Ablehnung einer Entmündigung wegen Verschwendung, Trunk- oder Rauschgiftsucht gegebenenfalls auch der Antragsteller zu tragen (§§ 658 Abs. 1, 682 ZPO).

Der über die Entmündigung erlassene Beschluß ist dem Antragsteller, bei der Entmündigung wegen Geisteskrankheit und Geistesschwäche auch dem Staatsanwalt und bei der Entmündigung wegen Verschwendung, Trunk- oder Rauschgiftsucht dem zu Entmündigenden selbst von Amts wegen *zuzustellen* (§§ 659, 583 Abs. 1 ZPO). Bei einer Entmündigung ist der erlassene Beschluß zusätzlich einem etwaigen gesetzlichen Vertreter des Entmündigten und im Falle bloßer Geistesschwäche – nicht aber bei Geisteskrankheit! – auch dem Entmündigten selbst zu überbringen, während dem Vormundschaftsgericht der Entmündigungsbeschluß lediglich mitgeteilt wird (§ 660 ZPO). Mit der Zustellung an den gesetzlichen Vertreter (vgl. § 171 Abs. 1 ZPO) bzw. bei Geistesschwäche an den Entmündigten selbst wird der Entmündigungsbeschluß *wirksam* (§ 661 ZPO). Der die Entmündigung wegen Verschwendung, Trunk- oder Rauschgiftsucht aussprechende Beschluß tritt mit der Zustellung an den Entmündigten in Wirksamkeit (§ 683 Abs. 2 S. 1 ZPO), wobei die Zustellung gemäß § 176 ZPO an den prozeßbevollmächtigten Rechtsanwalt erfolgt (RG 135, 182; OLG Hamm NJW 1962, 641). Demgegenüber versteht es sich von selbst, daß ein die Entmündigung ablehnender Beschluß von Amts wegen auch demjenigen zugestellt wird, dessen Entmündigung beantragt worden war, und daß eine Zustellung an einen gesetzlichen Vertreter nicht in Frage kommt (§ 662 ZPO).

Rechtsbehelfe

Die Rechtsbehelfe gegen die Entscheidung des Amtsgerichts sind unterschiedlich, je nachdem, ob ein Entmündigungsbeschluß erlassen worden ist oder nicht. Gegen den Beschluß, durch den die Entmündigung *abgelehnt* wurde, steht dem Antragsteller und – wenn es um die Entmündigung wegen Geisteskrankheit oder Geistesschwäche geht – auch dem Staatsanwalt die *sofortige Beschwerde* zu (§ 663 ZPO). Wird keine Beschwerde eingelegt oder diese vom Landgericht als Beschwerdegericht zurückgewiesen, so erwächst der Beschluß dahin in Rechtskraft, daß zur Zeit seines Erlasses die Entmündigungsvoraussetzungen nicht vorlagen; ein neuer Antrag kann dann nur auf Grund neuer Tatsachen gestellt werden (Stein–Jonas–Schlosser 1977, Bem. zu § 663).

Ist dagegen die *Entmündigung ausgesprochen* worden, so gibt es hiergegen grundsätzlich zwei *verschiedene Rechtsbehelfe*: gegen den Entmündigungsbeschluß kann *Anfechtungsklage* mit dem Ziel, ihn von Anfang an wieder zu beseitigen, weil die Entmündigungsvoraussetzungen nicht gegeben waren, erhoben werden (§ 664 ZPO). Ist der Entmündigungsbeschluß aber erst einmal wirksam geworden, so kann mit einem *Aufhebungsantrag* geltend gemacht werden, daß der Entmündigungsgrund inzwischen wieder weggefallen ist (§ 675 ZPO).

Der Entmündigungsbeschluß nimmt dem Entmündigten an sich seine Geschäftsfähigkeit (vgl. S. 483 f.) und damit zugleich auch die Prozeßfähigkeit (unten 5.1.5.2.). Trotzdem behält er für die Anfechtungsklage die *Prozeßfähigkeit* (vgl. § 52 ZPO); sie wird aus rechtsstaatlichen Gründen gegebenenfalls zu seinen Gunsten fingiert, so daß er auch den nach § 78 Abs. 1 S. 1 ZPO benötigten Rechtsanwalt als Prozeßbevollmächtigten bestellen und den hierzu notwendigen Vertrag auch selbst schließen kann (OLG Hamburg NJW 1971, 199; OLG Nürnberg NJW 1971, 1274). Im übrigen ist ihm auf seinen Antrag hin aber auch ein Rechtsanwalt als Vertreter beizuordnen (§ 668 ZPO), damit der Entmündigte auf jeden Fall durch einen Anwalt vertreten ist.

Das Verfahren zur Entmündigung wegen Verschwendung, Trunksucht oder Rauschgiftsucht

Es ist im wesentlichen demjenigen der Entmündigung wegen Geistesstörung nachempfunden (§§ 680 ff. ZPO), nur daß hier grundsätzlich kein Staatsanwalt mitwirken kann. Ist die Entmündigung wegen Trunksucht oder Rauschgiftsucht beantragt, so kann das Gericht die Beschlußfassung über die Entmündigung auf bestimmte oder unbestimmte Zeit *aussetzen*, wenn Aussicht besteht, daß der zu Entmündigende sich bessern werde (§ 681 ZPO). Dabei kann der Richter dem zu Entmündigenden Auflagen machen und das Verfahren auch ohne Antrag wieder aufnehmen. Die Entmündigung wegen Verschwendung oder Trunksucht (und auch wegen Rauschgiftsucht!) sowie deren Wiederaufhebung ist vom Amtsgericht *öffentlich bekanntzumachen* (§ 687 ZPO).

5.1.2.4. Rechtsfolgen der Entmündigung

Die Verjährung von Ansprüchen ist – solange kein gesetzlicher Vertreter vorhanden ist – gehemmt (§ 206 BGB). Der Ehegatte eines Entmündigten, der mit ihm im Güterstand der Gütergemeinschaft lebt, kann auf Aufhebung dieses Güterstands klagen (§§ 1447, 1469 BGB). Ein Entmündigter kann ferner nicht Vormund sein; er darf nicht dazu bestellt werden und, wenn er es bereits war, so endet sein Amt mit der Entmündigung (§§ 1780, 1885 BGB). Der Entmündigte kann schließlich kein Testament abfassen, wohl aber gemäß §§ 2229, 2253 BGB ein schon vorher abgefaßtes Testament widerrufen, wenn er nur in der schwachen Form entmündigt worden ist (s. S. 490 f.).

Neben diesen mehr am Rande liegenden Wirkungen ist die gravierendste Folge der bei Entmündigung wegen Geisteskrankheit völlige, in den anderen Fällen eingeschränkte Verlust der Geschäftsfähigkeit (vgl. S. 483 f. und 5.1.4.5.). Außerdem erhält der Entmündigte gemäß § 1896 BGB einen Vormund (dazu 5.1.3.2.). Schließlich kann er gemäß § 8 BGB nicht mehr selbständig einen Wohnsitz begründen oder aufheben (vgl. S. 473).

5.1.2.5. Aufhebung der Entmündigung

Wegfall des Entmündigungsgrunds

Die Entmündigung ist wieder aufzuheben, wenn der Grund der Entmündigung weggefallen ist (§ 6 Abs. 2 BGB). Eine bloße Besserung gegenüber der Zeit der Entmündigung ist nicht ausreichend; vielmehr muß feststehen, daß ein Entmündigungsgrund nicht mehr besteht. Dabei ist der Richter an die Feststellungen des früheren Verfahrens nicht gebunden (RG JW 1932, 1376). Es kommt ausschließlich darauf an, ob zum Zeitpunkt des Aufhebungsverfahrens ein Entmündigungsgrund noch vorliegt (BGH FamRZ 1959, 237). Im übrigen ist die Entmündigung auch dann aufzuheben, wenn eine der weiteren Voraussetzungen für die Anordnung der Entmündigung weggefallen ist, so daß es außerhalb der Verschwendungsentmündigung für die Wiederaufhebung ausreichen würde, wenn der Entmündigte nunmehr wieder in der Lage ist, seine Angelegenheiten selbst zu besorgen (Kellner NJW 1962, 2287; Palandt-Heinrichs 1986, § 6 Anm. 7). Ist der ursprüngliche Entmündigungsgrund entfallen, liegt aber inzwischen ein gleichwertiger anderer Entmündigungsgrund vor, so ist die Entmündigung aufrechtzuerhalten (OLG Celle FamRZ 1979,

80). Das ist etwa der Fall, wenn ein Trunksüchtiger inzwischen tablettensüchtig geworden ist. Auch kann eine Entmündigung wegen Geisteskrankheit im Aufhebungsverfahren in eine solche wegen Geistesschwäche geändert werden, aber nicht umgekehrt (RG Gruchot 47, 897; OLG Celle MDR 1962, 485; AG Bremen NJW 1970, 1233).

Das Wiederaufhebungsverfahren

Das Verfahren der Wiederaufhebung der Entmündigung ist weitgehend dem Entmündigungsverfahren selbst nachgebildet. Auch die Wiederaufhebung der Entmündigung erfolgt nicht von Amts wegen, sondern nur auf *Antrag*, und zwar des Entmündigten, seines sorgeberechtigten gesetzlichen Vertreters oder des Staatsanwalts in den Fällen der Entmündigung wegen Geistesstörung, wobei der Entmündigte ohne Zustimmung des Vormunds einen Rechtsanwalt bevollmächtigen kann (LG Bielefeld NJW 1972, 346). Da es um die Beseitigung des Entmündigungsbeschlusses auf Grund später eingetretener Umstände geht, ist es verständlich, daß für das Wiederaufhebungsverfahren zunächst wieder das Amtsgericht *zuständig* ist (§§ 676 Abs. 1, 685 S. 1 ZPO), auch wenn das Gericht möglicherweise zu dem Ergebnis kommt, daß für die Entmündigung von vornherein kein Grund bestand und es so den eigenen Entmündigungsbeschluß korrigiert (BGH FamRZ 1959, 237).

Konsequenterweise ergeht die Entscheidung des Amtsgerichts wiederum durch *Beschluß*, wobei vier Möglichkeiten in Betracht kommen: stellt sich schon vor Einleitung des Wiederaufhebungsverfahrens heraus, daß der Antrag unzulässig ist, so wird er «verworfen». Der Antrag wird «abgelehnt», wenn er sich nach Einleitung des Verfahrens als unzulässig oder unbegründet herausstellt, sich also insbesondere im Laufe des Verfahrens erweist, daß die Entmündigung aufrechterhalten werden muß. Sind deren Voraussetzungen aber nach Erlaß des Entmündigungsbeschlusses weggefallen, so wird der Entmündigungsbeschluß für die Zukunft «aufgehoben». Stellt sich schließlich heraus, daß die wegen Geisteskrankheit erfolgte Entmündigung nur noch wegen Geistesschwäche gerechtfertigt ist oder von vornherein nur insoweit gerechtfertigt war, so wird der Entmündigungsbeschluß teilweise aufgehoben oder im Grunde «geändert».

Wird der Antrag auf Wiederaufhebung als unzulässig verworfen, so ist dagegen die *einfache Beschwerde* gegeben (§ 567 Abs. 1 ZPO). Lehnt das Amtsgericht dagegen den Antrag auf Wiederaufhebung ab, so kann die Wiederaufhebung im Wege der *Klage* beim Landgericht beantragt werden (§§ 679 Abs. 1 und 4, 686 ZPO). Der Entmündigte ist für die Erhebung und das Verfahren voll prozeßfähig (umstr., vgl. Thomas-Putzo 1985, § 679 Anm. 2a), ebenso wie er den Antrag auf *Beiordnung eines Rechtsanwalts* selbst stellen kann (OLG Hamm, Rechtspfleger 1959, 320).

5.1.2.6. Die Unterbringung

Während die Entmündigung darauf abzielt, dem Entmündigten vor allem Schutz vor sich selbst zu verschaffen, erfolgt die Unterbringung in geschlossenen psychiatrischen Krankenhäusern mehr auf Grund *polizeilicher* Erwägungen zum Schutze auch der Allgemeinheit vor dem psychisch Kranken. Sie ist, da das Polizei- und Ordnungswesen und die Betreuung von Kranken in die Kompetenz der Länder fällt, landesrechtlich geregelt und stellt der Sache nach Verwaltungsrecht dar. Da jede nicht freiwillige Unterbringung als Eingriff in die Freiheit der Person und damit als Freiheitsentzug gewertet wird (Art. 2 Abs. 2, 104 Abs. 2 GG), darf eine Unterbringung nur auf gesetzlicher Grundlage und unter Einschaltung eines Richters erfolgen. Entsprechend haben die meisten Bundesländer Unterbringungsgesetze (Baden-Württemberg, Berlin, Bremen, Rheinland-Pfalz, Saarland, Schleswig-Holstein), Verwahrungsgesetze (Bayern), Gesetze über Hilfen und Schutzmaßnahmen bei psychischen Krankheiten (Nordrhein-Westfalen, Niedersachsen) oder schlicht Gesetze zur Ausführung des Art. 104 GG (Hamburg) bzw. über die Entziehung der Freiheit geisteskranker, geistesschwacher, rauschgift- oder alkoholsüchtiger Personen (Hessen) erlassen.

Von der Unterbringung auf Grund polizeilicher und ordnungsrechtlicher Vorschriften ist die Anordnung des *Strafrichters* zu unterscheiden. Dieser veranlaßt in einem Strafverfahren die Unterbringung des Beschuldigten in einem psychiatrischen Krankenhaus dann, wenn dringende Gründe für die Annahme vorhanden sind, daß er eine mit Strafe bedrohte Handlung im Zustand der fehlenden oder verminderten Zurechnungsfähigkeit begangen hat und seine endgültige Unterbringung im Urteil angeordnet werden wird.

5.1.3. Vormundschaft und Pflegschaft

5.1.3.1. Begriff und Bedeutung

Vormundschaft ist die gesetzliche Fürsorge für eine Person, der die volle Geschäftsfähigkeit fehlt und die das Gesetz als den Mündel bezeichnet. Sie umfaßt mit Rücksicht auf den Umfang der Schutzbedürftigkeit alle Lebensbereiche (§§ 1773–1908 BGB) und unterscheidet sich dadurch von der *Pflegschaft*, die sich nur auf einzelne Angelegenheiten bezieht (§§ 1909 bis 1921 BGB). Einzelheiten dazu unter 5.1.3.3.

Die folgende Darstellung muß eine besonders straffe Auswahl aus dem Rechtsstoff treffen, weil den Psychiater als gerichtlichen Sachverständigen naturgemäß die im wesentlichen auch viel technisches Recht enthaltenden Bestimmungen des Vormundschafts- und Pflegschaftsrechts nicht interessieren. So ist die Vormundschaft für ihn in der Regel nur wichtig als Folgeanordnung des Vormundschaftsgerichts auf eine von ihm im Entmündigungsverfahren befürwortete und vom Amtsgericht ausgesprochene Entmündigung und der Vormund allenfalls als Gesprächs- und Verhandlungspartner im therapeutischen Umgang mit dem Entmündigten selbst. Entsprechend interessieren den Psychiater aus dem Pflegschaftsrecht von den vielfältigen Formen der Pflegschaft nur die Gebrechlichkeitspflegschaft (s. S. 476 ff.).

5.1.3.2. Die Vormundschaft

Übersicht

Wird eine geistesgestörte oder süchtige Person entmündigt und tritt dadurch der Verlust bzw. eine Einschränkung ihrer Geschäftsfähigkeit ein (vgl. 5.1.2.4.), so wird ihr von Amts wegen durch das Vormundschaftsgericht, das den Entmündigungsbeschluß mitgeteilt bekommt (§ 660 ZPO), ein Vormund bestellt (§ 1896 BGB). Ohne Entmündigungsbeschluß ist die Bestellung eines Vormunds nichtig. Ausnahmsweise kann allerdings schon vor der Entmündigung eine vorläufige Vormundschaft angeordnet werden (s. S. 474 f.). Das Bestellungsverfahren, das der Rechtspfleger entscheidet, richtet sich nach dem FGG.

Das materielle Vormundschaftsrecht ist in der Weise geregelt, daß das Gesetz in den §§ 1773–1895 BGB Vorschriften für die Vormundschaft über Minderjährige gibt und diese in § 1897 BGB für die Vormundschaft über entmündigte Volljährige für entsprechend anwendbar erklärt, soweit nicht in den §§ 1898 bis 1908 BGB Sondervorschriften enthalten sind.

Person des Vormunds und Amtsvormundschaft

Während das aus der Jahrhundertwende stammende Bürgerliche Gesetzbuch noch ganz von dem Gedanken getragen war, daß als Vormund in erster Linie Familienmitglieder oder sonst der Familie

nahestehende Personen berufen sind und umgekehrt eine Pflicht für den Bürger besteht, eine Vormundschaft, für die er von dem Vormundschaftsgericht ausgewählt worden ist, auch zu übernehmen, sofern
ihm nicht eines von den gesetzlich ganz eng begrenzten Ablehnungsrechten zur Seite steht (vgl. §§ 1786 ff.,
1897 BGB), hat sich die faktische Unwilligkeit weiter Bevölkerungskreise, ein derartiges Amt anzutreten, stärker als das Gesetz erwiesen, so daß heute die *Amtsvormundschaft* vorherrscht. Das Jugendamt soll dem Vormundschaftsgericht durch Vorschlag geeigneter Personen helfen (§ 1849 BGB), wobei
auch eine *Vereinsvormundschaft* von Vereinen in Betracht kommt, die vom Landesjugendamt für
geeignet erklärt worden sind (§ 1791a BGB). Wenn aber eine als Einzelvormund geeignete Person nicht
vorhanden ist, wird das *Jugendamt* selbst vom Vormundschaftsgericht zum Vormund bestellt (§ 1791b
BGB). Vormund ist in einem solchen Fall das Jugendamt als Behörde, nicht etwa der einzelne Beamte.

Aufgaben des Vormunds

Grundsätzlich ist der Vormund zur Fürsorge in den persönlichen und vermögensrechtlichen
Angelegenheiten des Mündels und zu seiner Vertretung berechtigt und verpflichtet. Wie die
Eltern ist er «gesetzlicher Vertreter». Im übrigen aber richtet sich der Inhalt seiner Befugnisse nach dem jeweiligen Zweck der Entmündigung. Dem Vormund eines Minderjährigen
steht grundsätzlich das gleiche umfassende Recht zur Personen- und Vermögenssorge zu
wie sonst den Eltern (§§ 1631 ff., 1793 BGB). Der Vormund eines Volljährigen dagegen hat
für dessen Person nur insoweit zu sorgen, als der Zweck der Vormundschaft dies erfordert
(§ 1901 Abs. 1 BGB). Der Vormund hat deshalb dem volljährigen Mündel soweit wie
möglich seine Handlungsfreiheit zu belassen; insbesondere steht ihm, anders als dem
Vormund des Minderjährigen, keine Erziehungs- oder gar Züchtigungsbefugnis zu. Im
Einzelfall kann sich auf diese Weise die Vormundschaft nahezu auf die Vermögensverwaltung beschränken, etwa bei einem wegen Verschwendung Entmündigten (Gernhuber
1980, § 69 II 5, S. 1079).

Die Personensorge umfaßt auch das Recht und die Pflicht, den Aufenthalt des Mündels zu
bestimmen (§§ 1631 Abs. 1, 1800, 1897 S. 1 BGB). Mit diesem Aufenthaltsbestimmungsrecht
ist die Befugnis verbunden, den *Wohnsitz* des Mündels festzulegen. Zwar ist die Begründung oder Aufgabe eines Wohnsitzes Realakt oder allenfalls eine geschäftsähnliche Handlung, so daß die Vorschriften über die Geschäftsfähigkeit nicht unmittelbar angewendet
werden können; aber das Gesetz legt ausdrücklich fest, daß ein Geschäftsunfähiger oder in
der Geschäftsfähigkeit Beschränkter einen Wohnsitz ohne den Willen seines gesetzlichen
Vertreters weder begründen noch aufgeben kann (§ 8 Abs. 1 BGB). Auch bei dem nicht
voll Geschäftsfähigen muß der Vormund also einer Verlegung des Wohnsitzes mindestens
zustimmen (BGH 7, 109). Der Wille des gesetzlichen Vertreters bedarf keiner ausdrücklichen Erklärung. Wenn der Vormund den Geschäftsunfähigen dauernd in einer Anstalt
unterbringt, begründet er in der Regel den Wohnsitz des Mündels am Anstaltsort (OLG
Karlsruhe, Rechtspfleger 1970, 202), wie überhaupt davon auszugehen ist, daß er den
Wohnsitz des Mündels an einem Ort, zu dem dieser keine Beziehungen mehr hat, nicht
aufrechterhalten will (OLG Köln, JMBl NRW 1060, 131). Der Minderjährige, der verheiratet ist oder war, kann selbständig einen Wohnsitz begründen und aufheben (§ 8 Abs. 2
BGB). Für den durch Entmündigung in seiner Geschäftsfähigkeit beschränkten Mündel
gilt dies trotz der Gleichstellung des beschränkt Entmündigten mit dem Minderjährigen
in § 114 BGB nicht, so daß für ihn gemäß § 8 Abs. 1 BGB sein Vormund den Wohnsitz
bestimmt.

Die Befugnis zur Bestimmung des Wohnsitzes erlaubt es dem Vormund aber nicht ohne
weiteres, den Mündel in einer mit Freiheitsentzug verbundenen Heil- oder Pflegeanstalt
unterzubringen. Hierzu bedarf er vielmehr – genauso wie die Eltern bei ihrem Kind – der

Genehmigung des Vormundschaftsgerichts (§§ 1631 b, 1800 BGB). Dieses hat den Entmündigten vor der Entscheidung zu hören (§ 64 a FGG). Wird die Genehmigung erteilt, so kann der Entmündigte – ungeachtet seiner Geschäftsunfähigkeit und entgegen § 59 Abs. 3 FGG – dagegen sofortige Beschwerde einlegen (BayObLG, NJW 1960, 2236; 1962, 677; KG NJW 1961, 2115).

Der Vormund erledigt die ihm übertragenen Aufgaben selbständig. Er steht aber unter der Aufsicht des Vormundschaftsgerichts (§§ 1837 ff., 1897 S. 1 BGB), dem er zur Rechnungslegung verpflichtet ist (§ 1840). Im übrigen braucht er zur Vornahme bestimmter Geschäfte (wie Grundstücksverkäufen) die Genehmigung des Vormundschaftsgerichts (§§ 1821, 1822, 1897 S. 1, 1902 BGB). Kollidieren bei einem Geschäft seine eigenen Interessen mit denen des Mündels, darf er einen solchen Vertrag überhaupt nicht schließen (§ 1795 BGB).

Ende der Vormundschaft

Die Vormundschaft endet gemäß §§ 1882 ff., 1897 BGB mit dem Wegfall der für die Begründung der Vormundschaft bestimmten Voraussetzungen. Nach dem oben (s. S. 469 und S. 471) Gesagten kann die rechtskräftige Aufhebung der Vormundschaft auf dreifache Art erfolgen: durch Urteil im Anfechtungsverfahren (§ 672 ZPO), durch Wiederaufhebungsbeschluß des Amtsgerichts (§§ 675, 685 ZPO) und durch Wiederaufhebungsurteil des Landgerichts (§§ 679, 665 ZPO). Von der Aufhebung der Vormundschaft ist die *Beendigung des Amts des Vormunds* zu unterscheiden (§§ 1885–1889 BGB). Wenn nicht beispielsweise das Amt des Vormunds kraft Gesetzes endigt, wie zum Beispiel bei einer eigenen Entmündigung des Vormunds, bedarf es entsprechend dem Bestellungsprinzip grundsätzlich einer Entlassung des Vormunds, was gleichfalls für das Jugendamt oder einen Vereinsvormund gilt. Hier findet lediglich ein Wechsel in der Person des Vormunds statt. Insbesondere wird das Jugendamt oder der Vereinsvormund entlassen, wenn eine andere als Vormund geeignete Person vorhanden ist (§ 1887 Abs. 1 BGB).

Vorläufige Vormundschaft

Ein Volljähriger, dessen Entmündigung beantragt ist, kann gemäß § 1906 BGB unter vorläufige Vormundschaft gestellt werden, wenn das Vormundschaftsgericht es zur Abwendung einer erheblichen Gefährdung der Person oder des Vermögens des Volljährigen für erforderlich erachtet (vgl. S. 468 a. E.). Eine unter vorläufige Vormundschaft gestellte Person ist in der Geschäftsfähigkeit beschränkt (unten 5.1.4.5.). Auf die vorläufige Vormundschaft finden im übrigen die allgemeinen Bestimmungen über die Vormundschaft Anwendung, so daß der vorläufige Vormund den Mündel insbesondere auch (mit Genehmigung des Vormundschaftsgerichts) in einer Anstalt unterbringen kann (vgl. S. 473 f.). Er wird sich jedoch nach Möglichkeit aller tiefergreifenden Änderungen enthalten.
Voraussetzung für eine vorläufige Vormundschaft ist einmal das Vorliegen eines gültigen Entmündigungsantrags, ohne daß allerdings bereits die Entmündigung eingeleitet zu sein braucht (KG OLG 43, 385); und zum andern eine erhebliche Gefährdung der Person oder des Vermögens. Die Tatsachen hierfür müssen festgestellt und nicht nur glaubhaft gemacht werden (OLG Köln NJW 1961, 609). Eine kurze ernstliche Anregung in Verbindung mit einer entsprechenden Angabe des Antragstellers genügt als Unterlage nicht (KG HRR 1935, 18). Ebensowenig reicht die bloße Möglichkeit einer Schädigung aus; es müssen vielmehr Tatsachen vorliegen, die eine solche Schädigung bei vernünftiger Beurteilung wahrscheinlich erscheinen lassen (OLG Schleswig FamRZ 1962, 209). Schließlich reichen auch nicht gefährdende Umstände aus, die ihrerseits eine Entmündigung nicht rechtfertigen würden; vielmehr muß dargestellt werden, daß im Zusammenhang mit den Gefährdungsumständen die Entmündigung wahrscheinlich ist (BayObLG 1963, 91).

Für das *Verfahren* ist das Vormundschaftsgericht zuständig (§ 35 FGG). Die Anhörung des zu Entmündigenden ist nicht vorgeschrieben, hat aber grundsätzlich zu erfolgen (OLG Celle FamRZ 1981, 608), sofern sie nicht im Einzelfall unmöglich ist (OLG Köln NJW 1961, 609), das heißt, wenn eine Verständigung nicht möglich (BayObLG FamRZ 1968, 615) oder nicht ohne erhebliche Nachteile für den Gesundheitszustand des zu Entmündigenden durchführbar ist (BayObLG NJW 1967, 1235). Die Anordnung der vorläufigen Vormundschaft wird *wirksam* mit der Wirksamkeit des Beschlusses gemäß § 52 FGG, das heißt, wenn die Entmündigung wegen Geisteskrankheit beantragt ist, mit der Bestellung des Vormunds, in den anderen Fällen mit der Bekanntmachung an den zu Entmündigenden. Gegen die Anordnung der vorläufigen Vormundschaft ist die sofortige Beschwerde gegeben (§§ 20, 60 Abs. 1 Nr. 5 FGG), wobei trotz § 59 Abs. 3 FGG auch der Geschäftsunfähige beschwerdeberechtigt ist (OLG Hamm FamRZ 1973, 326; 5.1.5.5.).

Die vorläufige Vormundschaft *endet* mit der Rücknahme oder mit der rechtskräftigen Abweisung des Antrags auf Entmündigung (§ 1908 Abs. 1 BGB). Im übrigen muß sie vom Vormundschaftsgericht aufgehoben werden, wenn der Betroffene einen vorläufigen Schutz nicht mehr benötigt (§ 1908 Abs. 2 BGB).

5.1.3.3. Die Pflegschaft

Bedeutung und Einleitung der Pflegschaft

Die Pflegschaft dient wie die Vormundschaft der Fürsorge bestimmter Personen (§§ 1909 ff. BGB). Aus diesem Grunde ordnet das Gesetz an, daß die Vorschriften über die Vormundschaft auf die Pflegschaft entsprechend anzuwenden sind (§ 1915 Abs. 1 BGB). Vormundschaft und Pflegschaft unterscheiden sich aber in zweierlei: einmal im Umfang der Aufgaben und zum anderen in der rechtlichen Stellung des Schützlings. Die Vormundschaft erstreckt sich grundsätzlich auf die Fürsorge für sämtliche Angelegenheiten des Mündels (s. S. 472); demgegenüber umfaßt die Pflegschaft, wenn man einmal von den Ausnahmefällen der §§ 1909 Abs. 3, 1910 Abs. 1 BGB absieht, grundsätzlich nur die Fürsorge für bestimmte *einzelne Angelegenheiten* oder einen Kreis von Angelegenheiten des Pfleglings. Der Wirkungskreis des Pflegers ergibt sich nicht, wie beim Vormund, aus dem Gesetz, sondern aus der Formulierung seiner Bestallungsurkunde (§§ 1789, 1791, 1915 Abs. 1 BGB). Was die unterschiedliche Stellung des Schützlings innerhalb von Vormundschaft und Pflegschaft anlangt, so ist jemand, der unter Vormundschaft steht, geschäftsunfähig oder zumindest in der Geschäftsfähigkeit beschränkt (vgl. 5.1.2.4.), wohingegen die Pflegschaft auch für voll Geschäftsfähige angeordnet werden kann: etwa bei körperlichen Gebrechen (§ 1910 BGB) oder für Abwesende (§ 1911 BGB). Dementsprechend ist die Stellung des Vormunds immer die eines gesetzlichen Vertreters (s. S. 473), während der Pfleger gesetzlicher Vertreter nur dann ist, wenn der Pflegebefohlene geschäftsunfähig ist. Ist der Pflegling geschäftsfähig, so wird der Pfleger als ein vom Staat bestellter Bevollmächtigter angesehen (BGH 48, 147, 161; KG NJW 1961, 2114, 2117). Allerdings ist dies nicht unbestritten: Nach anderer Auffassung ist der Pfleger stets, wie der Vormund, gesetzlicher Vertreter (so OLG Celle FamRZ 1963, 465).

Unabhängig von diesem Konstruktionsstreit ist das damit zusammenhängende sachliche Problem, daß die Bestellung des Pflegers in solchen Fällen die Geschäftsfähigkeit des Pflegebefohlenen nicht berührt, so daß er weiterhin wirksam rechtsgeschäftlich handeln kann, und zwar auch in dem Bereich, für den der Pfleger bestellt ist (Gernhuber 1980, § 70 II 3, S. 1083). Auf diese Weise kann es zu einander widersprechenden Rechtsgeschäften von Pfleger und Pflegling kommen, wobei der Wille des letzteren Vorrang hat. Wenn beide zeitlich nacheinander handeln, so kann der Pflegling das vom Pfleger vorgenommene Rechtsgeschäft widerrufen, sofern dies zivilrechtlich im übrigen möglich ist (BGH 48, 147, 160). Ein derartiger Widerspruch wäre allerdings im Prozeßrecht, wo es besonders auf klare Verhältnisse ankommt, unerträglich. Deshalb bestimmt das Gesetz hier, daß auch der geschäftsfähige und damit an sich prozeßfähige Pflegling in einem Verfahren, in dem sein Pfleger für ihn auftritt, als prozeßunfähig anzusehen ist (§ 53 ZPO), so daß er auf den Prozeß keinen Einfluß nehmen kann (5.1.5.3.). Der Pfleger kann diese Prozeßunfähigkeit auch für ein bereits laufendes Verfahren herbeiführen, indem er – gegebenenfalls auch gegen den Willen des Pfleglings – den Prozeß übernimmt (RG 52, 224).

Die *Einleitung der Pflegschaft* erfolgt wie bei der Vormundschaft von Amts wegen nach dem Verfahren der Freiwilligen Gerichtsbarkeit, das dem Richter weitgehende Möglichkeit zu eigener Gestaltung läßt, durch das Vormundschaftsgericht (§§ 1789 ff., 1915 BGB, §§ 35 ff. FGG).

Pflegschaftsarten

Das Gesetz unterscheidet verschiedene Arten der Pflegschaft. Eine *Ergänzungspflegschaft* wird angeordnet, wenn Eltern oder ein Vormund an der Besorgung von Angelegenheiten des Minderjährigen oder Mündels aus tatsächlichen oder rechtlichen Gründen verhindert sind (§ 1909 Abs. 1 S. 1 BGB), etwa weil der Vormund abwesend ist oder eine Interessenkollision vorliegt (vgl. S. 474). Für einen Volljährigen, der nicht unter Vormundschaft steht, wird eine sogenannte *Gebrechlichkeitspflegschaft* angeordnet, wenn er infolge körperlicher oder geistiger Gebrechen seine Angelegenheiten nicht mehr zu besorgen vermag (§ 1910 BGB). Ihre Anordnung im letzteren Fall erfordert die Hinzuziehung eines Psychiaters, weshalb sie im folgenden genauerer Darstellung bedarf (s. S. 476 ff.).

Die *Abwesenheitspflegschaft* dient der Fürsorge von Vermögensangelegenheiten eines Volljährigen, dessen Aufenthalt unbekannt ist (§ 1911 BGB). Bei der Pflegschaft für eine Leibesfrucht, für unbekannte Beteiligte, für Sammelvermögen und schließlich für den Nachlaß geht es um die Wahrnehmung von Belangen noch nicht fertiger oder zur Zeit nicht identifizierbarer Personen oder Personengruppen (§§ 1912–1914, 1960 ff. BGB).

Die Gebrechlichkeitspflegschaft

Sie kommt in zwei in den Voraussetzungen und Folgen unterschiedlich ausgestalteten Formen vor: nach § 1910 Abs. 1 BGB kann ein Volljähriger, der nicht unter Vormundschaft steht, einen Pfleger für seine Person und sein Vermögen erhalten, wenn er infolge körperlicher Gebrechen, insbesondere weil er taub, blind oder stumm ist, seine Angelegenheiten nicht zu besorgen vermag. Voraussetzung für diese *Totalpflegschaft*, die sich also auf Person und Vermögen insgesamt bezieht, sind körperliche Gebrechen des Pfleglings. Nach § 1910 Abs. 2 BGB erhält ferner der nicht unter Vormundschaft stehende Volljährige, wenn er infolge geistiger oder körperlicher Gebrechen einzelne seiner Angelegenheiten oder einen bestimmten Kreis seiner Angelegenheiten, insbesondere seine Vermögensangelegenheiten, nicht zu besorgen vermag, für diese Angelegenheiten einen Pfleger. Voraussetzung für diese *Teilpflegschaft*, die sich also nur auf einzelne Lebensausschnitte des Pflegebefohlenen bezieht, ist, daß dieser körperlich oder geistig gebrechlich ist. Der Unterschied zwischen Total- und Teilpflegschaft leuchtet ein: der körperlich Behinderte braucht unter Umständen für die Besorgung sämtlicher Angelegenheiten Unterstützung, kann aber die hierfür erforderlichen Entscheidungen noch völlig selbständig treffen. Wer dagegen in einer Weise geistig gebrechlich ist, die eine selbständige Erledigung der eigenen Angelegenheiten überhaupt nicht erlaubt, der sollte nach der ursprünglichen Vorstellung des Gesetzgebers entmündigt werden (vgl. S. 465 f.); lediglich wenn sich diese Unselbständigkeit auf bestimmte Lebensausschnitte beschränkt, kann man mit einem Pfleger auskommen. Das Erfordernis körperlicher Gebrechen schließt die psychiatrische Begutachtung aus. Infolgedessen interessiert hier nur der Fall der Teilpflegschaft, also die Anordnung der Fürsorge durch einen Pfleger für einzelne der Angelegenheiten des Pfleglings, wobei weitere Voraussetzung für die Anordnung der Pflegschaft die Einwilligung des Gebrechlichen ist, es sei denn, daß eine Verständigung mit ihm nicht möglich ist (§ 1910 Abs. 3 BGB).

Geistige Gebrechen im Sinne von § 1910 Abs. 2 BGB sind alle wesentlichen Minderungen der Geisteskräfte, auch die für eine Entmündigung erforderliche Geisteskrankheit oder Geistesschwäche (vgl. S. 465 f.) im Sinne von § 6 BGB (BGH 41, 104, 106). Auch für Trunk- und Rauschgiftsüchtige kann ein Pfleger bestellt werden, wenn ihre Sucht Ausmaße angenommen hat, daß auch eine Entmündigung zulässig wäre (Soergel–Siebert–Damrau 1981, § 1910 Rdn. 4).

Das geistige Gebrechen muß also ein *Pflegebedürfnis für einzelne Angelegenheiten* hervorrufen. Damit kommt die Anordnung einer Pflegschaft nicht in Betracht, wenn beim Pflegling eine Unfähigkeit zur Besorgung sämtlicher Angelegenheiten vorliegt und die Anordnung der Pflegschaft damit in der praktischen Wirkung der Entmündigung gleichkäme (BGH FamRZ 1961, 367; KG FamRZ 1960, 503, 505). Der Gebrechliche ist an der Besorgung seiner Angelegenheiten nicht gehindert, wenn er diese zwar nicht selbst, wohl aber durch einen Bevollmächtigten erledigen kann und wenn er diesen ausreichend zu überwachen vermag (BayObLG 1965, 59). Umgekehrt ist aber nach der Rechtsprechung eine Pflegschaft mit beschränktem Wirkungskreis anzuordnen, auch wenn der geistig Gebrechliche die Gesamtheit seiner Angelegenheiten nicht zu besorgen in der Lage ist, das Fürsorgebedürfnis aber nur hinsichtlich einzelner Angelegenheiten besteht (BGH FamRZ 1964, 197; KG OLGZ 1969, 157). Diese Rechtsprechung ermöglicht es, bei Geisteskranken und Geistesschwachen auf die insbesondere von den Verwandten oft als diskriminierend angesehene Entmündigung und das umständliche Entmündigungsverfahren zu verzichten und sich mit der Bestellung eines Pflegers zu begnügen. In der Praxis hat dies dazu geführt, daß die Pflegschaft weitgehend an die Stelle der Entmündigung und Vormundschaft getreten ist. Mit Rücksicht auf die Unzulässigkeit einer Totalpflegschaft ist die Entmündigung aber unvermeidlich, wenn ein geistig Gebrechlicher in allen seinen Angelegenheiten der Fürsorge bedarf (BGH FamRZ 1961, 367).

Als Beispiel für einzelne Angelegenheiten, für die ein isoliertes Fürsorgebedürfnis bestehen kann, nennt das Gesetz selbst die *Vermögensangelegenheiten* des Gebrechlichen. Es kommen weiterhin die Vertretung in einem *Prozeß* (OLG Karlsruhe FamRZ 1957, 423), die Erledigung von *Steuerangelegenheiten* (BayObLG MDR 1965, 487) und die Einwilligung in einen *ärztlichen Heileingriff* in Betracht (BGH 29, 46, 52). Ebenfalls noch den allgemeinen Regeln folgt die *Aufenthaltsbestimmung* durch einen Pfleger: Solange der Gebrechliche geschäftsfähig ist, ist er an die Bestimmung des Pflegers nicht gebunden, so daß er ihr durch seinen Widerspruch die Wirkung nehmen kann (vgl. S. 473). Allerdings wird in der Rechtsprechung vereinzelt angenommen, auch der geschäftsfähige Pflegling sei an die Aufenthaltsbestimmung durch den Pfleger gebunden (BayObLG NJW 1962, 577, 678).

Problematisch ist dagegen, ob für einen Geschäftsunfähigen ein Pfleger zum Zweck bestellt werden kann, ihn auch *gegen seinen Willen in eine geschlossene Anstalt* einzuweisen. Dies ist vor allem unter dem Gesichtspunkt bestritten worden, daß eine solche Einweisungsbefugnis dem Wesen und Zweck der Pflegschaft widerspreche, die der Unterstützung des Pflegebefohlenen dienen solle und nicht seiner Bevormundung, was sich schon darin zeige, daß die Pflegschaft die Einwilligung des Gebrechlichen voraussetze und sie von ihm jederzeit durch einen entsprechenden Antrag wieder beseitigt werden könnte (Schumann–Lenckner 1972, S. 313 f.). Solange der Gebrechliche noch in der Lage sei, mit sogenanntem «natürlichem» Willen seinen Aufenthaltsort selbst zu bestimmen, müsse eine einseitige Aufenthaltsbestimmung des Pflegers gegen den Willen des Gebrechlichen als unzulässig angesehen werden (so LG

Bonn FamRZ 1962, 483, 484; Maurer, FamRZ 1960, 468, 474; Kemper, NJW 1962, 677). Demgegenüber wird die Einweisungsbefugnis des Pflegers insbesondere von der höchstrichterlichen Rechtsprechung bejaht und damit begründet, daß § 1915 Abs. 1 BGB die entsprechende Anwendung der Vorschriften über die Vormundschaft fordere und der Vormund den Mündel kraft seines Aufenthaltsbestimmungsrechts auch gegen seinen Willen in eine Anstalt einweisen dürfe (BGH 48, 147, 157 ff.; KG NJW 1961, 2114, 2116 f.; LG Hildesheim MDR 1962, 655; LG Bielefeld FamRZ 1959, 224; LG Köln FamRZ 1959, 381). In jedem Fall bedarf der Pfleger freilich, wie der Vormund auch, zur Einweisung der Genehmigung des Vormundschaftsgerichts (§§ 1631b, 1800, 1915 Abs. 1 BGB).

Die Gebrechlichkeitspflegschaft setzt grundsätzlich die *Einwilligung des Gebrechlichen* voraus. Die Folge davon ist, daß der Pflegebefohlene diese Einwilligung jederzeit widerrufen kann und daraufhin die Pflegschaft für den Gebrechlichen aufgehoben werden muß (§ 1920 BGB). Nur wenn eine *Verständigung mit ihm nicht möglich* ist, darf sie als sogenannte *Zwangspflegschaft* auch ohne seine Einwilligung und gegen seinen Willen angeordnet werden (§ 1910 Abs. 3 BGB). Die Zwangspflegschaft ist jedenfalls dann zulässig, wenn der Gebrechliche die Mitteilung von der beabsichtigten Anordnung nicht aufnehmen, ihre Bedeutung nicht verstehen oder sich dazu nicht verständlich ausdrücken kann (OLG Hamm MDR 1965, 104). In jedem Fall muß das Gericht aber den Betroffenen hören und sich davon überzeugen, daß eine Verständigung mit ihm nicht möglich ist; eine ärztliche Bescheinigung darüber genügt nicht (LG Mannheim MDR 1977, 229).
Was dies für die zwangsweise Einweisung in ein psychiatrisches Krankenhaus bedeutet, wurde bereits ausgeführt. Die in hohem Grade mißverständliche Formulierung des Gesetzes gibt einen weiten oder engen Anwendungsbereich der Zwangspflegschaft je nachdem, was man unter dem Ausdruck versteht, «daß eine Verständigung mit ihm (scil. dem Gebrechlichen) nicht möglich ist». Verlangt man für den Begriff der Verständigungsmöglichkeit die Geschäftsfähigkeit im Sinne von § 104 BGB (dazu 5.1.4.1.), so ist eine Verständigung von vornherein ausgeschlossen, wenn der Gebrechliche geschäftsunfähig ist (so RG 65, 199, 202; BGH 35, 1, 5; 48, 147, 159; BayObLG FamRZ 1980, 81), eine Auslegung, die das Bundesverfassungsgericht (NJW 1965, 2051) als mit dem Grundgesetz vereinbar erklärt hat. Bei *partieller Geschäftsunfähigkeit* entfällt dann die Verständigungsmöglichkeit hinsichtlich des betroffenen Lebensgebietes (OLG Frankfurt MDR 1963, 219; KG MDR 1967, 765; BayObLGZ 1965, 59). Die Zwangspflegschaft kann deshalb angeordnet werden, wenn beim Gebrechlichen für den Pflegschaftsbereich eine Verständigungsunfähigkeit vorliegt, beispielsweise für das gerichtliche Verfahren schlechthin (OLG Stuttgart FamRZ 1975, 355) oder für die Ehescheidung, selbst wenn im übrigen eine Unterhaltung mit ihm noch möglich ist (LG Heilbronn, Justiz 1974, 226). Liegen Zweifel an der Geschäftsfähigkeit vor, so müssen sie im Anhörungstermin unter Hinzuziehung eines Sachverständigen geklärt werden. Dem Pflegling ist das Ergebnis eines Gutachtens mitzuteilen (OLG Frankfurt FamRZ 1981, 399).
Die Zwangspflegschaft, also die ohne oder gegen den Willen des Gebrechlichen angeordnete Pflegschaft, ist bei einer solchen Interpretation des Gesetzes um so viel häufiger anzuordnen, als man für die Verständigungsmöglichkeit voraussetzt, daß der Gebrechliche seinen Willen auf Grund vernünftiger Erwägungen bilden kann und daß er nicht von krankhaften Vorstellungen beherrscht ist. Die Pflegschaft kann dann insbesondere bei Trunksüchtigen, Drogenabhängigen und Querulanten angeordnet werden, denen die Möglichkeit einer Verständigung gerade über eine Entziehungskur, stationäre Behandlung u. ä. fehlt (vgl. Langelüddeke-Bresser, S. 390). Keinesfalls gibt die Pflegschaft zur Aufenthaltsbestimmung aber auch schon die Befugnis zur Einwilligung in eine zwangsweise

Heilbehandlung des Pfleglings; hierzu bedarf es vielmehr einer *Behandlungspflegschaft* (Göppinger, FamRZ 1980, 862; Soergel–Siebert–Damrau 1981, § 1910 Rdn. 9).

Demgegenüber kommt es zu einer Einschränkung der Gebrechlichkeitspflegschaft, wenn man für die Verständigungsmöglichkeit weniger als den rechtsgeschäftlichen Willen verlangt und etwa die (unter Umständen unter Hinzuziehung von Sachverständigen vermittelte) Möglichkeit des Verstehens und ein äußerliches, rein natürliches (also nicht rechtsgeschäftliches) Sich-Verständlichmachen genügen läßt. Nach dieser Auffassung ist der Wille des Gebrechlichen also «beachtlich, solange ihm verständlich gemacht werden kann, worum es sich bei der in Aussicht genommenen Pflegschaft handelt und was von ihm verlangt wird, und er hierzu noch einen zweckhaft bestimmten Willen zu bilden und diesen verständlich auszudrücken vermag» (Schumann–Lenckner 1972, S. 315; ebenso Dunz, JZ 1960, 475, 478; Beitzke, FamRZ 1960, 506; Franke, NJW 1961, 955, 957; Gernhuber 1980, § 70 VI 2, S. 1095 ff.; LG Bonn FamRZ 1962, 483, 484; AG Berlin-Wedding FamRZ 1968, 542 und 547, 550 ff.; LG Mannheim NJW 1976, 2018; LG Krefeld und Würzburg FamRZ 1980, 82 und 83). Wenn aber die Rechtsprechung im Sinne des oben Gesagten die Voraussetzungen für eine Zwangspflegschaft erleichtert, so tut sie dies vornehmlich unter dem Gesichtspunkt, daß andernfalls dem Gebrechlichen die in vielen Fällen noch härter treffende Entmündigung droht (KG FamRZ 1960, 503, 505; OLG Hamm MDR 1968, 1011). Man hat dem allerdings mit Recht entgegengehalten, daß dieses Argument der Unvermeidbarkeit einer Entmündigung zumindest in den Fällen einer bloß partiellen Geschäftsunfähigkeit nicht zutreffe, weil hier die Entmündigung ausgeschlossen sei (s. S. 483); und sicherlich trifft es auch zu, daß dem Gebrechlichen die Entmündigung ersparen zugleich bedeutet, daß ihm auch die Verfahrensgarantien des Entmündigungsverfahrens (vgl. 5.1.2.3.) vorenthalten werden (MünchKomm/Gitter, § 6 Rdn. 7; Schumann-Lenckner 1972, S. 315; Gernhuber 1980, § 70 VI 2, S. 1097). Trotzdem wird man der höchstrichterlichen Rechtsprechung zugute halten, daß sie nicht nur zur Erledigung der Arbeit der damit befaßten Behörden in die Pflegschaft ausweicht, sondern das Wohl des Pfleglings im Auge hat, dessen Belangen genügend dadurch Rechnung getragen wird, daß man auch dem geschäftsunfähigen Gebrechlichen den Anspruch auf rechtliches Gehör garantiert und ein eigenes, von ihm selbständig und unabhängig von seiner Geistesstörung wahrzunehmendes Recht gibt, gegen die Anordnung der Pflegschaft gemäß §§ 19 ff. FGG Beschwerde einzulegen (BGH 35, 1; vgl. auch BVerfG NJW 1965, 2051; OLG Hamm FamRZ 1967, 688).

Aufhebung der Pflegschaft

Ist eine Pflegschaft zur Besorgung einzelner Angelegenheiten angeordnet worden, so *endet sie kraft Gesetzes* mit deren Erledigung (§ 1918 Abs. 3 BGB). Im übrigen ist eine Pflegschaft vom Vormundschaftsgericht aufzuheben, wenn der Grund für die Anordnung der Pflegschaft weggefallen ist (§ 1919 BGB). Abgesehen von sonstigen Besonderheiten bei den einzelnen Pflegschaftsarten ist eine *Gebrechlichkeitspflegschaft* vom Vormundschaftsgericht aufzuheben, wenn der Pflegling ihre Aufhebung beantragt (§ 1920 BGB). Entsprechend der Diskussion um das richtige Verständnis von § 1910 Abs. 3 BGB (S. 478 f.) wird auch hier darum gestritten, ob für den Aufhebungsantrag auf seiten des Pflegebefohlenen ein natürlicher, zweckbestimmter Wille ausreicht (so LG Bonn FamRZ 1962, 483, 484; Gernhuber 1980, § 70 VI 9, S. 1100 f.; Schumann–Lenckner 1972, S. 315) oder ob man mit der h.M. die Wirksamkeit des Antrags von der Geschäftsfähigkeit des Pfleglings abhängig machen muß (BGH 15, 262, 267; 48, 147; KG FamRZ 1960, 503; 1966, 321, 322; Palandt-Diederichsen, § 1920 Anm. 1). Nach dieser Auffassung liegt in dem Antrag des geschäftsunfähigen Pflegebefohlenen «allenfalls eine Anregung für das Vormundschaftsgericht, von Amts wegen zu untersuchen, ob das Pflegebedürfnis mittlerweile weggefallen ist und ob deshalb die Aufhebung der Pflegschaft nach § 1919 BGB angezeigt erscheint» (BGH 35, 1, 12; 48, 147, 159). Auch hier widerstrebt es einem fürsorgerischen Denken, rein formal auf Grund eines den Interessen des Pflegebefohlenen eklatant zuwiderlaufenden, krankhaft gefaßten Willens seinem Antrag auch dann stattzugeben, wenn Gebrechlichkeit und Fürsorgebedürfnis fortbestehen. In solchen Fällen müßte zugleich mit der Aufhebung der Pflegschaft das Entmündigungsverfahren eingeleitet werden.

5.1.4. Die Geschäftsfähigkeit

5.1.4.1. Begriff

Die für den privatrechtlichen Geschäftsverkehr bedeutsamste Fähigkeit der Person ist die Geschäftsfähigkeit. Mit ihr erkennt die Rechtsordnung die Fähigkeit des Bürgers an, Rechtsgeschäfte eigenverantwortlich vorzunehmen und damit die Regelungen des Rechts selbständig zu beeinflussen, das heißt er kann durch eigene Handlungen sich oder (durch Stellvertretung) einen anderen verpflichten und Rechte erwerben. Die Geschäftsfähigkeit wird von der Rechtsordnung grundsätzlich allen Personen zugebilligt, von denen angenommen werden kann, daß sie ein Mindestmaß an Urteilsvermögen besitzen, unabhängig davon, ob sie davon dann auch im Einzelfall einen zweckentsprechenden Gebrauch machen. Aus diesem Grunde enthalten die §§ 104 ff. BGB keine positive Umschreibung der Geschäftsfähigkeit, sondern regeln die Ausnahmefälle der Geschäftsunfähigkeit und der beschränkten Geschäftsfähigkeit. Es sind dies die Fälle, in denen eine Person wegen ihres geringen Alters oder weil sie auf Grund psychischer Gebrechen zu privatautonomem Handeln nicht in der Lage ist, zu ihrem eigenen Schutze in der Geschäftsfähigkeit eingeschränkt werden muß.

Die Geschäftsfähigkeit hat in verschiedenen Bereichen eine besondere Ausprägung erfahren: so im Prozeß die Prozeß- und Verhandlungsfähigkeit (dazu 5.1.5.), im Erbrecht die Testierfähigkeit (dazu 5.1.6.) und im Eherecht die Ehefähigkeit (unten 5.1.7.1.).

Von der Geschäftsfähigkeit ist die *Rechtsfähigkeit* zu unterscheiden: darunter versteht man die Fähigkeit einer Person, Träger von Rechten und Pflichten, also überhaupt Rechtssubjekt, zu sein, beispielsweise ins Grundbuch als Eigentümer eingetragen zu werden, was auch für ein Baby oder für einen Geisteskranken möglich ist, ebenso wie beide erben können; lediglich für die Verwaltung des Hauses oder den Nachlaß brauchen sie dann – eben infolge ihrer Geschäftsunfähigkeit – einen gesetzlichen Vertreter (5.1.1.2.).

5.1.4.2. Grade der Geschäftsfähigkeit

Vom Alter und vom Geisteszustand einer Person hängt es ab, in welchem Grade sie von der Rechtsordnung als geschäftsfähig angesehen wird. Wir unterscheiden volle Geschäftsfähigkeit, beschränkte Geschäftsfähigkeit und Geschäftsunfähigkeit. Wer *voll geschäftsfähig* ist, kann Rechtsgeschäfte jeder Art in eigener Verantwortung vornehmen. Grenzen für seine Privatautonomie ergeben sich lediglich daraus, daß Formvorschriften und gesetzliche Verbote eingehalten werden müssen und ein Geschäft auch nicht sittenwidrig sein darf. Das sind aber Schranken, die mit der Geschäftsfähigkeit einer Person nichts zu tun haben. Der *beschränkt Geschäftsfähige* dagegen kann Rechtsgeschäfte, die ihm nicht lediglich vorteilhaft, also mit irgendeiner Rechtsverpflichtung verbunden sind, nur mit Zustimmung seines gesetzlichen Vertreters eingehen. Geschenke kann er von sich aus annehmen, dagegen braucht er für einen Kaufvertrag, mag dieser für ihn wirtschaftlich auch außerordentlich günstig sein, die Zustimmung seiner Eltern oder seines Vormunds, weil mit dem Kaufvertrag die Verpflichtung verbunden ist, den Kaufpreis zu zahlen. Daneben wird der in seiner Geschäftsfähigkeit Beschränkte durch den oder die gesetzlichen Vertreter auch rechtsgeschäftlich vertreten, das heißt, sie können für ihn die erforderlichen Verträge auch ohne seine Beteiligung abschließen. Schließlich bedeutet *geschäftsunfähig* zu sein, daß man am rechtsgeschäftlichen Verkehr selbst überhaupt nicht, sondern nur durch seine gesetzlichen Vertreter teilnehmen darf. Die Willenserklärung eines Geschäftsunfähigen ist nichtig (§ 105 Abs. 1 BGB). Wer geschäftsunfähig ist, bleibt vom rechtsgeschäftlichen Verkehr auch dann ausgeschlossen, wenn er im übrigen schlau ist und seinen Vorteil durchaus wahrzunehmen verstünde. Für ihn handeln ausschließlich seine gesetzlichen Vertreter (5.1.1.2.). Verträge, die er gleichwohl abgeschlossen hat, sind deshalb nicht genehmigungsfähig, sondern bleiben in jedem Fall unwirksam. Er kommt nicht einmal als Adressat von Willenserklärungen in Betracht; soll ihm gegenüber etwa die Kündigung seines Arbeitsverhältnisses oder seiner Wohnung ausgesprochen werden – Arbeitnehmer und Mieter kann er sein, weil er rechtsfähig ist (vgl. 5.1.4.1.) –, so muß dies einem gesetzlichen Vertreter gegenüber geschehen (§ 131 BGB). Bei Kindern genügt es allerdings, wenn die Erklärung einem Elternteil gegenüber abgegeben wird (§ 1629 Abs. 1 S. 2 BGB).

Da nicht nur Kleinkinder als geschäftsunfähig gelten, sondern auch Erwachsene, wenn sie geisteskrank sind, kann es passieren, daß man beim Abschluß eines Vertrage nicht bemerkt, daß der Geschäftspartner geschäftsunfähig ist. In einem solchen Fall genießt der andere Teil keinen Vertrauensschutz. Der Schutz des Geschäftsunfähigen hat hier nach dem Gesetz Vorrang vor dem Verkehrsschutz, so daß man eventuell Leistungen, insbesondere Zahlungen, auf eigene Gefahr erbringt. Hat man zum Beispiel von einem psychisch Kranken ein Auto gekauft und bezahlt, so kann dessen Vormund die Rückgabe des Fahrzeugs verlangen, während man für das Geld keinen Ersatz erhält, wenn es von dem Geisteskranken bereits ausgegeben worden ist (vgl. RG 120, 171).

5.1.4.3. Altersstufen

Das Gesetz unterscheidet für die Geschäftsfähigkeit *drei Altersstufen*: (1) Minderjährige, die das siebente Lebensjahr noch nicht vollendet haben, sind geschäftsunfähig (§ 104 Nr. 1 BGB); (2) Minderjährige, die das siebente Lebensjahr vollendet haben, sind in der Geschäftsfähigkeit beschränkt (§ 106 BGB); (3) Volljährige sind voll geschäftsfähig, sofern sie nicht geisteskrank oder entmündigt sind (§§ 2, 6, 104 Nr. 3 und 2 BGB).

Während früher die *Volljährigkeit* erst mit der Vollendung des 21. Lebensjahres eintrat, wird der junge Mensch nach dem am 1. 1. 1975 in Kraft getretenen Volljährigkeitsgesetz bereits mit Vollendung des 18. Lebensjahres volljährig bzw. «mündig» (§ 2 BGB). Von diesem Zeitpunkt an kann er seine rechtlichen Angelegenheiten selbst wahrnehmen und nach seinem Belieben Willenserklärungen abgeben und Verträge schließen. Er darf das als Baby geerbte Haus verkaufen, Wechsel zeichnen, ein Handelsunternehmen betreiben, Reiseverträge abschließen, die Ehe eingehen usw. Zu beachten ist außerdem, daß das Gesetz für manche Geschäfte die Mündigkeit schon früher eintreten läßt: so beginnt die Testierfähigkeit bereits mit der Vollendung des 16. Lebensjahres, so daß ein Minderjähriger dieses Alters für die Abfassung eines Testaments nicht der Zustimmung seines gesetzlichen Vertreters bedarf (§ 2229 Abs. 1 und 2 BGB); und ebenso kann er ab 16 Jahren heiraten, wenn sein künftiger Ehegatte volljährig ist (vgl. S. 493).

Das Alter zwischen Geburt und Erreichung des 18. Lebensjahres bezeichnet man als *Minderjährigkeit*. Der Jurist unterscheidet hier nicht weiter zwischen den verschiedenen Entwicklungsstufen (Baby-Stadium, Kleinkindesalter usw.), sondern macht lediglich noch einmal nach Vollendung des siebten Lebensjahres eine Zäsur, indem Minderjährige mit Erreichung dieser Altersstufe die Schwelle von der völligen Geschäftsunfähigkeit zur beschränkten Geschäftsfähigkeit überschreiten (5.1.4.2.).

5.1.4.4. Einfluß des Geisteszustands auf die Geschäftsfähigkeit

Neben den Altersstufen kommt es für die Geschäftsfähigkeit eines Menschen auch auf seine geistige Gesundheit bzw. den Grad einer geistigen Erkrankung an. Juristisch wird einerseits nach der Schwere der psychischen Erkrankung unterschieden mit der Folge, daß eine geistig erkrankte Person einer der drei Gruppen der Geschäftsfähigkeit zugeordnet wird (oben 5.1.4.2.), andererseits nach der Dauer der psychischen Beeinträchtigung, womit bloße Rauschzustände von der psychischen Erkrankung abgegrenzt werden.

Krankhafte Störung der Geistestätigkeit

Ohne Rücksicht auf sein Alter ist geschäftsunfähig, wer sich «in einem die freie Willensbestimmung ausschließenden Zustand krankhafter Störung der Geistestätigkeit befindet, sofern nicht der Zustand seiner Natur nach ein vorübergehender ist» (§ 104 Nr. 2 BGB). Für die krankhafte Störung der Geistestätigkeit kommt es nicht darauf an, welche Ursache die Störung hat und unter welchen medizinischen Begriff sie fällt, obwohl bei bestimmten Geisteskrankheiten mit Sicherheit § 104 Nr. 2 BGB zu bejahen ist, wie zum Beispiel bei endogenen Psychosen und bei Schwachsinn. Die krankhafte Störung umfaßt daher alle Fälle, in denen infolge einer psychischen Erkrankung, abnormer seelischer Veranlagung oder Schädigung der Gehirnzellen das Urteilsvermögen und die Willensbildung so erheblich gestört sind, daß mit einer normalen Urteilsfindung oder Motivation nicht gerechnet werden kann (Larenz 1983, § 6 I a, S. 96). Unter § 104 Nr. 2 BGB fallen sowohl die Geisteskrankheit als auch die Geistesschwäche (RG 130, 71; 162, 288; BGH WM 1965, 895).

Die krankhafte Störung muß einen solchen Grad erreichen, daß sie den *Ausschluß der freien Willensbestimmung* zur Folge hat. Das ist der Fall, wenn der Erklärende nicht mehr die Fähigkeit besitzt, «die Bedeutung einer abgegebenen Willenserklärung zu erkennen und nach dieser Erkenntnis zu handeln» (Gebauer, AcP 153, 357), oder nach der in der Rechtsprechung bevorzugten Formulierung: wenn der Betroffene nicht mehr in der Lage ist, seine Entscheidungen von vernünftigen Erwägungen abhängig zu machen (RG 130, 71; BGH NJW 1970, 1681). Das Unvermögen, die Tragweite der abgegebenen Erklärung zu erfassen, reicht hierfür nicht aus (BGH NJW 1961, 261; OGH 4, 66), auch nicht eine bloße Willensschwäche oder leichte Beeinflußbarkeit (RG JW 1937, 35). Wohl aber kann § 104 Nr. 2 BGB anzuwenden sein, wenn sich jemand in krankhafter Weise von dem Willen eines anderen beherrschen läßt (RG JW 1938, 1590).

Schließlich darf die krankhafte Störung *nicht vorübergehender Natur* sein, das heißt, es wird ein Dauerzustand vorausgesetzt, während es auf die Heilbarkeit, sofern sie längere Zeit beansprucht, nicht ankommt. Für bloß vorübergehende Störungen infolge Bewußtlosigkeit, hochgradigen Fiebers, Volltrunkenheit oder anderer Rauschzustände gilt § 105 Abs. 2 BGB (s. S. 484). Handelt es sich um eine psychische Erkrankung, die periodisch oder sonst in Abständen auftritt, besteht in den Zwischenzeiten oder sogenannten *lichten Augenblicken* («lucida intervalla») Geschäftsfähigkeit. Das folgt aus dem Gesetzeswortlaut («sich in einem Zustand befindet»). In Zeiten, in denen die Krankheit unterbrochen ist und das Urteilsvermögen und die Motivation des Kranken normal funktionieren, gilt also, was die Geschäftsfähigkeit anbelangt, der «Kranke» juristisch als gesund. Doch wird mit Recht betont, daß in solchen Fällen stets zu prüfen ist, ob nicht neben der zeitweiligen Verwirrtheit auch eine fortbestehende Kritikminderung und Urteilsschwäche im Rahmen einer Demenz vorliegt (Langelüddeke–Bresser 1976, S. 371; ebendort S. 372 auch zur Anwendung von § 104 oder § 105 bei den sogenannten zirkulären Psychosen).

Das Gesetz regelt die Geschäftsunfähigkeit infolge geistiger Erkrankung nach subjektiven Merkmalen, das heißt nach solchen, die in der Person des Erklärenden liegen, und grundsätzlich nicht nach gegenständlichen, sich aus dem Geschäft, das abgeschlossen werden soll, ergebenden Momenten. Dies hat mehrere Konsequenzen. Zunächst einmal kommt es nicht darauf an, ob der Zustand der krankhaften Störung sich gerade bei Vornahme des einzelnen Rechtsgeschäfts ausgewirkt hat (RG Warn. R 1928, Nr. 167); vielmehr sind alle Geschäfte ohne weiteres nichtig, die vorgenommen werden, solange der Zustand der krankhaften Störung andauert (Larenz 1983, §6 I a, S. 96). Ferner lehnt es die Rechtsprechung ab, eine *relative Geschäftsunfähigkeit* anzuerkennen, das heißt bei leichtem bis mittlerem Schwachsinn einer Person je nach dem Schwierigkeitsgrad des betreffenden Rechtsgeschäfts zu differenzieren, also beispielsweise juristisch leicht verständliche Mietverträge gültig sein zu lassen, schwierigere dagegen nicht. Die Anerkennung einer solchen relativen Geschäftsfähigkeit des geistig Kranken würde eine zu große Rechtsunsicherheit mit sich bringen (BGH NJW 1970, 1680). Würde man hier den Geistesschwachen Schutz gewähren, könnte sich letztlich jeder darauf berufen, daß seine geistigen Fähigkeiten gerade für das für ihn nachteilige Geschäft nicht ausgereicht hätten.
Dagegen wird von der Rechtsprechung die sogenannte *partielle Geschäftsunfähigkeit* anerkannt; die Vorschrift des § 104 Nr. 2 BGB kann sich also auch auf einen bestimmten gegenständlich abgegrenzten Kreis von Angelegenheiten beschränken (RG 162, 223, 229; RG JW 1938, 1591; BGH 18, 184, 187; 30, 112, 117 f.; BGH NJW 1970, 1681). In diesen Fällen äußert sich die Erkrankung nur bei bestimmten Vorgängen oder in einem bestimmten Lebensbereich; der Erklärende steht unter dem Einfluß von Zwangsvorstellungen und ist in diesem Bereich auf Grund seiner Erkrankung zu normalem Handeln unfähig, er reagiert und handelt aber auf allen anderen Lebensgebieten durchaus normal. Da hier ein krankhafter Dauerzustand vorliegt, muß § 104 Nr. 2 BGB angewendet werden und liegt nicht nur ein Fall von § 105 Abs. 2 BGB (dazu s. S.484) vor, wie einige Autoren wollen. Umgekehrt ist es aber auch nicht nötig, den in dieser Weise bereichsmäßig eingeschränkt unter Zwangsvorstellungen Handelnden schlechthin für geisteskrank zu erklären; sondern es genügt, wenn man ihm die Handlungsfähigkeit dort, wo ihm die Möglichkeit der Selbstbestimmung fehlt, abspricht, ihn im übrigen aber als gesund behandelt und die außerhalb seiner Zwangsvorstellungen abgeschlossenen Rechtsgeschäfte bestehen läßt. Eine solche partielle Geschäftsunfähigkeit ist insbesondere angenommen worden bei krankhafter Eifersucht in allen die Ehe angehenden Fragen (BGH 18, 187; BGH FamRZ 1971, 244), beim Schock eines Rechtsanwalts wegen Fristversäumung für die Führung eines bestimmten Prozesses (BGH 30, 117) und vor allem beim Querulantenwahn für die Prozeßführung (RG HRR 1934, 42; BAG AP Nr. 1 zu § 104 BGB; BVerwGE 30, 25). Im Strafrecht genügen begründete Zweifel an der Schuldfähigkeit, um zu einem Freispruch zu kommen. Die Geschäftsunfähigkeit muß dagegen *bewiesen* werden (vgl. RG 162, 223). Ist der hierfür erforderliche hohe Grad von Wahrscheinlichkeit nicht erreichbar, so ist das Rechtsgeschäft als wirksam zu behandeln, so daß es zu scheinbar widersprüchlichen Entscheidungen im Straf- und Zivilprozeß kommen kann (Langelüddeke–Bresser 1976, S. 370 f.).
Zu den *prozessualen Konsequenzen* dieses Abschnitts vgl. 5.1.5.3.

Entmündigung

Eine unmittelbare Umsetzung des medizinischen Befundes in eine juristische «capitis deminutio» findet durch die Entmündigung statt. Während in der Regel der Richter zur Feststellung einer Geschäftsunfähigkeit auf Grund von Geisteskrankheit nicht ohne einen psychiatrischen Sachverständigen auskommt, werden die Geschäfte eines Entmündigten schlechthin für unwirksam erklärt. Durch die Entmündigung wird dem Geisteskranken die Geschäftsfähigkeit entweder überhaupt entzogen oder er wird darin eingeschränkt (§ 104 Nr. 3 BGB). Mit Rücksicht auf diese gravierenden Restriktionen für die persönliche Selbstbestimmung unterliegt die Entmündigung fest bestimmten Voraussetzungen und wird in einem besonders geregelten gerichtlichen Verfahren durchgeführt (Einzelheiten unter 5.1.2.). Besondere Beachtung verdient, daß der psychiatrische Sachverständige von dem Richter in jedem Fall zur Geisteskrankheit einer Partei oder eines Zeugen vernommen wird, daß dies aber in ganz unterschiedlichen Verfahren und Verfahrensabschnitten geschehen kann: im Entmündigungsverfahren geht es um die Entziehung der Geschäftsfähigkeit schlechthin. Ist der Geisteskranke entmündigt, sind die von ihm vorgenommenen Rechtsgeschäfte unwirksam und der Richter benötigt in einem Verfahren, in dem es um die Wirksamkeit des Geschäfts eines Entmündigten geht, keinen Sachverständigen mehr. Im Gegensatz zu § 104 Nr. 2 BGB spielen etwaige zwischenzeitliche Momente (s. S. 482) für die Wirksamkeit des Rechtsgeschäfts ebensowenig eine Rolle wie die völlige Gesundung. Anders ist es, wenn die Entmündigung noch aussteht: dann wird der Psychiater als Gutachter bei der Frage der Wirksamkeit des einzelnen Rechtsgeschäfts tätig; die Frage einer anschließenden oder in der Zwischenzeit vielleicht bereits erfolgten Entmündigung ist in diesem Verfahren ohne Bedeutung, weil sie in jedem Fall dem zu beurteilenden Rechtsgeschäft zeitlich erst nachfolgen.

Vorübergehende Geistesstörungen

Bewußtlosigkeit und vorübergehende Geistesstörungen haben bei einem sonst gesunden Menschen keinen Einfluß auf seine Geschäftsfähigkeit; die in einem solchen Zustand abgegebenen Erklärungen sind aber gleichwohl – punktuell wie die Geistesstörung selbst – nichtig (§ 105 Abs. 2 BGB). Da es nur um diese eine Rechtsfolge geht, gibt es auch nicht eine entsprechende Unterscheidung wie zwischen Geschäftsunfähigkeit und beschränkter Geschäftsfähigkeit. *Bewußtlosigkeit* im Sinne dieser juristischen Bestimmung setzt nicht das völlige Fehlen des Bewußtseins voraus; ist dies der Fall, fehlt es bereits an einer Handlung und damit an einer Willenserklärung (vgl. S. 501). Es reicht eine hochgradige Bewußtseinstrübung aus, sofern sie ausschließt, daß der Erklärende Inhalt und Wesen der Handlung ganz oder in bestimmter Richtung mitbekommt (Palandt-Heinrichs 1986, § 105 Anm. 2a). Ob der Betroffene die Bewußtseinstrübung (z.B. durch übermäßigen Alkoholgenuß) selbst verschuldet hat, spielt für die Anwendung von § 105 Abs. 2 BGB keine Rolle (OLG Nürnberg NJW 1977, 1496). Die wichtigsten Fälle der Bewußtlosigkeit sind Trunkenheit (RG Warn. R 1930, Nr. 149; BGH WM 1972, 972), Epilepsie und hirnorganische oder sonstige toxische Bewußtseineinengungen. Eine zur Nichtigkeit der abgegebenen Willenserklärung führende *Störung der Geistestätigkeit* liegt genauso wie im Fall der Bewußtlosigkeit erst vor, wenn sie die freie Willensbestimmung ausschließt (RG 105, 272; BGH FamRZ 1970, 641). Die Störung kann sich wie bei der zeitlich nicht nur vorübergehenden Geisteskrankheit (S. 482) auf einzelne Lebensgebiete beschränken (OGH 4, 66), hindert aber die Wirksamkeit des abgeschlossenen Rechtsgeschäfts nicht, wenn sie sich nur auf besonders schwierige Rechtsgeschäfte bezieht (vgl. oben S. 483 «relative Geschäftsunfähigkeit»). Die *Beweislast* dafür, daß der Erklärende beim Abschluß eines Rechtsgeschäfts bewußtlos oder vorübergehend geistesgestört war, liegt bei demjenigen, der sich darauf beruft (BGH WM 1972, 972; 1980, 521).

5.1.4.5. Beschränkte Geschäftsfähigkeit

Hinsichtlich des *Personenkreises* gilt folgendes: das Gesetz nennt den Minderjährigen, der das siebte Lebensjahr vollendet hat, beschränkt geschäftsfähig und gibt für ihn in den §§ 106–113 BGB einige Sonderbestimmungen, die dann in § 114 BGB auf diejenigen Personen für entsprechend anwendbar erklärt werden, die wegen Geistesschwäche, Verschwendung, Trunksucht oder Rauschgiftsucht entmündigt oder unter vorläufige Vormundschaft gestellt sind (zu letzterem s. S. 474f.). Für letztere gilt das folgende auch dann, wenn sie wegen Geisteskrankheit entmündigt werden sollen. Wie weit die Gebrechlichkeitspflegschaft auf die Geschäftsfähigkeit Einfluß hat, ist bereits behandelt worden (s. S. 476ff.). Hinsichtlich der *Dauer* ist zu unterscheiden: während beim Minderjährigen Anfang und Ende der beschränkten Geschäftsfähigkeit von seinem Alter abhängt, beginnt sie beim Entmündigten mit der Wirksamkeit des Entmündigungsbeschlusses bzw. mit der Wirksamkeit des Beschlusses über die Anordnung der vorläufigen Vormundschaft (s. S. 469 und S. 474). Sie endet mit der Entscheidung, welche die Entmündigung wieder aufhebt, oder mit dem Ende der vorläufigen Vormundschaft (S. 471 und S. 475).

Die *Rechtsfolgen* der beschränkten Geschäftsfähigkeit ergeben sich aus den §§ 107–113 BGB. Nicht ausgeschlossen kann werden, daß die Willenserklärung eines an sich beschränkt Geschäftsfähigen, also zum Beispiel von jemandem, der wegen Geistesschwäche entmündigt wurde, nichtig ist, weil er in Wirklichkeit geisteskrank oder bei Abgabe der Erklärung bewußtlos war. Dagegen läßt die beschränkte Geschäftsfähigkeit als solche eine Willenserklärung nicht ohne weiteres nichtig sein. Letztere ist vielmehr entweder überhaupt wirksam oder sie wird es dadurch, daß der gesetzliche Vertreter des beschränkt Geschäftsfähigen dem von diesem abgeschlossenen Vertrag zustimmt; nur wenn der gesetzliche Vertreter in solchen Fällen die Genehmigung verweigert, tritt Nichtigkeit ein (vgl. § 108 BGB).

Ob ein Rechtsgeschäft *zustimmungsbedürftig* ist oder nicht, hängt von dessen Charakter ab. Der beschränkt Geschäftsfähige bedarf zu einer Willenserklärung, die ihm *nicht lediglich einen rechtlichen Vorteil* bringt, der Einwilligung seines gesetzlichen Vertreters. Ob ein Geschäft lediglich rechtlich vorteilhaft ist, richtet sich ausschließlich danach, ob damit Rechtspflichten für den Geschäftsbeschränkten verbunden sind, nicht danach, ob das Geschäft insgesamt gesehen wirtschaftlich vorteilhaft für ihn ist (vgl. 5.1.4.2.). Entscheidend sind die sich unmittelbar aus dem Geschäft ergebenden Wirkungen, also Haupt- und Nebenpflichten, während bloß mittelbare Nachteile (wie die Steuerpflicht und die Tierhalterhaftung) außer Betracht bleiben. Hat der in der Geschäftsfähigkeit Beschränkte zum Beispiel einen Anspruch auf Rückzahlung eines Darlehens und wird ihm dieses Darlehen ohne Kenntnis seines gesetzlichen Vertreters zurückgezahlt, so wird er zwar, weil ihm dies lediglich rechtlichen Vorteil bringt, Eigentümer des Geldes, dagegen erlischt durch die Zahlung nicht auch sein Anspruch, weil ihm das rechtlich nachteilig wäre, so daß der Schuldner in einem solchen Fall noch einmal zahlen muß. Rechtlich *neutrale Geschäfte*, die dem Geschäftsbeschränkten weder einen Vorteil bringen noch für ihn nachteilig sind, also beispielsweise Erklärungen, die er als Vertreter mit Wirkung für und gegen den Vertretenen abgibt, sind zustimmungsfrei (vgl. § 165 BGB). Die *Zustimmung* des gesetzlichen Vertreters (Eltern oder Vormund) erfolgt entweder als Einwilligung vor Abschluß des Geschäfts oder in Form der Genehmigung hinterher (§§ 107, 108, 182 ff. BGB). Bisweilen wird auch eine *Globaleinwilligung* für einen bestimmten Kreis von Rechtsgeschäften erteilt, so daß der in der Geschäftsfähigkeit Beschränkte in diesem Bereich praktisch eine volle, gegenständlich allerdings beschränkte Geschäftsfähigkeit erlangt. Das gilt insbesondere, wenn der gesetzliche Vertreter den Geschäftsbeschränkten dazu ermächtigt, in Dienst oder in Arbeit zu treten (§ 113 BGB) oder sogar selbständig ein Erwerbsgeschäft zu betreiben (§ 112 BGB). Nach dem «Taschengeldparagraphen» wird auch ein Vertrag als genehmigt angesehen, der von seiten des Geschäftsbeschränkten mit Mitteln erfüllt ist, die ihm zu diesem Zweck oder zu freier Verfügung von dem gesetzlichen Vertreter oder mit dessen Zustimmung von einem Dritten überlassen worden sind (§ 110 BGB).

5.1.4.6. Wiederherstellung der vollen Geschäftsfähigkeit

Solange jemand entmündigt ist, bleibt er gemäß § 104 Nr. 3 BGB geschäftsunfähig, auch wenn er es im Sinne von § 104 Nr. 2 BGB nicht mehr ist, weil seine geistige Gesundheit wiederhergestellt wurde. Er hat dann nur die Möglichkeit, durch Aufhebung der Entmündigung seine Geschäftsfähigkeit für die Zukunft wiederzuerlangen (5.1.2.5.). Das auf eine Anfechtungsklage hin ergehende Urteil dagegen beseitigt die Entmündigung mit *rückwirkender* Kraft (s. S. 469 a. E.). Auf diese Weise kann es zu einander widersprechenden Rechtsgeschäften des Vormunds und des für geisteskrank Gehaltenen kommen. Dieselbe Situation ergibt sich, wenn jemand unter vorläufige Vormundschaft gestellt worden ist (s. S. 474 f.) und der Antrag auf Entmündigung zurückgenommen bzw. rechtskräftig abgewiesen wurde. Auch hier kommt es zu Pflichtenkollisionen, wenn der unter vorläufige Vormundschaft Gestellte und sein gesetzlicher Vertreter etwa dieselbe Wohnung an verschiedene Personen vermietet haben u. ä.

5.1.5. Prozeßfähigkeit

5.1.5.1. Prozeßfähigkeit als prozessuale Geschäftsfähigkeit

Die Prozeßfähigkeit ist die Fähigkeit, einen Prozeß selbst oder durch einen selbst bestellten Vertreter zu führen, also Prozeßhandlungen selber wirksam vorzunehmen oder vornehmen zu lassen. Die Fähigkeit zur Bevollmächtigung gehört zur Prozeßfähigkeit deshalb, weil sich im Anwaltsprozeß vor dem Familiengericht, dem Landgericht, dem Oberlandesgericht oder Bundesgerichtshof auch die prozeßfähige Partei von einem bei dem jeweiligen Gericht zugelassenen Anwalt vertreten lassen muß, so daß es für die Prozeßfähigkeit auch darauf ankommt, ob man zur Erteilung einer solchen Vertretungsmacht rechtlich in der Lage ist. Das Gesetz bestimmt, daß eine Person insoweit prozeßfähig ist, als sie sich durch Verträge verpflichten kann (§ 52 ZPO). Damit wird deutlich auf die Geschäftsfähigkeit des materiellen bürgerlichen Rechts abgehoben, so daß Prozeßfähigkeit als Teil der vollen Geschäftsfähigkeit anzusehen ist. Eine beschränkte Geschäftsfähigkeit (5.1.4.2.) kennt das Verfahrensrecht dagegen nicht: die Partei ist, wenn sie die uneingeschränkte Geschäftsfähigkeit besitzt, auch schlechthin prozeßfähig, in den Fällen der beschränkten oder völligen Geschäftsunfähigkeit fehlt ihr dementsprechend auch die Prozeßfähigkeit. Ein wegen Geistesschwäche, Verschwendung, Trunk- oder Rauschgiftsucht Entmündigter kann also auch nicht mit Zustimmung des gesetzlichen Vertreters selbständig einen Prozeß führen (Jauernig 1983, § 20 II 2, S. 53). Soweit er aber im Rahmen der §§ 112, 113 BGB für einen bestimmten Rechtskreis durch Zustimmung des gesetzlichen Vertreters unbeschränkt geschäftsfähig ist (5.1.4.5.), ist er insoweit auch prozeßfähig, so daß der beschränkt geschäftsfähige Arbeitnehmer selbständig rückständigen Lohn einklagen kann u. ä.

Ausnahmsweise fallen Prozeßfähigkeit und Geschäftsfähigkeit aber auch auseinander. Wird der Geschäftsfähige nämlich durch einen Pfleger vertreten, so gilt er kraft ausdrücklicher gesetzlicher Fiktion insoweit als prozeßunfähig, um die sonst unvermeidlichen widersprüchlichen Handlungen (vgl. 5.1.4.6.) jedenfalls im Prozeßverfahren zu vermeiden (vgl. S. 485 a. E.). Umgekehrt ist zum Beispiel die Prozeßfähigkeit bei fehlender Geschäftsfähigkeit vorhanden, wenn gestattet wird, daß auch ein minderjähriger Ehegatte – im Gegensatz zum Geschäftsunfähigen! – den Scheidungsantrag stellen darf (§ 607 Abs. 1 S. 1 ZPO). Und schließlich wird eine Partei im Prozeß selbst als prozeßfähig behandelt, solange es gerade ihre Prozeßfähigkeit ist, die zweifelhaft oder umstritten ist (vgl. S. 471 und S. 488).

Die Prozeßfähigkeit ist von der *Parteifähigkeit* zu unterscheiden. Diese besitzt jeder, der rechtsfähig ist (§ 50 Abs. 1 ZPO), also auch der Geistesgestörte und Entmündigte (vgl. 5.1.4.1.).

Die Prozeßfähigkeit ist ferner von der *Postulationsfähigkeit* zu unterscheiden. Hierunter versteht man die Fähigkeit, vor einem bestimmten Gericht sämtliche Prozeßhandlungen selbst vornehmen zu dürfen, also etwa vor dem Familiengericht oder beim Landgericht aufzutreten. Sie fehlt der natürlichen Person unabhängig davon, ob diese gesund oder geistesgestört ist, überall dort, wo Anwaltszwang herrscht, also auch der prozeßfähigen Partei, die sich vor solchen Gerichten ebenfalls von einem hier zugelassenen Rechtsanwalt vertreten lassen muß (Rosenberg–Schwab 1981, § 45, S. 237; Zöller–Vollkommer 1984, Anm. IV 1 c vor § 50). Eine *Verhandlungsfähigkeit*, die im Strafprozeß eine so große Rolle spielt, gibt es im Zivilverfahren zwar auch (Rosenberg–Schwab 1981, § 45 I 2, S. 238); da hier aber eine Vertretung erforderlich und jederzeit möglich ist, hat ihr Fehlen eben nur die Bedeutung, daß eine Vertretung erfolgen muß.

Nach § 393 ZPO gibt es schließlich eine besondere *Eidesfähigkeit*, die Personen unter 16 Jahren oder denjenigen, welche wegen mangelnder Verstandesreife bzw. wegen Verstandesschwäche von dem Wesen und der Bedeutung des Eides keine genügende Vorstellung haben, abgeht und die deshalb unbeeidigt zu vernehmen sind. Die Gerichte entscheiden über das Vorhandensein dieser Verstandesreife durchweg ohne Hinzuziehung von Sachverständigen.

5.1.5.2. Bedeutung der Prozeßfähigkeit

Die Prozeßfähigkeit ist Prozeßvoraussetzung und Prozeßhandlungsvoraussetzung. Klageerhebung, Anträge, Beweisantritte und ähnliche Prozeßhandlungen können nur von demjenigen wirksam vorgenommen werden, der prozeßfähig ist. Ist er es nicht, sind seine Handlungen grundsätzlich unwirksam. Das zeigt, daß der Prozeßunfähige im Verfahren durch seinen *gesetzlichen Vertreter* vertreten werden muß, wobei das Bürgerliche Recht bestimmt, wer dies ist: bei Minderjährigen die Eltern (§ 1629 Abs. 1 BGB), bei Entmündigten der Vormund (§§ 1789, 1793 BGB) oder gemäß § 1915 BGB auch der Pfleger (vgl. 5.1.1.2.).

Prozeßvoraussetzungen sind die Erfordernisse, unter denen das Verfahren überhaupt zulässig ist, unter denen der Richter also ein Urteil in der Sache selbst sprechen darf. Sie sind deshalb (wie die Ordnungsmäßigkeit der Klageerhebung, die Zuständigkeit des Gerichts, die Zulässigkeit des Rechtsweges usw.) vom Gericht in jeder Lage des Rechtsstreits von Amts wegen zu prüfen. Zu diesen Sachurteilsvoraussetzungen gehört auch die Prozeßfähigkeit (§ 56 Abs. 1 ZPO). Als Sachurteilsvoraussetzung reicht es aus, ist aber auch erforderlich, daß die Prozeßfähigkeit zur Zeit der Entscheidung, also im Augenblick des Urteilserlasses vorliegt.

5.1.5.3. Prozeßunfähigkeit und ihre Ausnahmen

Die Anknüpfung der Prozeßfähigkeit an die zivilrechtliche Geschäftsfähigkeit (5.1.5.1.) hat zunächst eine von der Person des Betroffenen herrührende, gleichsam *subjektive* Prozeßunfähigkeit zur Folge: nämlich prozeßunfähig sind zunächst alle nicht voll geschäftsfähigen Personen, also Kinder unter sieben Jahren, die dauernd Geistesgestörten und die wegen Geisteskrankheit Entmündigten (s. S. 482 f. und S. 483 f.). Insbesondere was dort über die lichten Momente, über die partielle und relative Geschäftsunfähigkeit gesagt worden ist, hat im vorliegenden Zusammenhang seine prozessualen Auswirkungen. So ist eine Zustellung, die an eine nur vorübergehend geistesgestörte Person bewirkt wird, wirksam und setzt eine Notfrist (z. B. den Lauf einer Berufungsfrist) in Gang (OLG Hamm NJW 1960, 1391). Bei bloß partieller Geschäftsunfähigkeit bezieht sich die Prozeßunfähigkeit nur auf Prozesse, die gerade das bestimmte Krankheitsgebiet betreffen (BGH 18, 184; BGH NJW 1971, 843; BGH FamRZ 1972, 497). Entsprechend der Ablehnung einer relativen Geschäftsunfähigkeit für besonders schwierige Rechtsgeschäfte gibt es auch keine Prozeßunfähigkeit für besonders komplizierte Prozesse (BGH NJW 1970, 1680).

Die beschränkt geschäftsfähigen Minderjährigen zwischen 7 und 18 Jahren, die wegen Geistesschwäche, Verschwendung, Trunk- oder Rauschgiftsucht Entmündigten (5.1.4.5.) sowie die unter vorläufige Vormundschaft gestellten Personen (s. S. 474 f.) sind im Verfahrensrecht stets unbeschränkt prozeßunfähig. Die Einwilligung des gesetzlichen Vertreters in eine Prozeßführung durch den in der Geschäftsfähigkeit Beschränkten nützt also überhaupt nichts. Schließlich besitzt gemäß § 53 ZPO jemand trotz bestehender Geschäftsfähigkeit die Prozeßfähigkeit nicht, wenn für ihn ein Pfleger bestellt ist; Anträge und Erklärungen des Pflegers haben in diesem Verfahren absoluten Vorrang (s. S. 486).

Neben dieser persönlichen Prozeßunfähigkeit gibt es für einige Bereiche eine *gegenständlich beschränkte Prozeßfähigkeit* für einzelne Prozesse oder für eine Gruppe einzelner Prozesse. Das ist einmal bei Gerichtsverfahren eines beschränkt Geschäftsfähigen im Rahmen eines *Dienst- oder Arbeitsverhältnisses* oder im Rahmen eines *Erwerbsgeschäfts* der Fall, für die ihm der gesetzliche Vertreter freie Hand gelassen hat (5.1.4.5.). Ferner ist der beschränkt Geschäftsfähige uneingeschränkt prozeßfähig in *Ehesachen* (§ 607 ZPO) mit Ausnahme der Eheaufhebungsklage auf Grund beschränkter Geschäftsfähigkeit bei Eingehung der Ehe, die nur der gesetzliche Vertreter erheben darf (§ 30 Abs. 1 S. 2 EheG). Für den insoweit prozeßfähigen Ehegatten kann aber gleichwohl gemäß § 53 ZPO, § 1910 BGB ein Pfleger bestellt werden (Zöller–Vollkommer 1984, § 53 Anm. 2; umstr.); stellt sich aber im Rechtsstreit heraus, daß die Pflegerbestellung ohne gesetzliche Grundlage erfolgte, so ist den Parteien durch Aussetzung des Verfahrens Gelegenheit zu geben, die Pflegerbestellung durch das Vormundschaftsgericht zurücknehmen zu lassen (BGH 41, 303). Eine eingeschränkte Prozeßfähigkeit des Geschäftsbeschränkten besteht ferner bei der Klage auf *Anfechtung der Ehelichkeit eines Kindes* und für die Klage auf Anfechtung der Anerkennung der *nichtehelichen Vaterschaft* (§ 640b ZPO). Schließlich ist der volljährig zu Entmündigende oder bereits Entmündigte in den *Verfahren auf Entmündigung, deren Anfechtung oder Wiederaufhebung* prozeßfähig (vgl. S. 469f. und S. 471).

5.1.5.4. Verfahren bei Prozeßunfähigkeit

Ist der Prozeßunfähige entmündigt, so hat er einen Vormund, der sein gesetzlicher Vertreter ist. Die Prozeßunfähigkeit der Partei ist insoweit offenkundig und bedarf keiner besonderen Prüfung. Der Richter und alle übrigen Rechtspflegeorgane (Rechtspfleger, Gerichtsvollzieher usw.) haben aber auch in allen anderen Fällen und in jeder Lage des Verfahrens das eventuelle Fehlen der Prozeßfähigkeit von Amts wegen zu beachten und zu prüfen (§ 56 Abs. 1 ZPO) und gegebenenfalls entsprechende Beweise zu erheben. Den Mangel der Prozeßfähigkeit kann jeder Verfahrensbeteiligte geltend machen, insbesondere auch die geschäftsunfähige Partei selbst und ebenso ihr Gegner (Rosenberg–Schwab 1981, § 44 IV 3, S. 35f.). Soll eine prozeßunfähige Partei, die ohne gesetzlichen Vertreter ist, verklagt werden, so wird ihr bei Gefahr im Verzuge vom Vorsitzenden des Prozeßgerichts auf Antrag ein *Prozeßpfleger* bestellt, der die Partei vertritt (§ 57 Abs. 1 ZPO). Entsteht über die Prozeßfähigkeit ein Streit, so ist die Partei hierfür prozeßfähig (5.1.5.2.). Die *Beweislast* für das Vorliegen der Prozeßfähigkeit von Kläger und Beklagtem trägt der das Sachurteil begehrende Kläger. Läßt sich also nicht feststellen, ob eine Partei schon bei Klageerhebung prozeßunfähig war, so ist die Klage als unzulässig abzuweisen (BGH 18, 184). Auch *Zustellungen* dürfen an den erwiesenermaßen Prozeßunfähigen nicht erfolgen (§ 171 Abs. 1 ZPO); eine dergestalt unwirksame Zustellung vermag also auch keine Rechtsmittelfrist in Gang zu setzen. Hierbei sollte beachtet werden, daß diese unabhängig von jeglicher Zustellung mit dem Ablauf von fünf Monaten nach der Verkündung des Urteils zu laufen beginnt (§§ 516, 552 ZPO), so daß das Urteil gleichwohl unabhängig von der Prozeßfähigkeit der Partei rechtskräftig werden kann. Allerdings findet gegen ein solches Urteil, das in einem Verfahren ergangen ist, in dem eine prozeßunfähige Partei nicht ordnungsgemäß vertreten war, die Nichtigkeitsklage statt (§ 579 Abs. 1 Nr. 4 ZPO).

5.1.5.5. Die Prozeßfähigkeit in der Freiwilligen Gerichtsbarkeit

Auch im Verfahren der Freiwilligen Gerichtsbarkeit (Vormundschaftssachen, Ehelichkeitserklärung, Annahme als Kind, Grundbuchsachen, Nachlaßsachen usw.) gibt es, wenn auch das Gesetz dazu schweigt, eine Prozeßfähigkeit als die Fähigkeit, im Verfahren wirksam zu handeln, die entsprechend der Prozeßfähigkeit im Zivilprozeßverfahren volle Geschäftsfähigkeit voraussetzt, so daß sich der Prozeßunfähige durch seinen gesetzlichen Vertreter vertreten lassen muß. Treffend wird auch von *Verfahrensfähigkeit* gesprochen (Bassenge–Herbst 1981, FGG, Einl. II 4, S. 6). Die Mittelstufe der beschränkten Geschäftsfähigkeit fehlt, obwohl dies nicht unumstritten ist, auch im Bereich der Freiwilligen Gerichtsbarkeit (Habscheid 1983, § 15 II, S. 81ff.). Aber auch hier ist der Entmündigte und Geisteskranke als prozeßfähig anzusehen, wo es um den Streit über seine Prozeßfähigkeit selbst geht (BGH 52, 1), oder in den Verfahren, in denen die wegen ihres Geisteszustandes zu treffenden Maßnahmen (z.B. Anordnung und Aufhebung der Unterbringung, der Vormundschaft und Pflegschaft) oder die Feststellung des Geisteszustands zum Beispiel im Rahmen von § 1673 BGB Verfahrensgegenstand sind (BGH NJW 1978, 992; OLG Hamm OLGZ 1971, 76; Bassenge-Herbst 1981, FGG, Einl. II 4c). Darüber hinaus ist der über 14 Jahre alte Minderjährige in allen seine Person betreffenden Angelegenheiten zur selbständigen Einlegung der Beschwerde berechtigt und insoweit auch prozeßfähig (§ 59 FGG). Die genannte Bestimmung gilt auch für einen volljährigen, unter Vormundschaft stehenden, aber nicht geschäftsunfähigen Mündel, so daß etwa jemand, dessen Entmündigung wegen Geistesschwäche beantragt und der unter vorläufige Vormundschaft gestellt ist (s. S. 474f.), eben hiergegen selbständig Beschwerde einlegen kann (§§ 60 Abs. 1 Nr. 5, 59, 20 FGG). Aus § 59 FGG ergibt sich aber keine Befugnis, daß der in der Geschäftsfähigkeit Beschränkte auch selbständig Anträge stellen könnte. Lediglich im Sorgerechtsverfahren bei getrenntlebenden oder geschiedenen Ehegatten gemäß §§ 1671, 1672 BGB darf derjenige von ihnen, dem die Prozeßfähigkeit an sich fehlt, auch von sich aus den Antrag auf Zuteilung des elterlichen Sorgerechts stellen (BayObLG MDR 1969, 395; Habscheid 1983, § 15 III 3, S. 85).

5.1.6. Die Testierfähigkeit

5.1.6.1. Gesetzliche Erbfolge und Testament

Das Gesetz regelt die Erbfolge, also den Verbleib des Vermögens einer Person nach deren Tod, danach, in welcher verwandtschaftlichen Nähe eine Person zum Erblasser steht. Die Abkömmlinge des Erblassers sind gesetzliche Erben erster Ordnung und erben etwa vor den Eltern des Erblassers und deren Abkömmlingen und diese wiederum vor den Großeltern und deren Abkömmlingen, die gesetzliche Erben dritter Ordnung sind (§§ 1924ff. BGB). Der Ehegatte des Erblassers hat neben Verwandten der ersten Ordnung ein gesetzliches Erbrecht von einem Viertel, neben Verwandten der zweiten Ordnung oder neben Großeltern ist er zur Hälfte der Erbschaft als gesetzlicher Erbe berufen (§ 1931 Abs. 1 BGB). Der Erblasser ist aber auch befugt, durch einseitige Verfügung von Todes wegen, also durch Testament, aber auch durch Erbvertrag, den Erben zu bestimmen, einzelne Personen von der Erbfolge auszuschließen, Vermächtnisse oder Auflagen zu machen (§§ 1937–1941 BGB), wobei allerdings besondere Formen eingehalten werden müssen (§§ 2231ff., 2276ff. BGB). Beim privatschriftlichen Testament etwa muß die letztwillige Verfügung eigenhändig geschrieben und unterschrieben werden (§ 2247 BGB), während das öffentliche Testament dadurch errichtet wird, daß der Erblasser dem Notar seinen letzten Willen mündlich erklärt oder ihm eine Schrift mit der Erklärung übergibt, daß sie seinen letzten Willen enthalte (§ 2232 BGB).

5.1.6.2. Die Testierfähigkeit

Die Errichtung eines Testaments wird davon abhängig gemacht, daß der Erblasser testierfähig ist. Ebenso wie die privatautonome Gestaltung der Rechtsverhältnisse zu seinen Lebzeiten vom Vorhandensein der Geschäftsfähigkeit abhängig ist (5.1.4.1.), setzt die

Verfügung von Todes wegen ein bestimmtes Mindestmaß an psychischer Verantwortungsfähigkeit voraus. Die Testierfähigkeit ist deshalb die Fähigkeit, ein Testament wirksam zu
errichten, zu ändern oder aufzuheben. Sie ist damit zwar nur ein Unterfall der allgemeinen
Geschäftsfähigkeit, aber in den §§ 2229, 2230, 2253 Abs. 2, 2275 BGB besonders geregelt.
Die Besonderheiten beziehen sich sowohl auf das Alter als auch auf die Testamentsformen.

Die Testierfähigkeit des voll Geschäftsfähigen

Die uneingeschränkte Testierfähigkeit besitzt nur der *voll Geschäftsfähige*, der des Spre-
chens, Lesens und Schreibens kundig, geistig gesund, volljährig und im vollen Besitz seiner
Sinne ist (Palandt-Edenhofer 1986, § 2229, Anm. 2). Die volle Geschäftsfähigkeit (vgl.
5.1.4.2.) wird vor allem für den Abschluß eines Erbvertrags verlangt (§ 2275 Abs. 1 BGB).
Erbverträge beschränkt Geschäftsfähiger oder gar Geschäftsunfähiger sind nichtig und
können auch nicht unter Mitwirkung oder durch Zustimmung des gesetzlichen Vertreters
wirksam werden; es tritt auch keine Heilung ein, wenn die Beschränkung der Geschäftsfähigkeit wegfällt (Palandt-Edenhofer 1986, § 2275, Anm. 1); eine *Bestätigung* nach Erreichung der Volljährigkeit oder der geistigen Gesundheit kann nur unter Einhaltung der
entsprechenden Testamentsformen erfolgen (Brox 1984, Rdn. 97).

Die Testierfähigkeit des Minderjährigen, der das 16. Lebensjahr vollendet hat

Ein *Minderjähriger* (vgl. 5.1.4.3.) kann ein Testament schon errichten, wenn er das
16. *Lebensjahr vollendet* hat (§ 2229 Abs. 1 BGB), ohne daß er hierzu der Zustimmung
seines gesetzlichen Vertreters bedarf (§ 2229 Abs. 2 BGB). Die damit vorweggezogene
Testierfähigkeit wird aber insofern wieder eingeschränkt, als sichergestellt werden soll,
daß der Minderjährige in einem solchen Fall durch einen Notar beraten wird. Deshalb ist
es ihm versagt, das Testament privatschriftlich zu errichten; er kann seinen letzten Willen
vielmehr nur durch öffentliches Testament verwirklichen (vgl. §§ 2247 Abs. 4, 2233 Abs. 1
BGB; §§ 30 S. 4, 17 BeurkG).

Die Testierfähigkeit des unter vorläufige Vormundschaft Gestellten

Der unter *vorläufige Vormundschaft* Gestellte (oben s. S. 474 f.) ist in der Geschäftsfähigkeit
beschränkt. Gleichwohl berührt dies als solches seine Testierfähigkeit nicht; er bedarf zur
Testamentserrichtung nicht der Zustimmung seines gesetzlichen Vertreters. Das schließt
aber nicht aus, daß das von ihm errichtete Testament aus anderen Gründen unwirksam
ist: einmal ist das natürlich der Fall, wenn das Verfahren, in dessen Verlauf die vorläufige
Vormundschaft angeordnet wurde, tatsächlich zur Entmündigung führt; die Unfähigkeit
ein Testament zu errichten, tritt dann rückwirkend schon mit der Stellung des Antrags ein,
auf Grund dessen die Entmündigung ausgesprochen wird (§ 2229 Abs. 3 S. 2 BGB). Wird die
Entmündigung aber abgelehnt, bleibt das während des Verfahrens errichtete Testament
wirksam. Zum anderen kann ein Testament aber auch unabhängig von der (versagten oder
ausgesprochenen) Entmündigung deshalb unwirksam sein, weil dem Erblasser bei seiner
Errichtung die Geschäftsfähigkeit fehlte (§ 2229 Abs. 4 BGB).

Die Testierfähigkeit des Entmündigten

Wer *entmündigt* ist, kann ein Testament überhaupt nicht errichten (§ 2229 Abs. 3 S. 1
BGB). Es ist gleichgültig, ob die Entmündigung wegen Geisteskrankheit oder wegen
Geistesschwäche, wegen Verschwendung, Trunk- oder Rauschgiftsucht erfolgt ist (5.1.2.2.).
Die auf Grund der abgeschwächten Entmündigung nur beschränkt geschäftsfähigen

Entmündigten können allerdings ein früher errichtetes Testament widerrufen (§ 2253 Abs. 2 BGB) und dadurch in der Regel die vom Gesetzgeber gebilligte gesetzliche Erbfolge herbeiführen (Lange–Kuchinke 1978, § 17 IV, S. 239), vielleicht aber auch ein noch früheres Testament wieder in Kraft setzen, sofern sie nicht bei diesem Widerrufakt selbst der stärkeren Form der Geisteskrankheit unterliegen. Wird die Entmündigung allerdings auf Anfechtungsklage hin aufgehoben (s. S. 469), so steht der Wirksamkeit des Testaments gemäß § 115 Abs. 1 S. 1 BGB nichts mehr im Wege (oben 5.1.4.6.). Ebenso bleibt ein während des Entmündigungsverfahrens errichtetes Testament gemäß § 2230 Abs. 1 BGB aufrechterhalten, wenn der entmündigte Erblasser vor der Unanfechtbarkeit der Entmündigung, also vor Ablauf der einmonatigen Anfechtungsfrist oder vor rechtskräftiger Abweisung seines Rechtsbehelfs verstirbt. Ähnlich ist das nach Stellung des Antrags auf Wiederaufhebung der Entmündigung (s. S. 470 f.) errichtete Testament gültig, wenn die Entmündigung auf Grund des Antrags wieder aufgehoben wird (§ 2230 Abs. 2 BGB), während es bei der Ungültigkeit bleibt, wenn der Antragsteller vor der Wiederaufhebung stirbt. In allen Fällen bleibt außerdem die Möglichkeit, seine Testierunfähigkeit auch über das auf S. 492 f. Gesagte nachzuweisen.

Die Testierfähigkeit geistesgestörter, geistesschwacher oder im Bewußtsein gestörter Personen

Schließlich fehlt die Testierfähigkeit einer Person, die zur Zeit der Errichtung des Testaments *geistesgestört, geistesschwach* oder *im Bewußtsein gestört* war (§ 2229 Abs. 4 BGB), was den §§ 104 Nr. 2, 105 Abs. 2 BGB entspricht (s. S. 482). Für die Bejahung der Testierfähigkeit genügt es nicht, daß der Erblasser eine allgemeine Vorstellung von der Tatsache der Errichtung des Testaments und von dem Inhalt seiner letztwilligen Anordnung hat; er muß vielmehr auch in der Lage sein, sich über die Tragweite dieser Anordnungen, insbesondere auch über ihre Auswirkungen auf die persönlichen und wirtschaftlichen Verhältnisse der Betroffenen und über die Gründe, die für oder gegen ihre sittliche Berechtigung sprechen, ein klares Urteil zu bilden und nach diesem Urteil frei von Einflüssen etwaiger interessierter Dritter zu handeln (BGH FamRZ 1958; 127, 128; BayObLG 1962, 219, 224; OLG Hamm MDR 1967, 496). Ausdrücklich genannt ist in § 2229 Abs. 4 BGB auch die Geistesschwäche, so daß selbst leichtere Formen geistiger Anomalien zur Testierunfähigkeit führen können. Ferner ist unerheblich, ob die Bewußtseinsstörung dauernd oder vorübergehend ist, so daß § 2229 Abs. 4 BGB auch den Fall von § 105 Abs. 2 BGB (s. S. 484) erfaßt. Verfügungen, die ein Geistesgestörter in lichten Zwischenräumen trifft (s. S. 482), sind wirksam. Ebenso schließen Psychopathien und Rauschgiftsucht als solche (also vor einer entsprechenden Entmündigung) in der Regel die Testierfähigkeit nicht aus (BayObLG 1956, 377; Palandt-Edenhofer 1986, § 2229 Anm. 6 b).

Die Anerkennung einer *abgestuften Testierfähigkeit* im Sinne der (S. 483) abgelehnten relativen Geschäftsfähigkeit wird zwar bisweilen befürwortet, so daß die Testierfähigkeit von der Schwierigkeit des jeweiligen Testaments bzw. der zu ordnenden Vermögensverhältnisse abhängen soll (Schumann–Lenckner 1972, S. 299; Flume 1979, S. 188). Aber auch wenn es im Erbrecht weniger auf den Vertrauensschutz und die Erwartungen des rechtsgeschäftlichen Verkehrs ankommt als etwa im Schuldrecht und im allgemeinen Vertragsrecht, bleibt doch die Gefahr der Rechtsunsicherheit bestehen; es kann letztlich nicht der psychiatrische Sachverständige darüber entscheiden, ob die geistigen Fähigkeiten für die Ordnung der Vermögensverhältnisse des Erblassers ausgereicht haben oder nicht, wofür auch dem Sachverständigen die juristischen und ökonomischen Kenntnisse und Erfahrungen fehlen mögen.

Die Testierfähigkeit stummer des Schreibens Unkundiger und Unfähiger, tauber Analphabeten und stummer Minderjähriger

Aus Gründen der Unerfüllbarkeit der Testamentsform können praktisch nicht testieren *stumme des Schreibens Unkundige und -Unfähige, taube Analphabeten und stumme Minderjährige* (vgl. Palandt–Edenhofer, 1984, § 2229 Anm. 6 d).

5.1.6.3. Zeitpunkt

Die Testierfähigkeit muß beim Abschluß der Errichtung der letztwilligen Verfügung vorhanden sein (BGH 30, 294), was vom Notar von Amts wegen geprüft werden muß (5.1.6.4.). Da auf den Endzeitpunkt abgestellt wird, schadet es nicht, wenn zum Beispiel bei einem eigenhändigen Testament während eines Teils der Niederschrift des Textes die Testierfähigkeit gefehlt hat (RG 111, 247, 252). Der nachträgliche Verlust der Testierfähigkeit beeinträchtigt die Gültigkeit eines zuvor wirksam errichteten Testaments nicht. Hat der Erblasser im Vollbesitz seiner geistigen Kräfte dem Notar seinen letzten Willen erklärt, dann aber einen Schlaganfall erlitten, so genügt es, wenn er den am nächsten Tag verlesenen Text versteht und erfaßt, daß es sich um ein Testament handelt, sofern er noch darüber entscheiden kann, ob dieses Testament wirksam werden soll (BGH 30, 294, 298). Die Testierfähigkeit fehlt freilich, wenn der Erblasser die Bedeutung des verlesenen Entwurfs nicht mehr zu erkennen vermag, sondern nur noch in der Lage ist, zu überlegen, ob es bei seinem früher gefaßten Entschluß verbleiben soll (BGH a.a.O., S. 299).

5.1.6.4. Verfahrensrecht

Als Besonderheit für Verfügungen von Todes wegen ordnet das Gesetz ausdrücklich an, daß der *Notar* seine Wahrnehmungen über die erforderliche Geschäftsfähigkeit des Erblassers in der Niederschrift zu vermerken hat (§ 28 BeurkG), woraus zu schließen ist, daß er verpflichtet ist, sich vor der Beurkundung einer letztwilligen Verfügung von der Testierfähigkeit des Erblassers zu überzeugen. Fehlt einem Beteiligten nach der Überzeugung des Notars die Geschäftsfähigkeit, so soll er die Beurkundung ablehnen (§ 11 Abs. 1 S. 1 BeurkG). Die Formulierung des Gesetzes als Soll-Bestimmung hat nur die Bedeutung, daß ein Verstoß für sich genommen die Wirksamkeit des vorgenommenen Rechtsgeschäfts nicht beeinträchtigt; im übrigen ist der Notar selbstverständlich verpflichtet, der gesetzlichen Bestimmung nachzukommen. Jede schwere Erkrankung muß in der Niederschrift vermerkt, und darüber hinaus muß angegeben werden, welche Feststellungen über die Geschäftsfähigkeit von dem Notar getroffen worden sind (§ 11 Abs. 2 BeurkG). Was «erforderlich» ist, ergibt sich aus den jeweiligen gesetzlichen Anforderungen (5.1.6.2.). In Zweifelsfällen, insbesondere bei *Krankenhaustestamenten*, empfiehlt sich die Rücksprache mit dem behandelnden Arzt, um vor allem unerkennbare geistige Störungen aufzudecken (MünchKomm–Burkart, 1982, § 2229 Rdn. 26).

Da die Störung der Geistestätigkeit die Ausnahme bildet, wird ein Erblasser im Prozeß über die Gültigkeit eines Testaments so lange als testierfähig angesehen, bis das Gegenteil bewiesen ist. Mit anderen Worten trägt also die *Beweislast* für die Testierunfähigkeit derjenige, der sich im Gerichtsverfahren darauf beruft und günstige Rechtsfolgen für sich daraus ableitet (BGH 18, 184; BGH FamRZ 1958, 127). An die rechtliche Beurteilung der Geschäftsfähigkeit durch den Notar ist das Gericht dabei nicht gebunden; beweiskräftig festgestellt sind lediglich die angegebenen Tatsachen (vgl. § 418 ZPO).

Im *Erbscheinsverfahren* wird die Gültigkeit des Testaments von Amts wegen geprüft (§ 2358 Abs. 1 BGB, § 12 FGG), wobei etwaige Zweifel an der Geschäftsfähigkeit des Erblassers grundsätzlich zur Einholung eines Sachverständigengutachtens zwingen (KG NJW 1961, 2066; OLG Hamm MDR 1967, 496; OLG Stuttgart, Rpfleger 1980, 189). Das Gericht ist aber nicht an das Ergebnis der psychiatrischen Begutachtung gebunden (BGH NJW 1961, 2061). Von der Testierfähigkeit ist auszugehen, wenn dafür eine an Sicherheit grenzende Wahrscheinlichkeit vorliegt, während die Feststellung der Testierunfähigkeit die volle Gewißheit des Richters erfordert (RG 162, 229; BGH FamRZ 1958, 127; FamRZ 1970, 641; BGH NJW 1951, 481). Da davon auszugehen ist, daß der Verstorbene selbst ein Interesse an der Gültigkeit einer von ihm getroffenen letztwilligen Verfügung haben würde, entfallen mit seinem Tode die ärztliche Schweigepflicht und das Zeugnisverweigerungsrecht des Arztes (KG NJW 1961, 2066; LG Augsburg NJW 1964, 1186; MünchKomm–Burkart 1982, § 2229 Rdn. 27).

5.1.7. Eherecht

5.1.7.1. Ehemündigkeit und Geschäftsfähigkeit

Eine Ehe soll nicht vor Eintritt der *Volljährigkeit* eingegangen werden (§ 1 Abs. 1 EheG), d. h. das Gesetz geht davon aus, daß die Eheschließung erst erfolgt, wenn die Verlobten mindestens 18 Jahre alt sind (5.1.4.2.). Von diesem Erfordernis der Ehemündigkeit kann das Vormundschaftsgericht aber unter drei Voraussetzungen *Befreiung* erteilen, wenn der Antragsteller das 16. Lebensjahr vollendet hat und sein künftiger Ehegatte volljährig ist (§ 1 Abs. 2 EheG). Nach dem Willen des Gesetzgebers reicht es aus, wenn einer der Ehegatten volljährig ist; gegebenenfalls kann also auch der 16jährige Mann heiraten, wenn nur seine Verlobte 18 Jahre alt ist. Das Vormundschaftsgericht hat die Erteilung der Ausnahmegenehmigung zu versagen, wenn den Verlobten die erforderliche sittliche und geistige Reife für eine Ehe abgeht; in dem «kann» steckt also die dritte Voraussetzung für die Befreiung vom Volljährigkeitserfordernis (Palandt–Diederichsen 1986, § 1 EheG Anm. 4; Soergel–Siebert–Häberle 1981, § 1 EheG Rdn. 7).

Während sich die Ehemündigkeit auf das Alter der zukünftigen Ehegatten bezieht, wird zusätzlich zu diesem Alterserfordernis nach § 2 EheG für die Eingehung einer Ehe auch die Geschäftsfähigkeit der Verlobten vorausgesetzt. Wer geschäftsunfähig ist (5.1.4.2.), kann eine Ehe überhaupt nicht eingehen (§ 2 EheG); die trotzdem geschlossene Ehe ist gemäß § 18 Abs. 1 EheG nichtig (5.1.7.2.). Dabei ist gleichgültig, ob die Geschäftsunfähigkeit auf Entmündigung wegen Geisteskrankheit oder unmittelbar auf dieser letzteren selbst beruht (5.1.4.4.), ferner aber auch, ob die freie Willensbestimmung durch eine krankhafte dauerhafte Störung der Geistestätigkeit ausgeschlossen war oder nur auf Grund einer Bewußtlosigkeit oder vorübergehenden Störung der Geistestätigkeit. Die Zustimmung des gesetzlichen Vertreters nützt in einem solchen Falle nichts; eine Heilung der Nichtigkeit ist lediglich nach Fortfall der geistigen Beeinträchtigung durch Bestätigung der Ehe möglich (s. S. 494).

Wer minderjährig oder aus anderen Gründen in der Geschäftsfähigkeit beschränkt ist (5.1.4.5.), bedarf zur Eingehung der Ehe der Einwilligung seines gesetzlichen Vertreters (§ 3 Abs. 1 EheG) und gegebenenfalls daneben derjenigen des Personensorgeberechtigten (§ 3 Abs. 2 EheG), wobei das Vormundschaftsgericht diese Einwilligung ersetzen kann, wenn sie ohne triftige Gründe verweigert werden (§ 3 Abs. 3 EheG).

5.1.7.2. Ehenichtigkeit

Vernichtbarkeit der Ehe

Ehenichtigkeit bedeutet *Vernichtbarkeit der Ehe*. Ist bei der Eheschließung die Form der standesamtlichen Trauung nicht eingehalten worden, sind die Ehegatten Geschwister oder war einer der Ehegatten zur Zeit der Eheschließung noch mit einem Dritten gültig verheiratet, so ist die Ehe gemäß §§ 16–22 EheG nichtig. Nichtig ist insbesondere auch eine Ehe, wenn einer der Ehegatten zur Zeit der Eheschließung geschäftsunfähig war oder sich im Zustande der Bewußtlosigkeit oder vorübergehenden Störung der Geistestätigkeit befand (§ 18 Abs. 1 EheG). *Nichtigkeit* ist hier aber etwas anderes als sonst im Zivilrecht, wo sie praktisch Unwirksamkeit bedeutet; auf die «Nichtigkeit» einer Ehe kann sich nämlich niemand berufen, solange die Ehe nicht durch gerichtliches *Gestaltungsurteil* für nichtig erklärt worden ist (§ 23 EheG, §§ 631–637 ZPO). Zur Erhebung der Nichtigkeitsklage ist der Staatsanwalt und jeder der Ehegatten, im Falle der Bigamie auch der frühere Ehegatte befugt (§ 24 Abs. 1 EheG). Die vermögensrechtlichen Folgen richten sich nach dem Scheidungsfolgenrecht; lediglich wenn einseitig ein Ehegatte die Nichtigkeit der Ehe bei Eheschließung gekannt hat, kann der andere Ehegatte binnen sechs Monaten nach Rechtskraft des Ehenichtigkeitsurteils die für den Fall der Scheidung vorgesehenen vermögensrechtlichen Folgen für die Zukunft ausschließen (§ 26 EheG).

Mangel der Geschäfts- und Urteilsfähigkeit

Mit dem *Mangel der Geschäfts- oder Urteilsfähigkeit* im Sinne von § 18 Abs. 1 EheG ist einerseits die auf Geistesstörung oder Entmündigung zurückzuführende Geschäftsunfähigkeit im Sinne von § 104 Nr. 2 und 3 BGB gemeint (s. S. 482), andererseits die auf Bewußtlosigkeit oder vorübergehende Störung der Geistestätigkeit zurückzuführende momentane Geschäftsunfähigkeit des § 105 Abs. 2 BGB (s. S. 484). Bei der Eheschließung muß die freie Willensbestimmung ausgeschlossen sein (RG 103, 400). Das Gesetz sieht aber eine *Heilung* des Mangels der Geschäfts- oder Urteilsfähigkeit vor: Die solchermaßen zustande gekommene Ehe ist als von Anfang an gültig anzusehen, wenn der Ehegatte nach dem Wegfall der Geschäftsunfähigkeit, der Bewußtlosigkeit oder der Störung der Geistestätigkeit zu erkennen gegeben hat, daß er die Ehe fortsetzen will (§ 18 Abs. 2 EheG).

5.1.7.3. Eheaufhebung

Eheaufhebung als befristete Gestaltungsmöglichkeit

Während die Nichtigkeit einer Ehe die Folge öffentlicher Interessen ist, trägt die Aufhebung den Belangen des einzelnen Ehegatten Rechnung. Mit der Aufhebungsklage werden Gründe berücksichtigt, die unter gewöhnlichen Umständen jemanden von der Eingehung einer Ehe abzuhalten geeignet wären. Aufhebungsgründe sind danach der Mangel der Einwilligung des gesetzlichen Vertreters, der Irrtum über die Person des anderen Ehegatten oder persönliche Eigenschaften von ihm, eine arglistige Täuschung oder eine Drohung (§§ 30–34 EheG). Während die Ehescheidung mit der Voraussetzung, daß die Ehe gescheitert oder zerrüttet ist, Gründe berücksichtigt, die erst nach Eingehung der Ehe entstanden sind, beziehen sich die Aufhebungsgründe auf Willensmomente vor und bei der Eheschließung selbst. Stehen mehrere Aufhebungsgründe zur Verfügung, empfiehlt es sich, die Klage auch darauf zu stützen (BGH FamRZ 1958, 314; Soergel–Siebert–Häberle 1981, § 29 EheG Rdn. 5).

Auch die Aufhebung der Ehe erfolgt nur auf Grund einer entsprechenden *Gestaltungsklage*. Der beschränkt Geschäftsfähige ist nach § 607 ZPO prozeßfähig, soweit nicht nach § 30 EheG nur der gesetzliche Vertreter die Aufhebung der Ehe begehren kann (S. 495). Der gesetzliche Vertreter eines geschäftsunfähigen Ehegatten bedarf für die Aufhebungsklage der Genehmigung des Vormundschaftsgerichts (§ 607 Abs. 2 ZPO). Die Aufhebungsklage ist an die Einhaltung einer *Frist* von einem Jahr geknüpft, die grundsätzlich mit der Erlangung der unbeschränkten Geschäftsfähigkeit, mit der Entdeckung des Irrtums oder der Täuschung oder mit dem Ende der Zwangslage beginnt (§ 35 Abs. 1 und 2 EheG). Ausnahmsweise verlängert sich die Frist, wenn der klageberechtigte Ehegatte durch einen unabwendbaren Zufall, zum Beispiel infolge Mittellosigkeit oder Ablehnung von Prozeßkostenhilfe (vgl. RG JW 1930, 3312), an der Erhebung der Aufhebungsklage gehindert oder wenn er geschäftsunfähig war und keinen gesetzlichen Vertreter hatte (§ 35 Abs 3 und 4 EheG). Im Fall des Irrtums und der Täuschung kommt es für den Fristlauf auf den Zeitpunkt an, in welchem der Irrtum oder die Täuschung entdeckt worden sind. Die bloße Vermutung, daß eine Täuschung stattgefunden habe oder ein Irrtum vorliegen könnte, genügt nicht, um die Frist in Gang zu setzen (RG JW 1928, 896), auch nicht eine etwaige Fahrlässigkeit bei der fortwirkenden Unkenntnis (RG JW 1939, 636); der Kläger muß vielmehr von den die Aufhebung begründenden Tatsachen, wenn auch nicht von der den Irrtum ausmachenden Krankheit des anderen Ehegatten als solcher Kenntnis haben. Kenntnis bedeutet aber nicht nur das Erkennen als solches, sondern setzt auch die Kenntnis von der Tragweite der Umstände, zum Beispiel also von der Unheilbarkeit und von der Gefährlichkeit eines Geschlechtsleidens, voraus (RG Warn.R· 1923/24, Nr. 127) oder das Wissen um eine schwere genetische Belastung.

Die *Folgen* der Eheaufhebung bestimmen sich wiederum nach dem Ehescheidungsrecht mit der Einschränkung, daß auch hier der bedrohte, getäuschte oder im Irrtum befangene Ehegatte die Möglichkeit hat, durch Erklärung binnen sechs Monaten nach Rechtskraft des Aufhebungsurteils die vermögensrechtlichen Folgen eines entsprechenden Scheidungsurteils auszuschließen (§ 37 EheG).

Eheaufhebungsgründe

Ist ein Ehegatte bei Eheschließung *in der Geschäftsfähigkeit beschränkt* gewesen und hat sein gesetzlicher Vertreter die erforderliche Einwilligung zur Eheschließung nicht erteilt, so ist bei andauernder Beschränkung der Geschäftsfähigkeit der gesetzliche Vertreter, anschließend der Ehegatte selbst berechtigt, die Aufhebung der Ehe zu verlangen (§ 30 Abs. 1 EheG). Die Aufhebung ist ausgeschlossen, wenn der gesetzliche Vertreter die Ehe genehmigt oder der Ehegatte nach Erlangung der unbeschränkten Geschäftsfähigkeit zu erkennen gegeben hat, daß er die Ehe fortsetzen will (§ 30 Abs. 2 EheG). Fehlen dem gesetzlichen Vertreter für die Verweigerung der Genehmigung der Ehe triftige Gründe, so kann seine Genehmigung vom Vormundschaftsgericht ersetzt werden (§ 30 Abs. 3 EheG). Der gesetzliche Vertreter kann die Aufhebungsklage im übrigen auch gegen den Willen des Ehegatten erheben, wenn dessen Wohl dies erfordert. Der gesetzliche Vertreter muß lediglich die Frist beachten; denn läßt er sie verstreichen, erlischt das Recht auf Aufhebung (s. S. 494f.).

Nichtwissen und Nichtwollen der Eheschließung sowie der Irrtum über die Person des anderen Ehegatten berechtigen gemäß § 31 EheG dazu, die Aufhebung der Ehe zu verlangen. Der erste Fall betrifft die Situation, daß der Ehegatte überhaupt nicht weiß, daß es sich um eine Eheschließung handelt, der zweite den Fall, daß dem Ehegatten der Wille, eine Ehe einzugehen, fehlt, und der dritte die Personenverwechselung, zum Beispiel durch einen Blinden.

Der wichtigste Aufhebungsgrund ist der *Irrtum über persönliche Eigenschaften des anderen Ehegatten*, die den Ehegatten bei Kenntnis der Sachlage und bei verständiger Würdigung des Wesens der Ehe von ihrer Eingehung abgehalten haben würden (§ 32 Abs. 1 EheG). Als persönliche Eigenschaften kommen nur solche Momente in Betracht, die einer Person dergestalt als wesentlich zukommen und ihr nicht nur äußerlich und mehr oder weniger vorübergehend und zufällig sind, daß sie als Ausfluß und Betätigung ihres eigentlichen Wesens, als integrierender Bestandteil ihrer Individualität erscheinen (RG 52, 310; 146, 241). Auf diese Weise sind Aufhebungsgründe nur die Eigenschaften körperlicher, geistiger und sittlicher Art, die übrigen persönlichen Verhältnisse dagegen nur in sehr beschränktem Umfang (RG 104, 336) und die Vermögensverhältnisse, der Beruf, die Religion, die Staatsangehörigkeit usw. in der Regel überhaupt nicht.

Irrtum ist die Vorstellung von etwas Falschem, aber auch die Nichtkenntnis von Tatsachen (RG 62, 205). Von einem Irrtum kann nur gesprochen werden, wenn der Kläger eine falsche Vorstellung von den Eigenschaften des anderen Ehegatten gehabt oder die wahren Eigenschaften nicht gekannt hat (RG 62, 205; RG JW 1927, 1192; Soergel–Siebert–Häberle 1981, § 32 EheG Rdn. 2), so daß der bloße Zweifel an persönlichen Eigenschaften des anderen Ehegatten keinen Irrtum darstellt (RG 85, 324), ebenso wie ein Irrtum zu verneinen ist, wenn der Ehegatte mit der Möglichkeit der Unrichtigkeit seiner Annahme bereits rechnet (RG JW 1927, 2124). Liegt aber ein Irrtum vor, so kommt es nicht darauf an, ob der Irrtum auf Fahrlässigkeit beruht (RG JW 1929, 244) oder ob der andere Ehegatte geglaubt hat, der Irrende werde keinen Anstoß an der verschwiegenen Eigenschaft nehmen.

Als Aufhebungsgründe sind unter anderem anerkannt worden: ein Altersunterschied (RG JW 1928, 896); die körperliche oder psychische Beiwohnungsunfähigkeit, wenn sie trotz ärztlicher Behandlung nicht behebbar erscheint (OLG Nürnberg FamRZ 1965, 611), es sei denn, sie beruht auf dem Alter der Parteien oder auf ihrer Ungeschicklichkeit (RG Recht 1909, 3084; RG Warn.R 1931, Nr. 143); die Beiwohnungsunwilligkeit auch bei einer Eheschließung mit 56 bzw. 60 Jahren (AG Kamen FamRZ 1978, 122); geschlechtliche Anomalien wie Päderastie, Gleichgeschlechtlichkeit, Exhibitionismus (RG 164, 108), übermäßiger Hang zur Selbstbefriedigung (RG Warn.R 1934, Nr. 189), ferner bei geschlechtlicher Befriedigung des Mannes lediglich durch widernatürlichen Umgang mit Frauen (RG JW 1935, 2714) oder bei Transsexualismus (LG Bochum FamRZ 1975, 496); eine Schwangerschaft zum Zeitpunkt der Eheschließung von einem anderen Mann (BGH FamRZ 1979, 470/71); unter Umständen Rasse, strafbare Handlungen vor der Ehe, Unwahrhaftigkeit als Charakterfehler usw.

Die wichtigsten Aufhebungsgründe sind *Krankheiten*, bei denen es vielfach auf die Unheilbarkeit ankommt (RG 103, 323) bzw. auf die vererbliche Anlage. Zur Eheaufhebung berechtigen etwa: die Fallsucht (Epilepsie) je nach der Häufigkeit und Schwere der Anfälle und dem Grad der Gefährdung der Nachkommenschaft (RG LZ 1918, 913; RG HRR 1933, 1191); multiple Sklerose (RG Warn.R. 1933, Nr. 81); chronische Enzephalitis (BGH LM Nr. 1 zu § 32 EheG); postenzephalitischer Parkinsonismus (OLG Braunschweig NJW 1960, 2245); Narkolepsie (BGH 25, 78); unheilbarer (RG 67, 57) oder auch heilbarer Vaginismus, wenn hinzu kommt, daß die Frau ihrer geistigen Einstellung nach den Geschlechtsverkehr überhaupt ablehnt und einen Heilungswillen nicht hat (RG JW 1930, 989). Aufhebungsgrund ist ferner eine Krankheit, die die Nachkommenschaft gefährden (RG 146, 242) oder verhindern kann (RG 147, 211); erst recht natürlich Unfruchtbarkeit (RG 94, 123) und sei es auch nur, daß sie auf eine Gebärmutterverlagerung zurückzuführen ist (RG 147, 213).

Eine *geistige Erkrankung* ist eine geistige «Eigenschaft»; ein Irrtum darüber berechtigt zur Aufhebung grundsätzlich allerdings nur, wenn sie unheilbar ist. Ob die Erkrankung ererbt ist, spielt keine Rolle. Für zulässig ist die wahlweise Feststellung erachtet worden, daß Schizophrenie oder eine manisch-depressive Psychose vorliegt (RG LZ 1932, 93). Als Aufhebungsgrund kommt die geistige Erkrankung aber nur in Betracht, wenn der krankhafte Zustand sowohl an sich wie in seiner Erscheinungsweise nach der Lebensauffassung und allgemeinen Erfahrung von vornherein mit dem Wesen der Ehe unvereinbar ist (RG JW 1922, 1199; RG Warn.R 1932, Nr. 151), so daß Schwachsinn leichter Art unter Umständen nicht ausreicht (RG JW 1933, 2764), ebensowenig wie vorübergehende Störungen (RG Gruchot 68, 324), wohl aber Paralyse (OLG Nürnberg FamRZ 1967, 152), Schizophrenie (RG 145, 12; 151, 1; 152, 148; 163, 316; BGH FamRZ 1972, 253; OLG Hamm

NJW 1962, 1773), manisch-depressive Psychose (RG 168, 61), schwere Hysterie (RG JW 1918, 868; RG Warn.R. 1931, Nr. 164). Bei anderen Krankheiten kommt es auf den Grad der Erkrankung an (vgl. Soergel–Siebert–Häberle 1981, § 32 Rdn. 25): so bei Schwachsinn (RG 148, 396; RG JW 1933, 2764) oder Morphinismus (OLG Kiel OLG 21, 279).

Die Aufhebung der Ehe kann schon verlangt werden, wenn nur die erhebliche genetische Belastung mit schweren psychischen Krankheiten zur Zeit der Eheschließung die begründete Besorgnis rechtfertigt, daß sie schon nach dem gewöhnlichen Verlauf der Dinge zum Ausbruch der Krankheit führen kann (BGH FamRZ 1967, 372). Die Merkmale, auf welche die Rechtsprechung abzielt, nämlich «Anlage» und «Unheilbarkeit» sind aus psychiatrischer Sicht einer wissenschaftlichen Feststellung nicht zugänglich. Als ausreichend wird auch die Möglichkeit der *Vererbung* auf die Nachkommenschaft angesehen, so daß der Aufhebung nicht entgegensteht, wenn beim Ehegatten selbst die Krankheit bisher noch nicht in Erscheinung getreten ist.

Im übrigen sind an die Annahme einer bloßen Anlage des anderen Ehegatten *strenge Beweisanforderungen* zu stellen; der Aufhebungskläger muß nachweisen, daß bei dem Ehegatten eine ererbte und vererbbare Anlage vorhanden ist und eine überdurchschnittliche Gefährdung daraus besteht (RG 148, 395; 153, 78), wobei die eigenen Anlagen des Klägers für die Beachtlichkeit des Irrtums eine Rolle spielen können, wenn daraus der Nachkommenschaft ebenfalls eine Gefährdung droht (RG 158, 276). Der Beklagte kann zur Untersuchung nicht gezwungen werden, aber auf Grund der sonstigen Beweisaufnahme kann ein Gutachten eingeholt werden (BGH NJW 1952, 1225). Die *Beweislast* für das Vorliegen einer Geisteskrankheit trägt der Aufhebungskläger.

Die Eigenschaften müssen den irrenden Ehegatten bei Kenntnis der Sachlage und bei *verständiger Würdigung* des Wesens der Ehe von der Eingehung der Ehe abgehalten haben. Damit ist in erster Linie ein objektiver Maßstab gesetzt, so daß eine besondere Empfindlichkeit eines Ehegatten nicht berücksichtigt wird (RG LZ 1932, 391). Andererseits ist aber auch zu prüfen, wie sich eine solche Eigenschaft gerade auf den irrenden Ehegatten unter Berücksichtigung von dessen Lebensverhältnissen auswirken muß, so daß beispielsweise der krankhafte Hang einer Frau zum Schlafen in einem kleinbäuerlichen Betrieb die Eheauflösung rechtfertigt (BGH 25, 78).

Auch der Irrtum über persönliche Eigenschaften des anderen Ehegatten, die zur Eheaufhebung berechtigen würden, bleibt ohne Bedeutung, wenn der aufhebungsberechtigte Ehegatte die Ehe bestätigt hat oder wenn der mit dem Mangel behaftete Ehegatte sich bewährt hat (§ 32 Abs. 2 EheG). Eine *Bestätigung* der Ehe (vgl. S. 494) liegt darin, daß der Ehegatte, der sich geirrt hat, nach Entdeckung des Irrtums zu erkennen gegeben hat, daß er die Ehe fortsetzen will, wobei der Geschlechtsverkehr nichts besagt: das heißt das Fehlen des Geschlechtsverkehrs braucht noch nicht gegen den Fortsetzungswillen zu sprechen (RG DR 1940, 2001), wie umgekehrt auch nicht jeder Geschlechtsverkehr als Bestätigung aufgefaßt werden muß (OLG Düsseldorf HRR 1942, 100). Die Aufhebung der Ehe ist ferner ausgeschlossen bei *Bewährung* des anderen Ehegatten, das heißt wenn das Aufhebungsverlangen des anderen Ehegatten mit Rücksicht auf die bisherige Gestaltung des ehelichen Lebens der Ehegatten als sittlich nicht gerechtfertigt erscheint. Auf diese Weise kann voreheliches «Fehl»verhalten im Laufe einer langjährigen Ehe an Bedeutung verlieren. Umgekehrt aber ist eine Bewährung der Natur der Sache nach nicht möglich, wenn der persönliche Umstand eine Zeitlang nicht in Erscheinung getreten ist, aber weiterhin latent vorhanden bleibt, zum Beispiel wenn ein Schub der Schizophrenie gerade vorüber ist.

Weitere Aufhebungsgründe sind die *arglistige Täuschung* und die *Drohung* (§§ 33 Abs. 1 und 34 Abs. 1 EheG). Die Täuschungsaufhebung kommt vor allem unter dem Gesichtspunkt in Betracht, daß unter Verlobten eine *Offenbarungspflicht* hinsichtlich bestimmter Umstände besteht, insbesondere wenn ausdrücklich nachgefragt worden war, oder wenn der andere Ehegatte erkennbar Wert auf die Mitteilung bestimmter Verhältnisse gelegt hat (RG Warn.R 1926, Nr. 91). Mit Rücksicht auf das Wesen der Ehe wird eine Offenbarungspflicht ohne weiteres angenommen bei Beiwohnungsunfähigkeit und erblicher Krankheit, bei unheilbarem und ansteckendem Leiden, zum Beispiel Tuberkulose, die jederzeit in eine offene Tbc übergehen kann (BGH LM Nr. 2 zu § 33 EheG). Ferner muß ohne Nachfrage über das Bestehen von Unterhaltspflichten aus einer früheren Ehe aufgeklärt werden, erst recht natürlich, wenn der Betreffende bereits wegen Verletzung seiner Unterhaltspflichten bestraft worden ist (OLG Celle FamRZ 1965, 213). Eine unmittelbare Offenbarungspflicht besteht auch bei einer starken gleichgeschlechtlichen Veranlagung, da diese nach der Lebenserfahrung geeignet ist, eine gesunde und natürliche Entwicklung des Ehe- und Familienlebens ungewöhnlich zu gefährden (BGH NJW 1958, 1290).

Mit *Arglist* verschweigt der Ehegatte eine Eigenschaft, wenn er dadurch verhindern wollte, daß der andere von der Eheschließung Abstand nimmt; die Arglist wird auch nicht ausgeschlossen, wenn die diskriminierenden Umstände aus Mangel an Mut, aus Scham oder Scheu, vor Aufregung oder in der Hoffnung auf einen glücklichen Eheverlauf verschwiegen werden (RG JW 1931, 1363; RG Recht 1919, 1977; RG 111, 5).

Die Täuschung muß ferner für die Eheschließung *ursächlich* gewesen sein, braucht aber nicht die einzige Ursache zu sein. Auch hier wird die Aufhebung wieder ausgeschlossen, wenn der Aufhebungsberechtigte nach Aufdeckung der Täuschung die Ehe *bestätigt* hat (s. S. 497), ferner dann, wenn ein Dritter die Täuschung begangen hat, ohne daß der Ehegatte, zu dessen Gunsten dies geschah, hiervon etwas gewußt hat (§ 33 Abs. 2 EheG). Dasselbe gilt für denjenigen, dessen Ehe durch *Drohung* zustande gekommen ist: Auch er kann Aufhebung der Ehe verlangen, aber dann nicht mehr, wenn er nach Aufhören der durch die Drohung begründeten Zwangslage zu erkennen gegeben hat, daß er die Ehe fortsetzen will (§ 34 Abs. 1 und 2 EheG).

5.1.7.4. Ehescheidung

Nach dem das am 1. 7. 1977 in Kraft getretene 1. EheRG bei der Scheidung an die Stelle des Verschuldens- das *Zerrüttungsprinzip* gesetzt hat, spielt das Scheidungsrecht für den Psychiater praktisch kaum noch eine Rolle. Einer Scheidung wegen eines auf geistiger Störung beruhenden Verhaltens, wegen Geisteskrankheit oder wegen ansteckender oder ekelerregender Krankheiten (§§ 44–46 EheG a. F.) bedarf es nicht mehr, weil es in jedem Fall nur noch darauf ankommt, ob die Ehe der Parteien gescheitert ist, ohne daß es eine Rolle spielt, worin die Zerrüttung ihre Ursache hat, wobei *Trennungsfristen* von einem und drei Jahren bei beiderseitigem oder einseitigem Scheidungswunsch zudem noch unwiderlegbare Zerrüttungsvermutungen schaffen (§§ 1565, 1566 Abs. 1 und 2 BGB). Grundsätzlich soll eine Scheidung nach neuem Recht nur ausgesprochen werden, wenn die Eheleute ein Jahr getrennt gelebt haben. Eine Scheidung davor hängt davon ab, daß die Verweigerung der Auflösung der Ehe für denjenigen, der die Scheidung begehrt, eine *unzumutbare Härte* bedeuten würde (§ 1565 Abs. 2 BGB). Nicht ausgeschlossen erscheint es, daß diese Härte ausnahmsweise einmal die Heranziehung eines psychiatrischen Gutachters erforderlich macht. In der Regel kommt das jedoch deshalb nicht in Betracht, weil die eine Härte begründenden Umstände in der Person des anderen Ehegatten liegen müssen. Die typischen Beispiele sind Alkoholmißbrauch, Mißhandlungen, Zusammenleben mit einem Dritten – Tatbestände also, für die die übrigen Beweismittel gewöhnlich ausreichen. Für den Psychiater wichtiger ist daher die *eheerhaltende Härteklausel* des § 1568 BGB. Danach soll eine Ehe nicht geschieden werden, obwohl sie gescheitert ist, wenn und solange die Aufrechterhaltung der Ehe im Interesse der aus der Ehe hervorgegangenen minderjährigen Kinder aus besonderen Gründen ausnahmsweise notwendig ist oder wenn und solange die Scheidung für den Antragsgegner, der sie ablehnt, auf Grund außergewöhnlicher Umstände eine so schwere Härte darstellen würde, daß die Aufrechterhaltung der Ehe auch unter Berücksichtigung der Belange des Antragstellers ausnahmsweise geboten erscheint. Die Rechtsprechung zeigt an, daß die Ehe nach einem dreijährigen Getrenntleben der Eheleute oder wenn feststeht, daß sie gescheitert ist, nur unter ganz außergewöhnlichen Umständen noch aufrechterhalten werden kann.

So ist das Scheidungsbegehren eines Mannes zurückgewiesen worden, dessen Frau krebskrank in der Klinik lag und deren Tod absehbar war (OLG Karlsruhe FamRZ 1979, 519), oder nach langer harmonisch verlaufender Ehe mit besonders aufopferungsvollen Leistungen des an der Ehe festhaltenden Ehegatten (BGH NJW 1979, 1042). Aber keine Härtefälle lassen sich daraus herleiten, daß eine geschiedene Frau es in einem kleinen Ort künftig schwer haben wird (OLG Hamm FamRZ 1977, 802), weil ein psychisch labiler Alkoholiker sich Halt von der Ehe verspricht (OLG Schleswig NJW 1978, 53) oder weil der Ehegatte infolge einer geistigen Erkrankung dauernd hilfsbedürftig ist (BGH FamRZ 1979, 469). Ferner scheidet eine auch schon vor der zweijährigen Ehe vorhandene Herzkrankheit als Härtegrund aus (OLG Düsseldorf FamRZ 1978, 36), ebenso wie hohes Alter, ein angegriffener Gesundheitszustand und das Alleinsein nach der Scheidung die Aufrechterhaltung der Ehe nicht zu rechtfertigen vermögen (OLG Nürnberg FamRZ 1979, 819). Das gleiche gilt vor allem auch für die Selbstmordgefahr, das heißt die Gefahr, daß der die Scheidung ablehnende Ehegatte erneut versuchen wird, aus dem Leben zu scheiden (OLG Düsseldorf FamRZ 1980, 146). Denn damit, daß die Ehe gescheitert ist, muß der Ehegatte selbst fertig werden; die Vorschrift des § 1568 BGB dient allenfalls dazu, ihm durch Hinausschieben der Scheidung eine gewisse zusätzliche Karenzzeit zu verschaffen, in welcher er sich daran gewöhnen kann, daß seine Ehe gescheitert ist. Keinen Fall von § 1568 BGB stellt daher auch ein bloß moralisches Versagen dar, etwa wenn sich ein Ehemann aus der Ehe löst und es unterläßt, seiner Frau bei der Betreuung eines nervenkranken Kindes die notwendige Unterstützung zuteil werden zu lassen (OLG Celle FamRZ 1978, 508).
Noch weniger findet in der Praxis der Gerichte die Härteklausel Anwendung zu Gunsten von aus der Ehe stammenden *Kindern*; die eine solche Härte begründende Selbstmordgefahr jugendlicher Mädchen, die die Scheidung ihrer Eltern nicht verkraften können, ist bislang bloßes Schulbeispiel geblieben. Die Rechtsprechung hat bisher noch keine Ehe unter dem Gesichtspunkt des erforderlichen Kindesschutzes aufrechterhalten, wenn man sich an den veröffentlichten Entscheidungen orientiert.

5.1.7.5. Scheidungsfolgesachen

Ziel der Eherechtsreform von 1977 war es auch, mit der Scheidung die Eheleute zugleich, soweit wie möglich, persönlich und wirtschaftlich endgültig voneinander zu trennen. Prozessual dient diesem Zweck der sogenannte *Verhandlungs- und Entscheidungsverbund* von Scheidung und Folgesachen. Soweit in Familiensachen eine Entscheidung für den Fall der Scheidung zu treffen ist, soll hierüber gleichzeitig und zusammen mit der Scheidungssache verhandelt und, wenn dem Scheidungsantrag stattgegeben wird, auch entschieden werden (§§ 623 Abs. 1, 629 Abs. 1 ZPO). Der Verbund tritt für die Sorgerechtsregelung für minderjährige Kinder aus der Ehe sowie für den Versorgungsausgleich von Amts wegen ein, in den anderen Folgesachen (Umgangsregelung, Herausgabe von Kindern, Unterhaltspflichten gegenüber den gemeinschaftlichen Kindern und unter den Eheleuten selbst, Ehewohnung und Hausrat, Ansprüche aus dem ehelichen Güterrecht, insbesondere Zugewinnausgleich) auf Grund eines entsprechenden Antrags eines der Ehegatten in der Sache selbst, also wenn Unterhalt nach der Scheidung begehrt wird usw. In den freiwilligen Verbundsachen sind die Ehegatten nicht gehindert, eine Regelung auch erst nach Abschluß des Scheidungsverfahrens herbeizuführen, etwa wenn sich ein Unterhaltsbedarf erst nach der Scheidung herausstellt oder die Scheidung durch den langwierigen

Zugewinnausgleich nicht verzögert werden soll. Der Bedarf für ein psychiatrisches Gutachten kann sich praktisch bei allen Folgesachen herausstellen: Bei der Frage nach dem «Wohl des Kindes», ferner nach der Erziehungsgeeignetheit eines oder beider Elternteile, deren Verneinung zur Übertragung des Sorgerechts auf einen Vormund führen kann (vgl. §§ 1671 Abs. 5, 1672 BGB), bei der Regelung oder dem Ausschluß des persönlichen Umgangs des nicht sorgeberechtigten Elternteils mit dem Kinde, vor allem aber bei der nachehelichen Unterhaltspflicht, die durch das Alter oder eine Krankheit des anderen Ehegatten ausgelöst werden kann (§§ 1571, 1572 BGB), wobei heute bereits die *Unterhaltsneurose* problematisch geworden ist. Verdient ein getrenntlebender oder geschiedener Ehegatte seinen Unterhalt nur deshalb nicht durch eigene Erwerbstätigkeit, weil er wegen des von ihm verfolgten Unterhaltsbegehrens eine neurotische Symptomatik entwickelt hat, die ihn an der Arbeitsaufnahme hindert, so ist ihm ein Unterhaltsanspruch nach dem Grundsatz der Eigenverantwortung zu versagen (OLG Düsseldorf FamRZ 1981, 255). Schließlich ist die Hinzuziehung eines Psychiaters nicht einmal bei der Regelung der Rechtsverhältnisse an der Ehewohnung ausgeschlossen, weil derjenige Ehegatte aus der Ehewohnung weichen muß, der die Folgen des Verlusts der bisherigen Unterkunft am ehesten verkraften kann, so daß die Ehefrau mit minderjährigen Kindern die Wohnung zugewiesen bekommen kann, aber ebenso umgekehrt auch ein psychotischer Frührentner, für den sonst nur die Alternative der Anstaltseinweisung bestünde (OLG Schleswig SchlHA 1978, 213).

5.1.8. Deliktfähigkeit und Schadenersatzrecht

5.1.8.1. Die deliktische Verantwortungsfähigkeit

Überblick

Allgemein ist für einen Schaden (außerhalb der von der persönlichen Zurechnungsfähigkeit unabhängigen Gefährdungshaftung etwa als Kraftfahrzeughalter) jemand nicht verantwortlich, der sich bei der Schadenszufügung im Zustande der Bewußtlosigkeit oder in einem die freie Willensbestimmung ausschließenden Zustand krankhafter Störung der Geistestätigkeit befunden hat (§ 827 S. 1 BGB). Die deliktische *Unzurechnungsfähigkeit* ist nach § 276 Abs. 1 S. 3 BGB auch für eine selbständige oder parallele Vertragshaftung maßgebend (BGH NJW 1968, 1132), ebenso für ein mitwirkendes Verschulden (s. S. 503). Daneben kennt das Gesetz auch für die deliktische Verantwortlichkeit *Alterserfordernisse:* Wer nicht das siebte Lebensjahr vollendet hat, bleibt ebenso von der Haftung verschont, wie jemand, der das siebte, aber nicht das 18. Lebensjahr vollendet hat, wenn er bei der Begehung der schädigenden Handlung nicht die zur Erkenntnis der Verantwortlichkeit erforderliche Einsicht hatte, wobei letzteres auch von einem Taubstummen gilt (§ 828 BGB). Dagegen führt die *Entmündigung* als solche noch nicht den Ausschluß der Verantwortlichkeit herbei. Eine dem § 104 Nr. 3 BGB entsprechende Bestimmung fehlt im Deliktsrecht (s. S. 483 f.), so daß auch der Entmündigte eine unerlaubte Handlung begehen und daraus haftbar sein kann, sei es während eines sogenannten lichten Zwischenraums (s. S. 482), sei es nach Wiedergesundung vor Aufhebung der Entmündigung (5.1.4.6.). Im übrigen kann trotz Verantwortungsfreiheit nach den §§ 827, 828 BGB eine *Ersatzpflicht aus Billigkeitsgründen* bestehen (§ 829 BGB), ebenso wie aus anderen nicht an die persönliche Verantwortlichkeit anknüpfenden Gründen wie bei der schon erwähnten Gefährdungshaftung. Schließlich bleibt durch die Unzurechnungsfähigkeit des Handelnden, eine etwaige Haftung von Aufsichtspersonen und anderen Dritten unberührt (vgl. z.B. § 832 BGB).

Ausschluß der Verantwortlichkeit infolge Unzurechnungsfähigkeit

Nach § 827 S. 1 BGB ist für einen Schaden nicht verantwortlich, wer diesen im Zustand der Bewußtlosigkeit oder in einem die freie Willensbestimmung ausschließenden Zustand krankhafter Störung der Geistestätigkeit verursacht hat. Ist der Täter völlig willensunfähig, fehlt es bereits an einer Handlung, es handelt sich dann um einen Reflex (BGH 23, 98; Deutsch, § 19 III 1, S. 308). Der *Ausschluß der freien Willensbestimmung* umfaßt sowohl Störungen der Denktätigkeit wie der Willensbildung. Die krankhafte Störung der Geistestätigkeit ist zu bejahen bei Wahnzuständen, Imbezillität und Idiotie; sie kann auch physiologisch bedingt sein, beispielsweise durch Schlaftrunkenheit eintreten (BGH 23, 90) und bei einem Verfolgungswahn nur bestimmten Personen gegenüber bzw. bei einer exzessiven Furcht vor bestimmten Tieren vorliegen (OLG Nürnberg NJW 1965, 696). Doch genügen die bloße Minderung der Geistes- und Willenskraft, eine vielleicht auch krankhafte Gleichgültigkeit gegen die Folgen des eigenen Handelns und die Unfähigkeit zu ruhiger und vernünftiger Überlegung für sich allein nicht, um die Haftung auszuschließen (RG 108, 87). Auch wenn die Entmündigung nicht als solche zum Ausschluß der Verantwortlichkeit führt, so kann daraus doch eine Vermutung für die Anwendbarkeit von § 827 BGB entnommen werden (RG a. a. O.). Trotz vorübergehenden Ausschlusses der freien Willensbestimmung haftet der Täter, wenn er sich durch eigenes Verschulden in einen derartigen Zustand versetzt hat, vornehmlich durch den Genuß geistiger Getränke oder anderer Rauschmittel (§ 827 S. 2 BGB). Unverschuldet ist der Zustand der Unzurechnungsfähigkeit eingetreten, wenn der Täter nicht gewußt hat und auch nicht wissen konnte, daß die Getränke, die er zu sich genommen hat, berauschend wirken. Da dies selten genug der Fall sein wird, wird sein Verschulden vermutet. Er muß sich also entsprechend entlasten. Auch auf eine ihm bekannte mangelnde Widerstandskraft seines Körpers zum Beispiel gegenüber geistigen Getränken nach einer Krankheit oder im Zusammenhang mit der Einnahme von Medikamenten kann der Täter sich nicht berufen (Palandt-Thomas 1986, § 827 Anm. 2). Die *Beweislast* für das Vorliegen der Unzurechnungsfähigkeit trägt der Täter (BGH VersR 1977, 430). Auch dafür, unverschuldet in einen Rauschzustand geraten zu sein, müßte er den Nachweis erbringen (Palandt-Thomas 1986, § 827 Anm. 3).

Zurechnungsfähigkeit und Verschulden Jugendlicher und Taubstummer

Zurechnungsfähigkeit und Verschulden sind voneinander zu unterscheiden und auch getrennt festzustellen (BGH LM Nr. 1 zu § 828 BGB). Das Verschulden bezieht sich auf Wissen und Wollen des schädigenden Erfolgs (Vorsatz) oder auf die Außerachtlassung der im Verkehr erforderlichen Sorgfalt (Fahrlässigkeit); ihr Vorliegen ist nach § 276 BGB in der Regel ohne die Hilfe eines Psychiaters zu entscheiden. Anders ist es bei der Frage der Zurechnungsfähigkeit, die nach § 828 BGB zu beurteilen ist und die der Jurist oft nicht allein zu entscheiden vermag, weil es um die Verstandesreife des Täters geht (zu anderen Ausdrucksweisen vgl. Deutsch, § 19 I 1, S. 299). Während das Kind bis zur Vollendung des siebten Lebensjahres als schuldunfähig angesehen wird (§ 828 Abs. 1 BGB), kommt es für das über sieben Jahre alte Kind und für den Jugendlichen bis zur Erreichung der Volljährigkeit (5.1.4.3.) auf seine «bedingte» Zurechnungsfähigkeit an. Dasselbe gilt für den Taubstummen (§ 828 Abs. 2 S. 2 BGB).
Die *Zurechnungsfähigkeit fehlt*, wenn der Jugendliche bei der Begehung der schädigenden Handlung die zur Erkenntnis seiner Verantwortlichkeit erforderliche Einsicht nicht hatte (§ 828 Abs. 2 S. 1 BGB), das heißt, wenn er die geistige Entwicklung nicht besaß, die erforderlich ist, um das Unrecht der Handlung gegenüber den Mitmenschen und zugleich die

Verpflichtung zu erkennen, in irgendeiner Weise für die Folgen der eigenen Handlung selbst einstehen zu müssen (BGH LM Nr. 2 (Be) zu § 276 BGB). Darin liegt eine «doppelte Psychologisierung» dergestalt, daß der Jugendliche nach seinem Entwicklungsstand überhaupt von der rechtlichen Verantwortlichkeit weiß und daß er dieses Bewußtsein auf den aktuellen Fall projizieren kann (Deutsch, § 19 I 1, S. 303). Das Gesetz stellt ausschließlich auf die intellektuellen Fähigkeiten ab und nicht darauf, ob der Jugendliche fähig ist, nach dieser Einsicht zu handeln; ob von dem Jugendlichen zu erwarten gewesen wäre, daß er von der gefährlichen Handlung Abstand nahm, wird vielmehr nach der gruppentypischen Sorgfalt von Kindern der gleichen Altersstufe beurteilt (Deutsch, S. 304), das heißt danach, ob die Reife der Willenskraft des Jugendlichen, entsprechend seiner Einsicht zu handeln, hinter dem Durchschnitt seiner Altersgenossen zurückgeblieben ist (BGH 39, 281; BGH NJW 1970, 1038 = JZ 1970, 616, m. Anm. von Teichmann). Der Jugendliche braucht keine genauen Vorstellungen darüber zu haben, welcher Art die ihn erwartenden Sanktionen sind; die Vorstellung einer eventuellen Strafbarkeit würde auch für die zivilrechtliche Haftung ausreichen (BGH LM Nr. 3 zu § 828 BGB; BGH VersR 1970, 374). Hat der Jugendliche sich trotz der dafür nötigen Verstandesreife über bestimmte Verbote und Warnungen hinweggesetzt, spielt es keine Rolle, wenn ihm die Erkenntnisreife für die Gefährlichkeit seines Tuns im übrigen gefehlt hat (RG JW 1931, 3319). Entscheidend sind die *Umstände des Einzelfalls*, wie Lebensalter und geistige Entwicklung des Täters, wobei aber die Lebenserfahrung hinsichtlich der Verstandesreife von Jugendlichen eines bestimmten Alters im Rahmen dieser Prüfung mit herangezogen werden muß (RG JW 1906, 686; vgl. auch BGH LM Nr. 2 (Be) zu § 276 BGB). Dagegen genügt es für die Bejahung oder Verneinung der erforderlichen Verstandesreife nicht, sich einfach an der oberen oder unteren Altersgrenze vergleichbarer Jugendlicher zu orientieren (RG JW 1905, 48).

Schuldhaft wird eine Schädigung zugefügt, wenn sie vorsätzlich oder fahrlässig erfolgt (§ 276 BGB). Die Schuld wird von der Vorwerfbarkeit der Handlung oder des Unterlassens geprägt, womit ein *normativer Maßstab* gesetzt wird, der unabhängig von den individuellen Fähigkeiten des einzelnen besteht, was etwa darin zum Ausdruck kommt, daß Fahrlässigkeit als das Außerachtlassen der im Verkehr «erforderlichen», nicht etwa der «üblichen» Sorgfalt definiert wird. Gleichwohl kommt es auch hier auf eine unter Umständen nur von einem Psychiater beantwortbare Typizität der zumutbarerweise zu stellenden Anforderungen an bestimmte Altersgruppen an, so daß auch die Schuldfrage nicht in jedem Fall allein Sache des Juristen ist. So setzt Fahrlässigkeit allgemein die Erkenntnis der Gefährlichkeit einer unerlaubten Handlung oder die sorgfaltswidrige Verkennung ihrer Gefährlichkeit voraus (BGH NJW 1963, 1609), wobei aber dann, wenn es um das Verhalten eines Jugendlichen geht, zwar nicht auf seine individuellen Fähigkeiten abzustellen ist, wohl aber darauf, ob ein normal entwickelter Jugendlicher dieses Alters die Gefährlichkeit seines Tuns hätte voraussehen und dieser Einsicht gemäß hätte handeln können und müssen (BGH NJW 1970, 1038). In diesem Sinne ist ein Achtjähriger für die Verletzung eines anderen Kindes durch einen Steinwurf haftbar gemacht worden (RG Warn.R 1935, Nr. 67) oder ein Zehnjähriger für die Verletzung eines Spielkameraden mit einem Beil (OLG München VersR 1952, 229). Erfüllt der Täter die zur Feststellung seiner Schuld erforderlichen Voraussetzungen, so kann seine Haftung gleichwohl verneint werden, wenn seiner Altersgruppe gewöhnlich diese Voraussetzungen noch fehlen: das Maß an Sorgfalt, das unter den gegebenen Umständen erforderlich war, um den schädlichen Erfolg zu vermeiden, kann von ihm in einem solchen Fall dann nicht verlangt werden (Larenz 1983, § 6 IV, S. 113, Palandt–Thomas 1986, § 828 Anm. 2 b). Wenn von einem Jugendlichen einer bestimmten Altersgruppe eine bestimmte Reife zu erwarten ist, so besteht allerdings ein *Anscheinbeweis* dahin, daß ein bestimmter Jugendlicher dieser Altersstufe ebenfalls die erforderlichen Schuldvoraussetzungen erfüllt (BGH NJW 1970, 1038).

Schadensersatzpflicht aus Billigkeitsgründen

Wer für einen von ihm durch Delikt verursachten Schaden mangels Zurechnungsfähigkeit oder aus Altersgründen nicht verantwortlich ist, hat gleichwohl, sofern der Ersatz des Schadens nicht von einem aufsichtspflichtigen Dritten zu erlangen ist, den Schaden insoweit zu ersetzen, als die Billigkeit nach den Umständen, insbesondere nach den Verhältnissen der Beteiligten, eine Schadloshaltung erfordert und ihm dadurch nicht die für einen angemessenen Unterhalt erforderlichen Mittel entzogen werden (§ 829 BGB). Diese hilfsweise, an die Stelle etwa der Haftung der Eltern tretende Ersatzpflicht ist keine deliktische Verantwortung, sondern erfolgt als Ausnahme vom Verschuldensprinzip aus Billigkeitsgründen. Die Billigkeit muß die Schadensübernahme nicht nur erlauben, sondern erfordern (BGH NJW 1969, 1762), setzt also erheblich bessere Vermögensverhältnisse auf seiten des Schädigers voraus. Die Anordnung der Billigkeitshaftung ist unter Berücksichtigung der tatsächlichen Gegebenheiten des Falls eine reine Rechtsfrage.

Mitverschulden

Hat bei der Entstehung des Schadens oder bei einer Bekämpfung ein Verschulden des Beschädigten mitgewirkt, so kann sein Schadensersatzanspruch entsprechend gekürzt werden oder sogar ganz wegfallen (vgl. § 254 Abs. 1 und 2 BGB). Es handelt sich um ein *Verschulden gegen sich selbst*, weil für den Geschädigten eine Verpflichtung zur Schadensabwendung und -minderung dem Schädiger gegenüber zwar nicht besteht, sondern aus der Sicht des Geschädigten sich selbst gegenüber und die Rechtsfolge in einem teilweise oder gänzlichen Verlust eigener Schadensersatzansprüche besteht. Auch das Mitverschulden setzt *Zurechnungsfähigkeit* voraus im Sinne der hier entsprechend geltenden §§ 827, 828 BGB (RG 108, 87, 89; 156, 202; BGH 9, 317; 24, 327; BGH VersR 1975, 133, 135), wobei es auf die Fähigkeit zur Einsicht in die Gefährlichkeit des eigenen Verhaltens (so OLG Düsseldorf VersR 1969, 380) oder darauf ankommt, daß man weiß, daß man sich selbst vor Schaden zu bewahren hat (OLG Celle NJW 1968, 2146). Fehlt es an der Zurechnungsfähigkeit, ist es doch nicht ausgeschlossen, daß dem Geschädigten ein Teil seines Schadens selbst zugerechnet wird, wenn nämlich die Voraussetzungen von § 829 BGB auf seiner Seite vorliegen, eine Vorschrift, die hier entsprechend angewendet wird (BGH 37, 106; BGH VersR 1964, 385; BGH FamRZ 1965, 265; Palandt-Heinrichs 1986, § 254 Anm. 3a bb). Dabei wird allerdings vorausgesetzt, daß die Billigkeit ausnahmsweise die Mithaftung des unzurechnungsfähigen Geschädigten gebietet (BGH NJW 1969, 1762). Die Tatsache, daß der Unzurechnungsfähige versichert ist und daher der Schaden von der Versicherung getragen werden kann, genügt als solche für eine derartige Schadenszurechnung auf seiten des Geschädigten nicht (BGH NJW 1969, 1762; 1973, 1795).

5.1.8.2. Schadensersatz

Einführung

Das BGB ordnet ebenso wie eine Fülle anderer Gesetze aus den verschiedensten Gründen Schadensersatzpflichten an. Vertragsverletzungen können ebenso wie unerlaubte Handlungen dazu führen, daß jemand dazu verpflichtet wird, einem anderen Schadensersatz zu leisten. In welchem Umfang und für welche Schäden im einzelnen Ersatz zu leisten ist, wird in den §§ 249–255 BGB geregelt. Doch hat sich auch hier herausgestellt, daß es mehr Probleme gibt als Normen dafür, so daß das Gesetz selbst nur dürftige Anhaltspunkte für die zu entscheidenden Rechtsfragen bietet. Zu unterscheiden sind Vermögens- und Nichtvermögensschäden. Zu ersetzen sind Güterminderungen ebenso wie durch Arbeits- und sonstigen Verdienstausfall verursachter entgangener Gewinn, wobei aber der Schaden immer durch das schädigende Ereignis verursacht worden sein muß. Die vom Gesetz rein als Rechenaufgabe konzipierte Schadensfeststellung hat die Erkenntnis nicht auszuschließen vermocht, daß es im Bereich des Schadenfolgenrechts wesentlich auch um normative Probleme, also um Wertungsfragen, geht.

Zwischen dem Haftungsgrund, dem Delikt etwa, und dem geltend gemachten Schaden muß ein ursächlicher Zusammenhang bestehen. Die Schädigung muß für den eingetretenen Schaden kausal geworden sein. Dabei wird zwischen der *haftungsbegründenden und der haftungsausfüllenden Kausalität* unterschieden: die eine betrifft den Ursachenzusammenhang zwischen der schädigenden Handlung und der Rechtsgutsverletzung, die andere denjenigen zwischen dem ersten Verletzungserfolg, also beispielsweise der Körperverletzung als solcher, und dem geltend gemachten Schaden. Im Gegensatz zum Strafrecht mit seiner Lehre von der Gleichwertigkeit sämtlicher für den strafrechtlichen Erfolg ursächlichen Bedingungen («Conditio sine qua non»), was als Äquivalenztheorie bezeichnet wird, gilt im Zivilrecht die Adäquanztheorie, das heißt nur solche Umstände werden als ursächlich für den Schadenserfolg anerkannt, die nach dem gewöhnlichen Verlauf der Dinge generell geeignet sind, einen Erfolg dieser Art herbeizuführen (RG 115, 155; BGH 7, 204; 57, 141; BGH NJW 1976, 1144), wobei allerdings auch eine ungewöhnliche Gefahrenverwirklichung für die Annahme eines ursächlichen Zusammenhangs noch ausreicht, so daß beispielsweise die Kausalität für einen Impfschaden noch bejaht worden ist, obwohl die Schadenswahrscheinlichkeit geringer als 0,01 % war (BGH 18, 286). Die Adäquanzlehre nimmt nur ganz ungewöhnliche Schadensfolgen von der Ersatzpflicht aus; sie wird deshalb heute durch eine *wertende Beurteilung* ergänzt (Palandt–Heinrichs 1986, Vorbem. 5 vor § 249). Man verlangt danach zusätzlich zur Kausalität, daß der geltend gemachte Schaden nach seiner Art und Entstehungsweise unter den *Schutzzweck* der verletzten Norm fällt: Bei dem zum Ersatz angemeldeten Schaden muß es sich also um Nachteile handeln, die aus dem Bereich derjenigen Gefahren stammen, zu deren Abwendung die verletzte Norm erlassen worden ist (BGH 27, 140; 35, 315; 57, 142).

Schockschäden

Sie werden immer wieder dadurch ausgelöst, daß jemand den Unfall eines nahen Angehörigen mit ansehen muß oder daß er die Nachricht vom Tode eines Angehörigen erhält (vgl. Lange, § 3 XI, S. 101). Die Unfallhandlung trifft zwar unmittelbar nur den Verletzten oder Getöteten, mittelbar aber auch Verwandte und andere Personen auf Grund der dadurch verursachten seelischen Erschütterung, so daß man sagen kann, auch sie seien in ihrer Gesundheit verletzt worden. Schockschäden sind daher in der Regel adäquat verursacht. Ein Ersatzanspruch gegen den Unfalltäter besteht nach dem Schutzzweck der Deliktsnormen aber nur dann, wenn die Gesundheitsbeschädigung nach Art und Schwere über das hinausgeht, was nahe Angehörige in derartigen Fällen erfahrungsgemäß an Beeinträchtigungen durch einen solchen Unfall erleiden (BGH 56, 163). Die Rechtsprechung zeigt sich, wie in dieser Formulierung zum Ausdruck kommt, bemüht, den Ersatz von Schockschäden nicht zu sehr auszudehnen. So sind Schockschäden von Nichtangehörigen grundsätzlich nicht ersatzfähig (LG Stuttgart VersR 1973, 648). Außerdem sind sie auf Unfallvorgänge beschränkt, so daß beispielsweise der durch eine Strafanzeige ausgelöste Schockschaden nicht restituierbar ist (OLG Hamburg NJW 1969, 615; kritisch Deubner, JuS 1969, 561 und 1971, 622).

Rentenneurosen (ausführlich dazu Venzlaff bei Kisker, S. 921 ff.)

Grundsätzlich ist es das Risiko des Schädigers, ob seine Verletzungshandlung einen größeren oder geringeren Schaden auslöst und zu welchen Komplikationen der Heilungsverlauf

auf seiten des Opfers führt. Wenn also die Verletzungshandlung auf eine zum Schaden geneigte Konstitution trifft, so daß sich Folgen von einem Schweregrad ergeben, die bei normalen Verhältnissen nicht eingetreten wären, so haftet der Schädiger für den gesamten entstandenen Schaden. Der Schädiger hat daher auch für einen ungewöhnlich großen Schaden aufzukommen, der dadurch entsteht, daß die Verletzungshandlung ein schon gesundheitlich geschwächtes oder psychisch abnormes Opfer getroffen hat (RG 169, 120; BGH 20, 139; BGH NJW 1974, 1510; OLG Frankfurt VersR 1980, 564). Bei Personenschäden erstreckt sich die Schadensersatzpflicht daher grundsätzlich auch auf die Beeinträchtigungen, die durch seelische Reaktionen auf die Verletzung zu erklären sind, also beispielsweise eine psychisch bedingte Arbeitsunfähigkeit (RG 155, 41; BGH 20, 139; 39, 315; BGH NJW 1958, 1579; BGH VersR 1966, 931 und 1968, 397), ja unter Umständen sogar eine solche infolge von Selbstverstümmelung des Verletzten, wie dem Schädiger auch der als nicht inadäquate seelische Reaktion auf die schädigende Handlung erfolgte Selbstmord des Verletzten zurechenbar sein kann (BGH NJW 1958, 1579; LG München VersR 1955, 398; Lange 1979, § 3 XI, S. 96).

Neurotische Fehlhaltungen schließen also Schadensersatzansprüche nicht aus, soweit sie noch *erlebnisadäquat* sind: Das ist etwa angenommen worden bei der Angstneurose einer Frau, die infolge einer Pockenschutzimpfung eine Enzephalitis durchgemacht und epileptische Anfälle behalten hatte, auf Grund derer sie dann eine neurotische Ängstlichkeit bei der Berufsausübung entwickelte, nachdem sie während eines solchen Anfalls einmal mit der Hand in die Heißmangel geraten war (BGH VersR 1970, 272). Ein anderes Beispiel ist die «zweckfreie Aktualneurose» eines früheren Generalvertreters, der im Anschluß an einen Verkehrsunfall eine neurotische Autoangst entwickelt hatte (BGH VersR 1968, 396). Die Rechtsprechung begrenzt in diesen Fällen die Haftung lediglich unter dem Gesichtspunkt des *Mitverschuldens* (S. 503). Der Schadensersatzanspruch wird auch in diesen Fällen gemindert oder fällt ganz weg, falls die neurotische Fehlhaltung durch einen zumutbaren Willensakt oder durch geeignete Rehabilitationsmaßnahmen überwindbar ist (BGH VersR 1962, 280 und 1970, 272). Ferner sind an die Annahme seelischer Schäden *strenge Anforderungen* zu stellen; der Richter muß sich ebenso wie der Sachverständige der *Gefahr simulierter Leiden* um so mehr bewußt sein, als sich auch nur eingebildete Störungen leicht einschleifen und automatisiert wirken und die Psychotherapie einer Rentenneurose bei laufendem Rentenverfahren oder gar gewährten Renten praktisch keinerlei Erfolgschancen mehr hat (Langelüddeke–Bresser, S. 398). Beachtung verdient auch, daß unter therapeutischen Gesichtspunkten der Zubilligung eines einmaligen Schmerzensgeldes im allgemeinen der Vorzug vor einer Rentenzahlung gegeben wird (Langelüddeke–Bresser 1976, S. 399 und 405).

Im übrigen aber wird heute kein Ersatz mehr geschuldet für die *echte Rentenneurose*, das heißt, wenn die Arbeitsunfähigkeit ausschließlich auf Begehrensvorstellungen zurückzuführen ist, denen der Verletzte auf Grund seiner psychischen Abnormität erliegt und die er gerade aus der Erwartungshaltung bezüglich der ihm zustehenden Schadensersatzansprüche nicht zu überwinden vermag. Anders als das Reichsgericht (RG 75, 21; 155, 41; 159, 257) hat der Bundesgerichtshof in seiner allerdings nicht unangefochten gebliebenen neueren Rechtsprechung (vgl. zur Kritik etwa Lange 1979, § 3 XI, S. 97) die Schadensersatzpflicht für die Rentenneurose verneint, wenn die psychologische Folge der Verletzung in einem groben Mißverhältnis zum schädigenden Ereignis steht, so daß sie Ausdruck einer offensichtlich *unangemessenen Erlebnisverarbeitung* ist (BGH VersR 1970, 283). Dem Sinn und Zweck des Schadensersatzes würde es nämlich widersprechen, wenn gerade die

Tatsache, daß ein anderer Schadensersatz zu leisten hat, die Wiedereingliederung des Verletzten in den sozialen Lebens- und Pflichtenkreis erschweren oder unmöglich machen würde (BGH 20, 142; BGH VersR 1978, 719; OLG Hamburg VersR 1981, 787). Ob es sich im Einzelfall um eine Begehrensneurose handelt, können nur medizinische Sachverständige beurteilen (Palandt-Heinrichs 1986, Vorbem. 5 d cc vor § 249). Doch wird das Gericht durch das medizinische Gutachten nicht gebunden; insbesondere ist zu berücksichtigen, daß der medizinische Ursachenbegriff mit dem juristischen nicht identisch ist und überhaupt eine unterschiedliche Terminologie vorhanden ist (BGH NJW 1958, 1579; Witter, NJW 1958, 245).

Literatur und Abkürzungsverzeichnis

a.a.O.   am angegebenen Ort

Abs.   Absatz

AcP   Archiv für die civilistische Praxis (Band und Seite)

a.E.   am Ende

a.F.   alte Fassung

AG   Amtsgericht

Anm.   Anmerkung

AP   Nachschlagewerk des Bundesarbeitsgerichts (Gesetzesstelle und Entscheidungsnummer)

Art.   Artikel

Aufl.   Auflage

BAG   Bundesarbeitsgericht

BASSENGE–HERBST: Gesetz über die Angelegenheiten der freiwilligen Gerichtsbarkeit/Rechtspflegergesetz, 3. Auflage, Heidelberg, Karlsruhe, C.F. Müller, 1981.

BAUMANN: Unterbringungsrecht. Tübingen 1966, Mohr, sowie im Handbuch der forensischen Psychiatrie, Band I, S. 358 ff.

BayObLG   Bayerisches Oberstes Landesgericht

BayObLGZ   Entscheidungssammlung in Zivilsachen (Jahr und Seite)

BeurkG   Beurkundungsgesetz

BGB   Bürgerliches Gesetzbuch

BGH   Bundesgerichtshof, auch amtliche Sammlung der BGH-Rechtsprechung in Zivilsachen (Band und Seite)

BROX: Erbrecht, 9. Auflage, Köln, Berlin, Heymann, 1984

BeurkG   Beurkundungsgesetz

BSG   Bundessozialgericht

BVerfG   Bundesverfassungsgericht

BVerwG   Bundesverwaltungsgericht

BVerwGE   Entscheidungen des Bundesverwaltungsgerichts

bzw.   beziehungsweise

DEUTSCH: Haftungsrecht. 1. Band: Allgemeine Lehren, Köln, Berlin, Heymann, 1976.

DR   Deutsches Recht (Jahr und Seite)

DRZ   Deutsche Richterzeitung

EheG   Ehegesetz

EheRG   Eherechtsreformgesetz

Einl.   Einleitung

ENNECCERUS–NIPPERDEY: Allgemeiner Teil des Bürgerlichen Rechts. 1. Halbband, 15. Auflage, Tübingen, Mohr, 1959.

f und ff   folgende

FamRZ   Zeitschrift für das gesamte Familienrecht (Jahrgang und Seite)

FGG   Reichsgesetz über die freiwillige Gerichtsbarkeit

FLUME: Allgemeiner Teil des Bürgerlichen Rechts. 2. Band, Das Rechtsgeschäft, 3. Auflage, Berlin, Springer, 1979.

gem. gemäß

GERNHUBER: Lehrbuch des Familienrechts. 3. Auflage, München, Beck, 1980.

GG   Grundgesetz

GÖPPINGER–WITTER: Handbuch der forensischen Psychiatrie. 2 Bände, Berlin, Springer, 1972.

GRUCHOT: Beiträge zur Erläuterung des Deutschen Rechts. (Band und Seite).

GVG   Gerichtsverfassungsgesetz

HABSCHEID: Freiwillige Gerichtsbarkeit. 6. Auflage, München, Beck, 1977.

HRR   Höchstrichterliche Rechtsprechung (Jahr und Nr.)

JAUERNIG: Zivilprozeßrecht. 20. Auflage, 1983.

JMBl NRW   Justizministerialblatt für Nordrhein-Westfalen (Jahr und Seite)

Justiz   Die Justiz, Amtsblatt des Justizministeriums Baden-Württemberg (Jahr und Seite)

JW   Juristische Wochenschrift (Jahr und Seite)

JWG   Jugendwohlfahrtsgesetz

KG   Kammergericht

KISKER, MEYER et al.: Psychiatrie der Gegenwart, Bd. III, 2. Aufl., Berlin, Springer, 1975.

LANGE: Hermann Lange, Schadensersatz. Tübingen, Mohr, 1979.

LANGE–KUCHINKE: Lehrbuch des Erbrechts. 2. Auflage, München, Beck, 1978.

LANGELÜDDEKE–BRESSER: Gerichtliche Psychiatrie. 4. Auflage, Berlin, de Gruyter, 1976.

LARENZ: Allgemeiner Teil des Deutschen Bürgerlichen Rechts. 6. Auflage, München, Beck, 1983.

LG   Landgericht

LM   Lindenmaier–Möhring, Nachschlagewerk des Bundesgerichtshofs in Zivilsachen (Gesetzesstelle und Entscheidungsnummer)

LZ   Leipziger Zeitschrift für Deutsches Recht (Jahr und Seite)

MDR   Monatsschrift für Deutsches Recht (Jahr und Seite)

MünchKomm   Münchner Kommentar zum BGB Band 1, Allgemeiner Teil, 2. Auflage, München 1984 und Band 5, Familienrecht, München 1978; Band 6, Erbrecht, München, Beck, 1982.

NJW   Neue Juristische Wochenschrift

Nr.   Nummer

OGH   Oberster Gerichtshof für die britische Zone, auch Sammlung der Entscheidungen (Band und Seite)

OLG   Oberlandesgericht, zugleich Die Rechtsprechung der Oberlandesgerichte (Band und Seite)

OLGZ   Entscheidungen der Oberlandesgerichte in Zivilsachen (Jahr und Seite)

PALANDT: Bürgerliches Gesetzbuch, 45. Auflage, München, Beck, 1986.

Recht   Das Recht (Jahr und Nummer)

Rechtspfleger   Der Deutsche Rechtspfleger (Jahr und Seite)

RG   Reichsgericht, auch amtliche Sammlung der RG-Rechtsprechung in Zivilsachen (Band und Seite)

Rn.   Randnote

ROSENBERG–SCHWAB: Zivilprozeßrecht. 13. Auflage, München, Beck, 1981.

s.   siehe

SAAGE–GÖPPINGER: Freiheitsentziehung und Unterbringung. 2. Auflage, München, Beck, 1975.

SchlHA   Schleswig-Holsteinische Anzeigen (Jahr und Seite)

SCHUMANN–LENCKNER: s. Göppinger–Witter.

SeuffA   Seufferts Archiv für Entscheidungen der obersten Gerichte (Band und Nummer)

SOERGEL–SIEBERT–DAMRAU: Bürgerliches Gesetzbuch. Band 6, Familienrecht, 11. Auflage, Stuttgart u. a., Kohlhammer 1981.

sog.   sogenannte

STEIN–JONAS–SCHLOSSER: Kommentar zur Zivilprozeßordnung. 20. Auflage, Tübingen, Mohr, 1977 ff.

THOMAS–PUTZO: Zivilprozeßordnung. 13. Auflage, München, Beck, 1985.

u.ä.   und ähnliches
umstr.   umstritten
usw.   und so weiter
VersR   Versicherungsrecht (Jahr und Seite)
vgl.   vergleiche
Warn.   Jahrbuch der Entscheidungen zum BGB (Jahr und Seite)
Warn.R   Warneyers Jahrbuch der Entscheidungen des Reichsgerichts auf dem Gebiet des Zivilrechts (Jahr und Nummer)
WM   Wertpapiermitteilungen (Jahr und Seite)
z.B.   zum Beispiel
ZÖLLER–VOLLKOMMER: Zivilprozeßordnung. 14. Auflage, Köln, D. Schmidt, 1984.
ZPO   Zivilprozeßordnung

5.2. Psychiatrische Begutachtung im Zivilrecht

Hans K. Rose

5.2.1. Einleitung

Die juristischen Voraussetzungen für die psychiatrische Begutachtung im Zivilrecht sind im vorangegangenen Abschnitt entsprechend der juristischen Systematik dargestellt worden. Diese orientierte sich an den zivilrechtlichen Bereichen, aus denen heraus Fragen an den psychiatrischen Sachverständigen gestellt werden können.

Für eine Darstellung der Grundzüge psychiatrischer Begutachtung bieten sich prinzipiell zwei Ordnungsprinzipien an: die Gliederung nach den Rechtsvorschriften und die Anlehnung an die nosologische Klassifikation.

Der Bezug auf die juristische Systematik würde bedeuten, in einer Art Exegese die im Gesetz gebrauchten Termini, die zur Kennzeichnung medizinischer, psychologischer und psychiatrischer Sachverhalte verwendet werden, mit klinischem Inhalt zu erfüllen und so das vom Juristen Gemeinte dem diagnostizierenden Kliniker zu veranschaulichen. Dieses Vorgehen müßte also die verschiedenen Formen rechtsrelevanter «geistiger Mängel», die das Zivilrecht kennt, explikativ den entsprechenden medizinisch-psychologischen und psychopathologischen Sachverhalten zuordnen. Begriffe wie Geisteskrankheit, Geistesschwäche, geistiges Gebrechen, Störung der Geistestätigkeit oder «die freie Willensbestimmung ausschließenden Zustand» wären umzusetzen in die nosologischen Kategorien der klinischen Befunderhebung, von denen ausgehend der Gutachter dem empirischen Sachverhalt der juristischen Formel zu subsumieren hat.

Die hier gewählte Methode entlang der Ordnung psychiatrischer Diagnosen und in Bezug auf die Krankheitsbilder, die oben im nosologisch-systematischen Teil dargestellt wurden, scheint uns zweckmäßiger für die praktischen Bedürfnisse der zivilrechtlichen Begutachtung. Die seelisch-geistigen Mängel, die das Zivilrecht nennt, sind weder biologisch noch psychologisch definiert, sondern lediglich juristisch, ihre Bezeichnungen stehen in keinem eindeutigen Zuordnungsverhältnis zu nosologischen Gegebenheiten. Insofern sind diese Zustände, genaugenommen, vom Arzt nicht zu diagnostizieren, weil das Stellen einer Diagnose den Bezug auf ein nosologisches kategoriales Schema besagt und nicht auf ein juristisches. Diagnostizieren kann der Gutachter nur auf der Basis der psychiatrischen Krankheitslehre, von dem in diesem Kontext Festgestellten werden die juristisch definierten Zustände erschließbar. Die Auswirkungen eines diagnostizierten psychischen Krankheitsbilds auf die Möglichkeit rechtsrelevanten Handelns sind auf dem Wege der Subsumtion der diagnostischen Festlegung unter die juristische Kategorie vermittelbar.

Der Psychiater ordnet die mit den unterschiedlichen Methoden, der Untersuchung, der Verhaltensbeobachtung, der Exploration usw. gewonnenen pathognostischen Merkmale, die sich aus der Biographie und aus dem aktuellen Zustand ergeben, einer Diagnose zu.

Diese wird für ihn zusammen mit den Einzelfakten, auf denen sie beruht, zum handlungs-
leitenden Instrument; hinsichtlich der Therapie handlungsleitend in Richtung auf die zu
wählenden Behandlungsverfahren, im Rahmen einer Begutachtung bezüglich der Subsumtion unter die Fallgruppen, die das Gesetz vorsieht.

Dabei muß allerdings berücksichtigt werden, daß die Diganose für sich allein insbesondere
in der psychologischen Medizin eine nur unzulängliche Chiffre für Befinden und Zustand
des Kranken ist. Es können keineswegs alle Teile eines Befundes in einer Diagnose seman-
tisch untergebracht werden, vielmehr ist die individuelle Konstellation und das Gewicht
der Symptome, aber auch das Ausmaß der Behinderung, welches sie in unterschiedlichen
sozialen Situationen, in denen sich der Kranke findet, bedingen können, für die Begutachtung von entscheidender Bedeutung. Eine Gleichsetzung von psychopathologischer
Diagnose und juristischer Fallgruppe bzw. zivilrechtlicher Konsequenz ist kurzschlüssig
und zumeist falsch, auch wenn frühere Lehrmeinungen von solchen direkten Beziehungen
ausgehen.

Als Gutachter in zivilrechtlichen Fragen hat der Psychiater das von ihm festgestellte
Krankheitsbild oder die diagnostizierte Normvariante auf die impliziten Einschränkungen
kognitiver bzw. voluntativer Fähigkeiten hin zu prüfen.

Die folgende Erörterung gutachterlicher Fragen nach Voraussetzungen von Entmündigung, Pflegschaft, Geschäftsfähigkeit usw. geht von einem vereinfachenden Schema
psychiatrischer Syndrome aus und bezieht sich dabei auf die im speziellen Teil (1.2)
gemachten Ausführungen zu psychischen Krankheitsbildern. Behandelt werden die oligophrenen Zustandsbilder, hirnorganische Abbausyndrome (Demenzen), exogene und
endogene Psychosen, akute Bewußtseinsstörungen sowie funktionelle Erlebens- und
Persönlichkeitsstörungen (Neurosen und Psycho/Soziopathien) in ihrer zivilrechtlich-
gutachterlichen Bedeutung.

5.2.2. Die zivilrechtliche Begutachtung bei Oligophrenie

Geistig behinderte (oligophrene) Menschen weisen hinsichtlich der Möglichkeit, ihre
eigenen Angelegenheiten zu besorgen und gesellschaftlichen Normen gerecht zu werden,
mehr oder weniger ausgeprägte Handikaps auf. Die früh gestörte geistige Entwicklung
führt zu Reifungsverzögerungen und zu Mängeln in der psychosozialen Anpassung.

Im Gegensatz zum Begriff «Demenz», der geistige Abbausyndrome kennzeichnet, die sich
im Laufe des Lebens krankheitsbedingt vollziehen, meint «Oligophrenie» Formen von
Mindersinnigkeit, die von Geburt an die psychische und soziale Entwicklung beeinträchtigen. Der früher benutzte Begriff «Schwachsinn» sollte wegen seines diskriminierenden
Charakters vermieden werden. Unter den angeborenen und früh erworbenen Beeinträchtigungen dieser Art sieht der Gutachter ein Kontinuum eingeschränkter Intelligenzleistun-
gen von leichten Minusvarianten der Begabung, die als Normabweichungen zu betrachten
sind, bis hin zu schweren, die soziale Integration und Leistungsfähigkeit erheblich beeinträchtigenden Handikaps. Aus medizinischer Sicht interessieren die unterschiedlichen
Verursachungen oligophrener Syndrome, so etwa, ob es sich um eine «endogene» Form,
für die pathologisch-anatomische Veränderungen des zentralen Nervensystems nicht
nachzuweisen sind, handelt, oder um eine exogene, durch perinatal wirksam gewordene
traumatische oder metabolische Faktoren entstandene Form.

Für die Begutachtung ist lediglich der Schweregrad der kognitiven Beeinträchtigung von Belang. Mit dem Defizit der Intelligenzleistung gehen zumeist Antriebsstörungen einher, eine Antriebsminderung in Gestalt allgemeiner Torpidität, oder eine ungerichtete Antriebssteigerung als erethisches Syndrom. Für die Phänomenologie oligophrener Behinderungen ist bedeutsam, daß die primäre Schädigung und milieu- und entwicklungsbedingte Beeinträchtigungen ein in der Regel unauflösbares Bedingungsgefüge bilden.

Die früher zur Kennzeichnung der Behinderungsgrade üblichen Bezeichnungen Debilität, Inbezillität und Idiotie – die ohnedies sehr randunscharf sind – werden heute vielfach durch psychometrische Parameter, die man durch Leistungstests gewinnt, ersetzt. Ebenso ist das Konzept eines Intelligenzalters in Anlehnung an die intellektuelle Entwicklung eines Kindes verlassen. Ein Anhaltspunkt für die intellektuellen Kapazitäten ist der Intelligenzquotient (IQ), eine durch Tests standardisierte Meßgröße. Unterschreitet dieser Wert den Durchschnittswert der Bevölkerung um mehr als das Doppelte der Standardabweichung, so liegt Subnormalität vor. Bei einem Durchschnittswert von 100 und einer Standardabweichung von 15 (wie beim Hamburg-Wechsler-Test für Erwachsene, HAWIE), gilt also eine Person mit einem IQ von 70 als subnormal, eine mit einer dreifachen Minusabweichung als geistig schwer subnormal. Solchen Festlegungen haftet natürlich ein in der Natur des Meßinstruments liegender Schematismus an. Die Bestimmung des IQ ermöglicht jedoch gewisse erste Einteilungen, die auch für den forensisch-psychiatrischen Gebrauch allerdings immer durch die Würdigung persönlichkeitspsychologischer und sozialer Gegebenheiten im Einzelfall zu ergänzen sind. Einem IQ von 80 bis 70 entspricht nach allgemeiner Erfahrung ein Zustand noch ausreichender Bildungsfähigkeit, ein IQ von 70 bis 55 läßt begrenzte Bildungsfähigkeit unter Sonderschulbedingungen erwarten. Menschen mit einem IQ unter 55 sind insofern als nicht ausreichend bildungsfähig anzusehen, als für ihre Förderung aufwendige, auf ihre Handikaps und Lebensbedingungen zugeschnittene Maßnahmen notwendig sind, bei einem IQ unter 20 liegt Bildungsunfähigkeit und weitgehende Pflegebedürftigkeit vor. Beim Gebrauch solcher Daten in der Gutachterpraxis ist wieder daran zu erinnern, daß der im Gesetz verwendete Begriff «Geistesschwäche» keineswegs synonym mit Schwachsinn ist, sondern einen bestimmten – gegenüber der «Geisteskrankheit» milderen – Grad, der sowohl durch Anlage wie durch Schädigungen im Leben verursachten Minderung kognitiver wie voluntativer Leistungsmöglichkeiten meint.

Auch kann keinesfalls von einem psychometrisch festgelegten Merkmal direkt und quasi parallel auf einen definierten Grad der Einschränkung der Einsichtsfähigkeit geschlossen werden. Als Beispiel hierfür sind Menschen mit partiellen intellektuellen Behinderungen, etwa einer Lese-Rechtschreib-Schwäche, anzuführen, die unter den Bedingungen überkommener Ausbildungssysteme häufig frühzeitig das Stigma «schwachsinnig» zugeschrieben erhielten und dann über eine entsprechende Karriere – wie Sonderschulausbildung – in die Rolle Dissozialer, weil vermutlich nicht Bildungsfähiger, gerieten. Kriterien für die Einschätzung einer intellektuellen Leistungseinschränkung gewinnt der Psychiater eher als in den quasi objektiven Daten in der genau erhobenen biographischen Anamnese, in der Beobachtung des Sozialverhaltens, in der Vergegenwärtigung der vom Probanden beherrschten Kulturtechniken, der sozialen Leistungsfähigkeit und des Vermögens, eine Existenzgrundlage zu schaffen, sowie in der kritischen Urteilskraft. Die Ausprägung mindersinnigen Verhaltens und das Maß der Beeinträchtigung von Einsichtsfähigkeit – liegen sie nun in einem Bereich, der sie als Ausdruck von Krankheit verstehen läßt, oder seien sie nicht krankhafte Varianten – ist immer auch von der Komplexität der Situation und von den Anforderungen, die sie an das Verhalten eines Individuums stellt, bestimmt.

Zivilrechtlich-gutachterliche Probleme werden sich kaum bei Oligophrenen stellen, bei denen der psychometrische Befund für sich schon starke Normabweichungen zeigt. Ausgeprägte Schwachsinnsgrade spielen ebensowenig strafrechtlich wie zivilrechtlich eine besondere Rolle. Wegen ihrer mentalen Behinderung geraten solche Menschen kaum in Situationen, in denen die Frage nach ihrer Rechtsfähigkeit zur Beurteilung ansteht, ihr soziales Kompetenz- und Handlungsfeld ist eng. Zu berücksichtigen ist auch, daß der oligophrene Mensch mit seiner Behinderung von Anfang an in einen ihm zugeordneten Raum hineingewachsen ist – anders als eine Person, bei der sich im Laufe des Lebens durch Krankheit oder Altersabbau Einbußen einstellen –, so daß weniger kritische, für ihn nicht überschaubare Situationen eintreten. Unselbständigkeit, Art der Lebensführung und Unterbringung tragen zur Verminderung von Gefährdungen bei. Das besagt nicht, daß schwere Formen von Oligophrenie nicht von vornherein die Fähigkeit zur Besorgung von Angelegenheiten auch in einem umschriebenen Sozialraum ausschlössen. Außerdem kann man davon ausgehen, daß eine Oligophrenie je schwerer sie ist, umso früher erkannt wird, so daß entsprechend eher sozial stützende und begleitende Maßnahmen Platz eingeleitet werden, welche dazu beitragen, soziale Anforderungen zu reduzieren.

Schwieriger ist die Beurteilung von Grenzfällen zur Debilität, bei denen die Willensfähigkeit oft noch schwerer zu prüfen ist als die Einsichtsfähigkeit. Hier bringt die genaue Untersuchung der Lebensbewältigungsmöglichkeiten in der ausführlichen Exploration und die exakte Sozialanamnese mehr als psychometrische Verfahren. In Rechnung gestellt werden muß auch, daß mäßiggradige Intelligenzminderungen, wie sie aus dem IQ ablesbar werden, durchaus relevant werden können, wenn andere Normabweichungen oder krankheitswertige Störungen, die mit der Mindersinnigkeit häufig verbunden sind, vorliegen, also: psychopathische oder neurotische Persönlichkeitsstrukturen, Abhängigkeiten und hirnorganische Erkrankungen. Häufig ist es nicht primär das intellektuelle Defizit, sondern die eingeschränkte Kritikfähigkeit, die starke Gefährdung durch suggestive Einflüsse, die durch die soziale Randstellung bedingten affektiven und emotionalen Schwächen sind es, die den Handlungsraum entscheidend einschränken.

5.2.2.1. Entmündigung und Pflegschaft bei Oligophrenie

Die bisherigen Ausführungen lassen erkennen, daß die Diagnose «Mindersinnigkeit» nicht ohne weiteres die Indikation zur Entmündigung darstellt. Entmündigung und Pflegschaft als Maßnahmen zum Schutz eines Behinderten setzen eine aktuelle oder vorhersehbare Lebenssituation voraus, in der eine solche Intervention Nutzen bringt und Schaden abwenden wird. Zu fordern ist eine Lage, in der das Eingreifen eines aktiven und geeigneten Vormunds soziale oder auch rehabilitative Chancen verbessert. Die Frage, wie und durch wen Hilfe geleistet werden kann, wird leider viel zu selten vor der Eröffnung eines Entmündigungsverfahrens befriedigend beantwortet. Entmündigungsgründe sind, wie oben aufgeführt, Geisteskrankheit, Geistesschwäche, Verschwendung, Trunk- oder Rauschgiftsucht. Diese abnormen Zustände müssen so ausgeprägt sein, daß der zu Entmündigende in ihrer Folge, d. h. durch sie, außerstande gesetzt wird, seine Angelegenheiten zu besorgen. Ist die Diagnose Oligophrenie und ein entsprechender Antrag auf Einrichtung einer Vormundschaft gestellt, so wird der Sachverständige zu prüfen haben, ob eine Geistesschwäche oder eine Geisteskrankheit im Sinne des Gesetzes vorliegt, d. h. wie erheblich der Intelligenzmangel ist, und weiter – in aller Regel – auch, welches die Angelegenheiten sind, deren

Besorgung infrage steht. Letzteres ist zwar, genau genommen, eine Frage der juristischen Würdigung, im allgemeinen wird jedoch dem Psychiater, bei dem man eine intimere Kenntnis der Lebensumstände des Begutachteten und damit auch seiner Bewältigungsmöglichkeiten voraussetzt, eine Stellungnahme dazu abverlangt. Versteht man unter «Angelegenheiten» alle Gegenstände des Besorgens – also Familie, Beruf, Vermögen, Sozialbeziehungen und Verpflichtungen –, so bleibt zunächst offen, welches die kritischen Bereiche sind, in denen kompensatorischer Schutz durch den Vormund erforderlich ist. Die umfassende Formulierung «seine Angelegenheiten» muß davon abhalten, bereits bei partiellen Insuffizienzen, die durch die Oligophrenie bedingt sind, etwa Unfähigkeit im Umgang mit Geld oder schwerwiegende Mängel bei der Versorgung abhängiger Familienmitglieder, einen Entmündigungsgrund zu sehen. Andererseits muß aber auch nicht in allen Existenzbereichen bereits ein Versagen eingetreten sein, um eine Entmündigung zu rechtfertigen. Es ist im Einzelfall sehr genau abzuwägen zwischen den Vorteilen, die durch den Schutz gewährt werden, und den Traumatisierungen durch das ja immer auch mitgesetzte Stigma der Entmündigung.

Häufig wird sich der begutachtende Arzt in solchen Fällen in einem Zielkonflikt befinden und in seiner Doppelrolle als Gutachter und Therapeut Nutzen und Schaden einer Entmündigung für seinen Patienten gegeneinander abzuwägen haben. Der Schaden liegt in der Diskriminierung, die nun einmal – wenn auch durchaus gegen die Intentionen des Gesetzgebers – mit der Maßnahme verbunden ist, in der Belastung des Arzt-Patient-Verhältnisses, in den häufig wahrzunehmenden therapie- und rehabilitationsbehindernden Konsequenzen. Erfahrene Psychiater warnen aus diesen Gründen zu Recht vor einem allzu großzügigen Umgang mit diesem Instrument und geben zu bedenken, daß angesichts einer fortschreitenden Einengung des privaten Verfügungsraums durch den sozialen Wohlfahrtsstaat der komplexe Eingriff in die Persönlichkeitsrechte wegen seiner weitreichenden Wirkungen nur nach gründlicher Prüfung, wie dem Behinderten am besten geholfen werden kann, ärztlich zu befürworten ist. Daß sich hinter der hierzulande viel zu großen Bereitschaft, geistig und seelisch Behinderte zu entmündigen, häufig implizite oder ausdrücklich ganz andere Motivationen verbergen als die auf den Schutz des Betroffenen gerichteten, wird man kaum widerlegen können.

5.2.2.2. Pflegschaft

Eine weniger in die Persönlichkeitsrechte eingreifende Schutzmaßnahme ist die Pflegschaft, die bei Oligophrenen vor allem in der Form der Gebrechlichkeitspflegschaft zur Anwendung kommen dürfte. Voraussetzung für die Verfügung dieser Maßnahme ist das Vorliegen geistiger Gebrechen, worunter man leichtere Störungen versteht, die die Geschäftsfähigkeit noch nicht zu beeinträchtigen vermögen, die jedoch den Betroffenen über eine längere Zeit außerstand setzen, bestimmte seiner Angelegenheiten selbst zu besorgen, so daß ohne Bestellung eines Pflegers eine schädigende Situation eintreten kann. Wegen ihrer leichteren Handhabbarkeit und des weniger diskriminierenden Charakters wird die Pflegschaft häufig als nächstliegende Maßnahme anzusehen sein. Als Voraussetzung ist gefordert, daß die Belange des Betroffenen gefährdet sind, wenn ein Pfleger nicht bestellt wird, andererseits darf jedoch auch keine völlige Unfähigkeit zur Regelung der Angelegenheiten vorliegen. Nach § 1910 BGB kann die Pflegschaft nur mit Einwilligung des Gebrechlichen angeordnet werden, es sei denn, daß eine Verständigung mit ihm über den Sinn der Maßnahme nicht möglich ist. Um die Frage der Verständigungsmöglichkeit gibt es nicht selten Schwierigkeiten zwischen Sachverständigen und Juristen. Man kann wohl davon ausgehen, daß bei Oligophrenen als Voraussetzung für die Verständigung nicht nur die Möglichkeit zu fordern ist, die Maßnahme und ihre Auswirkungen für die Lebensführung zu verstehen, sondern die Fähigkeit zu einer von krankhaften und behindernden Einflüssen freien und vernünftigen Erwägung. Zweifelsfrei gilt die Verständigungsmöglichkeit in den Fällen aufgehoben, in denen die intellektuellen Beeinträchtigungen Geschäftsunfähigkeit bedingen. Stellt sich die Frage der Einrichtung einer Pflegschaft, so wird der Sachverständige also in der Regel sowohl zur Frage der Verständigungsmöglichkeit, d. h. zur Geschäftsfähigkeit wie auch nach den durch die Störung eingeschränkten Möglichkeiten des Besorgens Stellung zu nehmen haben.

5.2.2.3. Geschäftsfähigkeit bei Oligophrenen

Sofern die Geschäftsfähigkeit nicht durch den Akt der Entmündigung wegen Geisteskrankheit schon aufgehoben ist, kann sie bei einem Mindersinnigen nach § 104 BGB Abs. 2 zu verneinen sein, wenn die geistige Behinderung einen die freie Willensbestimmung ausschließenden Zustand krankhafter Störung der Geistestätigkeit bedeutet, der «seiner Natur nach» nicht vorübergehend ist. Der nicht-transitorische Charakter der Störung liegt im Wesen der Oligophrenie. Auch hier werden wieder die leichte Beeinträchtigung, weil sie die Willensbildung nicht wesentlich affiziert – sofern sie nicht durch zusätzliche, u. U. vorübergehende Faktoren kompliziert wird – einerseits und die schwere Mindersinnigkeit mit der durch sie verursachten sozialen Inaktivierung unter Einschränkung der Handlungsmöglichkeit überhaupt zum andern keine gutachterlichen Probleme aufwerfen. Varianten im Grenzbereich stellen oft vor die schwierige Aufgabe, Einfluß und Auwirkung des Intelligenzmangels auf die freie Willensbestimmung sowie eine durch vernünftige Erwägungen bestimmte Motivordnung festzustellen. Es ergibt sich dabei immer die Frage nach dem Handlungskontext, einmal hinsichtlich der Situation, zum andern aber auch hinsichtlich der Sinngesetzlichkeit, die im Handeln erkennbar und nachvollziehbar wird.

5.2.2.4. Oligophrenie und Deliktsfähigkeit

Deliktsfähigkeit entspricht zivilrechtlich dem, was im Strafrecht als Schuldfähigkeit bestimmt wird, sie ist neben der Geschäftsfähigkeit Teil der zivilrechtlichen Verantwortungsfähigkeit. Wie bereits im juristischen Teil ausgeführt, spielt die Prüfung der Deliktsfähigkeit eine Rolle im Schadenersatzrecht. Dementsprechend verläuft die Untersuchung der Frage der Deliktsfähigkeit analog der nach der Zurechnungsfähigkeit. Deliktsunfähigkeit bei einem Oligophrenen besteht nur, wenn auch seine strafrechtliche Verantwortlichkeit ausgeschlossen ist. Voraussetzung ist, daß infolge des intellektuellen Handikaps die voluntativen Möglichkeiten in einem Ausmaß eingeschränkt sind, welches die Fähigkeit zur freien Willensbestimmung aufhebt. Aufgehobene Deliktsfähigkeit bedeutet, daß der Betroffene für einen verursachten Schaden nicht zur Verantwortung und auch nicht zum Schadenersatz herangezogen werden kann. Die Störung muß so ausgeprägt sein, daß die Zurechnungsfähigkeit nicht nur eingeschränkt, sondern aufgehoben ist. Das führt dazu, daß nur der hochgradig Behinderte, bei dem wiederum der minimale soziale Aktionsradius nur selten Handlungskonstellationen auftreten läßt, aus denen sich zivilrechtliche Konsequenzen ergeben, oder der Oligophrene, bei dem zur Grundstörung andere psychopathologische Beeinträchtigungen treten, oder wenn bestimmte situative Einflüsse die Handlung beeinflussen, als deliktsunfähig anzusehen ist. Als Beispiel für eine solche multifaktoriell bedingte Deliktsunfähigkeit wäre die Situation anzuführen, in der sich ein Oligophrener in Unkenntnis der Wirkung von Alkohol und Drogen durch Gebrauch beider in einen seine Willensfähigkeit aufhebenden Zustand bringt.

5.2.3. Zivilrechtliche Begutachtung der Demenz

Unter Demenz versteht man üblicherweise einen im späteren Leben erworbenen, durch organische Hirnerkrankungen und Abbauprozesse verursachten, weitgehend irreversiblen Zustand eingeschränkter intellektueller Leistungen.

Diese gängige Begriffsbestimmung ist unzulänglich und nach mehreren Seiten hin zu erweitern. Dementielle Prozesse sind nicht auf das höhere Lebensalter beschränkt, wenngleich die senile Demenz in dieser Gruppe eine erhebliche Bedeutung hat. Sie beeinträchtigen nicht nur intellektuelle Leistungsfähigkeiten, sondern bedingen auch Störungen des Gedächtnisses und des Auffassungsvermögens und gehen oft mit Werkzeugstörungen einher. Demenzen lassen sich nicht nur unter leistungspsychologischen Gesichtspunkten betrachten, über Veränderungen des Urteilsvermögens, des Selbstbewußtseins und der Möglichkeit zur Selbstbesinnung führen sie zu tiefgreifenden Einschränkungen des Person-Seins. In der Entwicklung dementieller Prozesse erkennt man einen Abbau der Persönlichkeit, eine Restriktion und Vereinfachung des Systems mentaler Leistungen. Unter deskriptiven strukturanalytischen und Entwicklungsgesichtspunkten läßt sich eine große Variabilität solcher Zustandsbilder differenzieren mit sehr unterschiedlichen Leistungs- und Persönlichkeitsprofilen. Bei aller Entdifferenzierung und Vergröberung bleiben stets Reste und Prägungen der ursprünglichen Persönlichkeitsstruktur erhalten. Kenntnisse, Umgangsformen und Erfahrungen der gesunden Lebensstrecke färben das Bild mehr oder weniger intensiv, so daß sich eine Demenz stets erheblich durch eine größere Vielfalt psycho(patho)-logischer Phänomene von oligophrenen Zuständen unterscheidet. Außerdem sieht man bei den an einer Demenz erkrankten Menschen sehr häufig psychoreaktive charaktergeprägte Epiphänomene sowie Ausdrucksformen der Verarbeitung und der Abwehr des Krankheitserlebens – etwa depressiver oder hysterischer Art – die sich mit der primären Symptomatik amalgamieren, so daß sehr uneinheitliche Krankheitsbilder resultieren. Schließlich sind Demenzprozesse nicht durchweg irreversibel und damit therapeutisch unbeeinflußbar. Das gilt sowohl für einzelne Formen des Grundleidens wie erst recht für die oft den eindrucksvollsten Teil der Symptomatik bildenden Auswirkungen von Begleiterscheinungen oder die iatrogen gesetzten Behandlungsschäden etwa durch Psychopharmaka.

Der alters- oder krankheitsbedingte Demenzprozeß vollzieht sich nicht in allen Leistungs- und seelischen Funktionsbereichen gleichmäßig. Vorwiegend sind die kognitiven Funktionen betroffen, damit aber auch die rational vernünftige Steuerung von Willensabläufen. Die Einengung bedeutet eine Zentrierung auf den Augenblick, die zeitliche Perspektive geht verloren. Zugleich hat der Kranke, nicht zuletzt wegen der Einschränkung mnestischer Fähigkeiten, die sein Urteilsvermögen beeinträchtigen, Schwierigkeiten, sich auf neue

Situationen und die aus ihnen ergehenden Anforderungen einzustellen. Im apperzeptiven Raum werden Wesentliches und Nebensächliches gleichgewichtig. Damit wird eine Ordnung des Handelns erschwert, Denk- und Handlungsziele werden nicht erreicht. Im Erleben und in den Reaktionen überwiegen die ich-nahen, «egoistischen» Bedürfnisse, denen triebhaft ohne Rücksicht auf eine rationale Motivordnung entsprochen wird. Zwangsläufig auftretende Frustrationen rufen infantile, affektiv überschießende Reaktionen hervor.

Diese Charakterisierung verdeutlicht, daß der Erkennung und der quantitativen Einschätzung dementieller Veränderungen für die Begutachtung im Zivilrecht eine erhebliche Bedeutung zukommt. Um so mehr, als häufig eine wohlgeordnet erscheinde Fassade variable Abbauprofile verdeckt und dem Kranken die Möglichkeit gibt, auch gravierende Einbußen in einer dem Laien nicht erkennbaren Weise zu überspielen. Ein dementer Mensch kann in einem Untersuchungsgespräch – bei der Anhörung durch den Richter etwa – durchaus mit seinen erhaltenen Restfähigkeiten, mit Floskeln, Umgangsformen und Erinnerungsbruchstücken an früher Erlebtes und ganzheitlich Überschautes, u. U. auch durch konfabulatorisches Ausfüllen von Gedächtnislücken den Eindruck erwecken, die Situation zu beherrschen, während ihm zugleich entscheidende Voraussetzungen lebenspraktischer Bewältigung verlorengegangen sind. Eine Diagnose, ein realistischer Überblick über Verhaltensmöglichkeiten, über verloren gegangene und erhaltene Fähigkeiten, erschließt sich oft erst im Laufe einer längeren Beobachtungsstrecke.

Die klassifikatorische Aufgliederung der Demenzformen nach Krankheitsbildern, in deren Verlauf sie auftreten, und nach ihrer Ätiopathogenese, ist für die zivilrechtliche Begutachtung von sehr sekundärer Bedeutung. Die Hirnleistungsschwäche beim Morbus Alzheimer, bei der Multiinfarktdemenz und bei den anderen klinisch abgrenzbaren Syndromen des Abbaus können ähnliche Symptommuster bieten und haben so gleiche Auswirkungen auf die Beurteilung der rechtlichen Fähigkeiten des Betroffenen. Eine sichere Zuordnung von psychopathologischer Symptomkonstellation und Ätiopathogenese gibt es nicht, wenigstens nicht in dem Ausmaß, daß mit der Einordnung in die eine oder andere Gruppe Konsequenzen für die Beurteilung gesetzt wären. Bedeutung hat die nosologische Unterscheidung für Therapie und Prognose. Entscheidend ist als Grundlage des Gutachtens eine genaue Beschreibung und Analyse des psychopathologischen Querschnitts, in den Befund sollten nicht nur die punktuell wahrnehmbaren Einbußen und Fähigkeiten eingehen, sondern vor allem auch Informationen über die Praxis der Bewältigung alltäglichen Lebens, der Selbstversorgung, der Kommunikation etc.

Zivilrechtliche Probleme können in allen Stadien dementieller Prozesse auftreten. Voll ausgeprägte Bilder mit den unübersehbaren kognitiven Einschränkungen und voluntativen Störungen bieten weniger Schwierigkeiten als diskretere Formen, wo sich bei den Unregelmäßigkeiten des Leistungs- und Verhaltensprofils die Frage nach der Grenzziehung zwischen den auf der Linie der Persönlichkeitsentwicklung liegenden Ausdrucksformen des Alterns und krankheitswertigen bzw. krankheitsbedingten Deformationen stellt. Hier sind die intellektuellen Störungen oft noch geringfügig, gleichwohl von Bedeutung für die Willensbildung und für die motivationale Ordnung.

5.2.3.1. Entmündigung und Pflegschaft bei Demenz

Die Entmündigung eines Dementen ist angezeigt, wenn nur auf diesem Wege – und nicht anders – schutzwürdige Interessen des Betroffenen gewahrt werden können. Weder ein

Strafzweck noch die Wahrung der Interessen Dritter – etwa in Geschäftsbeziehungen – dürfen vor der Wahrung der Privatautonomie des Kranken Vorrang haben.

Voraussetzung ist, daß der Abbau ein Ausmaß erreicht hat, welches es dem Dementen unmöglich macht, seine Angelegenheiten zu besorgen. Wieder ist es Aufgabe des Gutachters, den Grad der Beeinträchtigung – ob Geistesschwäche oder Geisteskrankheit vorliegt – aufgrund der akut feststellbaren psychopathologischen Phänomene und der überschaubaren Entwicklung einzuschätzen. Nicht jede Wesenänderung, jede Zuspitzung von Persönlichkeitszügen – auch wenn sie sich durchaus störend auswirken mögen – kann als Zeichen beginnender Demenz interpretiert werden und dadurch Anlaß zur Entmündigung sein. Es genügt nicht, Ausfälle zu diagnostizieren und zu ordnen, bei der Entscheidung zur Entmündigung spielt die Bewertung des Einflusses der geistigen und seelischen Störung auf Handlungen des zu Entmündigenden eine ausschlaggebende Rolle. Die Folgen der Maßnahme, und zwar die beabsichtigten zum Schutze wie auch die nicht gewünschten, die in der Diskriminierung und der Beeinträchtigung sozialer Kompetenz liegen, sind bei der Begutachtung antizipierend zu berücksichtigen. Dies ist nur möglich, wenn man sich ein sehr genaues Bild vom familiären und sozialen Hintergrund des Kranken, von seiner Integration und von den Angelegenheiten, um deren Besorgung es geht, gemacht hat. Es ist nicht nur rechtlich bedenklich, wenn die Schwelle zur Entmündigung niedrig angesetzt wird, wenn Altenpflegeheime bei Patienten, die aus einer psychiatrischen Klinik dorthin verlegt werden sollen, die Einleitung eines Entmündigungs- oder Pflegschaftsverfahrens zur Voraussetzung für die Aufnahme machen. Formen der Selbstverwirklichung und des Handelns, die der Erwartung Dritter nicht entsprechen, weil sie nicht auf der von außen wahrnehmbaren Entwicklungslinie eines Älterwerdenden zu liegen scheinen, sind nicht ohne weiteres der Ausdruck einer geistigen Störung und Grund für Rechtsmaßnahmen. Auch die leichtere «Handhabbarkeit» eines Hinfälligen in der Mechanik eines fürsorgenden Sozialstaats darf kein Entmündigungsanlaß sein. Die Berücksichtigung der Lebenssituation eines Dementen, die Kenntnis seiner Vulnerabilität und seiner eingeschränkten Kompensations- und Adaptionsmöglichkeit muß jedes Zuviel manipulativer Maßnahmen hindern. Überschießende Eingriffe werden zwar nach Art einer self-full-filling-prophecy durch die verursachten Schäden legitimiert, sind jedoch untherapeutisch. Andererseits wird man öfter mit Fällen konfrontiert, bei denen die Retrospektive zeigt, daß ein schleichender Verlauf mit diskreten Vorstadien intellektuellen Abbaus die soziale Integration, die Fähigkeit des Besorgens der Angelegenheiten langsam veränderte, so daß prekäre Bedingungen entstehen konnten. Hier gilt es, zügig und ohne Zögern zu handeln, um zu verhindern, daß der Betroffene sich durch unsinnige Handlungen sein soziales Feld zerstört.

5.2.3.2. Geschäftsfähigkeit Dementer

Die Prüfung der Geschäftsfähigkeit – und entsprechend auch der Prozeß-, Testier- und Ehefähigkeit – verlangt zunächst die Klärung der Frage, ob die intellektuelle Leistungsinsuffizienz ein Ausmaß erreicht hat, welches die freie Willensbestimmung ausschließt. Von der zweiten, in § 104 Nr. 2 BGB gesetzten Prämisse, daß dieser Zustand seiner Natur nach nicht ein vorübergehender ist, wird man wegen des irreversiblen Charakters der hier infrage kommenden schweren Demenzzustände im allgemeinen ausgehen können, trotz aller erwähnten Unregelmäßigkeiten und Schwankungen in diesen prozeßhaften Krankheitsvorgängen.

Juristisch ist die Fähigkeit der freien Willensbestimmung als «normale Bestimmbarkeit durch normale Motive» definiert. Bei Störungen, die primär den kognitiven Bereich tangieren, wird also festzustellen sein, welchen Einfluß sie auf die Möglichkeit genommen haben, Motive zu entwickeln, sie in einer nachvollziehbaren Ordnung zu halten und dieser entsprechend zu handeln. Störungen der Motivordnung in den mit dem Rechtsgeschäft zusammenhängenden Bereichen müssen nachgewiesen werden, um Geschäftsfähigkeit auszuschließen. Zweifel an der Geschäftsfähigkeit genügen nicht. Der meist im Nachhinein zu führende Beweis ist oft auch dann schwer, wenn Verhalten und Umstände des Betroffenen dem «gesunden Menschenverstand» erhebliche Zweifel nahelegen.

Die mit dem Abbau mentaler Leistungen einhergehende Einengung des Interessens-, Handlungs- und sozialen Wahrnehmungsfeldes eines dementen Alternden führt regelmäßig zu einer Zentrierung auf ich-nahe Bedürfnisse und Lebensbereiche. Dies entspricht den oben erwähnten psychopathologischen Veränderungen, der konkretistischen Beschränkung auf Nächstliegendes, der Unfähigkeit, zwischen Wichtigem und Nebensächlichem zu differenzieren, der Auflösung einer rational gesteuerten Ordnung mit dem Hervortreten triebhaft bestimmter Unlust und Bedürfnisaufschub meidender Impulse. In einem Lebensbereich, der durch Gewöhnung und vertraute Lebenspraxis geprägt wird, ist dem Betroffenen häufig lange Zeit möglich, vernünftig und den Erwartungen gemäß zu entscheiden und zu handeln. Der Bereich lebenswichtigster Interessen bleibt zunächst intakt. Erst wenn der Erlebnisradius in einer Weise egozentrisch eingeengt ist, die jede rationale Auseinandersetzung mit den Aufgaben, die die Außenwelt stellt, beeinträchtigt, wird man die Bestimmbarkeit durch normale Motive als über die Altersnorm hinaus aufgehoben ansehen und auf Geschäftsunfähigkeit schließen.

Es stellt durchaus ein Problem dar, daß die Einschränkung lebenspraktischer Fähigkeiten nicht primär aus dem in rechtlichen Zweifel gezogenen Rechtsgeschäft aufgewiesen werden sollte, sondern am durchschnittlichen Verhalten, welches ein Versagen vor Anforderungen des Alltags erkennen lassen muß. Einen Verlust der Sinnkontinuität, die ja in der zur Begutachtung anstehenden Handlung oft genug in Zweifel gezogen wird, kann der Sachverständige nur dann feststellen, wenn er sich mit den aktuellen Möglichkeiten des Probanden, sich in seinem Sozial- und Beziehungsfeld zu verhalten – quasi querschnittsmäßig – ebenso auseinandersetzt, wie mit der im biographischen Längsschnitt wahrnehmbaren Ordnung von Interessen und Motiven.

Auf der Suche nach Maßstäben für den intakten Orientierungsraum ist das von Luthe empfohlene dreistufige Schema nützlich:

1. Ein Versagen Dementer, das sich in ichfernen, von hergebrachten Interessen wenig berührten Zonen abspielt, ist als altersspezifische abbaubedingte Abnormität zu sehen, die die Geschäftsfähigkeit nicht beeinträchtigt.

2. Schlägt sich die «egozentrische Erlebensumgestaltung» in alltagsnahen Bezügen nieder und lassen sich mittels psychometrischer Leistungstests Ausfälle kognitiver Fähigkeiten im synthetisierenden und abstrahierenden Bereich objektivieren, so muß man annehmen, daß die Voraussetzungen für die Bewältigung vertrauter Verhältnisse gegeben, für die Einstellung auf ungewöhnliche Situationen mehr oder weniger beeinträchtigt sind. Bei Berücksichtigung der Komplexität der zu tätigenden Handlungen können hier durchaus Entordnungen und Brüche in der Sinnkontinuität erwartet und angenommen werden, die Geschäftsunfähigkeit bedingen.

3. Bei einer rigiden Fixierung auf einen egozentrischen Wahrnehmungsbereich wird wegen der Restriktion des Erlebensraums die Geschäftsfähigkeit zu verneinen sein.

5.2.3.3. Die Testierfähigkeit Dementer

Testierunfähig, d. h. nicht in der Lage, ein rechtsgültiges Testament zu errichten, zu ändern oder aufzuheben, sind demente Menschen nicht nur, wenn sie entmündigt sind – wobei es rechtlich keine Rolle spielt, ob möglicherweise zum Zeitpunkt der Testamentserrichtung ein luzides Intervall vorgelegen hat –, sondern auch dann, wenn sie wegen ihrer geistigen Erkrankung – nach § 2229 Abs. 4 BGB – «wegen krankhafter Störung der Geistestätigkeit, wegen Geistesschwäche oder wegen Bewußtseinsstörungen» in ihrer Willensfähigkeit eingeschränkt waren. Es wird gefordert, daß diese Einschränkung, die konkret nachzuweisen ist, den Betroffenen außer Stande setzte, die Bedeutung einer von ihm abgegebenen Willenserklärung einzusehen und nach dieser Einsicht zu handeln.

Die Beurteilung der Testierfähigkeit stellt den psychiatrischen Sachverständigen sehr häufig vor erhebliche Schwierigkeiten. Hat er doch die Aufgabe, die psychische Situation, Motive und Entscheidungsmöglichkeiten eines Menschen, den er zu Lebzeiten nie untersuchen konnte und über dessen geistige Gesundheit zum fraglichen Zeitpunkt nur vage, oft parteilich gefärbte und laienhaft-inkompetente Informationen vorliegen, nach dessen Tod zu beurteilen. Die ex post gestellte Diagnose eines hirnorganischen Abbauprozesses nützt hier wenig, auch Belege für erhaltene kognitive und voluntative Funktionen, für erhaltene Orientierung und die Möglichkeit, vertrauten Aufgaben und eingefahrenen Verhaltensabläufen zu genügen, besagen nicht viel. Nach juristischer Auffassung reicht es für die Annahme der Testierfähigkeit nicht hin, daß jemand eine allgemeine Vorstellung von der Tatsache der Testamentserrichtung und dem Inhalt des Testaments hat. Ihm wird auch zum Zeitpunkt der Handlung ein Urteil über die Tragweite der Anordnung, ihrer Bedeutung für den Betroffenen abverlangt bzw. die erhaltene Möglichkeit, sich ein solches Urteil zu bilden. In dieses Urteil sollen Erwägungen zur sittlichen Berechtigung sehr wohl, dürfen Einflüsse interessierter Dritter aber keineswegs eingehen.

Die Prüfung, ob ein Dementer diesen differenzierten Ansprüchen genügt, ist begreiflicherweise nicht einfach. Zu klären, ob eine Demenz soweit fortgeschritten war, daß sie die «normale Motivierbarkeit» aufhob, erfordert nicht nur, die psychopathologischen Ausfälle zu gewichten, aus wahrnehmbarem Verhalten und manifesten Symptomen auf Intaktheit bzw. Störungen intrapsychischer Abläufe zu schließen. Vorausgesetzt ist auch die aus der Lebens- und Sozialgeschichte des Erblassers erkennbare subjektive Motivordnung. Hier gilt Entsprechendes wie bei der Beurteilung der Geschäftsfähigkeit.

In der Praxis wird man die Testierfähigkeit aber auch nicht beurteilen können, ohne den Inhalt der letztwilligen Verfügung in Rechnung zu stellen und zu versuchen, Sinnkontinuitäten zwischen dem Fixierten und dem in der Lebensgeschichte Ausgedrückten aufzufinden. Der Inhalt der abgegebenen Willenerklärung nach Schwierigkeitsgrad und zugrunde liegender Motivation ist zu berücksichtigen. Eine nach dem Schwierigkeitsgrad der mit dem Testament geregelten Sachverhalte abgestufte Testierfähigkeit kennt das Gesetz freilich nicht. Aus dem Inhalt eines Testaments auf die Abnormität der Motive oder ihrer Ordnung zu schließen ist unerlaubt. Vom Erwartungsschema abweichende Handlungen sind nicht immer schon wegen des Kontinuitätsbruchs ein Indikator für krankhafte Motivationen.

Der Sachverständige hat sich auf die Beschreibung der Determinationsstrukturen zu beschränken, ohne sich zum Determinationsgrad zu äußern. Bei der Diagnose einer Demenz muß angeführt werden, welchen Einfluß die Behinderung auf die Fähigkeit zu Urteils- und Willensbildung gehabt hat; es geht darum, ob aus einer gestellten Diagnose mit an Sicherheit grenzender Wahrscheinlichkeit auf Testierunfähigkeit geschlossen werden kann.

Bei diesem Bemühen erfährt man immer wieder, wie unergiebig für die Bewertung der entscheidenden psychischen Vollzüge auch die Aussagen und Beschreibungen von Angehörigen sind, die mit dem Probanden zusammenlebten. Selbst Befunde von Ärzten sagen meist wenig, weil sie aus einer Kommunikationsebene resultieren, auf der die für die Testierfähigkeit wesentlichen Funktionen nicht gefordert werden und nicht in Erscheinung treten. Der Gutachter tut gut daran, von den Bewertungen und Urteilen abzusehen, die ihm vorgelegt werden, und sich auf die Verhaltensbeschreibungen, die Darstellungen der affektiven Entäußerungen und des kommunikativen Stils zu konzentrieren, um so die als Ausdruck von Vernünftigkeit gedeuteten ritualisierten Lebensabläufe zu hinterfragen. Bei der Gewichtung der Aussagen von Zeugen, die oft wenig objektiv sind, und aus der Kontinuität ihres Umgangs mit dem Kranken Veränderungen übersehen oder bagatellisieren, ist bedeutsamer herauszuarbeiten, was der Betroffene nicht mehr zu leisten vermochte und wozu er noch fähig war. Die eindeutigen psychopathologischen Befunde haben für die Begutachtung das größere Gewicht. Bei Berücksichtigung der oft erhaltenen Verhaltensfassade wird die Frage nach den Möglichkeiten der Bewältigung neuer Aufgaben, nach Einstellungsstörungen, die sich ebenso wie Merkfähigkeitsdefizite im alltäglichen Gespräch und Umgang nicht erschließen, relevant, wenn sie auch ex post nur selten befriedigend beantwortet werden kann.

Die oft für die Behauptung erhaltener Testierfähigkeit in Anspruch genommenen lucida intervalla werden in ihrer Bedeutsamkeit und Beweiskraft oft überschätzt. Inhalt und Abfassung eines Testaments sind nicht Leistungen kurzer Momente. Auch wenn solche Zustände im Wechsel von Bewußtseinsklarheit und Verwirrtheit nachgewiesen werden können, bleibt die Frage, ob nicht neben und hinter den durch situative Faktoren oder durch wechselnde somatische Konstellationen (Hirndurchblutungsverhältnisse etwa) verursachten Veränderungen der Vigilanz, des Bewußtseins und der kommunikativen Möglichkeiten eine durchgehende Kritikminderung und Urteilsschwäche, wie sie die Demenz bestimmen, bestanden haben und die Willensbildung beeinflußten. Auch macht eine ausgeprägte Störung der Merkfähigkeit und des Frischgedächtnisses die vorauszusetzende normale Bestimmbarkeit durch normale Motive unmöglich (Rasch).

5.2.4. Ältere Menschen in der zivilrechtlichen Begutachtung

Vorurteile und Abwehr, denen ältere Menschen, insbesondere solchen mit altersbedingten Verhaltensauffälligkeiten und geistigen Leistungseinschränkungen in unserer Gesellschaft begegnen, haben eine Tendenz gefördert, Angehörigen der Altersgruppe über 60 Jahre sehr schnell mit Zweifeln hinsichtlich ihrer zivilrechtlichen Verantwortlichkeit zu begegnen. Weil dem alternden Menschen nur ein enger Raum der Selbstdarstellung und des Handelns zur Verfügung steht, weil seine Interessen hinter dem, was modisch, geläufig ist und die Diskussionen bewegt, zurückbleiben, wird schnell auf eine Einschränkung der sozialen Kompetenz und der Entscheidungs- und Verantwortungsfähigkeit geschlossen, mit großer Regelmäßigkeit immer dann, wenn Handlungen und Entscheidungen des älteren Menschen – etwa aus Prinzipientreue, Konservativismus oder weil Unsicherheit zum Festhalten an scheinbar Bewährtem motiviert – weniger funktional und glatt sind, als die Reibungslosigkeit der organisatorischen Abläufe in der Gesellschaft angeblich verlangt.

Die Neigung, die Rechtsfähigkeit alter Menschen unter Hinweis auf den Altersabbau in Zweifel zu ziehen, wird immer dann deutlich, wenn Handeln und Willenserklärung nicht den eigenen Vorstellungen entsprechen. Meist kommen die Zweifel aus dem Kreise der finanziell interessierten Angehörigen. Oft genug werden Zweifel aber auch von den alten Menschen selbst geäußert mit dem Ziel, sich eingegangenen Verbindlichkeiten zu entziehen, wenn bei ihnen der Eindruck entstanden ist, überfahren und in unguter Weise zu Entscheidungen gedrängt worden zu sein. Hier spielt die zunehmende Komplexität der Zusammenhänge in unserer Lebenswelt sicher mitverursachend eine Rolle.

Dem Trend zur sozialen und menschlichen Deklassierung des Alternden entspricht die an den gutachtenden Psychiater gerichtete Erwartung, er solle durch sein sachverständiges Votum die durch das Vorurteil bereits präformierte Ausgrenzung fixieren und legalisieren. Die Vermutung einer eingeschränkten oder aufgehobenen Geschäfts- und Testierfähigkeit wird von Verwandten oder Geschäftspartnern schnell ausgesprochen. Aus nichtigen Gründen wird die Einrichtung einer Pflegschaft oder die Entmündigung verlangt, nur etwa weil eine Mietergemeinschaft oder ein Vermieter sich durch die Verhaltensstörungen eines alt gewordenen Menschen belästigt und beeinträchtigt fühlen. Alten- und Pflegeheime sind vielfach dazu übergegangen, nur Klienten aufzunehmen, die unter einer Gebrechlichkeitspflegschaft stehen, weil dann leichter und ohne Rücksicht auf Wünsche und Bedürfnisse des Betroffenen über ihn verfügt werden kann, weil beispielsweise die Regelung seiner finanziellen Angelegenheiten ohne ihn möglich ist. Auch im Medizinbetrieb großer Kliniken ist man schnell bei der Hand, Widerstände alter Menschen gegen eingreifende diagnostische und therapeutische Interventionen, deren individueller Nutzen fragwürdig ist, durch rechtliche Maßnahmen zu unterlaufen.

Zirkelhaft wird der alte oder gar alterskranke Mensch hier in eine durch ein negatives Klischee vom Alter gekennzeichnete Randposition manövriert mit dem gar nicht so seltenen Ergebnis, daß die Betroffenen unter dem Erleben der gegen sie gerichteten und ihre Möglichkeiten und Freiheiten einschränkenden Maßnahmen erst richtig paranoid, störend-aggressiv reagieren und so die weitere Sequenz von Sanktionen abrufen und rechtfertigen. Man sollte sich vergegenwärtigen, daß Alter nicht per se Schutzbedürftigkeit – wie bürgerlich-rechtliche Regelungen sie festschreibt – bedeutet und alten Menschen durchaus ein eigenes System persönlicher und sozialer Wertsetzungen zubilligen und ihr darauf bezogenes Handeln respektieren. Ohne Frage wird in unserem Lande dann, wenn es um den Umgang mit geistigen und seelischen Behinderungen geht, zuviel und zu schnell bepflegt, entmündigt und bevormundet. Dies kann man nicht zuletzt in den Ergebnisberichten und Empfehlungen der zur Untersuchung der Lage in der Psychiatrie in der Bundesrepublik eingesetzten Experten-Kommission nachlesen. Auf die aus diesen Beobachtungen gezogenen psychiatrischen und justiz-politischen Konsequenzen und Ratschläge, die programmatischer Natur sind und bislang keine Umsetzung in die Praxis fanden, kann im Rahmen dieser Darstellung nicht eingegangen werden.

Der psychiatrische Sachverständige wird angesichts eines solchen altersfeindlichen Deklassierungstrends gut daran tun, äußerst behutsam und sehr sachlich vorzugehen und sich von Stereotypien der Gesellschaft zu distanzieren, um nicht unter der Hand zur Randständigkeit der Alten beizutragen und gesetzliche Maßnahmen, die zum Schutz des Bürgers gedacht sind, zur Strafe umzufunktionieren. Eine solche sachgerechte, die Interessen des Klienten vor die seiner Umgebung stellende gutachterliche Einstellung wird durch die Gesetzesbestimmungen gestützt, die Beschränkungen und Ausschluß von Geschäfts- und Testierfähigkeit als nachzuweisen und zu begründende Ausnahmefälle kennzeichnen, die bei der Einrichtung der Vormundschaft den Schutzaspekt in den Vordergrund stellen und bei der Pflegschaft bis zu einer weit vorgeschobenen Grenze die Zustimmung des Pfleglings zur Voraussetzung machen. Der Gutachter muß sich aber auch gerade auf dem Gebiet der Alterspsychiatrie, wo der Begriff der Demenz bzw. der hirnorganischen Leistungsein- schränkung ein sehr weites diagnostisches Feld abdeckt, in dem die Grenzen zwischen dem altersgemäß Normalen und dem Krankheitswertigen fließend sind, daran erinnern, daß das Zivilrecht die Ausnahmefälle von Geschäfts- und Testierunfähigkeit – die noch dazu der zu beweisen hat, der sie behauptet – nach sehr viel strengeren Maßstäben regelt als etwa das Strafrecht die Ausnahmefälle der Schuldunfähigkeit. Die psychische Störung muß so ausgeprägt sein, daß sie die Fähigkeit zur Regelung der eigenen Angelegenheiten aufhebt, bzw. daß sie die freie Willensbestimmung ausschließt. Das bedeutet, ein psychiatrischer Befund, eine nosologische Diagnose, die lediglich Zweifel an der Möglichkeit, solche Fähigkeiten zu entfalten, besagt, – ein Krankheitsbild, in dessen Verlauf Willensbeeinträch- tigungen möglich sind und unregelmäßig auftreten, zwingen nicht ohne weiteres zur Annahme einer eingeschränkten zivilrechtlichen Verantwortungsfähigkeit.

5.2.5. Zivilrechtliche Begutachtung von Bewußtseinsstörungen

Die Erörterung der Bedeutung von Bewußtseinsstörungen für zivilrechtliche Begutach- tungen muß die Frage, was denn Bewußtsein und wie es zu definieren sei, ausklammern. Sprengt doch jeder Versuch, auch nur die wesentlichsten Linien der Bewußtseins-Psycholo- gie und -Psychopathologie nachzuzeichnen, den Rahmen der Darstellung.

Für die forensisch-psychiatrische Praxis kann man sich ohne unzulässige Verkürzung auf die Klinik der Bewußtseinsstörungen beziehen, um von den klinisch unterschiedenen Zuständen gestörten und veränderten Bewußtseins her Beeinflussungen der Handlungs- fähigkeit im zivilrechtlichen Sinn zu prüfen.

Unter dieser Perspektive einer gleichsam operationalen Einschränkung hat man es mit Alterationen des Wachbewußtseins zu tun – Störungen oder Veränderungen –, die – fast durchweg biologisch determiniert – als Symptome von Krankheiten, nämlich körperlich begründbaren Psychosen, die kognitiven Funktionen eines Handelnden zu affizieren geeig- net sind. Diese Einschränkungen des Wachbewußtseins, dessen intakte Funktion sich an den Qualitäten der vollen Orientierung, der Fähigkeit zur Aufmerksamkeit und der Besonnenheit erkennen läßt, bedeuten, daß die Psychopathologie des Ich-Bewußtseins in diesem Zusammenhang ausgeklammert bleiben kann. Dieses, welches einen permanenten Komplex ich-konstituierender Bewußtseinhalte bildet – auch als Selbstbewußtsein verstanden –, hat Jaspers durch vier formale Merkmale definiert, beschrieben: durch die Aktivität des Ich, durch seine Einheit, seine Identität oder Kontinuität und durch seine Selbständigkeit.

Schon aus dieser formalen Bestimmung geht hervor, daß dieses Bewußtsein im Sinne einer erweiterten Definition die Intaktheit des Bewußtseins im engeren Sinne – das der Vigilanz entspricht – voraussetzt. Störungen des Bewußtseins als Selbstbewußtsein haben natürlich auch ihre forensische Relevanz, die jedoch im Zusammenhang mit den Störungen zu erörtern ist, bei denen solche Veränderungen des Ich-Bewußtseins vorzugsweise auftreten, nämlich den endogenen Psychosen.

In den hier erörterten Kontext gehören die allerdings seltenen Fälle, in denen Störungen des Bewußtseins im Sinne von Selbstbewußtsein zusammen mit solchen des Wachbewußtseins und der Vigilanz auftreten, wie etwa Dämmerzustände.

Der Begriff Bewußtslosigkeit wird an verschiedenen Stellen des BGB in einem anderen als dem heutigen medizinischen Sprachgebrauch entsprechenden Verständnis verwendet. Neben den biologisch begründeten Zuständen des eingeschränkten und veränderten Bewußtseins sollen dabei die durch Affekte bedingten «physiologischen» Bewußtseinseinengungen gemeint sein, welche im Strafrecht eine viel größere Bedeutung haben als in zivilrechtlichen Begutachtungen, wie auch andere strukturelle Bewußtseinsveränderungen durch Zustände der Hypnose, der Trance, des Somnambulismus etc., aber auch die auf dem weiteren Bewußtseinsbegriff im oben erwähnten Sinne basierenden Störungen des Selbstbewußtseins.

Im folgenden soll ausschließlich von den zivilrechtlichen Auswirkungen des eingeschränkten oder veränderten Wachbewußtseins die Rede sein.

Die Kriterien einer Bewußtseinsstörung lassen sich nach äußerlich wahrnehmbaren Zeichen gut beschreiben. Immer findet sich eine Beeinträchtigung des Bezugs von Individuum zu umgebender Realität; eine Herabsetzung des Auffassungsvermögens, Unschärfe der Wahrnehmung, Minderung des Merkvermögens, der Reproduktion von Erinnerungen, Erschwerung der Wortfindung und Beeinträchtigung von Urteils- und geistiger Leistungsfähigkeit sind zu finden. Die Klinik unterscheidet die Stufen des eingeschränkten Bewußtseins, Somnolenz, Sopor, Koma, und die Formen veränderten Bewußtseins: Delir, Verwirrtheit, Rausch, Dämmerzustand u. a. m. mit Orientierungsstörungen und einer Aufhebung der Kontinuität des Erlebens. Daneben gibt es Störungen, bei denen trotz der offenkundigen Affektion des Bewußtseins die Vigilanzminderung nicht oder nur schwer erkennbar wird, z. B. beim Durchgangssyndrom.

Die hier in Rede stehenden Krankheitsbilder werden, wie gesagt, durchweg durch somatische Ursachen hervorgerufen, deren vollzählige Auflistung nicht hierher gehört. Sowohl Erkrankungen und Traumen des zentralen Nervensystems selbst als auch hirnferne Erkrankungen endokriner, metabolischer, toxischer (Alkohol, Drogen), infektiöser Natur können bewußtseinsbeeinflussende – in der Regel reversible – akute psychoorganische Syndrome zur Folge haben.

Handeln im rechtsrelevanten Sinn als Tun oder Lassen ist bestimmt durch bewußtes Wollen. Die in der Handlung erkennbare zielgerichtete Willkürlichkeit macht sie rechtsbedeutsam. Der im Handeln zutage tretende voluntative Vollzug setzt erhaltene kognitive Funktionen, Einsichtsfähigkeit, voraus, welche wiederum an intakte Bewußtseinsfunktionen, insbesondere an Bewußtseinshelligkeit, an Vigilanz, gebunden sind.

Abgesehen davon, daß höhergradige Vigilanzeinschränkungen eo ipso die natürliche Handlungsfähigkeit einschränken, ist bei allen Zuständen eingeschränkten oder veränderten Bewußtseins, die mit einer Entordnung des Erlebnisfeldes einhergehen, die medizinische Frage nach dem Grad der psychopathologischen Abwandlung gleichbedeutend mit der nach der rechtlichen Bewertung des Handelns. Nur selten sind Handlungen, getätigt im Zustand offenkundiger Bewußtseinsveränderung, Gegenstand der Begutachtung.

Wie bereits erwähnt, sind die hier mit dem Begriff Bewußtseinsstörung bezeichneten psychopathologischen Zustände zumeist vorübergehender Art – dauern sie an, so sind sie meist struktureller Natur und in die Fallgruppe der Persönlichkeitsstörungen zu rechnen, oder sie lagern sich einem chronifizierten Syndrom auf, einem hirnorganischen Abbauprozeß oder einer Psychose, so daß die rechtliche Bewertung des Handelns unter diesen nosologischen Perspektiven zu erfolgen hat.

Die Frage nach Entmündigung oder Pflegschaft stellt sich daher bei den passageren Bewußtseinsstörungen nicht, es sei denn, daß das die Bewußtseinsstörungen bedingende Krankheitsbild als ein dauerhaftes dies erforderte. Die Entscheidung – in Entsprechung zu § 104 Nr. 2, bzw. § 105 Abs. II BGB – über Dauerhaftigkeit oder passageren Charakter der Störung bezieht sich auf das die Bewußtseinsstörung bedingende nosologische Syndrom und nicht lediglich auf das möglicherweise auch wiederholt auftretende Symptom einer veränderten Bewußtseinslage.

Im konkreten Einzelfall sind die Umstände des zur Beurteilung anstehenden Handelns genau zu prüfen, d.h. insbesondere inwieweit vom Handelnden ein aktiver Part, der die Situation strukturiert und Ausdruck einer durchgehaltenen intentionalen Einstellung ist, im Geschehen geboten wird.

Mit der Annahme einer durch Bewußtseinsstörungen verursachten Einschränkung der Handlungsfähigkeit wird der Gutachter zurückhaltend sein. Wenn ein Erkrankter trotz der biologisch bedingten Beeinträchtigung von Konzentration, Aufmerksamkeit, Vigilanz, Urteilsvermögen etc. aktiv am Vollzug einer Handlungssequenz mitwirken oder sie gar bestimmen kann, so ist davon auszugehen, daß kognitive und intentionale Möglichkeiten weitgehend erhalten geblieben sind.

5.2.5.1. Geschäfts- und Testierfähigkeit bei Bewußtseinsstörungen

Bewußtseinsstörungen können – wenn schon nicht Anlaß zur Entmündigung oder Pflegschaft – durchaus Gegenstand der Frage nach Geschäfts- und Testierfähigkeit werden. Zu prüfen ist, ob der Betroffene sich bei der Vornahme des konkreten Rechtsgeschäfts in einem die freie Willensbildung ausschließenden krankhaften Zustand befand. Die Schwierigkeit des Rechtsgeschäfts ist dabei nicht als maßgebendes Kriterium heranzuziehen. Entscheidend ist lediglich, ob und inwieweit die freie Willensbildung durch die Bewußtseinsveränderungen wirklich ausgeschlossen war. Nachgewiesener Vollrausch, epileptische Dämmerzustände, Fieberdelirien, organisch begründete Durchgangssyndrome, aber auch die sicher nur sehr selten zu diagnostizierenden Zustände von Hypnose und Schlaftrunkenheit schließen rechtsrelevante Willenserklärungen aus.

Häufiger stellt sich das Problem der Rechtsgültigkeit eines von einem Sterbenden errichteten Testaments. Eine Bewußtseinseinengung bzw. -veränderung in dieser Grenzsituation ist durch pathophysiologische, also biologische, wie auch durch psychologische und durch in der Persönlichkeits- und Erlebnisstruktur des Moribunden bestimmte Faktoren in der Regel derart nachhaltig determiniert, daß ein Erhaltenbleiben der für die komplexen Prozesse der Willensbildung und des Testierens zu fordernden Voraussetzungen eher unwahrscheinlich sind. Bedacht werden muß allerdings, daß Zweifel an der Geschäfts- oder Testierfähigkeit nicht genügen, die Aufhebung der freien Willensbestimmung muß nachgewiesen, d.h. die für die Einschränkung in Anspruch genommene Bewußtseinsstörung muß positiv diagnostiziert werden.

Bei der zumeist ex post, d.h. nach dem Tod des Erblassers erforderlich werdenden Beurteilung der Testierfähigkeit, muß es also darauf ankommen, die psychopathologische Verfassung zum Zeitpunkt der Unterschriftsleistung so exakt wie möglich zu bestimmen, was zunächst bedeutet, die biologischen und psychologischen Einflußgrößen so genau wie möglich zu eruieren. Darüber hinaus stellt sich aber auch regelmäßig die Frage, ob die testamentarische Äußerung in einer erkennbaren Sinn- und Willenskontinuität steht, oder ob sich eine solche Kontinuität durch die Bewußtseinsstörung durchbrochen darstellt. Die

Frage, ob es rechtmäßig Sache des Gutachters sei, den Testamentinhalt zur Motivbewertung oder zur Erhellung heranzuziehen, zu prüfen, ob überhaupt die Fähigkeit bestand, Motive zu haben, ist umstritten. Gerade wenn es jedoch um das Problem der Beeinträchtigung von Willensabläufen durch Zustände veränderten oder eingeengten Bewußtseins geht, wird der Gutachter nach jedem Erkenntnismittel, das zu Gebote steht, greifen.

Recht selten wird die Behauptung auftreten und Gegenstand psychiatrischer Begutachtung sein, ein Rechtsgeschäft sei deshalb unwirksam, weil es in einem Zustand anderer Art von Bewußtseinsstörung als der der Vigilanzeinschränkung, nämlich dem Zustand besonderer Bewußtseinshelligkeit getätigt wurde. Die Psychiatrie kennt eine Reihe von Bildern, in denen aus biologischer Ursache Störungen des Realitätsbezugs und des Selbstbewußtseins, der Kritik- und Urteilsfähigkeit im Rahmen einer artifiziellen Bewußtseinserweiterung festgestellt werden können. Sowohl Phänomenologie wie Auswirkungen solcher Zustandsbilder sind denen, die beim psychotisch-manischen Syndrom gesehen werden können, sehr ähnlich. Abgesehen davon, daß Behauptungen, eine rauschhafte Überhöhung des Selbstgefühls, ein Zustand von Bewußtseinserweiterung habe bestanden, zunächst einmal verdächtig sein müssen als Hinweise auf eine im Rahmen einer endogenen oder exogenen Psychose auftretenden strukturellen Erlebnisstörung, kann man sich zeitlich abgegrenzte Verfassungen dieser Art nach Einnahme von Psychotonika (Psychoenergizer z.B. vom Amphetamintyp) oder – als Gegenstück zur Schlaftrunkenheit quasi – nach Schlafentzug als «Übernächtigtsein» vorstellen. Ausgeprägte und bei der Begutachtung zu berücksichtigende Bilder ähneln denen der Manie: Gedankenflüchtigkeit, Lockerung des assoziativen Ductus, scheinbare Gedankenfülle, die überwältigt, und fehlerhafte Einschätzung der Realität und der eigenen Möglichkeiten. Natürlich hebt ein solches Syndrom die Fähigkeit zur freien Willensbestimmung auf. Für die Beurteilung bedeutsam ist einerseits das Ausmaß der Störung und das Gewicht der Ursache, zum andern die Beziehung der in dieser Verfassung bestehenden Erlebnisinhalte zur Kontinuität voluntativer Vorgänge. Wenn die Entschließungen quasi von einem falschen Bezugssystem aus vorgenommen wurden, muß die Selbstbestimmbarkeit als aufgehoben betrachtet werden.

5.2.6. Zur Begutachtung psychotischer Störungen im Zivilrecht

Akute Psychosen – körperlich verursachte und solche bis heute nicht geklärter Ursache «endogene» – sind durch mehr oder weniger tiefgreifende Störungen des Persönlichkeitsgefüges, durch qualitativ abnorme Abwandlungen des Selbst- und Welterlebens und eine Zerstörung des Bezugs zur Realität gekennzeichnet.

Die Sinnkontinuität des Erlebens und Handelns, so wie sie von außen her wahrgenommen und nachvollzogen werden kann, ist bei Kranken mit diesen psychischen Störungen vielfach durchbrochen, den motivationalen Abläufen im psychotischen Erleben kann, da sie sich abgelöst von intersubjektiv gültigen Regeln entfalten, nicht gefolgt werden. Willensentschlüsse und Handlungen erscheinen in einer logisch nicht vorhersehbaren Weise diskontinuierlich, zufällig, ungeordnet. Das schließt nicht aus, daß eine dynamische, um das Verstehen psychotischer Abwandlungen aus den spezifischen biographischen Erfahrungen des Kranken heraus bemühte Psychiatrie Zusammenhänge, Ordnungen und Entwicklungslinien erkennbar zu machen vermag. Ein so vermitteltes «Verstehen» ist freilich zumeist ohne zivilrechtliche Bedeutsamkeit.

Die Störung voluntativer Abläufe, die letztlich die Folge psychotisch verzerrter Wahrnehmung und abgewandelten Welterlebens ist, findet ihren sinnfälligsten Ausdruck in der psychotischen Erfahrung, im Handeln und Erleben Spielball ferner und fremder Mächte zu sein. Die «normale Bestimmbarkeit durch normale Motive», Voraussetzung verantwortlichen Handelns im rechtlichen Sinne, ist in solchen Zuständen allgemein suspendiert. Ein Teil psychotischer Erkrankungen, insbesondere schizophrener, aber auch organisch verursachter Psychosen, nimmt einen chronischen Verlauf und führt zur Entwicklung von Deformationen, die man als psychotischen Defekt oder besser als Persönlichkeitswandel bezeichnet. Diese in der Regel irreversiblen Dauerzustände präsentieren sich so vielgestaltig, wie es die akuten Syndrome des Krankheitsbeginns sind. Die mit ihnen einhergehenden Veränderungen betreffen immer in erster Linie das Antriebsverhalten, das «psychoenergetische Potential», affektive Lebens- und Äußerungsmöglichkeiten, Kritik- und Urteilsvermögen sowie soziale und kommunikative Funktionen. Tingiert sind sie mehr oder weniger ausgeprägt von paranoiden und halluzinatorischen Färbungen der durchgemachten floriden Psychose. Zumeist bestimmen jedoch nicht die produktiven Residuen, sondern die Minus-Symptomatik, d.h. der Verlust seelischer Möglichkeiten solche defektiven Bilder.

Erst in zweiter Linie, sekundär, sind die intellektuell-kognitiven Funktionen betroffen, der Akzent des Wandels liegt auf den Veränderungen voluntativen Vermögens und der Abwandlung des Bildes der Gesamtpersönlichkeit. In dieses Bild gehen immer auch peristatische, durch die jeweilige Lebenssituation und das Sozialmilieu bedingte Züge ein. In diesen Strukturen erkennt der Psychopathologe nicht selten Spuren einer mehr oder weniger geglückten reaktiven Auseinandersetzung der erkrankten Person mit dem Handikap der Psychose.

Auf die klinischen Formen psychotischer Erkrankungen und ihre Diagnostik ist hier nicht einzugehen. Die Darstellung erfolgt an anderer Stelle des Buchs. Auch die Unterscheidung zwischen den organisch begründeten exogenen Psychosen und den nach der Ursache unklaren «endogenen» ist für die zivilrechtlich-gutachterliche Praxis weitgehend belanglos, sagt sie doch bestenfalls etwas über die Langstreckenprognose und die zu ergreifenden therapeutischen Maßnahmen aus. Hinsichtlich der möglichen Auswirkungen auf Erkenntnis-, Willens- und Handlungsmöglichkeit gibt es keine grundsätzlichen juristisch bedeutsamen Unterschiede zwischen den nosologischen Gruppen.

Ist die Diagnose einer Psychose gestellt, muß – sowohl was den kognitiven wie auch was den voluntativen Bereich betrifft – von einer Beeinflussung der Voraussetzungen des Handelns einer Person ausgegangen werden, von Motivmustern, die sich einer normalpsychologischen und damit auch einer rechtlichen Würdigung entziehen. Zu prüfen bleibt im Einzelfall der Ausprägungsgrad der Störung, also ob es sich im oben bereits dargestellten Sinn um eine Geistesschwäche oder eine Geisteskrankheit handelt.

5.2.6.1. Entmündigung und Pflegschaft bei akuten Psychosen

Der akut psychotische Mensch ist in der Regel nicht in der Lage, seine Angelegenheiten selbst zu besorgen. Dennoch wird es unter den Bedingungen heutiger Therapie auch in psychotischen Krisen trotz schwerwiegender Verhaltensstörungen nur in seltenen Ausnahmefällen erforderlich werden, eine Entmündigung oder eine Pflegschaft zum Schutze des Kranken einzurichten. Soziale Sicherungen und die Begrenzung des Aktionsradius des einzelnen verhindern schon, daß im Umfeld der akuten Krankheit Schutzbedürfnisse in Gefahr geraten, die mit dem Vormundschafts- und Pflegschaftsrecht geregelt werden sollen. «Insoweit haben sich also die sozialen und ökonomischen Voraussetzungen, unter denen das geltende Vormundschafts- und Pflegschaftsrecht geschaffen wurde, verändert. Das privatrechtliche Schutzbedürfnis des psychisch Kranken oder Behinderten, um das es hier geht, ist für die meisten Bundesbürger geringer geworden» (Koester 1979).

Die moderne Psychiatrie hat gerade für diese Krankengruppe Behandlungsmöglichkeiten und Betreuungsbedingungen geschaffen, welche besondere Schutzmaßnahmen entbehrlich oder ihre Auswirkungen auf die Therapie und Rehabilitation geradezu störend werden lassen.

Die zeitlich begrenzte Unterbringung eines Psychotischen – bei fehlender Krankheitseinsicht gegebenenfalls auch gegen seinen Willen – in einem Krankenhaus ist durch die Unterbringungsgesetze oder die Gesetze für psychisch Kranke geregelt. Mit diesen freiheitsentziehenden Maßnahmen sind zugleich die Grundlagen für die in erster Linie psychopharmakologische Therapie geschaffen.

Während der klinischen Behandlungsphase besteht selten Anlaß zur Entmündigung und Pflegschaft. In den nachfolgenden Phasen der Therapie und der Wiedereingliederung, in die bei der größten Zahl der Patienten schon nach wenigen Wochen eingetreten werden kann, sind zivilrechtliche Einschränkungen oft rehabilitations- und wiedereingliederungsfeindlich, wenn der Genesende in einem therapeutisch strukturierten Prozeß den Kontakt zu seiner Empfangswelt wieder aufnimmt. Da solche Einschränkungen von der Öffentlichkeit als Diskriminierung angesehen werden, fördern sie das Bild vom sozial inkompetenten und wegen seiner Unberechenbarkeit und Gefährlichkeit auszugrenzenden Irren.

Daß trotz dieser von den meisten Psychiatern geteilten Ansichten hierzulande noch zu häufig entmündigt wird, ist problematisch und verrät Vorurteile gegenüber psychisch Kranken. Es sollte Bedenken hervorrufen, daß im stationären Bereich psychiatrischer Versorgung, in dem sich in den letzten Jahren dank verbesserter Therapie und extramuraler Nachsorgebedingungen die Bettenzahl um etwa ein Drittel abbauen ließ, die Anzahl der Entmündigungen nicht entsprechend zurückgegangen ist.

Da akute Psychosen ja größtenteils eine gute Remissionstendenz zeigen, gilt hier das Prinzip, daß mit der am wenigsten eingreifenden Maßnahme auszukommen ist; d.h. wo eine Unfähigkeit, die eigenen Angelegenheiten zu besorgen, nicht ohne weiteres während der Krankheit durch Angehörige und Therapeuten ausgeglichen werden kann, wird man zunächst auf das Instrument der Gebrechlichkeitspflegschaft oder – wenn wirklich einmal weiterreichende Schutzbedürfnisse bestehen – der vorläufigen Entmündigung zurückgreifen. Wenn die Modalitäten der Unterbringung als Voraussetzung für eine adäquate Therapie und gegebenenfalls Rehabilitation nicht genügen, kommt in erster Linie die Gebrechlichkeitspflegschaft infrage. Die mit diesem Instrument verbundenen Schwierigkeiten sind erwähnt: die Einrichtung ist nur mit der Einwilligung des Betroffenen zulässig, es sei denn, daß mit dem Kranken im ärztlichen Gespräch eine Verständigung über Sinn und Zweck der Maßnahme aus Gründen, die in der geistig-seelischen Verfassung des Erkrankten liegen, nicht herbeigeführt werden kann. Die Beurteilung der hier herangezogenen «Verständigungsmöglichkeit» ist kontrovers. Angesichts der in der Psychose zumeist fehlenden Krankheitseinsicht wird es jedoch dem Psychiater kaum an Begründungs- und Argumentationsmitteln für den Nachweis der fehlenden Verständigungsmöglichkeit und damit für die Inanspruchnahme dieser rechtlichen Hilfsmaßnahme fehlen.

Wieweit in der künftigen Praxis den Empfehlungen sozial-psychiatrisch orientierter

Psychiater wird gefolgt werden können, ein zivilrechtlich abgesichertes, den Kranken und Rehabilitanden sozial nicht traumatisierendes System abgestufter Maßnahmen zu entwickeln – etwa dergestalt, daß dem Vorschlag der Enquête-Kommission gefolgt wird, die Einrichtung einer Pflegschaft auch bei Vorliegen der formalen Voraussetzungen der Entmündigung zuzulassen, bleibt abzuwarten. Man kann nicht übersehen, daß sich bislang die Rezeption von Bedingungen und Möglichkeiten, die die rehabilitative Psychiatrie für Psychotiker entwickelte, in die zivilrechtliche Praxis noch in der Entwicklung befindet (vgl. Empfehlungen der Enquête-Kommission).

Die zivilrechtliche Beurteilung von Psychotikern muß die Schutzbedürfnisse dieser Behinderten besonders im Auge haben. Das fordert vom Gutachter, daß er negative Konsequenzen auch u. U. rechtlich zulässiger und momentan gebotener Maßnahmen reflektiert und prüft, inwieweit sich die von ihm mitverantworteten Schritte letztendlich dehabilitierend auswirken können. So muß bedacht werden, daß eine Entmündigung etwa kurzschlüssig mit chronischer Pflegebedürftigkeit eines Psychotikers gleichgesetzt werden kann, was dazu führt, daß der für die Behandlung zuständige Kostenträger eine weitere Behandlungsbedürftigkeit im Sinne der RVO negiert, so daß Nachteile für den Patienten dadurch entstehen, daß er unversehens zum Sozialhilfefall mit allen für die Wiedereingliederung hinderlichen sozioökonomischen Konsequenzen wird.

Fast häufiger noch als mit zu entmündigenden Psychotikern hat der psychiatrische Gutachter mit chronisch schizophrenen Menschen zu tun, die – während früherer längerfristiger Hospitalisierungsphasen unter Vormundschaft gestellt – wieder zu bemündigen sind, teils weil sie es selbst wünschen, teils weil es aus therapeutisch-rehabilitativen Überlegungen geboten scheint.

Hier stellt sich die Frage nach dem Ausmaß der noch zu tolerierenden psychotischen Alteration. Sicher kann nicht die völlige Heilung der Psychose gefordert werden. Kriterium muß die Fähigkeit sein, die eigenen Angelegenheiten in dem für den Patienten vorsehbaren sozialen Rahmen wieder besorgen zu können. Ist diese Fähigkeit durch therapeutische und/oder rehabilitative Bemühungen restituiert, so können auch ein fortbestehender Wahn, ein psychotischer Persönlichkeitswandel oder andere auch in der Psychopharmakaära schwer therapierbare Symptome einer Bemündigung nicht entgegenstehen. Zu bedenken ist auch, daß sich bei vielen chronisch Psychotischen im Laufe der Erkrankung kompensierende und restitutive Mechanismen entwickeln und fördern lassen, welche eine soziale Reintegration ermöglichen. Es bedarf hier also einer großen Vertrautheit mit den Verlaufsformen von Psychosen. Zum anderen ist das Arsenal moderner flankierender Maßnahmen durch Nachsorge extramuraler und teilstationärer Betreuung, durch Depot-Neuroleptika usw. in die Überlegungen einzubeziehen.

Zweifellos ist in der Vergangenheit in der Psychiatrie zu viel entmündigt worden, eben auch aus Gründen, die mit dem Schutzgedanken nichts zu tun haben. Häufig wurde die Entmündigung als Mittel mißbraucht, eine Rechtsgrundlage für die Unterbringung zu schaffen. Es ist daran zu erinnern, daß solche Unterbringungen in geschlossenen psychiatrischen Einrichtungen nach § 1800 BGB des vormundschaftsrichterlichen Beschlusses und der laufenden richterlichen Überprüfung bedürfen. Deutlich wird, daß solche Vormundschaften, deren Ziel im Grunde auch anders erreicht werden kann, den primären Schutz- und Sorgezweck der Vormundschaft ins Gegenteil verkehren, indem sie den Entmündigten leichter handhabbar, aber damit eben auch ausgelieferter und vulnerabler werden lassen. Hier ist weniger der Schutz des Kranken in der Gesellschaft als der Schutz der Gesellschaft vor dem Kranken anzielt. Fast überflüssig anzufügen, daß der Schutzcharakter der Vormundschaft in solchen Fällen meist auch deshalb nicht eingelöst wird, weil der Vormund das Mündel vielfach nicht kennt.

5.2.6.2. Geschäfts- und Testierfähigkeit bei Psychosen

In der Gutachtenpraxis bedarf es selten aufwendiger Argumentationen, wenn es darum geht, die aufgehobene Geschäfts- und Testierfähigkeit bei akuten psychotischen Störungen zu begründen. Die meist auch dem Laien erkennbare Störung des Erlebens- und Wahrnehmungsfelds unter dem Einfluß von Wahn, Halluzination, Weltverkennung und Identitätsstörung bei psychotisch Kranken hebt die Möglichkeit der Selbstbestimmung und das Vermögen zu einer Motivordnung und damit auch die Fähigkeit, Handeln zu verantworten, auf.

Diese grundsätzliche Einschätzung, die dann auch dazu führt, daß Gutachten hierzu eher die Ausnahme bilden, gilt in gleicher Weise in akuten Stadien schizophrener Psychosen, biologisch bedingter exogener psychotischer Bilder wie auch für die floriden Phasen endogen-depressiver und manischer Erkrankungen.

Bei den zuletzt Genannten spielt die krankhafte Abwandlung von Stimmung, Selbstwahrnehmung und Antrieb mit den regelmäßig daraus folgenden Auswirkungen auf die voluntativen Funktionen die entscheidende Rolle. Sowohl der Prozeß der Willensbildung wie auch die Möglichkeit zur Umsetzung von Willensimpulsen in gerichtetes Handeln ist gestört.

Bei den ihrer Natur nach in der Regel vorübergehenden Funktionspsychosen, den Durchgangssyndromen und den exogenen Psychosen, wird der Zustand krankhafter Störung der Geistestätigkeit im allgemeinen als vorübergehend anzusehen sein. Das besagt dann, daß die Geschäftsfähigkeit nicht gemäß § 104, Ziff. 2 BGB aufgehoben ist, daß aber eine in diesem Zustand abgegebene Willenserklärung entsprechend § 105 Abs. 2 BGB unwirksam ist. Bei endogenen Psychosen wird davon ausgegangen, daß es sich um dauernde krankhafte Störungen handelt mit dem Ausschluß der freien Willensbestimmung. Dauerzustand heißt hier auch, daß die Krankheitssymptome durchaus nur sporadisch wiederkehrend auftreten können, wenn nur der zugrunde liegende Krankheitsprozeß ein andauernder ist. Die generelle Annahme eines solchen Dauerzustands bedingt freilich keineswegs kurzschlüssig die Gleichsetzung von psychiatrischer Diagnose mit bürgerlich-rechtlichen Konsequenzen. Ein schizophrener Mensch ist keineswegs wegen dieses Leidens eo ipso und zu jeder Zeit als krank, gestört und deshalb geschäftsunfähig anzusehen. Es ist nicht nur zu berücksichtigen, daß der Krankheitsverlauf bestimmten Typiken folgt, und daß nach Schüben sehr wohl Zeiten weitestgehender Remission bestehen können. Es ist auch daran zu erinnern, daß stets gesundes seelisches Leben neben dem psychotisch abgewandelten möglich ist. Praktisch sieht man bei psychotischen Menschen immer ein Nebeneinander gestörter und erhaltener Sinnzusammenhänge, Weltbezüge und Motivordnungen. Das heißt also, daß die Diagnose nicht mehr als der erste Schritt auf dem Wege zu einer forensisch-psychiatrischen Beurteilung anzusehen ist, daß sie nur den Rahmen für die in jedem Fall erforderliche Prüfung der das Verhalten und die Entscheidungen bestimmenden seelischen Funktionen abgibt. In der konkreten Situation muß dann festgestellt werden, ob und inwieweit die psychotische Störung alle Persönlichkeitsbereiche erfaßt hat, in welchem Ausmaß die Interaktion des Kranken mit seiner Umwelt und Bezugswelt – beispielsweise durch Wahn und Halluzination – gestört ist und in welcher Beziehung die mit der Frage nach Geschäftsfähigkeit, Testier- und Prozeßfähigkeit berührten Wirklichkeitsbereiche zu den vom psychotischen Erlebenszerfall berührten bzw. nicht tangierten Bereichen stehen. Berücksichtigen wird man allerdings auch die durch eine möglicherweise lebenslange psychopharmakologische Therapie verursachten, jedoch nach sorgfältiger therapeutischer Abwägung in Kauf zu nehmenden sekundären Behinderungen.

Nach Struktur und Verlauf entsprechen die schizophrenen Psychosen mit ihrer Tendenz zur Chronifizierung den Dauerzuständen im Sinne des § 104 Abs. 2 BGB. Konkret sind sie es bei Nachweis fortbestehender psychopathologischer Merkmale oder eines schwerwiegenden Persönlichkeitswandels.

Affektive Psychosen mit ihrer phasischen Verlaufstypik und der guten Restitutionstendenz entsprechen der ärztlichen Vorstellung vom Dauerzustand weniger, wenngleich gerade die jüngere psychopathologische Forschung mit dem Begriff des «phasenüberdauernden Persönlichkeitswandels» früher vernachlässigte Phänomene in den Blick rückte. Unter zivilrechtlichem Aspekt sind hier Zustände krankhafter Störung der Geistestätigkeit zu sehen, die ihrer Natur nach nicht nur vorübergehend sind. Dies gilt auch, wenn die krankhaften Phänomene nur in bestimmten, mehr oder weniger unregelmäßigen Intervallen auftreten und das Verhalten bestimmen. Es wird also sehr genau auf die aktuelle Verfassung eines Zyklothymen einzugehen sein. Beispielsweise ist es durchaus möglich, daß für den zurückliegenden Zeitpunkt eines im freien Intervall erfolgten Handelns Geschäftsfähigkeit anzunehmen ist, für den späteren Zeitpunkt etwa eines Prozesses nach neuerlichem Einsetzen der psychotischen Dynamik Prozeßunfähigkeit besteht.

5.2.7. Neurosen, Persönlichkeitsstörungen und abnorme Entwicklungen (funktionelle Erlebens- und Persönlichkeitsstörungen) in zivilrechtlicher Sicht

Menschen mit einer neurotischen oder charaktero-(soziopsycho-)pathischen Persönlichkeitsstruktur oder Entwicklung oder Personen, deren Handeln und Verhalten aus einer situationsbedingten abnormen Erlebnisreaktion heraus verstanden werden muß, sind im zivilrechtlichen Bereich sehr viel seltener psychiatrisch zu beurteilen als in strafrechtlichen Zusammenhängen.

Eine Diskussion um Struktur, Krankheitswertigkeit und juristische Wertung der «schweren seelischen Abartigkeit» – unter diesem Begriff sind die hier zu erörternden Störungen und graduellen Abweichungen von der Norm im Strafrecht subsumiert – hat hier weniger Relevanz. Hinsichtlich des Krankheitswerts und des Krankheitscharakters von Neurosen und Charakterstörungen kann auf die Ausführungen über die allgemeine Psychopathologie verwiesen werden. Es überschreitet den Rahmen eines praxisanleitenden Lehrbuchs, diese Syndrome als Abweichungen von einem fiktiven Soll-Wert persönlicher Artung zu quantifizieren und in Beziehung zu setzen zu verschiedenen Formen der Definition geistig-seelischer Mängel, die das BGB kennt.

Bekanntermaßen hat die Psychiatrie in der Vergangenheit Mühe darauf verwandt, Menschen mit Persönlichkeitsstrukturen und Verhaltensweisen, die von der Durchschnittsnorm mehr oder weniger erheblich abweichen, die als sozial störend erlebt werden, ohne daß eine Krankheit ihre Artung begründete, als Psycho- resp. Sozio- oder Charakteropathen zu definieren und je nach vorherrschendem Wesenszug in ein System menschlicher Mängel zu ordnen. Über die Relativität solcher Einordnungen ist seltener nachgedacht worden. Die Grenzen sind fließend und hängen sicher von den in der jeweiligen Kultur herrschenden Wertvorstellungen ab.

Die Bedeutung neurotischer und charakteropathischer Persönlichkeitsstörungen hinsichtlich der Notwendigkeit bürgerlich-rechtlicher Einschränkungen relativiert sich wegen der vergleichsweisen Geringfügigkeit forensischer Auswirkungen und der großen Verbreitung der meisten dieser Störungen. Die hier abzuhandelnden Abwandlungen berühren in erster Linie voluntative Funktionen. Man kann sie als qualitative Normabweichungen im affektiv-voluntativen Bereich in Analogie zu den Formen des Schwachsinns als Normvarianten im Kognitiven ansehen. Diese Analogie gilt freilich nur, was die statistische Verteilung betrifft, phänomenal bestehen erhebliche Unterschiede. Handeln und Erleben sind bei diesen Persönlichkeiten, deren kognitives Vermögen im allgemeinen primär regelrecht entwickelt ist, von starken affektiven Regungen, von Impulsen, die aus Trieb- und Konfliktspannungen resultieren und das kritische Urteilsvermögen und damit die sozialen Funktionen beeinträchtigen, geleitet und bestimmt. Die hier zu beobachtenden Beeinträchtigungen der Beziehung zur Umwelt im Leistungs- und Kontaktverhalten, in der sozialen Disponibilität sind nicht zuerst Folge gestörter Intelligenz und verminderten Einsichtsvermögens.

Bei der Wertung der handlungssteuernden Faktoren ist von sekundärem Interesse, ob sie Ausfluß einer strukturell mit sich im Ungleichgewicht befindlichen Persönlichkeit sind, einer soziopathischen Struktur also, oder ob anamnestisch-biographisch zu erhellende Erlebnis-, Sozialisations- und Prägemuster und eine durch sie bestimmte Entwicklung des Triebverhaltens den Dissens zwischen Person und Umwelt hervorrufen.

Daß gerade in diesem nosologischen Bereich der Psychiatrie die Grenzen zwischen dem, was als «normal» und was außerhalb der Norm liegend anzusehen ist, fließend sind, braucht hier kaum noch erwähnt zu werden. Auch in anderen als gutachterlichen Funktionen, nämlich den klinisch-diagnostischen, therapeutischen und prognostischen, – verhält sich die Psychiatrie heute gegenüber Menschen neurotischer Textur oder mit charakteropathischen Strukturen oder reaktiven Verhaltensauffälligkeiten eher undogmatisch, d. h. sie stellt vor die klassifikatorische Einordnung, die für den Umgang mit diesen Patienten wenig bringt, die Gewichtung des subjektiven Leidensdrucks, der Dysfunktionalität im zwischenmenschlichen Verkehr, der Einbußen an Funktion, Selbstverwirklichung und Lebensfreude. Wenn irgendwo die immer wieder hervorgehobene Maxime gilt, daß nie von der klinisch-psychiatrischen Diagnose direkt auf forensisch-psychiatrische bzw. juristische Implikationen, die sich aus dem mit der Diagnose erfaßten Sachverhalten ergeben, gefolgert werden kann, so gilt dies im Bereich der funktionellen Erlebens- und Persönlichkeitsstörungen ganz besonders.

Es geht bei der Begutachtung im wesentlichen darum, nachzuweisen, welchen Einfluß die veränderten affektiven Strukturen auf die Willensbildung nehmen bzw. genommen haben. Von zivilrechtlicher Relevanz sind dann die abnormen geistig-seelischen Zustandsbilder – unbeschadet ihrer Subsumtion unter einen Krankheitsbegriff –, die die «normale Bestimmbarkeit durch normale Motive», das «Besorgen-Können eigener Angelegenheiten» oder generell die freie Willensbestimmung beeinträchtigen.

5.2.7.1. Entmündigung und Pflegschaft bei Neurosen und Charakteropathien

Die im Gesetz vorgegebenen Maßstäbe, welche die Einschränkung bürgerlich-rechtlicher Möglichkeiten vom Bestehen deutlich krankheitswertiger psychischer Zustandsbilder abhängig machen, lassen eine Entmündigung oder Pflegschaft bei diesen Normvarianten nur als seltene Ausnahme infrage kommen.

Eine Neurose oder Charakteropathie muß schon ein sehr erhebliches Gewicht gewinnen, um den Betroffenen daran zu hindern, seine eigenen Angelegenheiten zu besorgen. Wenn Störungen dieser Art relevant sind, so werden sie nach Ausprägungsgrad und Gewicht der Kategorie der Geistesschwäche zuzuordnen sein. Nur selten wird eine soziopathische Persönlichkeitsdeformation ein solches Ausmaß annehmen, daß sie Anlaß zur Entmündigung oder zur Pflegschaft gibt. Im Zweifelsfall wird man sich dann auch zu fragen haben, ob mit der rechtlichen Maßnahme nicht u. U. neue, vom Betroffenen mit verstärkten Verhaltensstörungen beantwortete Traumatisierungen gesetzt werden. So gilt allgemein zu Recht, daß es wenig Sinn hat, Psychopathen zu entmündigen.

Immerhin mag vorkommen, daß Extremformen charakterlicher Artung oder neurotischer Einschränkung – etwa paranoide, willensschwach-haltlose, hyperthyme, zykloide oder querulatorische Patienten – Anlaß geben, Schutzmaßnahmen ins Auge zu fassen. Dabei ist freilich zu bedenken, daß diese auffälligen Persönlichkeiten zu dem Zeitpunkt, da sich die Frage nach rechtlichen Schritten stellt, immer schon struktur- und persönlichkeits-spezifische Karrieren hinter sich gebracht haben, daß sich ein – wie auch immer fragiles – Gleichgewicht zwischen Person und Lebenswelt bildete, so daß der Kreis der zu besorgenden Angelegenheiten sich den Möglichkeiten des Betroffenen angepaßt hat, bzw. wegen der bestehenden Handikaps nicht besonders ausgedehnt und differenziert ist, so daß wenig zu schützen ansteht.

Es sei betont, daß es nicht der «mangelnde Krankheitscharakter» einer Störung ist, daß wir uns nicht auf die fragwürdige Unterscheidung von Krankheit und Normvariante i. S. Kurt Schneiders beziehen, wenn uns im Bereich dieser Diagnosen rechtliche Maßnahmen von wenig Belang erscheinen. Einzig die soziale Dimension, das Verhältnis des charakteropa-thisch, neurotisch usw. strukturierten Menschen zu seiner Bezugswelt läßt die Relevanz pro-tektiver und zugleich die soziale Kompetenz einschränkender Schritte begrenzt erscheinen.

Einige charakteristische Formen von Persönlichkeitsdeformationen, die als Dauerzustand anzusehen sind, verlangen gesonderte Erwähnung.

Neben psychopathologischen Verfassungen, die als Geisteskrankheit – was bei den hier erörterten Zuständen kaum je der Fall sein dürfte – quantitativ gewichtet werden oder als Form der Geistesschwäche anzusehen sind, sieht das Gesetz die Verschwender, die Trunk- und Rauschgiftsüchtigen als Fallgruppe für Entmündigung vor. Hier erkennt man eine vom Gesetzgeber beabsichtigte Ausweitung der Entmündigungsgründe. Nicht nur die Unfähigkeit, Rechtsinteressen angemessen wahrzunehmen wie bei Geisteskrankheit und Geistesschwäche, sondern auch die Gefahr, sich oder die Familie dem Notstand auszusetzen oder die Sicherheit anderer zu gefährden, dienen der argumentativen Begründung.

Bei der Feststellung der Verschwendung «Sucht» dürfte das psychiatrische Urteil von sekundärer Bedeutung sein. Hier handelt es sich um eine vom Juristen zu entscheidende Sachfrage, die ein Urteilen in der sozialen Dimension erfordert. Motive und Gründe der Verschwendungssucht werden nicht geprüft. Voraussetzung ist die Gefahr des Notstands. Die Prüfung, ob jemand in angemessener Weise mit seinen Vermögenswerten umgeht, vollzieht sich auf einer sozialphänomenalen Ebene. Daß hinter der Verhaltensanomalie eine hyperthyme Psychopathie, eine möglicherweise auch einmal suchtbedingte Persönlichkeitsdepravation steht, ist von sekundärem Belang.

Ob das Verhalten eines Süchtigen Anlaß zur Entmündigung geben muß, wird sich in erster Linie aufgrund anamnestischer Daten und Beobachtungen der Umgebung entscheiden lassen, die Frage nach der Struktur und Genese der süchtigen Persönlichkeit – eine Frage, für die der Psychiater zuständig wäre –, stellt sich nicht. Entscheidend ist das Ausmaß der Fehlhaltung, die es dem Kranken unmöglich macht, seine Angelegenheiten zu besorgen. Der Wert von rechtlichen Maßnahmen, die in die Privatautonomie des Suchtkranken eingreifen, von Zwang, mit dem man das unerwünschte Verhalten verhindern will, ist vor dem Hintergrund der heute für sinnvoll erachteten Behandlungsstrategien äußerst fragwürdig geworden. Jede erfolgversprechende Therapie von Sucht setzt eine zumindest basale Krankheitseinsicht und auf ihr fußend eine Kooperationsbereitschaft voraus. Zur Ermöglichung von Therapie kommt so die Entmündigung nur selten in Betracht, eher ist sie in vielen Fällen geeignet, die ohnedies prekäre Situation eines Abhängigen und seiner Familie zu verschlechtern. Für andere Suchtformen gilt Analoges.

Ein besonderes Problem unter den funktionellen Persönlichkeitsstörungen bieten die querulatorischen Persönlichkeiten. Ihr Verhalten gibt den von ihnen Belästigten – häufig Behörden und Justiz – leicht Anlaß, in rechtlichen Maßnahmen Abhilfe zu suchen. Sieht man einmal von den selteneren symptomatischen Querulanten ab, bei denen das Verhalten Symptom einer psychischen Erkrankung ist, so werden die genuinen Querulanten, d.h. die querulatorischen und psychopathischen Persönlichkeiten weniger als krank denn als böswillig erlebt, was die Tendenz fördert, ihnen aggressiv-sanktionierend zu begegnen. Das gilt besonders für die Gruppe der gelegentlich empfindlich lästigen Prozeßquerulanten. Der Querulant ist von seinem Recht zur Beschwerde und von seiner Gerechtigkeit überzeugt. Er geht davon aus, daß andere sich ihm gegenüber ins Unrecht setzen und diese Haltung trotz seiner Argumente nicht ändern wollen. Insofern ist Querulanz immer ein Problem der zwischenmenschlichen Beziehung, eine «paradoxe Begegnungsform» (Hofer), in der sich eine fremdaggressive Dynamik manifestiert. Um den so Handelnden zu verstehen und zu überlegen, was nötig ist, um angemessene rechtliche Maßnahmen anzuzielen, muß man sich darüber im klaren sein, daß es nie eine einzige Ursache ist, die einen Menschen zum Querulanten werden läßt. Welche Erfahrungen im Erleben der Beeinträchtigung des Selbstwerts konvergieren, läßt sich oft nur schwer eruieren. In der Querulanz versucht der in seinem Selbstgefühl Geschädigte seine drohende Isolierung oder gar Selbstaufgabe zu verhindern. Das übersteigerte Anerkennungsbegehren hat die Bedeutung eines Rehabilitationsversuchs, der zum Scheitern verurteilt ist. Eine Absicherung durch das gesetzte Recht gelingt selten. Die vom Querulanten dann, wenn die Institutionen des kodifizierten Rechtes sich gegen ihn stellen, angerufene Öffentlichkeit reagiert meist in ähnlich abweisender Art auf den Appell. Aus der Struktur querulatorischen Verhaltens – sei es nun eine passagere Reaktion, in der sich ein aktuelles emotionales Spannungspotential ausdrückt, oder eine deformierende Entwicklung, die ganze Lebensbereiche des Individuums verändert und einengt – ergibt sich als Konsequenz, daß zivilrechtliche Maßnahmen – Entmündigung und Pflegschaft – nur in allerseltensten Ausnahmen Schutzfunktion gegenüber dem Querulierenden bedeuten können. Ist die Störung wirklich einmal so ausgeprägt, daß sich die Frage nach Einrichtung einer Pflegschaft stellt, so wird man auch zumeist von der aufgehobenen Verständigungsmöglichkeit auszugehen haben. Sicher ist jedoch, daß die Pflegschaft als neue Unrechtsmaßnahme aufgenommen und mit einer Zunahme querulierenden Agierens bewertet wird.

Zusammenfassend läßt sich sagen, daß es bei den neurotisch und psychopathisch Stigmatisierten bei der zivilrechtlichen Begutachtung nicht so sehr darauf ankommt, den Krankheitscharakter oder den Krankheitswert der Normabweichung festzustellen, sondern die in der dem Betroffenen begegnenden sozialen Situation wiederkehrend gezeigte Unfähigkeit, unter den gegebenen Bedingungen seine Angelegenheiten zu besorgen, aufzuweisen und entsprechend dem Maß sozialer Hilfsbedürftigkeit, dem anders nicht abzuhelfen ist, zu verfahren. Man kann sich allerdings die Frage stellen, ob hier immer und in jedem Fall der Psychiater der rechte gutachterliche Sachwalter ist, oder ob nicht auch der Jurist selber oder aber der sozialwissenschaftlich geschulte Experte kompetenter sein mögen. Immer muß jedoch gerade bei Beurteilungen von Menschen mit funktionellen Persönlichkeitsstörungen danach gefragt werden, welche Rechtsfolge bzw. soziale Konsequenz eine Maßnahme hat, welche Chancen in der Realität bestehen, Schutz des Schutzbedürftigen zu bewirken und wie sich die Situation des Betroffenen verändert.

Literatur

BARZ, H.: Psychopathologie und ihre psychologischen Grundlagen. Bern–Stuttgart–Wien, Huber 1975.

CONRAD, K.: Die symptomatischen Psychosen. In: H. W. Gruhle, R. Jung, W. Meyer-Gross, M. Müller (Hrsg.). Psychiatrie der Gegenwart, I. Aufl., Bd. 2. Berlin–Göttingen–Heidelberg, Springer 1960.

ENQUÊTE-KOMMISSION: Bericht über die Lage der Psychiatrie in der Bundesrepublik Deutschland. Drucksache 7/4200 Deutscher Bundestag 7. Wahlperiode, Bonn 1975.

GÖPPINGER, H., WITTER, H. (Hrsg.): Handbuch der forensischen Psychiatrie, Bd. I u. II. Berlin–Heidelberg–New York, Springer 1972.

HOFER, G.: Querulanz. Unveröffentlichtes Manuskript.

JASPERS, K.: Allgemeine Psychopathologie, 8. Aufl. Berlin–Heidelberg, Springer 1965.

KLAG, K.D.: Die Querulantenklage in der Sozialgerichtsbarkeit. Köln–Berlin–Bonn–München, Heymann 1980.

KOESTER, H.: Zur Weiterentwicklung des Vormundschafts- und Pflegschaftsrechts. Psychiat. Prax. 6, 54 (1979).

LANGELÜDDEKE, A., BRESSER, PH.: Gerichtliche Psychiatrie, IV. Aufl. Berlin–New York, de Gruyter 1976.

LUTHE, R.F.: Die Beurteilung Erwachsener im Zivil- und Sozialrecht, in Göppinger, H., Witter, H. (Hrsg.): Handbuch der forensischen Psychiatrie Bd. II, S. 1095. Berlin–Heidelberg–New York, Springer 1972.

MENDE, W.: In: Psychiatrie und Recht. Helmchen und Pietzcker (Hrsg.). München-Gräfelfing, Banaschewski 1983.

RASCH, W., BAYERT, R.: Der Mythos vom luziden Intervall – Zur Begutachtung der Testierfähigkeit – Lebensversicherungsmedizin 37 (1985) 2–8.

RAUCH, H. J.: Über die Begutachtung der Testierfähigkeit. Med. Sachverst. 63, 1–6 (1962).

SCHNEIDER, K.: Klinische Psychopathologie, 7. Aufl. Stuttgart, Thieme 1966.

6. Sozialgerichtliche Rechtsprechung zur Neurosenbeurteilung

Walther Ecker

6.1. Zu Begriff und «Krankheitswert» der Neurose

Was meint der Jurist, wenn er aus dem Blickwinkel des Sozialrechts von Neurose spricht? Eine Definition wird man in den Entscheidungen des Bundessozialgerichts (BSG) vergeblich suchen. Wohl aber finden sich nahezu gleichlautende, nicht bündig präzise, doch aufschlußreiche Umschreibungen, wenn über die mangelnde Beherrschbarkeit seelischer Hemmungen der Arbeitsfähigkeit verhandelt wird. Davon ist namentlich die Rede, wenn zu befinden ist, ob ein Mensch krank und behandlungsbedürftig (§ 182 Reichsversicherungsordnung – RVO –), krank oder schwach und deshalb berufsunfähig oder erwerbsunfähig (§ 1246 Abs. 2, § 1247 Abs. 2 RVO), ob und in welchem Ausmaß er seelisch behindert (§ 1 Schwerbehindertengesetz, § 1 Gesetz über die Angleichung der Leistungen zur Rehabilitation – RehaAnglG –, § 205 Abs. 3 Satz 4 RVO, § 56 Abs. 1 Satz 1 Arbeitsförderungsgesetz – AFG –, § 39 Abs. 1 Satz 1 Bundessozialhilfegesetz – BSGH –), in seiner Gesundheit gestört (§§ 1, 10 Bundesversorgungsgesetz – BVG –), ob seine Erwerbsfähigkeit gemindert (§ 581 RVO) ist. Die Kriterien der einzelnen Tatbestände unterscheiden sich durch das Risiko, die Fährnis, den Schaden, dem mit Mitteln des sozialen Leistungsrechts begegnet werden soll, z.B. die Behandlungsbedürftigkeit, die Bedrohung beruflicher Sicherheit, der Verlust der beruflichen und/oder sozialen Position, die Einbuße an Erwerbseinkommen. Gemeinsam ist den sozialrechtlichen Tatbeständen, was meist in einem allgemeineren Sinne als Krankheit – als Krankheits«wert» – verstanden wird, nämlich die vom Normalen, von der Norm des gesunden Zustands abweichende Erscheinung (vgl. § 1 Abs. 2 Satz 2 des Gesetzes über die Ausbildung der Zahnheilkunde vom 31. 3. 1952 – BGBl I, 221). Dazu zählt nicht nur eine Einschränkung der Gesundheit im körperlichen oder geistigen Bereich. Erfaßt wird auch die seelische (seelisch bedingte) Störung, welche die Arbeits- und Erwerbsfähigkeit hemmt, schmälert oder aufhebt und welche der Betroffene durch Anspannung seines Willens aus eigener Kraft nicht (mehr) zu beheben vermag (Entscheidungen des Bundessozialgerichts – BSGE – 21, 189, 190; Sozialrecht, Rechtsprechung, bearbeitet von den Richtern des BSG – SozR – Nr. 76 zu § 1246 RVO). Das neurotische Befinden wird als etwas Psychisches, psychisch reaktiv Entstandenes angesehen, das sich nicht im Anschluß an ein organisches Leiden entwickelt zu haben braucht. «Folgeerscheinungen» dieses Befundes müssen auch nicht zu organischen Veränderungen geführt haben. Es muß weder zu einer «Umstrukturierung der Persönlichkeit» noch zu einem Ungleichgewicht des Organismus gekommen sein (BSG, Urt. vom 1. 10. 1964 – 11/1 RA 266/62 –). Für die Bezeichnung «Neurose» ist es ferner gleichgültig, ob für die vorgefundene seelische Verfassung ein Trauma als Anlaß in Betracht kommt. Ohne eine solche kausale Beziehung wurde früher von Hysterie, Neurasthenie oder funktioneller Nervenschwäche gesprochen. Dieser Sprachgebrauch älterer Entscheidungen ist aufge-

geben worden, weil alle neurotischen Vorkommnisse auf ein und demselben Krankheitsbild beruhten (BSG SozR Nr. 11 zu § 1254 RVO a. F.).

6.1.1. Die unüberwindliche Willensschwäche

Für die abnorme – neurotisch genannte – Persönlichkeitshaltung ist nach der sozialgerichtlichen Judikatur die nicht zu bewältigende Willensschwäche wesentlich. «In letzter
Linie», heißt es, «ist ... stets als entscheidend anzusehen, ob die den (Lohn-)Erwerb ...
ermöglichende Willenskraft vorhanden ist oder nicht», ob der Versicherte als «ausreichend
willenskräftig» erscheint. Als krankhaft werden solche psychischen Leistungsbarrieren
bezeichnet, die auch bei zumutbarer Willensanspannung aus eigener Kraft nicht überwunden werden können, oder – anders formuliert – bei denen der Betroffene «durch Anspannung seines Willens dem Zwang zu neurotischen Reaktionen» nicht mehr «zu entrinnen»
vermag (Reichsversicherungsamt, Entscheidungen und Mitteilungen – RVA EuM – Bd. 40,
198; BSG SozR Nr. 11 zu § 1254 RVO aF.; BSGE 21, 189, 190; Urt. v. 29. 11. 1963 – 2 RU
46/58 –).

6.1.2. Unerheblich, ob bewußter oder unbewußter Wille

Mit einer solchen Formel wurde die Anleitung, die das RVA in Amtliche Nachrichten (AN)
1926, 480 gegeben hatte, teilweise zurückgenommen. Dem RVA hatte nicht allein «die
hochgradige Willensschwäche» zur Annahme der Invalidität genügt. Nach ihm mußte
hinzukommen, daß der Versicherte sich seiner absonderlichen seelischen Lage nicht bewußt
war. Er durfte nicht wissen, daß seine Krankheitsdarstellungen ihren Grund lediglich in
seinen Vorstellungen und Wünschen hatte. Das zusätzliche Erfordernis des Nichtbewußten
ließ die Rechtsprechung später fallen. In der ärztlichen Begutachtung habe sich, erklärte
man, die Unterscheidung zwischen bewußtem und unbewußtem Willen als zu wenig
brauchbar erwiesen (BSG SozR Nr. 11 zu § 1254 RVO aF.). Wichtiger war aber ein anderes
– unausgesprochenes, allenfalls angedeutetes – Argument. Für die Rechtsfolgerungen des
Sozialrechts – mit Ausnahme des Rechts der Arbeitslosenversicherung – ist rechtlich nicht
relevant, ob der einzelne die Erwerbsarbeit mit Wissen und Wollen unterläßt.

6.1.3. Maßgeblich die Fähigkeit zur Arbeit

Welche Einstellung der einzelne zu seiner Erwerbstätigkeit hat, ob er arbeiten möchte, wenn
er könnte, oder – umgekehrt – ob er sich das Nichtstun mit Bedacht zum Ziel gesetzt hat,
ist unbeachtlich. Er wird nicht für sein Nichtstun zur Rechenschaft gezogen, – wie Witter
1964, 1965 formuliert hat – «haftbar» gemacht. Aus dem verständlichen Versuch heraus,
der «metaphysischen» Freiheitsfrage zu entgehen, verwendet Witter in diesem Zusammenhang den für Juristen mißverständlichen Begriff der Verantwortlichkeit, ein Ausdruck, der
in einem allgemeineren, anthropologischen Sinn verstanden werden kann, aber wohl mit
Verschulden, Vertretenmüssen gleichgesetzt werden soll. Es gehe darum, inwieweit «die
neurotisch-psychopathischen Menschen für ihr Versagen im Erwerbsleben selbst verant-

wortlich zu machen» seien. Indessen ist hier ein Verschulden bei fehlerhafter Lebensführung oder gar der subjektive Anteil bei einem punktuellen Fehlverhalten in einer konkreten Situation – anders als im Straf- und Zivilrecht – nicht Gegenstand juristischer Erkenntnis. Unterlassen und äußeres Gebaren mögen den Anstoß für die Untersuchung geben, ob der einzelne wegen seelischer Widerstände objektiv seine existentielle Aufgabe verfehlt. Simulieren und Aggravieren schließen aber das objektive Unvermögen zum Arbeiten nicht aus.

Bestimmend ist die objektive Fähigkeit zur Leistung, das Können, etwas Potentielles, nicht das wirklich Intendierte.

6.1.4. Zu Verantwortlichkeit und Verschulden im Falle der Neurose

Die subjektive Seite – die Verantwortlichkeit des einzelnen – kommt so gut wie nie in Betracht, mag der Betreffende auch zivil- oder strafrechtlich für Verschulden (Vorsatz oder Fahrlässigkeit) einzustehen haben (BSGE 6, 188, 191; 16, 216, 220f.; 18, 163, 165; SozR Nr. 29 zu § 5 BVG). Nur im Falle äußerster Verantwortlichkeit – zugespitzt: beim Versicherungs- oder Versorgungsbetrug, d.h. wenn ein Verletzter den Arbeitsunfall absichtlich verursacht oder der Versicherte sich absichtlich berufsunfähig oder erwerbsunfähig gemacht hat (§ 553 Satz 1, § 1277 Satz 1 RVO) – entfällt der sozialrechtliche Anspruch. Dies könnte allenfalls Aktualität gewinnen, wenn psychische Störungen ursprünglich zum Zwecke des Rentenerwerbs vorgetäuscht wurden und diese allmählich der Beherrschung durch den Betreffenden entglitten sind (vgl. BSGE 21, 189, 192 sowie Urt. v. 1.10. 1964 – 11/1 RA 266/62; außerdem BSGE 21, 163, 166). Indessen dürfte kaum jemals darzutun sein, daß der Versicherte absichtlich handelte, nämlich erkannt und in seinen Willen aufgenommen hatte, der von ihm in Bewegung gesetzte Ursachenverlauf werde notwendig im Zustand der geminderten Erwerbsfähigkeit, der Berufsunfähigkeit oder der Erwerbsunfähigkeit enden. Eher wird in einem solchen Sachverhalt neben dem primär willensbestimmten Benehmen ein Sich-treiben-lassen von wert- und normwidrigen Antrieben zu erkennen sein. Dann wäre die Schuldform der Fahrlässigkeit verwirklicht (Venzlaff 1963). Von dieser Form der Eigenverantwortlichkeit ist der Sozialversicherte jedoch grundsätzlich entlastet. Er wird im allgemeinen sogar vor den Folgen eines Verschuldens gegen sich selbst bewahrt.

Entgegen dem Reichsversicherungsamt ist mithin bei Feststellung der Fähigkeit zur Arbeit allein der Verweis auf die – vom Bewußten unabhängige – regelwidrige Reduktion der Willenskräfte zutreffend. Freilich ist damit die Erkenntnis- und Beweisproblematik nicht ausgeräumt, eher noch verschärft.

6.2. Strenge Beweisanforderungen

Dem Richter ist geboten, die Leistungsfähigkeit eines Menschen auszumessen. Dazu gehört die Klärung, ob der Betreffende – zwar nicht den Willen, wohl aber die Kraft zum Willen hat – zum Willen, zu arbeiten. Bedeutet das nicht, daß der Grad der Freiheit, die der einzelne besitzt, zu ermitteln ist?

6.2.1. Nichtdiagnostizierbarkeit der Willensschwäche?

Der psychologisch-psychiatrische Sachverständige, auf dessen Hilfe der Richter angewiesen ist, sieht sich zwar nicht notwendig auf eine Erörterung des metaphysischen Aspekts der Willensfreiheit gedrängt, aber dessen auch ungeachtet gibt er zu bedenken, eine krankhafte Willensschwäche könne er nur auf der Basis hirnorganischer Ursachen oder endogener Psychosen, nicht aber beim Neurotiker objektiv, empirisch, überprüfbar beurteilen. Ob der einzelne von seiner Struktur und Motivation her in seiner Situation anders wollen könne, sei weder nachzuweisen noch auszuschließen. Psychologische Willenssperren seien verborgen und deshalb nicht oder nur höchst unsicher zu wiegen (Dietrich 1978; Bresser 1976, 1978, 1979; in Kontroverse mit Haddenbrock 1979; aber auch: Venzlaff 1975). Von diesen Einwänden zeigen sich die Sozialgerichte nicht beeindruckt. Im Gegenteil: sie verlangen wegen der Simulations- und Aggravationsnähe von dem Psychiater und Psychologen die eindeutig abgegrenzte Beweisantwort und wollen bei der Beweiswürdigung einen strengen Beweismaßstab angelegt wissen (RVA AN 1907, 466; 1926, 480, 482; BSGE 21, 189; SozR Nrn. 38 und 76 zu § 1246 RVO).

6.2.2. Neurose – die «soziale Krankheit»

Mit dieser Anforderung tritt die Rechtsprechung einer Entwicklung entgegen, die mehr oder weniger mit jeder Verrechtlichung, zumal mit einer sozialen Versicherung verbunden sein kann. Die Institution nimmt dem einzelnen bis zum äußersten die Sorgen vor den Folgen seines Tuns ab. So wird die Vorstellung zurückgedrängt, daß der Mensch für sich selbst verantwortlich ist. Ihm wird die Scheu vor der Ausnutzung anderer und der Gesamtheit genommen. Die Tatsache des Versichertseins verstärkt den Hang, krank zu sein oder dem Krankheitsempfinden nachzugeben; die Begehrlichkeit wird animiert (RVA AN 1926, 481; Ehrhardt 1961, Barta 1983). Die soziale Geldleistung kann sich zum Schaden auswirken, indem sie den einzelnen von der Rückkehr in seinen Pflichtenkreis abhält (dazu BSGE 21, 189, 192; abweichend Foerster 1984). Damit sich die Rentenerwartungshaltung nicht verfestige, ist für den Bereich der gesetzlichen Unfallversicherung der Weg der Kapitalabfindung angeregt worden (z.B. aufgrund ausländischer Praktiken von Foerster 1984). Die rechtliche Tragweite des damit Empfohlenen ist indessen nach dem geltenden bundesdeutschen Recht begrenzt. Abfindung – sofern sie nicht überhaupt antrags- bzw. zweckgebunden ist – bedeutet nicht, wozu das allgemeine Wortverständnis verleiten mag, eine endgültige und vollständige Abgeltung des Anspruchs (ausgenommen die Abfindung bei Verzug ins Ausland). Der Rentenanspruch kann wiederaufleben und der Streit über seine Berechtigung fortdauern oder erneut entflammen.
Widerstände gegen eine «Berentung» von Neurosen aus sozialpolitischen und therapeutischen Überlegungen heraus waren für die Rechtsprechung der Beweggrund, (1) strenge Beweisanforderungen zu postulieren. Aus gleicher Erwägung wurde (2) wiederholt an die Beweislastregel erinnert, wonach «es zu Lasten des Versicherten geht, wenn das Gericht trotz sorgfältiger Ermittlungen und bei gebotener kritischer Würdigung der Verfahrensergebnisse eine Vortäuschung der Störungen, ihre Überwindbarkeit und ihre Unerheblichkeit für die Erwerbsfähigkeit nicht ausschließen kann». Ferner hat das BSG (3) wegen

absichtlichen Herbeiführens des Versicherungsfalls an den Wegfall des Rentenanspruchs in den Fällen gedacht, «in denen ursprünglich zum Zweck der Rentengewährung Störungen vorgetäuscht worden sind, die im Laufe der Zeit der willkürlichen (bewußten) Einwirkung des Versicherten entglitten und für ihn nunmehr aus eigener Willenskraft nicht mehr abzustellen sind» (fraglich; dazu oben Ziff. 6.1.4.). Eine Rentengewährung scheidet (4) desweiteren aus, wenn «nach zuverlässiger ärztlicher Prognose gesagt werden kann, daß die Ablehnung der Rente die neurotischen Erscheinungen verschwinden lassen werde» (kritisch hierzu Foerster 1984). Schließlich (5) macht das BSG auf den Vorrang der Maßnahmen zur Rehabilitation vor der Rentengewährung aufmerksam (BSGE 21, 189, 190 ff.; Urt. vom 1. 10. 1964 – 11/1 RA 266/62; SozR Nr. 38 zu § 1246 RVO)

Die Aversion gegen die «Neurose-Berentung» konnte die Rechtsprechung jedoch nicht hindern, seelische Dekompensationen, welche die Erwerbsfähigkeit eines Menschen zerrütten, «durchaus zu den sozialen Tatbeständen» zu rechnen, also zu den Gegebenheiten, gegen deren Nachteile die Sozialversicherung schützen will. Es kommt auch eine positive Seite in den Blick, wenn das BSG auf der besonderen Sorgfalt insistiert, die bei der Untersuchung von Neurosefällen aufzuwenden sei. Mit dieser Verfahrensmaxime wird nicht bloß das Ziel verfolgt, die «Ausbeutung» sozialrechtlicher Institutionen abzuwehren. Es soll auch «zum Wohle des Versicherten» mit «großer Vorsicht» vorgegangen werden (RVA AN 1926, 480, 482). Der Respekt vor der Persönlichkeit des anderen gebietet die intensive Beschäftigung mit ihm, mit seiner Persönlichkeitsstruktur und -dynamik, mit den Motiven für sein Versagen gegenüber den Daseinsmühen und die Erkundung der Mittel zu seiner Wiedergewinnung für seine Rolle in Arbeit und Beruf. Diese rehabilitative Perspektive hängt eng mit einer individualisierenden Rechtsanwendung zusammen. Es versteht sich von selbst, daß die Rechtsprechung der Verführung widerstehen muß, sich bei der «Streitlösung» leicht handhabbarer, die Faktenanalyse vorwegnehmender Daumenpeilungen zu bedienen. Die Versuchung dazu ist groß – im Hinblick auf die Komplikationen bei der Beweiserhebung und wegen der Komplexität und Differenziertheit neurotischer Phänomene. Die Typisierung, der Gebrauch von Annäherungswerten, Vermutungen läge umso näher, falls man denjenigen Sachverständigen folgte, die für das Gebiet der Neurose die empirisch-wissenschaftlichen Möglichkeiten der Diagnostik und Prognostik nicht allzu hoch einschätzen (Ehrhardt, o. J., Bresser 1976, 1978, 1979; a. A. Haddenbrock 1979). Indessen würde mit einer Verwertung von einheitlichen, kurzschlüssigen Rechtsanwendungsschablonen der Zugang zur Einmaligkeit und Ganzheit der Einzelpersönlichkeit verstopft. Dorthin muß aber vordringen, wer den Menschen nicht bloß der geldlichen Betreuung durch das Kollektiv unterstellen will.

6.2.3. Beweisfragen

Unerläßlich ist mithin die Aufhellung der jeweiligen Persönlichkeit, ihrer Willenseigenschaften, ihres Potentials an Einsicht und Aktivität sowie die Erforschung und Gewichtung derjenigen Faktoren, die ihre seelische Regsamkeit niederhalten oder in falsche Bahnen lenken, so: ob es ererbte Charaktereigenschaften und/oder umweltbedingte – tiefgreifende, dauerhaft belastende – Erlebnisse sind und in welchem Verhältnis sie zueinander stehen. Schließt der Sachverständige das Bestehen von Geisteskrankheiten und Schwachsinn aus, erkennt er auch keine organischen Leidensgrundlagen, so wird sich der Rechtsanwender die

Art der seelischen Regelwidrigkeit (psychoneurotisch, organneurotisch, psychogen symptomverstärkt) erläutern lassen. Er wird namentlich fragen, ob die psychische Störung begehrens- oder zweckgerichteter Natur oder tendenziös gefärbt ist. Es darf sich nicht nur um eine vorübergehende, ein halbes Jahr nicht überdauernde seelische Beeinträchtigung handeln. Die Befristung von einem halben Jahr folgert das BSG aus der Vorschrift des § 1276 Abs. 1 RVO über die Rente auf Zeit (BSGE 21, 191). Die Zeitrente wird vom Beginn der 27. Woche an gewährt, wenn begründete Aussicht besteht, daß eine Berufsunfähigkeit oder Erwerbsunfähigkeit in absehbarer Zeit behoben sein kann.

Nicht zuletzt, ja sogar in erster Linie sind die Behandlungsbedürftigkeit und die Behandlungsfähigkeit, Wege, Mittel und Aussichten einer Therapie zu erkunden.

Bei der Annahme, daß eine erlebnisreaktive (neurotische) Verfassung vom Normalmaß abweiche – was ist normal? –, ferner bei der Einschätzung, ob der einzelne die Willensstärke zur Bezwingung seiner seelischen Blockaden aufbringe, geht es nicht ohne ein Abwägen, ein Werten ab. Der psychologisch-psychiatrische Sachverständige, der sich auf eine Aussage hierüber einläßt und einlassen soll, überschreitet freilich die engeren Grenzen seinswissenschaftlichen Herausfindens (Witter 1964, Bresser 1978, 1979). Er bleibt aber mit seinem Orientierungsangebot innerhalb seiner durch Kenntnisse, Erfahrungen und erprobte Forschungsweisen ausgewiesenen Kompetenz (vgl. Venzlaff 1976; Schreiber 1977). Nur hat er deutlich zu trennen und hervorzuheben, was objektive, jederzeit wiederholbare Erkenntnis und was Meinung, Wertung ist. Ihm, dem Sachverständigen, wird eingeräumt werden müssen, was dem Richter unmittelbar nicht erlaubt ist; er wird bei seinem Dafürhalten sich – in Maßen, jenseits der Grenzen naturwissenschaftlich exakten Forschens – auf vorläufige «Faustregeln» («Konventionen», auf Tatsachenwürdigungen im Verhältnis von Regeln und Ausnahmen) stützen dürfen (hierzu: Witter 1964). Freilich muß er seine Arbeitshypothesen durch aufweisbare Einsichten und durch Sachhaltigkeit veranschaulichen, vor Erstarrung und zunehmender Wirklichkeitsentfremdung bewahren und auf dem neuesten Stand der Wissenschaft halten.

6.3. Vorrang der Rehabilitation vor Rente

Das BSG hat – wie oben erwähnt – gerade in Neuroseprozessen die nachgeordneten Gerichte dazu inspiriert, der Zuerkennung eines Rentenanspruchs zuvorzukommen. Die sozialen Leistungsträger seien zur Offerte von Wiedereingliederungshilfen anzuhalten. Um «prospektive psychogene Reaktionen» nicht zu nähren (Panse), müssen Heilbehandlung und Berufsförderung «im Interesse des Behinderten» «möglichst bald», «frühzeitig» und «schnell» eingeleitet und «zügig» vorgenommen werden (§§ 368s, 557 Abs. 2 RVO). Der Priorität der Wiederertüchtigung vor dem Rentenbezug sollte nach dem erklärten Willen des Gesetzgebers «möglichst nachhaltig und weitgehend zum Durchbruch verholfen» werden.

Gegenüber dieser beherrschenden Leitlinie ist die Gesetzesgestaltung indessen zaghaft und halbherzig. Zwar taucht hier und da (in § 4 Abs. 2 und in § 23 Abs. 1 Sozialgesetzbuch, Erstes Buch – SGB 1 –) das «Recht auf die notwendigen Maßnahmen zum Schutz ... der Gesundheit und der Leistungsfähigkeit» oder die Verlautbarung auf, daß in der gesetzlichen Rentenversicherung Leistungen zur Erhaltung der Erwerbsfähigkeit «in Anspruch genommen werden» können (zur einklagbaren Rehabilitationspflicht des Rentenversicherungsträgers außerdem: BSG SozR 2200 § 184a Nr. 3 S. 11; SozR 2200 § 1236 Nr. 45; Schmitt 1983, Funk 1983). Wo man aber die Festlegung des Rechtsanspruchs auf Rehabilitation, die Anordnung seines Gewichts und seines Platzes im Anspruchsgefüge sucht, in § 7 Abs. 1 Reha-AnglG, da wird schüchtern erklärt, Renten «*sollen* erst dann bewilligt werden, wenn zuvor Maßnahmen zur Rehabilitation durchgeführt worden sind». Also: kein imperatives «Muß», nur ein institutionelles «Soll». Keine Vorschrift mit Außenwirkung? In § 1236 Abs. 1 Satz 1 RVO wird die Ermächtigung des Trägers der Rentenversicherung zu solchen Leistungen noch deutlicher auf die Stufe obrigkeitlichen Ermessens – «*kann* gewähren» – zurückgenommen (vgl. Ecker 1957). Hat die Verwaltung freie Hand? Was bleibt, ist, daß der Bürger «auf Verlangen» der Verwaltung «mitzuwirken» hat. Zur «Mitwirkung» bei einem Verwaltungshandeln dort, wo es doch eigentlich und primär um die wohlverstanden eigenen Belange des einzelnen geht, kann er durch Versagung oder Entziehung der Rente gebracht werden (§ 66 Abs. 2 SGB 1). Aber die Befugnis der Verwaltung ist nicht nur durch strenge Formvorschrift gefesselt. So zwiespältig wie das Gesetz – es vermittelt zum Unterschied von dem «Geist», der seinem Bemühen zugrunde liegt, das Bild vom betreuten Menschen, nicht vom subjektiv berechtigten Bürger –, so unausgeglichen und zurückweichend ist zum Teil auch die Rechtsprechung. Dazu ein Beispiel: Im Streit um die Rente wird der Verwaltung die Wahl, daß sie – wenn sie schon eine Leistungspflicht treffe – in erster Linie Rehabilitation anbieten wolle, nicht vorbehalten. Sie wird schlechterdings zur Rentengewährung verurteilt (BSG SozR 2200 § 1243 Nr. 1; Urt. v. 29. 6. 1978 – 5 RKn 38/76 –; ferner: SozR 2200 § 1286 Nr. 6).

Diese Judikatur kommt denjenigen entgegen, die bei neurotischen Verhaltensweisen ohnehin an einem breiteren Rehabilitationseffekt zweifeln. Auf einen Gesundungserfolg wird nicht gehofft, wenn der Rehabilitand in mittlerem oder fortgeschrittenem Alter steht, wenn Wunsch- und Zwecktendenzen den Genesungswillen zu ersticken drohen, wenn zu befürchten ist, daß die Behandlungskapazität nicht ausreichen werde. Oder es wird veranschlagt, daß der wirtschaftliche Nutzen zumal bei der Länge der Heilbehandlung in keinem Verhältnis zu dem nötigen Aufwand stehe. Bei diesen und ähnlichen Kalkulationen kommt indessen ebenso wie bei der Inkonsequenz von Gesetz und Rechtsprechung die Appellfunktion der Rechtsnorm (Venzlaff 1976) zu kurz. Es bleibt außer acht, daß Gesetze geeignet sind, auf die Einstellung des Individuums und seine moralische Gesinnung Einfluß zu nehmen. Das Recht, auch das soziale Leistungsrecht, hat eine soziale Funktion (Bundesgerichtshof, Neue Juristische Wochenschrift – BGH NJW – 1965, 2293, 2294); es hat namentlich in Bezug auf die «soziale Krankheit» der Neurose einen Präventivzweck zu erfüllen. Wie weit es hierbei einen erzieherischen Auftrag wahrzunehmen hat, hängt allerdings von Wertanschauungen ab, die wechseln können und in einer Leistungsgesellschaft – mit strengem Arbeits- und Berufsethos – anders als in einer Freizeitgesellschaft sein mögen, die von «puritanischer Arbeitsvergötzung» Abschied nimmt (hierzu Witter 1965, Ohm 1965, auch Haddenbrock 1972).

6.4. Psychotherapie

Die Psychotherapie – d. h. das therapeutische Einwirken auf die geistig-seelische Sphäre des Menschen mit für diesen Bereich zugänglichen Mitteln – wird von approbierten Ärzten ausgeführt. Es sind Regelwidrigkeiten in der psychischen Lebensbewältigung anzugehen.

Die Wahrnehmung dieser Aufgabe ist indessen nicht allein der Psychiatrie zuzuordnen. Die Aufgabe fällt auch und gerade in das Wirkungsfeld von Psychologen oder Psychagogen. Ihnen sollte deshalb mit einem «Gesetz über den Beruf des Psychotherapeuten» der Weg zur eigenständigen Ausübung des Heilberufs eröffnet werden. Der gesetzgeberische Versuch ist bislang nicht über einen Referentenentwurf (vorgelegt vom Bundesgesundheitsministerium am 12. 7. 1978) hinausgediehen. Daß qualifizierte Nichtärzte in geeigneten Fällen schon heute aus eigener Sachkompetenz und Verantwortung selbständig tätig werden können, ist jedoch für Rehabilitationsleistungen, zumindest im Rahmen der gesetzlichen Rentenversicherung, nicht bestritten (BSG SozR 2200 § 184a Nr. 3 S. 11 – Sprachstörungen, die vorwiegend pädagogisch, durch Sprachschulung zu beheben waren; BSGE 54, 54 – Drogenbehandlung in einer sozialtherapeutischen Wohngemeinschaft). Das gleiche zog das BSG zunächst für die kassenärztliche Versorgung in Erwägung (BSGE 38, 73, 76 f.; dazu auch BSGE 42, 16, 17 – Beschäftigungs- und Bewegungstherapie). Im übrigen können die Krankenkassen – selbst Träger der Rehabilitation (§ 2 RehaAnglG) – dort, wo von anderen Trägern der Sozialversicherung nichtärztliche psychotherapeutische Leistungen nicht zu erhalten sind, – aushilfsweise (subsidiär) – mit der Behandlung in Spezialeinrichtungen einspringen, und dies selbst dann, wenn die ärztliche Betreuung dort bloß begleitende Bedeutung hat (BSG SozR 2200 § 184a Nr. 4).

Den Kurs einer Abspaltung der Psychotherapie von der Medizin hat das BSG nicht fortentwickelt, sondern auf dem Sektor der gesetzlichen Krankenversicherung und der kassenärztlichen Versorgung angehalten (BSGE 48, 47). Es hat entschieden, daß die Diagnosestellung und Behandlung durch einen Diplompsychologen oder in einem pädagogischpsychologischen Institut keine Leistungspflicht der gesetzlichen Krankenversicherung begründe (BSGE 48, 258 – Erkennung der Legasthenie; SozR 2200 § 182 Nr. 48 – Legastheniebehandlung; Urt. v. 25. 7. 1979 – 3 RK 97/78 = Breithaupt, Sammlung von Entscheidungen 1980, 354 und Urt. v. 18. 2. 1981 – 3 RK 34/79 – jeweils Behandlung eines verhaltensgestörten Kindes; BSGE 53, 144 – Verhaltenstherapie; SozR 2200 § 182 Nr. 80). Die ärztliche Versorgung durch die gesetzliche Krankenversicherung – so das BSG – sei den Kassenärzten vorbehalten. Andere Personen und so auch nichtärztliche Psychotherapeuten hätten bloß mitzuhelfen. Ihre Mitwirkung habe sich im Rahmen der ärztlichen Behandlung zu halten. Es obliege dem Kassenarzt, eine solche Mitwirkung anzuordnen, zu überwachen und zu verantworten (§ 122 Abs. 1 RVO). Diese Auffassung stützt das BSG u. a. auf § 182 Abs. 1 Nr. 1 RVO, wiewohl dort nicht definitiv festgelegt ist, was zur Krankenpflege gehört, sondern in unvollständiger, bewußt unfertiger Regelung formuliert ist, daß die Krankenpflege «insbesondere» ärztliche und zahnärztliche Behandlung «umfasse». Nach der demgegenüber restriktiven Judikatur sind nichtärztliche Psychotherapeuten mit dem Erbringen psychotherapeutischer Leistungen für Versicherte der gesetzlichen Krankenversicherung nur mittelbar befaßt, d. h. nur über die Heranziehung durch einen an der kassenärztlichen Versorgung teilnehmenden Arzt (so auch: Richtlinien über tiefenpsychologisch fundierte und analytische Psychotherapie in der kassenärztlichen Versorgung i. d. F. vom 27. 1. 1976 – Bundesanzeiger 1976 Nr. 76, 4; Psychotherapie-Vereinbarung vom 11. 6. 1976 – Zeitschrift «Die Betriebskrankenkasse» 1976, 211; Vereinbarung zwischen den Ersatzkassen und der Kassenärztlichen Bundesvereinigung über Verhaltenstherapie vom 7. 8. 1980, abgedruckt in «Deutsches Ärzteblatt» 1980, 2317; dazu ferner: DOK 1982, 196; DÄ 1981, 2504; DOK 1984, 430–431, 466; ausführlich zum Vorstehenden: Bieback 1982, 1984; außerdem Arndt und Ebsen 1985).

6.5.   Die zweckorientierte Kausalitätsvorstellung

Die Sozialrechtsordnung erhebt den Entstehungsgrund des Gesundheitsschadens dort zum anspruchsbegründenden Merkmal, wo für die Folgen die gesetzliche Unfallversicherung oder die staatliche Gemeinschaft einstehen soll. Um diese Rechtsfolge zu zeitigen, muß der Entstehungsgrund – die gesundheitliche Schädigung – in einer doppelten Kausalverbindung stehen. Sie muß erstens – verkürzt gesagt – mit einer «versicherten» Tätigkeit, einem Dienst oder einem sonstigen Opfertatbestand (z.B. Impfschaden, Gewaltopfer) haftungs-begründend verknüpft sein. Und zum anderen muß die Schädigung (der schadenstifende Vorgang) den Schaden (die Gesundheitsstörung) ursächlich bewirken (haftungsausfüllende Kausalität). Vornehmlich in der zweiten – haftungsausfüllenden – Kausalitätsverbindung kann der Sachverhalt einer Neurose auftreten. Indessen werden in Sozialversicherung und Kriegsopferversorgung beide Seiten, sowohl der haftungsbegründende als auch der haf-tungsausfüllende Tatbestand von der Kausalitätstheorie der wesentlichen Bedingung be-herrscht. Diese Theorie nimmt ihren Ausgang bei einer verrechtlichen natürlichen (natur-wissenschaftlich-logischen) Betrachtung. Sie setzt bei der Gesamtheit aller Bedingungen an, von denen keine hinweggedacht werden kann, ohne daß der «Erfolg» ausbliebe. Für diese Bedingung ist es gleichgültig, daß sie ganz ungewöhnlich ist, wie weit sie zeitlich zurückliegt, welches Gewicht sie im Geschehensablauf hat, ob andere Anstöße später auf dasselbe hinausgelaufen wären. Die conditio sine qua non muß in jedem Fall gegeben sein, damit ein Tatsachenverlauf rechtlich überhaupt bedeutsam werden kann. Dabei hat es aber nicht sein Bewenden, denn sonst wäre der Haftungsrahmen zu weit gespannt: zumal deshalb, weil mit Ausnahme von einem absichtlichen oder vorsätzlichen Herbeiführen des Versicherungsfalls ein Verschulden den sozialrechtlichen Leistungsanspruch nicht tangiert. Das Korrektiv wird darin gefunden, daß unter den an sich beteiligten Faktoren der «wesentliche» herausgegriffen, eine zweckorientierte Auswahl getroffen wird (vgl. BSGE 41, 70, 72 ff.).

6.5.1.   Ursache: die «wesentliche Bedingung»

Was «wesentlich» oder «wesentlich mitwirkend» ist, richtet sich nicht an einer stringent zu befolgenden Definition aus, sondern wird tautologisch beschrieben. Es ist das Produkt einer Einschätzung im jeweiligen Einzelfall. Als Ursachen und Mitursachen werden «unter Abwägung ihres verschiedenen Werts», also im Verhältnis dieser zu anderen Bedingungen diejenigen qualifiziert, «die wegen ihrer besonderen (inneren) Beziehung zum Erfolg zu dessen Eintritt wesentlich mitgewirkt haben» (BSGE 1, 72, 76 und ständig).
Die Kausalitätsauffassung von der wesentlichen Bedingung ist die Alternative zur Adä-quanztheorie des Zivilrechts. Beide juristischen Zweckgebilde haben die Funktion, den Ursachenkomplex differenzierend einzuengen. Aber die Adäquanztheorie nimmt die Aus-lese vor vom Standpunkt des Schädigers aus und vom «damaligen» Zeitpunkt her (vorgän-gige Prognose). Adäquat bedeutet, daß der Schaden nicht außerhalb jeder Wahrscheinlich-keit lag. Es kommt auf das Erkenntnisvermögen eines ordentlichen Durchschnittsmen-schen an. Anders die sozialrechtliche Kausalitätsschau. Sie hat nicht den Schädiger, son-dern den Geschädigten im Blickfeld. Ihr ist weniger wichtig, was erfahrungsgemäß im

allgemeinen unter gleichen Umständen bei einem normal beschaffenen Menschen eintreten würde, wie er typischerweise körperlich oder seelisch reagiert hätte. Das Augenmerk des Sozialrechts ist gerichtet auf Voraussetzungen, Umfang und Grenzen des sozialen Schutzes, dessen der einzelne bedarf. Es hebt auf die Einzelpersönlichkeit des Betroffenen, seine individuelle Belastbarkeit und singuläre Belastung ab und nimmt Rücksicht auch auf Vorgänge, die außerhalb aller Wahrscheinlichkeit, völlig ungewöhnlich passieren (u. a. BSGE 11, 50, 54; 20, 241, 243; 28, 14, 16; SozR 3200 § 81 Nr. 3).

Das Sozialrecht ist nicht von der Erwägung geleitet, bis zu welchem Ausmaß dem Urheber einer Abfolge deren Resultate zuzurechnen sind. Dies mag den Erfordernissen widerstreiten, welche bei Beurteilung eines psychogen reagierenden Menschen angebracht sind. Man mag der Sozialrechtsprechung einen «simplifizierenden Determinismus» vorwerfen, womit gemeint ist, daß sie «aus der Annahme heraus» judiziere, es komme «nur auf die Kausalität und nicht auf Verschulden an» (Witter 1964). Nun diese «Annahme» ist zutreffend; zu ihr zwingen die Gesetze, die, wie oben ausgeführt, mit Ausnahme bei äußersten Schuldformen (Absicht, Vorsatz) den einzelnen von der Verantwortung für sich selbst freistellen.

6.5.2. Konkurrierende Kausalitäten

Wesentliche Bedingungen können miteinander konkurrieren. Dazu hier die in der Rechtsprechung ständig wiederkehrende Richtschnur: haben mehrere Momente ein Ereignis hervorgerufen, sind sie rechtlich nur dann wesentliche Bedingungen (Mitursachen), wenn sie für das Resultat annähernd gleichwertig (oder wie auch gesagt wird: in gleichem Maße wesentlich) sind. Kommt einem der Umstände gegenüber den anderen eine überragende Bedeutung zu, so ist dieser allein Ursache im Rechtssinn. Die anderen nichtwesentlichen Bedingungen werden als – unbeachtliche – «Gelegenheitsursachen» bezeichnet. Sie sind in ihrer Eigenart und Stärke mit jedem anderen Anlaß des täglichen Lebens vergleichbar und in bezug auf ihre Wirkung austauschbar (BSG SozR 3200 § 81 Nr. 3 – Scheuermann'sche Erkrankung –).

Im Hinblick auf seelische Auffälligkeiten, von denen hier die Rede ist, verdient das Zusammentreffen von schädigendem Vorgang und kongruenter *Krankheitsanlage* spezielle Aufmerksamkeit (hierzu zusammenfassend: BSG SozR 3100 § 1 Nr. 3, von der Kritik, Curtius 1963, 1964, ungerührt). Als Anlagekrankheit wird ein Leiden angesehen, das aus der physischen oder psychischen Dispositiertheit eines Menschen heraus eigengesetzlich in typischer Art zu verlaufen pflegt. Der Außenfaktor, der auf eine solche Anlage einwirkt, kann rechtlich im Sinne der Schadensentstehung oder -verschlimmerung zu werten sein. Trifft der schädigende Vorgang auf eine Disposition, die ohne eine Auslösung von außen zunächst «kein krankhaftes Geschehen hervorgerufen hätte» – auf eine «ruhende» Anlage –, so wird das provozierende Vorkommnis regelmäßig als die allein wesentliche Bedingung für die Entstehung der Gesundheitsstörung deklariert. Wird hingegen die Anlagekrankheit, welche Veränderungen bereits – wenn auch unter der Manifestationsschwelle – entwickelt hat, von außen in einer Weise beeinflußt, daß das Leiden früher oder schwerer, als sonst zu erwarten, zutage tritt, dann wird der Sachverhalt rechtlich dem Tatbestand der Verschlimmerung untergeordnet.

6.5.3. Der Weg der Rechtsprechung im Falle der «traumatischen Neurose»

In diesen Kausalitätsdeutungen spiegelt sich die Geschichte der sozialgerichtlichen Neurose-Judikatur zur Unfall- und Kriegsopferentschädigung. In seiner – von Psychiatern (u. a. Witter 1965, nicht so Venzlaff 1958) noch in jüngerer Zeit gepriesenen – Entscheidung vom 24. 9. 1926 (AN 1926, 480) sieht das Reichsversicherungsamt die Darstellungsform traumatischer Neurosen (hysterisches Verhalten usw.) durch die «Eigenart der seelischen Struktur der betroffenen Persönlichkeit» bestimmt. Aber von daher leitet es nicht eigentlich den Keim seelischer Fehlhaltung ab. Seines Erachtens liegt deren Ursache «in unseren Gesetzen». Es erblickt «die wesentliche, ja die allein maßgebliche Ursache der Schädigung in der Tatsache der vermeintlichen Entschädigungsberechtigung und in der Beschäftigung (des Neurotikers) mit derartigen wunschbetonten Gedanken». Anders das Reichsversorgungsgericht am 11. 5. 1928 (Entscheidungen des RVG, 7. Band, S. 290): Hysterie sei «eine anormale seelische Veranlagung»; sie liege «angeboren im Menschen. Äußere Umstände haben auf die Entstehung keinerlei Einfluß». «Die durch äußere Einflüsse ausgelösten Reizzustände und Erscheinungsformen» pflegen «nach geraumer und zwar verhältnismäßig kurzer Zeit abzuklingen, so daß dann nur noch die angeborene Bereitschaft, hysterisch zu reagieren, zurückbleibt». Eine Dienstbeschädigung könne dafür «nie» anerkannt werden.

Das BSG rückte von dieser rigorosen Linie zunächst teilweise auf dem Gebiet der Kriegsopferversorgung ab. Psychose oder neurotische Reaktionen seien – so BSGE 8, 209, 213 ff.; 10, 209, 212 ff.; SozR Nr. 67 zu § 1 BVG – «in der Regel» nicht Schädigungsfolgen. Dies könne aber anders sein, wenn sie an wehrdienstbedingte organische Störungen, die noch nicht abgeklungen seien, anknüpften und sich mit ihnen vermischten. Der «Mischtatbestand», d. h. daß neben der körperlichen Versehrtheit («dabei») seelische Begleiterscheinungen in Rechnung zu stellen seien, sah das BSG durch § 30 Abs. 1 Satz 1 BVG vorgegeben. Hierzu hob es hervor, mit diesem Gesetzeshinweis könne nicht eine «normale Reaktionslage» gemeint sein; denn jede Körperschädigung berühre bereits mehr oder weniger das seelische Gleichgewicht. Übliche seelische Modalitäten würden schon durch die gebräuchlichen Vomhundertsätze der MdE miterfaßt. Es sei daher, abgesehen von Wunsch- und Begehrensvorstellungen, nur auf solche psychische Auswirkungen Rücksicht zu nehmen, die über eine Durchschnittsempfindlichkeit hinausgingen (zu seelischen Begleiterscheinungen im Recht der gesetzlichen Unfallversicherung: BSG Urt. vom 3. 10. 1968 – 2 RU 165/67 = Breithaupt, Sammlung von Entscheidungen 1969, 568: depressive Psychoneurose im Gefolge unfallbedingter Impotenz; zu § 30 Abs. 1 Satz 1 BVG skeptisch: Ehrhardt und Villinger 1961).

In der weiteren Judikatur wurde die Hinwendung zum Individuellen noch forciert (BSGE 11, 50; 18, 163 – Selbsttötungsfälle). Zugleich wurde das Erfordernis des Mischtatbestands – psychogene Reaktionen nur als Begleiterscheinungen, verknüpft und vermischt mit organischen Leiden – aufgegeben (bes. BSGE 18, 173, 175, kritisch Witter, NJW 1963, 1691; 1964, 1166; BSGE 19, 275, 277 f.).

In bezug auf die Sonder- und Eigenart eines Betroffenen hat das BSG entschieden, der «Anlage» könne auch bei psychischen Reaktionen «nicht in jedem Fall von vornherein eine so überragende Bedeutung beigemessen werden», daß ihr gegenüber «die vom Unfallereignis ausgehenden Einwirkungen auf die Psyche als rechtlich unwesentlich in den Hintergrund treten» (BSGE 18, 176; 19, 278). Vielmehr könne das äußere, umweltbedingte Erlebnis auch dann allein den Ausschlag geben, wenn das Geschehen sich im Rahmen «durchschnittlicher, gewöhnlicher Anforderungen halte, mit denen im allgemeinen Menschen unter gleichen Umständen fertig zu werden pflegen». Eine seelische Reaktion sei ein subjektives Moment, das nicht nur nach einem als «normal» unterstellten Durchschnittsmaßstab, sondern individuell zu gewichten sei. Deshalb konnte der Entschluß zur Selbsttötung auf die ungewohnte, wenn auch objektiv keineswegs unerträgliche Situation während des Einsatzes in Rußland zurückgeführt werden, mochte der Tatwille auch auf grund einer abartigen Persönlichkeitsstruktur und spezifischen Empfindlichkeit aufgekeimt sein (BSGE 11, 50; ferner BSG, Die Sozialgerichtsbarkeit 1967, 542 – «endogene Melancholie», gegen Witter). An anderer Stelle will das BSG indessen gewogen wissen, daß das schädigende Ereignis mit anderen alltäglich vorkommenden Vorfällen austauschbar ist, daß es zur Auslösung akuter Erscheinungen nicht besonderer, in ihrer Art unersetzlicher äußerer Einwirkungen bedurfte (BSGE 18, 176; Urt. vom 29.10.1980 – 9 RV 23/80 –; zum Vergleich dazu: Venzlaff 1963, der kausal – im Unterschied zu konditional – mit notwendig und unentrinnbar gleichsetzt). Der Schaden des einzelnen – wirke er sich nun im Körperlichen oder Seelischen aus – wird so gewürdigt, wie dieser eine zur Zeit des fraglichen Hergangs beschaffen ist und betroffen wird. Hierfür ist es gleichgültig, daß ein äußeres Ereignis in seelischen und geistigen Zonen nicht in dem Maße determiniert ist, wie das bei mechanischen Entwicklungen der Fall ist. Das Wollen des Betroffenen spielt zwar steuernd mit (BSG, Urt. v. 29.11.1963 – 2 RU 46/58). Gleichwohl werde der Kausalitätsablauf – so BSGE 11, 55; 16, 216, 220f. – durch die einem Menschen eigentümliche seelische Reaktionsweise nicht abgebrochen.

Die – in groben Zügen geschilderte – Entwicklung der Rechtsfindung wurde als «abrupte Kippschwingung» getadelt. Gerügt wurde, daß das BSG sich nicht an den vom RVA 1926 eingeleiteten, «psychiatrisch durchaus vertretbaren» Schematismus gehalten hat, sondern daß es das der jeweiligen Persönlichkeit Eigene, ihr Sosein in ihrer Situation vergegenwärtigt und respektiert wissen will (Ehrhardt und Villinger 1961, Natho 1965). Wogegen richtet sich die Urteilsschelte? Nur gegen die Ergebnisse der Judikatur – dagegen, daß zwischen Anlage und Erlebnis die Gewichte unangemessen verteilt seien? Oder rührt die Unzufriedenheit auch von dem Wunsch nach Entlastung her, von daher, daß die Sachaufklärung nicht bis an die Grenze des Unerforschlichen der menschlichen Seele vorangetrieben werden möchte? Was wäre gewonnen? Das Fragen wäre allenfalls dort weniger eindringlich, wo kausale Leistungen zu gewähren sind. Für das Recht der gesetzlichen Krankenversicherung und Rentenversicherungen ließe sich der Beweisgegenstand nicht in einer das Konkrete auskehrenden Weise verkürzen. Das Verlangen nach Individualisierung wäre indessen eher plausibel, wenn der Grundsatz des Vorrangs der Rehabilitation vor der Rente formell- und materiellrechtlich konsequent und entschiedener ernst genommen würde.

Literatur

ARNDT, K.F., EBSEN, J.: Die Berufszulassung von psychotherapeutisch tätigen Diplom-Psychologen. Neue Juristische Wochenschrift (NJW) 38, 1372–1377 (1985).

BARTA, H.: Kausalität im Sozialrecht. Entstehung und Funktion der sogenannten Theorie der wesentlichen Bedingung. Berlin, Duncker u. Humblot 1983.

BAUMANN, J.: Soziale Verantwortlichkeit ohne soziale Freiheit? – Juristenzeitung 24, 181–182 (1969).

BIEBACK, K.-J.: Die neuere Rechtsprechung des BSG zu nichtärztlichen Psychotherapeuten im Leistungsrecht der GKV. – Die Sozialgerichtsbarkeit 28, 12–20, 52–58, 1981.

BIEBACK, K.-J.: Behandlung durch nichtärztliche Therapeuten als Leistungen der gesetzlichen Krankenversicherung im Rahmen der Krankenpflege und Krankenhauspflege? Zentralblatt für Sozialversicherung, Sozialhilfe und Versorgung, 38, 289–301 (1984).

BODECHTEL, G., DUBITSCHER, HIRT, PANSE, F., STÖRRING: Die «Neurose», ihre versorgungs- und sozialmedizinische Beurteilung. – Schriftenreihe des Bundesversorgungsblattes. Heft 1, Der Bundesminister für Arbeit und Sozialordnung (Hrsg.), 1–14, 1960.

BRESSER, P.H.: Empirische Maßstäbe bei der Beurteilung der Willensbestimmung in der Versicherungsmedizin. – Lebensversicherungsmedizin, Sondernummer, 43–47 (1976).

BRESSER, P.H.: Probleme bei der Schuldfähigkeits- und Schuldbeurteilung. – NJW 31, 1188–1192 (1978).

BRESSER, P.H.: Forensische Psychiatrie und die Zweispurigkeit unseres Kriminalrechts. – NJW 32, 1922–1923 (1979).

CURTIUS, F.: Krankheitsanlage und Begutachtung. – Die Kriegsopfer-Versorgung 12, 221–224 (1963), 13, 107–108 (1964).

DIETRICH, H.: Über krankhafte und nicht-krankhafte Willensschwäche in der Rentenversicherung und im Strafrecht aus der Sicht des Gutachters. – Der medizinische Sachverständige (Med. Sachverst.) 74, 90–92 (1978).

ECKER, W.: Die Frage des subjektiven öffentlichen Rechts auf Rehabilitation. – Zeitschrift für Sozialreform 3, 10–12 (1957).

EHRHARDT, H., VILLINGER, W.: Forensische und administrative Psychiatrie. In: Psychiatrie der Gegenwart. Gruhle, H.W., Jung, R., Mayer-Gross, W., Müller, M. (Hrsg.). Bd. III, Berlin–Göttingen–Heidelberg, Springer 1961.

EHRHARDT, H.: In: 10 Jahre Heidelberger Fortbildungskurse für sozialmedizinische Begutachtungskunde. K. HOLLDACK (Hrsg.). Mannheim o. J., 115–119, 137.

FOERSTER, K.: Neurotische Rentenbewerber. Psychodynamische Entwicklung und sozialer Verlauf aufgrund mehrjähriger Katamnesen. – Stuttgart, Enke, 1984.

FUNK, W.: Die Rechtsprechung des Bundessozialgerichts zum Recht der beruflichen Rehabilitation in der gesetzlichen Rentenversicherung. – Die Sozialgerichtsbarkeit, 30, 45–55, 1983.

HADDENBROCK, S.: Freiheit und Unfreiheit der Menschen im Aspekt der forensischen Psychiatrie. – Juristenzeitung, 24, 121–127, 1969.

HADDENBROCK, S.: Strafrechtliche Handlungsfähigkeit und «Schuldfähigkeit». In: H. GÖPPINGER, H. WITTER (Hrsg.). Handbuch der forensischen Psychiatrie. Berlin–Heidelberg–New York, Springer 1972.

HADDENBROCK, S.: Forensische Psychiatrie und die Zweispurigkeit unseres Kriminalrechts. – NJW 32, 1235–1239 (1979).

LENCKNER, TH.: Strafe, Schuld und Schuldfähigkeit. In: Handbuch der forensischen Psychiatrie. H. GÖPPINGER, H. WITTER (Hrsg.). Berlin u.a., Springer 1972.

NATHO, G.W.: Begutachtung der Neurose, Diskussionsbeitrag. – Med. Sachverst. 61, 155–157 (1965).

OHM, G.: Über die Bewertung der Neurosen hinsichtlich Berufs- und Erwerbsfähigkeit. – Med. Sachverst. 61, 235–239 (1965).

PANSE, FR.: Der Krankheitswert der Neurose. In: 10 Jahre Heidelberger Fortbildungskurse für sozialmedizinische Begutachtungskunde. K. Holldack (Hrsg.), Mannheim o. J., 103–112.

ROEMER, H.: Der WDB-Anteil bei anlagebedingten Leiden. – Die Kriegsopferversorgung 12, 27–31, 1963; 13, 106–107, 1964.

SCHMITT, W.: Das Mißverhältnis von Rehabilitation und Rente. – Sozialer Fortschritt 32, 6–11, 1983.

SCHREIBER, H.-L.: Was heißt heute strafrechtliche Schuld und wie kann der Psychiater bei ihrer Feststellung mitwirken? – Nervenarzt 48, 242–247 (1977).

VENZLAFF, U.: Die psychoreaktiven Störungen nach entschädigungspflichtigen Ereignissen. (Die sogenannten Unfallneurosen). Berlin, Göttingen, Heidelberg, Springer 1958.

VENZLAFF, U.: Das Problem des mitwirkenden Verschuldens (BGB § 254) in der Neurosebeurteilung. – Rechtsprechung zum Wiedergutmachungsrecht (RzW) 14, 193–198, 1963.

VENZLAFF, U.: Aktuelle Probleme der forensischen Psychiatrie. In: Psychiatrie der Gegenwart, 2. Auflage. K. P. KISKER, J.-E. MEYER, C. MÜLLER, E. STRÖMGREN (Hrsg.). Bd. III, 2. Auflage, Berlin u. a., Springer 1975.

VENZLAFF, U.: Ist die Restaurierung eines «engen» Krankheitsbegriffs erforderlich, um kriminalpolitische Gefahren abzuwenden? – Zeitschrift für die gesamte Strafrechtswissenschaft 88, 57–65 (1976).

Verband Deutscher Rentenversicherungsträger: Empfehlung für die sozialmedizinische Beurteilung von psychisch Kranken und Behinderten. – Deutsche Rentenversicherung 207–236, 1985.

WITTER, H.: Urteilsanmerkung. – NJW 16, 1691–1692, 1963.

WITTER, H.: Zur medizinischen und rechtlichen Beurteilung von Neurosen (neurotisch-psychopathischen Zuständen) – NJW 17, 1166–1172 (1964).

WITTER, H.: Zur Kausalität bei sogenannten Neurosen. – Med. Sachverst. 61, 143–148 (1965).

WITTER, H.: Zur rechtlichen Beurteilung sogenannter Neurosen – Neurose und Versicherung –. Versicherungsrecht (VersR) 32, 301–306, 1981.

7. Psychiatrische Begutachtung von Selbstmordhandlungen

Hermann Pohlmeier

7.1. Einleitung

Selbstmordhandlungen sind ein Spezialfall oder ein Spezialgebiet psychiatrischer Begutachtung geworden. Die Rechtsprechung der jüngsten Zeit hat in höchstrichterlichen Entscheidungen sehr strenge Kriterien für die Anwendung vorbeugender Maßnahmen zur Verhütung von Selbstmord aufgestellt. Die Öffentlichkeit bekundet gegenüber früher ein verstärktes Interesse an der Aufklärung des Ablaufs von Selbstmordhandlungen, weil der mündige Patient und seine Angehörigen von der Medizin nicht mehr unbesehen alles hinnehmen. Auch der Arbeitgeber oder die ersatzleistende Versicherung sind im Hinblick auf Anerkenntnis von Krankheitsfällen kritischer geworden. So kommen entsprechende Fälle mehr als früher zur gerichtlichen Verhandlung unter den verschiedensten prozessualen Bedingungen. Wenn auch Selbstmord und Selbstmordversuch kein Straftatbestand sind, ergibt sich doch aus anderen Gründen ein verschiedenartiges Interesse an gerichtlicher Klärung. Im Bereich des *Strafrechts* taucht die Frage nach unterlassener Hilfeleistung oder fahrlässiger Tötung auf, im Zusammenhang mit der Frage, ob ein Selbstmord sich hätte verhüten lassen. Darüber hinaus kann im Bereich des Strafrechts beim erweiterten Suizid Interesse bestehen, den Tötungswillen beim Selbstmörder bis hin zur Differenzierung von Totschlag oder Mord festzustellen. Bei Verkehrsdelikten ist unter Umständen der Tatbestand der fahrlässigen Tötung oder Körperverletzung oder der Verkehrsgefährdung zu ermitteln, wenn der Autounfall als harte Methode der Durchführung einer Selbstmordhandlung gedient hat oder dienen sollte. Schließlich kann der Unterschied von Selbstmord oder Tötung auf Verlangen Bedeutung bekommen. Im Bereich des *Arbeitsrechts* geht es um Fragen der Lohnfortzahlung oder der Anerkennung von Selbstmordhandlungen als Krankheit, durch die Arbeitsunfähigkeit entsteht. Die *Sozialgerichtsbarkeit* hat sich damit zu befassen, ob bei Unfällen Selbstmord vorgelegen hat bzw. der Unfall als Betriebsunfall anzuerkennen ist. Kann Selbstmord als Arbeitsunfall gelten? Schließlich kann es im *Zivilrecht* darum gehen, Rentenansprüche und Versicherungsansprüche auf ihre Rechtmäßigkeit zu prüfen. Lebensversicherungen lassen im Fall des Todes ihrer Mitglieder das Eintreten des Versicherungsfalls prüfen: ob es sich nämlich um einen natürlichen Tod gehandelt hat oder einen mit Absicht herbeigeführten Selbstmord, der aus finanzmathematischen Gründen bisher von keiner Versicherung in die Liste der entschädigungspflichtigen Versicherungsfälle aufgenommen ist. Fragen der Haftung und des Schadenersatzes können gerichtlich geklärt werden. Wer haftet für den durch Selbstmord eingetretenen Tod oder durch Selbstmord eingetretene Verletzungen und Schädigungen? Besteht unter Umständen eine Haftpflicht nicht nur für durch Selbstmordversuch eingetretene Verletzungen und Schädigungen beim Betroffenen selbst, sondern auch für Angehörige? Berühmt und berüchtigt geworden ist ein Gutachten von Gottfried Benn aus dem 2. Weltkrieg, wo es um

Rentenansprüche der Hinterbliebenen eines durch Selbstmord gestorbenen Soldaten ging (Benn 1976, Pohlmeier 1978). Als Verkehrsunfälle getarnte Selbstmorde ergeben außer der schon erwähnten Frage vom Strafrecht zu klärender Verkehrsgefährdung auch die nach Anspruch auf Versicherungsleistung oder Rente im Fall des Überlebens für den Betroffenen selbst, im Fall des Ablebens, für die Hinterbliebenen.

Von den erwähnten Rechtsbereichen aus, in denen Selbstmordhandlungen Bedeutung bekommen können, ergibt sich der Aufbau dieses Kapitels. Es wird sich nach dieser Einleitung beschäftigen mit:

Selbstmord und Strafrecht (Verkehrsrecht)
Selbstmord und Sozialrecht (Arbeitsrecht)
Selbstmord und Zivilrecht (Versicherungsrecht)

Vor der Bearbeitung dieser Abschnitte wird ein Kapitel über Klinik der Selbstmordhandlung und Praxis der Selbstmordverhütung die theoretischen und praktischen Grundlagen in diesem Bereich darstellen.

7.2. Klinik der Selbstmordhandlung

Als *Selbstmordhandlungen* werden Selbstmord und Selbstmordversuch bezeichnet (Stengel 1936). Neuerdings wird vor allem im anglo-amerikanischen Sprachraum außerdem von suizidalem Verhalten gesprochen. Damit sind Verhaltensweisen gemeint, die nicht direkt als Selbstmordhandlung erkennbar sind, aber eine destruktive Tendenz erkennen lassen, wie z.B. Verhalten im Straßenverkehr oder Verhalten, das zu anderen Unfällen führt. Auch Lebensgewohnheiten wie übermäßiges Essen oder Trinken oder Bewegungslosigkeit werden auf ihren suizidalen Anteil bedacht. Menninger hatte schon 1938 Sucht als protrahierten Selbstmord bezeichnet und damit die Betrachtung von Verhaltensweisen im Hinblick auf ihre selbstzerstörerische Tendenz angeregt (Menninger 1938).

Die *Häufigkeit* von Selbstmordhandlungen bleibt entgegen häufig geäußerten Vermutungen ziemlich gleich. Gegenwärtig ist die absolute Zahl der Selbstmordtoten in der BRD jährlich etwa 13 000 bis 14 000. Die Selbstmordrate oder Selbstmordziffer liegt bei etwa 20 pro 100 000 der Bevölkerung in der BRD. Beim Vergleich der Statistiken über sehr lange Zeiträume bis zu 100 Jahren hinweg sind Schwankungen ziemlich unerheblich ausgeprägt und weit weniger stark als beim Vergleich auf kurze Zeiträume von Jahr zu Jahr oder Jahrfünft zu Jahrfünft (Wedler et al. 1979). Selbstmordzahl oder Selbstmordziffer sind leichter zu errechnen als Zahlen oder Ziffern von Selbstmordversuchen. Man rechnet mit etwa zehnmal mehr Selbstmordversuchen als Selbstmorden. Bei Jugendlichen unter 20 Jahren liegt das Verhältnis zu gelungenen Selbstmorden etwa 30mal höher. Die Dunkelziffer ist nicht zu unterschätzen. Am gesichertsten scheint noch die Aussage, daß in allen Ländern Selbstmordversuche bei den 15- bis 25jährigen Jugendlichen und Adoleszenten leicht ansteigen. Auch hier ist die fragwürdige Aussagekraft des Vergleichs von Statistiken zu berücksichtigen, die auch hier stark von dem verglichenen Zeitraum abhängt. Bezogen auf das *Geschlecht* verteilen sich Selbstmord und Selbstmordversuch auf Männer und Frauen bis jetzt noch im Verhältnis 3:1. Etwa dreimal mehr Männer machen gelungene Selbstmorde als Frauen und umgekehrt machen dreimal mehr Frauen Selbstmordversuche als Männer. Vermutlich im Zusammenhang mit der Emanzipation der Frau und der Tolerierung auch weiblicher Aggression beginnt sich dieses Verhältnis auszugleichen. Der Selbstmord mit harten Methoden wie Erschießen und Erhängen ist kein Privileg der Männer mehr, so wenig wie der Selbstmordversuch mit der weichen Methode der Tablettenintoxikation das Privileg der Frauen zu bleiben scheint (Aponte 1980).

Bezogen auf das *Lebensalter* liegt beim höheren Alter jenseits der 60 der Schwerpunkt beim Selbstmord, dagegen beim mittleren und jüngeren Lebensalter beim Selbstmordversuch. Jenseits des 60. Lebensjahres ist die Gefahr des gelungenen Selbstmords größer und nimmt mit höherem Alter bis zum 80. Lebensjahr weiter zu. Die Altersklasse der 15- bis 25jährigen bevorzugen Selbstmordversuche, zwischen 30 und 50 ist das Verhältnis von Selbstmord und Selbstmordversuch etwa 1 zu 10. Außer dem Lebensalter, das also jenseits des 60. Lebensjahres ein Risikofaktor für Selbstmord darstellt, gibt es andere Risikofaktoren wie z. B. die Zugehörigkeit zu bestimmten *Berufsgruppen*. Ärzte haben ein etwa 5mal höheres Aufkommen an geglückten Selbstmorden als Angehörige anderer Berufsgruppen im gleichen Lebensalter (Pohlmeier 1978, Wellmann 1976). Die Zugehörigkeit zu bestimmten *Krankheitsgruppen* ist ein Risikofaktor. So begehen Dialysepatienten, die durch eine künstliche Niere ihre Ausscheidungsfunktion erhalten, vierhundert mal häufiger Selbstmord als Gesunde (Henze 1982). Der Anteil von Suchtkranken (Feuerlein 1975) bei Selbstmordhandlungen ist sehr hoch und Selbstmordhandlungen rekrutieren sich aus der Gruppe der depressiv-Erkrankten mit 60 % (Sainsbury 1980). Zur schwierigen Frage des Krankheitsbegriffs im Bereich der Depression sei auf das entsprechende Kapitel in diesem Buch von Venzlaff verwiesen. Neuere Untersuchungen haben ergeben, daß die Krankheitsgruppe der Epileptiker eine fünfmal höhere Selbstmordrate hat als die der Gesunden. Vom *Sozialstatus* her sind Geschiedene, Verwitwete und Alleinlebende gefährdeter als andere. Geosoziographisch sind Großstädter gefährdeter als die Landbevölkerung. Die Selbstmordrate in Californien beträgt 12 pro 100000, in San Francisco dagegen 35 pro 100000. Auch die doppelt so hohe Selbstmordrate in West Berlin mit 40 pro 100000 gegenüber 20 pro 100000 in der BRD geht weniger auf die Überalterung und Isolierung der Stadt zurück als vielmehr auf den Status der Großstadt. Auch London hat eine höhere Selbstmordrate als England allgemein (Sainsbury 1955). In Großstädten selbst ist der Kern von Großstädten betroffener (Böcker 1973) als die Randzonen (Häfner 1979, Welz 1978). Die Kleinfamilie mit zwei Eltern und zwei Kindern auf engem Lebensraum hat eine größere Gefährdung als größere Familien. Schließlich sind Selbstmordversuche in niederen Sozialschichten höher, dagegen überwiegen in höheren Sozialschichten die gelungenen Selbstmorde (Kreitman 1981; Pohlmeier 1973, 1974). Zur Erklärung der Selbstmordhandlungen werden eine Reihe von *Theorien* herangezogen. Die wesentlichsten fünf sind die medizinische Theorie, die Aggressions-Theorie, die Narzißmus-Theorie, die Soziologische Theorie und die Lern-Theorie.

7.2.1. Die medizinische Theorie

Die *medizinische Theorie*, vorwiegend entwickelt von dem Psychiater Ringel (1953), betrachtet die Selbstmordhandlung als Abschluß einer krankhaften psychischen Entwicklung. Eine andere Formulierung bezeichnet die Selbstmordhandlung als Krankheit oder Symptom einer Krankheit. Gedacht ist dabei an Neurosen, Persönlichkeitsstörungen, Depressionen, Sucht. Aber auch manche internistischen Erkrankungen und durch Medikamente hervorgerufene Zustände können Selbstmordhandlungen begünstigen. Dabei wird die nicht immer ganz klar und konsequent ausgesprochene Voraussetzung gemacht, daß Selbstmordhandlungen außerhalb krankhafter Zusammenhänge nicht vorkommen, daß Selbstmordhandlungen aus freiem Entschluß im Vollbesitz der geistigen Kräfte letztlich nicht möglich sind. Es wird davon ausgegangen, daß Selbstmordhandlungen immer unter Zwang geschehen. Schon ausdrücklicher wird die Voraussetzung präzisiert, daß bei der Ableitung von Selbstmordhandlungen aus krankhaften Zusammenhängen ein sehr weiter Krankheitsbegriff angewandt wird. Er orientiert sich an der Welt-Gesundheitsorganisation (WHO), wonach Gesundheit vollkommenes körperliches, psychisches und soziales Wohlbefinden ist (Herwig 1982, Pohlmeier 1977/78). Da diese Definition heutigen Auffassungen nicht mehr entspricht, wird die historische Begrenzung der medizinischen Theorie der Selbstmordhandlung deutlich. Es besteht gegenwärtig eine starke Tendenz, den Krankheitsbegriff wieder enger zu fassen, weil anderenfalls die Funktion des Begriffes, deutlich und klar zu unterscheiden, nicht gewährleistet ist. Darüber hinaus ist inzwischen gesichert, daß Selbstmordhandlungen nur in 60% der Fälle im Zustand der Depression auftreten (Sainsbury 1980). Die Frage nach den restlichen 40% ist noch nicht restlos beantwortet. Sicher kann aber davon ausgegangen werden, daß diese restlichen 40% nicht in anderen Krankheiten aufgehen. Die medizinische Theorie hat deshalb eine begrenzte Gültigkeit. Sie deckt einen Teil der Fälle erklärend sicher ab, aber nicht alle. Gerade von juristischer Seite wird immer wieder darauf hingewiesen, daß die Gesetzgebung und Rechtsprechung darauf angewiesen ist, Selbstmordhandlungen aus freiem Entschluß voraussetzen zu können. Nur dann ist nämlich auf Dauer zu rechtfertigen, Selbstmordhandlungen nicht unter Strafe zu stellen und vor allem auch Beihilfe zu Selbstmordhandlungen straflos zu lassen und schließlich auch nicht unter allen Umständen die Umgebung wegen unterlassener Hilfeleistung zur Verantwortung zu ziehen (Wagner 1975; Roxin 1978 in: Pohlmeier 1978). Auch die Rechtsprechung geht von der Möglichkeit der eigenen Verantwortlichkeit für eine Selbstmordhandlung aus. Gerade erst wieder hat der Familiensenat des Bundesgerichtshofs ein Urteil des Oberlandesgerichts Düsseldorf bestätigt, wonach eine Ehe auch auf die Gefahr eines erneuten Selbstmordversuchs der verlassenen Ehefrau zu scheiden war. Beide Gerichte gingen davon aus, daß die scheidungsunwillige Frau nicht in einer psychischen Ausnahmesituation war und ihr Verhalten in ausreichendem Maße verantwortlich steuern konnte (Süddeutsche Zeitung, Nr. 256, 06. 11. 1981, S. 14).

7.2.2. Die Aggressionstheorie

Die *Aggressionstheorie* geht auf die klassischen Psychoanalytiker am Anfang dieses Jahrhunderts zurück, nämlich Freud (1914/15/17) und Abraham (1912). Sie interpretierten die Selbstmordhandlung als Wendung der Aggression gegen die eigene Person. Die Theorie knüpft an die psychoanalytische Erfahrung an, daß den Selbstmordhandlungen eine gestörte Aggressionsverarbeitung zugrundeliegt. Vor allem bei Menschen im Zustand der Depression handelt es sich darum, daß diese sich mit enttäuschenden Liebespartnern früh oder spät in ihrem Leben nicht auseinandersetzen können. Vielmehr verlegen sie den Schauplatz der Auseinandersetzung nach innen. Im Ambivalenzkonflikt zwischen Liebe und Haß gegenüber nahen Bezugspersonen wird für den Haß entschieden. Dieser richtet sich gegen den anderen und wendet sich dann nach Introjektion (Einverleibung) per

Identifikation (als wäre man der andere selbst) gegen sich selbst. Der Selbstmörder tötet in sich bzw. mit sich den anderen (Freud 1917, Abraham 1912). Gleichzeitig befriedigt der Selbstmörder sein Strafbedürfnis, da er sich wegen des Hasses und wegen der Aggression so schuldig fühlt, daß er seinen eigenen Tod als den Sieg der Gerechtigkeit erlebt. Schillers frühes Traktat über den «Verbrecher aus verlorener Ehre» hat für die Psychoanalyse eine wichtige Arbeit über den Verbrecher aus Schuldbewußtsein angeregt (Freud 1915). Neuere Arbeiten über die Kriminologie depressiver Verstimmungen bestätigen für die Entwicklung der Aggressionstheorie diesen Erklärungsversuch (Mende 1967). In einem Teil der Fälle ist tatsächlich der Vorgang der Wendung der Aggression gegen die eigene Person zu beobachten. Das Wechselspiel der Aggressionsrichtung wird darüber hinaus beim erweiterten Suizid oder beim *Doppelselbstmord* besonders deutlich, wodurch die Aggressionstheorie auch von dieser Seite gestützt wird (Lange 1964, Witter und Luthe 1966, Ghysbrecht 1967). Auch diese Theorie deckt natürlich nicht alle Selbstmordhandlungen ab.

7.2.3. Die Narzißmus-Theorie

Die *Narzißmus-Theorie* ist ebenfalls ein Produkt der Psychoanalyse. Sie geht auf eine frühe Arbeit von Freud zurück und auf eine lebhafte Diskussion innerhalb der Psychoanalyse später (Freud 1914, Kohut 1971, Henseler 1974). In den letzten zehn Jahren wurde das Interesse an Freuds frühen Konzepten besonders lebhaft, das die Erfahrungen der Moderne mit ihnen zu vergleichen suchte. Vor allem Henseler hat die Selbstmordhandlung als narzißtische Krise interpretiert (Henseler 1974). Gemeint ist damit, daß ein sogenanntes narzißtisches Gleichgewicht zwischen Idealvorstellung und realer Erfahrung gestört werden kann. Es handelt sich vor allem um die Bedrohung des Gleichgewichts zwischen der Vorstellung einer idealen oder gewünschten Welt zur Erfahrung der realen oder unerträglichen Welt. Die Bedrohung des Gleichgewichts zwischen der idealen Vorstellung von oder dem idealen Wunsch nach sich selbst und der realen Erfahrung mit sich selbst bzw. mit der realen Enttäuschung an sich selbst kann lebensgefährlich werden. Solche Gleichgewichtsstörungen treten bei konflikthaften Partnerbeziehungen auf oder bei konflikthaften Erlebnissen im Beruf. Natürlich sind sie auch in anderen sozialen Bereichen denkbar. Das Selbstwertgefühl des einzelnen kann durch Zurücksetzung in der Liebe oder Zurücksetzung im Beruf empfindlich gekränkt werden, so daß in einer daraus folgenden Gleichgewichtsstörung kein anderer Ausweg als der Selbstmord bleibt. Dies betrifft vor allem Menschen mit labilem Selbstwertgefühl, die auf diese Weise in akute, sehr gefährliche Krisen geraten können. So deckt die Narzißmus-Theorie für diesen Kreis von Personen die Selbstmordhandlung ab. Sie stellt für einen Teil der Fälle eine taugliche Erklärung dar, natürlich ist auch hier an andere Zusammenhänge zu denken und es handelt sich nicht um eine totale Theorie.

7.2.4. Die soziologische Theorie

Die *soziologische Theorie* versucht Selbstmordraten als Raten gesellschaftlicher Pathologie zu erklären (Kehrer 1976). Selbstmord wird zum Symptom oder Indikator für den

Zustand einer Gesellschaft. Die soziologische Theorie knüpft damit an eine noch heute maßgebliche Monographie über den Selbstmord an, der von dem französischen Soziologen Durckheim 1897 vorgelegt wurde (Durckheim 1897). Dort werden verschiedene Erscheinungsformen des Selbstmords unterschieden. Das wesentliche Ergebnis von Durckheims Überlegungen ist, daß die Selbstmordbehandlung des einzelnen von dem Ausmaß seiner sozialen Integration abhängt. Dabei wird vermutet, daß eine zu starke Bindung in eine Gruppe selbstmordgefährdend ist, weil der Normendruck zu stark und die freie Entfaltungsmöglichkeit zu gering ist. Weiter wird vermutet, daß eine zu weitgehende Isolierung aus der Gruppe selbstmordgefährdend ist, weil ohne Orientierung und Unterstützung von anderen der einzelne nicht leben kann. Anhaltspunkt für diese Vermutung waren Krisenzeiten in Gesellschaften, in denen bis dahin gültige Normen ihren Geltungsbereich einbüßten. Der dadurch eintretende Zerfall von Gruppen führte beim einzelnen zu Orientierungslosigkeit und Isolierung. Nirgendwo mehr Halt findend, waren die einzelnen stark selbstmordgefährdet. In jüngerer Zeit war dieser Vorgang nach der Weltwirtschaftskrise 1929 zu beobachten, nach der die Selbstmordrate in den beteiligten Ländern erheblich stieg. Auch nach dem Zusammenbruch von Ordnungen, Werten und Normen nach den beiden Weltkriegen konnten Selbstmordhandlungen so erklärt werden. Im Rahmen dieses soziologischen *Anomiekonzepts* wird von anomischem Selbstmord gesprochen, um damit zu beschreiben, daß auf Grund der wie auch immer entstandenen Gesetzlosigkeit (vom griechischen abgeleitet: Alpha privativum-nomos das Gesetz ergibt Gesetzlosigkeit) der einzelne haltlos werden kann, ohne Auswege zu entdecken. Gegenwärtig beschäftigt sich die Soziologie weiterhin mit den gesellschaftlichen Einflußgrößen auf die Selbstmordraten. Verschiedene Untersuchungsansätze sind aber davon abgekommen, Gesellschaften, Kulturen oder Religionen miteinander zu vergleichen, weil diese Strukturen zu groß und zu unübersichtlich sind. Heute werden gewissermaßen mikroskopische Einheiten wie Städte, Zonen von Städten, Wohngebiete, Gruppen und Familien untersucht. In diesen übersichtlicheren Umwelten sind entsprechende selbstmordfördernde oder selbstmordverhindernde Faktoren eher sichtbar zu machen (Welz 1981, Klemann 1981). Auf einige Ergebnisse dieser Forschungsrichtung wurde schon hingewiesen: daß nämlich Großstädte ein höheres Aufkommen von Selbstmordhandlungen haben als das Land und in den Großstädten der Kern von Großstädten wiederum selbstmordfördernder ist (s.o. S. 551). Die Soziologische Theorie erklärt einen Teil der Selbstmordhandlung, erhebt aber nicht den Anspruch auf ausschließliche Gültigkeit.

7.2.5. Die Lern-Theorie

Die *Lern-Theorie* erbrachte den z.Zt. wohl tauglichsten Erklärungsversuch von Selbstmordhandlungen. Die lerntheoretisch orientierte Psychologie interessiert sich weniger für die Selbstmordhandlung als für das suizidale Verhalten und macht die Voraussetzung, daß Selbstmord und Selbstmordversuch erlernte Verhaltensweisen sind. Tatsächlich machen ja viele Menschen von Selbstmordhandlungen Gebrauch, die solche aus ihrer Familienumgebung aber auch der weiteren Umgebung der Verwandtschaft oder Bekanntschaft kennen. Auch spielt die Erfahrung eine Rolle für viele, daß sie durch Selbstmordhandlungen, im engeren Sinn durch Selbstmordversuche tatsächlich einer Lösung ihres Problems mit der Umwelt näher gekommen sind. Familienverhältnisse und Berufsverhältnisse ändern sich unter Umständen nach Selbstmordversuchen (Wedler 1979). Die Fragestellung der lerntheoretisch orientierten Psychologie ist, auf welche Weise solches Verhalten erlernt wird und welchen Sinn es hat. Diese Fragestellung wird vor allem im Zusammenhang mit der Depression untersucht, die vor Jahren als erlernte Hilflosigkeit eine neue Interpretation erfahren hat (Seligmann 1978). Die Anwendung dieses Konzepts auf die Selbstmordhandlung wird vor allen Dingen von einer Arbeitsgruppe an der Freien Universität Berlin verfolgt (Hautzinger 1979, Hoffmann 1976). Fraglos ist der Ansatz außerordentlich fruchtbar, die Lerngeschichte, die zur Selbstmordhandlung führt, zu untersuchen. Eine Vielzahl von Fällen wird durch die Erklärung der Selbstmordhandlung als gelerntes Verhalten hinreichend verständlich.

Die theoretischen Erklärungsversuche ermöglichen Rückschlüsse auf die *Motive* von Selbstmordhandlungen. An erster Stelle der Anlässe zum Selbstmord und Selbstmordversuch stehen Partnerkonflikte. Dann folgen Berufskonflikte, soziale Konflikte, bedingt durch den sozialen Status oder das Lebensalter. Dann folgen Konflikte aus der gestörten Lebensentwicklung, aus der sich vor allem in Form von Persönlichkeitsstörungen, Neurosen, Süchten und Depressionen, Unfähigkeiten im Umgang mit Aggression, Kränkung, Trauer und letztlich der Lebensumwelt ergeben. Entsprechende Lebenssituationen sind riskant.

7.3.   Praxis der Selbstmordverhütung

Aus der Beschäftigung mit den theoretischen Erklärungsversuchen von Selbstmordhandlungen ergeben sich praktische Konsequenzen für die Selbstmordverhütung.

In der *medizinischen Theorie* hat sich die naheliegende therapeutische Strategie entwickelt, aus Befund und Diagnose der Krankheit, in deren Zusammenhang Selbstmordhandlungen drohen, diese Krankheiten zu behandeln und damit indirekt die Selbstmordgefahr zu lindern. Natürlich ist auch bei vorwiegend ärztlichen Maßnahmen nicht eine Krankheit zu behandeln, sondern dem kranken Menschen zu helfen. Das bedeutet, daß Medikamente oder andere medizinische Kuren allein auch im Krankheitszusammenhang die Selbstmordgefahr nicht verringern. Aber es ist eine durchaus legitime und notwendige und auch wirksame selbstmordverhütende Maßnahme, im Zusammenhang mit Depressionen Antidepressiva einzusetzen oder auch Sedativa, die den Impuls zur Selbstmordhandlung dämpfen. Im Zusammenhang mit Süchten sind Entziehungskuren einzuleiten, im Zusammenhang mit medikamentenabhängigen Selbstmordgedanken diese Medikamente durch andere zu ersetzen. Rauwolfia-Alkaloide, als vorzügliche blutdrucksenkende Mittel bekannt, lösen bei vielen Menschen Depressionen aus und müssen unter Umständen durch andere blutdrucksenkende Mittel ersetzt werden. Auch Cortison muß gegebenenfalls ersatzlos gestrichen werden, da es bei manchen Menschen zu selbstmordgefährlichen Depressionen führt. Bei Intensivpflegepatienten sind ärztliche Maßnahmen nach der Selbstmordgefahr auszurichten und schließlich bei der gefährdeten Gruppe der Epileptiker wirken Antikonvulsiva indirekt auch als selbstmordverhütende Mittel. Bei Erkrankungen im weiteren Sinne aus dem Bereich der Persönlichkeitsstörungen und Neurosen wird Psychotherapie als eine vorwiegend ärztliche Maßnahme einzusetzen sein. Falsch ist es, sogenannte vorwiegend körperliche Krankheiten oder endogene Psychosen mit Psychopharmaka allein behandeln zu wollen und Persönlichkeitsstörungen und Neurosen allein mit Psychotherapie. Eine Kombinationsbehandlung ist bei dem multifaktoriellen Geschehen der Selbstmordhandlung sowohl im Bereich der Psychosen als auch im Bereich der Neurosen angezeigt. Aus der *Aggressionstheorie* ergibt sich die praktische Konsequenz, selbstmordverhütend den Versuch zu machen, die gegen den betreffenden Lebensmüden gerichtete Aggression noch einmal umzukehren. Das bedeutet konkret, die Aggression gegen den Arzt oder den Psychotherapeuten oder den Helfer zu wenden. Diese doppelte Aggressionsumkehr ist eine außerordentlich wirksame selbstmordverhütende Maßnahme. Sie kann gelingen, wenn der beratende oder therapeutisch tätige Arzt oder Helfer aus anderen Berufsbereichen sich als ausreichend belastbar zeigt für Aggressionen und sich als Übertragungsfigur zur Verfügung stellen kann. Ohne Zweifel ist die Wirksamkeit der Telefonseelsorge im Bereich der Selbstmordverhütung auch darauf zurückzuführen, daß im Telefonanruf ein Stück Aggression schon wieder von dem Betroffenen selbst nach außen gerichtet wird. Auch der hohe Prozentsatz von 85 % der vorher angekündigten Selbstmordhandlungen nehmen der gegen sich selbst gerichteten Aggression ein Stück Gefährlichkeit. Damit darf allerdings nicht der Irrtum verbunden werden, daß derjenige, der von Selbstmord spricht, dann doch keinen begeht oder keinen Versuch unternimmt.

Aus der *Narzißmustheorie* ergibt sich die Notwendigkeit und auch die Möglichkeit, als selbstmordverhütende Maßnahme eine Wiederherstellung des narzißtischen Gleichgewichts zu versuchen. Dies ist in Form von Kriseninterventionen möglich, die in kurzen und dicht aufeinanderfolgenden Gesprächen erfolgen können. Vor allem kommt es dabei darauf an, den unmittelbaren Anlaß zur Gleichgewichtsstörung herauszuarbeiten und zu bearbeiten und auf diese Weise das Mißverhältnis von Wunsch und Wirklichkeit, Realität und Idealität auszugleichen.

Aus der *soziologischen Theorie* ergibt sich die Vermutung, man könne durch Veränderung des sozialen Umfelds Selbstmordgefahr verringern. Da sich der soziologische Untersuchungsansatz heute nicht mehr auf die Gesellschaft oder den Kulturkreis bezieht, sondern vorwiegend auf Gruppen wie Familie, Berufsgruppe, Wohngegenden (s.o.), ist Familientherapie, Partnertherapie, Gruppentherapie die unmittelbare praktisch-therapeutische Konsequenz aus der soziologischen Theorie. Bei diesen und anderen therapeutischen Verfahren geht es nicht so sehr um die Veränderung der sozialen Umwelt als vielmehr um die Erkenntnis, welchen Stellenwert der Lebensmüde und seine Selbstmordwünsche bei den anderen Sozialpartnern hat. Das hilft der Umwelt, den Hilferuf des anderen oder den Appell an die Umwelt zu verstehen. Der Betroffene selbst entdeckt durch Wahrnehmung seiner Stellung in seinem sozialen Umfeld auf diese Weise vielleicht andere Auswege als den Selbstmord.

Aus der *Lerntheorie* ergibt sich die therapeutische Konsequenz, von der erlernten Hilflosigkeit aus umzulernen. Wenn suizidales Verhalten gelerntes Verhalten ist und vom Betroffenen aus nicht wünschenswert, so erhebt sich die Frage, ob anderes Verhalten gelernt werden kann und die Lerngeschichte reversibel ist. Tatsächlich macht sich die kognitiv orientierte Verhaltenstherapie zur Aufgabe, mit dem Betroffenen andere Auswege zu suchen und ihn erleben und erlernen zu lassen, daß er viel mehr Lebensphantasie hat als erwartet.

Über die verschiedenen therapeutischen Ansätze als Konsequenz aus den Theorien informiert allgemein und übersichtlich Pohlmeier (1978), aus medizinischer Sicht Pöldinger (1972), aus psychologisch-psychotherapeutischer Sicht Pohlmeier und Henseler (Pohlmeier 1974, Henseler 1974), aus soziologischer Sicht Welz (1978), Häfner (1979), Feuerlein (1978) und Sperling (1980) und aus lerntheoretisch-verhaltenstherapeutischer Sicht Schiller (1979).

7.3.1. Wahrscheinlichkeit der Wiederholung von Selbstmordversuchen

Zum Abschluß dieser Basisinformation ist noch auf zwei Fragen einzugehen, die auch forensisch Bedeutung bekommen können: Es handelt sich um die Wahrscheinlichkeit der *Wiederholung von Selbstmordversuchen* und die Eignung von *Zwangsmaßnahmen* zur Verhütung dieser Wiederholungen. Ein *früherer Selbstmordversuch* stellt grundsätzlich ein Risiko für weitere dar. Zwar ist der Prozentsatz der Wiederholungen von Selbstmordversuchen nur etwa 25 %, jedoch muß in dieser Größenordnung eben mit einer Wiederholung gerechnet werden. Die Wahrscheinlichkeit und insbesondere den Zeitpunkt der Wiederholung abzuschätzen, ist außerordentlich schwierig. Einerseits gibt es die klinische Erfahrung, daß unmittelbar nach einem Selbstmordversuch zunächst die Gefahr der Wiederholung geringer ist, weil der Impuls gewissermaßen eine starke Abschwächung erfahren hat. Sich darauf zu verlassen, ist jedoch außerordentlich gefährlich, da auch unmittelbar nach Selbstmordversuchen Wiederholungen möglich sind. Es ist zwar nicht in jedem Fall unmittelbar nach dem Selbstmordversuch mit einer Wiederholung zu rechnen, sie ist aber möglich. Bei bestimmten Depressionszuständen sind besondere Gefährdungszeiten für die Wiederholung errechnet worden. So ist bei endogenen Depressionen, bei denen mit Selbstmordhandlungen im erhöhten Maße gerechnet werden muß, die Wiederholungsgefahr während der ersten sechs Wochen, dann während der ersten sechs Monate und schließlich während der ersten zwei Jahre nach einem Selbstmordversuch groß. Hierzu wurden 1979 Berechnungen von Böcker vorgelegt. Eine Schweizer Studie ermittelte für einen Zeitraum von zehn Jahren nach dem ersten Klinikaufenthalt bei endogenen Depressionen in 6 % der Fälle Selbstmord als Todesursache, eine österreichische Untersuchung ermittelte 10 %, eine schwedische für einen Zeitraum von 20 Jahren 13 % (Gastpar 1979). Unabhängig von der Wiederholungsgefahr bei endogenen Depressionen, deren Anteil bei Selbstmordhandlungen zwischen 4 bis 60 % unterschiedlich angegeben wird (Pohlmeier 1978), die aber als Risikogruppe trotz dieser ungenauen Zahlen gilt, kann davon ausgegangen werden, daß etwa 7 % der wiederholten Selbstmordversuche unabhängig von der Zugehörigkeit zu Gruppen tödlich enden (Wellhöfer 1981). Besonders hervorzuheben und immer zu wiederholen ist, daß grundsätzlich ein vorangegangener Suizidversuch zu weiteren Suizidversuchen disponiert (Böcker et al. 1979).

7.3.2. Maßnahmen zur Verhinderung von Selbstmordversuchen

Zwangsmaßnahmen sind im allgemeinen nicht geeignet, Selbstmord und Selbstmordversuch zu verhindern. Es sind Fälle bekannt geworden, wo sogar unter dauernder Beobachtung einer Sitzwache ein Selbstmord nicht verhindert werden konnte (Ritzel 1974). Das läßt sich psychologisch so erklären, daß der Lebensmüde unter Leistungsdruck steht, von Schuldgefühlen gequält und einem Strafbedürfnis ausgesetzt ist und unter Zwangsmaßnahmen lebensbedrohliche Gefühle möglicherweise verstärkt werden. Erfolgversprechender ist ein sich allmählich entwickelndes Vertrauensverhältnis zwischen Arzt und Patient, das allerdings vom Arzt ein für ihn manchmal ungewohntes Interesse am anderen verlangt mit der möglichen Konsequenz täglicher Gespräche oder sogar mehrmaliger Gespräche an einem Tag. Dies erfordert vom Arzt eine hohe Sensibilität und eine intensive Auseinandersetzung mit seinen eigenen Gefühlen (Pohlmeier 1982). Feste Terminvereinbarungen haben sich bewährt, wobei die Gespräche nicht unbedingt von langer Dauer sein müssen. Kontakt und Vertrauen sind aussichtsreiche Faktoren der Verhütung, dagegen eben weniger Einzelwachen oder zwangsweise Unterbringung in geschlossenen psychiatrischen Krankenhausabteilungen. Die früher häufigste Reaktion der Mediziner auf Selbstmordgefahr, nämlich eben diese Einweisung in eine geschlossene Abteilung, muß heute als falsch angesehen werden und bedarf im Einzelfall sorgfältigster Abwägung. Dies resultiert aus den dargelegten psychologischen Zusammenhängen (s. o.). Darüber hinaus gibt die seit Jahren zu beobachtende Zunahme der Selbstmorde in geschlossenen psychiatrischen Krankenhäusern, teilweise während des Krankenhausaufenthalts selbst, teilweise während der Beurlaubung oder unmittelbar nach der Entlassung Anlaß zu äußerst differenzierter Indikationsstellung. Zwar wird gelegentlich diskutiert, daß gerade die Liberalisierung in geschlossenen Krankenhäusern die Selbstmordgefahr vor allem für depressive Patienten erhöhen würde. Jedoch bleibt die Unterbringung in einer geschlossenen Abteilung auch bei liberaler Behandlung nach dem Prinzip der offenen Tür eine Zwangsmaßnahme, und es ist umgekehrt aus den oben erwähnten psychologischen Gründen ebenso daran zu denken, daß gerade eine liberalere Behandlung im Krankenhaus für depressive Patienten auch eine erhebliche Entlastung darstellt. Dieses Problem wird in der Fachliteratur kontrovers diskutiert. Einen vergleichsweise konservativen Standpunkt nehmen Reimer (1978) und Lauter (1978) ein. Vorwiegend informierend hat sich Köster zu diesem Problem geäußert (Köster 1969/1970). Die umfassendsten und ausgewogensten Untersuchungen zu diesem Problembereich stammen von Ernst (1974/80) und Gorenc und Kleff (1981). Fraglos für alle ist, daß eine Unterbringung in einer geschlossenen Abteilung der schon erwähnten sorgfältigsten Abwägung bedarf und eher die Ausnahme darstellt. Diese Beurteilung von Zwangsmaßnahmen als wenig taugliche Mittel der Selbstmordverhütung schließt die Indikation einer indirekten Einschränkung der Bewegungsfreiheit durch Einsatz auch stark sedierender Psychopharmaka neben dem von Neuroleptika und Antidepressiva nicht aus. Den Wert von Psychopharmaka auch in der Selbstmordverhütung als «Pillenkeule» zu schmähen, ist unsachlich und unrichtig (Pöldinger 1972).

7.4. Selbstmord und Strafrecht (Verkehrsrecht)

Im Zusammenhang von Selbstmord und Strafrecht ist zunächst festzuhalten, daß nach deutschem Recht Selbstmord und Selbstmordversuch kein Straftatbestand sind oder waren. Als letztes europäisches Land hat England 1961 die Strafbarkeit von Selbstmordhandlungen aufgehoben. Folglich gibt es in diesem Bereich auch keine Beihilfe zum Selbstmord als Anklagedelikt. Trotzdem herrscht eine ärgerliche Diskussion darüber, ob Beihilfe zum Selbstmord, die als Verhaltensweise ja durchaus vorkommt, nicht doch zu ahnden wäre – und zwar aus ethischen Gründen. In der *juristischen Literatur* sind die Hauptvertreter der kontroversen Diskussion Bringewat (1976) und Geilen (1974), von denen letzterer eine harte Rechtsprechung fordert nicht zuletzt zur Funktionalisierung des Strafrechts als selbstmordverhütender Maßnahme. Auch Herzberg (1972) mißtraut der straflosen Teilnahme am Selbstmord. Das Beispiel England hat dagegen die Untauglichkeit des Strafrechts zu diesem Zweck geradezu bewiesen. Seitdem dort Selbstmordhandlungen kein

Straftatbestand mehr sind, ist die Suizidrate nicht gestiegen, sondern von 12 : 100 000 früher auf jetzt etwa 7 : 100 000 gesunken. Ausgewogen und klug setzte sich früher Engisch (1976) vor allem im Hinblick auf die Abgrenzung zur Euthanasie mit dem Problem auseinander und später Roxin (1978), beide überzeugt, daß nach abendländischer Rechtsauffassung der freie Wille des einzelnen das höchste zu schützende Rechtsgut sei und daher Euthanasie unter Strafe zu stellen wäre, nicht aber Suizid, und weiter, daß die Funktion des Strafrechts zur Selbstmordverhütung überspannt würde. Lesenswert in diesem Zusammenhang sind auch die Übersichten von Simson (1976) und Wagner (1975), die vom Rechtsvergleich und von den Grundrechten aus zu ähnlich liberalen Auffassungen kommen und Strafrecht streng von Moral getrennt wissen wollen. Bemerkenswert hervorzuheben ist, daß die juristische Lehre von der Straflosigkeit der Selbstmordhandlung und der Beihilfe dazu abhängt von der Möglichkeit des Menschen, aus freiem Willen sich das Leben zu nehmen, daß Selbstmord also auch außerhalb von Krankheitszusammenhängen möglich ist. Nur dann nämlich greift die Rechtsfigur der freien Entfaltung der Persönlichkeit, welches niemand behindern darf und die andere, bei weiter Definition des Begriffs Unglücksfall, der unterlassenen Hilfeleistung eben für diese Krankheitsfälle. In diesen Krankheitsfällen steht der Arzt zu seinem Patienten in einer Garantenstellung, die auf der Einschränkung des freien Willens durch Krankheit – meist psychischer Krankheit – gründet (Wagner 1975), wie die Garantenstellung der Eltern zu ihren Kindern auf deren Unmündigkeit bis zum 18. Lebensjahr. Gerade diese Willensfreiheit außerhalb von Garantenverhältnissen wird von der konservativen Richtung der juristischen Gelehrsamkeit bestritten. «… die Freiverantwortlichkeit des selbstmörderischen Willens aus medizinisch-empirischer Sicht» ist nach Bringewat (1976) «nichts anderes als eine unhaltbare Fiktion …» wobei sich dieser Autor fälschlicherweise auf die neuere psychiatrische Fachliteratur beruft. Diese sogenannte neuere psychiatrische Lehre ist durchaus nicht einheitlich.

Aber nicht nur in der juristischen Literatur wird aus vorwiegend ethischen Gründen versucht, Selbstmordhandlungen zu verurteilen, wenn dies auch nur als eine minore Tendenz anzusehen ist. Noch mehr und eigentlich herrscht diese Tendenz in der *Rechtsprechung* und zwar ganz ausdrücklich unter Bezugnahme auf das Naturrecht und das Sittengesetz. Es handelt sich dabei eindeutig um eine moralische bzw. ideologische Beurteilung des Selbstmords, die eben gerade nicht an dem Erkenntnisstand der psychiatrischen Wissenschaft orientiert ist. Das geht deutlich aus einer Entscheidung des Bundesgerichtshofs aus dem Jahre 1954 hervor, in der es heißt: «… jeder Selbstmord – von äußersten Ausnahmefällen vielleicht abgesehen – ist vom Sittengesetz streng mißbilligt, da niemand selbstherrlich über sein eigenes Leben verfügen und sich den Tod geben darf …» (BGHSt. 6, 147, Großer Strafsenat, 1954). Andere höchstrichterliche Entscheidungen tragen den nämlichen Tenor. Einige von ihnen sollen deshalb ohne Anspruch auf Vollständigkeit jetzt zur Verdeutlichung dieses Problems angeführt werden.

Analog der Terminologie von Kapitalverbrechen kann hier von Kapitalfällen gesprochen werden, die den Entscheidungen zugrundeliegen. Bekannter geworden sind der sogenannte «Polizistenfall», der «Schwiegermutterfall» oder «Teichfall». Auch ein «Strickfall» hat heftige Diskussionen ausgelöst.

7.4.1. Kasuistik

Den «Polizistenfall» entschied 1972 der 5. Strafsenat des Bundesgerichtshofs, nachdem ein Polizeibeamter in seinem Auto in gewohnter Weise seine Dienstpistole auf dem Armaturenbrett liegen ließ. Bei einem kurzen Aufenthalt vor einer Kneipe verließ der Polizist den Wagen zwecks kurzem Kneipenbesuch. Seine Freundin, unter Alkoholwirkung zu Schwermut und Selbstmord neigend, erschoß sich mit dieser Dienstpistole im bewußten unbewachten Augenblick. Das Gericht erkannte auf fahrlässige Mitverursachung dieses Selbstmords, ließ den Polizisten aber straflos, da schon die vorsätzliche Beihilfe zum Selbstmord straffrei sei und demzufolge die fahrlässige Mitverursachung umso weniger geahndet werden könnte. Dem Urteil ging ein Vorlagebeschluß des Oberlandesgerichts Celle voraus, indem dieses Gericht beim BGH Aufklärung darüber erbat, ob das fahrlässige Verhalten des Polizeibeamten ein fahrlässiges Tun oder ein fahrlässiges Unterlassen gewesen wäre. Der BGH hat sich auf diese Frage nicht eingelassen und eben nur von fahrlässiger Mitverursachung gesprochen (BGHSt. 24, 343, 5. Strafsenat, 1972).

Entscheidend ist, daß mit diesem Urteil aus dem Jahre 1972 die Strafbarkeit fahrlässiger Mitverursachung – ob durch Tun oder Unterlassen – einer Selbstmordhandlung ausgeschlossen wird. Diese BGH-Entscheidung von 1972 war schon einmal andeutungsweise aufgetaucht im sogenannten «Teichfall», den der 4. Strafsenat des BGH im Jahre 1959 zu entscheiden hatte:

Eine Schwiegermutter hatte ihrer Tochter und ihrem Schwiegersohn gegenüber angekündigt, sie würde sich in einem Teich ertränken und hatte sich jede Rettungsaktion ausdrücklich verboten. Tatsächlich sprang sie in einen nahegelegenen Teich, wonach der Schwiegersohn – gewissermaßen wie verabredet – keine Hilfe leistete. Der Strafsenat erkannte auf Straffreiheit und ging ganz klar davon aus, daß aktive Beihilfe zu einer nicht mit Strafe bedrohten Handlung wie dem Selbstmord straflos sei und dann natürlich auch Beihilfe durch Unterlassen straflos bleiben müsse. Der Beihelfende könne nur bestraft werden, wenn er aktiv Täter wird, also die Tatherrschaft übernimmt und damit Tötender wird. Eine Strafbarkeit sei erst diskutabel in dem Augenblick, in dem der Selbstmörder bewußtlos und handlungsunfähig sei und seine Tatherrschaft verloren habe. Dann erst tauche die Frage nach dem Wechsel der Tatherrschaft auf, wie sie klar sei bei Tat und Teilnahme bei Tötung eines fremden anderen (BGHSt. 13, 164, 4. Strafsenat, 1959).

Offen bleibt bei dieser Entscheidung, ob der Selbstmörder bewußtlos und handlungsunfähig sein muß, um die Tatherrschaft zu verlieren oder ob er nicht auch durch andere einschränkende Merkmale von Krankheit, Behinderung oder Unmündigkeit seine Tatherrschaft verlieren kann.

Die liberale Rechtsprechung dieser beiden Entscheidungen des BGH aus dem Jahre 1972 und 1959 ist gegenwärtig wieder heftig umstritten und macht nicht einheitlich Schule. Zum anderen steht sie im Widerspruch zu früheren Entscheidungen dieses höchsten Gerichts:

Im Jahre 1952 entschied der 1. Strafsenat des BGH, eine Frau wegen Totschlags durch Unterlassen zu bestrafen, weil sie ihren Ehemann am Strick hängen ließ, «... als er schon bewußtlos, aber noch zu retten war ...». Das Gericht ging davon aus, daß die Ehefrau ein Unterlassungstäter sei, indem sie «mit dem Verlauf der ohne ihr Zutun in Fluß geratenen Dinge einverstanden ...» war und ihn nicht durch Hilfeleistung abändern wollte. Dabei wurde davon ausgegangen, daß die Ehefrau in einer Garantenstellung stehe, ganz gleich wie die eheliche Beziehung beschaffen sei. In diesem «Strickfall» wurde erschwerend gewertet, daß zu einem früheren Zeitpunkt dieselbe Ehefrau ihren Ehemann schon einmal abgeschnitten hatte. Die Institution der Ehe also oder der Vertrag begründet das Garantenverhältnis zwischen Eheleuten, wie leibliche Abstammung der Kinder von ihren Eltern oder der Behandlungsvertrag zwischen Arzt und Patient (BGHSt. 2, 150, 1. Strafsenat, 1952).

Hervorzuheben an dieser Entscheidung aus dem Jahre 1952 ist, daß hier nicht die Annahme der unterlassenen Hilfeleistung zugrundelag, da dies die Interpretation des Selbstmords als Unglücksfall gefordert hätte. Dazu konnte sich der 1. Strafsenat nicht entschließen mit der Begründung «... ein Unglücksfall ist ein plötzliches äußeres Ereignis, das erheblichen Schaden an Personen oder Sachen anrichtet ... dieses äußere Ereignis ist vom Willen des Verunglückten unabhängig ... ob auch der unerwartete Verlauf einer Selbsttötung unter bestimmten Umständen ein solch äußeres Ereignis sein kann, mag hier dahinstehen. Jedenfalls ist ein Unglücksfall begrifflich und sprachlich ausgeschlossen, solange das verantwortliche Handeln des Selbstmörders die Lebensgefahr im wesentlichen so gestaltet, wie er es sich vorgestellt hat und solange ein Selbsttötungswille fortbesteht ...». In der so begründeten Abweisung der Interpretation des Selbstmords als Unglücksfall wird noch klar vom verantwortlichen Handeln des Selbstmörders ausgegangen und sein Selbsttötungswille als frei anerkannt. Die Tendenz, den Selbstmörder generell als krank, in seiner freien Willensbestimmung eingeschränkt, auf jeden Fall als abweichend von welcher Norm auch immer, einzustufen, setzte sich dann 1954 in der S. 559 auszugsweise erwähnten Entscheidung des Großen Senates für Strafsachen beim BGH weiter durch – sicher nicht nur aus der Luft juristischen Denkens gegriffen, sondern kräftig unterstützt von der Weltanschauung einer breiten Öffentlichkeit und auch Vorurteilen der Medizin. In der nächstfolgenden Entscheidung von 1954 ging der BGH davon aus, daß der Selbstmord nun doch als Unglücksfall zu interpretieren ist, obwohl auch dem Großen Strafsenat 1954 keine andere Logik und Sprache zur Verfügung stand als 1952 dem 1. Strafsenat. Dieser hatte ja begrifflich und sprachlich den Selbstmord nicht als Unglücksfall interpretieren können, weil der Unglücksfall vom Willen des Verunglückten unabhängig ist, die Lebensgefahr von Selbstmord und Selbstmordversuch aber eben gerade grundsätzlich vom Willen des Selbstmörders abhängig (s. o. und auch Pohlmeier 1978). So spricht denn auch der Große Senat des BGH 1954 dem Selbstmörder ganz klar den freien Willen nicht aus logischen Gründen ab, sondern aus moralischen, um die über die Konstruktion des Unglücksfalls zur unterlassenen Hilfeleistung in jedem Falle zu kommen:

«... da das Sittengesetz jeden Selbstmord – von äußersten Ausnahmefällen vielleicht abgesehen – streng mißbilligt, da niemand selbstherrlich über sein eigenes Leben verfügen und sich den Tod geben darf, kann das Recht nicht anerkennen, daß die Hilfspflicht des Dritten hinter dem sittlichen mißbilligten Willen des Selbstmörders zu seinem eigenen Tod zurückzustehen habe ...» (BGHSt. 6, 147, Großer Strafsenat, 1954).

In dieser bis heute sehr maßgeblichen Entscheidung wird also nicht mehr gefragt, ob der Wille des Selbstmörders frei ist und unter welchen Bedingungen er eingeschränkt ist. Vielmehr wird sich darüber hinweggesetzt, daß nur in 60 % der Fälle von Selbstmordhandlungen krankhafte Depressionen vorliegen (Sainsbury, 1980) oder andere Ausrechnungen nur zu etwa 40 % krankhafter Selbstmorde kommen (Böcker 1973) oder zu 62 %, wenn die Krankheitsfälle nicht exklusiv auf Depressionen bezogen werden (Linden 1969, zit. nach Wagner 1975). Vielmehr wird der Wille des Selbstmörders nach dieser juristischen Auffassung in jedem Fall sittlich mißbilligt. So ist man auf moralischem Weg beim Unglücksfall, bei dem die unterlassene Hilfeleistung geahndet werden kann und gegenwärtig in der Rechtsprechung trotz der liberalen Entscheidungen von 1959 und 1972 (s. o.) auch ziemlich rigoros und unerbittlich geahndet wird. Die gegenwärtige Rechtsprechung ist stark beherrscht vom sogenannten «Frankfurter-Urteil» und nachfolgend vom sogenannten «Dürener-Urteil», das verhandelt beim Landgericht Aachen eigentlich ein «Aachener-Urteil» ist. Diese Urteile stützen sich in ihren Begründungen besonders explizit auf in den vorangegangenen Prozessen vorgelegte psychiatrische Sachverständigen-Gutachten. Deshalb sind sie für den vorliegenden Zusammenhang des Problems der Begutachtung von Selbstmordhandlungen von besonderem Interesse. Darüber hinaus enthalten die Gutachten maßgebliche Auffassungen der psychiatrischen Wissenschaft, die allerdings nicht unwidersprochen geblieben sind und zur Entwicklung von Leitsätzen zur Verhütung von Selbstmord im Krankenhaus geführt haben. Diese über die Gutachten hinausgehenden Leitsätze der psychiatrischen Wissenschaft beginnen sich mehr und mehr durchzusetzen und werden auf Dauer die Anerkennung der rechtsprechenden Juristen finden müssen (Bochnik et al. 1984).

Das «Frankfurter-Urteil» erging am 05. Mai 1975 durch das Oberlandesgericht und wurde vom BGH am 06. Dezember 1977 bestätigt. Der Erste Zivilsenat des Oberlandesgerichts Frankfurt hatte über eine Berufung gegen ein Urteil der 4. Zivilkammer beim Landgericht Frankfurt vom 20. Juni 1974 zu entscheiden. Eine Patientin des Städtischen Krankenhauses Frankfurt-Hoechst hatte die neurologisch-psychiatrische Abteilung im Zustand einer Depression verlassen, morgens früh gegen 6.15 Uhr. Sie hatte durch die Ermittlungen nicht genau auszumachenden Personen gegenüber bemerkt, sie wolle Brötchen zum Frühstück einkaufen. Tatsächlich ging sie aber zum Hauptbahnhof Frankfurt, warf sich vor einen einfahrenden Zug und wurde dabei so schwer verletzt, daß ihr das linke Bein bis zum Oberschenkel amputiert werden mußte. Ende April 1972 hatte die Patientin einen Selbstmordversuch mit 30 Luminaltabletten gemacht und kam deshalb zur Entgiftung auf die internistische Station des bezeichneten Krankenhauses. Da sie aber sehr depressiv war, erfolgte etwa eine Woche später die Verlegung zur neurologisch-psychiatrischen Abteilung desselben Krankenhauses. Dort wurde die Diagnose einer endogenen Depression gestellt und mit Psychopharmaka antidepressiv behandelt. Die Patientin lag auf einer offenen Station und hatte die Erlaubnis zu Spaziergängen in Begleitung. Ungefähr zwei Wochen nach dem Selbstmordversuch mit 30 Luminaltabletten verließ sie dann morgens früh die Station und machte ihren zweiten Selbstmordversuch. Die Barmer-Ersatzkasse erhob als gesetzlicher Krankenversicherer Schadensersatzforderungen an die Stadt Frankfurt und auch an die Deutsche Bundesbahn und begründete dieses Begehren mit dem Vorwurf der Verletzung des Krankenhausvertrags durch die Stadt und mit mangelnder Sorgfaltspflicht durch die Deutsche Bundesbahn.

Als Erstinstanz erkannte die 4. Zivilkammer des Landgerichts Frankfurt auf mangelnde Sorgfaltspflicht des Städtischen Krankenhauses gegenüber dessen Patientin. Der Deutschen Bundesbahn wurde diese mangelnde Sorgfaltspflicht nicht vorgeworfen, indem das Gericht den Selbstmordversuch beim Betrieb der Eisenbahn als Unfall einstufte, den die Deutsche Bundesbahn nicht zu verantworten habe, sondern eben die freihandelnde Person selbst (s. o.). Weiter ist an der Urteilsbegründung hervorzuheben, daß die Nicht-Veranlassung der Unterbringung in eine geschlossene Abteilung entgegen der Ansicht des Sachverständigen-Gutachtens nicht beanstandet wurde. Dagegen wurde eine Organisation der offenen Abteilung verlangt, und zwar dergestalt, daß kein Patient unbemerkt vom Personal seine Station oder gar das Haus verlassen könne. Eine Verletzung der verkehrserforderlichen Sorgfalt wurde den Ärzten in Übereinstimmung mit dem Sachverständigen-Gutachten aber insofern vorgeworfen, als von ihnen die Voraussehbarkeit dieses zweiten Selbstmordversuchs nicht richtig eingeschätzt und demzufolge eine ganz besondere und konkrete Vorsichtsmaßnahme zum Schutz der Patientin nicht ergriffen wurde. Der Schwerpunkt der Entscheidungsgründe der 4. Zivilkammer des Oberlandesgerichts Frankfurt, denen sich der BGH später anschloß, liegt beim Vorwurf gegen das Krankenhaus, speziell gegen die personelle und bauliche Organisation der offenen neurologisch-psychiatrischen Abteilung (LG, F. 2/40411/73; OLG, F. 1 u. 13/74; BGH. VI ZR, 170/75).

Die entscheidende Grundlage sowohl des Urteils des Landgerichts, dann des Oberlandesgerichts als Berufungsinstanz und schließlich des BGH war ein psychiatrisches Sachverständigen-Gutachten. Dieses setzt sich mit verschiedenen interessanten Fragen auseinander, die bei der Begutachtung ähnlicher Fälle immer wieder eine Rolle spielen. Es sind dies die Fragen der Erwartungswahrscheinlichkeit weiterer Selbstmordversuche, des Suizidrisikos bei endogener Depression, der Notwendigkeit der Unterbringung in einer geschlossenen Abteilung, des Suizidrisikos in geschlossenen und offenen Abteilungen und (später) der Bedeutung eines plötzlichen depressiven Anfalls mit Suizidimpuls (raptus melancholicus).

7.4.2. Die Erwartungswahrscheinlichkeit eines weiteren Selbstmordversuchs

Zur *Erwartungswahrscheinlichkeit* eines weiteren Selbstmordversuchs nach einem gerade vorausgegangenen wird in dem Gutachten davon ausgegangen, daß durch gezielte Exploration von entsprechender Intensität und Dauer das Suizidrisiko so weit als möglich abzuklären ist. Es wird als nicht ausreichend angesehen, einerseits noch depressive Symptome z.B. der Hemmung festzustellen, andererseits aber fehlende Äußerungen über Selbstmordgedanken und schließlich die Fähigkeit zum Kontakt mit Mitpatienten als Indiz für nicht vorhandene Suizidalität zu nehmen. Darüber hinaus wird die Wiederholungsgefahr von Selbstmordversuchen bei endogener Depression erörtert, die nach einer Zusammenstellung von Böcker zwischen 6 bis 40 % sehr ungenau schwankt (Böcker 1973). Übereinstimmende Tendenz aller Untersuchungen ist, daß endogen-depressive Patienten nach einem Selbstmordversuch ein sehr viel höheres Suizidrisiko haben als die Normalbevölkerung und daß bei Patienten mit endogener Depression nach einem Selbstmordversuch der tatsächliche Selbstmord die zweithäufigste Todesursache für diese Gruppe ist (Pöldinger 1968). In der Normalbevölkerung rangiert Selbstmord etwa an zehnter Stelle der Todesursachenstatistik und außerhalb der endogenen Depression verlaufen etwa 7 % der wiederholten Selbstmordversuche tödlich (Wellhöfer 1981).

7.4.3. Das Suizidrisiko endogener Depressionen

Zum *Suizidrisiko endogener Depressionen* ist zunächst davon auszugehen, daß der Anteil der endogenen Psychosen – Schizophrenie und endogene Depression zusammengenommen – in der Gesamtbevölkerung etwa nur 1 % beträgt. Der Anteil der Schizophrenen an Selbstmordhandlungen ist relativ gering, das Suizidrisiko der endogenen Depression dagegen sehr viel höher. Eine englische Untersuchung ermittelte den Anteil der endogenen Psychosen an gelungenen Selbstmorden mit 33 % aller Selbstmorde, davon waren 2 % schizophren und 31 % depressiv. Eine Wiener Untersuchung ermittelte ein Verhältnis von 4 % Schizophrenen zu 28 % Endogen-Depressiven. Gastpar gibt an, daß der Prozentsatz der gelungenen Suizide bei endogenen Depressionen zwischen 3 und 12 % schwankt (Gastpar 1979/80; dort weitere Literatur). Der prozentuale Anteil endogener Depressionen bei Selbstmordversuchen wird mit 4 bis 60 % angegeben. Wenn auch diese Streuungen viele veranlassen, solchen Zahlen keine Bedeutung mehr beizumessen (Pohlmeier 1978), so muß das Risiko für Suizidhandlungen bei endogenen Depressionen als hoch veranschlagt werden. Der überschaubare Zeitraum, in welchem sich bei endogenen Depressionen Selbstmordversuche wiederholen, kulminiert bei etwa zwei Jahren. Dabei sind die

ersten sechs Wochen und dann noch einmal die ersten sechs Monate eine besondere Gefährdungszeit. Dem scheint eine klinische Erfahrung zu widersprechen, daß unmittelbar
nach Selbstmordversuch kein weiterer erfolgt, weil für viele der Selbstmordversuch ein
Stück gelungener Problemlösungsversuch gewesen ist (Wedler 1979). Dies scheint aber
mehr für Depressive aus dem nicht-psychotischen Bereich zu gelten. Böcker (1973) jedenfalls ermittelte bei endogenen Depressionen die besondere Gefährdungszeit für Wiederholungen von Selbstmordversuchen mit sechs Monaten. Auch andere katamnestische
Studien ergeben ein erhöhtes Suizidrisiko nach Selbstmordversuch bei endogenen Depressionen (s. o. S. 557).

7.4.4. Die Notwendigkeit der Unterbringung

Die Notwendigkeit der Unterbringung in einer geschlossenen Abteilung bei Suizidgefahr
im Zusammenhang mit endogenen Depressionen und auch sonst wird in dem Gutachten
vorwiegend bejaht. Es setzt sich mit der hierzu vorliegenden Literatur auseinander (Köster
1969, Ritzel 1974, Lange 1964). Ergänzend zu diesem Thema ist auf die neueste Arbeit
von Gorenc und Kleff zu verweisen (Gorenc und Kleff 1981) und auf die Diskussion
Reimer, Lauter, Pohlmeier (Pohlmeier 1978). Der in diesen Untersuchungen gezogene
Vergleich der Selbstmordrate auf geschlossenen und offenen Abteilungen fällt nicht sehr
zu Gunsten der geschlossenen Abteilungen aus. Trotzdem erkennt das Gutachten in der
Literatur eine Tendenz, daß auf geschlossenen Abteilungen das Suizidrisiko erheblich
vermindert werden kann, wenn auch nicht gänzlich ausgeschaltet. Die Arbeit von Ritzel
(1974) war schon erwähnt worden, daß sogar bei Sitzwache in einer geschlossenen Abteilung Selbstmorde vorkommen können. Interessant sind auch Untersuchungen von
Böcker et al. (1979), die auch bei äußerst selbstmordgefährdeten endogenen Depressiven
unter bestimmten Bedingungen sogar eine ambulante Behandlung für möglich halten,
weil bestimmte Persönlichkeitsfaktoren trotz des hohen Suizidrisikos den Impuls zum
Selbstmord nicht zur Tat werden lassen. Das Gutachten aber bezieht einen konservativen
Standpunkt und stützt sich dabei auch auf ein Urteil des BGH aus dem Jahre 1960, das
über eine Berufung gegen eine Entscheidung des Oberlandesgerichts München aus dem
Jahre 1959 zu befinden hatte.

Das OLG in München hatte eine beklagte Stadtgemeinde zu Schadensersatz verpflichtet. Ein Patient
eines Krankenhauses dieser Gemeinde war im Zustand einer endogenen Depression von der neurologisch-psychiatrischen Abteilung des Krankenhauses durch ein geöffnetes Fenster entwichen. Kurze Zeit
später wurde der Patient im Keller eines nahe des Krankenhauses gelegenen Anwesens erhängt aufgefunden. Der Patient hatte acht Wochen vor der Einweisung in dieses Krankenhaus schon einmal einen
Selbstmordversuch unternommen. Das Gericht erkannte auf mangelnde Sorgfaltspflicht des Krankenhauses, weil das Fenster mittels eines abnehmbaren Steckschlüssels zum Lüften geöffnet werden konnte.
Die Krankenschwester tat so und hatte das Zimmer verlassen. So war die Aufsicht über den Patienten
nicht mehr gewährleistet. Außerdem rügte das Gericht, daß das zu ebener Erde gelegene Fenster nicht
vergittert war. In dem Urteil des OLG München und auch in der Urteilsbegründung der Berufungsinstanz wird – offenbar auf ein Sachverständigen-Gutachten gestützt – ausgeführt, daß Patienten mit endogener Depression oft mit raffiniertesten Methoden das Pflegepersonal zu täuschen verstehen und daß
deshalb die größten Sicherheitsvorkehrungen zu treffen sind (BGHSt. 12, 1960).

In der zitierten Entscheidung des BGH wird offenbar auf eine Feststellung von Gruhle
(1940) abgehoben: «... ein echter Melancholiker ist oft bei der Durchführung der Selbst-

mordpläne ungewöhnlich raffiniert ...». Dieselbe Formulerung findet sich auch in dem Gutachten, das dem Frankfurter-Urteil zugrunde lag. Aus dieser Auffassung wird die Konsequenz gezogen, daß bei entsprechend hoher Selbstmordgefahr vor allem im Zusammenhang endogener Depression während einer depressiven Phase die äußersten Sicherheitsvorkehrungen zu treffen sind. Im vorliegenden Fall der endogenen Depression wird weiter gefolgert, daß durch eine antidepressive medikamentöse Therapie nicht zu erwarten sei, daß schon nach sieben bis zehn Tagen die depressive Phase abgeklungen sein könnte. Es wird zwar bei einer besonders günstigen pflegerischen Situation auf offenen Abteilungen die Behandlung auch akut selbstmordgefährdeter Patienten eingeräumt. Wenn aber auch nur irgendwelche begründeten Zweifel an dieser Möglichkeit einer besonders günstigen pflegerischen Situation bestehen, wird die Herbeiführung eines Unterbringungsbeschlusses gefordert. Diese besonders günstige pflegerische Situation und die Voraussetzung zu äußersten Sicherheitsvorkehrungen sind nach Ansicht des Gutachtens dann gegeben, wenn eine Sitzwache oder eine andere Art dauernder Beobachtung gewährleistet ist. Anderenfalls – und diese andere Situation ist bei den gegenwärtigen personellen und organisatorischen Strukturen offener psychiatrischer Abteilungen im Sinne der praktischen Undurchführbarkeit dauernder Beobachtung wohl immer gegeben – sei eine Unterbringung auf einer geschlossenen Abteilung unverzichtbar.

Bevor die gutachterlich wichtige Frage des raptus melancholicus erörtert wird, seien hier die Leitsätze des Gutachtens kritisch gewürdigt mit der Konsequenz der Erarbeitung von Kriterien zur Beurteilung solcher und ähnlicher Fälle, die dem gegenwärtigen Erkenntnisstand der psychiatrischen Wissenschaft und den Erfordernissen der Praxis entsprechen.

Die Deutsche Gesellschaft für Psychiatrie und Nervenheilkunde hat in einer Stellungnahme die Urteile und ihre Begründungen für unangemessen erklärt. Auch eine Kommission der leitenden Direktoren psychiatrischer Landeskrankenhäuser erarbeitet entsprechende Stellungnahmen. Vor allem wird kritisiert, daß aus der grundsätzlichen Suizidgefährdung bei endogenen Depressionen die Notwendigkeit der Unterbringung in einer geschlossenen Abteilung, bzw. Sitzwache, bzw. dauernde Beobachtung, abgeleitet wird. Mit Hinweisen auf hier schon zitierte Literatur wird dagegen die freiheitliche Krankenbehandlung auch für depressiv Erkrankte gefordert. Es wird darauf hingewiesen, daß zur Abwendung der Suizidgefahr Zwangsmaßnahmen, bzw. Sitzwache, bzw. dauernde Beobachtung, die Zwangsmaßnahmen gleichkommen, ungeeignet sind. Das Kernstück einer wirksamen Selbstmordverhütung ist nach Auffassung der psychiatrischen Wissenschaft, die in diesen Stellungnahmen zum Ausdruck kommt, die intensive therapeutische Bemühung und zwar in Form der Auswahl geeigneter Medikamente und ebenso wichtig in Form der Herstellung einer tragfähigen vertrauensvollen Arzt-Patient-Beziehung. Als Leitsätze zur Selbstmordverhütung ergeben sich ganz klar,

– daß das therapeutische Gespräch die entscheidende Grundlage der Wirksamkeit selbstmordverhütender Maßnahmen ist,
– daß der Einsatz geeigneter Psychopharmaka vor allem in Form von Antidepressiva und auch stärker sedierende Medikamenten notwendig ist,
– daß Zwangsmaßnahmen wie mechanische Fixierung an das Krankenhausbett nicht nur als inhuman, sondern auch als unwirksam zu gelten haben,
– daß äußerste Sorgfalt und besondere Beobachtung zur Vermeidung von Selbstmordhandlungen nicht Sitzwache oder dauernde Beobachtung bedeuten kann, die Zwangsmaßnahmen gleichkommen (Nervenarzt 51, 573, 1980; Spektrum, Heft 4, 1980 und Heft 3, 1981).

An dieser Stelle muß das Gespräch zwischen Ärzten und Juristen, zwischen Psychiatrie und Öffentlichkeit weitergeführt werden. Es wird davon gesprochen, daß die Humanisierung und Liberalisierung der Psychiatrie wie sie zur wirksamen Therapie der Geisteskranken notwendig geworden ist, von manchen depressiven, selbstmordgefährdeten Patienten mit dem Leben bezahlt werden müßte. Das ist so deshalb nicht richtig, weil auch den depressiven selbstmordgefährdeten Patienten die Humanisierung und Liberalisierung der Psychiatrie zugutekommt, insofern gerade sie auf Vertrauen angewiesen sind und auf Mißtrauen oder Zwang eher negativ reagieren und das Suizidrisiko erhöht wird. Darüber hinaus ist der Einwand nicht richtig, weil grundsätzlich nicht jeder Selbstmord verhütet werden kann. Das scheint gegenwärtig in der Rechtsprechung und auch in manchen Äußerungen der psychiatrischen Wissenschaft nicht genügend beachtet zu werden. Das Beispiel des Selbstmordes unter den Augen einer Sitzwache (s. o.) aber auch andere Selbstmorde bei sorgfältigster Beobachtung innerhalb und außerhalb von Krankenhäusern (s. o.) belegen das. Aber es bedarf wohl noch zunehmend einer Veränderung des Bewußtseins der Fachwelt und der Öffentlichkeit, daß der Tod zum Leben gehört und Respekt fordert vor der freien Entscheidung des einzelnen, auch vor der letztlich immer noch freien Entscheidung eines sogenannten Kranken (Pohlmeier 1978). Auch darf es auf Dauer im deutschsprachigen Raum wegen der Nazizeit nicht unmöglich bleiben, über das Recht auf Selbstmord und über das Recht auf humanes Sterben zu diskutieren. Selbstmordverhütung kann nur die Forderung nach äußerster Sorgfalt nach Übernahme entsprechender Verpflichtungen sein, nicht aber die nach Verhinderung des Sterbens um jeden Preis. Es muß für Rechtsprechung und sachverständige Begutachtung klar sein, daß beim Nachweis der erforderlichen Sorgfalt der durchgesetzte Wille des Selbstmörders zu respektieren und vor dem Tod als höherer Gewalt nur noch demütiges Schweigen angemessen ist (Eser 1976, Pohlmeier 1982). Da gerade die Rechtswissenschaft in Theorie und Praxis zur Sicherung eines wichtigen rechtsfreien Raums von der Möglichkeit des Selbstmords aus freier Entscheidung ausgeht, sollte sie sich nicht durch utilitaristische, vorübergehende inkonsequente Überlegungen hinter ihre eigene Position drängen lassen. Hier kann sie die Psychiatrie belehren, wie diese umgekehrt die Rechtswissenschaft über das multifaktorielle Geschehen der Selbstmordhandlung und das unvermeidliche Risiko. In dem erwähnten Frankfurter-Urteil ist interessant, daß die Deutsche Bundesbahn vom Vorwurf vernachlässigter Sorgfalt freigesprochen wurde gerade mit Hinweis darauf, daß der Zwischenfall des Selbstmords für die Deutsche Bundesbahn als höhere Gewalt einzustufen sei, als ein von außen, an den freien Willen der Verunglückten gebundenes Ereignis.

Das erwähnte Aachener Urteil erging am 27. 2. 1981. Es wurde verhandelt vor der 5. Großen Strafkammer des Landgerichts Aachen. Die Anklage gegen einen Stationsarzt lautete auf fahrlässige Tötung. Eine über 60jährige Patientin, die schon mehrmals in der geschlossenen Abteilung eines psychiatrischen Krankenhauses stationär behandelt worden war, wegen einer paranoid-halluzinatorischen Rückbildungspsychose, hatte sich nun erfolgreich suizidiert durch Erhängen auf der Toilette. Der Arzt wurde gemäß dem Antrag der Staatsanwaltschaft wegen fahrlässiger Tötung zu einer hohen Geldstrafe verurteilt, weil er sich mangelnder Sorgfalt schuldig gemacht habe. Er habe die Suizidgefahr nicht hoch genug und richtig eingeschätzt und demzufolge das Pflegepersonal nicht genügend aufmerksam gemacht. Eben wegen dieser falschen Einschätzung hätten auch nicht alle erforderlichen Maßnahmen zur Verhütung des Selbstmords ergriffen werden können. In der Urteilsbegründung wurde ausdrücklich auf die hohen Maßstäbe an die Sorgfaltspflicht der erwähnten Frankfurter Gerichte Bezug genommen. Die Einlassungen der Gutachter im Hinblick auf die Bedeutung vor allem von Medikamenten und Gespräch als Strategien der Selbstmordverhütung wurden nur unqualifiziert berücksichtigt. Dabei ist allerdings hervorzuheben, daß dieses Urteil und diese Urteilsbegründung weniger im Rahmen einer Gutachterjustiz erfolgte, als vielmehr auf dem Hintergrund der starren Meinung, jeder Selbstmord sei zu verhindern (LG Aachen: 21 KLS/12Js/1074/79). Der angeklagte Stationsarzt legte beim Bundesgerichtshof gegen dieses Urteil Revision ein. Der Bundesgerichtshof entschied mit Datum vom 17.02.1982, das Urteil des Landgerichts Aachen aufzuheben und erneut zur Verhandlung und Entscheidung an eine andere Strafkammer desselben Landgerichtes zurückzuverweisen. Die Begründung war, die Strafkammer habe nicht den Widerspruch geprüft, daß der Angeklagte überzeugend glaubhaft machen konnte, er habe einerseits im vorliegenden Fall nicht an einen Suizidversuch der Patientin nach den vorangegangenen Suizidversuchen gedacht, andererseits ihm aber bei einer unterstellten hohen Suizidgefahr das Versäumnis besonderer Beobachtung und Aufmerksamkeit durch sich selbst und das Pflegepersonal vorgeworfen wurde. Nach Ansicht der Bundesrichter war für die Verurteilung wegen fahrlässiger Tötung das Fehlen entsprechender Erwägungen zu diesen widersprüchlichen Feststellungen ein Sachmangel, der zur Aufhebung des Urteils führen mußte (BGHSt. 2 STR 520/81, 2. Strafsenat 1982). Danach wurde vor der 4. Großen Strafkammer des Landgerichts Aachen der Fall neu verhandelt und der angeklagte Arzt am 20.01.1983 freigesprochen. Das Gericht sah sich, orientiert an dem BGH-Urteil, lediglich zur Prüfung der Frage veranlaßt, ob der Arzt davon ausgehen konnte, daß seine Patientin nach dem Gespräch bis zum Besuch des Sohnes am Nachmittag keine weiteren Selbstmordversuche unternehmen werde. Das Gericht fragte nach der akuten Suizidgefahr und nicht nach der generellen Suizidalität, die bei einem psychotischen Depressionszustand ohnehin gegeben ist. Die Richter sahen sich auch nicht zur Prüfung der besonderen Suizidgefahr veranlaßt, die sich aus dem vorausgegangenen Selbstmordversuch ergeben hatte. Vielmehr wurde in der Hauptverhandlung aufgrund der Einlassungen des Angeklagten, der Zeugenaussagen des Pflegepersonals und der Ausführungen der Gutachter geurteilt, daß der Arzt nicht von einer akuten Suizidgefahr ausgehen mußte. Infolgedessen ließ bereits der Vertreter der Anklagebehörde seinen Antrag auf Verurteilung wegen fahrlässiger Tötung fallen und plädierte auf Freispruch. Diesem Antrag folgte das Gericht (Pohlmeier, H.: Das «neue» Aachener Suizid-Urteil, Suizidprophylaxe 10 (1983)).

Sowohl in dem Plädoyer des Staatsanwalts als auch in der Urteilsbegründung der Kammer wurden Maßstäbe für die Selbstmordverhütung gesetzt, die den modernsten Erkenntnissen der Psychiatrie endlich Rechnung tragen: dem Arzt wurde ein Freiraum oder ein Ermessensspielraum zugebilligt, in dem er kontrolliert, aber eigenverantwortlich zu handeln hat. Dem Gespräch, der vertrauensvollen Arzt-Patient-Beziehung, wurde die höchste Wertigkeit in der Reihe selbstmordverhütender Maßnahmen zuerkannt. Dabei wurden psychologische Belastungsmomente und Konflikte, auch bei Psychosen, als die eigentliche Veranlassung zur suizidalen Krise gewertet und die sogenannte Eigengesetzlichkeit der Psychose, auf die ein Gutachter ausgerechnet mit dem Hinweis auf das Lehrbuch Weitbrecht und Glatzel abheben wollte (Weitbrecht und Glatzel 1979) für unwägbar gehalten. Sedierende Medikamente und besondere Anordnungen zur Aufmerksamkeit bekamen die Geltung flankierender Maßnahmen. Abgelehnt wurde ausdrücklich Fixierung ans Bett und eine bis zur Bewegungsunfähigkeit reichende sedierende Medikation, weil eine solche gewaltsame Selbstmordverhütung mit der Würde des Menschen und dem Grundrecht auf freie Entfaltung der Persönlichkeit unvereinbar sei. Besonders hervorzuheben ist noch, daß auf einer geschlossenen Wachstation besondere Anordnungen zur Aufmerksamkeit an das Personal vom Gericht nur in ganz besonderen Ausnahmefällen für notwendig gehalten wurden. Eine geschlossene Wachstation und ihr Personal definieren sich eben gerade durch diese Aufmerksamkeit. Sie wird von allen zur Obhut der Kranken dort eingesetzten Personen ohnehin und dauernd eigenverantwortlich durchgeführt, da immer in solchen Fällen mit mehreren gefährdeten Patienten gerechnet werden muß. Es ist zu hoffen, daß dieses sehr besonnene Urteil richtungsweisend bleibt für die künftige juristische Bewertung der Praxis der Selbstmordverhütung, aber auch und vielleicht noch mehr für die Stellungnahmen der psychiatrischen Sachverständigen (LG Aachen, 4. Große Strafkammer 1983, Az. 64 (14) Kls/12 Js 1074/79–47/82).

7.4.5. Kasuistik

In einem Prozeß im März 1981 vor einer Zivilkammer des Landgerichts Stade bestritten drei Ärzte die Selbstmordgefährdung bei einer Patientin, die sich dann im Zusammenhang depressiver Verstimmungen bei Magersucht aus dem obersten Stockwerk des Kreiskrankenhauses stürzte. Sie fanden keine Anzeichen von Depression oder Selbstmordgefahr, mußten aber dem Gutachter gegenüber bekennen, daß sie auch nicht danach gefragt hatten. Diese einzig wirklich sichere Methode, Selbstmordgedanken in Erfahrung zu bringen und Selbstmordgefahr abzuschätzen, wurde hier fehlerhafterweise nicht angewandt. So ist in anderer Weise der Leitsatz von der Notwendigkeit einer vertrauensvollen Arzt-Patient-Beziehung und eines vertrauensvollen Gesprächs zur Selbstmordverhütung verletzt, indem das Gespräch über das Thema Selbstmord ausgeklammert blieb (Landgericht Stade, 5. Zivilkammer, Az. 50 515/80, März/Juli 1981).

So ist also nicht in jedem Fall die erforderliche Sorgfalt gegeben und dann die Verurteilung wegen fahrlässiger Tötung gerechtfertigt. Diese ist gegenwärtig das hauptsächlichste Anklagedelikt im strafrechtlichen Zusammenhang. Die unterlassene Hilfeleistung ist wegen der Problematik, den Selbstmord als Unglücksfall zu interpretieren (s. o. S. 561), weniger relevant. Dieser Straftatbestand des Strafgesetzbuchs steht vornehmlich in Fällen unmündiger Kranker und Kinder bei entsprechender Garantenstellung zur Diskussion. Die Interpretation der Selbstmordhandlung als Unglücksfall, seinerzeit vom BGH 1954 doch vorgenommen, hat sich offenbar noch nicht so durchgesetzt. Dieser Anklagepunkt kommt relativ selten zur Verhandlung und zur Begutachtung. Dagegen wird für die Begutachtung von Selbstmordhandlungen nicht selten die Schuldfrage beim Mitnahmeselbstmord oder erweiterten Selbstmord oder Doppelselbstmord bedeutsam, wenn Personen der erweiterten Gruppe zu Schaden gekommen sind oder gar zu Tode, der Selbstmordwillige selbst aber nicht.

Beim Landgericht Würzburg war eine 37-jährige Mutter zu begutachten, die ihren siebenjährigen Sohn in doppelselbstmörderischer Absicht mit einem Pflanzenschutzmittel getötet hatte. Selbst brachte sie keine Kraft mehr auf, Hand an sich zu legen. Die Frage an die psychiatrischen Sachverständigen war vor allem, wie ernst die Absicht der Mutter war, wirklich das Kind und sich selbst zu töten und weiter, in welchem Zustand geistiger Zurechnungsfähigkeit sie gehandelt hatte (Landgericht Würzburg, 5. Strafkammer, Az. 1 KS 202 JS 6500/81).

In den meisten Fällen von Mitnahmeselbstmord oder erweitertem Selbstmord oder Doppelselbstmord (u. a. Mende 1972) geht es gutachterlich um eben diese Frage der Schuldfähigkeit zur Tatzeit, die oft zu verneinen oder einzuschränken ist. Der Anklagepunkt ist meistens Totschlag, ganz selten Mord, weil die Arglistigkeit und der niedrige Beweggrund selten zur Debatte stehen. Wie auch sonst forensisch ist dann die Schuldfähigkeit zu prüfen im Zusammenhang mit einer krankhaften seelischen Störung, seltener einer tiefgreifenden Bewußtseinsstörung, wieder häufiger im Zusammenhang mit Schwachsinn oder anderen seelischen Abartigkeiten. Hier greift die ganze Problematik der Subsummierung abweichenden Verhaltens unter die Begriffe der Paragraphen 20 und 21 StGB, die an anderer Stelle dieses Buches ausführlich abgehandelt werden (u. a. Schreiber 1981, Witter 1978).

Schließlich wird im strafrechtlichen Zusammenhang *der als Verkehrsunfall getarnte Selbstmord oder Selbstmordversuch* gelegentlich verhandelt. Im Sozialrecht und Zivilrecht spielt er auch eine Rolle. Strafrechtlich ist vor allem die Frage der schuldhaften Verkehrsgefährdung oder sogar der fahrlässigen Tötung bzw. Körperverletzung Verhandlungsgegenstand. Die als Verkehrsunfälle getarnten Selbstmordhandlungen sind an sich nicht so zahlreich, wie manchmal angenommen (Tabachnik 1973).

Die Aufgabe der Begutachtung liegt vor allem darin, die Schuldfähigkeit zu beurteilen, wenn ein Unfall als Selbstmord entlarvt worden ist. Da dies nicht nur eine Frage bei Strafprozessen ist, sondern mehr noch bei Prozessen vor Sozialgerichten, die diese sogenannten Unfälle als Betriebsunfälle mit entsprechenden Konsequenzen für die Berufsgenossenschaft oder als Selbstmord mit entsprechenden Konsequenzen für die Hinterbliebenen einzustufen haben, soll darauf erst in den nächsten Kapiteln eingegangen werden. Auch bei als Verkehrsunfall getarnten Selbstmordhandlungen ist sowohl der Alkoholeinfluß festzustellen, unter dem oft Selbstmordhandlungen begangen werden als auch die schuldhafte Gefährdung anderer Verkehrsteilnehmer durch eben diesen Alkoholeinfluß. Zu der Problematik der Verminderung oder gar des Ausschlusses der Schuldfähigkeit durch Alkohol sei auf die entsprechenden Abschnitte in diesem Buch verwiesen.

7.5.   Sozialgerichtsbarkeit und Selbstmord (Arbeitsrecht)

Im Bereich der Sozialgerichtsbarkeit gibt es einige besondere Probleme der Beurteilung von Selbstmordhandlungen. Sie betreffen vor allem die Motivation des Selbstmordhandelnden und deren entsprechende rechtliche Würdigung. Konkrete Punkte der Verhandlung sind z.B. Entschädigungsansprüche des Betreffenden selbst oder der Angehörigen an die Berufsgenossenschaft. Dabei ist dann zu prüfen, ob der Unfall als Arbeitsunfall einzustufen ist oder als bewußt herbeigeführter Selbstmord, für den die Berufsgenossenschaft nicht aufzukommen hat. Auch die Krankenkasse hat ihn in ihren Versicherungsleistungen nicht vorgesehen. Häufiger werden auch die Verhandlungen über die Frage des Anspruchs auf Lohnfortzahlung im von medizinischer Seite aus durch Selbstmordversuch entstandenen Krankheitsfall.

Bei den *Entschädigungsansprüchen* nach Selbstmord oder Selbstmordversuch vor allem an die Berufsgenossenschaften ist die entscheidende Frage, ob der Unfall oder Tod Selbstmord war, nach dem entsprechende Leistungen entfallen würden, oder nicht. Diese Frage posthum zu beantworten, stellt den psychiatrischen Sachverständigen oft vor fast unlösbare Schwierigkeiten. Es ist eine bedauerliche Tendenz zu beobachten, daß Gutachter sich oft zum Hüter der Berufsgenossenschaften oder Versicherungen machen und im Interesse dieser Gesellschaften oft glauben, diese sehr teuren Aufwendungen über lange Zeit ersparen zu müssen. Dabei wirkt die zweifellos sehr schwierige Objektivität der Begutachtung gelegentlich sehr wenig überzeugend. Gerne wird in diesem Zusammenhang der Begriff des «raptus melancholicus» strapaziert, um mit dem Anfall einer depressiven Verstimmung den Selbstmord wahrscheinlich zu machen. Da mit Verweis auf diesen Terminus gutachterliche Kompetenz überschritten wird – was den rechtsprechenden Juristen nahezu verborgen bleiben muß – ist hier genauer darauf einzugehen.

7.5.1. Kasuistik

Der Ausdruck *«raptus melancholicus»* stammt von dem Wiener Psychiater Stransky (1914). Er beschreibt Episoden hochgradiger ängstlicher Erregung und hebt deren raptusartiges Auftreten hervor. Es wird weiter ausgeführt, daß ein solcher raptus auf der Höhe seiner Ausprägung das Bewußtsein nicht selten trübt und die Rückerinnerung danach im Sinne einer retrograden Amnesie mangelhaft ist. In der gegenwärtigen Literatur wird der Begriff «raptus melancholicus» vorwiegend in den Lehrbüchern von Weitbrecht in den verschiedenen Auflagen und zuletzt in der Überarbeitung von Glatzel erwähnt (Weitbrecht und Glatzel 1979, S. 42/169). Bei der Begutachtung von Selbstmordhandlungen wird die ursprüngliche Beschreibung von Stransky meistens vergessen, da offenbar nicht daran gedacht wird, daß er damit eine Bewußtseinstrübung und eine retrograde Amnesie verband. In den Gutachten gegenwärtig findet man dagegen immer nur die Beschreibung eines plötzlich auftretenden depressiven Anfalls gekennzeichnet mit dem Begriff «raptus melancholicus». Bei an sich unauffälligen Personen wird raptusartig das Einschießen einer depressiven Verstimmung behauptet, aus der heraus die Selbstmordhandlung dann abgeleitet und verständlich wird. Dabei steht ganz offenbar die Formulierung von Schneider (1956) vom «sinnblinden Affektschlag» Pate, als wenn ein Mensch aus heiterem Himmel von Affekten vorwiegend depressiver und ängstlicher Art überfallen werden könnte. Dieses Konzept zur Erklärung von depressiven Verstimmungen, insbesondere von psychotischen Depressionszuständen ist aber inzwischen weitgehend verlassen, wie aus einer ausführlichen Buchbesprechung von Kisker (1971) hervorgeht. Als historischer Begriff ist der «raptus melancholicus» kaum noch verwertbar. Er wird in der psychiatrischen Fachliteratur auch nur mehr selten verwendet. Um zu Gericht sitzenden Juristen bei der Aufklärung der Frage nach Unfall oder Selbstmord als Gutachter zu helfen und damit zur Wahrheitsfindung beizutragen, eignet er sich nicht. Das soll folgender Fall deutlich machen.
Die Witwe eines Fahrlehrers hatte beim *Sozialgericht Darmstadt* 1978 gegen die Berufsgenossenschaft Versicherungsleistungen durchgesetzt. Das Gericht erkannte den tödlichen Autounfall als Berufsunfall auf dem Weg zur Arbeitsstätte an und legte der Berufsgenossenschaft entsprechende Rentenleistungen auf. Das hessische *Landessozialgericht* als Berufungsinstanz aber verweigerte der Witwe die Gewähr der Hinterbliebenenentschädigung durch die Berufsgenossenschaft aufgrund eines psychiatrischen Sachverständigen-Gutachtens, in welchem der Gutachter beim Fahrlehrer einen «raptus melancholicus» annahm. Während der Autofahrt sei der Fahrlehrer von einem «raptus-melancholicus» überfallen worden und in diesem Zustand mit seinem Auto gegen den Brückenpfeiler einer Autobahnbrücke gefahren. Die Möglichkeit des Auftretens eines «raptus-melancholicus» in dem zu begutachtenden Fall wurde auf das wahrscheinliche Bestehen einer endogenen Depression bezogen, die in geradezu abenteuerlicher Weise mit angeblichen Kardinalsymptomen wie z.B. «Seufzeratmung» zu belegen versucht wurde. Obwohl der Fahrlehrer nie in psychiatrischer Behandlung war, lediglich von Fahrschülern gelegentliche Verstimmungen bezeugt waren, Selbstmordankündigungen fraglich geblieben waren, wurde mit abwegigen Konstruktionen wie den genannten und einer sehr willkürlichen Interpretation der Lebensgeschichte ein Selbstmord im Zusammenhang mit einer Depression mit an Sicherheit grenzender Wahrscheinlichkeit angenommen (Hess. Landessozialgericht, L 3/U-195/78/81).

Wie im Strafrecht der Grundsatz «in dubio pro reo» von allen Beteiligten unbedingt zu beachten ist, sollte man bei der besonderen Problematik der Beurteilung von Selbstmordhandlungen im Sozialrecht unerbittlich fordern, tödliche Unfälle nur dann als Selbstmord einzustufen, wenn aus der Lebensgeschichte, der Symptomatik, dem eventuellen Verlauf einer Depression und der möglicherweise präsuizidalen Situation entsprechendes bewiesen werden kann. Ist dieser Beweis oder Nachweis für den psychiatrischen Sachverständigen nicht möglich, muß er die Beweislast den Parteien überlassen in der gebotenen Zurückhaltung, wie sie Schneider (1948/56) nahezu klassisch für die psychiatrische Begutachtung überhaupt gefordert hat, die allerletzten Endes in der gewünschten Klarheit und Eindeutigkeit gar nicht möglich ist.

Zuspitzen kann sich die Fragestellung in der Sozialgerichtsbarkeit dahin, ob nicht der *Selbstmord* als solcher *als Arbeitsunfall* anzuerkennen ist:

Das hessische Landessozialgericht Darmstadt entschied 1979, daß der Witwe und den zwei hinterbliebenen Töchtern eines damals 38 Jahre alten Setzers in einer Druckerei Rente seitens der Berufsgenossenschaft Druck und Papier zustehe, weil dem Selbstmord im Betrieb ein außergewöhnliches arbeitsbezogenes Ereignis vorangegangen sei, das im direkten zeitlichen Zusammenhang Ursache für den Selbstmord als Unfall zu gelten habe. Das außergewöhnliche arbeitsbezogene Ereignis wurde in einer Auseinandersetzung innerhalb der Arbeitnehmervertretung nach einer Betriebsratssitzung gesehen. Der Setzer war kurze Zeit vorher zum Betriebsratsvorsitzenden gewählt worden und durch die damit verbundene Verwaltungsarbeit bereits sehr belastet. Darüber hinaus gab es für ihn schwererträgliche Rivalitäten innerhalb des Gremiums. Am Abend vor dem Selbstmord gestand der Setzer einem Kollegen, er sei psychisch und physisch am Ende. Er suchte einen Psychiater auf, der auch seine Depressionen zu lindern vermochte. Am Vormittag des Todestags fand dann die Betriebsratssitzung statt, auf der dem Setzer Umgehung eines einstimmigen Betriebsratsbeschlusses vorgeworfen wurde und auch Bestrebungen erkennbar waren, den Setzer als Vorsitzenden abzuwählen. Nach dieser Betriebsratssitzung erstach er sich mit einer Papierschere, die er sich direkt ins Herz führte. Das Frankfurter Sozialgericht als Erstinstanz entschied zu Ungunsten der klagenden Witwe mit der durch psychiatrische Sachverständigen-Gutachten gestützten Begründung, der Verstorbene habe an länger andauernden Depressionen gelitten, die ohnehin zum Selbstmord geführt hätten, so daß den unmittelbar vor dem Selbstmord im Betrieb vorausgegangenen Ereignissen keine ursächliche Bedeutung zukomme. Die Berufungsinstanz jedoch stellte fest, daß die Ereignisse am Todestag überwiegend die fatale Reaktion des Selbstmord unabhängig von den vorausgegangenen depressiven Phasen ausgelöst hätten. Besonders die außerordentliche Betriebsratssitzung, auf der der Verstorbene abgewählt werden sollte, durch den Vertreter der Gewerkschaften und nicht durch den Betroffenen selbst, sei für diesen eine besonders schwere Kränkung gewesen. So seien die Depressionen unmittelbar durch ein betriebsbezogenes Ereignis entstanden und nicht lediglich Ausdruck einer ohnehin bestehenden Krankheit (Hess. Landessozialgericht Darmstadt, 3. Senat, Az. 1–3 und 18/74. 1979).

Die Bedeutung dieses Urteils, das Nachahmer fand, liegt in der Anerkennung von psychischen Einwirkungen als Unfallursache. Nicht also jeder Selbstmord ist versicherungspflichtiger Arbeitsunfall, jedoch aber die, bei denen der unmittelbare arbeitsbedingte Zusammenhang mit vorangegangenen Ereignissen nachgewiesen werden kann. Ein bayerisches Gericht gewährte ebenfalls der Witwe eines Kranführers Rente, der bei einem Arbeitsvorgang einen Kollegen getötet hatte und daraufhin sich selbst, mit der Begründung, daß die Ereignisse am Arbeitsort unmittelbar die Situation herbeigeführt hätten, aus der heraus der Kranführer keinen anderen Ausweg mehr gesehen habe. Nachdem sich jedoch ein Mann während der Arbeitszeit in einem Anfall von tiefer Depression von einer Plattform gestürzt hatte, lehnte das gleiche hessische Gericht als Berufungsinstanz die Ansprüche der hinterbliebenen Witwe ab mit der Begründung, die Beendigung der schon länger währenden Schwermut sei kein unmittelbarer Anlaß aus dem Arbeitsfeld vorausgegangen (Suizidprophylaxe 6, 53–55 (1979). Es geht also für den psychiatrischen Sachverständigen und für die Rechtsprechung entgegen früheren Auffassungen inzwischen um sehr viel differenziertere Fragestellungen. War früher eigentlich nur festzustellen, ob eine krankhafte Depression vorlag, aus deren Zusammenhang die Selbstmordhandlung sich ergab, ist heute genau zu prüfen, welche unmittelbar vorausgegangenen situativen Ereignisse die Reaktion der Selbstmordhandlung unter Umständen hervorgerufen haben.

Die Lohnfortzahlung nach Selbstmordversuchen ist aufgrund entsprechender Gesetzgebung oftmals Gegenstand der Begutachtung und Verhandlung. Die konkrete Frage ist, ob die Rekonvaleszenzzeit nach Selbstmordversuchen als Krankheitszeit mit entsprechenden Ansprüchen anzuerkennen ist. Hierzu gibt es ein sehr bemerkenswertes Grundsatzurteil aus dem Jahre 1979, indem das Bundesarbeitsgericht (BAG) unter bestimmten Bedingungen die Zeit nach Selbstmordversuch als Krankenstand im Sinne der Reichsversicherungsordnung (RVO) einstufte:

«... dabei geht das Gericht von der Erwägung aus, daß ein Verschulden nach allgemeinen Rechtsgrundsätzen entfällt, wenn der Arbeitnehmer nicht schuldfähig ist, weil er in einem die freie Willensbestimmung ausschließenden Zustand krankhafter Störung der Geistestätigkeit gehandelt hat. Es erweitert diesen Gedanken dahin, daß ein Schuldvorwurf im Sinne des Lohnfortzahlungsgesetzes auch dann nicht erhoben werden könne, wenn die freie Willensbestimmung des Arbeitnehmers zwar nicht ausgeschlossen, aber erheblich beeinträchtigt war. Das Gericht räumt ein, daß eine bloße Minderung der Geistes- und Willenskraft nicht genügt, um die allgemeine zivilrechtliche Verantwortlichkeit auszuschließen. Aber im Lohnfortzahlungsrecht sei die Interessenslage anders. Auch im Privatversicherungsrecht unterscheidet sich die Rechtslage vom Lohnfortzahlungsgesetz. In diesem soll der Arbeitnehmer das Risiko der krankheitsbedingten Arbeitsunfähigkeit nur in den Fällen tragen, in denen die Arbeitsverhinderung für ihn bei Wahrung zumutbarer Sorgfalt vermeidbar war. Das aber setzt voraus, daß er das Geschehen im wesentlichen frei beeinflussen konnte. Das BAG beruft sich darauf, daß die überwiegende Ansicht der medizinischen Literatur die Tatsache hervorhebt, daß bei Suizidhandlungen die freie Willensbestimmung, wenn nicht ausgeschlossen, so doch in der Regel – zumindest erheblich – vermindert ist. Auch Suizidversuche sind danach im wesentlichen die Folge eines psychopathologischen Zustands, der, juristisch gesehen – als krankhafte Störung der Geistestätigkeit zu werten ist. Zwar gibt es verschiedene Lehrmeinungen, die eine unterschiedliche Terminologie und verschiedene Erklärungsversuche zur Grundlage haben, aber im Ergebnis besteht Übereinstimmung darüber, daß die Freiheit der Willensbestimmung bei diesem Personenkreis zumindest partiell erheblich eingeschränkt ist. Davon gehen ersichtlich auch die gesetzlichen Krankenkassen aus, wenn sie die Bewilligung von Krankengeld nach dem Gesetz versagen, falls sich der Versicherte die Krankheit vorsätzlich zugezogen hat. Die Satzung der Krankenkasse sieht für diesen Fall einen Ausschluß der Leistung vor. Wenn die Krankenkassen bei Arbeitsunfähigkeit infolge eines Selbsttötungsversuchs dennoch Krankengeld zahlen und sich nicht auf vorsätzliches Handeln des Versicherten berufen, kann dies nur darauf beruhen, daß sie diesem einen Ausschluß der freien Willensbestimmung zugute halten. Das BAG will sich jetzt auch dem Erfahrungssatz anschließen, daß den Personen, die in selbstmörderischer Absicht Hand an sich legen, meist die Fähigkeit gefehlt hat, ihre Lage richtig einzuschätzen. Sie sind in der Art gestört, daß ihnen ihr Handeln nicht zugerechnet werden kann. Es ist daher nach der Meinung des BAG nicht gerechtfertigt, die Krankheit nach einem Selbsttötungsversuch anders als alle übrigen Krankheiten zu behandeln. Das Gericht läßt allerdings nicht unerwähnt, daß es in besonders gelagerten Einzelfällen rechtsmißbräuchlich sein könnte, bei Arbeitsunfähigkeit infolge eines gescheiterten Selbstmordversuches vom Arbeitgeber Lohnfortzahlung zu verlangen. Ein solcher Fall lag aber dem Gericht nicht vor (BAG, 5 AZR 611/77. 1979. Heinrich, 1979).

Dieses Urteil des BAG aus dem Jahre 1979 stuft Selbstmordhandlungen im allgemeinen als Krankheit ein und wendet Paragraph 1, Absatz 1, Lohnfortzahlungsgesetz an, nachdem der Arbeitnehmer nach Beginn der Beschäftigung durch Arbeitsunfähigkeit infolge Krankheit wegen Verhinderung an seiner Arbeitsleistung Anspruch auf Arbeitsentgelt für die Zeit der Arbeitsunfähigkeit bis zur Dauer von sechs Wochen hat, falls die Arbeitsunfähig-

keit nicht selbst verschuldet ist. Wie sonst in keinem anderen Rechtsbereich so ausdrücklich, kommt es für die Begutachtung also auf die Beurteilung der Selbstmordhandlung als unverschuldete Krankheit an, genau umgekehrt wie bei der Einschätzung einer Selbstmordhandlung als Arbeitsunfall, der gerade außerhalb des Krankheitszusammenhangs eine Reaktion auf gerade vorher eingetretene äußere Umstände sein muß (s. o.). Wenn in dem Grundsatzurteil des BAG von der Krankhaftigkeit der Selbstmordhandlungen ausgegangen wird, so schließt das in Einzelfällen die Unzumutbarkeit der Lohnfortzahlung durch den Arbeitgeber nicht aus, wenn in einem solchen Einzelfall die krankhafte Störung der Geistestätigkeit nicht nachzuweisen ist. In dieser Differenzierung entspricht die Rechtsprechung dem Stand der psychiatrischen Wissenschaft und unterwirft sich keinen Lehrmeinungen. Bemerkenswert hervorzuheben ist, daß bei der Selbstmordhandlung eigenes Verschulden juristischerseits nicht angenommen wird, wie noch 1972 und wie auch später bei Krankheitszuständen infolge von Alkoholismus. Dies ist problematisch, aber gegenwärtig noch nicht anders lösbar, da sich die Medizin überhaupt zunehmend fragt, inwieweit Krankheiten durch falsche Lebensführung, falsche Lebensgewohnheiten, unter Umständen also durch eigenes Verschulden entstehen (Schäfer 1979). Hier geraten Medizin und Krankheitsbegriff in Bewegung, aus der sich erst in sehr viel späterer Zeit Konsequenzen für Krankenversicherungsrecht, Gesetzgebung und Rechtsprechung ergeben können.
Die Möglichkeit der Anerkennung von Ansprüchen auf Lohnfortzahlung nach Selbstmordhandlungen bei durch Begutachtung erbrachten Nachweis entsprechenden Krankheitszusammenhangs im Sinne der Einengung der freien Willensbestimmung ist neu. Dasselbe BAG hatte noch 1972 – von psychiatrischer und juristischer Wissenschaft heftig kritisiert – eine andere Auffassung. Diese ging damals klar davon aus, daß Selbstmordhandlungen selbst verschuldet sind, wie Alkoholismus.

Die Richter vertraten den Standpunkt, daß im allgemeinen der Arbeitgeber zur Lohnfortzahlung nicht verpflichtet ist, wenn die Arbeitsunfähigkeit eines Arbeitnehmers Folge eines Selbsttötungsversuchs ist. Hier müsse die Frage der selbstverschuldeten Arbeitsunfähigkeit geprüft werden, wobei sich in den meisten Fällen ein sogenanntes «Verschulden gegen sich selbst» ergäbe. In dem Streit um Lohnfortzahlung zwischen einem 26-jährigen Arbeiter und einer Hoch- und Tiefbauunternehmung wurde eine solche Selbstverschuldung dem Kläger zur Last gelegt und in Konsequenz dazu der Arbeitgeber von der Lohnfortzahlungspflicht befreit. Der Mann hatte eine Überdosis Schlaftabletten eingenommen, wurde von einer Polizeistreife auf der Straße in diesem Zustand aufgefunden und in die Medizinische Klinik eines Städtischen Krankenhauses gebracht. Die stationäre Behandlung dauerte zehn Tage, die Arbeitsunfähigkeit sechs Wochen. Das Gericht begründete die Befreiung des Arbeitgebers von der Lohnfortzahlungspflicht damit, daß der Selbstmordversuch zwar auf die Trennung des jungen Mannes von seiner Freundin und auf schlechte Familienverhältnisse in seinem Elternhaus und unter Umständen auch auf Arbeitsbedingungen am Arbeitsplatz zurückzuführen sei. Das habe aber den Betroffenen trotz dieser widrigen Umstände an seine persönliche Verpflichtung zur Selbstmordverhütung, zur Sorgfalt zu sich selbst und zur Treue gegenüber dem Arbeitgeber ermahnen müssen. Gleichzeitig wird die Auffassung von der Selbstmordhandlung als einer unerlaubten Willenstat vertreten, die der Mensch vor allem selbst verhindern muß, für die er selbst verantwortlich ist. Der Hinweis auf die ärztliche Feststellung einer reaktiven Depression und Psychopathie, also Krankheit im weiteren Sinne, hat das Urteil nicht zu erschüttern vermocht. Nach Meinung des Gerichts ist die Selbstmordhandlung nicht Symptom einer Krankheit, sondern vielmehr trotz Krankheit und Einschränkung der freien Willensbestimmung und eine Norm abweichende Überwindung des Selbsterhaltungstriebes als dem stärksten Trieb des Menschen, somit leichtfertiges, mutwilliges und gegen die guten Sitten verstoßendes Verhalten. Er wird als «Verschulden gegen sich selbst ... und gröblicher Verstoß gegen das von einem verständigen Menschen im eigenen Interesse gebotene Verhalten ...» bezeichnet. Daraus ergibt sich das Urteil (BAG, Az.: 5 AZR 567 und 523/72.1972, Pohlmeier 1978).

Das Urteil ist zu Recht von juristischer und psychiatrischer Seite heftig kritisiert worden (Küchenhoff zit. n. Heinrich 1979), weil darin Erkenntnisse beider Fachwissenschaften unberücksichtigt geblieben sind. Diese Urteile beruhen ausnahmsweise nicht auf psychiatrischen Sachverständigen-Gutachten, sondern gehen in ganz eigener Widersprüchlichkeit einerseits von Krankheit und Einschränkung der freien Willensbestimmung aus, moralisieren andererseits die Selbstmordhandlung außerhalb des Krankheitszusammenhangs als Verstoß gegen die guten Sitten. Hier präsentiert sich eine Rechtsprechung unter Bezug letztlich auf das Naturrecht sowie 1954 in dem im ersten Abschnitt ausführlich behandelten Urteil des 5. Strafsenats des BGH in anderem Zusammenhang (s. S. 559). Die in der Rechtswissenschaft kontrovers diskutierte, aber in der Tendenz eher abgelehnte Begründung der Praxis mit dem Naturrecht und der Nachweis der psychiatrischen Wissenschaft, daß reaktive Depression und Psychopathie und allgemeiner jede Konfliktsituation die Möglichkeit zu freien Willensentscheidungen einengen, werden nicht zur Kenntnis genommen (Tölle 1982).

Wenn man die Entwicklung zwischen den Urteilen des Bundesarbeitsgerichts von 1972 und 1979 vor Augen hat, ist ganz klar ein Fortschritt in dem Sinn zu erkennen, daß die Rechtsprechung vorurteilsfreier entsprechend der Erkenntnis der psychiatrischen Wissenschaft die Fragen klarer danach stellt, ob die Selbstmordhandlung im Krankheitszusammenhang stattgefunden hat und dann auch konsequent bereit ist, diese als Symptom einer Krankheit zu nehmen. Ebenfalls entsprechend dem Stand der Diskussion um den Krankheitsbegriff ist in dieser Rechtsprechung die Tendenz erkennbar, die Frage nach der Möglichkeit für das Selbstverschulden einer Krankheit so nicht zu stellen (s. S. 573). Für die Begutachtung durch den psychiatrischen Sachverständigen ergibt sich daraus, diese logische, klare und eindeutige Fragestellung nicht durch die Diskussion kontroverser Lehrmeinungen zu verwirren und die Gerichtsverhandlung auf diese Weise zu einem interdisziplinären Kolloquium zu machen. Die klaren Fragen im Zusammenhang mit der Lohnfortzahlung, ob die Selbstmordhandlung Symptom einer Krankheit war oder ob sie im Zusammenhang mit der Frage nach Arbeitsunfall im Arbeitszusammenhang entstand, sind auch klar zu beantworten.

7.6.   Selbstmord und Zivilrecht (Versicherungsrecht)

In der Zivilgerichtsbarkeit ergeben sich grundsätzlich keine neuen Fragestellungen als die bisher erörterten. Deutlich wurde das im ersten Abschnitt, in dem die inhaltlich gleiche Frage einmal nach der Sorgfalt des Krankenhauses und zum anderen nach der Sorgfalt des Arztes zu einem Schadensersatzprozeß vor einem Zivilgericht und zu einem Strafprozeß vor einem Strafgericht führte. Die entscheidende Frage ist die, ob alles Erforderliche getan wurde, um einen Selbstmord zu verhindern. Diese Frage muß sich einmal das Krankenhaus stellen als Träger, ein anderes Mal das medizinische Personal. Darüber hinaus prüfen Zivilgerichte Ansprüche auf Versicherungsleistungen mit der vorwiegenden Fragestellung, ob die Selbstmordhandlung als Symptom einer Krankheit im Zustand eingeschränkter freier Willensbestimmung erfolgt ist oder nicht. Für die Begutachtung ist diese Frage klar gestellt und weitgehend auch klar zu beantworten. Auch hier ist nochmals darauf hinzuweisen, daß die Begutachtung sich unter allen Umständen von Wertungen,

Konstruktionen und Parteinahmen freizuhalten hat, was insofern leicht möglich ist, als der Gutachter nicht Parteigänger, in diesem Fall von Berufsgenossenschaften, Versicherungen so wenig wie von Klägern ist und schon gar nicht von Steuerzahlern.. Es ist un- ist unzulässig, sich als Gutachter die Frage zu stellen, was der öffentlichen Hand oder einer Versicherungsgesellschaft für Kosten entstehen bei diesem oder jenem Ausgang des Verfahrens. Das bleibt streng Sache der Gerichte, die ja über die gesetzlichen Vorschriften hinaus nach Kriterien wie Lebenserfahrung, Zumutbarkeit, Angemessenheit u. a. urteilen können und müssen. Der psychiatrische Sachverständige hat kein Gerichtsurteil zu fällen, sondern Richtern – aus welchem Bereich auch immer – nur zur Erkenntnis des vorliegenden Zusammenhangs zu verhelfen. Die Grenzen der Erkenntnis müssen bleiben und ertragen werden. Das Risiko und die Verantwortung der Urteile tragen die Gerichte, die zu keiner Gutachterjustiz werden wollen und sollen. Ein letztes Beispiel aus dem Bereich der Zivilgerichtsbarkeit mag die Grenzen psychiatrischer Sachverständigkeit verdeutlichen wie auch die Notwendigkeit für die Gerichte, sich unter Berücksichtigung der Erkenntnisse der psychiatrischen Wissenschaft ihr eigenes Urteil zu fällen:

Der Familiensenat des Bundesgerichtshofs hatte über die Frage zu entscheiden, ob ein drohender Selbstmord den Scheidungsspruch verhindern kann oder muß. Eine Frau wurde von ihrem Mann verlassen, der zu der Mutter seines unehelichen Kindes zog. Wegen der Trennung und der Zuwendung ihres Mannes zu der anderen Frau wurde die Geschiedene gemütskrank und unternahm einen Selbstmordversuch. Der Anwalt der Frau argumentierte vor der Revisionsinstanz, daß trotz fünfjähriger Trennung die Ehe aufrechterhalten werden müsse und der Scheidungsspruch des Oberlandesgerichts Düsseldorf als Erstinstanz aufzuheben sei. Der Schock des Scheidungsausspruches würde zu einem erneuten Selbstmordversuch der Frau führen und gemäß der Auffassung des Bundesverfassungsgerichts müsse diese außergewöhnliche menschliche Härte das Scheidungsverfahren zumindest ausgesetzt werden. Der Familiensenat des Bundesgerichtshofes verneint im vorliegenden Fall die menschliche oder seelische Härte und grenzt sie allgemein nach folgenden Gesichtspunkten ein: die seelische Ausnahmesituation muß nach objektiven Kriterien beurteilt werden und nicht nach der Einschätzung des Scheidungsunwilligen. Weiter muß nachgewiesen sein, daß der Scheidungsspruch die Ausnahmesituation verursacht und nicht schon die vorangegangene Trennung. Schließlich muß die seelische Ausnahmesituation von der Art sein, daß der Betreffende sein Verhalten nicht in ausreichendem Maße verantwortlich steuern kann. Die Gefahr allein einer Fehlreaktion, die zunächst einmal der Verantwortlichkeit des geschiedenen Ehegatten zuzurechnen wäre, kann nach dem Sinn der Härteklausel nicht selbst als außergewöhnlicher Umstand gewertet werden, der zur Versagung der Scheidung führen müßte (BGH Familiensenat 1981, Süddeutsche Zeitung, Nr. 256, 06-11-1981, S. 14).

Dieses Urteil und die darin aufgestellten Grundsätze verdeutlichen noch einmal die Aufgabe der Begutachtung, die sich auch hier wieder zuspitzt auf die Beurteilung einer Ausnahmesituation von Krankheitswert, deren Verursachung auch bei sorgfältigster Begutachtung oftmals offen bleiben muß, sowie die Frage, wie weit auch das Verhalten eines schwer gemütskranken Menschen noch der eigenen Entscheidung zuzurechnen ist.

Abschließend seien noch einmal anstatt einer Zusammenfassung die *Prinzipien der Beurteilung von Selbstmordhandlungen* aus der Sicht der Richter, orientiert an der psychiatrischen Wissenschaft und von der Funktion des psychiatrischen Sachverständigen bei der Rechtsfindung dargestellt:

Juristischerseits ist zur Kenntnis zu nehmen, daß nicht jeder Selbstmord verhindert werden kann, daß auch die sorgfältigste Beobachtung nicht immer zur Selbstmordverhinderung führt, daß strengste an Zwang grenzende Überwachung selbstmordverhütend nicht erfolgreicher ist als eine liberale Behandlung, daß auch bei sehr bedrohlichen Situationen die Unterbringung auf geschlossenen Abteilungen nicht unter allen Umständen indiziert ist. Vielmehr ist neben medikamentöser Therapie die Schaffung eines vertrauensvollen Arzt-Patient-Verhältnisses die wichtigste selbstmordverhütende Maßnahme. Zwangsmaßnahmen erhöhen unter Umständen die Suizidgefahr und die Beurteilung der Angemessenheit selbstmordverhütender Maßnahmen kann sich nur danach richten, ob die als Garanten haftenden Personen diagnostisch alles getan haben, um die Selbstmordgefährdung richtig abzuschätzen und daraus die heute zur Verfügung stehenden therapeutischen Möglichkeiten voll ausgeschöpft haben. Diagnostik und Therapie sind aber Grenzen gesetzt (Bochnik et al. 1984). Daraus ergibt sich weiter, daß juristischerseits die Selbstmordhandlung nicht unter moralischen Gesichtspunkten, nicht unter Bezug auf ein nicht zu definierendes Sittengesetz, nicht unter Bezug auf das Naturrecht betrachtet werden kann, sondern als eine mögliche Verhaltensweise des Menschen, überwiegend im Krankheitszusammenhang unter Beeinträchtigung der freien Willensbestimmung, aber auch durchaus als Reaktion auf lebensgeschichtliche, situative und soziale Ereignisse.

Die Funktion des psychiatrischen Sachverständigen bei der Rechtsfindung ist, die zu begutachtende Selbstmordhandlung in den Zusammenhang zu stellen, in dem sie geschah. Der psychiatrische Sachverständige hat zu klären, ob die Selbstmordhandlung Krankheit oder Symptom einer Krankheit war, ob sie durch freie Entscheidung oder Zwang zustande kam und ob es sich überhaupt um Selbstmord gehandelt hat oder um einen Unfall. Wenn die Antwort auf diese Fragen nicht möglich ist, hat er die Grenzen der Begutachtungsmöglichkeiten klar zu ziehen und sich von abwegigen Konstruktionen zugunsten der einen oder anderen Partei fernzuhalten. Die Urteile fällen die Richter, denen der Gutachter bei der Erkenntnis der Wahrheit Hilfestellung leisten kann, nicht aber Handlanger einer Gutachterjustiz werden darf.

Die Problematik der Begutachtung von Selbstmordhandlungen wird sich in der Zukunft der Grenze zur Euthanasie nähern. Nachdem durch Euthanasiegesellschaften und den faszinierenden Fortschritt der technischen Medizin die Euthanasiediskussion auch in Deutschland wieder leidenschaftlich geführt wird, ist der Selbstmord auch Möglichkeit humanen Sterbens. Die Verhinderung von Selbstmord in diesem Zusammenhang und die einzuklagende Verpflichtung dazu, werden Konfliktsituationen ergeben, die in anderer Weise als bisher Richter und Gutachter beschäftigen könnten. Gegenwärtig sind dazu nur Gedanken möglich, die in der Zukunft zur Entwicklung vertretbarer Beurteilungskriterien führen müssen (Eser 1976, Meyer 1982, Pohlmeier 1982). Erste Ansätze dazu liefert Diehl, L. W., in seinem Beitrag: «Zur Suizidalität unter psychiatrischer Therapie im Krankenhaus» im Spektrum der Psychiatrie und Nervenheilkunde 3 (1985), 111–116. Er arbeitet unter Berücksichtigung neuerer höchstrichterlichen Entscheidungen die Gewissensverantwortung des Arztes im Einzelfall heraus, wodurch selbstmordverhütende Maßnahmen sich an Humanität und Berufsethos zu orientieren haben. Die in diesem Beitrag ausführlich besprochenen Frankfurter- und Aachener-Urteile werden als Beispiele dafür herangezogen, daß auch die Rechtsprechung sich dieser zunehmenden Auffassung der Medizin anpaßt (S. 562 und S. 567). Weitere wichtige Urteile des Oberlandesgerichtes Hamm aus dem Jahre 1980 und des Oberlandesgerichtes Karlsruhe aus dem Jahre 1982 werden dementsprechend erörtert, bezogen auf eine sehr wichtige juristische Arbeit von Gabriele Wolfslast: Zur Haftung für Suizide während klinisch-psychiatrischer Therapie. N. Z. StR 4 (1984), 105–108. Am deutlichsten kommt eine Tendenz der Rechtsprechung zum Respekt vor der Gewissensentscheidung des Arztes in einer vor dem Landgericht Krefeld 1983 und dann vor dem Bundesgerichtshof 1984 verhandelten Angelegenheit zum Ausdruck (LG Krefeld 1983, BGH. 3. Strafsenat 96, 1984). Der Bundesgerichtshof verwirft die Revision der Staatsanwaltschaft, die den Freispruch eines Arztes durch das Land-gericht Krefeld nicht annehmen konnte, der eine 76jährige Patientin in tief bewußtlosen Zustand entsprechend ihrem schriftlich geäußerten Willen in seiner Anwesenheit sterben ließ. In der sehr differenzierten Urteilsbegründung wird auf aktuelle Probleme der Beurtei-lung von Selbstmordhandlungen eingegangen, nämlich auf die Problematik der Tötung auf Verlangen, der Beihilfe zum Selbstmord, der Notwendigkeit unbedingter Lebensver-längerung um jeden Preis, des Respektes vor dem Sterbewillen des anderen und schließ-lich der Fragen unterlassener Hilfeleistung, fahrlässiger Tötung, der Sorgfaltspflicht und schließlich der Frage der Grenzen ärztlicher Hilfsmöglichkeiten. In dem zu verhandelnden Fall stützte sich die Urteilsbegründung vor allem darauf, daß die genannte Patientin in einem so tiefen Zustand der Bewußtlosigkeit gewesen sei, daß rettende Maßnahmen keinen Erfolg mehr gehabt hätten und daraufhin hätte der Arzt diese auch nicht zu ergreifen brauchen. In dieser Lage sei ihm keine andere Gewissensentscheidung zuzumuten gewesen, als sich dem schriftlich erklärten Willen der Patientin zu beugen. Es wird dieses Urteil von medizinischer und juristischer Seite gelegentlich als eben kein Grundsatzurteil angesehen, weil es sich auf einen ganz pragmatischen Standpunkt, nämlich der Aussicht auf Erfolg selbstmordverhütender Maßnahmen, zurückziehe. Die Diskussion hierüber ist noch im Gang und sie wird Ende 1986 im Rahmen einer in Vorbereitung befindlichen Festschrift zu U. Venzlaffs 65. Geburtstag entsprechend ihrem Stand ausführlich dargelegt werden. Schon jetzt bestätigt aber diese Diskussion die in diesem Abschnitt geäußerte Vermutung, daß die Problematik der Begutachtung von Selbstmordhandlungen in Zukunft an der Grenze zur Euthanasie einen entscheidenden Schwerpunkt haben wird. Es wird dann bei der Darstellung dieser Problematik erkennbar werden, daß sowohl im juristischen Bereich als auch im medizinischen Bereich Lösungen von Konfliktfällen nur auf dem Hintergrund der Anerkenntnis der freien Gewissensentscheidung des Arztes gefunden werden können, wie das in Anlehnung an ein Vorbild in der Schweiz auch die Bundesärztekammer in ihren Richtlinien für die Sterbehilfe, Deutsches Ärzteblatt 1979, S. 957 ff., andeutet.

Literatur

ABRAHAM, K.: Ansätze zur psychoanalytischen Erforschung und Behandlung des manisch-depressiven Irreseins und verwandter Zustände (1912). In: Psychoanal. Studien Bd. II. Cremerius, J. (Hrsg.). Frankfurt, Fischer 1971.

APONTE, R.: Epidemiologica – Aspects of Suicide in Latin America. Intern. J. Suicidol. (Crisis) 1, 35–41 (1980).

BENN, G.: Über Selbstmord im Heer. Neue Rundschau 87, 669–674 (1976).

BÖCKER, F.: Suizid und Suizidversuche in der Großstadt…Köln. Stuttgart, Thieme 1973.

BÖCKER, F. et al.: Selbstmordgefährdung in der endogenen depressiven Phase. Neurol. Psychiat. (Psycho) 5, 203–206 (1979).

BOCHNIK, H. J. et al.: Thesen zum Problem von Suiziden. . N. Z. STR. 4, 108, 1984.

BOTTKE, W.: Die Beurteilung von Suizid, Suizidversuch und Suizidbeteiligung durch die strafrechtliche Rechtsprechung. In: Suizid. Ch. Reimer (Hrsg.) S. 85–99, 1982.

BRINGEWAT, P.: Unbeachtlicher Selbsttötungswille und ernstliches Tötungsverlangen – Ein Widerspruch? In: Suizid und Euthanasie. A. Eser (Hrsg.) Stuttgart, Enke S. 368. 1976.

DURCKHEIM, E.: Der Selbstmord (1897). Deutsche Übers.: Neuwied, Luchterhand 1973.

ENGISCH, K.: Suizid und Euthanasie nach deutschem Recht. In: Suizid und Euthanasie. A. Eser (Hrsg.) Stuttgart, Enke S. 312, 1976.

ERNST, K., KERN, R.: Suizidstatistik und freiheitliche Klinikbehandlung 1900–1972. Arch. Psychiat. Nervenkr. 219, 255–263 (1974).

ERNST, K. et al.: Zunehmende Suizide psychiatrischer Klinikpatienten: Realität oder Artefakt? Arch. Psychiat. Nervenkr. 228, 351–363 (1980).

ESER, A. (Hrsg.): Suizid und Euthanasie. Stuttgart, Enke 1976.

FEUERLEIN, W.: Sucht- und Suizidhandlungen. Münch. Med. Wochenschr. 117, 197–200 (1975).

FEUERLEIN, W.: Krisenintervention bei Selbstmordpatienten Therapiewoche 28, 2892–2898 (1978).

FREUD, S.: Zur Einführung des Narzißmus. Ges. Werke, Band X., London, IMAGO 1914.

FREUD, S.: Trauer und Melancholie. Ges. Werke, Band X., London, IMAGO 1917.

FREUD, S.: Der Verbrecher aus Schuldbewußtsein. Ges. Werke, Band 2., London, IMAGO, S. 389–391, 1915.

GASTPAR, M.: Prognose der Depression. Lebensversich. Med. 31 (1979) und Neurol. Psychiat. (Psycho) 6, 312–314 (1980).

GEILEN, G.: Suizid und Mitverantwortung. Juristenzeitung 29, 145–151 (1974).

GHYSBRECHT, B.: Der Doppelselbstmord. München–Basel, Reinhard 1967.

GORENC, K.D., KLEFF, F.: Selbstmord und Selbstmordversuch in psychiatrischen Krankenhäusern. In: Selbstmordhandlungen, R. Welz, H. Pohlmeier (Hrsg.). Weinheim–Basel, Beltz S. 187–210, 1981.

GRUHLE, H.W.: Selbstmord. Leipzig, Thieme 1940.

HÄFNER, H. et al.: Inzidenz seelischer Erkrankung in Mannheim. Soz. Psychiat. 4, 126–135 (1969).

HÄFNER, H.: Krisenintervention. Psychiat. Prax. 1, 139–145 (1974).

HÄFNER, H.: Krisenintervention. Basel, Ciba-Geigy 1979.

HAUTZINGER, M., HOFFMANN, N. (Hrsg.): Depression und Umwelt. Salzburg, Müller 1979.

HENZE, T.: Psychosoziale Versorgung und deren therapeutische Konsequenzen bei Dialysepatienten. In: Medizinische Psychologie und Klinik. H. Pohlmeier (Hrsg.). Stuttgart, Verlag für Angewandte Psychologie S. 203–223, 1982.

HEINRICH, M.: Die Urteile des BAG zum Suizidversuch und Alkoholismus aus psychiatrischer Sicht. Nervenarzt 47, 596–603 (1976).
Suicidprophylaxe 6, 53–55 (1979).

HENSELER, H.: Narzißtische Krisen – Zur Psychodynamik des Selbstmordes. Reinbek, Rowohlt 1974.

HERWIG, H.: Das Wesen der Krankheit und ihre psychologische Dimensionen. In: Medizinische Psychologie und Klinik. H. Pohlmeier (Hrsg.). Stuttgart, Verlag für Angewandte Psychologie S. 11–37, 1982.

HERZBERG, R.D.: Die Unterlassung im Strafrecht und das Garantenprinzip. Berlin, De Gruyter 1972.

HOFFMANN, N. (Hrsg.): Depressives Verhalten. Salzburg, Müller 1976.

KEHRER, G.: Die Abschätzung der Suizidalität aus soziologischer Sicht. Suicid. Prophyl. 3, 132–144 (1976).

KISKER, K.P.: Buchbesprechung zu K. Schneider: Klinische Psychopathologie 9. Aufl. Nervenarzt 42, 444 (1971).

KLEMANN, M.: Tod und Töten in Familien mit Selbstmord. Intern. J. Suicidol. (Crisis) 2, 27–36 (1981).

KOESTER, H.: Möglichkeiten und Grenzen der Freizügigkeit in der stationären Behandlung psychisch Kranker. Nervenarzt 40, 421–429 (1969).

KOESTER, H., ENGELS, G.: Gelungene Suizide im psychiatrischen Krankenhaus. Z.f. Präventivmed. 15, 19–26 (1970).

KOHUT, H.: Narzißmus (1971). Dtsch. Übers. Frankfurt, Suhrkamp 1973.

KREITMAN, N.: The Epidemiology of Suicide and Parasuicide. Nervenarzt 51, 131–138 (1980).
Internat. J. Suicidol. (Crisis) 2, 1–13 (1981).

LANGE, E.: Der mißlungene erweiterte Suizid. Jena, Fischer 1964.

LAUTER, H.: Ergänzende Diskussionsbemerkung zu Reimer: «Die Öffnung der Türen…» Nervenarzt 49, 678–679 (1978).

LINDEN, K.J.: Der Suizidversuch. Stuttgart, Enke 1969.

MENDE, W.: Zur Kriminologie depressiver Verstimmungen. Nervenarzt 88, 546–553 (1967).

MENDE, W.: Rechtliche Konsequenzen bei erweitertem Suizid. Therapiewoche 22, 2252–2253 (1972).

MENNINGER, K.: Selbstzerstörung (1938). Dtsch. Übers. Frankfurt, Suhrkamp 1974.

MEYER, J. E.: ... humanes Sterben ... Dtsch. Ärztebl. 79, 2223 (1982).

PAYK, TH. R.: Medizinische Psychologie. Stuttgart, Hippokrates 1980.

PÖLDINGER, W.: Die Abschätzung der Suizidalität. Bern–Stuttgart, Huber 1968.

PÖLDINGER, W.: Wirkungsspektren und Indikationen der Antidepressiva unter besonderer Berücksichtigung der Selbstmordprophylaxe. Therapiewoche 22, 2286–2296 (1972).

POHLMEIER, H.: Noch eine Bemerkung zu der Mitteilung von F. Reimer: «Die Öffnung der Türen ...» Nervenarzt 49, 260 (1978).

POHLMEIER, H.: Sozialpsychiatrische Betrachtung der Selbstmordhandlung. Wege zum Menschen. 26, 188–195 (1974).

POHLMEIER, H.: Soziologie der Depression. Z. Psychosomat. Med. 19, 58–68 (1973).

POHLMEIER, H., BIEFANG, S.: Kann man Krankheit messen? MMG (Klett-Verlag): 2, 158–165 (1977).

POHLMEIER, H. (Hrsg.): Medizinische Psychologie und Klinik Stuttgart, Verlag für Angewandte Psychologie 168 ff., 1982.

POHLMEIER, H. (Hrsg.): Selbstmordverhütung – Anmaßung oder Verpflichtung. Bonn, Keil 30, 45, 52–56, 154, 1978.

POHLMEIER, H.: Selbstmord und Selbstmordverhütung München, Urban & Schwarzenberg 1983[2].

POHLMEIER, H.: Selbstmordverhütung und Euthanasie. Nieders. Ärztebl. 55, 186–188 (1982).

REIMER, CH. (Hrsg.): Suizid. Berlin–Heidelberg–New York, Springer 1982.

REIMER, F.: Die Öffnung der Türen im psychiatrischen Krankenhaus und die Suizidgefahr. Nervenarzt 49, 678–671 (1978).

RINGEL, E.: Der Selbstmord – Abschluß einer krankhaften psychischen Entwicklung. Wien, Maudrich 1953.

RITZEL, G.: Beitrag zum Suizid in psychiatrischen Kliniken. Fortschr. Neurol. Psychiat. 42, 38–50 (1974).

ROXIN, C.: Ist die Nichtverhinderung von Selbstmord strafbar? In: Selbstmordverhütung – Anmaßung Verpflichtung ebd. H. Pohlmeier (Hrsg.). Bonn, Keil 96, 1978.

SAINSBURY, P.: Suicide in London. London, Chapman and Hill 1955.

SAINSBURY, P.: Suicide and Depression. Psychiatria Fennica, Suppl. Helsinki, 259–267 (1980).

SELIGMANN, M. P. E.: Helplessness (1975). Dtsch. Übers. München, Urban & Schwarzenberg 1978.

SIMSON, G.: Die Suizidtat. Eine vergleichende Betrachtung. München, Beck 1976.

SPERLING, E.: Suizid und Familie. Gruppenpsychother. Gruppendynamik 16, 24–34 (1980).

SCHAEFER, H.: Plädoyer für eine neue Medizin. München–Zürich, Piper 1979.

SCHILLER, U.: Suizid und Depression ... In: Depression und Umwelt. Hautzinger/Hoffmann (Hrsg.), ebd. 202–223, 1979.

SCHNEIDER, K.: Die Beurteilung der Zurechnungsfähigkeit. Stuttgart, Thieme 1956.

SCHREIBER, H. L.: Bedeutung und Auswirkungen der neugefaßten Bestimmungen über die Schuldfähigkeit. NSTZ. 46–51, 1981.

STENGEL, E.: Selbstmord und Selbstmordversuch (1936). Dtsch. Übers. Frankfurt, Fischer 1969.

STRANSKY, E.: Über krankhafte Ideen. Wiesbaden, Bergmann 127, 1914.

TABACHNIK, N.: Destruction by Automobile. Accident or Suicide. Springfield, Charles and Thomas 1973.

TÖLLE, R.: Neurosen sind Krankheiten. Dtsch. Ärztebl. 79, 59–64 (1982).

VENZLAFF, U.: Selbstmord und freie Willensbestimmung. Lebensvers. Med. 18, 25–32 (1966).

WAGNER, J.: Selbstmord und Selbstmordverhinderung. Karlsruhe, Juristischer Verlag 108, 119–121, 1975.

WEDLER, H. L. et al.: Über die Änderung der Lebenssituation nach Suizidversuchen. Med. Welt 30, 1431–1435 (1979).

WEINSCHENK, C.: Humane Behandlung nimmt den Tod von Patienten in Kauf. Spektrum 3, 98–100 (1981).

WEITBRECHT, H. J., GLATZEL, J.: Psychiatrie im Grundriß. Berlin–Heidelberg–New York, Springer 42, 169, 1979.

WELLMANN, K. S.: Der deprimierte Arzt. Dtsch. Med. Wochenschr. 101, 1786 ff. (1976).

WELLHÖFER, P.R.: Selbstmord und Selbstmordversuch. Stuttgart, Fischer 23 ff., 1981.

WELZ, R., POHLMEIER, H. (Hrsg.): Selbstmordhandlungen. Weinheim–Basel, Beltz 1981.

WELZ, R.: Gesellschaftliche Einflußgrößen auf die Selbstmordhandlung. In: Selbstmordverhütung – Anmaßung oder Verpflichtung. Ebd. H. Pohlmeier (Hrsg.). Bonn, Keil 1978.

WITTER, H.: Die Begutachtung der strafrechtlichen Schuldfähigkeit. Neurol. Psychiat. (Psycho) 4, 667–670 (1978).

WITTER, H., LUTHE, R.: Die strafrechtliche Verantwortlichkeit beim erweiterten Suizid. Monatsschr. Kriminol. Strafrechtsref. 49, 97–113 (1966).

8. Schwangerschaftsabbruch aus psychiatrischer Indikation

Werner Mende

8.1. Gegenwärtige Rechtslage

Das 15. Strafrechtsänderungsgesetz zur Neuregelung des Schwangerschaftsabbruchs, welches nach Ablehnung der Fristenregelung durch das Bundesverfassungsgericht schließlich doch zustande gekommen ist, hat in der Zwischenzeit vielfache Kritik erfahren. Es ist für den juristisch nicht vorgebildeten Arzt äußerst schwierig, im Gesetzestext eine Orientierung zu finden. Der gesetzgeberische Kompromiß wurde mit Widersprüchen und rechtsdogmatischen Ungereimtheiten erkauft (Wille 1982). Da jeder der theologischen, juristischen, sozialpolitischen und medizinischen Teilaspekte für sich mehr oder minder umstritten ist, dürfte eine allseits befriedigende gesetzgeberische Lösung vermutlich auch gar nicht möglich sein.

Der Abbruch einer Schwangerschaft ist generell strafbar (§ 218).

Ausgenommen von der Strafbarkeit ist lediglich der Schwangerschaftsabbruch durch einen Arzt (§ 218a Abs. 1), wenn eine der vier Indikationen-Gruppen durch einen Arzt festgestellt worden ist:

1. Medizinische Indikationen
   Der Schwangerschaftsabbruch ist nach ärztlicher Erkenntnis angezeigt, wenn die Gefahr für das Leben oder die Gefahr einer schwerwiegenden Beeinträchtigung des körperlichen oder seelischen Gesundheitszustands der Schwangeren besteht (§ 218a Abs. 1 Nr. 2).
2. Kindliche (genetische) Indikationen
   Der Schwangerschaftsabbruch ist indiziert, wenn nach ärztlicher Erkenntnis dringende Gründe für eine nicht behebbare, schwerwiegende Gesundheitsschädigung des Kindes infolge Erbanlage oder schädlicher Einflüsse vor der Geburt sprechen (§ 218a Abs. 2 Nr. 1).
3. Kriminologische (ethische, Vergewaltigungs-) Indikationen
   Wenn nach ärztlicher Erkenntnis dringende Gründe für eine aufgezwungene Schwangerschaft sprechen (Tatbestände der §§ 176–179 StGB), ist die Indikation für einen Schwangerschaftsabbruch gegeben (§ 218a Abs. 2 Nr. 2).
4. Notlage-Indikationen
   Der Schwangerschaftsabbruch kann auch angezeigt sein, um von der Schwangeren die Gefahr einer schwerwiegenden Notlage abzuwenden, sofern dies nicht auf andere zumutbare Weise möglich ist (§ 218a Abs. 2 Nr. 3).

Diese vier Indikationen-Gruppen sind also durchweg «nach ärztlicher Erkenntnis» zu stellen. Damit hat der Gesetzgeber dem Arzt eine Schlüsselrolle zugewiesen. Auch über die Vergewaltigungs- und Notlage-Indikation wird ihm die Entscheidung zugemutet, ohne daß die zugrunde liegenden Sachverhalte kompetent ermittelt sind.

Die unterschiedlich festgelegten Fristen – bei der kindlichen Indikation dürfen seit der Empfängnis nicht mehr als 22 Wochen, bei der Vergewaltigungs- und Notlage-Indikation nicht mehr als 12 Wochen verstrichen sein (§ 218a Abs. 3); für die medizinische Indikation ist keine Fristbegrenzung genannt – enthalten weitere Unsicherheitsfaktoren. Ob und welche strafrechtlichen Konsequenzen für den Arzt bei Fristüberschreitungen entstehen und wie groß der Irrtumsspielraum sein darf, läßt der Gesetzestext unbeantwortet.

Wer dagegen eine Schwangerschaft abbricht, ohne daß eine doppelgleisige Beratung (1) über mögliche Hilfsmaßnahmen durch einen Berater, (2) über «ärztlich bedeutsame Gesichtspunkte» durch einen Arzt vorausgegangen ist, kann mit Freiheitsstrafe bis zu einem Jahr belegt werden (§ 218b Abs. 1 Nr. 1).

Bestraft wird auch der Arzt, der wider besseres Wissen eine der Indikationen attestiert (§ 219a).

Strafdrohungen richten sich also nicht nur gegen den operierenden Gynäkologen, sondern auch gegen den Arzt, der fälschlich eine Indikation zum Schwangerschaftsabbruch stellt.

8.2. Statistik

Die Statistik des legalen Schwangerschaftsabbruchs hat sich seit der gesetzlichen Neuregelung in der Bundesrepublik Deutschland grundlegend gewandelt. Während sich vorher der psychiatrische Indikationsbereich immer mehr ausweitete und schließlich in mehr als der Hälfte der legalen Schwangerschaftsabbrüche psychische Störungen die Begründung für den operativen Eingriff abgegeben haben, steht heute die Notlage-Indikation zahlenmäßig bei weitem an der Spitze.

Nach Mitteilung des statistischen Bundesamtes wurde im Jahre 1977 in 57,7 % der Fälle die Notlage-Indikation festgestellt; 1978 stieg ihr Anteil auf 67 % an und liegt nunmehr bei über 70 %.

Eine psychiatrische Indikation wurde demgegenüber im Jahre 1980 in knapp 3 % der Fälle gestellt.

Bei diesen Zahlenangaben muß durchgehend berücksichtigt werden, daß die gesetzlich vorgeschriebene Meldepflicht beim Statistischen Bundesamt (ohne Nennung des Namens der Schwangeren) offenbar häufig nicht beachtet wird. Im Bericht der «Regierungskommission zur Auswertung der Erfahrungen mit dem reformierten § 218 StGB» wird für 1977 die Dunkelziffer nicht gemeldeter legaler Schwangerschaftsabbrüche mit 20 000 angegeben (Mandt 1980).

Die Indikationsstellung zum Schwangerschaftsabbruch durch den Nervenarzt hat also wesentlich an Bedeutung verloren, während die offenbar weniger aufwendige Notlage-Indikation an ihre Stelle getreten ist. Welche situativen Verhältnisse und psychischen Belastungen jedoch eine Notlage-Indikation kennzeichnen, das ist sehr umstritten und wird wohl erst durch die künftige Rechtssprechung greifbare Konturen erhalten. Von ärztlicher Seite wird die Auffassung einhellig vertreten, daß die Ermittlung der zugrunde liegenden Sachverhalte außerhalb des ärztlichen Kompetenzbereichs liegt. Das gleiche gilt für die kriminologischen Indikationen, deren Feststellung erst dann möglich ist, wenn die zugrunde liegenden Sachverhalte kompetent ermittelt worden sind.

8.3.   Psychiatrische Indikationen

Die gesetzliche Neuregelung hat dazu geführt, daß die nervenärztlichen Indikationen nunmehr weniger belastet von außermedizinischen Erwägungen sind und sich klarer abgrenzen lassen. Der psychiatrische Beurteilungsbereich beschränkt sich heute auf die Kriterien der Gefahr für das Leben und der Gefahr einer schwerwiegenden Beeinträchtigung des körperlichen und seelischen Gesundheitszustandes der Schwangeren.
Allgemein ist noch zu betonen, daß es kein psychiatrisches Krankheitsbild gibt, bei dem ein Schwangerschaftsabbruch grundsätzlich indiziert wäre (gleiches gilt für neurologische Erkrankungen).

8.3.1. Schizophrene Erkrankungen

Schizophrenien spielen für die Indikationsbeurteilung zum Schwangerschaftsabbruch eine ganz untergeordnete Rolle. Die Indikation kann im Blick auf die Gefahr einer zunehmenden Persönlichkeitsveränderung gegeben sein, wenn ein wiederholtes enges zeitliches Zusammentreffen von psychotischen Episoden und Schwangerschaften erkennbar ist. Ein akuter schizophrener Schub während der Gravidität läßt sich durch den Schwangerschaftsabbruch nicht abkürzen.
In manchen Fällen könnte die kindliche Indikation zu erwägen sein. Dann empfiehlt sich die Hinzuziehung eines Genetikers.

8.3.2. Depressive Syndrome

Bei *endogenen Depressionen* ist von einem Schwangerschaftsabbruch möglichst abzusehen. Der Eingriff läßt weder eine Besserung noch eine Abkürzung der depressiven Phase erwarten. Vielmehr muß befürchtet werden, daß durch den Eingriff die ohnehin häufig vorhandenen Schuldgefühle und Versündigungsideen noch zusätzliche Nahrung bekommen. Allenfalls bei melancholischen Phasen, die wiederholt in engem zeitlichem Zusammenhang mit Schwangerschaften auftreten, kann die Indikation gegeben sein. In derartigen, sicherlich äußerst seltenen Fällen wären phasenauslösende Einflüsse der Gestationsvorgänge nicht ganz auszuschließen. Da ein monopolar oder bipolar verlaufendes depressives Syndrom zweifellos ein schwerwiegender Leidenszustand ist, sind auch alle Maßnahmen gerechtfertigt, welche eine neue depressive Phase vermeiden helfen. Wenn die Schwangerschaft während einer Lithiumbehandlung eingetreten ist, kommt der Abbruch wegen des erhöhten Mißbildungsrisikos in den ersten 3 Monaten in Betracht (M. Schou, Thieme, Stuttgart 1980).
Bei depressiven Syndromen muß immer mit der Möglichkeit eines Suizids gerechnet werden. Auch bei *depressiven Reaktionen*, die sich auf den konflikthaft erlebten Eintritt einer Schwangerschaft entwickelt haben, kann das depressive Reagieren so tiefgreifend sein, daß auch hier mit der Möglichkeit eines Suizids zu rechnen ist. Die Suizidgefahr wechselt jedoch in erheblichem Maße. Sie ist von der Tiefe des Verstimmtseins, von der Konstella-

tion der depressiven Einzelsymptome und von bestimmten Verlaufscharakteristika abhängig, während die Ätiologie des depressiven Syndroms bezüglich der Suizidalität von zweitrangiger Bedeutung ist. Generell gilt freilich, daß bei endogenen Depressionen die Suizidgefahr größer einzuschätzen ist als bei depressiven Syndromen anderer Provenienz. Die sehr unterschiedlichen Intensitätsgrade der Suizidgefahr ziehen auch unterschiedliche therapeutische Konsequenzen nach sich.

Im Zusammenhang mit der Frage, ob ein Schwangerschaftsabbruch wegen Suizidtendenzen indiziert ist, stehen andere notwendige therapeutische Maßnahmen zunächst ganz im Vordergrund. Bei äußerster Zuspitzung der Lebenssituation der Schwangeren kann die Notwendigkeit ganz im Vordergrund stehen, sofortige intensive therapeutische Maßnahmen in die Wege zu leiten bis hin zur stationären Behandlung. Erfahrungsgemäß lassen sich in derartigen Fällen auch erhebliche Suizidtendenzen zumeist rasch entschärfen. Sie leiten sich aus der momentanen verzweifelten Stimmungslage infolge einer übermächtig erscheinenden Konfliktsituation ab und lassen sich im Rahmen von therapeutischen Gesprächen, ggf. mit medikamentöser Unterstützung zumeist rasch entschärfen. Diese klinischen Erfahrungen sprechen eindeutig dagegen, womöglich eine spezielle «Selbstmord-Indikation» vorzusehen. Katamnestische Untersuchungen haben übereinstimmend zum Ergebnis geführt, daß depressiv verstimmte schwangere Frauen kein erhöhtes Suizidrisiko bieten, wenn sie die gleiche therapeutische Zuwendung erfahren wie andere Suizidgefährdete auch (Laub 1976).

Nicht wegen einer möglichen Suizidgefahr, sondern um *depressiven Entwicklungen* vorzubeugen, kann bei depressiven Erlebnisreaktionen aber doch der Schwangerschaftsabbruch indiziert sein. Zwei Gruppen lassen sich voneinander abgrenzen:

1. Bei unehelich Schwangeren, die noch im Heranwachsendenalter stehen, sind die Konfliktsituationen durch die uneheliche Schwangerschaft oft besonders dramatisch zugespitzt. Sie können langwierige neurotische Entwicklungen nach sich ziehen und sind therapeutisch nur schwer zu korrigieren – vor allem dann, wenn psychische Retardierungen oder abnorme Persönlichkeitsverfassungen vorhanden sind. Die Gefahr einer psychischen Fixierung und erlebnisreaktiver Dauerveränderungen kann in diesen Fällen gegeben und damit die Indikation für einen Schwangerschaftsabbruch zu bejahen sein.

2. Auch bei Erschöpfungsdepressionen älterer Frauen, die bereits mehrfach geboren haben, chronisch überfordert sind und nun unerwartet nochmals schwanger wurden, kann die Indikation zu stellen sein. Depressive Verstimmungszustände, die in einer chronischen Überforderungssituation bei Hinzutreten der Gravidität sich manifestieren, neigen erfahrungsgemäß in diesem Lebensalter zur Chronifizierung und sind oft therapieresistent. Einer solchen ernsten gesundheitlichen Schädigung kann durch einen rechtzeitigen Schwangerschaftsabbruch vorgebeugt werden (Mende 1969).

8.4. Abwägen der Risiken

Bei der Indikationsstellung zum Schwangerschaftsabbruch ist immer auch das Abwägen der Risiken sorgfältig vorzunehmen. Es handelt sich um Risiken, welche sich durch das Austragen der Schwangerschaft wie auch durch den operativen Eingriff ergeben. Auch beim lege artis ausgeführten Schwangerschaftsabbruch muß heute immer noch mit Früh- und Spätkomplikationen gerechnet werden. Gerade diese Komplikationen sind es, welche die grundsätzliche Zurückhaltung bei der medizinischen Indikationsstellung rechtfertigen (Schmidt-Matthiesen 1980). Zu den Spätkomplikationen gehören auch längerfristige psychische Folgeerscheinungen. Katamnestische Untersuchungen aus verschiedenen Ländern stimmen darin überein, daß bei etwa 10–15 % der Schwangerschaftsabbrüche mit anhaltenden psychischen Reaktionen gerechnet werden muß. Reue, Schuld- und Minderwertigkeitsgefühle sowie Straf- und Zukunftsängste können sich einstellen und zum Ausgangspunkt abnormer seelischer Entwicklungen werden. Andererseits ist nicht zu verkennen, daß die überwiegende Mehrzahl der Frauen nach einem Schwangerschaftsabbruch keine psychischen Folgeerscheinungen haben. Erst wenn noch weitere katamnestische Untersuchungen vorliegen, können zuverlässige prognostische Kriterien erarbeitet werden, welche dann auch für die Indikationsstellung Bedeutung haben dürften.

8.5. Sozialberatung

Eine zweifache Beratung ist gesetzlich vorgeschrieben:
1. Die ärztliche Beratung speziell über die Risiken des operativen Eingriffs.
2. Die Sozialberatung durch eine anerkannte Beratungsstelle.
Führt ein Arzt einen Schwangerschaftsabbruch durch, ohne daß diese Beratungen erfolgt sind, dann macht er sich nach § 218b Abs. 1 Nr. 1 u. 2 strafbar. Die Beratung hat – entsprechend den vom Bundesverfassungsgericht entwickelten Leitlinien – dem Schutz des ungeborenen Lebens zu dienen. Sie soll über die zur Verfügung stehenden Hilfen informieren, insbesondere über solche Hilfen, die die Fortsetzung der Schwangerschaft und die Lage von Mutter und Kind erleichtern (§ 218b Abs. 1 Nr. 1).
Die Beratung soll sich also nicht nur auf das Aufzählen von Hilfsmöglichkeiten beschränken, sondern auch zur Annahme der Hilfsangebote ermutigen. Dies setzt aber voraus, daß auch deren Realisierungsmöglichkeiten gewährleistet sind und daß Hilfe und Betreuung nach der Geburt solange fortgesetzt werden können, bis die Mutter in ihrem sozialen Umfeld zur Bewältigung ihrer Lebenssituation selbst in der Lage ist. Von Beratern, die in anerkannten Beratungsstellen tätig sind, ist immer wieder zu hören, daß in den Beratungsgesprächen vielfach zugespitzte Grenzsituationen erkennbar werden, denen manchmal der Berater nicht gewachsen ist. Der Eindruck, daß seelische Störungen gravierenderer Art vorliegen, ist gar nicht selten. Infolge fehlender spezieller Ausbildung kann jedoch dieser Eindruck nicht weiter identifiziert werden. Die Ausbildung und Weiterbildung von Beratern sollte daher gefördert und intensiviert werden, um auch derartigen Fällen gewachsen zu sein. Gerade bei Notlage-Indikationen dürften so manche Fälle von behandlungsbedürftigen depressiven Syndromen oder neurotischen Fehlentwicklungen zu finden sein. Sie ließen sich auch im Rahmen des Beratungsgesprächs bei hinreichender Schulung zumindest verdachtsweise erfassen, damit dann die Weichen für eine psychiatrische Untersuchung und Behandlung gestellt werden können.
Der Nervenarzt hat also mit dem Aufgabenbereich der Beratungsstellen enge Berührungsfelder. Er sollte sein Wissen und Können in diesen Arbeitsbereich mit einbringen und sich als Moderator zur Verfügung stellen, wenn in einer verfahrenen Lebenssituation der Schwangeren ein ganzes Bündel von speziellen therapeutischen und sonstigen sog. flankierenden Maßnahmen erforderlich sind. Für die Supervision der Tätigkeit von Beratungsstellen ist der Nervenarzt von seiner Ausbildung und Erfahrung her denkbar gut geeignet.

8.6.   Zusammenfassung

Die gesetzliche Neuregelung des Schwangerschaftsabbruches hat bei mancher Kritik, die auch von nervenärztlicher Seite anzubringen ist, für den Nervenarzt gewisse neue Aspekte gebracht. Er kann die Indikationen seines Fachgebietes klarer abgrenzen als früher, nachdem die Tendenz zur Ausweitung des nervenärztlichen Indikationsbereichs ihr Ende gefunden hat und von der Notlage-Indikation abgelöst wurde. Diese erweist sich allerdings als ein – besonders auch aus nervenärztlicher Sicht – bedenklicher Sammeltopf.

Andererseits eröffnen sich für den Nervenarzt bei enger Zusammenarbeit mit Beratungsstellen neue Aufgaben der Supervision und Therapie, denen er sich nicht entziehen sollte.

Literatur

LAUB, S.: Auswirkungen der unerwünschten Schwangerschaft auf die Psyche der Frau. Inaug. Diss., Tübingen 1976.

MANDT, P.: Erfahrungen mit dem § 218 StGB aus der Sicht der Bundesregierung. Dtsch. Ärztebl. 77, 683–687 (1980).

MENDE, W.: Schwangerschaftsabbruch und Sterilisation aus nervenärztlicher Sicht. München, Lehmanns 1968.

SCHOU, M.: Lithium-Behandlung der manisch-depressiven Krankheit. Thieme, Stuttgart 1980.

SCHMIDT-MATTHIESEN, H.: Der Schwangerschaftsabbruch und seine Komplikationen. Lebensversicherungsmedizin 70–74, 1980.

WILLE, R.: Ärztlicher Kommentar zum geltenden Recht der §§ 218/219 StGB. In: Indikationen zum Schwangerschaftsabbruch. H. LAU (Hrsg.), 2. Aufl., Demeter 1982.

9. Verkehrspsychiatrie

ILSE BARBEY

Im Jahre 1982 registrierten die Polizeidienststellen im Bundesgebiet 1,63 Millionen Unfälle im Straßenverkehr; dabei wurden 10 581 Personen getötet und 348 112 Personen verletzt (Statistisches Bundesamt 1984). Der Bestand an zugelassenen und zulassungsfreien Kraftfahrzeugen mit amtlichem Kennzeichen erhöhte sich von 26,3 Millionen am 1. Juli 1979 auf 29,1 Millionen am 1. Juli 1983. Die jährliche Erteilung (Neu- und Wiedererteilung) von Fahrerlaubnissen hatte im Jahre 1979 die Zweimillionen-Grenze überschritten (1980: 2,10 Millionen, darunter 1,34 Millionen für die Führerscheinklasse 3) und betrug 1983 immerhin noch 1,93 Millionen. Bei den Straßenverkehrsunfällen stehen in der Verkehrsunfallstatistik nach wie vor die beim Fahrzeugführer liegenden Ursachen im Vordergrund, während technische und Wartungsmängel des Fahrzeugs weit zurücktreten. Wegen Vergehen im Straßenverkehr wurden im Jahre 1982 von den Strafgerichten im Bundesgebiet 312 505 Personen verurteilt.

Diese wenigen Zahlen unterstreichen die Bedeutung verkehrsmedizinischer Prävention. Alle Bemühungen um die Verbesserung der Sicherheit im Straßenverkehr müssen von zwei Voraussetzungen ausgehen: (1) Die Verkehrssituation hat die psychophysischen Leistungsgrundlagen des Menschen zu berücksichtigen (technische Verbesserung des Verkehrsraumes und der Verkehrsmittel); (2) der Verkehrsteilnehmer muß in der Lage sein, sich der jeweiligen Verkehrssituation anzupassen. Fahrausbildung, Verkehrserziehung und Fahreignungsprüfung sollen u. a. dazu beitragen, diese Anpassung des Menschen an den Verkehr (Böcher 1968) zu ermöglichen.

Fragen der Eignungsauslese sind in allen Bereichen der Verkehrsmedizin von besonderer Bedeutung. Das vorliegende Kapitel beschränkt sich aus folgenden Gründen auf die psychiatrische Begutachtung von Kraftfahrzeugführern: Im Fahrverkehr nimmt der Straßenverkehr mit Abstand die erste Stelle ein. Die Begutachtung der Fahreignung von Kraftfahrzeugführern stellt deshalb auch die häufigste Fahreignungsbegutachtung dar und beansprucht eine weitaus größere Anzahl von Gutachtern als die anderen verkehrsmedizinischen Disziplinen. Darüber hinaus bestehen für die medizinische Beurteilung der Fahreignung von Schiffs-, Flugzeug- und Triebwagenführern besondere ärztliche Dienste (Seeärztlicher, Flugärztlicher, Bahnärztlicher Dienst) und auch spezielle Tauglichkeitsvorschriften.

Den Ausführungen über die wichtigsten rechtlichen Bestimmungen zur Fahreignung und zur Fahreignungsbeurteilung müssen einige *Begriffsdefinitionen* vorangestellt werden.

Fahrfertigkeit: Unter Fahrfertigkeit wird die Fähigkeit verstanden, ein Kraftfahrzeug sicher im Straßenverkehr zu lenken. Diese Fähigkeit wird in der Fahrschule erworben und muß durch eine Fahrpüfung nachgewiesen werden.

Fahreignung (Fahrtauglichkeit): Der Begriff der Fahreignung (Fahrtauglichkeit) umfaßt die «ausreichende psychophysische Leistungsfähigkeit, um auch bei Dauerbelastungen ein Kraftfahrzeug sicher im Verkehr führen zu können» (Wagner 1979). Die Fahreignung kann dauernd, für einen längeren Zeitraum oder nur kurzfristig (z.B. durch Alkoholbeeinflussung) aufgehoben sein. In der Bundesrepublik Deutschland müssen die Führerscheinbewerber mit Ausnahme einer ausreichenden Sehleistung nicht generell einen Nachweis ihrer Fahreignung erbringen; Fahreignung wird angenommen, so lange keine Anhaltspunkte für Nichteignung bestehen. Eine ärztliche Untersuchung ist nur für Bewerber um eine Fahrerlaubnis oder Fahrerlaubnisverlängerung zur Fahrgastbeförderung und für Bewerber um eine Fahrerlaubnis der Klasse 2 gesetzlich vorgeschrieben (s. Abschnitt 9.1.1.1.).

Fahrzuverlässigkeit (Verkehrszuverlässigkeit): Der Straßenverkehr erfordert vom Kraftfahrer nicht nur Fahrfertigkeit und ausreichende psychophysische Leistungs- und Belastungsfähigkeit (Fahreignung), sondern auch bestimmte charakterliche Qualitäten, die ein «soziales Sicherheitsdenken» (Petersohn 1968) und damit die Zuverlässigkeit des Kraftfahrers im Straßenverkehr garantieren.

Fahrtüchtigkeit (Fahrsicherheit): Fahrfertigkeit, Fahreignung und Fahrzuverlässigkeit bilden die Grundvoraussetzungen für die sichere Führung eines Kraftfahrzeugs im Verkehr. Sie sind die Teilqualitäten, die zusammen die Gesamtqualität der Fahrtüchtigkeit ausmachen (Petersohn 1968). Alle psychophysischen Störungen, die akut oder chronisch eine der drei Teilqualitäten aufheben, bedingen auch Fahruntüchtigkeit. Körperliche und geistigseelische Störungen wirken sich beim Kraftfahrer überwiegend auf die psychophysische Leistungsfähigkeit und damit auf die Fahrtauglichkeit (Fahreignung) aus. Dagegen beeinträchtigt die akute Alkoholbeeinflussung alle Teilqualitäten der Fahrtüchtigkeit, so daß in diesem Zusammenhang allgemein von (alkoholbedingter) Fahruntüchtigkeit gesprochen wird. Der Deutsche Verkehrsgerichtstag hat sich wiederholt mit dem Begriff der Fahruntüchtigkeit befaßt und empfohlen, diesen Begriff durch den Begriff *Fahrunsicherheit* zu ersetzen.

Die von Gesetz und Rechtsprechung verwendeten Begriffe Fahreignung und Nichteignung sind – wie beispielsweise auch die Begriffe Schuldfähigkeit und Schuldunfähigkeit – Rechtsbegriffe. Die Entscheidung, ob ein Fahrerlaubnisbewerber oder -inhaber geeignet oder ungeeignet zum Führen von Kraftfahrzeugen ist, obliegt der Verwaltungsbehörde oder dem Gericht. Ebenso verhält es sich mit der Feststellung, ob ein Kraftfahrer zu einem bestimmten Zeitpunkt fahrtüchtig oder fahruntüchtig war. Der medizinische (psychiatrische) Sachverständige hat die Aufgabe, die administrative oder richterliche Entscheidung durch sein Gutachten vorzubereiten. Zur Beantwortung von Rechtsfragen ist er nicht berechtigt. Er kann aus medizinischer (psychiatrischer) Sicht der Entscheidungsinstanz einen Beurteilungshinweis geben; an diesen Hinweis sind Verwaltungsbehörde und Gericht aber nicht gebunden.

9.1. Bestimmungen zur Fahreignung

Die nachfolgenden Ausführungen beziehen sich auf
- wichtige Rechtsbestimmungen im Straßenverkehr.
- Beurteilungsrichtlinien, die zwar nur Empfehlungscharakter tragen, in der Begutachtungs- und Beurteilungspraxis aber weitgehend zur Entscheidungsgrundlage geworden sind,

– arztrechtliche Fragen, soweit sie auch für die verkehrspsychiatrische Begutachtung von Bedeutung sind.

9.1.1. Straßenverkehrsrechtliche Bestimmungen

Die verkehrsrechtlichen und verkehrsstrafrechtlichen Bestimmungen, die den psychiatrischen Gutachter interessieren, sind im Straßenverkehrsgesetz (StVG), in der Straßenverkehrs-Zulassungs-Ordnung (StVZO) und im Strafgesetzbuch (StGB) enthalten. Sie betreffen vor allem die Fahrerlaubniserteilung, die Fahrerlaubnisentziehung und die Alkoholbeeinflussung im Verkehr.

9.1.1.1. Fahrerlaubniserteilung

Als Grundregel bestimmt die Straßenverkehrsordnung (StVO), daß sich jeder Verkehrsteilnehmer so zu verhalten hat, daß kein anderer geschädigt, gefährdet oder mehr als nach den Umständen unvermeidbar, behindert oder belästigt wird (§ 1 StVO). Im Interesse der Verkehrssicherheit unterliegt das Führen von Kraftfahrzeugen einer Erlaubnispflicht (§§ 2, 4 StVG). Diese Fahrerlaubnis wird nur erteilt, wenn der Bewerber bestimmte Voraussetzungen (Fahrprüfung, Erste-Hilfe-Kenntnisse, ausreichendes Sehvermögen) erfüllt und wenn keine Tatsachen vorliegen, die gegen seine Eignung als Kraftfahrer sprechen.

Die zuständige Behörde ermittelt, ob Bedenken hinsichtlich der Eignung des Fahrerlaubnisbewerbers bestehen (§ 9 StVZO). Die Ermittlungsmöglichkeiten sind auf dem Gesundheitssektor aber sehr begrenzt, da der Bewerber zu Auskünften über eignungsmindernde körperliche oder geistig-seelische Störungen (Gesundheitsfragebogen) nicht verpflichtet ist. Eignungsbedenken können sich aus dem Strafregisterauszug ergeben (z.B. Verdacht auf Alkohol-, Drogenmißbrauch). Aber auch den Verkehrsteilnehmer selbst trifft eine gesetzliche Pflicht zur Vorsorge; denn wer sich infolge körperlicher oder geistiger Mängel nicht sicher im Verkehr bewegen kann, darf am Verkehr nur teilnehmen, wenn in geeigneter Weise Vorsorge getroffen ist, daß er andere Verkehrsteilnehmer nicht gefährdet (§ 2 StVZO).

Zu Bedenken hinsichtlich der Fahreignung eines Bewerbers geben nach dem Gesetz folgende Tatsachen Anlaß: schwere oder wiederholte Vergehen gegen Strafgesetze, Neigung zu Trunk, zu Rauschmittelsucht und zu Ausschreitungen (Rohheitsdelikte), geistige oder körperliche Mängel (§ 9 StVZO). Hat die Verwaltungsbehörde Anlaß, die Fahreignung zu bezweifeln, oder ergeben sich bei der Fahrprüfung Eignungsbedenken, dann kann die Beibringung eines amts- oder fachärztlichen Gutachtens oder des Gutachtens einer amtlich anerkannten medizinisch-psychologischen Untersuchungsstelle gefordert werden (§§ 3, 11, 12 StVZO). Ergibt die Begutachtung eine bedingte Eignung des Fahrerlaubnisbewerbers, so kann die zuständige Verwaltungsbehörde die Fahrerlaubnis unter den erforderlichen Auflagen erteilen, die Fahrerlaubnis auf eine bestimmte Fahrzeugart oder ein bestimmtes Fahrzeug mit besonderen Einrichtungen beschränken und auch Nachuntersuchungen des Führerscheininhabers nach bestimmten Fristen anordnen (§ 12 StVZO).

Während die Eignung von Fahrerlaubnisbewerbern und Fahrerlaubnisinhabern sonst nur überprüft wird, wenn sich Eignungsbedenken ergeben, ist die Erteilung der Fahrerlaubnis zur Fahrgastbeförderung vom Nachweis der geistigen und körperlichen Eignung des Antragstellers abhängig; die Untersuchung kann außerdem nur durch im Gesetz genannte Ärzte (Amtsärzte, Ärzte der öffentlichen Verwaltung, Arbeitsmediziner, Betriebsärzte) erfolgen (§ 15 e StVZO). Der Eignungsnachweis muß auch beim Antrag auf Verlängerung einer solchen Fahrerlaubnis, die nur eine Geltungsdauer von drei Jahren hat, erbracht werden (§ 15 f StVZO). Auch Bewerber um eine Fahrerlaubnis der Klasse 2 müssen sich jetzt einer ärztlichen Untersuchung ihres Gesundheitszustands unterziehen und darüber eine Bescheinigung nach amtlichem Muster vorlegen (§ 9 c StVZO); sie haben aber die Möglichkeit, die Untersuchung von einem Arzt ihres Vertrauens durchführen zu lassen.

In den einzelnen Bundesländern bestehen Richtlinien für die Prüfung der körperlichen und geistigen Eignung von Fahrerlaubnisbewerbern und Fahrerlaubnisinhabern (Eignungsrichtlinien). Diese bestimmen, bei welchen körperlichen und geistigen Mängeln die Verwaltungsbehörde die Beibringung eines Gutachtens fordert und welcher Gutachter (Facharzt, Amtsarzt, Medizinisch-Psychologische Untersuchungsstelle beim Technischen Überwachungsverein) heranzuziehen ist. Wenn die Nichteignung für die Verwaltungsbehörde offenkundig ist, wird die Fahrerlaubnis ohne Eignungsbegutachtung entzogen (in mehreren Bundesländern bei Zwangseinweisung in eine psychiatrische Klinik, bei Entmündigung); für die Wiedererteilung der Fahrerlaubnis ist dann ein positives Eignungsgutachten erforderlich.

Am 1. Dezember 1982 wurden vom Bundesminister für Verkehr neue *Eignungsrichtlinien* als Grundlage für bundeseinheitliche Länderrichtlinien bekanntgegeben. Nach den Eignungsrichtlinien hat sich das Gutachten auf die Fragen zu beschränken, «die im einzelnen Fall zur Aufklärung der mitgeteilten Zweifel der Verwaltungsbehörde an der Eignung des Betroffenen oder zur Feststellung besonderer Eignungsvoraussetzungen beantwortet werden müssen» (s. Bundesminister für Verkehr 1982); Untersuchung und Gutachten beziehen sich also nicht auf die Fahreignung generell. Die neuen Eignungsrichtlinien bestimmen auch, daß die Begutachtung «auf Grund einer Beauftragung durch den Betroffenen» erfolgt; der Proband, nicht die Verwaltungsbehörde, ist der Auftraggeber des Gutachtens. Die Mehrzahl der Begutachtungen bei geistig-seelischen Störungen wurde bisher von den Medizinisch-Psychologischen Untersuchungsstellen (MPU) beim TÜV durchgeführt. Die neuen Eignungsrichtlinien haben der Begutachtung durch Fachärzte ein stärkeres Gewicht gegeben; jedoch sieht der Mängelkatalog verschiedene Untersuchungsanlässe vor, bei denen die Fahreignungsbegutachtung ausschließlich durch die MPU erfolgt (Intelligenzstörungen, pathologische Alterungsprozesse, Einstellungs- und Anpassungsmängel sowie Alkoholauffälligkeit im Straßenverkehr u.a.). Die Eignungsrichtlinien sehen auch die Anforderung von Obergutachten vor. In den meisten Bundesländern sind Universitätsinstitute als Obergutachterstellen tätig.

9.1.1.2. Fahrerlaubnisentziehung

Die Entziehung der Fahrerlaubnis kann durch die Verwaltungsbehörde oder durch das Gericht erfolgen.

Erweist sich ein Führerscheininhaber als ungeeignet zum Führen von Kraftfahrzeugen, so muß ihm die zuständige *Verwaltungsbehörde* die Fahrerlaubnis entziehen (§ 4 StVG). Als ungeeignet gilt ein Kraftfahrzeugführer, der wegen körperlicher oder geistiger Mängel sein Fahrzeug nicht sicher führen kann, der unter erheblicher Wirkung geistiger Getränke bzw.

anderer berauschender Mittel am Verkehr teilgenommen oder sonst gegen verkehrsrechtliche oder strafrechtliche Vorschriften erheblich verstoßen hat (§ 15 b StVZO). Voraussetzung für die Fahrerlaubnisentziehung durch die Verwaltungsbehörde ist die Nichteignung. Diese kann unter anderem auch in einem Verstoß gegen strafrechtliche Bestimmungen bestehen; für den verwaltungsbehördlichen Führerscheinentzug ist es aber nicht Voraussetzung, daß sich der Kraftfahrer auch strafbar gemacht hat. Zur Vorbereitung ihrer Entscheidung kann die Verwaltungsbehörde die Beibringung eines Eignungsgutachtens – gegebenenfalls auch mehrerer Gutachten – anordnen.

Die Entziehung der Fahrerlaubnis durch das *Gericht* (§ 69 StGB) ist eine Maßregel der Besserung und Sicherung. Die Anwendung von § 69 StGB kommt in Betracht, wenn ein Kraftfahrzeugführer wegen einer verkehrsstrafrechtlich relevanten Tat verurteilt wurde oder wegen Schuldunfähigkeit nicht verurteilt werden konnte und wenn sich aus der Tat ergibt, daß er zum Führen von Kraftfahrzeugen ungeeignet ist. In § 69 StGB werden mehrere Straftatbestände aufgeführt, bei denen Ungeeignetheit unterstellt wird: Gefährdung des Straßenverkehrs (§ 315 c StGB), Trunkenheit im Verkehr (§ 316 StGB), unerlaubtes Entfernen vom Unfallort (§ 142 StGB), Vollrausch (§ 323 a StGB), sofern der Vollrausch zur Gefährdung des Straßenverkehrs, zur Trunkenheit im Verkehr oder zum unerlaubten Entfernen vom Unfallort führte. Die Nichteignung muß sich aus der Tat und nicht nur anläßlich einer Tat ergeben (Dreher und Tröndle 1980, Randziffer 9 zu § 69 StGB). Für den letzteren Fall muß eine Eignungsüberprüfung und gegebenenfalls eine Fahrerlaubnisentziehung durch die zuständige Verwaltungsbehörde veranlaßt werden. Da sich die Nichteignung im Rahmen des § 69 StGB aus der strafbaren Handlung ergibt, wird sie durch den Richter festgestellt. Psychiatrisch-psychologische Begutachtungen sind in diesem Zusammenhang nicht häufig. Die schematische Regelung ist aber auch kritisiert worden (Beine 1978).

Mit der Entziehung der Fahrerlaubnis bestimmt das Gericht zugleich eine Sperrfrist für die Neuerteilung (§ 69 a StGB). Diese beträgt sechs Monate bis zu fünf Jahren; in besonderen Fällen kann sie für immer angeordnet werden. Das Gericht kann von der Sperre bestimmte Arten von Kraftfahrzeugen ausnehmen; es kann die Sperre auch vorzeitig aufheben.

9.1.1.3. Fahrverbot

Ein Fahrverbot für die Dauer von einem Monat bis zu drei Monaten kann sowohl durch die Verwaltungsbehörde (§ 25 StVG) als auch durch das Gericht (§ 44 StGB) angeordnet werden. In beiden Fällen wird die Fahrerlaubnis nicht entzogen.

9.1.1.4. Unerlaubtes Entfernen vom Unfallort

Das Sichentfernen eines Unfallbeteiligten vom Unfallort nach einem Straßenverkehrsunfall, ohne die Feststellung der Person, des Fahrzeugs und der Beteiligung am Unfall zu ermöglichen (früher zutreffender als «Verkehrsunfallflucht» bezeichnet), ist strafbar (§ 142 StGB). Geschütztes Rechtsgut ist nicht das öffentliche Interesse an einer lückenlosen Erfassung der Straßenverkehrsunfälle, sondern die Feststellung der durch einen Verkehrsunfall entstandenen Ansprüche sowie der Schutz vor unberechtigten Ansprüchen (Dreher und Tröndle 1980, Randziffer 4 zu § 142 StGB).

Nicht selten wird bei der sogenannten Verkehrsunfallflucht die Frage der Schuldunfähig-keit aufgeworfen und eine Begutachtung durch den Psychiater oder den Rechtsmediziner veranlaßt (s. Abschnitt 9.3.5.).

9.1.1.5. Alkohol und Straßenverkehr

Alkoholbeeinflussung im Straßenverkehr kann als Ordnungswidrigkeit nach dem Straßen-verkehrsgesetz geahndet werden. Nach *§ 24a StVG (0,8 Promille-Grenze)* handelt ord-nungswidrig (und kann mit einer Geldbuße bis zu dreitausend Deutsche Mark belegt werden), wer im Straßenverkehr ein Fahrzeug führt, obwohl er 0,8 Promille oder mehr Al-kohol im Blut oder eine Alkoholmenge im Körper hat, die zu einer solchen Blutalkohol-konzentration führt. Eine Geldbuße nach § 24a StVG hat in der Regel auch ein Fahrverbot zur Folge (§ 25 StVG).

Alkoholbeeinflussung im Straßenverkehr kann auch strafrechtliche Folgen haben. Nach *§ 315c StGB (Gefährdung des Straßenverkehrs)* wird mit Geld- oder Freiheitsstrafe bestraft, wer im Straßenverkehr ein Fahrzeug führt, obwohl er a) infolge des Genusses alkoholischer Getränke oder anderer berauschender Mittel oder b) infolge geistiger oder körperlicher Mängel nicht in der Lage ist, das Fahrzeug sicher zu führen und dadurch Leib oder Leben eines anderen oder fremde Sachen von bedeutendem Wert gefährdet. Nach *§ 316 StGB (Trunkenheit im Verkehr)* wird bestraft, wer im Verkehr ein Fahrzeug führt, obwohl er infolge des Genusses alkoholischer Getränke oder anderer berauschender Mittel nicht in der Lage ist, das Fahrzeug sicher zu führen. Der Unterschied zwischen § 315c StGB und § 316 StGB besteht darin, daß es sich bei einer Tat nach § 315c StGB um ein konkretes Gefährdungsdelikt (Dreher und Tröndle 1980, Randziffer 2 zu § 315c) handelt; mit der Tathandlung, dem Führen eines Fahrzeugs im Zustand der Fahruntüchtigkeit muß eine Gefährdung von Menschen oder Sachen verbunden sein. Eine Tat nach § 316 StGB ist dagegen ein abstraktes Gefährdungsdelikt (Dreher und Tröndle 1980, Randziffer 2 zu § 316); bestraft wird danach allein das Führen eines Fahrzeugs im Zustand der Fahruntüch-tigkeit (Schutz der allgemeinen Verkehrssicherheit). Fahruntüchtigkeit kann in beiden Fällen durch Alkohol oder durch andere berauschende Mittel bedingt sein. Zu den «ande-ren berauschenden Mitteln» gehören nicht nur die spezifisch bewußtseinsverändernden Drogen, sondern auch andere zentral wirksame Arzneimittel. Nach § 315c StGB kommen für die Fahruntüchtigkeit auch geistig-körperliche Mängel (z.B. Sehstörungen, Schwer-hörigkeit, Verlust von Extremitäten, Anfallsleiden, Psychosen, u.U. auch Übermüdung) in Betracht.

Im Zusammenhang mit Alkoholdelikten im Straßenverkehr kann auch der sogenannte *Vollrausch (§ 323a StGB)* von Bedeutung sein. Nach § 323a StGB wird bestraft, wer sich vorsätzlich oder fahrlässig durch Genuß alkoholischer Getränke oder anderer berauschen-der Mittel in einen Intoxikationszustand («Rausch») versetzt, in diesem Zustand eine rechtswidrige Tat (z.B. ein Verkehrsdelikt) begeht, ihretwegen aber infolge erwiesener oder nicht auszuschließender Schuldunfähigkeit nicht bestraft werden kann. Die Straf-androhung richtet sich also nicht gegen das im Rausch begangene Verkehrsdelikt, sondern gegen den schuldhaft herbeigeführten Rauschzustand. Die Fragen an den psychiatrischen Sachverständigen können sich deshalb sowohl auf die Voraussetzungen der Schuldunfähig-keit infolge des Rauschzustands als auch – sofern diese gegeben sind – auf die Vorausset-zungen der Vorwerfbarkeit des Rauscheintritts beziehen.

9.1.2. Beurteilungsrichtlinien

Im Jahre 1973 wurde vom Gemeinsamen Beirat für Verkehrsmedizin beim Bundesminister für Verkehr und beim Bundesminister für Jugend, Familie und Gesundheit das Gutachten «Krankheit und Kraftverkehr» herausgegeben. Bis dahin gab es Kraftfahrer-Eignungs-richtlinien nur für einzelne medizinische Teilgebiete (Sehfehler, Anfallsleiden, Körperbehinderungen) so daß die Begutachtungspraxis auf dem Gebiet der Medizin insgesamt recht uneinheitlich war. Mit dem Gutachten «Krankheit und Kraftverkehr» wurde versucht, die vorhandenen, zum Teil voneinander abweichenden Auffassungen bei der Kraftfahrer-Eignungsbeurteilung so weit wie möglich aufeinander abzustimmen und die Begutachtungspraxis zu vereinheitlichen. Den Gutachtern und den für die Entscheidung zuständigen Behörden sollten durch eine Zusammenstellung der wesentlichen körperlichen und geistigen Mängel und durch Beurteilungsgrundsätze Entscheidungshilfen für den Einzelfall gegeben werden. Ein derartiges, die Begutachtung vereinheitlichendes «Ordnungssystem» (Lewrenz 1975) zu schaffen, lag letztlich auch im Interesse der zu Begutachtenden.

Andererseits dürfen aber auch die Nachteile, die mit einem solchen Ordnungssystem verbunden sind, nicht übersehen werden. Die dadurch unvermeidbare Schematisierung wirkte sich gerade bei der Fahreignungsbeurteilung von Personen, die eine endogene Psychose durchgemacht hatten, zum Teil sehr negativ aus. Deshalb hatte das Gutachten «Krankheit und Kraftverkehr» trotz seines Fortschritts gegenüber der früheren, teilweise sehr restriktiven psychiatrischen Beurteilungspraxis nicht nur Zustimmung, sondern auch kritische Stellungnahmen zur Folge (s. Abschnitt 9.2.1.)

Die Leitsätze des Gutachtens «Krankheit und Kraftverkehr» stellen Empfehlungen und keine Rechtsvorschriften dar. Der psychiatrische Gutachter kann daher in einzelnen Fällen auch von ihnen abweichen; er muß dies jedoch begründen können. Angesichts der Möglichkeit abweichender Beurteilung darf aber nicht übersehen werden, daß sich auch die zuständige Verwaltungsbehörde bei ihren Entscheidungen an den Beurteilungsleitsätzen des Gutachtens orientiert und daß sie gegebenenfalls weitere Gutachten verlangen kann.

In der Diskussion um die Leitsätze für die Beurteilung der Fahreignung nach abgeklungenen psychischen Erkrankungen hat Lewrenz (1975) auf die Notwendigkeit der «Überprüfung solcher richtungsgebender Ordnungssysteme» hingewiesen. Die Neuauflage des Gutachtens «Krankheit und Kraftverkehr» (Lewrenz und Friedel 1979, s. auch Lewrenz 1981) hat für die Beurteilung der Fahreignung bei psychischen Erkrankungen praktisch keine Änderungen gebracht.

9.1.3. Arztrechtliche Fragen

Obwohl bei arztrechtlichen Fragen im Rahmen der verkehrsmedizinischen Begutachtung der rechtsmedizinische Sachverständige herangezogen wird, soll wegen der allgemeinen Bedeutung auch ein Hinweis auf Schweige- und Aufklärungspflicht des Arztes bei fahruntüchtigen Patienten erfolgen.

Die *Aufklärung* des Patienten durch den Arzt ist zwar nicht gesetzlich vorgeschrieben; jedoch haben Rechtsprechung und ärztliche Berufsordnungen sie als Pflicht anerkannt.

Danach ist der Arzt verpflichtet, einen Patienten aufzuklären, wenn Krankheit und/oder medikamentöse Behandlung zu einer Beeinträchtigung der Fahrtüchtigkeit führen. Allgemein wird dem Arzt – nicht zuletzt in seinem eigenen Interesse – empfohlen, sich diese Aufklärung vom Patienten auch bestätigen zu lassen (Wagner 1968; zur Aufklärung bei Fahruntauglichkeit s. auch Spann 1979, Barnikel 1979).

Eng verbunden mit der Frage der Aufklärung des fahruntauglichen Patienten ist das Problem der *Offenbarungsbefugnis* des Arztes. Dieses Problem wird aktuell, wenn ein fahruntauglicher Patient gegen den Rat des Arztes weiterhin sein Kraftfahrzeug führt. Durch Gesetz und Standesrecht ist der Arzt gegenüber Dritten zur Verschwiegenheit verpflichtet. Eine Mitteilungspflicht fahruntauglicher, uneinsichtiger Patienten durch den Arzt gibt es in der Bundesrepublik Deutschland nicht; eine solche Meldepflicht wird auch allgemein abgelehnt. Auf Ablehnung stößt großenteils auch ein gesetzlich sanktioniertes Melderecht, wie es beispielsweise seit 1975 in der Schweiz (s. Hartmann 1980) besteht. Der Bundesgerichtshof hat dem Arzt eine Offenbarungsbefugnis gegenüber dem Gesundheitsamt oder der zuständigen Straßenverkehrsbehörde zugebilligt, wenn es um die Wahrung eines höherwertigeren Rechtsgutes als des Patientengeheimnisses geht (BGH VI ZR 168/67). Im Hinblick auf fahruntaugliche Patienten ist das höherwertigere Rechtsgut der Schutz von Leben und Gesundheit der Verkehrsteilnehmer. Der Arzt muß aber zur Gefahrenabwehr alles unternommen haben (Belehrung des Patienten, Hinweis auf eventuelle Meldung, gegebenenfalls auch Aufklärung von Angehörigen), ehe er sich zu einer Meldung entschließt.

9.2. Die Beurteilung der Fahreignung bei geistig-seelischen Störungen

Eingangs wurde bereits darauf hingewiesen, daß das ärztliche Fahreignungsgutachten die Aufgabe hat, die Entscheidung von Gericht oder Verwaltungsbehörde vorzubereiten; es beinhaltet nicht die Entscheidung selbst. Auch im verkehrsrechtlichen Bereich hat der Arzt nur die Stellung eines sachverständigen «Gehilfen», dem allerdings «Kompetenz und Verantwortung für die Feststellung zukommt, ob im Einzelfall Krankheit oder Gesundheit vorliegt und welche Prognose sich durch einen gesundheitlichen Mangel bei einem Fahrerlaubnisbewerber oder Fahrerlaubnisinhaber ergibt» (Lewrenz und Friedel 1979).

Bei der Abfassung des psychiatrischen Gutachtens muß immer berücksichtigt werden, daß es einer Instanz, die sich aus medizinisch-psychologischen Laien zusammensetzt, die eigene Überzeugungsbildung ermöglichen soll. Nicht nur die Verkehrsjuristen, sondern auch die Rechtsprechung (z.B. OVG Münster, NJW 77, 1503) fordern vom Gutachter, daß sein Gutachten für die betreffende Entscheidungsinstanz weitgehend nachvollziehbar und überprüfbar ist; denn «der Verwaltungsbeamte und der Verwaltungsrichter dürfen sich auf den Sachverständigen nicht schlechthin verlassen» (Beine 1978). Verwaltungsbeamter und Richter müssen im Einzelfall dem Gutachten also entnehmen können,

1. welche geistig-seelischen Störungen oder krankhaften Verhaltensauffälligkeiten bei dem Probanden vorliegen,
2. welche Gefahren sich bei einer Teilnahme am motorisierten Straßenverkehr daraus ergeben.

Der Nachweis geistig-seelischer Störungen oder charakterlicher Abnormitäten ist für sich noch nicht ausschlaggebend für die Fahreignungsbeurteilung. Vielmehr muß aufgezeigt werden, daß sie sich auch auf die Führung eines Kraftfahrzeugs negativ auswirken und damit eine Verkehrsgefährdung beinhalten. Die Verkehrsgefährdung muß durch Tatsachen (dazu gehören auch die Befundtatsachen) nachgewiesen sein. Die Annahme einer möglichen Verkehrsgefährdung reicht nicht aus. Nach dem Gutachten «Krankheit und Kraftverkehr» ist eine konkrete Verkehrsgefährdung dann gegeben, wenn

1. von einem Kraftfahrer infolge der festgestellten körperlichen oder geistigen Leistungsbeeinträchtigung zu erwarten ist, daß er die Anforderungen beim Führen eines Kraftfahrzeugs (zu denen auch die Beherrschung von Belastungssituationen gehört) nicht mehr bewältigen kann,

2. von einem Kraftfahrer in einem absehbaren Zeitraum die Gefahr des plötzlichen Versagens der körperlichen und geistigen Leistungsfähigkeit (z.B. durch akut einsetzende Bewußtseinsstörungen) zu erwarten ist.

Liegt bei dem Untersuchten nur eine bedingte Eignung vor, so sind die Bedingungen (Auflagen, Beschränkungen) aufzuführen, die erfüllt werden müssen, damit eine Teilnahme am motorisierten Straßenverkehr ohne Gefahr möglich ist.

Im Hinblick auf die Tragweite der aus dem Gutachtenergebnis resultierenden rechtlichen Konsequenzen erwarten Verkehrsjuristen vom Gutachter vor allem «sichere Feststellungen». Diese Forderung führte zu kontroversen Diskussionen zwischen Juristen und Gutachtern über Inhalt und Aussagewert medizinisch-psychologischer Gutachten. «Ein Gutachten ist nur dann brauchbar, wenn es den Verwaltungsbeamten in die Lage versetzt, in eigener Verantwortung das Gutachten einer Nachprüfung zu unterziehen» (Himmelreich 1979). Abfassung des Gutachtens in allgemeinverständlicher Sprache, Nachvollziehbarkeit (Schlüssigkeit) und Nachprüfbarkeit (Wissenschaftlichkeit) verlangen auch die Eignungsrichtlinien (s. Bundesminister für Verkehr 1982). Es soll hier nicht erörtert werden, ob der Verwaltungsbeamte und der Richter ohne fachspezifische Kenntnisse dazu überhaupt in der Lage sind. Die Forderung, daß das Gutachten verständlich abgefaßt sein muß und daß die Ausführungen erkennen lassen müssen, worauf sich die Beurteilung gründet, besteht zu Recht. Nicht zuletzt muß auch der Betroffene als Auftraggeber dem Inhalt des Gutachtens ausreichend folgen können.

Die psychiatrische Diagnostik einschließlich der ergänzenden Untersuchungsverfahren unterscheidet sich prinzipiell nicht von der psychiatrischen Diagnostik in anderen Begutachtungsbereichen. Deshalb wird an dieser Stelle auf die Ausführungen in den einschlägigen Abschnitten dieses Handbuchs verwiesen. Modifikationen ergeben sich durch die Fragestellung an den Gutachter. In der verkehrspsychiatrischen Begutachtung spielt die Krankheits- und Persönlichkeitsprognose generell eine größere Rolle als bei anderen Begutachtungen, beispielsweise bei der Schuldunfähigkeitsbegutachtung.

In den letzten Jahren wurde im Schrifttum darauf verwiesen, daß die medizinisch-psychologische Untersuchung zur Beurteilung der Fahreignung «anlaßbezogen» sein muß (Kunkel 1980, 1980a, Menken 1980, Schneider 1980). Die Straßenverkehrsbehörde ordnet eine medizinisch-psychologische Untersuchung nur dann an, wenn sie durch einen konkreten Anlaß Zweifel an der Fahreignung eines Führerscheinbewerbers oder Führerscheininhabers hat. Von diesem konkreten Anlaß hat die Untersuchung auszugehen. Die anlaßbezogene Untersuchung «hat sich daher nur auf die Persönlichkeitszüge zu erstrecken, die Zweifel an der Eignung des Betroffenen begründet haben» (Merken 1980). Dementsprechend liegt die Aufgabe des Gutachters darin, «in einer anlaßbezogenen Untersuchung zu prüfen, ob sich Tatsachen finden, durch die diese Zweifel ausgeräumt werden können» (Schneider 1980), d.h. die Annahme der Nichteignung seitens der Behörde durch die Untersuchung widerlegt werden kann (Kunkel 1980). Damit liegt die anlaßbezogene Begutachtung, die inzwischen durch die neuen Eignungsrichtlinien (s. Abschnitt 9.1.1.1.) vorgeschrieben ist, durchaus im Interesse des Probanden. Der Gutachter stellt nicht die generelle Fahreignung oder Nichteignung des Probanden fest, «sondern er klärt bestimmte Fragen»; seine Erhebungen und die mitzuteilenden Befunde sind daher grundsätzlich begrenzt (Barthelmess und Ehret 1984).

Nach Böcher (1973) hat sich für die Ableitung einer negativen psychologischen Eignungsbeurteilung aus den Untersuchungsbefunden folgendes Vorgehen bewährt, das auch für die psychiatrische Beurteilung übernommen werden kann:

1. Nur Befunde, die eine erhebliche und eindeutige Normabweichung darstellen, werden als Hinweise auf tatsächliche Eignungsmängel aufgefaßt («Prinzip der diagnostischen Prägnanz und Relevanz des Einzelbefunds»).

2. Die Aussagen sollen sich nach Möglichkeit auf mehrere Einzelbefunde stützen («Prinzip der Mehrfachsicherung»).

3. Eine negative Beurteilung erfordert Übereinstimmung der an der Untersuchung beteiligten Gutachter («Prinzip der Einstimmigkeit»).

4. Die in den Untersuchungsbefunden erkennbaren Eignungsmängel müssen in der Lebensgeschichte oder im Verhalten nachweisbar sein («Prinzip der Realsicherung»).

Wenn sich das Gutachten klar und verständlich darüber äußert, welche Gefahren im Individualfall von einer psychischen Erkrankung, einer geistigen Behinderung oder von Leistungsmängeln ausgehen, erübrigt sich nach dem Gutachten «Krankheit und Kraftverkehr» eine Stellungnahme zu den Rechtsbegriffen «geeignet» oder «ungeeignet»; verwendet der Gutachter jedoch diese Begriffe, so muß er sie auch ausreichend begründen (Lewrenz und Friedel 1979). In der Praxis äußert sich der Gutachter aber – ähnlich wie im Rahmen der Schuldfähigkeitsbeurteilung – in den meisten Fällen aus fachlicher Sicht zur Eignungsfrage; indirekt wird dies von ihm zumeist auch erwartet.

Auch in der verkehrspsychiatrischen Begutachtung überwiegen die Probanden mit neurotischen Entwicklungen und abnormen Persönlichkeitsentwicklungen gegenüber Probanden mit psychischen Erkrankungen, geistigen Behinderungen und hirnorganischen Störungen. Das Gutachten «Krankheit und Kraftverkehr» faßt sie unter dem Begriff «Einstellungs- und Anpassungsmängel» zusammen. Für die Untersuchung und Beurteilung der Gruppe dieser «auffälligen Kraftfahrer» (Lewrenz 1979) ist die Zusammenarbeit mit dem Psychologen unerläßlich. Auf die Diskussion, ob bei dieser Probandengruppe dem Psychologen oder dem Psychiater die Priorität zukommt, soll in diesem Rahmen nicht eingegangen werden. Schneider (1980) hat, ausgehend vom Fall eines ausschließlich psychologisch begutachteten alkoholauffälligen Kraftfahrers, betont, «daß bei einem Untersuchungsanlaß, der dem Bereich der eignungsausschließenden Krankheiten [Alkoholabhängigkeit, Anm. d. Verf.] zugeordnet werden muß, ein Arzt als Gutachter gefragt werden muß.» Diese Feststellung kann nicht nachhaltig genug unterstrichen werden. Psychiatrisch-psychologische Teamarbeit sollte, wo immer ihre Voraussetzungen gegeben sind, in allen Begutachtungsbereichen im Interesse der erwähnten Mehrfachsicherung der Untersuchungsbefunde genutzt werden. Das heißt aber nicht, daß sich die Fahreignungsbeurteilung vor allem auf die Ergebnisse von Testuntersuchungen stützen sollte. Die von psychiatrischer Seite immer wieder geäußerten Bedenken gegenüber der Priorität von Testergebnissen im Rahmen von Fahreignungsbegutachtungen werden auch durch die Ergebnisse einer von Foerster und Mitarbeiter durchgeführten katamnestischen Erhebung zur Fahrbewährung psychiatrisch-psychologisch begutachteter Probanden bestätigt. Nach diesen Ergebnissen sollte in den meisten Fällen bei der Fahreignungsbeurteilung das Schwergewicht eher auf Daten gelegt werden, die der Verkehrsvorgeschichte zu entnehmen sind und die in einem empirisch gesicherten Zusammenhang zur Verkehrsauffälligkeit stehen, wie z.B. Trunkenheit am Steuer, Anzahl der Trunkenheitsdelikte (Foerster et al. 1984).

9.2.1. Endogene Psychosen

Die Frage der Fahreignung von Patienten, die an einer endogenen Psychose erkrankt waren, hat immer wieder zu kontroversen Diskussionen Anlaß gegeben. Die gegensätzlichen Standpunkte konnten auch nicht durch das Gutachten «Krankheit und Kraftverkehr» beseitigt werden. Von keiner Seite wurde auch vor Veröffentlichung des Gutachtens im Jahre 1973 bezweifelt, daß akute und chronische endogene Psychosen sowie stärker ausgeprägte Residualsyndrome Nichteignung bedingen. Auch die Ansichten über die Wiedererlangung der Fahreignung nach abgeklungenen affektiven Psychosen waren im großen und ganzen einheitlich. Zur Frage der Erteilung und Wiedererteilung der Fahrerlaubnis nach abgeklungenen schizophrenen Psychosen gab (und gibt) es dagegen konträre Auffassungen, die durch die höchstrichterliche Rechtsprechung eine zusätzliche Verhärtung erfuhren.

Die Skala der fachlichen Beurteilungsempfehlungen enthielt schon vor 1973, entsprechend der unterschiedlichen Lehrmeinung über Entstehung und Verlauf schizophrener Psychosen, restriktive, gemäßigte und liberale Vorschläge. Der restriktiven Auffassung schloß sich auch das Bundesverwaltungsgericht in seinem bekannten Grundsatzurteil (BVerwG VII C 69/64) an und entschied, daß ein Kraftfahrer zum Führen von Kraftfahrzeugen dann nicht geeignet ist, wenn bei ihm jederzeit mit dem Ausbruch einer geistigen Erkrankung gerechnet werden muß. Auch Wolf (1972) schätzte die potentielle Verkehrsgefährdung eines einmal an Schizophrenie Erkrankten so hoch ein, daß er sich ebenfalls für dauernde Nichteignung aussprach. Andere Autoren lehnten ein einzelnes, ausschließlich an der diagnostischen Zuordnung orientiertes Beurteilungskriterium ab. Sie empfahlen ein flexibleres Vorgehen, machten aber die Befürwortung der Erteilung oder Wiedererteilung der Fahrerlaubnis neben anderen Kriterien (z.B. Verlaufsprognose der Psychose, prämorbide Persönlichkeit, Grad der Remission, soziale Anpassung) vor allem vom Ablauf eines bestimmten, schubfreien Zeitraums (zwei Jahre nach Peter 1960, Trüb und Federhen 1967, drei bis fünf Jahre nach Peukert und Nieschke 1963) abhängig. Eine dritte Gruppe von Gutachtern (z.B. Rauch 1968) wendete sich gegen jede Schematisierung. Sie sprach sich für eine differenzierte, auf die Besonderheiten des Einzelfalls abgefaßte Beurteilung aus, die der Persönlichkeit des Betroffenen, seiner sozialen Integration und beruflichen Rehabilitation gleichermaßen gerecht werden sollte wie der Aufrechterhaltung der allgemeinen Verkehrssicherheit. Gerade erstere Gesichtspunkte waren von den Gutachtern, die eine restriktive Beurteilung befürworten, zurückgewiesen worden (s. Wolf 1972). Die Leitsätze des Gutachtens «Krankheit und Kraftverkehr» sind als ein Kompromiß der bis zu seinem Erscheinen vorhandenen, divergierenden Standpunkte zu verstehen. Deshalb dürfen sie gegenüber der strengen Beurteilungspraxis, die durch die Rechtsprechung des Bundesverwaltungsgerichts bestimmt wurde, als ein Fortschritt angesehen werden.

Der erste *Leitsatz* des Gutachtens «Krankheit und Kraftverkehr» für die Beurteilung endogener Psychosen lautet: «Die Eignung zum Führen von Kraftfahrzeugen aller Klassen ist ausgeschlossen bei endogenen Psychosen und psychotischen Reaktionen, wenn bezüglich der Teilnahme am motorisierten Straßenverkehr

- manische Syndrome,
- paranoid-halluzinatorische Syndrome,
- katatone Syndrome,
- hebephrene Syndrome,
- psychotische Defektsyndrome,
- Angst-, paranoide und depressive Syndrome

das Realitätsurteil erheblich beeinträchtigen oder die allgemeine Leistungsfähigkeit unter das erforderliche Maß herabsetzen». Nach dem Gutachten kann diese Sachlage z. B. gegeben sein bei Selbstmordneigung, Wahnstimmung, schweren Schuldgefühlen, akuten Angstsymptomen, akuten paranoiden Syndromen, Agitiertheit, starker Hemmung, manischer Kritiklosigkeit, Halluzinationen, Verworrenheit, schweren Antriebs- und Konzentrationsstörungen.

Zur Wiedererlangung der Fahreignung nach abgeklungenen endogenen Psychosen und psychotischen Reaktionen enthält das Gutachten folgende Beurteilungsempfehlungen: Die Eignung zum Führen von Kraftfahrzeugen, die der Fahrgastbeförderung dienen, bleibt auch nach Abklingen schwerer endogener Psychosen ausgeschlossen. Die Fahreignung für die Erlaubnisklassen 1, 3, 4 und 5 kann nach einer ersten psychotischen Episode nach sechsmonatiger Symptomfreiheit wiedererlangt werden. Wiedererkrankung nach zehn- oder mehrjährigem symptomfreiem Intervall gilt als Neuerkrankung, so daß Fahreignung in diesen Fällen ebenfalls sechs Monate nach Abklingen der Erkrankung wiedererreicht werden kann. Bei Wiedererkrankung innerhalb der Zehnjahresfrist erfordert die positive Beurteilung der Fahreignung ein krankheitsfreies Intervall von drei bis fünf Jahren. Unter günstigen Umständen, d. h. bei leichteren Syndromen und günstigen Verlaufsformen, kann nach dem Gutachten die Fahreignung unter Umständen auch früher als sechs Monate nach Abklingen der akuten Krankheitserscheinungen positiv beurteilt werden; dies gilt jedoch nur für die Erlaubnisklassen 1, 3, 4 und 5. In allen genannten Krankheitsfällen ist die Erteilung oder Wiedererteilung der Fahrerlaubnis von einer fachärztlichen Begutachtung abhängig.

Durch die gleichartigen Beurteilungsgrundsätze für schizophrene und affektive Psychosen werden Patienten, die eine affektive Psychose durchgemacht haben, benachteiligt. Auch wenn Verlaufsstudien, die in jüngster Zeit durchgeführt wurden, gezeigt haben, daß die Prognose phasisch verlaufender depressiver und manisch-depressiver Erkrankungen nicht so günstig eingeschätzt werden kann wie bisher (Angst 1980), so unterscheiden sich diese Erkrankungen, insbesondere die monopolar depressiven Erkrankungen, von den schizophrenen Psychosen durch einen insgesamt günstigeren Verlauf. Auch bei häufigeren Rezidiven klingen die depressiven Phasen in größerem Umfang als schizophrene Krankheitsschübe ohne Residualzustände ab. Die Rezidivneigung kann bei den affektiven Psychosen allerdings groß sein; bei 80–90 % der Kranken treten mehr als eine Phase auf, bei einem Viertel der Kranken mehr als acht Phasen (Huber 1981). Krankheitsfreie Intervalle von zehn Jahren sind dann selten, und selbst das für die Wiedererlangung der Fahrerlaubnis nachzuweisende krankheitsfreie Intervall von drei bis fünf Jahren wird oft nicht erreicht. Zu Recht hat Glatzel (1975) deshalb darauf hingewiesen, daß die im Gutachten «Krankheit und Kraftverkehr» gesetzten Wartefristen für Kranke mit phasisch verlaufenden Depressionen «praktisch einen dauernden Führerscheinentzug» bedeuten.

Aber auch für Patienten, die an einem Schizophrenie-Rezidiv erkrankten, ist die drei- bis fünfjahrige Wartefrist unbefriedigend und wird auch als zu willkürlich (Heinz und Tölle 1975) beurteilt. Die bisherige, von Kraepelin begründete Annahme, daß sich affektive Psychosen allgemein durch einen günstigen, schizophrene Psychosen dagegen durch einen ungünstigen Verlauf auszeichnen, bedarf nach den Ergebnissen der modernen Verlaufsforschung (Bleuler 1972, Huber et al. 1979) auch im Hinblick auf die Schizophrenien einer Korrektur. Die umfangreiche Verlaufsstudie von Huber et al., die in den Ergebnissen mit Bleulers Untersuchung übereinstimmt, ergab u. a. eine soziale Heilung in 56 % der nachuntersuchten Patienten mit einer Schizophrenie-Erkrankung; d. h. die Patienten waren entweder in ihrem früheren Beruf (38 %) oder in einem Beruf unterhalb ihres prämorbiden Berufsniveaus (18 %) voll erwerbstätig. Fast ein Viertel der Patienten (22 %) wies eine Dauerheilung in psychopathologischer Hinsicht auf (Vollremission), in 43 % fanden sich uncharakteristische Residualsyndrome und in 35 % charakteristische schizophrene Residualzustände. Danach kann nicht mehr von einem grundsätzlich ungünstigen und progressiven Verlauf der Schizophrenien ausgegangen werden. In der Untersuchung von Huber et al. erwiesen sich als prognostisch günstig für den Krankheitsverlauf (Langzeitprognose) u. a.: unauffällige, syntone Primärpersönlichkeit, weiterführende Schulbildung, psychisch-reaktive Auslösung; außerdem katatone, koenästhetische und depressive Initialsymptomatik. Prognostisch ungünstige Kriterien waren u. a.: abnorme (schizoide) Primärpersönlichkeit, Versagen in der Volksschule, lange Prodrome, hebephrene Initialsymptomatik. Dagegen zeigte sich, daß Erkrankungsalter, soziale Herkunft, gestörte Familienverhältnisse in der Kindheit, familiäre Belastung mit endogenen Psychosen keinen Einfluß auf die Langzeitprognose hatten. Im Hinblick auf die Individualprognose führen Huber et al. (1980) aus, daß Rückschlüsse nur möglich sind, «wenn mehrere, die Dauerprognose gleichsinnig beeinflussende Faktoren kumulieren und prognostisch gegensinnige Faktoren fehlen. Doch besagt auch die Kombination mehrerer günstiger oder ungünstiger Prognosefaktoren und das Fehlen von Faktoren mit konträrer prognostischer Relevanz für den einzelnen Patienten nichts Zwingendes». Die Prognosefaktoren erlauben nur eine vorsichtige Beurteilung des weiteren Verlaufs; damit bleibt auch die verkehrspsychiatrische Prognose nach wie vor schwierig.

Über eine Gefährdung der Straßenverkehrssicherheit durch endogen-psychotisch Kranke oder Genesene gibt die Verkehrsunfallstatistik keine Auskunft. Untersuchungen von Kastrup et al. (1978), Peter (1960) und Trüeb (1966) ergaben aber eine unterdurchschnittliche Beteiligung von schizophrenen Patienten an Verkehrsunfällen. Zu gegenteiligen Ergebnissen kam Sacher (1978). Prange und Hinrichs (1981) konnten nach einer Literaturanalyse keine abschließende Beurteilung der Verkehrsgefährdung durch Patienten mit endogenen Psychosen geben; ausgehend von der Untersuchung Kastrups et al. (1978) in Dänemark ist für sie «dieser Personenkreis aus statistischer Sicht kein so großes Verkehrsrisiko wie allgemein angenommen – eine sorgfältige Auswahl bei der Erteilung der Fahrerlaubnis vorausgesetzt».

Die Leitsätze des Gutachtens «Krankheit und Kraftverkehr» stellen Empfehlungen dar und keine rechtsverbindlichen Vorschriften, so daß der Gutachter in begründeten Fällen auch von ihnen abweichen kann. Für Ersterkrankungen lassen die Beurteilungsleitsätze des Gutachtens so viel Ermessensspielraum offen, daß bei entsprechender Begründung des Gutachters die Erteilung oder Wiedererteilung der Fahrerlaubnis schon vor Ablauf der Sechs-Monate-Frist möglich ist. Der Erfolg einer gutachterlichen Befürwortung nach Wiedererkrankung vor Ablauf der empfohlenen Wartefrist dürfte dagegen schwerer abzuschätzen sein, da sich auch die für die Entscheidung zuständige Behörde an den Leitsätzen und damit auch an den Sperrfristen des Gutachtens «Krankheit und Kraftverkehr» orientiert. Trotz Anregung von verschiedenen Seiten (Barbey 1976, Glatzel 1975, Heinz und Tölle 1975) sind die Wartefristen in der 2. Auflage des Gutachtens «Krankheit und Kraftverkehr» beibehalten worden. Dies erscheint um so unverständlicher, als die Erste Richtlinie des Rates der Europäischen Gemeinschaft zur Einführung eines EG-Führerscheins (s. Gutachten «Krankheit und Kraftverkehr» und Friedel 1981) solche Wartefristen nicht vorsieht. In der DDR sind die früher gültigen Wartefristen für Erteilung und Wiedererteilung der Fahrerlaubnis nach abgeklungenen endogenen Psychosen inzwischen aufgegeben worden (Koschlig 1974, Lietz 1984). Die mit dem Gutachten des Gemeinsamen Beirats für Verkehrsmedizin begonnene positive Entwicklung in der verkehrspsychiatrischen Begutachtung sollte deshalb nicht stagnieren.

Bei Patienten, die eine endogene Psychose durchgemacht haben, stellt sich im Hinblick auf eine *Dauertherapie mit Psychopharmaka* auch die Frage nach der Fahrtüchtigkeit. In einer Langzeittherapie mit Neuroleptika oder Antidepressiva wird nicht generell ein Hinderungsgrund für die Teilnahme am motorisierten Straßenverkehr gesehen, sofern der Patient keine Krankheitssymptome mehr zeigt. Es versteht sich von selbst, daß diese Patienten zuverlässig sein müssen und – wie es auch das Gutachten «Krankheit und Kraftverkehr» fordert – einer sorgfältigen Überwachung bedürfen. Das Problem der Fahrtüchtigkeit ergibt sich kaum bei Patienten, die sich in klinischer Behandlung befinden. Patienten, die ambulant behandelt werden, wollen aber häufiger als Autofahrer weiter am Straßenverkehr teilnehmen. Bei einer ambulant durchgeführten Neuroleptika-Behandlung sollte der Patient in den ersten Wochen wegen der in der Initialphase bestehenden Leistungsbeeinträchtigungen kein Kraftfahrzeug führen. Hierbei trifft den behandelnden Arzt eine besonders sorgfältige Aufklärungspflicht (s. Abschnitt 9.1.3.). Wegen der im weiteren Therapieverlauf wieder einsetzenden Leistungsverbesserung wird nach Hippius (1979) die Fahrtüchtigkeit durch gleichbleibende Therapie mit einem Neuroleptikum über einen langen Zeitraum weniger beeinträchtigt als durch eine unregelmäßige und unterschiedlich dosierte Einnahme verschiedener Pharmaka. Dies bestätigt auch die Untersuchung von Sacher (1978), nach der sich Medikamente in ärztlicher Dosierung bei schizophrenen Patienten nicht als wesentlicher Unfallfaktor im Straßenverkehr erwiesen.

9.2.2. Hirnorganische Krankheiten und Störungen

Die psychischen Auswirkungen von Gehirnerkrankungen (Infektionen, Tumoren, Hirnarteriosklerose, atrophische Prozesse u.a.) oder von Gehirnschädigungen durch äußere Einflüsse (Traumen, Intoxikationen) werden zumeist unter dem Oberbegriff der exogenen oder organischen Psychosen zusammengefaßt. Auch bei der Fahreignungsbegutachtung ist zu unterscheiden zwischen (1) den akuten, reversiblen Verlaufsformen, den exogenen Psychosen im engeren Sinn, und (2) den unter dem Erscheinungsbild des hirnorganischen Psychosyndroms auftretenden chronischen Verlaufsformen. Darüber hinaus ist auch die Art der jeweils zugrunde liegenden Erkrankung oder Schädigung für die Beurteilung von Bedeutung. Alle nachfolgend aufgeführten hirnorganischen Erkrankungen und Störungen erfordern eine eingehende neuropsychiatrische Untersuchung, in die auch elektrophysiologische, neuroradiologische und neuropsychologische Untersuchungsverfahren einzubeziehen sind.

Jedoch bleibt für die Fahreignungsbeurteilung immer der klinische Befund ausschlaggebend.

9.2.2.1. Exogene (organische) Psychosen

Sowohl die akuten exogenen Psychosen als auch die chronischen organischen Psycho-
syndrome schließen die Fahreignung aus. Über die exogenen Psychosen i.e.S. enthält das
Gutachten «Krankheit und Kraftverkehr» folgenden *Leitsatz*:
«Wer unter einer der folgenden exogenen Psychosen oder deren Prodromalerscheinungen
leidet
– Delir,
– Korsakowsche Psychose,
– Verwirrtheitszustand,
– Dämmerzustand,
– andere psychotische Symptome (Durchgangssyndrome),
– ebenso homonome Reaktionen, etwa paranoide, manische oder depressive Syndrome,
ist zum Führen von Kraftfahrzeugen aller Klassen ungeeignet». Auch ein hyperästhetisch-
emotionelles Syndrom, das in der Vor- oder Nachphase einer körperlichen Erkrankung
(z.B. Infektionskrankheit) auftritt, kann die Eignung einschränken oder auch ausschließen.
Nach Abklingen der akuten exogenen Psychose ist die Grunderkrankung für die Beurteilung der Fahreignung ausschlaggebend. Bei bekanntem Grundleiden ist nach den Beurteilungsgrundsätzen des Gutachtens «Krankheit und Kraftverkehr» die Eignung zum Führen
von Kraftfahrzeugen aller Klassen frühestens drei Monate nach Abklingen der akuten
Krankheitserscheinungen wieder gegeben, sofern (a) kein chronisches hirnorganisches
Psychosyndrom vorliegt und (b) die Prognose der Grunderkrankung günstig ist. Nachuntersuchungen sollten in der Regel nach ein, zwei und vier Jahren erfolgen; nur bei
erwiesener einmaliger Schädigung und bei Fehlen hirnorganischer Leistungseinbußen kann
unter Umständen von einer Nachuntersuchung abgesehen werden.
Bei exogenen Psychosen unklarer Genese (unbekanntes Grundleiden) kann nach dem
Gutachten die Fahreignung erst nach dreijähriger Symptomfreiheit und nur nach eingehender neurologisch-psychiatrischer Diagnostik wieder bedingt positiv beurteilt werden;
außerdem sind Nachuntersuchungen nach 1, 2 und 4 Jahren erforderlich. Nach einer
durchgemachten exogenen Psychose unklarer Ursache bleibt die Fahreignung für Kraftfahrzeuge der Klasse 2 und für Fahrzeuge, die der Fahrgastbeförderung dienen, ausgeschlossen.

9.2.2.2. Chronische hirnorganische Psychosyndrome

Chronische hirnorganische Psychosyndrome sind vor allem durch Störungen der Gedächt-
nisfunktionen (Merkfähigkeit), der Konzentrationsfähigkeit, der Affektivität, des Antriebs,
der Psychomotorik, durch eine Veränderung von Persönlichkeitszügen, eine Einschränkung von Selbsteinsicht und Urteilsvermögen gekennzeichnet. Ausgeprägte Formen bedingen infolge der Beeinträchtigung von Reaktions-, Leistungs- und Belastungsfähigkeit
Nichteignung.
Das Gutachten «Krankheit und Kraftverkehr» enthält für die chronisch-hirnorganischen
Psychosyndrome und hirnorganischen Persönlichkeitsveränderungen folgenden *Leitsatz*:
«Wer unter einem chronischen hirnorganischen Psychosyndrom oder unter einer hirnorganischen Wesensänderung leidet, ist zum Führen von Kraftfahrzeugen der Klasse 2
oder zum Führen von Fahrzeugen, die der Fahrgastbeförderung gemäß § 15d StVZO die-
nen, ungeeignet».

Nur wenn sich die hirnorganisch bedingten psychischen Störungen auf eine leichte Wesensänderung, d.h. eine leichte Veränderung von Persönlichkeitszügen, beschränken, kann nach
dem Gutachten die Fahreignung für die Fahrerlaubnisklassen 1, 3, 4 und 5 unter Umständen noch gegeben sein. Die positive Beurteilung setzt eine differenzierte psychiatrische und
psychologische Diagnostik voraus, da sich Hirnveränderungen nicht nur isoliert als
Akzentuierung oder Nivellierung von Persönlichkeitseigenschaften auswirken, sondern
auch die Reaktions- und Leistungsfähigkeit beeinflussen. Nachuntersuchungen sind in der
Regel unerläßlich; die Abstände (z.B. ein, zwei und vier Jahre) hängen vom Einzelfall ab.

9.2.2.3. Hirnverletzungen und Hirnoperationen

Nach dem Gutachten «Krankheit und Kraftverkehr» gilt für die Beurteilung folgender
Leitsatz:
«Wer eine Schädelhirnverletzung erlitt oder eine Hirnoperation durchmachte, ist für die
Dauer von drei Monaten zum Führen von Kraftfahrzeugen aller Klassen ungeeignet».
Ausnahmen sind nach dem Gutachten bei Schädelhirnverletzungen dann möglich, wenn
durch eine fachärztliche Untersuchung der Nachweis erbracht wird, daß keine hirnorgani-
schen Leistungsstörungen mehr erkennbar sind. Bei Rezidivgefahr operativ behandelter
Hirnkrankheiten (Hirntumor o.ä.) ist Nachuntersuchung in angemessenen Abständen (ein,
zwei und vier Jahre) erforderlich. Wie eine Untersuchung von Bäumler et al. (1980) zeigte,
können bei erfolgreich hirnoperierten Patienten mehrere Jahre nach der Operation doch
noch verkehrsrelevante psychische Leistungsbeeinträchtigungen nachweisbar sein.
Sowohl nach Schädelhirntrauma als auch nach Hirnoperation kann bei nachgewiesener
Heilung die Eignung zum Führen von Kraftfahrzeugen der Klasse 2 und von Fahrzeugen
zur Fahrgastbeförderung wieder angenommen werden; Voraussetzung dafür ist das positive Eignungsgutachten einer medizinisch-psychologischen Untersuchungsstelle. Sofern
Schädelhirnverletzungen und Hirnoperationen zu chronischen organischen Psychosyndromen geführt haben, gelten für die Beurteilung der Fahreignung die im Abschnitt 9.2.2.2.
genannten Leitsätze. Zur Beurteilung posttraumatischer Anfallsleiden s. Abschnitt 9.2.3.
Gegen ein generelles Fahrverbot für Hirntumorpatienten wenden sich Wodert u. Ritter
(1983) nach den Ergebnissen einer von ihnen durchgeführten verkehrsmedizinischen Untersuchung. Die Untersuchung ergab, daß die erfaßten 101 Hirntumorpatienten nicht häufiger
im Verkehrszentralregister erfaßt waren als die bundesdeutsche Bevölkerung im Durchschnitt; die Verkehrsauffälligkeiten waren im Vergleich zur Durchschnittsbevölkerung aber
häufiger mit Unfällen gekoppelt. Patienten mit Hypophysentumoren, Neurinomen und
anderen schädelbasisnahen Tumoren zeichneten sich mit einer hohen Unfallrate als eine
Risikogruppe im Untersuchungsgut ab, während Patienten mit einem tumorbedingten
Anfallsleiden keine erhöhte Unfallhäufigkeit aufwiesen (s. auch Abschnitt 9.2.3.).

9.2.2.4. Pathologische Alterungsprozesse

Zu den hirnorganischen Krankheiten und Störungen gehören auch die altersbedingten
pathologischen Prozesse des Gehirns, von denen es im Gutachten «Krankheit und Kraftverkehr» heißt: «Wer unter einer senilen oder präsenilen Hirnerkrankung oder unter einer
schweren altersbedingten Persönlichkeitsveränderung leidet, ist zum Führen von Kraftfahrzeugen aller Klassen ungeeignet».

Fortgeschrittene atrophische und gefäßsklerotische Hirnprozesse im Präsenium und Senium bereiten meistens keine Beurteilungsschwierigkeiten. Dagegen kann die Fahreignungsbeurteilung in den Anfangsstadien sehr schwierig sein. Gröbere Ausfälle sind zwar noch nicht vorhanden; aber herabgesetzte Umstellungsfähigkeit (Reaktionsvermögen), veränderte affektive Ansprechbarkeit, Einschränkung der Urteilsfähigkeit, leichte Merkschwäche (die sich nachteilig auf das Behalten von Verkehrszeichen auswirken kann), können das Fahrverhalten negativ beeinflussen und zu Fehleinschätzungen und Fehlverhaltensweisen in der realen Fahrsituation führen.

Nach den Empfehlungen des Gutachtens «Krankheit und Kraftverkehr» muß die Beurteilung des älteren Kraftfahrers berücksichtigen, daß gewisse psychophysische Leistungseinbußen bei allen Menschen im höheren Lebensalter zu erwarten sind und deshalb erst erhebliche Leistungsmängel und Persönlichkeitsveränderungen die Nichteignung begründen. Dies wird zumeist erst durch eine eingehende medizinische (neuropsychiatrische) und psychologische Untersuchung zu klären sein. In Grenzfällen kann von Bedeutung sein, ob es sich um einen Fahrerlaubnisinhaber mit Fahrerfahrung und eingeübten Fahrfertigkeiten oder um einen in dieser Hinsicht unerfahrenen Fahrerlaubnisbewerber handelt; bei ausgeprägteren Persönlichkeitsveränderungen und Leistungsmängeln spielen diese Gesichtspunkte jedoch keine Rolle mehr.

9.2.3. Anfallsleiden

Im Jahre 1967 waren von der Deutschen Sektion der Internationalen Liga gegen Epilepsie Richtlinien für die Beurteilung der Kraftfahreignung epileptisch Anfallskranker herausgegeben worden, da die Fortschritte in der Behandlung von Anfallsleiden nicht mehr den generellen Ausschluß aller dieser Patienten vom motorisierten Straßenverkehr rechtfertigten. Diese Richtlinien wurden weitgehend in das Gutachten «Krankheit und Kraftverkehr» übernommen. Nach den Beurteilungsleitsätzen des Gutachtens ist zum Führen von Kraftfahrzeugen aller Klassen ungeeignet, wer unter epileptischen Anfällen oder anderen anfallsartig auftretenden Bewußtseinsstörungen leidet. Tageszeitliche Bindung, regelmäßige Prodromalerscheinungen und seltenes Auftreten der Anfälle begründen keine Ausnahmeregelungen. Nur wenn nach eingehender klinischer Untersuchung davon auszugehen ist, daß es sich bei einem Anfall mit überwiegender Wahrscheinlichkeit um ein einmaliges Ereignis handelte, kann die Fahreignung bejaht werden.

Nach mehreren epileptischen Anfällen bleibt die Eignung zum Führen von Kraftfahrzeugen der Klasse 2 und von Fahrzeugen, die zur Fahrgastbeförderung dienen, stets ausgeschlossen. Während also diesen Führerscheinbewerbern und Führerscheininhabern die Fahrerlaubnis nicht (wieder-)erteilt wird, ist die (Wieder-)Erlangung der Fahrerlaubnis für die übrigen Fahrzeugklassen unter bestimmten Voraussetzungen möglich. Diese Voraussetzungen müssen durch ein positives fachärztliches Gutachten oder das Gutachten einer medizinisch-psychologischen Untersuchungsstelle nachgewiesen werden.

Eine positive Fahreignungsbeurteilung sollte nach den Empfehlungen des Gutachtens «Krankheit und Kraftverkehr» grundsätzlich nur bei folgenden Voraussetzungen erwogen werden:

1. Der Betroffene muß in der Regel drei Jahre anfallsfrei gewesen sein. Nur bei den prognostisch günstigeren postoperativen und posttraumatischen Anfällen braucht ein anfallsfreies Intervall von drei Jahren gegebenenfalls nicht abgewartet zu werden.

2. Die in Abständen von mindestens ein bis zwei Jahren durchgeführten Hirnstromuntersuchungen müssen negativ verlaufen sein. Das Hirnstrombild muß frei sein von spikes and waves, paroxysmalen Dysrhythmien und scharfen Wellen.

3. Anfallsprovozierende Bedingungen dürfen nicht mehr nachweisbar sein. Auch dürfen diagnostische Provokationsmethoden nicht zu klinisch manifesten Anfällen oder zu epilepsieverdächtigen Phänomenen führen.

4. Antiepileptische Dauermedikation darf zu keiner zentralnervösen Beeinträchtigung führen.

5. Es dürfen keine hirnorganischen Veränderungen (hirnorganisches Psychosyndrom) vorliegen, die für sich bereits die Fahreignung in Frage stellen.

6. Kontrolluntersuchungen in Abständen von ein, zwei und vier Jahren sollten zur Auflage gemacht werden.

Das Hirnstrombild allein reicht zur Verneinung der Fahreignung nicht aus. Deshalb schränkt ein zufällig erhobener epilepsieverdächtiger Hirnstrombefund, ohne klinische Manifestation von Anfällen, die Fahreignung nicht ohne weiteres ein.

Obwohl ein manifestes Anfallsleiden zweifellos eine Gefahr für die Straßenverkehrssicherheit beinhaltet, darf das Risiko durch epileptische Patienten andererseits auch nicht überbewertet werden. Die Verkehrsunfallhäufigkeit anfallskranker Kraftfahrer liegt nach bisher vorliegenden Statistiken nicht über dem Durchschnitt der übrigen Bevölkerung (s. Bay 1975, Lund 1967, Ritter 1979). Nach einer Untersuchung von Ritter (1976) über die Verkehrsauffälligkeit von 288 Anfallskranken wurde die Verkehrsgefährdung durch eine kleine Gruppe von Risikopatienten bestimmt, während die Mehrzahl der untersuchten Anfallspatienten über Jahre hinweg kein auffälliges Verkehrsverhalten aufwies. Die Risikopatienten zeichneten sich durch hirnorganische Wesenänderung, schlechtes Therapieverhalten und Alkoholmißbrauch, nicht dagegen durch einen besonderen Anfallstyp aus. Die Untersuchung von Ritter hat vor allem die Diskrepanz zwischen den Beurteilungsanforderungen und der Realität deutlich gemacht: Von den 288 untersuchten Patienten besaß knapp die Hälfte trotz der Erkrankung einen Führerschein; zwei Drittel dieser Patienten hatten die Fahrerlaubnis sogar erst nach Manifestation der Krankheit erworben. In der Regel war die Frage nach epileptischen Anfällen im Gesundheitsfragebogen von den Patienten verneint worden. Die im Gutachten «Krankheit und Kraftverkehr» genannten Voraussetzungen zur Erteilung und Wiedererteilung der Fahrerlaubnis erfüllte keiner dieser Anfallspatienten. Ritter (1979) spricht sich deshalb gegen eine schematische Beurteilung epileptisch Anfallskranker aus, «weil sie therapeutische Bemühungen gefährdet und rigorose Beschränkungen das illegale Fahren begünstigen»; er hält die Selektion von Risikopatienten durch präventive Tauglichkeitsuntersuchungen, vor allem vor Wiedererteilung der Fahrerlaubnis nach Fahrverbot, für zweckmäßiger. Auch von Epilepsy International wird ein weniger schematisches, differenzierendes Vorgehen bei der Beurteilung der Fahreignung epileptisch Anfallskranker empfohlen (s. Besser und Krämer 1982, Spatz, Kugler und Hiedl 1983). Die Probleme, die mit den Beurteilungsrichtlinien des Gutachtens «Krankheit und Kraftverkehr» für Anfallskranke verbunden sind, weisen damit Ähnlichkeit mit jenen Problemen auf, die im Zusammenhang mit der Fahreignungsbeurteilung von Patienten mit abgeklungenen endogenen Psychosen erörtert wurden.

9.2.4. Intelligenzstörungen (Oligophrenien)

Bei deutlichen Intelligenzmängeln muß die Fahreignung verneint werden. Erheblich intelligenzgeminderte Fahrerlaubnisbewerber scheitern allerdings in der Regel schon bei der Führerscheinprüfung. Intelligenzbeeinträchtigungen leichteren Grades schließen die Fahreignung dagegen nicht grundsätzlich aus. «Auch wer primär nur über ein relativ niedriges Intelligenzniveau verfügt, kann aber doch sicher fahren, wenn er die zur Verfügung stehenden Möglichkeiten angemessen einsetzt» (Lewrenz 1979). Das Gutachten «Krankheit und Kraftverkehr» enthält über die Intelligenzstörungen folgenden *Leitsatz:*
«Wer unter deutlichen Mängeln der intellektuellen Leistungsfähigkeit leidet, ist zum Führen von Fahrzeugen aller Klassen ungeeignet. In der Regel ist das bei einem Intelligenzquotienten unter 70 (HAWIE) der Fall.»
Ebenso schließen nach dem Gutachten Legasthenie oder Analphabetismus die Kraftfahreignung nicht grundsätzlich aus, da sie keiner generellen Intelligenzbeeinträchtigung entsprechen. Das Symbolverständnis in der Realsituation muß allerdings gegeben und verkehrssicheres Verhalten gewährleistet sein. Einschränkungen oder Eignungsmängel können sich für Minderbegabte, Legastheniker und Analphabeten aber hinsichtlich der Fahrerlaubniserteilung zur Fahrgastbeförderung ergeben.
Nach Rauch (1968) kommt es bei der verkehrspsychiatrischen Beurteilung von Probanden mit leichteren Intelligenzmängeln weniger auf eine differenzierte Intelligenzprüfung an, als vielmehr auf den Nachweis sozial positiver Persönlichkeitsmerkmale (Fahzuverlässigkeit). Trotzdem darf die Bedeutung einer durch sorgfältige Intelligenz- und Leistungsprüfung festgestellten Intelligenzminderung bei der Gesamtbeurteilung nicht unterschätzt werden, da die heutige Straßenverkehrssituation an das Anpassungs-, Reaktions- und Überschauvermögen des Kraftfahrers große Anforderungen stellt. Unterbegabte können als Fahrzeuglenker in der Landwirtschaft gut geeignet sein; es können sich für sie aber Schwierigkeiten beim raschen Umdenken von der Handhabung des Fahrzeugs (Traktor) als Arbeitsmittel zur Handhabung als Beförderungsmittel im Straßenverkehr ergeben (Koschlig 1974). Erhöhte Anforderungen ergeben sich auch für Berufskraftfahrer (z. B. Lastkraftwagenfahrer), so daß die Fahreignungsbeurteilung dann auch strengere Maßstäbe hinsichtlich der intellektuellen Leistungsfähigkeit erfordert (Rauch 1963).

9.2.5. Alkohol- und Drogenabhängigkeit

Alkohol- und Drogenabhängigkeit schließen die Eignung zum Führen von Kraftfahrzeugen aller Klassen aus. *Leitsatz* des Gutachtens «Krankheit und Kraftverkehr»:
«Wer vom Alkoholgenuß oder vom Genuß anderer organischer Lösungen oder von Schlafmitteln, Psychopharmaka, Stimulantia, Analgetika oder von Halluzinogenen bzw. Kombinationen dieser Stoffe abhängig ist, kann kein Kraftfahrzeug führen».
Die Fahreignung kann nach dem Gutachten nur dann wieder als gegeben angesehen werden, wenn nachweislich keine Abhängigkeit mehr besteht. Der Nachweis wird in der Regel durch eine erfolgreiche Entziehungsbehandlung und durch eine einjährige Abstinenz erbracht. Die einjährige Abstinenz ist durch ärztliche Untersuchungen in dreimonatigen Abständen nachzuweisen. Für die positive Beurteilung ist nicht nur der körperlich-neuro-

logische und psychische Untersuchungsbefund, sondern auch die Sozialbewährung des Betroffenen nach erfolgter Entwöhnungsbehandlung von Bedeutung. Die Forderung der einjährigen Abstinenz wird mit der hohen Rückfallgefahr während des ersten Jahres nach abgeschlossener Entwöhnungsbehandlung begründet. Die Beurteilung der Abstinenz erfordert außer der Feststellung des körperlich-neurologischen und psychischen Befunds unter Umständen auch die Überprüfung von Leberfermenten, bei Drogenabhängigen auch chemisch-toxikologische Urinanalysen (gegebenenfalls in kürzeren Abständen).

Die manifeste Alkohol-, Arzeimittel- oder Drogenabhängigkeit (Sucht) bietet diagnostisch in der Mehrzahl keine erheblichen Schwierigkeiten. Abgesehen davon, daß bereits im Untersuchungsanlaß (z.B. Trunkenheitsfahrten) Verdachtsgründe liegt, geben sorgfältige Krankheits- und Sozialanamnese (Krankenhausaufenthalte wegen Alkoholfolgekrankheiten auf internistischem und psychiatrischem Gebiet, Entziehungsbehandlungen, soziale Instabilität oder Desintegration) sowie körperlich-neurologischer und psychischer Untersuchungsbefund immer bestimmte Hinweise. Auch können Fragebogen zum Screening von Alkoholkranken eingesetzt werden (Feuerlein 1984). Beim chronischen Alkoholismus ist auch die Fahreignungsbeurteilung eindeutig. Diagnostische und prognostische Schwierigkeiten bereiten dagegen jene, zahlenmäßig die eigentlich Abhängigen weit übertreffenden Probanden, die sich als sogenannte Alkoholgefährdete (Konflikttrinker, soziale Trinker) im Vorfeld der Abhängigkeit befinden und die infolge ihres regelmäßigen (gewohnheitsmäßigen) oder zeitweise erhöhten Genusses von Alkohol – aber auch von anderen zentral wirksamen Substanzen – eine erhebliche Gefahr für die Straßenverkehrssicherheit darstellen.

Für Kraftfahrer mit *Alkohol- und Drogenmißbrauch* enthält das Gutachten «Krankheit und Kraftverkehr» folgenden *Leitsatz*:

«Wer, ohne abhängig zu sein, regelmäßig Stoffe der oben genannten Art zu sich nimmt, die entweder
– durch ihre lange Wirkungsdauer
– oder durch intervallären Wirkungsablauf die körperlich-geistige Leistungsfähigkeit eines Kraftfahrers ständig unter das erforderliche Maß herabsetzen
– oder die durch den besonderen Wirkungsablauf jederzeit unvorhersehbar und plötzlich seine Leistungsfähigkeit vorübergehend beeinträchtigen können,
ist ebenfalls zum Führen von Kraftfahrzeugen aller Klassen ungeeignet».

Ärztliche Dauerbehandlung mit Arzneimitteln ist hiermit zwar nicht angesprochen; wenn aber ein Patient wegen seines Grundleidens mit Medikamenten (Schmerzmittel, Schlafmittel, Psychopharmaka, Antikonvulsiva) behandelt wird, die vorübergehend oder längerdauernd seine psychophysische Leistungsfähigkeit beeinträchtigen, so ist er nicht geeignet, ein Kraftfahrzeug im Straßenverkehr zu steuern (s. Abschnitte 9.1.3., 9.2.1.). Mißbrauch bedeutet nach der Definition der Weltgesundheitsorganisation wiederholte oder ständige Einnahme von Drogen ohne medizinische Indikation oder in übermäßiger Dosierung. Alkoholmißbrauch wird auch als «ein gegenüber den jeweiligen soziokulturellen Normen überhöhter Konsum von Alkohol» definiert (Feuerlein 1984); insofern kann schon einmaliger Genuß von Alkohol, wenn er in qualitativer Hinsicht (z.B. Alkoholgenuß und Teilnahme am Straßenverkehr) oder in quantitativer Hinsicht (Rauschzustand) von der Norm abweicht, Mißbrauch darstellen. Die Übergänge zwischen Mißbrauch und Abhängigkeit sind fließend, so daß sich die Diagnose im Einzelfall oft als schwierig erweist. In diesem Zusammenhang sei auf das Kapitel über die alkohol- und toxinbedingten Störungen verwiesen.

Nicht nur in sozialmedizinischer, sondern auch in verkehrsmedizinischer Hinsicht steht Alkohol als Suchtstoff an erster Stelle. Jedoch muß auch die mißbräuchliche Einnahme von Arzneimitteln im Straßenverkehr ernst genommen werden (s. Staak 1984, Wagner 1968, 1973). Während es bei regelmäßigem Mißbrauch eine Ermessensfrage sein kann, ob man ihn dem Vorfeld der Abhängigkeit oder bereits der Abhängigkeit zuordnet, ist in anderen Fällen von Mißbrauch eine Abhängigkeit zu verneinen, selbst wenn die Betroffenen («Trunkenheitstäter») wiederholt durch Alkoholdelikte im Straßenverkehr auffielen. Allerdings haben Untersuchungen gezeigt, daß wiederholt alkoholauffällige Kraftfahrer eher keine Gelegenheitstrinker sind und daß andererseits auch bei erstmaliger Trunkenheitsfahrt mit hoher BAK der Verdacht auf Alkoholabhängigkeit gerechtfertigt sein kann (Winkler 1983).

Vom alkoholabhängigen (dem süchtig oder gewohnheitsmäßig trinkenden) Kraftfahrer ist deshalb der alkoholgefährdete Kraftfahrer (Venzlaff 1963, 1964) zu unterscheiden. Seine Begutachtung setzt eine eingehende medizinisch-psychiatrische und psychologische Diagnostik voraus, erforderlichenfalls ergänzt durch eine Fahrprobe (Böcher 1973, Venzlaff 1964). Denn einerseits muß durch Selektion rückfälliger Trunkenheitsfahrer dem Allgemeinanspruch auf Sicherheit des Straßenverkehrs Rechnung getragen werden; andererseits geht es aber auch darum, unbillige Härten gegenüber Kraftfahrern zu vermeiden, die durch ein Einzeldelikt in Erscheinung traten, ansonsten in sozialer Hinsicht aber unauffällig sind. Strenge Maßstäbe verlangt die Fahreignungsbegutachtung alkoholauffälliger Kraftfahrer in der Fahrgastbeförderung (s. Henninghausen 1983).

Die Prognosebeurteilung bei Alkoholauffälligkeit im Straßenverkehr richtet sich nach der Häufigkeit von Trunkenheitsdelikten (Rückfallhäufigkeit), dem individuellen Trinkverhalten, dem Sozialverhalten und nach der Art der zugrundeliegenden psychischen Störung. Nach einem Alkoholdelikt im Straßenverkehr beträgt die Rückfallhäufigkeit bereits 30%; bei zwei Alkoholdelikten erhöht sie sich auf 55–65%, bei drei Alkoholdelikten auf 60–70% (Kunkel 1977, 1980a). Auch die Höhe der Blutalkoholkonzentration zum Zeitpunkt des Verkehrsverstoßes ist für die Prognose von Bedeutung; prognostisch ungünstig gelten Werte über 1,5‰, vor allem wenn sie schon am Vormittag/Mittag erreicht worden sind. Eine günstige Prognose darf sich nicht nur auf einen unauffälligen Untersuchungsbefund stützen; sie muß sich vielmehr auf Tatsachen gründen, die eine positive Persönlichkeitsentwicklung erkennen lassen, z.B. Einsicht, ausreichende Selbstkritik, berufliche und familiäre Stabilität, allgemein geordnete Lebensführung (einschließlich Trinkverhalten). Bei jungen Alkoholdelinquenten können sich positive Gesichtspunkte aus der entwicklungsbedingten Reifung, bei Delinquenten mit neurotischen Störungen durch eine erfolgreiche Psychotherapie ergeben. Auch verhaltenstherapeutisch orientierte Trainingsprogramme (Nachschulungskurse, z.B. Modelle «Mainz 77», «Hamburg 79») für alkoholauffällige Kraftfahrer zeigen günstige Ergebnisse (s. z.B. Utzelmann 1983).

9.2.6. Neurosen und Persönlichkeitsstörungen

Das Gutachten «Krankheit und Kraftverkehr» faßt erlebnis- und persönlichkeitsabhängige sowie lebensphasisch bedingte Störungen der Einstellungs- und Anpassungsfähigkeit unter der Überschrift «Einstellungs- und Anpassungsmängel» zusammen. Es geht hierbei um den großen Bereich der Konfliktreaktionen, neurotischen Entwicklungen (Neurosen) und abnormen Persönlichkeitsentwicklungen (Persönlichkeitsstörungen, Psychopathien). Mit den lebensphasisch bedingten Störungen sind in diesem Zusammenhang die Reifungsstörungen junger Menschen gemeint. Ein großer Teil der alkoholauffälligen Kraftfahrer muß ebenfalls dieser Gruppe zugeordnet werden.

Im Gutachten «Krankheit und Kraftverkehr» lautet der *Leitsatz* über diese seelischen Störungen:

«Wer unter persönlichkeits- und erlebnisabhängigen Störungen der Einstellungs- und Anpassungsfähigkeit einschließlich lebensphasisch gebundener Störungen leidet, ist zum Führen von Kraftfahrzeugen aller Klassen ungeeignet, sofern sich Art und Ausprägung solcher Störungen negativ auf die Leistungen beim Führen eines Kraftfahrzeuges auswirken».

Eine negative Auswirkung kann in wiederholten Verstößen gegen die Verkehrsvorschriften, in Verstößen gegen allgemeine Strafvorschriften oder in sonstigen dissozialen Verhaltensweisen gesehen werden. Die Fahreignung kann nur dann wieder positiv beurteilt werden, wenn die Voraussetzungen, die zur Verneinung der Fahreignung geführt hatten, sich nachweislich wesentlich zum Positiven änderten. Eine psychiatrisch-psychologische Begutachtung ist erforderlich.

Die Nichteignung kann sich selbstverständlich nur auf besonders schwerwiegende seelische Störungen beziehen. Konfliktreaktionen (abnorme Erlebnisreaktionen) spielen beim Zustandekommen von Verkehrsunfällen sicher keine unerhebliche Rolle. Sie klingen aber in der Regel mit Nachlassen oder Verschwinden der äußeren Belastungssituation ab und kommen für eine längerfristige oder dauernde Nichteignung im Straßenverkehr daher selten in Betracht. Die Zahl der wegen neurotischer Störungen begutachteten Probanden gilt als gering (Rauch 1968, Wolf 1972). Für die Fahreignungsbegutachtung liegt das Schwergewicht in der Gruppe der Einstellungs- und Anpassungsmängel bei den Persönlichkeitsstörungen (abnorme Persönlichkeiten, Psychopathien). Störung der Anpassungsfähigkeit, Neigung zu impulsivem Verhalten und zum Ausagieren von Konflikten, ausgeprägte Egozentrik, mangelnde Einsicht in eigenes Fehlverhalten sind wesentliche Merkmale abnormer Persönlichkeiten. Solche Merkmale finden sich auch bei verhaltensauffälligen Jugendlichen und Heranwachsenden; jedoch ist bei diesen zumeist noch schwer zu differenzieren, ob es sich um eine passagere psychische Entwicklungsstörung oder schon um eine definitive Persönlichkeitsstörung handelt (nach jugendpsychiatrischer Empfehlung sollte die Diagnose einer Psychopathie deshalb nicht vor Ablauf des zweiten Lebensjahrzehnts gestellt werden).

Nur wenn sich einzelne Persönlichkeitsmerkmale nachweislich als verkehrsgefährdend auswirken, können sie zur Annahme von Nichteignung führen. Die Diagnose einer Persönlichkeitsstörung, die ohnedies schwierig ist, rechtfertigt für sich allein noch nicht, die Fahreignung in Frage zu stellen. Dasselbe gilt auch für die Verletzung anderer Strafvorschriften als Beurteilungskriterium. «Man kann aus der Tatsache, daß jemand auf einem Lebensgebiet gegen die Gesetze gehandelt hat, nicht schließen, daß er es überall und immer tun wird. Man wehrt sich auch dagegen, einen 'Verkehrssünder' als kriminell zu bezeichnen und wird aus der Nichtbeachtung einzelner Verkehrsbestimmungen nicht auf eine allgemeine, gegen Gesetzesbestimmungen gerichtete Haltung und eine durchgehende Unzuverlässigkeit schließen» (Rauch 1968). In diesen Fällen ist die anlaßbezogene Untersuchung der Fahreignung besonders angebracht (s. dazu Kunkel 1980, 1980a, Schneider 1980).

Die Fahreignungsbegutachtung von Probanden mit Einstellungs- und Anpassungmängeln setzt eine enge Zusammenarbeit mit dem Psychologen voraus; zum Teil werden Psychologen auch ausschließlich damit beauftragt. Nach Böcher (1973) weisen u. a. folgende, bei der Untersuchung festgestellte Persönlichkeitseigenschaften eher auf eine ungünstige Prognose: stärker ausgeprägter Neurotizismus, höhere Extraversion, niedriges Sozialisationsniveau, niedrige Selbstkontrolle, höhere Risikobereitschaft, geringe Sorgfaltsleistung, häufigere Fehler in den Leistungstests. Insgesamt kommt es nicht generell auf die Feststellung abnormer Persönlichkeitszüge an, sondern nur auf solche Persönlichkeitszüge, die sich verkehrsgefährdend auswirken. Bedeutsamer als das Ergebnis der psychiatrischen und psychologischen Querschnittuntersuchung der Probandenpersönlichkeit ist deshalb auch für die Prognose der Einstellungs- und Anpassungsmängel die biographische und kriminologische Längsschnittanalyse (s. Böcher 1973, Kunkel 1977, Lewrenz 1979). Denn die Änderung zum Positiven, die für die Bejahung der vordem verneinten Fahreignung vorausgesetzt wird, läßt sich weit mehr aus der gesamten Lebenssituation des Betroffenen und aus seinem Sozialverhalten über einen längeren Zeitraum als aus dem Persönlichkeitsbild zum Untersuchungszeitpunkt erkennen.

Anmerkung

Während der Drucklegung des vorliegenden Kapitels erschien die 3. Auflage des Gutachtens «Krankheit und Kraftverkehr» (Lewrenz und Friedel 1985). Im Abschnitt 9.2. ergeben sich danach folgende Neuerungen:

Endogene Psychosen: Die Wartefristen nach abgeklungenen endogenen Psychosen wurden beibehalten; bei Wiedererkrankungen innerhalb der Zehnjahresfrist können sie jetzt aber flexibler gehandhabt werden. Bei günstigen Krankheitsverläufen (z.B. depressive Phasen) ist die Wiedererteilung der Fahrerlaubnis nicht mehr an den Nachweis eines drei- bis fünfjährigen krankheitsfreien Intervalls gebunden. Die schematische, streng auf Wartefristen abgestellte Beurteilungspraxis tritt damit zugunsten einer differenzierten Beurteilung des Einzelfalls zurück. Die positive Fahreignungsbeurteilung durch den Psychiater erhält generell stärkeres Gewicht.

Organische (exogene) Psychosen: Die dreimonatige Sperrfrist wurde aufgegeben. Nach Abklingen der organischen Psychose kann die Fahreignung dann wieder angenommen werden, wenn keine psychotische Restsymptomatik, kein chronisch-hirnorganisches Psychosyndrom und keine hirnorganische Wesensveränderung vorliegen und das Grundleiden eine positive Beurteilung zuläßt. Auch die dreijährige Symptomfreiheit bei unbekanntem Grundleiden wird nicht mehr gefordert. Bei organischen Psychosen unklarer Genese sind Nachuntersuchungen vorgeschrieben, bei anderen organischen Psychosen in der Regel angezeigt.

Anfallsleiden: Voraussetzung für die (Wieder-)Erteilung der Fahrerlaubnis ist jetzt ein anfallsfreier Zeitraum von in der Regel zwei Jahren. Das EEG muß in Abständen von mindestens einem Jahr frei von anfallstypischen Veränderungen sein; Ausnahmen hiervon bedürfen eingehender gutachterlicher Begründung.

Intelligenzstörungen: Bei den Intelligenzstörungen wird nicht mehr vorrangig auf den Intelligenzquotienten abgestellt. Das Zusammentreffen von Intelligenzmangel und Persönlichkeitsstörung wird als Beurteilungsgesichtspunkt hervorgehoben. Legasthenie und Analphabetismus werden nicht mehr gesondert erwähnt.

Neurosen und Persönlichkeitsstörungen (Einstellungs- und Anpassungsmängel): Das Gutachten spricht jetzt von «Einstellungs- und Anpassungsmängel von Krankheitswert». Mit der Eingrenzung wird zugleich dem Behandlungserfolg ein besonderer Stellenwert für die positive Eignungsbeurteilung eingeräumt.

9.3. Beurteilung der Alkoholbeeinflussung im Straßenverkehr

Außer der Frage nach der Fahreignung kann sich in verkehrsmedizinisch-gutachtlicher Hinsicht bei verkehrsauffälligen Kraftfahrern auch die Frage nach einer Beeinträchtigung von Fahrtüchtigkeit (Fahrsicherheit) und Schuldfähigkeit infolge Alkohol- oder Arzneimittelbeeinflussung stellen. Nach der amtlichen Statistik ist die Unfallursache «Alkohol» zwar leicht rückläufig (von 6,5 % der gesamten Straßenverkehrsunfälle im Jahre 1972 auf 5,3 % im Jahre 1982); jedoch ist Alkohol als Unfallursache bei den Unfällen mit Getöteten mit 23,3 % (26,4 % im Jahre 1972) immer noch unverhältnismäßig hoch beteiligt (Emmerich 1984). Im Jahre 1982 betrug der Anteil der alkoholbeeinflußten Verursacher (Fahrer und Fußgänger) bei den Straßenverkehrsunfällen mit Personenschaden 12,7 % (15,4 % im Jahre 1972). Daher wird verständlich, daß die Alkoholbegutachtung in foro auch zahlenmäßig eine große Bedeutung hat.

Die Begutachtung der alkoholbedingten Fahruntüchtigkeit (Fahrunsicherheit) erfolgt allgemein durch Ärzte für Rechtsmedizin; sie erfordert eingehende Kenntnisse des Alkoholstoffwechsels, der Alkoholwirkungen, der Nachweisverfahren und der Rückrechnung. Auch die Frage einer alkoholbedingten Schuldunfähigkeit wird bei Straßenverkehrsdelikten zumeist vom rechtsmedizinischen Sachverständigen beantwortet. Der psychiatrische Sachverständige wird zur Beurteilung der alkoholbedingten Schuldunfähigkeit in diesen Fällen in der Regel erst dann herangezogen, wenn nach dem Verhalten zum Zeitpunkt des Vorfalls oder nach der Krankheitsvorgeschichte vermutet wird, daß psychopathologisch relevante Störungen die Verkehrsauffälligkeit bewirkt oder mitbewirkt haben. Deshalb muß auch der forensische Psychiater über einige Grundkenntnisse auf dem Gebiet der Alkoholbegutachtung verfügen. Das Thema Alkohol, Arzneimittel und Straßenverkehr ist in verschiedenen Einzeldarstellungen, Lehr- und Handbuchbeiträgen ausführlich behandelt worden (s. Forster und Joachim 1975, Gerchow 1968, Grüner 1973, Lundt und Jahn 1966, Lundt 1977, Schütz 1983, Schwerd 1979, Wagner 1968, 1973, 1979); auf diese Abhandlungen muß verwiesen werden, da im vorliegenden Rahmen das Thema nur allgemein behandelt werden kann.

9.3.1. Alkoholwirkungen

Alkohol (Äthylalkohol) bewirkt im menschlichen Organismus zahlreiche Veränderungen im somatischen und psychischen Bereich. In verkehrsmedizinischer Hinsicht relevant ist die *Alkoholwirkung* auf die Sehleistung (Tiefensehen, Dunkelsehen, Farbensehen, Akkomodation, Fixation), die Hörleistung, den Gleichgewichtsapparat (okulovestibulärer Regulationsmechanismus, Nystagmus, Körpergleichgewicht) und auf die psychischen Funktionen. Auch die psychischen Störungen können vielfältig sein; sie können sich sowohl auf eine Persönlichkeitsveränderung als auch auf eine Herabsetzung spezifischer psychischer Leistungen wie Konzentration, Reaktionsvermögen, Wahrnehmung, Gedächtnisleistungen beziehen. Immer bewirkt die Alkoholbeeinflussung eine Störung der Gesamtpersönlichkeit. Obwohl sensorische und psychische Leistungsbeeinträchtigungen in ihren Auswirkungen nicht isoliert bewertet werden können, bilden sie andererseits doch Indikatoren der Alkoholbeeinflussung. Bei leichter Alkoholbeeinflussung steht häufig eine diskrete

Persönlichkeitsveränderung – eine gewisse «Entdifferenzierung» der Persönlichkeit – mit allgemeiner Enthemmung, Stimmungsveränderung, Herabsetzung der Kritikfähigkeit und subjektiv gesteigertem Leistungsgefühl im Vordergrund. Gerade diese beginnende Entdifferenzierung der Persönlichkeit ist für den Kraftfahrer in besonderem Maße gefährlich, da die tatsächlich vorhandenen Leistungsmängel nicht wahrgenommen werden und die Überschätzung der Leistungsfähigkeit zu den bekannten Risikoverhaltensweisen führt. Daß Alkoholbeeinflussung die Vermeidungsreaktionen herabsetzt und die Furcht vor unbekannten Situationen mindert, konnte auch in Tierexperimenten festgestellt werden (Feuerlein 1984).

Im Hinblick auf die Kraftfahrleistung hat die experimentelle Alkoholforschung nachweisen können, daß die sensorischen und psychischen Leistungsminderungen bereits bei niedrigen Blutalkoholkonzentrationen einsetzen. «Ab $0,2-0,3^0/oo$ kann die Leistung beeinträchtigt sein; ab $0,6-0,7^0/oo$ ist die Leistung bei der Mehrheit aller Menschen erheblich beeinträchtigt, und ab $1,0-1,1^0/oo$ gibt es unter allen denkbar möglichen Bedingungen keinen Menschen, der nicht irgendwelche relevanten Störungen aufweist» (Gerchow 1968, 1984). Daraus wird die Gefährdung der Straßenverkehrssicherheit gerade durch leichtgradig alkoholbeeinflußte Kraftfahrer deutlich. Die Leistungsausfälle setzen keineswegs erst ein, wenn eine Alkoholisierung auch nach außen hin erkennbar ist.

Die allgemein als «Rausch» bezeichnete Alkoholintoxikation gehört nach psychiatrischer Nosologie zu den exogenen (organischen) Psychosen; sie ist ein akutes, reversibles organisches Psychosyndrom. Die Symptome sind allerdings unterschiedlich ausgeprägt und erreichen bei den verkehrsmedizinisch relevanten Rauschzuständen selten ein typisch psychotisches Ausmaß. Aber auch leichte alkoholische Rauschzustände stellen eine hirnorganisch bedingte psychopathologische Störung dar. Nur der Tatsache, daß der Alkohol im Gegensatz zu anderen zentral wirkesamen Substanzen bei uns eine gesellschaftlich akzeptierte und ubiquitär verbreitete Droge ist und der Umgang mit dieser Droge im Verlauf der lebensgeschichtlichen Entwicklung gleichsam erlernt wird, ist es zuzuschreiben, daß leichte (zum Teil auch mittelgradige) Alkoholintoxikationen als etwas Normales gelten. Diese Einschätzung des Alkoholrauschs wirkt sich auch in der forensischen Beurteilungspraxis aus: zumindest bei Erwachsenen wird allgemein vorausgesetzt, daß sie die Alkoholwirkung kennen und diese Erfahrung ihrem Verhalten als Kraftfahrer zugrundelegen.

Die Wirkung des Alkohols im Organismus ist von folgenden Faktoren abhängig:

1. Höhe der Blutalkoholkonzentration (Trinkmenge);
2. Geschwindigkeit des Anstiegs des Alkoholgehalts im Blut; je schneller die Alkoholgetränke konsumiert werden, desto rascher steigt der Alkoholgehalt im Blut an und desto stärker ist die Alkoholwirkung (Anflutungsphänomen);
3. individuelle Faktoren (Alkoholverträglichkeit, Alkoholtoleranz).

Zu den individuellen Faktoren, die sich auf die Alkoholverträglichkeit auswirken können, gehören vor allem Lebensalter, Gesundheits- und Ernährungszustand, Nahrungsaufnahme vor dem Alkoholgenuß, aktuelle Befindlichkeit. Jugendliches und hohes Lebensalter, chronischer Alkoholismus, Hirntraumafolgen, Krankheiten, Übermüdung können zu verminderter Alkoholtoleranz oder zu Alkoholintoleranz führen. Auch die Alkoholgewöhnung spielt eine Rolle; bei trinkungewohnten Personen kann es ebenfalls zu einer stärkeren Alkoholwirkung kommen.

Da die Alkoholwirkung von verschiedenen Faktoren abhängt, ist eine eindeutige Zuordnung physischer und psychischer Veränderungen zu bestimmten Blutalkoholkonzentrationen und umgekehrt nicht möglich; jedoch nehmen die Ausfallserscheinungen mit steigendem Blutalkoholgehalt zu. Zur Groborientierung über den Alkoholisierungsgrad kann folgende, von Spann (1979a) angegebene Zuordnung herangezogen werden:

0,2–0,8 ‰   beginnende Alkoholbeeinflussung
0,8–1,3 ‰   leichter Rauschzustand
1,3–2,0 ‰   mittlerer Rauschzustand
2,0–3,0 ‰ und mehr   schwerer Rauschzustand

Allgemein sind ausgeprägte Gang-, Sprech-, Orientierungsstörungen erst bei hohen Blutalkoholkonzentrationen (2,5 ‰ und mehr) zu erwarten, können aber auch bei niedrigeren Blutalkoholwerten auftreten. Entscheidend für den Ausprägungsgrad der Trunkenheitssymptome ist die individuelle Toleranz. Bei Blutalkoholkonzentrationen zwischen 4,0 und 4,5 ‰ ist in der Regel mit tödlich endenden Vergiftungen zurechnen (Dietz und Mallach 1979); in Einzelfällen wurden aber auch höhere Alkoholisierungsgrade überlebt.

Die Feststellung des Alkoholisierungsgrads durch die *klinische Untersuchung* bei der Blutentnahme ist häufig schwierig und der Beweiswert des Ergebnisses umstritten (Rasch 1969). Vor allem eine leichtgradige Alkoholbeeinflussung kann sich der klinischen Erfassung entziehen, da grobe Ausfälle und Fehlverhaltensweisen nicht bestehen. Auch können Verkehrsunfallgeschehen und polizeiliche Sistierung zusätzlich eine gewisse «Ernüchterung» (Situations- oder Pseudoernüchterung) bewirken. Deshalb haben somatische (klinische oder elektrophysiologische Untersuchung des Drehnachnystagmus) und psychologische Untersuchungsverfahren (standardisierte Leistungstests, orientierende Prüfverfahren) für die Objektivierbarkeit alkoholbedingter Leistungsbeeinträchtigungen besondere Bedeutung. Bei der Untersuchung eines Berauschten sind außer einer Alkoholisierung aber auch andere krankhafte Zustände (Hirntraumen, Vergiftungen, Stoffwechselerkrankungen) differentialdiagnostisch zu berücksichtigen (s. Hartmann 1983).

9.3.2. Fahruntüchtigkeit (Fahrunsicherheit)

Die Ergebnisse der Blutalkoholforschung haben sich auf Gesetzgebung und Rechtsprechung ausgewirkt. So bestimmte der Bundesgerichtshof mit Beschluß von 9. 12. 1966 (BGHSt 21, 157) 1,3 ‰ als den Grenzwert der absoluten Fahruntüchtigkeit; ab diesem Blutalkoholwert zum Tat- oder Unfallzeitpunkt gilt ausnahmslos jeder Auto-, Motorrad- und Mofafahrer als fahruntüchtig. Im Jahre 1973 wurde mit § 24a StVG der Gefahrengrenzwert von 0,8 ‰ gesetzlich festgelegt und zugleich auch die verstärkte Anflutungswirkung des Alkohols nach dem Genuß größerer Alkoholmengen unmittelbar vor Fahrtbeginn (Schlußsturztrunk) berücksichtigt. Ordnungswidrig nach § 24a StVG handelt danach auch, wer zum Zeitpunkt des Verkehrsverstoßes 0,8 ‰ noch nicht erreicht hat, aber eine Alkoholmenge im Körper hat, die zu einer solchen Blutalkoholkonzentration führt. Nach dem Beschluß des Bundesgerichtshofs vom 11. 12. 1973 (BGHSt 25, 246) gilt dies auch im Hinblick auf die 1,3 Promille-Grenze.

Bei einem Blutalkoholgehalt von 1,3 ‰ und mehr zum Tatzeitpunkt ist Fahruntüchtigkeit (Fahrunsicherheit) in jedem Fall gegeben (absolute Fahruntüchtigkeit). Dagegen hängt es bei einer Blutalkoholkonzentration zwischen 0,8 ‰ und 1,3 ‰ vom Vorhandensein alkoholbedingter Leistungsmängel und Fehlverhaltensweisen (sogenannte zusätzliche Beweisanzeichen) ab, ob es sich bei dem Verkehrsverstoß noch um eine Ordnungswidrigkeit nach §24a StVG oder schon um eine strafbare Handlung nach §§315c, 316 StGB dreht. Bei einer Blutalkoholkonzentration unter 1,3°/oo wird deshalb von relativer Fahruntüchtigkeit gesprochen. Relative Fahruntüchtigkeit kann auch unterhalb von 0,8°/oo gegeben sein, nach der Rechtsprechung des Bundesgerichtshofs schon bei 0,3°/oo (zur Problematik der relativen Fahruntüchtigkeit s. Schneble 1983).

9.3.2.1. Rückrechnung

Für die Beurteilung sowohl der Fahrtüchtigkeit als auch der Schuldfähigkeit ist es wichtig, den Alkoholgehalt im Blut zum Zeitpunkt des Tat- oder Unfallgeschehens zu kennen. Wenn nach dem Vorfall eine Blutentnahme erfolgte, wird die Blutalkoholkonzentration zum Tatzeitpunkt aus dem Blutalkoholwert zum Entnahmezeitpunkt berechnet (Rückrechnung). Wurde keine Blutanalyse durchgeführt, kann die theoretisch mögliche Blutalkoholkonzentration zum Tatzeitpunkt aus der getrunkenen Alkoholmenge nach der Widmark-Formel ermittelt werden.

Die Rückrechnung geht davon aus, daß durch Abbau und Ausscheidung pro Stunde ein bestimmter Teil des aufgenommenen Alkohols aus dem Blut verschwindet (Lundt und Jahn 1966). Da bis zum Abschluß der Resorptionsphase der abgebaute und ausgeschiedene Alkohol durch neu resorbierten Alkohol ersetzt wird, setzt die Rückrechnung vom Blutalkoholwert vom Blutentnahmezeitpunkt auf den Blutalkoholwert zum Tatzeitpunkt voraus, daß die Resorption zum Tatzeitpunkt abgeschlossen war. Die Resorptionsdauer hängt von verschiedenen Faktoren (Alkoholmenge, Getränkeart, Magenfüllung u.a.) ab; sie ist bei einer Trinkdauer von drei bis vier Stunden in der Regel 90 Minuten nach Trinkende abgeschlossen, kann in Einzelfällen aber auch darüber hinaus reichen. Mit hoher Sicherheit ist die Resorption nach 120 Minuten abgeschlossen. Der Bundesgerichtshof hat mit Beschluß vom 11. Dezember 1973 (BGHSt 25, 246) aus rechtlichen Erwägungen (um eine Benachteiligung von Kraftfahrern bei der Rückrechnung mit Sicherheit auszuschließen) die Zeit von 120 Minuten nach Trinkende als Richtwert für die mögliche Dauer der Resorption festgelegt; dieser Zeitraum soll in der Regel bei der Rückrechnung unberücksichtigt bleiben. Jedoch hat der Bundesgerichtshof damit kein Rückrechnungsverbot für diesen Zeitraum ausgesprochen, so daß der Sachverständige in entsprechend gelagerten Fällen diesen Zeitraum in die Rückrechnung einbeziehen darf. Diese Grundsätze gelten für die Ermittlung des Blutalkoholgehalts sowohl bei Verkehrsstraftaten als auch bei Ordnungswidrigkeiten nach §24a StVG.

Die *Berechnung der Blutalkoholkonzentration zum Tat- oder Unfallzeitpunkt aus der Blutalkoholkonzentration zum Blutentnahmezeitpunkt* hat die Abbaugeschwindigkeit des Alkohols zu berücksichtigen. Der Alkoholabbau (d.h. die Alkoholmenge, die durch Abbau und Ausscheidung verschwindet), beträgt mindestens 0,10°/oo pro Stunde (minimaler stündlicher Abbauwert) und im Mittel 0,15°/oo pro Stunde (mittlerer oder wahrscheinlicher stündlicher Abbauwert). Über die Höhe des maximalen Abbauwertes liegen keine einheitlichen Untersuchungsergebnisse vor (0,20°/oo bis 0,34°/oo pro Stunde, s. Lundt 1977); in der forensischen Begutachtungspraxis wird zumeist mit einem maximalen stündlichen Abbauwert von 0,20°/oo gearbeitet. Gegen die Verwendung des von der Rechtsprechung wiederholt als «günstigsten» Maximalwert empfohlenen Abbauwerts von 0,29‰ pro Stunde wurden kürzlich erneut von rechtsmedizinischer Seite erhebliche Bedenken vorgetragen (Gerchow 1983).

Bei Berechnung der minimalen Blutalkoholkonzentration (Mindest-BAK) zum Zeitpunkt eines Verkehrsverstoßes wird – bei abgeschlossener Resorption des genossenen Alkohols – für den Zeitraum zwischen Blutentnahme und Ereignis mit 0,10°/oo pro Stunde zurückgerechnet; bei Berechnung der mittleren Blutalkoholkonzentration erfolgt die Rückrechnung mit 0,15°/oo pro Stunde. Zugunsten des Beschuldigten wird bei Beurteilung der alkoholbedingten Fahrunsicherheit von der minimalen BAK zum Zeitpunkt des Ereignisses ausgegangen, während der Beurteilung der Schuldfähigkeit die maximale BAK zugrunde gelegt wird. Über die Berechnung der maximalen BAK zum Tatzeitpunkt siehe Abschnitt 9.3.3.

Liegt kein Ergebnis einer Blutalkoholuntersuchung vor, weil keine Blutentnahme durchgeführt wurde oder nicht durchgeführt werden konnte (z.B. bei unerlaubtem Entfernen vom Unfallort), kann eine Berechnung der theoretisch möglichen Blutalkoholkonzentration zum Tat- oder Unfallzeitpunkt aus der Menge der konsumierten alkoholhaltigen Getränke (Trinkmenge) vorgenommen werden. Berücksichtigt man aber die Unzuverlässigkeit von Angaben über Alkoholkonsum, so kann eine auf diese Weise theoretisch ermittelte Blutalkoholkonzentration allenfalls eine grobe Orientierung bieten. In diesen Fällen muß in erster Linie das Tatzeitverhalten (Fahrverhalten und sonstiges Verhalten) als Beurteilungsmaßstab herangezogen werden. die *Berechnung der Blutalkoholkonzentration aus der genossenen Alkoholmenge (Trinkmenge)* erfolgt nach der Widmark-Formel

$$c = \frac{A}{p \cdot r}$$

Hierbei bedeutet c die zu erwartende Blutalkoholkonzentration in Promille, A die genossene Alkoholmenge in Gramm, p das Körpergewicht in Kilogramm, r den Verteilungsfaktor, der das Verteilungsverhältnis des Alkohols zwischen Gesamtkörper und Blut ausdrückt (beim Mann durchschnittlich 0,7, bei der Frau 0,6). Für die Berechnung der Blutalkoholkonzentration nach der Widmark-Formel muß die getrunkene Alkoholmenge in Gramm eingesetzt werden. Dazu ist es erforderlich, den Gewichtsanteil des Alkohols in den genossenen Alkoholgetränken zu kennen. Da die Alkoholkonzentration von Getränken allgemein in Volumenprozenten angegeben wird, muß der Gewichtsanteil errechnet werden, indem man den Volumenanteil mit dem spezifischen Gewicht des Alkohols (0,8) multipliziert. Der Alkoholgehalt eines Getränkes in Gewichtsprozenten kann auch aus Getränketabellen (Geipel und Obeid 1969, Grüner und Rentschler 1976) entnommen werden. Nachfolgend ist der Alkoholgehalt einiger Getränke in Gewichtsprozenten aufgeführt (aus Geipel und Obeid 1969):

Lagerbier	3,2– 4,5 %
Exportbier	3,6– 4,8 %
Starkbier	4,6– 6,7 %
Weizenbier	3,8– 4,6 %
Weißwein	8,5– 9,5 %
Rotwein	9,5–10,5 %
Sekt	7,6–11,3 %
Südweine	12,0–17,4 %
Obstweine	6,4– 8,8 %
Liköre	16,3–20,4 %
Weinbrand (38–40 Vol. %)	31,6–33,4 %
Obstschnäpse	33,4–42,5 %
Rum (Original)	62,5–73,5 %

Nach der Widmark-Formel kann bei bekannter Blutalkoholkonzentration umgekehrt auch die getrunkene Alkoholmenge in Gramm errechnet werden (A = c · p · r).

Die Berechnung der Blutalkoholkonzentration nach der Widmark-Formel ergibt einen theoretischen maximalen Blutalkoholwert, aus dem die maximale, mittlere und minimale Blutalkoholkonzentration zum Tat- oder Unfallzeitpunkt errechnet werden kann. Für die Beurteilung der Fahrtüchtigkeit zum Zeitpunkt eines Vorfalls wird von dem nach der Widmark-Formel ermittelten Maximalwert abgezogen:

(1) ein stündlicher Alkoholabbau für die Zeit vom Trinkbeginn bis zum Zeitpunkt des Vorfalls, wobei im Gegensatz zur Rückrechnung bei vorliegendem Blutanalysenergebnis zugunsten des Betroffenen ein hoher Abbauwert (allgemein 0,20^0/$_{00}$ pro Stunde) herangezogen wird;

(2) ein Resorptionsverlust (Resorptionsdefizit), der – je nach Getränkeart und Magenfüllung – 10 % bis 30 % oder mehr betragen kann. Nach einem Vorschlag von Zink und Wendler (1978) kann bei der Abschätzung der minimalen (und der maximalen) BAK aus der Trinkmenge der Abzug eines Resorptionsdefizits entfallen, wenn bei Schätzung der minimalen BAK in der Widmark-Formel ein r von 1,0 (bei Schätzung der maximalen BAK ein r von 0,5) verwendet wird.

9.3.2.2. Beurteilungsgesichtspunkte

Die Gefährlichkeit des Alkohols für die Verkehrssicherheit ergibt sich aus der Wirkung auf die Gesamtpersönlichkeit. Durch das Zusammenwirken sensorischer, motorischer und psychischer Leistungsbeeinträchtigungen entsteht das typische Fahrverhalten des intoxikierten Kraftfahrers: bei mittlerer und hoher Blutalkoholkonzentration Schlangenlinienfahren, Geradeausfahren in Kurven, Abkommen von der geraden Fahrbahn, Auffahren; bei niedrigerem Blutalkoholgehalt gewagte Überholmanöver, Geschwindigkeitsüberschreitungen, Nichtbeachten der Vorfahrt (Forster und Joachim 1975). Fehlerhaftes Fahrverhalten allein erlaubt noch keinen Rückschluß auf Alkoholbeeinflussung, da derartige Fahrfehler auch bei Intoxikation mit anderen zentral wirksamen Stoffen entstehen. Schwierig ist es, bei geringer Alkoholbeeinflussung alkoholbedingt-riskantes Fahrverhalten von persönlichkeitsbedingt-riskantem Fahrverhalten zu unterscheiden. Ohne Kenntnis des Blutalkoholgehalts zum Zeitpunkt eines Vorfalls lassen sich kaum sichere Aussagen über die alkoholbedingte Fahruntüchtigkeit machen. Den subjektiven Angaben der Betroffenen über das Ausmaß ihrer Alkoholbeeinflussung und Leistungsfähigkeit kommt keine Bedeutung zu, da die Selbsteinschätzung des Alkoholisierungsgrads, wie Untersuchungen zeigten, wenig zuverlässig ist.

Für die Beurteilung der Fahruntüchtigkeit (Fahrunsicherheit) sind – in Anlehnung an Grüner (1973) – folgende Gesichtspunkte zu berücksichtigen:

(1) Die Höhe der Blutalkoholkonzentration zum Tatzeitpunkt, wobei auch die Phase des Alkoholstoffwechsels von Bedeutung ist (stärkere Alkoholwirkung in der Resorptionsphase). Bei einem Restalkohol (d.i. ein noch nicht abgebauter Blutalkohol nach erheblichem Alkoholkonsum am vorangegangenen Tag) sind keine geringeren Leistungsbeeinträchtigungen zu erwarten als nach unmittelbar zuvor genossenem Alkohol.

(2) Ermüdung (physiologisch) oder Übermüdung (Schlafdefizit); beide setzen die psychophysische Leistungsfähigkeit herab. In Untersuchungen ließ sich nachweisen, daß die Leistungsminderung nach einer durchwachten Nacht den Leistungsbeeinträchtigungen

entspricht, die man im Durchschnitt bei einer Blutalkoholkonzentration von 0,8 ‰ beobachtet; außerdem addieren sich alkoholbedingte und ermüdungsbedingte Leistungsminderung (Forster und Joachim 1975, Grüner 1973).

(3) Biorhythmische Einflüsse: Grüner et al. (1970) fanden im Experiment, daß bei gleicher Blutalkoholkonzentration nachts stärkere Leistungseinbußen festzustellen waren als am Tage.

(4) Zu berücksichtigen ist immer auch die individuelle Alkoholverträglichkeit; sie läßt sich häufig erst nach einer neuropsychiatrischen Untersuchung beurteilen.

9.3.3. Schuldunfähigkeit

Die psychiatrische Beurteilung der Schuldunfähigkeitsvoraussetzungen erfolgt bei Alkoholdelikten im Straßenverkehr nach denselben Grundsätzen wie bei anderen Straftaten unter Alkoholeinfluß. Die verkehrsstrafrechtlich bedeutsamen Delikte, bei denen eine psychiatrische Begutachtung veranlaßt werden kann, sind das Fahren im angetrunkenen Zustand, die Straßenverkehrsgefährdung infolge Alkoholbeeinflussung und das unerlaubte Entfernen vom Unfallort (Fahrer- oder Unfallflucht).

9.3.3.1. Rückrechnung

Die Berechnung der Tatzeit-Blutalkoholkonzentration, deren Grundzüge bereits im Abschnitt 9.3.2. dargelegt wurden, ist auch für die Schuldunfähigkeitsbeurteilung wichtig. Jedoch unterscheidet sich das Rückrechnungsverfahren von dem bei der Fahrunsicherheitsbeurteilung. Der Beschuldigte würde bei der Schuldunfähigkeitsbeurteilung benachteiligt, wenn die minimale Blutalkoholkonzentration Beurteilungsgrundlage wäre. Deshalb wird im Rahmen der Begutachtung der Schuldunfähigkeit bei der *Berechnung der Blutalkoholkonzentration zum Tatzeitpunkt aus der Blutalkoholkonzentration zum Blutentnahmezeitpunkt* zugunsten des Beschuldigten wie folgt vorgegangen:

(1) Es wird die maximale Blutalkoholkonzentration zum Tatzeitpunkt berechnet, d. h. der Rückrechnung wird ein hoher stündlicher Abbauwert, zumeist 0,20 ‰, zugrunde gelegt (zum maximalen stündlichen Abbauwert s. S. 613).

(2) Es wird davon ausgegangen, daß die Resorption des Alkohols zum Tatzeitpunkt abgeschlossen war (die beiden ersten Stunden nach Trinkende werden von der Rückrechnung also nicht ausgenommen).

Für die Berechnung der maximalen Blutalkoholkonzentration zum Zeitpunkt eines Tatereignisses (BAK_T) haben Zink und Reinhardt (1976) eine Formel erarbeitet, die eine Benachteiligung des Beschuldigten nahezu ausschließt. Zink und Reinhardt empfehlen, dem Blutentnahmewert (BAK_E) aus statistischen Gründen einmalig 0,20 ‰ hinzuzuzählen und dann mit einem Abbauwert von 0,20 ‰ pro Stunde zurückzurechnen. Damit ergibt sich folgende Rückrechnungsformel:

maximale $BAK_T = BAK_E + 0,20 ‰ + 0,20 ‰$ pro Stunde zwischen Ereignis- und
Blutentnahmezeitpunkt

Liegt kein Blutanalysenergebnis vor, muß – wie im Abschnitt 9.3.2. ausgeführt – die *Blutalkoholkonzentration aus der getrunkenen Alkoholmenge* nach der Widmark-Formel ermittelt werden. Für die Berechnung der theoretischen maximalen Blutalkoholkonzentration zum Tatzeitpunkt wird von dem nach der Widmark-Formel berechneten Blutalkoholwert abgezogen:

(1) ein stündlicher Alkoholabbau für die Zeit vom Trinkbeginn bis zum Tatereignis, wobei im Gegensatz zur Fahrunsicherheits-Rückrechnung zugunsten des Beschuldigten der stündliche Mindest-Abbauwert (0,10°/oo) herangezogen wird;

(2) ein Resorptionsdefizit von 10 % bis 30 % oder mehr (bis 50 %). Nach Zink und Wendler (1978) kann der Abzug eines Resorptionsdefizits bei Ermittlung der theoretischen maximalen Blutalkoholkonzentration entfallen, wenn in der Widmark-Formel ein r von 0,5 verwendet wird.

Nicht selten ist der vom Beschuldigten angegebene Alkoholkonsum aber so groß, daß die theoretisch ermittelte maximale Tatzeit-Blutalkoholkonzentration Werte ereicht, die mit Handlungs- und mit Lebensfähigkeit nicht mehr vereinbar sind. Deshalb empfiehlt es sich in diesen Fällen, auch die mittlere theoretische Tatzeit-Blutalkoholkonzentration zu berechnen und zur Beurteilung heranzuziehen.

9.3.3.2. Beurteilungsgesichtspunkte

Auch bei Straßenverkehrsdelikten bedeutet nicht jede Alkoholbeeinflussung eine erhebliche Einschränkung oder eine Aufhebung der Schuldfähigkeit. Für die Beurteilung kommt es darauf an, ob (1) eine nicht unerhebliche Alkoholintoxikation zum Tatzeitpunkt vorlag, (2) in der Persönlichkeits- und Krankheitsvorgeschichte zusätzliche, konstellierende Faktoren für das Verhalten des Betroffenen gegeben sind, (3) in der retrospektiven Analyse des Tatzeitverhaltens in psychopathologischer Hinsicht relevante Symptome erkennbar sind. Erst die Synopsis dieser Gesichtspunkte ermöglicht im Einzelfall eine – nicht selten nur näherungsweise – Bewertung der Voraussetzungen der Schuldfähigkeit.

Bei der Beurteilung von Alkoholdelikten im Straßenverkehr kann der Gutachter meistens auf das Ergebnis einer Blutalkoholuntersuchung zurückgreifen. Allerdings ist der Blutalkoholwert für sich noch kein sicheres Beurteilungskriterium; er ermöglicht aber eine Orientierung dahingehend, ob bei dem Beschuldigten ein leichter, mittelgradiger oder hochgradiger Intoxikationszustand bestand. Zwar kommt bei der Beurteilung dem Gesamtverhalten und den Intoxikationserscheinungen größere Bedeutung zu als der Blutalkoholkonzentration; jedoch sind durch die Rechtsprechung für die Bewertung der Schuldfähigkeit bestimmte Promille-Grenzen eingeführt worden, die der Sachverständige nicht übergehen kann. Damit wird ein gewisser Schematismus bei der Begutachtung unvermeidbar. So werden allgemein ab $2,0^0/oo$ die medizinischen Voraussetzungen der erheblich verminderten Schuldfähigkeit, ab $2,5$–$3,0^0/oo$ die medizinischen Voraussetzungen der Schuldunfähigkeit erwogen (nach der Rechtsprechung bedarf Verneinung der Begründung). In Fällen verminderter Alkoholverträglichkeit kann die Schuldfähigkeit aber auch unterhalb dieser Grenzen beeinträchtigt oder aufgehoben sein.

Wie bei der Beurteilung anderer Alkoholdelikte müssen auch bei den Verkehrsstraftaten unter Alkoholeinfluß zwei Arten von Rauschzuständen (Rasch 1967) unterschieden werden: Rauschzustände, bei denen Alkohol als katalysierender Faktor für das Tatgeschehen wirkt, und Rauschzustände vom Charakter eines psychotischen Ausnahmezustands. Rauschzustände der ersten Art beruhen vornehmlich auf der enthemmenden Wirkung des Alkohols. Sie lassen sich aus der aktuellen Situation und der alkoholbedingten Persönlichkeitsveränderung (Leitmerkmale der psychischen Verfassung nach Rasch: Reizoffenheit, Kritiklosigkeit, Entdifferenzierung) ableiten und unterbrechen den Bezug zur Realität nicht. Endogene (affektive Verstimmungen) und exogene Faktoren (Konfliktbelastungen) können das Trunkenheitsverhalten zusätzlich bestimmen. Alkoholische Rauschzustände der zweiten Art unterbrechen dagegen die Erlebniskontinuität wie eine Psychose; sie verlaufen unter den psychopathologischen Erscheinungsbildern der exogenen (organischen) Psychose. So können delirante Syndrome, Dämmerzustände oder Verwirrtheitszustände auftreten. Während die Rauschzustände der ersten Art, wenn überhaupt, nur erheblich verminderte Schuldfähigkeit begründen und allenfalls bei sehr hohen Blutalkoholwerten die Voraussetzungen der Schuldunfähigkeit zu diskutieren sind, sind bei Rauschzuständen vom Charakter exogen-psychotischer Ausnahmezustände die Voraussetzungen der Schuldunfähigkeit zu bejahen. Rauschzustände von der Qualität einer exogenen Psychose kommen im Zusammenhang mit Verkehrsdelikten nicht häufig vor. Allgemein wird bei ihnen auch eine erhebliche Alkoholzufuhr vorausgesetzt. Ob bereits kleine Alkoholmengen ausreichen, um einen derartigen «pathologischen» Alkoholrausch hervorzurufen, erscheint bei fehlender hirnorganischer Vorschädigung zweifelhaft.

Im Gegensatz zur Symptomatik des Rauschzustands ist die sogenannte Persönlichkeitsfremdheit eines Verkehrsdelikts nur mit Zurückhaltung als Kriterium für die Schuldunfähigkeitsbeurteilung zu bewerten. Sie besagt lediglich, daß das Tatgeschehen im Widerspruch zum bisherigen Verhalten des Beschuldigten steht; sie kann damit unter Umständen aber einen Hinweis auf die Beeinträchtigung einer vorher offensichtlich intakten Steuerungsfähigkeit sein. Wenig hilfreich für die Beurteilung des Schweregrads eines Alkoholrausches ist auch eine vom Beschuldigten angegebene Amnesie. Zwar beeinträchtigen hohe Alkoholdosen die Wahrnehmungsfähigkeit und die Speicherung von Gedächtnisinhalten, jedoch können auch andere Faktoren – selbst wenn man die Möglichkeit einer Schutzbehauptung außer acht läßt – zu Erinnerungslücken führen (s. Rasch 1966).

Allgemein gilt für die Beurteilung: Je erheblicher die Alkoholbeeinflussung (unter Einbeziehung toleranzmindernder Faktoren), je ausgeprägter die psychopathologische Symptomatik und je abweichender das Tatverhalten vom Normalverhalten (s. Venzlaff 1965), desto eher werden die Voraussetzungen der Schuldunfähigkeit durch den Gutachter zu begründen sein.

Schuldunfähigkeit bedeutet auch bei Alkoholdelikten im Straßenverkehr nicht unbedingt Freispruch für den Täter (Freisprüche sind sogar selten), weil bei nachgewiesener oder nicht ausschließbarer Schuldunfähigkeit die Anwendung von § 323a StGB folgt. Für das Sichversetzen in den Rauschzustand sind Vorsatz oder Fahrlässigkeit erforderlich. Im Zusammenhang mit der Prüfung der Fahrlässigkeitsfrage kann der Sachverständige danach gefragt werden, ob ein Rauschzustand von solcher Schwere für den Beschuldigten vorhersehbar war. Nur in sehr wenigen Fällen wird dies zu verneinen sein, etwa bei einem trinkunerfahrenen Jugendlichen, bei einem Erwachsenen nach durchgemachter körperlicher Erkrankung, bei schleichend verlaufenden Hirnprozessen, in Ausnahmefällen auch beim Zusammentreffen von Medikamenten und Alkohol. Eine Verurteilung nach § 323a StGB scheidet aus, wenn die Schuldunfähigkeit nicht allein oder überwiegend auf die Alkoholintoxikation, sondern auch auf andere psychische Störungen (Hirnschädigung, Psychose, Sucht) zurückzuführen ist. Bei Verdachtsgründen muß der Sachverständige deshalb auch dazu Stellung nehmen, ob bereits bei Trinkbeginn medizinische Voraussetzungen einer Schuldunfähigkeit oder erheblich verminderten Schuldfähigkeit gegeben waren. Bei Alkohol- und Drogenabhängigkeit sind die Voraussetzungen einer erheblich verminderten

Schuldfähigkeit, in sehr schweren Fällen auch die Voraussetzungen der Schuldunfähigkeit zu bejahen. Das Vorliegen einer Abhängigkeit oder anderer Krankheitszustände und die Auswirkungen auf Vorwerfbarkeit bzw. Vorhersehbarkeit können erst durch eine psychiatrische Begutachtung geklärt werden.

9.3.4. Alkohol und Arzneimittel

Bei gleichzeitiger Einnahme von Arzneimitteln mit zentral dämpfender Wirkung und alkoholhaltigen Getränken muß mit Kombinationswirkungen gerechnet werden (s. Bundesärztekammer 1980, Kurz 1982). Die zusätzliche Arzneimitteleinnahme kann eine, unter Umständen vorher kaum merkbare, Alkoholwirkung verstärken; umgekehrt können bei zusätzlichem Alkoholgenuß auch unerwünschte Arzneimittelwirkungen, in manchen Fällen ausgeprägte Unverträglichkeitserscheinungen auftreten.
Eine verlängerte und verstärkte Alkoholwirkung ist zu erwarten bei gleichzeitiger Einnahme von
- Sedativa, Hypnotika, Psychopharmaka (Antidepressiva, Neuroleptika, Tranquilizer) und Antiepileptika,
- stark wirkenden Analgetika,
- Antihistaminika.
Vor allem beim Zusammentreffen von Alkohol und Barbituraten können schon geringe Alkoholmengen zu schweren Intoxikationserscheinungen führen. Bei regelmäßiger Einnahme von Schlaf- und Beruhigungsmitteln ist außerdem zu berücksichtigen, daß vor allem Barbiturate und Bromsalze enthaltende Hypnotika sowie Tranquilizer eine Kumulationswirkung entfalten können (Kuschinsky 1976, Roth et al. 1980), so daß es bei Alkoholgenuß zu wechselseitiger Wirkungsverstärkung kommt. Unter den Arzneistoffen, die bei gleichzeitiger Alkoholzufuhr Unverträglichkeitsreaktionen hervorrufen, ist Disulfiram am besten bekannt.
Soweit Kombinationswirkungen von Arzneimitteln und Alkohol bekannt oder möglich sind, wird in den Packungsbeilagen der Arzneimittel darauf hingewiesen (Verkehrswarnhinweise). Trotzdem hat auch der Arzt eine Hinweispflicht bei der Verordnung solcher Medikamente, vor allem bei längerfristiger oder Dauermedikation (s. Schüppel 1971). In besonderem Maße gilt das bei Patienten mit bekanntem oder vermutetem Alkoholmißbrauch.
Das Zusammenwirken von Arzneimitteln und Alkohol kann unter Umständen auch bei relativ niedrigem Blutalkoholgehalt Fahruntüchtigkeit, gegebenenfalls auch Schuldfähigkeitseinschränkung bedingen. Die Beurteilung kann im Individualfall sehr schwierig sein und erfordert in der Regel auch toxikologische Fachkenntnisse; sie sollte dann auch den rechtsmedizinischen (toxikologischen) Sachverständigen überlassen werden, aus deren Fachgebiet auch umfassende Darstellungen des Themas Arzneimittel (bzw. Alkohol und Arzneimittel) und Verkehrstüchtigkeit kommen.
Wurden nicht unerhebliche Mengen von Arzneimitteln oder von Arzneimitteln und Alkohol konsumiert und entstand dadurch ein die Schuldfähigkeit ausschließender Intoxikationszustand, so erfolgt wiederum die Anwendung von § 323a StGB (s. hierzu Schewe 1976). Der psychiatrische Gutachter kann dann, wie beim Alkoholrausch, gefragt werden, ob der Intoxikationszustand gegebenenfalls aus medizinischen Gründen für den Betroffenen nicht

voraussehbar war. Im Gegensatz zum Alkoholrausch ist diese Frage bei Arzneimitteleinnahme manchmal schwer zu beantworten. Beruht die übermäßige Arzneimittelzufuhr auf einer psychischen Störung (z. B. Sucht), die für sich schon die Schuldfähigkeit aufhebt, so scheiden Vorsatz und Fahrlässigkeit und damit auch die Anwendung von § 323 a StGB aus. Zu prüfen ist aber auch, wegen welcher Störung oder Krankheit Arzneimittel eingenommen wurden und ob eventuell infolge Dauermedikation bereits ein chronischer Intoxikationszustand vorlag. Wird andererseits aber «wegen Zahn- oder Kopfweh, Schlaflosigkeit oder Mißstimmung gleich eine Unmenge von Medikamenten eingenommen, so ist die ‹therapeutische Absicht› genausowenig ein Rechtfertigungsgrund, wie wenn man diese Zustände mit Alkohol oder gar mit Alkohol und Medikamenten zu therapieren versucht – insbesondere dann nicht, wenn nach den Umständen die Möglichkeit einer Gefährdung von Rechtsgütern besonders nahe liegt» (Schewe 1976). Dies gilt insbesondere für Kraftfahrer. Die Rechtsprechung geht deshalb gerade bei der kombinierten Alkohol-Medikament-Einnahme zumeist von Fahrlässigkeit aus, da man vom Kraftfahrer erwartet, daß er die den Arzneimittelpackungen beigefügten Gebrauchsinformationen liest und Verkehrswarnhinweise beachtet.

9.3.5. Verkehrsunfallflucht

Psychiatrische Begutachtungen verkehrsunfallflüchtiger Kraftfahrer werfen verschiedene Probleme auf. Ein Verkehrsunfall bedeutet fast für jeden Menschen ein schockierendes Ereignis (Reckel 1973), das Schreck- und Angstaffekte auslöst und instinktive Fluchttendenzen aktiviert. Verkehrsunfälle stellen an die Kraftfahrer auch erhöhte ethische Anforderungen, da es ansonsten nicht strafbar ist, sich nach einer Tat den Feststellungen seiner Person zu entziehen (Selbstbegünstigung).

Alkoholbeeinflussung spielt bei der Verkehrsunfallflucht häufig eine Rolle. Sie kann das unerlaubte Entfernen vom Unfallort aus zwei Gründen fördern: Einerseits baut die Alkoholisierung Hemmungen ab, so daß sich die durch die Schrecksituation des Unfalls aktivierten Fluchttendenzen leichter durchsetzen können; andererseits kann die Alkoholbeeinflussung selbst zum Motiv für das Entfernen werden (Angst vor Verlust des Führerscheins).

Die Fragestellung an den psychiatrischen Sachverständigen kann sich bei nüchternen (oder nicht nachweislich alkoholbeeinflußten) verkehrsunfallflüchtigen Kraftfahrern auf die Relevanz abnormer seelischer Reaktionen beziehen. Es kann aber auch die Auswirkung eines (möglicherweise oder tatsächlich) bei dem Verkehrsunfall erlittenen Schädelhirntraumas (Gehirnerschütterung) auf das unerlaubte Entfernen zu beurteilen sein. Die Frage einer posttraumatischen Bewußtseinsstörung wird häufig im Zusammenhang mit Alkoholbeeinflussung gestellt, da bei Annahme einer solchen Bewußtseinsstörung eine Verurteilung nach § 323 a StGB entfällt.

Jarosch (1973) unterscheidet bei der Verkehrsunfallflucht drei forensisch relevante Gruppen: (1) die rational begründete Unfallflucht (z. B. zur Verdeckung von Alkoholbeeinflussung, Erhaltung des Versicherungsbonus, Vermeidung drohenden Führerscheinentzugs); (2) die primitiv-reaktive Unfallflucht (Primitiv- oder Kurzschlußhandlungen), bei der nicht selten auch Alkoholbeeinflussung vorliegt; (3) Unfallflucht infolge erheblicher, körperlich begründeter Bewußtseinsstörungen (z. B. posttraumatische Dämmerzustände), infolge schwerer affektiver Ausnahmezustände bei gleichzeitig bestehender Hirnschädigung oder Intoxikation (Alkohol, Arzneimittel, Drogen) sowie in seltenen Fällen auch infolge endogener Psychosen. Für die erste Gruppe ergibt sich in der Regel keine Einschränkung der Schuldfähigkeit; bei der zweiten Gruppe wird zumeist von den Voraussetzungen einer erheblich verminderten Schuldfähigkeit, bei der dritten Gruppe von Schuldunfähigkeit ausgegangen.

Für die Alkoholbeeinflussung gelten die bereits dargelegten Beurteilungsgesichtspunkte, wobei bei der Fahrerflucht gegebenenfalls auch zu prüfen ist, ob die alkoholbedingten Leistungseinbußen dazu führten, daß der Unfall vom Kraftfahrer nicht bemerkt wurde (Frage des tatbestandsmäßigen Handelns, s. Grüner 1964).

Die von verkehrsunfallflüchtigen Probanden angegebene, mehr oder weniger umfassende Erinnerungslücke für das Unfall- und Fluchtereignis ist, wie auch sonst in der forensisch-psychiatrischen Begutachtung, für sich kein hinreichendes Kriterium für die Annahme einer organischen Bewußtseinsstörung (s. Abschnitt 9.3.3.). Sie ist in vielen Fällen medizinisch nicht zu begründen, allerdings auch nicht zu widerlegen und erfordert immer eine sorgfältige Handlungsanalyse (Metter u. Hein 1983).

Die Beurteilung posttraumatischer Bewußtseinsstörungen kann sehr schwierig sein, besonders bei gleichzeitig vorliegender Alkoholintoxikation. Schwere Schädelhirntraumen führen zu sofortiger, unter Umständen sogar zu länger andauernder Bewußtlosigkeit und machen den Verletzten handlungsunfähig. Postcommotionelle Beschwerden (Kopfschmerzen, Übelkeit, Erbrechen, vegetative Störungen) und Erinnerungsstörungen als Folge leichter Schädelhirntraumen sind von den Symptomen einer Alkoholintoxikation kaum zu unterscheiden. Liegen keine Hinweise auf ein erlittenes Schädeltrauma vor (äußere Verletzungsspuren am Kopf, Beschädigungen im Auto), spricht zudem auch das Verhalten des unfallflüchtigen Kraftfahrers nicht für eine psychophysische Beeinträchtigung (keine ärztliche Behandlung, Arbeitsaufnahme u. ä.), läßt sich ein Schädeltrauma mit relevanter posttraumatischer Bewußtseinsstörung in der Regel nicht wahrscheinlich machen. Andererseits dürfen Schädeltraumen bei alkoholisierten Kraftfahrern in der Gesamtbeurteilung auch nicht unterschätzt werden, da gleichzeitige Alkoholisierung – wie statistische Untersuchungen (Laubichler et al. 1981) ergaben – ein Commotiosyndrom vertieft. Nach tierexperimentellen Untersuchungen (Forster und Ropohl 1980) können bei mittel- und höhergradiger Alkoholbeeinflussung auch geringgradige Kopftraumen zu schwereren Funktionsstörungen führen, so daß bei der Begutachtung eines verletzten und alkoholisierten Unfallflüchtigen dem Trauma eine größere Bedeutung zukommt. «Der Richter und die Sachverständigen werden deshalb bei der Prüfung der Anwendbarkeit des § 330a (§ 323a n.F., Anm. d. Verfn.) StGB in solchen Fällen noch vorsichtiger sein müssen als bisher» (Forster und Ropohl 1980).

Posttraumatische Dämmerzustände lassen sich phänomenologisch nur schwer von psychogen bedingten Panikreaktionen abgrenzen, wenn Hinweise auf ein stattgefundenes Schädeltrauma fehlen (Laubichler 1977). Schwere psychische Ausnahmezustände (posttraumatischer oder psychischer Genese) kommen bei alkoholisierten und bei nichtalkoholisierten unfallflüchtigen Kraftfahrern allerdings selten vor, nach einer Untersuchung von Staak u. Mittmeyer (1973) in weniger als 1% der Fälle.

9.3.6. Verkehrspsychiatrie: Anhang

§ 1 StVO: Grundregeln

(1) Die Teilnahme am Straßenverkehr erfordert ständige Vorsicht und gegenseitige Rücksicht.
(2) Jeder Verkehrsteilnehmer hat sich so zu verhalten, daß kein Anderer geschädigt, gefährdet oder mehr, als nach den Umständen unvermeidbar, behindert oder belästigt wird.

§ 2 StVZO: Eingeschränkte Zulassung

(1) Wer sich infolge körperlicher oder geistiger Mängel nicht sicher im Verkehr bewegen kann, darf am Verkehr nur teilnehmen, wenn in geeigneter Weise – für die Führung von Fahrzeugen nötigenfalls durch Einrichtungen an diesen – Vorsorge getroffen ist, daß er andere nicht gefährdet. Die Pflicht zur Vorsorge obliegt dem Verkehrsteilnehmer selbst oder einem für ihn Verantwortlichen, z.B. einem Erziehungsberechtigten.
(2) bis (4) . . . . .

§ 3 StVZO: Einschränkung und Entziehung der Zulassung

(1) Erweist sich jemand als ungeeignet zum Führen von Fahrzeugen oder Tieren, so muß die Verwaltungsbehörde ihm das Führen untersagen oder die erforderlichen Auflagen machen; der Betroffene hat das Verbot zu beachten oder den Auflagen nachzukommen. Ungeeignet zum Führen von Fahrzeugen oder Tieren ist besonders, wer unter erheblicher Wirkung geistiger Getränke oder anderer berauschender Mittel am Verkehr teilgenommen oder sonst gegen verkehrsrechtliche Vorschriften oder Strafgesetze erheblich verstoßen hat.
(2) Besteht Anlaß zur Annahme, daß der Führer eines Fahrzeugs oder Tieres zum Führen von Fahrzeugen oder Tieren ungeeignet ist, so kann die Verwaltungsbehörde zur Vorbereitung einer Entscheidung nach Absatz 1 je nach den Umständen die Beibringung
1) eines amts- oder fachärztlichen Gutachtens oder
2) des Gutachtens einer amtlich anerkannten medizinisch-psychologischen Untersuchungsstelle oder
3) des Gutachtens eines amtlich anerkannten Sachverständigen oder Prüfers für den Kraftfahrzeugverkehr
über die geistige oder körperliche Eignung anordnen und wenn nötig, mehrere solcher Anordnungen treffen. Gegenstand der Untersuchung ist die Begutachtung der körperlichen oder geistigen Eignung im allgemeinen, wenn nicht die Verwaltungsbehörde ein Gutachten über eine bestimmte Eigenschaft (z.B. Seh- oder Hörvermögen, Prothesenträger) anfordert.
(3) . . . . .

§ 9 StVZO: Ermittlungen über die Eignung des Antragstellers durch die Behörde

Die zuständige örtliche Behörde hat zu ermitteln, ob Bedenken gegen die Eignung des Antragstellers zum Führen von Kraftfahrzeugen vorliegen (z.B. Bedenken wegen schwerer oder wiederholter Vergehen gegen Strafgesetze, Neigung zum Trunk, zur Rauschgiftsucht oder zu Ausschreitungen, insbesondere Rohheitsvergehen, ferner Bedenken gegen die körperliche oder geistige Eignung) . . .

§ 9c StVZO: Überprüfung der geistigen und körperlichen Eignung von Bewerbern um eine Fahrerlaubnis der Klasse 2

(1) Bewerber um eine Fahrerlaubnis der Klasse 2 haben sich einer ärztlichen Untersuchung ihres Gesundheitszustandes zu unterziehen und darüber eine Bescheinigung nach Muster 11 beizubringen.
(2) Die Bescheinigung hat anzugeben, ob Beeinträchtigungen des körperlichen oder geistigen Leistungsvermögens vorliegen, die Bedenken gegen die Eignung des Bewerbers zum Führen von Kraftfahrzeugen begründen und Anlaß für eine weitergehende Untersuchung vor Erteilung der Fahrerlaubnis geben. Sie darf bei Antragstellung (§ 8) nicht älter als ein Jahr sein.

§ 15 e StVZO: Voraussetzungen für die Erteilung der Fahrerlaubnis zur Fahrgastbeförderung

(1) Die Fahrerlaubnis zur Fahrgastbeförderung ist zu erteilen, wenn der Bewerber

1. bis 2a. .....
3. seine geistige und körperliche Eignung im übrigen nachweist
   a) durch das Zeugnis eines Amtsarztes oder eines anderen Arztes der öffentlichen Verwaltung oder das Zeugnis eines Arztes mit der Gebietsbezeichnung «Arbeitsmedizin» oder der Zusatzbezeichnung «Betriebsmedizin» oder eines von der Berufsgenossenschaft zur Durchführung arbeitsmedizinischer Vorsorgeuntersuchungen von Fahr-, Steuer- und Überwachungspersonal ermächtigten Arztes oder
   b) – bei Beschränkung des Ausweises auf Krankenkraftwagen – durch ein Zeugnis eines im Dienst des Arbeiter-Samariter-Bundes Deutschland, des Deutschen Roten Kreuzes, der Johanniter-Unfallhilfe oder des Malteser-Hilfsdienstes stehenden Arztes oder
   c) auf Verlangen der Behörde durch ein fachärztliches Gutachten oder das Gutachten einer amtlich anerkannten medizinisch-psychologischen Untersuchungsstelle.
4. bis 8. .....

§ 4 StVG: Entziehung der Fahrerlaubnis

(1) Erweist sich jemand als ungeeignet zum Führen von Kraftfahrzeugen, so muß ihm die Verwaltungsbehörde die Fahrerlaubnis entziehen; sie erlischt mit der Entziehung.
(2) bis (5) .....

§ 24 a StVG: 0,8 Promille-Grenze

(1) Ordnungswidrig handelt, wer im Straßenverkehr ein Kraftfahrzeug führt, obwohl er 0,8 Promille oder mehr Alkohol im Blut oder eine Alkoholmenge im Körper hat, die zu einer solchen Blutalkoholkonzentration führt.
(2) Ordnungswidrig handelt auch, wer die Tat fahrlässig begeht.
(3) Die Ordnungswidrigkeit kann mit einer Geldbuße bis zu dreitausend Deutsche Mark geahndet werden.

§ 44 StGB: Fahrverbot

(1) Wird jemand wegen einer Straftat, die er bei oder im Zusammenhang mit dem Führen eines Kraftfahrzeuges oder unter Verletzung der Pflichten eines Kraftfahrzeugführers begangen hat, zu einer Freiheitsstrafe oder zu einer Geldstrafe verurteilt, so kann ihm das Gericht für die Dauer von einem Monat bis zu drei Monaten verbieten, im Straßenverkehr Kraftfahrzeuge jeder oder einer bestimmten Art zu führen. Ein Fahrverbot ist in der Regel anzuordnen, wenn in den Fällen einer Verurteilung nach § 315c Abs. 1 Nr. 1 Buchstabe a, Abs. 3 oder § 316 die Entziehung der Fahrerlaubnis nach § 69 unterbleibt.
(2) bis (4) .....

§ 69 StGB: Entziehung der Fahrerlaubnis

(1) Wird jemand wegen einer rechtswidrigen Tat, die er bei oder im Zusammenhang mit dem Führen eines Kraftfahrzeugs oder unter Verletzung der Pflichten eines Kraftfahrzeugführers begangen hat, verurteilt oder nur deshalb nicht verurteilt, weil seine Schuldunfähigkeit erwiesen oder nicht auszuschließen ist, so entzieht ihm das Gericht die Fahrerlaubnis, wenn sich aus der Tat ergibt, daß er zum Führen von Kraftfahrzeugen ungeeignet ist. Einer weiteren Prüfung nach § 62 bedarf es nicht.
(2) Ist die rechtswidrige Tat in den Fällen des Absatzes 1 ein Vergehen

1. der Gefährdung des Straßenverkehrs (§ 315c),
2. der Trunkenheit im Verkehr (§ 316),
3. des unerlaubten Entfernens vom Unfallort (§ 142), obwohl der Täter weiß oder wissen kann, daß bei dem Unfall ein Mensch getötet oder nicht unerheblich verletzt worden oder an fremden Sachen bedeutender Schaden entstanden ist, oder

4. des Vollrausches (§ 323 a), der sich auf eine der Taten nach den Nummern 1 bis 3 bezieht,

so ist der Täter in der Regel als ungeeignet zum Führen von Kraftfahrzeugen anzusehen.

(3) Die Fahrerlaubnis erlischt mit der Rechtskraft des Urteils. Ein von einer deutschen Behörde erteilter Führerschein wird im Urteil eingezogen.

§ 142 StGB: Unerlaubtes Entfernen vom Unfallort

(1) Ein Unfallbeteiligter, der sich nach einem Unfall im Straßenverkehr vom Unfallort entfernt, bevor er

1. zugunsten der anderen Unfallbeteiligten und der Geschädigten die Feststellung seiner Person, seines Fahrzeugs und der Art seiner Beteiligung durch seine Anwesenheit und durch die Angabe, daß er an dem Unfall beteiligt ist, ermöglicht hat oder
2. eine nach den Umständen angemessene Zeit gewartet hat, ohne daß jemand bereit war, die Feststellungen zu treffen,

wird mit Freiheitsstrafe bis zu drei Jahren oder mit Geldstrafe bestraft.

(2) Nach Absatz 1 wird auch ein Unfallbeteiligter bestraft, der sich

1. nach Ablauf der Wartefrist (Absatz 1 Nr. 2) oder
2. berechtigt oder entschuldigt

vom Unfallort entfernt hat und die Feststellungen nicht unverzüglich nachträglich ermöglicht.

(3) Der Verpflichtung, die Feststellungen nachträglich zu ermöglichen, genügt der Unfallbeteiligte, wenn er den Berechtigten (Absatz 1 Nr. 1) oder einer nahe gelegenen Polizeidienststelle mitteilt, daß er an dem Unfall beteiligt gewesen ist, und wenn er seine Anschrift, seinen Aufenthalt sowie das Kennzeichen und den Standort seines Fahrzeugs angibt und dieses zu unverzüglichen Feststellungen für eine ihm zumutbare Zeit zur Verfügung hält. Dies gilt nicht, wenn er durch sein Verhalten die Feststellungen absichtlich vereitelt.

(4) Unfallbeteiligter ist jeder, dessen Verhalten nach den Umständen zur Verursachung des Unfalls beigetragen haben kann.

§ 315 c StGB: Gefährdung des Straßenverkehrs

(2) Wer im Straßenverkehr

1. ein Fahrzeug führt, obwohl er
   a) infolge des Genusses alkoholischer Getränke oder anderer berauschender Mittel oder
   b) infolge geistiger oder körperlicher Mängel nicht in der Lage ist, das Fahrzeug sicher zu führen, oder
2. .....

und dadurch Leib oder Leben eines anderen oder fremde Sachen von bedeutendem Wert gefährdet, wird mit Freiheitsstrafe bis zu fünf Jahren oder mit Geldstrafe bestraft.

(2) und (3) .....

§ 316 StGB: Trunkenheit im Verkehr

(1) Wer im Verkehr (§§ 315 bis 315 d) ein Fahrzeug führt, obwohl er infolge des Genusses alkoholischer Getränke oder anderer berauschender Mittel nicht in der Lage ist, das Fahrzeug sicher zu führen, wird mit Freiheitsstrafe bis zu einem Jahr oder mit Geldstrafe bestraft, wenn die Tat nicht in § 315 a oder § 315 c mit Strafe bedroht ist.

(2) Nach Absatz 1 wird auch bestraft, wer die Tat fahrlässig begeht.

§ 323 a StGB: Vollrausch

(1) Wer sich vorsätzlich oder fahrlässig durch alkoholische Getränke oder andere berauschende Mittel in einen Rausch versetzt, wird mit Freiheitsstrafe bis zu fünf Jahren oder mit Geldstrafe bestraft, wenn er in diesem Zustand eine rechtswidrige Tat begeht und ihretwegen nicht bestraft werden kann, weil er infolge des Rausches schuldunfähig war oder weil dies nicht auszuschließen ist.

(2) Die Strafe darf nicht schwerer sein als die Strafe, die für die im Rausch begangene Tat angedroht ist.

(3) Die Tat wird nur auf Antrag, mit Ermächtigung oder auf Strafverlangen verfolgt, wenn die Rauschtat nur auf Antrag, mit Ermächtigung oder auf Strafverlangen verfolgt werden könnte.

Literatur

ANGST, J.: Verlauf unipolar depressiver, bipolar manisch-depressiver und schizo-affektiver Erkrankungen und Psychosen. Fortschr. Neurol. Psychiatr. 48, 3–30 (1980).

BARBEY, I.: Zum Problem der Fahreignungsbegutachtung nach abgeklungenen endogenen Psychosen. Bundesgesundhbl. 19, 241–243 (1976).

BARNIKEL, W.: Rechtsfolgen bei unterlassener Aufklärung über die Fahruntauglichkeit. Münch. Med. Wochenschr. 121, Nr. 49 SEM (1979).

BARTHELMESS, W., EHRET, J.: Fahreignungsbegutachtung in einer Konzeption der Problemlösung. Blutalkohol 21, 71–85 (1984).

BÄUMLER, G., FRANCK, H., GERLACH, J.: Leistungspsychologische Beeinträchtigung bei Hirnoperierten und ihre Konsequenzen für die Fahrtüchtigkeit. In: Führerschein bei Hirnerkrankungen und Schädel-Hirn-Trauma. W. GROTE und W. J. BOCK (Hrsg.). Stuttgart, Thieme S. 42–59, 1980.

BAY, E.: Epilepsie und Führerschein. Med. Welt. 26, 596–598 (1975).

BEINE, R.: Zur Reform des Rechts der Entziehung der Fahrerlaubnis unter besonderer Berücksichtigung der Grundgedanken des § 69 Abs. 2 Ziff. 2 StGB. Blutalkohol 15, 261–281 (1978).

BESSER, R., KRÄMER, G.: Fahrtauglichkeit bei epileptischen Anfällen. Akt. Neurol. 9, 105–108 (1982).

BLEULER, M.: Die schizophrenen Geistesgestörten im Lichte langjähriger Kranken- und Familiengeschichten. Stuttgart, Thieme 1972.

BÖCHER, W.: Verkehrsmedizin und Psychologie. In: Handbuch der Verkehrsmedizin. K. WAGNER und H.-J. WAGNER (Hrsg.). Berlin–Heidelberg–New York, Springer, S. 218–262, 1968.

BÖCHER, W.: Psychologie und Psychopathologie des Verkehrs. In: Handwörterbuch der Rechtsmedizin. G. EISEN (Hrsg.). Bd. 1. Stuttgart, Enke, S. 414–434, 439–443, 1973.

BUNDESÄRZTEKAMMER: Einschränkung der Verkehrstüchtigkeit durch Arzneimittel. Dtsch. Ärztebl. 77, 805–806 (1980).

BUNDESMINISTER FÜR VERKEHR: Richtlinien für die Prüfung der körperlichen und geistigen Eignung von Fahrerlaubnisbewerbern und -inhabern (Eignungsrichtlinien). Verkehrsbl. 36, 496–503 (1982).

DIETZ, K., MALLACH, H. J.: Über die Verteilung hoher, mit dem Leben noch vereinbarer Blutalkoholwerte. Blutalkohol 16, 264–275 (1979).

DREHER, E., TRÖNDLE, H.: Strafgesetzbuch und Nebengesetze. 39. Aufl. München, Beck 1980.

EMMERICH, E.: Statistische Daten für die Jahre 1971–1982. Blutalkohol 21, 3–13 (1984).

FEUERLEIN, W.: Alkoholismus – Mißbrauch und Abhängigkeit. 3. Aufl. Stuttgart, Thieme 1984.

FORSTER, B., JOACHIM, H.: Blutalkohol und Straftat. Stuttgart, Thieme 1975.

FORSTER, B., ROPOHL, D.: Die Begutachtung der Fahrerflucht nach Schädel-Hirn-Trauma und Alkoholgenuß. In: Führerschein bei Hirnerkrankungen und Schädel-Hirn-Trauma. GROTE, W. und W. J. BOCK (Hrsg.). Stuttgart, Thieme, S. 29–33, 1980.

FOERSTER, K., HANNEMANN, E., SEIZER, H. U., GESTRICH, J.: Begutachtung der Fahreignung – wissenschaftlich begründete oder zufällige Ergebnisse? Forensia 5, 73–83 (1984).

FRIEDEL, B.: Körperlich-geistige Eignung von Kraftfahrzeugführern im EG-Bereich. Unfall- und Sicherheitsforschung Straßenverkehr. 31, 9–14 (1981).

GEIPEL, A., OBEID, H.: Über den Alkoholgehalt verschiedener Biersorten und hochprozentiger Getränke. Blutalkohol 6, 35–46 (1969).

GERCHOW, J.: Alkohol und Verkehrstüchtigkeit. In: Handbuch der Verkehrsmedizin. K. WAGNER und H.-J. WAGNER (Hrsg.). Berlin–Heidelberg–New York, Springer, S. 827–853, 1968.

GERCHOW, J.: Stellungnahme zum Beschluß des OLG Köln vom 3. Mai 1983 – 3 Ss 230/83. Blutalkohol 20, 538–542 (1983).

GERCHOW, J.: Alkohol und Verkehrstüchtigkeit. In: Verkehrsmedizin. H.-J. WAGNER (Hrsg.). Berlin–Heidelberg–New York–Tokyo, Springer, S. 284–291, 1984.

GLATZEL, J.: Psychische Krankheit und Straßenverkehr. Med. Sach. 71, 26–30 (1975).

GRÜNER, O.: Zur Frage tatbestandsmäßigen Handelns unter Alkoholeinfluß. Blutalkohol 2, 274–279 (1964).

GRÜNER, O.: Alkohol (Blutalkohol). In: Handwörterbuch der Rechtsmedizin. G. EISEN (Hrsg.) Bd. 1. Stuttgart, Enke S. 18–40, 1973.

GRÜNER, O., LUDWIG, O., TRABANT, G.: Alkoholbedingte Leistungsminderung bei Tag und Nacht. Blutalkohol 7, 337–344 (1970).

GRÜNER, O., RENTSCHLER, E.: Manual zur Blutalkohol-Berechnung. Köln–Berlin–Bonn–München, Heymanns 1976.

HARTMANN, H.P.: Der Kranke als Fahrzeuglenker. Berlin–Heidelberg–New York, Springer 1980.

HARTMANN, H.P.: Ärztliche Feststellung der Alkoholisierung und ihre Kritik. Kriminalistik 37, 637–638 (1983).

HEINZ, G., TÖLLE, R.: Zur Beurteilung der Fahreignung nach abgelaufener endogener Psychose. Nervenarzt 46, 355–360 (1975).

HENNINGHAUSEN, R.H.: Beeinträchtigung der Tauglichkeit von Bus- und Taxifahrern durch Alkoholabusus. Unfall- und Sicherheitsforschung Straßenverkehr 42, 42–45 (1983).

HIMMELREICH, K.: Brauchbarkeit der gegenwärtigen medizinisch-psychologischen Gutachten zur Überprüfung der Fahreignung. Blutalkohol 16, 153–170 (1979).

HIPPIUS, H.: Psychiatrische Krankheiten und Fahrtauglichkeit. Münch. Med. Wochenschr. 121, 1322–1325 (1979).

HUBER, G.: Psychiatrie. 3. Aufl. Stuttgart–New York, Schattauer 1981.

HUBER, G., GROSS, G., SCHÜTTLER, R.: Schizophrenie. Berlin–Heidelberg–New York, Springer 1979. (Monographien aus dem Gesamtgebiete der Psychiatrie, Band 21.)

HUBER, G. GROSS, G., SCHÜTTLER, R.: Langzeitentwicklung schizophrener Erkrankungen. In: Psychiatrische Verlaufsforschung. G.W. SCHIMMELPENNING (Hrsg.) Bern–Stuttgart–Wien, Huber, S. 110–133, 1980.

JAROSCH, K.: Unfallflucht. In: Handwörterbuch der Rechtsmedizin. G. EISEN (Hrsg.) Bd. 1. Stuttgart, Enke, S. 434–439, 1973.

KASTRUP, M., DUPONT, A., BILLE, M., LUND, H.: Traffic accidents involving psychiatric patients. Acta Psychiatr. Scand. 58, 30–39 (1978).

KOSCHLIG, G.: Die neuen ärztlichen Richtlinien zur Tauglichkeitsvorschrift zum Führen von Kraftfahrzeugen. Abschnitt: Nerven- und Geisteskrankheiten. Verk. -Med. 21, 361–396 (1974).

KUNKEL, E.: Biographische Daten und Rückfallprognose bei Trunkenheitstätern im Straßenverkehr. TÜV Rheinland, Köln 1977.

KUNKEL, E.: Die anlaßbezogene Untersuchung der Fahreignung in den amtlich anerkannten medizinisch-psychologischen Untersuchungsstellen. Z. Verkehrssicherh. 26, 160–166 (1980).

KUNKEL, E.: Alkoholismus und anlaßbezogene Untersuchung der Fahreignung. Blutalkohol 17, 441–455 (1980a).

KURZ, H.: Interaktionen von Arzneimitteln und Alkohol. Dtsch. Ärztebl. 79, 29–36 (1982).

KUSCHINSKY, G.: Medikamente und Straßenverkehr. Dtsch. Ärztebl. 73, 1977–1979 (1976).

LAUBICHLER, W.: Fahrerflucht im Dämmerzustand. Blutalkohol 14, 247–257 (1977).

LAUBICHLER, W., KLIMESCH, W., MAIER, F.: Statistische Untersuchungen des Commotiosyndroms. Nervenarzt 52, 660–663 (1981).

LEWRENZ, H.: Die psychiatrisch-neurologische Begutachtung der Eignung zum Führen von Kraftfahrzeugen. Dtsch. Ärztebl. 71, 3169–3171 (1974).

LEWRENZ, H.: Schlußwort in der Aussprache zu LEWRENZ (1974). Dtsch. Ärztebl. 72, 882 (1975).

LEWRENZ, H.: Der psychisch Kranke als Autofahrer. Münch. Med. Wochenschr. 121, 1317–1321 (1979).

LEWRENZ, H.: Das neue Gutachten «Krankheit und Kraftverkehr» (Erfahrungen, Entwicklungen, Tendenzen). Unfall- und Sicherheitsforschung Straßenverkehr 31, 15–18 (1981).

LEWRENZ, H., FRIEDEL, B. (Bearb.): Krankheit und Kraftverkehr. Gutachten des Gemeinsamen Beirats für Verkehrsmedizin beim Bundesminister für Verkehr und beim Bundesminister für Jugend, Familie und Gesundheit. 2. Aufl. Hof, Mintzel-Druck 1979 (Schriftenreihe des Bundesministers für Verkehr, Heft 57) [3. Aufl. Bonn, Köllen-Druck 1985].

LIETZ, S.: Die neuen ärztlichen Richtlinien zur Tauglichkeitsvorschrift zum Führen von Kraftfahrzeugen (Tauvo K) – Fachgebiet Neurologie/Psychiatrie. Psychiat., Neurol., Med. Psychol. 36, 75–81 (1984).

LUND, M.: Epilepsie und Führerschein. Nervenarzt 38, 51–64 (1967).

LUNDT, P. V. (Bearb.): Alkohol und Straßenverkehr. Zweites Gutachten des Bundesgesundheitsamtes. Bochum, Esdar 1977 (Schriftenreihe des Bundesministers für Verkehr, Heft 52).

LUNDT, P. V., JAHN, E. (Bearb.): Alkohol bei Verkehrsstraftaten. Gutachten des Bundesgesundheitsamtes. Bonn, Kirschbaum 1966.

MENKEN, E.: Die Rechtsbeziehungen zwischen Verwaltungsbehörde, Betroffenem und Gutachter bei der Medizinisch-Psychologischen Fahreignungsbegutachtung. Köln, TÜV Rheinland 1980 (Mensch–Fahrzeug–Umwelt, Heft 8).

METTER, D., HEIN, P. M.: Analyse eines Verkehrsunfalls mit Fahrerflucht – unfallmechanische, spurenkundliche und psychopathologische Überlegungen. Unfall- und Sicherheitsforschung Straßenverkehr 42, 93–95 (1983).

PETER, H.: Die psychiatrische Beurteilung von Motorfahrzeugführern. Bern–Stuttgart, Huber 1960.

PETERSOHN, F.: Grundlagen der Beurteilung der Fahrtüchtigkeit und Entzug der Fahrerlaubnis aus der ärztlichen Sicht. In: Handbuch der Verkehrsmedizin. K. WAGNER und H.-J. WAGNER (Hrsg.). Berlin–Heidelberg–New York, Springer, S. 174–192, 1968.

PEUKERT, E. NIESCHKE, W.: Die Beurteilung der körperlichen und geistigen Eignung des Kraftfahrers. Stuttgart, Enke 1962.

PRANGE, H., HINRICHS, H.: Zum Verkehrsrisiko von Personen mit psychopathologischen Besonderheiten. Mat. Med. Nordm. 33, 221–232 (1981).

RASCH, W.: Das Amnesie-Problem in der forensischen Psychiatrie. In: An den Grenzen von Medizin und Recht. Festschrift für W. Hallermann. J. Gerchow (Hrsg.). Stuttgart, Enke, S. 57–67, 1966.

RASCH, W.: Schuldfähigkeit. In: Lehrbuch der Gerichtlichen Medizin. A. PONSOLD (Hrsg.) 3. Aufl. Stuttgart, Thieme, S. 55–89, 1967.

RASCH, W.: Wert und Verwertbarkeit der sogenannten klinischen Trunkenheitsuntersuchung. Blutalkohol 6, 129–140 (1969).

RAUCH, H.-J.: Psychiatrie und Verkehrsmedizin. In: Handbuch der Verkehrsmedizin. K. WAGNER und H.-J. WAGNER (Hrsg.) Berlin–Heidelberg–New York, Springer, S. 376–401, 1968.

RECKEL, K.: Verkehrsunfallflucht und Affekt. Zentralbl. Verk.-Med. 19, 65–77 (1973).

RITTER, G.: Epilepsie und Führerschein. Nervenarzt 47, 51–53 (1976).

RITTER, G.: Kraftfahrzeugtauglichkeit neurologisch Kranker. Bayer. Ärztebl. 34, 405–414 (1979).

ROTH, T., HARTSE, K. M., ZORICK, F. J., KAFFEMAN, M. E.: The differential effects of short- and long-acting benzodiazepines upon nocturnal sleep and daytime performance. Arzneimittel-Forsch. 30, 891–894 (1980).

SACHER, P.: Schizophrenie und Fahrtauglichkeit. Schweiz. Med. Wochenschr. 108, 373–379 (1978).

SCHEWE, G.: Juristische Probleme des § 330a StGB aus der Sicht des Sachverständigen. Blutalkohol 13, 87–99 (1976).

SCHNEBLE, H.: Nachweis der Fahrunsicherheit infolge Alkohols. Blutalkohol 20, 177–188 (1983).

SCHNEIDER, W.: Über den Wert von Vorgeschichtsdaten und von Testwerten für die Prognose des Kraftfahrerverhaltens von Trunkenheitstätern. Blutalkohol 17, 430–438 (1980).

SCHÜPPEL, R.: Alkoholgenuß bei Langzeitbehandlung. In: Verkehrstüchtigkeit und Langzeittherapie. G. DOTZAUER und J. HIRSCHMANN (Hrsg.) Stuttgart – New York, Schattauer, S. 39–60, 1971.

SCHÜTZ, H.: Alkohol im Blut. Nachweis und Bestimmung, Umwandlung und Berechnung. Weinheim, Chemie 1983.

Schwerd, W.: Alkohol und Verkehrssicherheit. In: Rechtsmedizin. W. SCHWERD (Hrsg.) 3. Aufl. Köln–Lövenich, Deutscher Ärzte-Verlag, S. 119–136, 1979.

SPANN, W.: Erkrankungen – Risikofaktoren im Straßenverkehr. Münch. Med. Wochenschr. 121, 1309–1310 (1979).

SPANN, W.: Justitia und die Ärzte. Zürich, Edition Interfrom. 1979a.

SPATZ, R., KUGLER, J., HIEDL, A. M.: Führerschein und Epilepsie. Münch. Med. Wochenschr. 125, 999–1002 (1983).

STAAK, M., MITTMEYER, H.-J.: Verkehrsunfallflucht und Alkoholisierung. Blutalkohol 10, 310–321 (1973).

STAAK, M.: Wirkung von Arzneimitteln auf die Verkehrstüchtigkeit. In: Verkehrsmedizin. H.-J. Wagner (Hrsg.). Berlin–Heidelberg–New York–Tokyo, Springer, S. 292–320, 1984.

STATISTISCHES BUNDESAMT: Statistisches Jahrbuch 1984 für die Bundesrepublik Deutschland. Stuttgart–Mainz, Kohlhammer 1984.

STRASSENVERKEHRSRECHT: Loseblatt-Textsammlung. 12. Aufl. München, Beck 1984.

TRÜB, C. L. P., FEDERHEN, L.: Amts-, gerichts- und vertrauensärztliche Tätigkeit (Gutachtenwesen). In: Der Arzt des öffentlichen Gesundheitsdienstes. L. FEDERHEN (Hrsg.). Stuttgart, Thieme, S. 820–871, 1967.

TRÜEB, P.: Schizophrenie und Fahrfähigkeit. Dtsch. Z. Ges. Gerichtl. Med. 57, 362–366 (1966).

UTZELMANN, H. D.: Rückfallquote von Teilnehmern an Kursen nach dem Modell «Mainz 77». Blutalkohol 20, 449–455 (1983).

VENZLAFF, U.: Die verkehrsmedizinische Beurteilung des alkoholgefährdeten Kraftfahrers. Blutalkohol 2, 1–11 (1963).

VENZLAFF, U.: Typologie und Beurteilung des alkoholgefährdeten Kraftfahrers. Zentralbl. Verk.-Med. 10, 129–138 (1964).

VENZLAFF, U.: Die «pathologischen» Alkoholreaktionen – Ätiologie, Klinik und forensisch-psychiatrische Beurteilung. Med. Welt, 2623–2631 (1965).

WAGNER, H.-J.: Arzneimittel- und Genußmittelabhängigkeit bzw. -Mißbrauch im Straßenverkehr. In: Handbuch der Verkehrsmedizin. K. WAGNER und H.-J. WAGNER (Hrsg.). Berlin–Heidelberg–New York, Springer, S. 884–895, 1968.

WAGNER, H.-J.: Arzneimittel. In: Handwörterbuch der Rechtsmedizin. G. EISEN (Hrsg.) Bd. 1. Stuttgart, Enke, S. 44–55, 1973.

WAGNER, H.-J.: Verkehrsmedizin. In: Rechtsmedizin. W. SCHWERD (Hrsg.) 3. Aufl. Köln–Lövenich, Deutscher Ärzte-Verlag, S. 113–118, 1979.

WAGNER, H.-J. (Hrsg.): Verkehrsmedizin. Berlin–Heidelberg–New York–Tokyo, Springer 1984.

WINKLER, W.: Fahrerlaubnisentzug bei Abhängigkeit. In: Sucht und Delinquenz. Deutsche Hauptstelle gegen die Suchtgefahren (Hrsg.). Hamm, Hoheneck, S. 242–258, 1983.

WOLDERT, M., RITTER, G.: Hirntumorkranke im Straßenverkehr. Nervenarzt 54, 304–310 (1983).

WOLF, G.: Die Beurteilung der Fahrtauglichkeit. In: Handbuch der forensischen Psychiatrie. H. GÖPPINGER und H. WITTER (Hrsg.) Bd. 2. Berlin–Heidelberg–New York, Springer, S. 1427–1481, 1972.

ZINK, P., REINHARDT, G.: Die Berechnung der Tatzeit-BAK zur Beurteilung der Schuldfähigkeit. Blutalkohol 13, 327–339 (1976).

10. Forensische Psychologie

Elisabeth Müller-Luckmann

10.1. Einleitung

Forensische Psychologie gibt es seit dem Beginn des 20. Jahrhunderts. Die damalige Experimentalpsychologie untersuchte zu jener Zeit u. a. die menschliche Wahrnehmung. 1926 hat Stern einmal auf diese Zeit der Laboratoriumsexperimente hingewiesen: «Binets Buch über die Suggestibilität um 1900, und meine Abhandlung über «die Aussage als geistige Leistung und Verhörsprodukt», 1902, stehen am Anfang einer langen Reihe von Experimentaluntersuchungen, die dem Heranwachsenden verschiedener Altersstufen, verschiedener Schichten, beider Geschlechter galten, die die Aussagen über Bilder, Örtlichkeiten, Zeitdauer, Vorgänge, Gegenstände prüften, die Erinnerungtreue und -untreue in ihrer Abhängigkeit von äußeren und inneren Bedingungen studierten, den Einfluß der Aufmerksamkeit, des Interesses, der Suggestion usw. untersuchten» (Stern 1926).

Aus den meisten sehr negativen Ergebnissen, was menschliche Aussagetüchtigkeit anging, konnte Stern den später immer wieder zitierten, sehr bekannt gewordenen Satz ableiten: «Die fehlerlose Erinnerung ist nicht die Regel, sondern die Ausnahme» (1902).

Forensische Psychologie war damals also wesentlich Aussage- und Zeugenpsychologie, die sich allerdings auf experimentell gewonnene Erkenntnisse aus der Allgemeinen Psychologie beschränken mußte. Ein differenziertes individual-diagnostisches Instrumentarium, wie wir es heute zur Verfügung haben, existierte noch nicht. Auch bestand in jenen frühen Jahren nur sehr sporadisch Gelegenheit, weiträumige Erfahrungen in den Gerichtssälen zu sammeln. Die wenigen Gutachten, die aus jenen Jahren überliefert sind, bezogen sich auf Zeugenaussagen Minderjähriger, die ihre Lehrer unzüchtiger Handlungen beschuldigten. (Es mag überdies in jener weitaus autoritätsgläubigeren Epoche als unsere dies ist, ein sehr schwer nachvollziehbarer Gedanke gewesen sein, ein Kind könne zum «Sexualobjekt» eines Pädagogen geworden sein.) Ganz deutlich wurde den Aussageexperimenten eine weitaus stärkere Bedeutung beigemessen als den Realitäten der Sexualität, und Kinder und Jugendliche wurden auch nicht als unverwechselbare Individuen mit einer charakteristischen Vorgeschichte gewürdigt, sondern als Repräsentanten einer phasentypischen und entwicklungsbedingten Verfassung, beispielsweise als «Pubertierende» mit allen in diesem Zusammenhang verdächtigen Merkmalen der Unzuverlässigkeit und krisenhaften Befindlichkeit.

Vorurteilsbildungen in dieser Richtung sind bis auf den heutigen Tag aus den Gerichtssälen nicht ganz verschwunden. Aber ohnehin waren diese Anfänge der Übertragung psychologischer Erkenntnisse in die Rechtsprechung sehr bald zum Stagnieren verurteilt. Zwar gibt es aus dem Jahr 1937 eine durch den damaligen Reichsminister der Justiz ausgesprochene Empfehlung, in zweifelhaften Fällen psychologische Sachverständige zur Begutachtung von Kindern und Jugendlichen heranzuziehen, aber aus den sattsam bekannten

Gründen ist eine nennenswerte Sachverständigentätigkeit in jenen Jahren nicht zu verzeichnen. Erst nach dem 2. Weltkrieg, als auch die Psychologie sich aus dem bedrohlichen Griff ihrer weltanschaulichen Knebelung befreien und den Anschluß an die in der übrigen Welt längst vollzogenen wissenschaftlichen Entwicklungen gewinnen konnte, begann eine «zweite Phase» (Undeutsch 1954–1974) zunächst der Aussagepsychologie, die sich aber in stürmischer Entwicklung auch auf andere Gebiete der in der Rechtsprechung auftauchenden psychologischen Fragen erstreckte.

Psychologen begutachten heute nicht nur mehr in dem klassischen Gebiet der Beurteilung von Zeugenaussagen von Kindern, Jugendlichen und gelegentlich auch Erwachsenen, sondern sie diagnostizieren in breitem Umfang auch die Voraussetzungen für die Anwendung der §§ 3 und 105 JGG sowie jene, die für die Anwendung der §§ 20/21 StGB in Betracht kommen; sie sind in der Zivilgerichtsbarkeit überall da tätig, wo es um schwierige psychologische Probleme geht: bei welchem Elternteil ist ein Kind nach der Scheidung am besten aufgehoben, kann man jemandem den Führerschein wiedergeben, muß einer bestimmten Person die Prozeßfähigkeit aberkannt werden, ist eine vorzeitige Pensionierung eines vorgealterten Menschen gerechtfertigt, kann man ein Kind, das beim Spiel eine Scheune in Brand gesetzt hat, dafür haftbar machen? – Fragestellungen, wie sie dem Psychologen in der Gegenwart seiner gerichtlichen Praxis täglich begegnen.

Auf welche wissenschaftlichen Grundlagen stützt sich die Forensische Psychologie und wer kann sie ausüben?

Zunächst kann ganz global gesagt werden, daß der forensisch tätige Psychologe, um den breiten diagnostischen und prognostischen Aussagen, die von ihm erwartet werden, gerecht zu werden, auf alle Gebiete seines Fachs zurückgreifen muß. Dabei zeigt es sich deutlich, wie mannigfaltig die psychologisch-wissenschaftlichen Ansätze sind, Erleben und Verhalten adäquat zu erfassen.

10.2. Methodische Grundlagen und allgemeine Aufgaben der forensischen Psychologie

Für viele seiner Diagnosen braucht der Psychologe die Erkenntnisse der Wahrnehmungspsychologie – z.B. die Aufmerksamkeitssteuerung betreffend – der Gedächtnisforschung in ihrem Zusammenhang mit motivationalen Aspekten. Die Lehre von der Motivation stellt ein Kernstück seines Basiswissens dar. Er muß sich aber auch der Erkenntnisse der Lernpsychologie bedienen, die für die Einschätzung von Sozialisationsprozessen eine wichtige Rolle spielt. Er muß sich auskennen in den verschiedenen Persönlichkeitstheorien und -modellen, die jeweils mehr statisch oder eher dynamisch konzipiert sind. Entwicklungspsychologie von der Bedeutung der frühen Kindheit bis zu den Erkenntnissen der Gerontologie ist für ihn unerläßlich, ebenso wie die Sozialpsychologie mit ihren Problemen von Rollenzuweisung und -konflikt, Schichtenabhängigkeiten, gruppendynamischen Prozessen usw. Er muß aber auch mit der Sexualpsychologie vertraut sein, insbesondere mit den Erscheinungsformen und Hintergründen der sexuellen Deviationen und die Erscheinungsbilder der Psychopathologie so weit kennen, daß er die Grenzen seiner Kompetenz sehen und sie dann gegebenenfalls an den Psychiater abtreten oder mit seinen diagnostischen Befunden kombinieren kann, wenn es sich um eindeutig krankhafte Zustandsbilder handelt. Er muß aber für bestimmte prognostische Aussagen auch Reichweite, Grenzen und spezielle Wirksamkeit moderner Psychotherapieformen bestimmen können.

Die Notwendigkeit, vor dem Hintergrund der statistischen Norm mit den Methoden der naturwissenschaftlichen Psychologie Individuen treffsicher zu erfassen, engt in den Augen mancher Laien (aber auch Psychiater!) die Tätigkeit des Psychologen auf die Anwendung von Testmethoden ein. Zwar kann man sagen, daß diese heute breit ausgefächerte Methodik ein Kernstück der psychologisch-diagnostischen Tätigkeit darstellt, daß es darüber hinaus aber auch der Methode der Interpretation von Lebensläufen bedarf wie jener der freien Beobachtung und einer Gesprächstechnik, die mit empirisch abgesicherten Ergebnissen gezielter Befragungsweisen arbeitet. Psychologische Diagnostik ist also nicht schlicht identisch mit «Testpsychologie».

Stets muß sich der forensische Psychologe einer flexiblen Methodik bedienen: er mißt, aber er ist auch darauf angewiesen, da (empirisch fundiert) zu deuten und zu interpretieren, wo die Möglichkeiten der Messung erschöpft sind. Er betreibt nomothetische Reduktion, d.h. er macht Aussagen von Allgemeinheitscharakter und liefert ebenso idiographische Deskriptionen von subtiler Individualität (z.B. bei der biographischen Analyse) entsprechend dem Satz: «Gerade in der Mannigfaltigkeit der in ihr repräsentierten Bemühungen und der Vielschichtigkeit der von ihr berücksichtigten Aspekte ist die Psychologie allein in der Lage, der Differenziertheit und Komplexität menschlichen Verhaltens und Erlebens gerecht zu werden» (Thomae und Feger, 1969). Dabei muß er vor Gericht jederzeit in der Lage sein, seinen jeweiligen wissenschaftlichen Standort und sein Handwerkszeug präzise zu definieren. Dies ist um so notwendiger als auch gleichzeitig schwierig, weil viele allgemein in Experimenten gewonnene Einsichten sich nicht unmittelbar in die Realität der Gerichtssäle übertragen lassen und – wie in jüngster Zeit Wegener besonders betont hat – es eine allgemeine und übergreifende Theorie der forensischen Psychologie (noch) nicht gibt. Grundlagenforschung und angewandte Wissenschaft haben hier wie in anderen empirischen Wissenschaften oft genug keinen stringenten Bezug: «Der gerichtlich tätige Psychologe findet keine Gesamttheorie seines Arbeitsfeldes vor, d.h. eine systematische, widerspruchsfreie und möglichst vollständige Integration der Einzelhypothesen und -befunde mit der Möglichkeit, daraus psychische Vorgänge zu erklären, auf der Verhaltensebene vorherzusagen und neue, weiterführende Hypothesen abzuleiten. Forensische Psychologie stellt sich zum gegenwärtigen Zeitpunkt vielmehr dar als ein stark von den praktischen Erfordernissen her bestimmtes Nebeneinander vieler Einzelbeiträge. Konkrete Fragen der Rechtspraxis werden unter Rückgriff auf Methoden und Erkenntnisse verschiedener psychologischer Teilgebiete zu beantworten versucht. Dieser eklektische, pragmatische Charakter der forensischen Psychologie, der durch den Zwang zur Bewältigung immer neuer Aufgaben verstärkt wird, kennzeichnet sowohl die ältere als auch die neuere Literatur. Empirische Forschungen als mögliche Ansatzpunkte einer umfassenden Theorie sind ebenfalls noch durch enzyklopädische Aufsplitterung in Detailprojekte gekennzeichnet.

Die für die empirische Grundlagenforschungen notwendige gute theoretische Konzeptualisierung der Probleme mit Operationalisierung theoretischer Aussagen, mit experimenteller Prüfung und statistischem Nachweis von Art und Ausmaß der bedeutsamen Variablen, also das in der wissenschaftlichen Psychologie übliche Verfahren, um Wahrscheinlichkeitsaussagen mit kalkulierbaren Fehlergrenzen über zukünftiges Verhalten zu ermöglichen, läßt sich gerade im forensischen Bereich nur sehr begrenzt realisieren. Dem Forschungsziel einer Modellierung psychologischer Strukturen und Prozesse durch den Nachweis entscheidender Variablen und deren Zusammenhänge steht hier im «Ernstfall» die Unmöglichkeit entgegen, die Bedingungen systematisch zu manipulieren, wie es z.B. in weiten Bereichen der Klinischen und der Pädagogischen Psychologie möglich ist.» (Wegener 1981).

Angesichts dieses hohen Anspruchs erscheint der Mangel an Gutachtern, die den oft «gefährlichen» Laienfragen nach den Grundlagen eines Gutachtens wissenschaftlich verantwortlich, methodenbewußt und selbstkritisch dem eigenen Ergebnis gegenüber standhalten können, nicht erstaunlich, zumal die «Kompetenz-Kompetenz» des Richters bei der Auswahl von Sachverständigen die Szene beherrscht. Forensisch-psychologische Sachverständigentätigkeit kann man eigentlich nur im Gerichtssaal selbst, wenn möglich, unter Anleitung eines bereits erfahrenen Kollegen üben. Eine Vorbereitung an den Universitäten geschieht nicht regelhaft und nicht etwa an allen, sondern gemessen am Gesamt der Ausbildungsstätten nur an wenigen Orten.

Meyer (1976) hat einmal mit Recht beklagt, daß gerade die erfahrenen klinischen Psychiater nur selten als Sachverständige tätig sind, während die vor Gericht tätigen Experten sich weitgehend auf die Forensik spezialisiert und ihre eigentliche klinische Tätigkeit eingeschränkt oder ganz aufgegeben hätten. Paralleles ließe sich für die forensische Psychologie formulieren: auch hier erscheint der erfahrene klinische Psychologe, der mit ständig wechselnden Erfahrungsbildern seelischen Fehlverhaltens konfrontiert wird, als der geeignetste Sachverständige. Der eigentliche «Gütetest» durch die Prozeßbeteiligten kann allerdings erst «vor Ort» vorgenommen werden. Ohne die Möglichkeiten und Grenzen seiner Sachverständigentätigkeit formaler und inhaltlicher Art zu überschauen, also ohne juristische Grundkenntnisse in den Relevanzen seiner Mitwirkung, ohne durchdachte Position, die ihm auch die ethischen Grundlagen seiner Arbeit und deren relativ eng abgesteckter Rahmen abverlangt, ohne ideologische Verbrämung klar profiliert, dürfte ein Sachverständiger sehr bald auf dem glatten Parkett der Gerichtssäle symbolisch verunglücken.

Es gibt zweierlei Möglichkeiten, Fundierung und Reichweite psychologischen Sachverstandes verbindlich zu erfahren. Weder die manchmal nur scheinbare Überzeugungskraft des schriftlichen Gutachtens noch die Eloquenz des mündlichen Vortrags sind hier gemeint – vielmehr ist es einmal die Fähigkeit, in der Hauptverhandlung neu auftretende Gesichtspunkte nicht schlichtweg in das bereits Gesagte aufzunehmen, sondern diesen Vorgang entsprechend zu problematisieren: ihn nämlich nicht gewaltsam einzupassen oder als quantité négligeable zu deklarieren, vielmehr zu analysieren, ob und warum gegebenenfalls dies zu einer Revision oder Ergänzung oder mitunter Anullierung des bereits Gesagten beitragen muß, – wenn es sich um einen wirklich neuen Gesichtspunkt handelt. Zweitens: die Grundlagen des Gutachtens und worauf sich die Ergebnisse im einzelnen stützen, dem Laien wirklich plausibel zu machen, ohne daß ein exklusives Psychologieverständnis vorausgesetzt werden muß. Vor allem sollte der Sachverständige eine Hierarchie der wissenschaftlichen Beweiskraft entwickeln und verständlich verbalisieren können. Dies ist nicht so fallstrickreich, wie man meinen sollte. Was man verstanden hat, kann man auch ausdrücken. Darüber hinaus sollte der Experte, wenn er «testet» über die wissenschaftliche Fundierung des Vorgangs Auskunft geben können. Es genügt nicht, ein Testinstrument lediglich routinemäßig anzuwenden und mechanisch auszuwerten. Das kann auch ein(e) psychologisch-technische(r) Assistent(in), ebenso wie der Psychiater (in der Regel) bestenfalls diesen Routineteil der Methodik beherrscht.

10.3. Anwendung und Bedeutung von psychologischen Tests

Was ist eigentlich ein psychodiagnostischer Test?
Tests sind Stichproben, die einen charakteristischen Ausschnitt aus dem menschlichen
Verhalten erfassen. Lienert (1967) hat dazu einmal folgendermaßen definiert: «... ein
wissenschaftliches Routineverfahren zur Untersuchung eines oder mehrerer empirisch
abgrenzbarer Persönlichkeitsmerkmale mit dem Ziel einer möglichst quantitativen Aussage über den relativen Grad der individuellen Merkmalsausprägung.»
Ein Test muß verschiedenen Anforderungen genügen. Er muß zunächst einmal standardisiert sein, d.h., jeder Untersuchte sollte die gleichen Bedingungen antreffen. Der Test muß
ferner normiert sein, d.h., die jeweilige Stellung eines Individuums muß auf einer Skala
vermerkt werden können. Dazu ist es erforderlich, daß vergleichbare Ergebnisse anderer
Individuen vorliegen (dies gilt für psychometrische Tests).
Er soll so objektiv sein, daß eine Abweichung verschiedener Auswerter voneinander auszuschließen ist. Er soll zuverlässig sein: d.h. so konstant, daß Meßfehler optimal gering
gehalten und als solche quantifiziert werden können. Er muß schließlich valide sein, d.h.,
er muß wirklich das prüfen, was er zu prüfen vorgibt. Lienert faßt alles dies in der Forschung zusammen, ein Test müsse vergleichbar, ökonomisch und nützlich sein.
Die auf dem «Markt» befindlichen Testverfahren erfüllen diese Anforderungen in höchst
unterschiedlicher Weise. Der Fachmann kann sich über den Grad ihrer Verwirklichung
anhand der den (nur an Fachleute auslieferbaren) Tests beigegebenen Manuals kritisch
informieren. Diese Manuals sind in einer für den Laien unverständlichen Fachsprache
abgefaßt.
In der Praxis hat es sich eingebürgert, daß eine relativ geringe Anzahl von Tests relativ
häufig angewendet wird (Ergebnis einer Umfrage, Grubitzsch und Rexilius 1978). Dabei
sind z.Zt. auf der Welt schätzungsweise 10 000 psychologische Testverfahren publiziert.
Leider kann man nicht sagen, daß sich eine solche Auswahl nach den Gütekriterien richtet,
sondern oft genug nur nach pragmatischer Praktikabilität. (Konkrete Testbeispiele enthält der Beitrag von Barbey (1.1.3.) in diesem Buch.) Daher ist stets kritisch zu fragen,
welche anderen Informationsquellen für eine Diagnose zu erschließen sind: es geht ja
darum, die Gesamtpersönlichkeit und ihr soziales Umfeld zu «erkennen» und nicht lediglich zu klassifizieren. Daten, die der freien Beobachtung, der Anamneseerhebung und dem
Gespräch entstammen, sind deshalb nicht von geringerer Bedeutung als Testverfahren;
erst eine Übersicht über alle erhobenen Daten kann die Diagnose liefern, von der Wegener
(1981) mit Recht sagt, daß «dieses informelle Zwischengutachten zum Sichtbarwerden
diagnostischer Lücken oder Unklarheiten führt, so daß noch einmal im Sinne einer Rück-
schleife in den diagnostischen Prozeß eingetreten wird, um weitere Befunde zu erheben.»

10.4. Die psychologische Gesprächsführung

Bei den Techniken der Gesprächsführung, die er anwendet, muß der forensische Psycho-
loge sich darüber im klaren sein, daß er nicht zu «ermitteln» hat und daß psychologische
Gespräche oft zum Beginn eines Verarbeitungsprozesses werden und damit therapeutische
Funktion gewinnen können: z.B. beim Zeugen, der durch ein traumatisierendes Erlebnis

(etwa ein Sexualdelikt) betroffen wurde oder bei einem Täter, der mit dem Schulderlebnis ringt und seine Tat nicht in sein bisheriges Selbstverständnis einordnen kann. Wichtig ist hier vor allem das Einräumen von Möglichkeiten zu optimal umfänglichen Spontanäußerungen und, wenn man zu gezielten Fragen übergeht, dies nicht in Verhörsform zu tun, sondern dem Betroffenen ein Wahlangebot zu machen (multiple-choice-System), das seine motivationalen Möglichkeiten realistisch anspricht, wobei treffende Hypothesen gebildet werden können. Stets muß sich gerade bei Tätern der Psychologe des Rechts eines Beschuldigten, zu schweigen bewußt bleiben und es nicht durch Mutmaßungen über die «Glaubwürdigkeit» eines Angeklagten zu unterlaufen versuchen. Einige hier zitierte Passagen aus einem psychologischen Gutachten (das sich bezeichnenderweise auf 21 (!) Testverfahren stützt) sollten eigentlich ganz und gar «unmöglich» sein: «Seine detaillierten Ausführungen hatten dementsprechend deutlich zum Ziel, die Tat verständlich zu machen aus den Zusammenhängen und Vorgängen der vergangenen Tage und Ereignisse, um sich zu entlasten und Sympathie oder Mitleid zu erwecken. Im Laufe der vierwöchentlichen Untersuchung durch zwei Personen, die den zu Untersuchenden jeder aus einer anderen Warte zu den relevanten Fakten immer wieder explorierten, konnte er eine einheitliche Darstellung nicht in allen Punkten aufrecht erhalten. Es ergaben sich Widersprüche und Unklarheiten. Zum Teil lassen sich diese aus seiner mürrischen, niedergeschlagenen, gespannten oder gequälten und gelegentlich auch gereizten Stimmung erklären, die sich im Laufe der Zeit von naheliegenden und verständlichen Befürchtungen zu phobischer Angst und Panik verdichtete. Dieser Zustand – wahrscheinlich noch geschürt und gesteigert durch Mitpatienten mit ähnlicher Problematik – veranlaßte ihn zu gelegentlich darstellerischen verbalen Manövern, die geeignet waren, seine Glaubwürdigkeit in Frage zu stellen.

Mehr Raum nehmen in dieser Zeit allerdings Anerkennungs- und Bestätigungserlebnisse ein. Sie vermitteln nachhaltige Befriedigung seiner bisher nur auf Trug und Schein aufbauenden Eitelkeit. Es ist nicht auszuschließen, daß echte und uneigennützige Liebe der Frau in der Lage gewesen wäre, seine charakterlichen Schwächen, neurotischen Störungen und hysterischen Mechanismen zu überwinden. Es scheint aber, als seien auch bei ihr Macht und Erfolgsstreben, also rationale Motive eher als emotionale ausschlaggebend gewesen, so daß eine fundamentale Grundbedingung für solch bleibende tiefgreifende Gesinnungsänderung fehlt. Als der Glaube an die Stabilität seiner Ehe und seine bürgerliche Existenz sich als Illusion erwies, wehrte er sich bis zuletzt verzweifelt gegen diese Erkenntnis und klammerte sich naiv an die Hoffnung auf ein Wunder. «Das wird schon alles wieder gut werden». Blinde engstirnige Arroganz machte es ihm unmöglich, die Realität zu akzeptieren. Er kollabierte moralisch, als er schließlich energisch mit den Tatsachen konfrontiert werden mußte.

Voreilige, unbesonnene Kurzschlußhandlungen führten zu häufigem Stellenwechsel und Arbeitslosigkeit. Die Technik, ohne echte Leistung Vorteile, ja Macht zu gewinnen und Schwierigkeiten durch das Entwickeln hysterischer Symptome auszuweichen, schon in der Kindheit präformiert, wird vom Heranwachsenden raffiniert vervollkommnet. Schillernde Masken und Rollen verdecken in großer Variabilität den umfassenden Mangel an Substanz.

Idealistische, sozialistische oder gemütswarme Haltungen werden zynisch demonstriert, vielleicht sogar selbst geglaubt. Unkontrollierte Durchbrüche feindseliger Vernichtungstendenzen lassen sich dramatisch kaschieren mit nebulösen Erklärungen. Die Ambivalenz der Rollen von Kain und Abel endet mit dem Sieg des Kain, der tötet, was seiner Anerkennung, seinem Erfolg und Gedeihen im Wege steht.

Eine solche Persönlichkeitsstruktur und ihre Entwicklung lassen es unglaubhaft erscheinen, daß die Tat sich so, wie sie vom Täter konsequent als Affektsturm geschildert wird, tatsächlich abgespielt hat. Objektive Anhaltspunkte für eine derartige Wahrscheinlichkeit lassen sich vom klinisch-psychologischen Aspekt nicht herleiten.»

10.5. Beispiele für die Aufgaben des psychologischen Sachverständigen

Im folgenden sollen nun einige Beispiele für forensisch-psychologische Sachverständigen-möglichkeiten beschrieben werden. Dabei wird der breiteste Raum der *Begutachtung der Glaubhaftigkeit von Zeugenaussagen* gewidmet, weil in diesem Bereich Psychiater nur ausnahmsweise tätig sind.

Beginnen wir mit einem Fall, wie er zur «Alltagsproblematik» derartiger Begutachtungen gehört.

Eine 15jährige beschuldigt den eigenen Vater, seit Jahren regelmäßig mit ihr geschlechtlich verkehrt zu haben. Der Vater bestreitet dies mit dem Argument, die Anzeige sei ein Racheakt, weil er der Tochter eine sich anbahnende gleichfalls geschlechtliche Beziehung zu einem bestimmten jungen Mann verboten habe.

Was ist hier zu untersuchen?

1. Die Persönlichkeitsvariablen der Zeugin, insbesondere aber auch ihre Normen und Wertvorstellungen in bezug auf die Familie, die Bedeutung der Sexualität für ihre Lebensführung, ihre konkreten Freundschaften und anderen Kommunikationsformen, ihre allgemeinen familiären Bindungen.

2. Die Art der Erstmitteilung und deren Adressat. Wurde die Erstmitteilung sogleich in die «offizielle» Form der Anzeige gekleidet oder erfolgte sie irgend jemandem gegenüber – beispielsweise im sozialen Nahraum? Wer war das und wie ist die Beziehung zu ihm? Lassen sich die sprachlichen Interaktionen während dieser Mitteilung rekonstruieren? Welche Einflüsse können sich bei diesem Erstvorbringen geltend gemacht haben? War der Erstadressat die Mutter, wie sind, auch wenn sie es nicht war, die Beziehungen speziell zu ihr, was den in Rede stehenden Sachverhalt angeht?

3. Der Zeitpunkt der Erstmitteilung. Wodurch wurde dieselbe ausgelöst (Situation)? Warum wurde nicht eher gesprochen? Besteht ein Zusammenhang zwischen dem Zeitpunkt des Vorbringens und der vom Vater behaupteten Ausübung «väterlicher Autorität»?

4. Der Inhalt der Aussage muß analysiert werden nach verschiedenen Aussagekriterien, beispielsweise Realistik und Wirklichkeitsnähe der Schilderung, Konkretheit, Anschaulichkeit, Originalität, «Kompetenz» des Zeugen (spezielle Geschehensabläufe, die so individuell sind, daß sie nicht erdacht sein können), Stimmigkeit, Folgerichtigkeit, relative Konstanz, eigene psychische Einstellung zum Berichteten (Undeutsch 1954–1974, Trankell 1971, Arntzen 1970–1980), um einige wichtige Punkte zu nennen. Selbstverständlich müssen solche Aussagekriterien in Beziehung gesetzt werden zur Intelligenz, zu Einfallsreichtum (oder -armut), zum sprachlichen Niveau des Zeugen und außerdem ergänzt werden durch Beobachtungen des Ausdrucks- und Aussageverhaltens.

5. Die Motivlage des Zeugen. Man darf es nicht dabei bewenden lassen, nur das eine angegebene Motiv auf seine Stichhaltigkeit hin zu prüfen. Vielmehr ist es notwendig, eine

Art von Katalog denkbarer Motive zusammenzustellen, die ein Zeuge für eine eventuelle Falschbekundung haben könnte, diesen Motivkatalog zu durchmustern und Hypothesen zu bilden.

Je nach dem Gegenstand der Bekundung müssen die Akzente selbstverständlich unterschiedlich gesetzt werden. So müssen z.B. Untersuchungen von reinen Beobachtungszeugen anders fokussiert werden. Hier steht vielfach die Frage im Vordergrund: welche Anforderungen stellte der Vorgang an die Wahrnehmungsfunktionen, unter welchen Bedingungen konnte er überhaupt wahrgenommen werden? Beispiel: ein elfjähriges Mädchen will (als einzige Tatzeugin) einen Streit zwischen zwei Betrunkenen gehört und gesehen haben, der damit endete, daß der eine Partner den anderen eine Treppe hinunterstieß, an deren Fuß er mit gebrochenem Genick tot liegen blieb. Außer nach Besonderheiten der Beobachtungsleistung ist hier natürlich auch zu fragen: welche affektiven Begleiterscheinungen traten bei dieser Wahrnehmung auf, wie waren die Beziehungen zu den Streitenden, können Verbalisierungen der Streiter wiedergegeben werden? Oder: ein geschiedener Ehemann dringt nachts in die Wohnung seiner ehemaligen Frau ein und bringt ihr schwere Verletzungen bei. Mehrere Kinder des Ehepaares werden Zeugen – selbstverständlich, daß hier das familiäre Umfeld genauestens analysiert werden muß, um eventuelle Identifikationen mit dieser oder jener «Partei» aufzudecken.

Anzumerken ist noch, daß Zeugen jeden Alters untersucht werden können, sofern sie einverstanden sind. Die älteste Zeugin in meinem eigenen Untersuchungsgut war eine Mittsiebzigerin, die Opfer einer versuchten Vergewaltigung geworden war und nur lückenhafte Angaben machen konnte. Selbstverständlich ist die Voraussetzung des Einverständnisses des zu Untersuchenden oder seiner Erziehungsberechtigten bzw. Vormünder. Fälschlicherweise wird von juristischer Seite (besonders Verteidigern) manchmal angenommen, auch über die Glaubwürdigkeit eines Beschuldigten ließen sich psychologische Erkenntnisse vermitteln. Theoretisch wäre dies gewiß ohne weiteres möglich, praktisch verbietet sich jedoch eine solche Analyse von Verbalisierungen Angeklagter von selbst, weil dadurch das Recht eines Angeklagten, sich selbst nicht belasten zu müssen bzw. gänzlich zu schweigen oder auch eine Darstellung zu geben, die ihm subjektiv angemessen erscheint, unterlaufen würde. Ebenso wie der Sachverständige nur die Prämissen untersuchen und darstellen kann, die die Voraussetzung für die Beurteilung der Glaubwürdigkeit eines Zeugen liefern und die eigentliche Beurteilung derselben dem Gericht überlassen muß, bleibt die Würdigung von Mitteilungen Angeklagter ausschließlich Sache der übrigen Prozeßbeteiligten.

Eine weitgehend von Psychologen bei Gericht zu lösende Aufgabe ist *die Vorbereitung richterlicher Entscheidungen über das elterliche Sorgerecht* (§§ 1671, 1672 und 1634 Abs. 1 und 2, BGB). Erfahrungsgemäß gehören friedliche und einvernehmliche Trennungen, bei denen die Ehepartner vernünftig und psychologisch angemessen über die Zukunft ihrer Kinder befinden, zu den Seltenheiten. Machtkämpfe um Kinder aus oft genug allzu durchsichtigen Motiven sind eher die Regel als die Ausnahme. Nicht selten werden ohne jegliche Rücksicht auf das Wohl des Kindes massiv egoistische Besitzansprüche geltend gemacht. Mit Recht spricht Wegèner (1953, 1979, 1981) von der «Frühbewußtheit» der betroffenen Kinder, die unweigerlich die Konflikte der scheidungswilligen Eltern wahrnehmen und im allgemeinen nicht verstehen können (Wegener 1953). Hier ergeben sich für eine objektive Begutachtung schwerwiegende Probleme. Wegener sagt dazu: «Im Regelfall beschränkt sich, abgesehen von der anamnestischen Analyse, die Untersuchung auf die Sammlung von aktuellen Verhaltens- und Einstellungsmessungen. Die zukünftigen Interaktionen zwischen Eltern und Kindern müssen dann abgeschätzt werden. Valide, durch umfangreiche empirische Kontrollen geprüfte, trennscharfe, standardisierte Instrumente stehen für die Prognostik dieser komplexen sozialpsychologischen Phänomene nicht zur Verfügung.»

Die Gefahr, eigene Normen in den Begriff des Kindeswohls zu projizieren, steht hier ständig im Raum und muß mit einem sehr geschärften diagnostischen Verantwortungsbewußtsein ständig kontrolliert werden. Dies geschieht am wirksamsten durch eine Vergegenwärtigung der eigentlichen Bedürfnisse, Fähigkeiten und Möglichkeiten eines Kindes, das nicht Objekt seiner Eltern, sondern selbständiges Individuum mit sozialer Kompetenz sein sollte. Einbeziehung der Eltern oder anderer wichtiger Bezugspersonen muß in diesem Zusammenhang unabdingbare Begutachtungsvoraussetzung sein. Häufig ist es dabei erforderlich, konkrete Interaktionen sorgfältig zu beobachten. Verhaltensstörungen, die oft die Folge der disharmonischen Familiensituation sind, müssen ätiologisch und in ihrem Umfang bzw. ihrer therapeutischen Angehbarkeit genau analysiert werden. Auf diesem Begutachtungsfeld finden denn auch die sonst eher skeptisch zu betrachtenden projektiven Tests ihre Legitimität. Interfamiliäre Beziehungen kommen hier oft sehr deutlich zum Vorschein. Wegener (1953) nennt vier projektive Verfahren, die sich in der Tat als sehr nützlich erwiesen haben, weil sie, wie auch das OLG Frankfurt in einem Urteil ausgeführt hat (1 UF 566/77) einen «Zugang zur Psyche von Kindern eröffnen».

Die vier Verfahren sind (zitiert nach Wegener 1953): Family Relations Tests nach Bene und Anthony (1957), der Familienbeziehungstest (Howells und Lickorish 1967), Familie in Tieren (Brem-Gräser, 1975) und die Fabelmethode (Duess 1950).

Alle diese Verfahren sind, trotz mancher Schwächen, die bei rein psychometrischen Tests nicht anzutreffen sind, geeignet, Hinweise auf die Art der Kommunikation zwischen den Familienmitgliedern zu geben. Vor allem wird auf diese Weise vermieden, daß Kinder die ihnen nahegelegten Einstellungen und Meinungen im Gespräch produzieren – der spielerische Charakter der Testverfahren versetzt sie in die Lage, ihren wirklichen Gefühlen unbefangen Ausdruck zu verleihen.

Kernstück der psychologischen Begutachtung in diesen Fällen muß es bleiben, jede Vorurteilsbildung («Kinder gehören zur Mutter», «Geschwister soll man nicht trennen») zu vermeiden und sich auch der Schwierigkeit prognostischer Aussagen auf diesem Gebiet bewußt zu bleiben. Der psychologische Gutachter muß sich ständig die Komplexität seiner Aufgaben vergegenwärtigen und sich darüber im klaren sein, daß es darum geht, jeden Einzelbestandteil der Kommunikationsstruktur eines Kindes subtil zu erfassen und die zutreffenden Relevanzen herauszuarbeiten.

Im folgenden sollen lediglich – ohne die entsprechenden Probleme, die sich für den Sachverständigen auftun, erschöpfend zu behandeln – einige typische Fragestellungen, wie sie sinnvollerweise an den psychologischen Sachverständigen gerichtet werden können, exemplarisch kurz dargestellt werden. Die Fragestellungen sind derart wie sie sich im Zusammenhang mit der *Beurteilung von Reifegrad und Schuldfähigkeit* ergeben können.

10.5.1. Kasuistik

Ein knapp über 14 Jahre alter Junge versetzt einer Nachbarsfrau «aus heiterem Himmel» einen sie gefährlich verletzenden Schlag auf den Kopf – wie er sagt, um sie sich sexuell gefügig zu machen; er rennt dann aber kopflos davon. Ist dies Phänomen eines auf den ersten Blick unverständlichen Verhaltens eingebettet in eine noch infantile Struktur? Handelt es sich um eine situative puberale Verwirrung?

Liegt etwa eine beginnende pathologische Veränderung vor? Gibt es Gründe für die Annahme einer tiefgreifenden Bewußtseinsstörung? Kann der Fall von Psychologen allein behandelt werden oder bedarf es der Mitwirkung eines Psychiaters bzw. fällt die Begutachtung möglicherweise in dessen alleinige Kompetenz?

Ein 16jähriger erschießt eines Tages seinen Vater, einen Alkoholiker, unter dem die ganze Familie jahrelang gelitten hat. Hier ist naturgemäß die Täter-Opfer-Beziehung von besonderer Relevanz, aber auch die gesamte Familien-Interaktion.

Eine homosexuelle Frau ersticht ihre Geliebte, die sich heterosexuell prostituiert, aus Eifersucht. Affektstau, Bilanztat? – gibt es irgendwelche Voraussetzungen für die Anwendung des § 20 oder § 21 StGB?

Zwei Männer verfolgen einen dritten ohne erkennbaren Anlaß und schießen so lange von ihrem eigenen Wagen aus in den vorausfahrenden des anderen, bis der Fahrer tot und seine Begleiterin schwer verletzt zusammenbrechen. Wo liegt das Motiv – Rache, Langeweile, bloße Aggressivität, um nur einige vorstellbare zu nennen?

Eine 22jährige entführt einen Säugling, weil sie sich selbst glühend ein Kind wünscht. Reifungsstörung oder Neurose? Auch hier ist an eine eventuelle Kooperation mit dem Psychiater zu denken.

Eine (jahrelang in ihrer Jugend von ihrem Vater sexuell mißbrauchte) Frau gibt dem Ehepartner – wobei sie eine Tötungsabsicht verneint – kleine Dosen eines hochwirksamen Giftes in das Essen und führt schwere Krankheitssymptome bei ihm herbei, die erst spät als ursächliche Folgen dieser Beimischung erkannt werden. *Ein* Motiv oder eine Bündelung, mit unbewußten traumatischen Anteilen aus der Vergangenheit?

Ein 55jähriger Mann erwürgt nach dem Coitus seine wenig ältere Geliebte, weil sie eine abfällige Bemerkung über seine Ehefrau gemacht hat. Auch hier unter Umständen eine komplizierte Motivbündelung – aber hat sie zu irgendeinem Exkulpierungskriterium Bezug?

Eine junge Frau tötet ihr Kind, weil sie glaubt, es werde ihr von Mann und Schwiegermutter gewissermaßen «streitig» gemacht, begeht einen ernstgemeinten Selbsttötungsversuch, wird jedoch gerettet. Erweiterter Suizid, Vorliegen einer tiefgreifenden Bewußtseinsstörung?

Ein 60jähriger Beamter veruntreut erhebliche Staatsgelder, um eine Amateurdirne für Handlungen im Sinne der Befriedigung seiner ein Leben lang verdrängten masochistischen Bedürfnisse bezahlen zu können. Ist damit das Kriterium der schweren seelischen Abartigkeit erfüllt, zeigen sich eventuelle strafmildernde Involutionserscheinungen?

Eine 20jährige Studentin begeht, kurz nachdem sie bei einem (sinnlosen) Ladendiebstahl gestellt worden ist, einen zweiten, ebenso sinnlosen. Neurose, Lebenskrise, schlichte Normenmißachtung? Wie sieht es mit dem Reifegrad aus?

Eine leicht debile Mutter versorgt ihr völlig normales, sogar intelligentes Kind tadellos. Kann man verantworten, es ihr nach der Ehescheidung allein zu überlassen?

Ein Neunjähriger betätigt sich, dem elterlichen Verbot zuwider, leichtsinnig an einem Grillgerät und verursacht eine schwere Verletzung eines danebenstehenden Gleichaltrigen. War der Spieltrieb so unwiderstehlich, daß dadurch das Verbot außer Kraft gesetzt wurde?

Eine junge Frau wird, ohne einen Unfall verursacht zu haben, bei einer zufälligen Kontrolle am Steuer gestellt- 2⁰/∞ Blutalkoholgehalt. Sie unterzieht sich freiwillig einer Kur, wobei sie erhebliche Kritik an den Behandlungsmethoden der betreffenden Anstalt übt. Dies und verschiedene psychologische Nachuntersuchungen ergeben insgesamt immer wieder ungünstige Persönlichkeitsbeurteilungen. Ihre Versicherungen, keine Alkoholikerin zu sein und bei dem fraglichen Vorfall nur situativ getrunken zu haben, deshalb auch keine ständige Abstinenz üben zu müssen, bleiben unbeachtet. Inzwischen hat sie ein Kind geboren, das sie offensichtlich liebt und verantwortungsvoll versorgt. Wie ist also die psychische Struktur und Situation dieser Frau wirklich und kann man ihre Auflehnung gegen den Stempel «Alkoholikerin» psychologisch anders interpretieren denn als «Aufsässigkeit» oder Verkennung der eigenen Realität?

Ausdrücklich wurden die hier gegebenen Beispiele unsystematisch und wie schon weiter oben gesagt, auch nicht mit der Absicht einer (relativen) Komplettierung aller denkbaren

Probleme, die dabei anfallen, aufgeführt. Diese Zusammenstellung sollte lediglich Denk-
anstöße in die Richtung geben, in der Psychologen sich als Helfer des Gerichts betätigen
können. In Deutschland wird eher zuviel begutachtet als zuwenig. Nicht jeder Feld-Wald-
und Wiesenfall sollte einen oder (was fast die Regel geworden ist) mehrere Sachverständige
der Psychowissenschaften auf den Plan rufen. Nur da, wo es wirklich darum geht, Problematik zu klären, die nicht auf den ersten Blick offensichtlich ist, sollte und kann der Sachverständige dazu beitragen, die Basis der Urteilsfindung durch eine Erhellung von Person
und Handlung zu verbreitern.

Die Zusammenarbeit zwischen Psychologen und Psychiatern gestaltet sich mitunter nicht
unproblematisch. Bereits 1972 wurde einmal aufgelistet, wie diese «Zusammenarbeit»
praktisch aussieht (Müller-Luckmann 1972). Da sich bis jetzt kaum etwa an diesen Gegebenheiten geändert hat, zitiere ich aus meiner eigenen Veröffentlichung eines Kongreß-
vortrags:

«Fall 1: (ich habe dabei immer die stationäre Begutachtung einschließlich psychologischer
Untersuchung im Auge): Ein Psychiater erstellt ein Gutachten und nimmt darin Bezug auf
psychologische Testergebnisse, die von einem ungenannten Psychologen stammen. Er
verarbeitet sie so in seinem Gutachten, daß nicht ersichtlich wird, wo die eigentlichen Er-
kenntnisquellen seiner Schlußfolgerungen liegen.

Fall 2: Ein Psychiater verfährt ebenso wie in Fallbeispiel 1, mit dem einen Unterschied, daß
er die Testauswertung des Psychologen zitiert. Es wird dabei aber gleichfalls nicht ersichtlich, ob er diese Ergebnisse bereits vorliegen hatte, als er selbst den zu Begutachtenden
explorierte und in welchem Umfang sie seine exploratorischen Erhebungen möglicherweise gesteuert haben.

Fall 3: Der Psychiater bringt ein Zusatzgutachten, das von einem Psychologen erstellt ist,
das aber keine eigentliche Persönlichkeitsdiagnose enthält, sondern nur eine Summierung
von Einzeltestergebnissen.

Fall 4: Ein Psychiater erstellt ein rein auf eigener Erhebungen basierendes Gutachten und
fügt eines des Psychologen an, das außerdem Ablichtungen der vom Psychologen verwendeten Originaltestunterlagen enthält. Beide Gutachten stellen völlig getrennte Erkenntnismittel dar. Das psychologische Gutachten ist von seinem Verfasser selbst unterzeichnet.

Fall 5: Der Psychiater verfährt genau wie in Fall 4; er bringt außerdem den Psychologen
zur Hauptverhandlung mit, in der der Psychologe dann selbst das von ihm erstellte Gutachten vorträgt.

Fall 6: Aus allen zitierten Verfahrensweisen ergibt sich sehr häufig, daß ein weiterer psychologischer Gutachter herangezogen wird, und zwar immer dann, wenn zwischen der
gerichtsbekannten Person des erfahrenen psychiatrischen Gutachters und dem relativ
anonym bleibenden psychologischen Gutachter, den er selbst hat mitarbeiten lassen, eine
große wissenschaftliche Distanz zu bestehen scheint. Man sucht dann meistens nach einem
– in den Augen der Juristen – gleichrangigen psychologischen Sachverständigen, da ja das
Gebiet der Psychologie einmal in das Verfahren eingeführt worden ist. Diesen Gutachter
befragt man dann auch zu dem in Rede stehenden Paragraphen, zu dem sich der «psychiatrisch abhängige» Gutachter nicht äußern darf – oder nur in seltenen Fällen. Es soll hier
noch einmal darauf hingewiesen werden, daß es sich nicht um Beispielkonstruktionen
handelt, sondern ganz konkret praktizierte Verfahrensweisen, wobei zweifellos noch nicht
einmal alle Variationen aufgeführt sind.

Es kann sogleich und sicher auch mit Recht entgegengehalten werden, daß vieles an solchen Usancen sich zwangsläufig aus dem Fehlen eines Psychologengesetzes und damit der

besonderen Konstellation Arzt-Psychologe ergibt. Ein solches Argument wäre nicht falsch, aber doch eine bloße Formalisierung eines tiefer liegenden Problems, nämlich desjenigen der inhaltlichen Aufgabenteilung. Bei all diesen Beispielen fällt auf, daß Psychologie hier einseitig als Testpsychologie verstanden wird und daß der Psychologe mehr oder weniger die Funktion einer Testmaschine hat, deren «output» vom Psychiater in der unterschiedlichsten Weise verarbeitet wird.»

Ändern kann sich an diesen zweifellos unbefriedigenden Formen einer «Kooperation», die in Wirklichkeit kaum als eine solche bezeichnet werden kann, nur etwas, wenn die auftraggebenden Richter und Staatsanwälte mit der Zeit eine den Belangen der beiden Wissenschaften angemessenere und kritischere Denkweise entwickeln. Leider besteht eben dazu während des juristischen Studiums wenig und auch später auf Fortbildungsveranstaltungen nur sporadisch Gelegenheit. Im allgemeinen muß sich also der Betroffene diese «Wahlfähigkeit» im Laufe der Zeit, Schritt für Schritt mühsam in der Praxis erwerben, wobei ihm allerdings wirklich kompetente Sachverständige eine große Hilfe bedeuten können.

10.6. Zusammenarbeit zwischen dem psychologischen und dem psychiatrischen Sachverständigen

In der Tat scheint die klassische psychiatrische Begutachtungsmethode durch mancherlei psychologische Forschungsergebnisse und Techniken ergänzungsfähig zu sein. In diesem Zusammenhang ist z.B. darauf hinzuweisen, daß motivationspsychologische Tatbestände und die Erkenntnisse der Handlungslehren z.B. für die Analyse von Affekttaten und ihrer Vor- und Nachgeschichte große Fortschritte bringen können. Äußerst nützlich ist auch das diagnostische Instrumentarium, wenngleich hier noch viele Verbesserungsmöglichkeiten bestehen. Es kann zur Feststellung hirnorganischer Schädigungen Entscheidendes beitragen und der bloßen psychiatrischen «Anschauung» mit Sicherheit überlegen sein. Mit Recht führen z.B. Davison und Neale (1979) aus: «Man könnte vernünftigerweise annehmen, daß Neurologen und Ärzte mit Hilfe derartiger Verfahren und technologischer Vorrichtungen das Gehirn und seine Funktionen mehr oder weniger direkt beobachten und so Abnormitäten des Gehirns feststellen können. Vielen Abnormitäten des Gehirns liegen jedoch Strukturveränderungen zugrunde, die so subtil sind, daß sie sich bislang einer physikalischen Messung entzogen haben. Darüber hinaus wissen wir immer noch sehr wenig darüber, wie das Gehirn funktioniert.»

Da die Funktionsweise der Person das eigentliche Problem darstellt – was sie tut, sagt, denkt oder fühlt – wurde von Psychologen eine Anzahl von Tests entwickelt, mit denen durch organische Funktionsstörungen des Gehirns verursachte Verhaltensstörungen diagnostiziert werden sollen.

Reitan (1964) untersuchte 64 hirngeschädigte Patienten und konnte die betroffene Hirnregion in ungefähr 70% der Fälle spezifisch und zutreffend lokalisieren. Das heißt, seine auf Testleistungen beruhenden Voraussagen stimmten mit den Ergebnissen neurologischer Verfahren, wie Hirn-Szintigrammen und -Operationen, gut überein.

Wegener (1953, 1979, 1981) sagt: «Andererseits sind fast alle speziell für die Diagnostik einer geistigen Behinderung konstruierten Tests nur für Kinder und Jugendliche entwickelt worden. Sowohl die Art der Testanforderungen als auch die Normwerttabellen sind für das Erwachsenenalter nicht geeignet. Die Testbatterie für Geistigbehinderte (Bondy et al. 1969) entspricht in ihren Aufgabenformen und in ihrer Durchführung voll der kognitiven und motivationalen Situation von Geistigbehinderten, sie ist jedoch nur für die Altersstufen von sieben bis zwölf Jahren genormt. Dort unterscheidet sie allerdings sicher zwischen den ätiologischen Gruppen der Mongoloiden (Morbus Down), hirnorganisch bedingten Schwachsinnsformen und endogen-familiären Fällen (Bondy et al., a.a.O.; Lüer 1967).»

Die Vineland-Social-Maturity-Scale (Doll 1959) ist kein Test, sondern ein Fragebogen. Er wurde zunächst für Kinder und Jugendliche konstruiert, hat inzwischen jedoch auch Normen für das Erwachsenenalter bis zum 31. Lebensjahr erhalten. Diese Skala dient zur Abschätzung der sozialen Reife (social competence) aufgrund der Angabe von Dritten, die den Behinderten ausreichend lange beobachtet haben, so daß sie dessen Verhaltensweisen auf unterschiedlichen Subskalen als vorhanden oder fehlend angeben können. Die VSMS ist für den forensischen Gutachter geeignet als «standardisiertes Explorationsinstrument» (Reinert 1964). Die American Association on mental deficiency hat eine besondere Skala für angepaßtes Verhalten bei geistiger Behinderung aufgestellt (Adaptive Behavior Scale for Children and Adults. AAMD 1974, Washington, D.C.). Auch bei dieser geht es um eine systematische Feststellung von Fertigkeiten der Selbstversorgung, von Schul- und Arbeitsleistungen durch Fremdrating, eventuell auch durch die Beobachtung des Untersuchers selber. Das Ergebnis kann in numerischer Form, besser jedoch als Verhaltensprofil dargestellt werden. Beide Verfahren bieten dem Untersucher durch ihre Standardisierung und Normierung eine erheblich validere Information als die freie Verhaltensbeobachtung oder Befragung von Auskunftspersonen.»

Wie könnte man sich eine besser ausgewogene Zusammenarbeit der Sachverständigen beider Disziplinen vorstellen? Es ist denkbar, daß sich eine wissenschaftliche Gesellschaft konstituiert, die sich aus Spezialisten beider Gebiete zusammensetzt, wobei, vergleichbar etwa den Aufnahmeusancen des Bundes Deutscher Architekten, der Nachweis besonderer forensischer Orientierung zu erbringen wäre. Es könnte in diesem Zusammenhang auch an die Erstellung von Kollegialgutachten gedacht werden, die eine Kombination beider Aspekte auf gleichem Niveau möglich machen. Natürlich würden in diesem Kontext noch sehr viele inhaltliche und organisatorische Details sorgfältig zu überlegen sein, vor allen Dingen eine (eher verhängnisvolle als nützliche) Imitation des Gerichtsärztlichen Ausschusses des Landes NRW zu vermeiden, dessen Mitglieder, als dieser Ausschuß noch bestand, jeweils Gutachten kritisierten, deren «Objekte» sie nie gesehen hatten. Lange Zeit waren die Erwartungen einer besseren Kooperation auf einen kleinen informellen Kreis von Juristen, Psychiatern, Psychologen und Rechtsmedizinern beschränkt, der sich alljährlich zu interdisziplinären Fachdiskussionen trifft und in den letzten Jahren damit begonnen hat, die Ergebnisse dieser Diskussionen in der «Monatsfestschrift für Kriminologie und Strafrechtsreform» zu publizieren. Es steht aber zu hoffen, daß auch die Gründung einer Fachgruppe Rechtspsychologie in der Deutschen Gesellschaft für Psychologie, die in Wien 1984 erfolgte und die im Herbst 1985 ihre erste Internationale Arbeitstagung hatte, die Entwicklung einer besseren Kooperation vorantreiben wird.

Literatur

ARNTZEN, F.: Psychologie der Zeugenaussage. Einf. in die forensische Aussagepsychologie. Göttingen 1970.

ARNTZEN, F., MICHAELIS, E.: Psychologie der Kindervernehmung. Schriftenreihe des BKA. Wiesbaden 1971.

ARNTZEN, F.: Die Gerichtspsychologie in der Bundesrepublik Deutschland. Psych. Rundschr. XXXI, 1980.

ARNTZEN, F.: Elterliche Sorge und persönlicher Umgang mit Kindern aus gerichtspsychologischer Sicht. München, 1980.

BADDELEY, A.D.: Die Psychologie des Gedächtnisses. Klett-Cotta 1979.

BANDURA, A., WALTERS, R.: Social learning and personality development. NY, 1963.

BENE, EV., ANTHONY, J.: Family Relation Test. Nat. Foundat. for Educ. Research in England u. Wales 1957.

BLAU, G., MÜLLER-LUCKMANN, E. (Hrsg.): Gerichtliche Psychologie. Neuwied–Berlin, 1962.

BONDY, C. et al.: Eine Testbatterie für geistig behinderte Kinder. Weinheim 1969.

BREM-GRÄSER, L.: Familie in Tieren. München–Basel 1975, 5. Aufl.

DAVISON, C.J., NEALE, J.M.: Klinische Psychologie. München–Wien–Baltimore 1979.

DOLL, E.A.: The measurement of social competence. Minneapolis 1959.

DUESS, L.: Fabelmethode und Untersuchungen über den Widerstand in der Kinderanalyse. Biel 1965.

FOCKEN, A., PFEIFFER, CHR.: Thesen zur Zusammenarbeit des Jugendrichters mit dem jugendpsychiatrisch-psychologischen Sachverständigen. Zentralbl. f. Jugendrecht u. Jugendwohlfahrt, 66 (1977).

GRAUMANN, C.F.: Motivation, Bd. 1 der Einf. i. d. Psychologie (Hrsg. C.F. Graumann). Bern–Stuttgart, 1969.

GROSBUSCH, G.: Die Affekttat (Sozialpsychologische Aspekte der Schuldfähigkeit). Stuttgart 1981.

GRUBITZSCH, S., REXILIUS, G.: Testtheorie – Testpraxis. Hamburg 1978.

HARTMANN, K.: Psychologische Diagnostik. Stuttgart–Berlin–Köln 1970.

HILTMANN, H.: Kompendium der psychodiagnostischen Tests. 3. Aufl. Bern–Stuttgart–Wien 1977.

HOWELLS, J.G., LICKORISH, J.R.: Family Relations indicator. London 1967.

KAMINSKI, G.: Verhaltenstheorie und Verhaltensmodifikation. Stuttgart 1970.

LEMPP, R.: Die Ehescheidung und das Kind. München 1976.

LIENERT, G.: Testaufbau und Testanalyse. Weinheim–Berlin 1969, 3. Aufl.

LÜER, G.: Gesetzmäßige Abläufe beim Problemlösen. Weinheim 1973.

MAISCH, H.: Jugendschutz in Strafverfahren aus psychologischer Sicht. Monatsschr. Kriminol. 55 (1972).

MAISCH, H.: Methodische Aspekte psychologisch-psychiatrischer Tätergebutachtung. Zur Rolle des Sachverständigen im Strafprozeß. Monatsschr. Kriminol. 56 (1973).

MAISCH, H.: Die psychologisch-psychiatrische Begutachtung von Zeugenaussagen. Kritische Anmerkungen zur sog. Glaubwürdigkeitsbegutachtung. Monatsschr. Kriminol. 57 (1974).

MEYER, J.E.: Psychiatrische Diagnosen und ihre Bedeutung für die Schuldfähigkeit. Z.f.d.Ges. Strafrechtswissenschaft, 88 (1976).

MÜLLER-LUCKMANN, E.: Die psychol. Begutachtung der Glaubwürdigkeit insbesondere in Jugendschutzsachen. In: Blau und Müller-Luckmann (Hrsg.) 1962.

MÜLLER-LUCKMANN, E.: Über die Glaubwürdigkeit kindlicher und jugendlicher Zeugen bei Sexualdelikten. 2. Aufl. Stuttgart, 1959; 1963.

MÜLLER-LUCKMANN, E.: Über Methoden der psychologischen Begutachtung von straffälligen Jugendlichen und Heranwachsenden. In: Der öffentliche Gesundheitsdienst. Stuttgart 10, 494–501 (1963).

MÜLLER-LUCKMANN, E.: Aussagepsychologie. In: Lehrbuch der gerichtlichen Medizin. A. Ponsold (Hrsg.), 3. Aufl. Stuttgart S. 109–115, 1967.

MÜLLER-LUCKMANN, E.: Der Psychologe als Gutachter. Abgrenzung zu den Aufgaben des Psychiaters. Beitr. z. gerichtl. Med., Wien. L. Breitenecke (Hrsg.), 29, 26–32 (1972).

MÜLLER-LUCKMANN, E.: Psychologie und Strafrecht. In: Rechtswissenschaft und Nachbarwissenschaften 1. D. Grimm (Hrsg.). München, Beck, S. 215–230, 1976.

MÜLLER-LUCKMANN, E.: Die Psychologie der Befragung.In: Menschen vor Gericht. R. Wassermann (Hrsg.). Neuwied–Darmstadt 1979.

MÜLLER-LUCKMANN, E.: Beurteilung der Glaubhaftigkeit von Zeugenaussagen. In: Psychologie des 20. Jahrh. Bd. XIV, H. J. Schneider (Hrsg.): Auswirkungen auf die Kriminologie. Zürich 1980.

MÜLLER-LUCKMANN, E.: Der Sachverständige – Funktionen bei der Entscheidungsvor- und -nachbereitung. In: Die Jugendrichterlichen Entscheidungen – Anspruch und Wirklichkeit. Schriftenreihe der Deutschen Vereinigung für Jugendgerichte und Jugendgerichtshilfen, München 12, 491–498 (1981).

MÜLLER-LUCKMANN, E.: Zur begrifflichen und diagnostischen Problematik von Gesinnung und Reue in kriminologischen Gegenwartsfragen. Bresser und Göppinger (Hrsg.). Stuttgart 14, 119–131 (1981).

REINERT, G.: Entwicklungstests. In: Handb. d. Psychologie Bd. 6 Diagnostik. R. Heiß (Hrsg.), Göttingen 1964.

REITAN, R. M.: Psychological deficts resulting from cerebral lesions in man. In: The frontal granular cortex and behavior. J. M. Warren and K. Akert (Eds.). New York 1964.

STERN, W.: Zur Psychologie der Aussage. Exp. Untersuchungen über Erinnerungstreue. Berlin 327, 1902.

STERN, W.: Jugendliche Zeugen in Sittlichkeitsprozessen. Leipzig, 7, 1926.

THOMAE, H.: Der Mensch in der Entscheidung. München 1960.

THOMAE, H.: Zur allgemeinen Charakteristik des Motivationsgeschehens. In: Handbuch der Psychologie. Bd. 2. C. F. Graumann (Hrsg.). Göttingen 1965.

THOMAE, H.: Das Problem der «sozialen Reife» von 14–20jährigen. Eine kritische Literaturanalyse. Heft 6 der wiss. Inform. Schriften des AFET. H. Stutte (Hrsg.). Hannover 1973.

THOMAE, H., SCHMIDT, H. D.: Psychol. Aspekte der Schuldfähigkeit. In: U. Undeutsch (Hrsg.), 1967.

THOMAE, H., FEGER, H.: Hauptströmungen der neueren Psychologie. Bern und Stuttgart, 3, 1969.

TRANKELL, A.: Der Realitätsgehalt von Zeugenaussagen. Methodik der Aussagepsychologie (dtsch. von U. Undeutsch). Göttingen 1971.

UNDEUTSCH, U.: Die Entwicklung der gerichtspsychologischen Gutachtertätigkeit. Göttingen 1954.

UNDEUTSCH, U.: Zurechnungsfähigkeit bei Bewußtseinsstörungen. In: Lehrb. d. gerichtl. Medizin. A. Ponsold (Hrsg.). Stuttgart 1957.

UNDEUTSCH, U.: Aussagepsychologie. In: Lehrb. d. gerichtl. Medizin. A. Ponsold (Hrsg.). Stuttgart, 1957.

UNDEUTSCH, U. (Hrsg.): Handbuch der Psychologie Bd. 11 «Forensische Psychologie». Göttingen, 1967.

UNDEUTSCH, U.: Schuldfähigkeit unter psychologischem Aspekt. In: Handwörterb. d. Rechtsmedizin, Bd. II. G. Eisen (Hrsg.). Stuttgart 1974.

WEGENER, H.: Zur Psychologie der Kinderaussage. Praxis d. Kinderpsychol. und -psychiatrie 141, 2 (1953).

WEGENER, H.: Zur Würdigung projektiver Persönlichkeitstests durch den in Jugendsachen spezialisierten und erfahrenen Familienrichter. NJW S. 24 (1979).

WEGENER, H.: Einführung in die Forensische Psychologie. Darmstadt 34, 1981.

Sachregister

Eine Auswahl

Literatur-Information i

Pflug / Foerster / Straube	**Perspektiven der Schizophrenieforschung** 1985. X, 174 S., zahlr. Abb. u. Tab., DM 58,–
Heimann / Foerster	**Psychogene Reaktionen und Entwicklungen** 1984. VIII, 115 S., DM 39,–
Pflug	**Depressive Syndrome** 1981. VIII, 123 S., 17 Abb., 21 Tab., DM 36,–
Häfner / Heimann	**Gerontopsychiatrie** 1981. VIII, 192 S., 22 Abb., 25 Tab., DM 39,–
Rey	**Klinische Psychologie** 1981. VIII, 191 S., 10 Abb., 8 Tab., DM 39,–
Heimann / Pflug	**Rhythmusprobleme in der Psychiatrie** 1978. X, 77 S., 55 Abb., 2 Tab., DM 29,–
Häfner	**Psychische Gesundheit im Alter** 1986. X, 140 S., 11 Tab., DM 28,–
Wolfersdorf / Witznick	**Therapie mit Antidepressiva** 1985. X, 139 S., 10 Abb., 36 Tab., DM 32,–
Schmid-Burgk / Koella	**Neue Aspekte der Therapie mit Antidepressiva** 1986. Etwa 360 S., zahlr. Abb., etwa DM 64,–
Rüther	**Wirkungsverlauf der neuroleptischen Therapie** 1986. Etwa 160 S., etwa 52 Abb., 35 Tab., etwa DM 58,–
Buser / Kaul	**Medizinische Psychologie/Medizinische Soziologie** 2., bearb. u. erw. Aufl. 1981. X, 317 S., 11 Abb., 9 Tab., DM 18,–
Wellhöfer	**Selbstmord und Selbstmordversuch** 1981. VIII, 142 S., 9 Abb., 9 Tab., DM 14,80

Preisänderungen vorbehalten.

SEMPER BONIS ARTIBUS

Gustav Fischer Verlag · Stuttgart

Verband
Deutscher
Rentenversicherungs-
träger

Leitfaden für die sozialmedizinische Begutachtung

in der gesetzlichen Rentenversicherung

Eine sozialmedizinische Begutachtung ist in vielen Fällen wesentlicher Bestandteil des Verfahrens zur Leistungsgewährung in der Rentenversicherung. Die damit befaßten Ärzte haben dabei gleichermaßen medizinische wie sozialversicherungsrechtliche Gesichtspunkte zu beachten und müssen sich im Interesse einer Gleichbehandlung der Versicherten an einheitlichen Kriterien orientieren. Dem dient der völlig neubearbeitete »Leitfaden für die sozialmedizinische Begutachtung in der gesetzlichen Rentenversicherung«. Den ärztlichen Gutachtern sollen damit – bei Wahrung ihrer notwendigen Unabhängigkeit als Sachverständige – Grundlagen und Hilfen für eine angemessene sozialmedizinische Beurteilung des Individualfalles nach gleichen Maßstäben an die Hand gegeben werden, um eine den Gegebenheiten des einzelnen Versicherten wie den Belangen der Solidargemeinschaft gerecht werdende Verwaltungs- oder Sozialgerichtsentscheidung zu ermöglichen. Den rehabilitativen Gesichtspunkten kommt dabei besondere Bedeutung zu. Sie müssen Vorrang vor Rentengewährungen haben.

Der aus dem Zusammenwirken von erfahrenen Sozialmedizinern, Klinikern, Juristen und Verwaltungsfachleuten entstandene Leitfaden für die im Gutachterwesen tätigen Ärzte bietet auch nützliche Informationsmöglichkeiten für die Verwaltung und die Sozialgerichte; er leistet damit einen wichtigen Beitrag für das notwendige gegenseitige Verstehen der sozialmedizinischen, sozialrechtlichen und verwaltungsmäßigen Aspekte der Entscheidungsfindung bei Leistungsanträgen.

4., völlig neubearb. Aufl. 1986. Etwa 850 S., etwa 15 Abb., geb. etwa DM 74,–

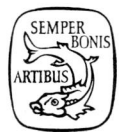

Gustav Fischer Verlag · Stuttgart

Brenner /
Florian /
Stollenz /
Valentin

arbeitsmedizin aktuell

Ein Loseblattwerk für die Praxis

arbeitsmedizin aktuell ist als Loseblatt-Sammlung konzipiert. Die Zielsetzung ist, fortlaufend eine aktuelle und informative, sachkundige und umfassende Darstellung auf den verschiedenen Teilgebieten der Arbeitsmedizin zu geben.

Jeder Beitrag wird einer Rubrik zugeordnet und zusätzlich durch Register erschlossen. Dadurch ist rascher Zugriff zu den Informationen in der täglichen Arbeit gewährleistet.

Im Vordergrund stehen die praktischen und klinischen Erfahrungen, die gesicherten wissenschaftlichen Erkenntnisse und die derzeit gültigen Gesetze, Verordnungen und Empfehlungen.

Als aktuelle, moderne, sachkundige und umfassende Darstellung der Arbeitsmedizin soll diese Konzeption sowohl dem Arbeitsmediziner in Praxis und Klinik als auch dem Allgemeinmediziner und Facharzt der verschiedenen Sparten eine schnelle und moderne Orientierung ermöglichen, um damit eine aktuelle und umfassende Information über den jeweiligen Erkenntnisstand der Arbeitsmedizin zu gewährleisten.

Aus Rezensionen:
… Ein Werk, ohne das der arbeitsmedizinisch tätige Kollege kaum auskommen kann.   „Der praktische Arzt"

… Gliederung, Druck und Grafiken entsprechen dem hohen Standard der wissenschaftlich fundierten Darstellungsweise. Somit kann das Werk wirklich als Standardwerk für das wichtige Gesamtgebiet der Arbeitsmedizin vorbehaltlos empfohlen werden.   „Deutsches Ärzteblatt"

Grundwerk: Lfg. 1–17 + 4 Ordner und 1986. Lfg. 18 + 19 kplt. DM 338,–

Das Werk kann nur komplett bezogen werden

Es erscheinen 2 Lieferungen im Jahr mit einem Gesamtumfang von etwa 400 Seiten

Preisänderungen vorbehalten.

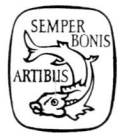

Gustav Fischer Verlag · Stuttgart